I. Froböse, C. Wilke (Hrsg.)

Trainingstherapie in der Rehabilitation

Ingo Froböse, Christiane Wilke (Hrsg.)

Trainingstherapie in der Rehabilitation

Konzepte, Therapie und Übungen

1. Auflage

Mit Beiträgen von: Rebecca Abel, Köln; Torsten Alles, Köln; Maximilian Bauer, Neuss; Dr. Ulrike Eckey, Soest; Dr. Boris Feodoroff, Köln; Dr. Rüdiger Fiehn, Bad Honnef; Leonie Giese, Köln; Nina Heimann, Leverkusen; Dr. Frank Horst, Sendenhorst; Dr. Heike Horst, Sendenhorst; Rüdiger Hübbers, Neuss; Prof. Dr. Konstantinos Karanikas, Bamberg; Prof. Dr. Sven Karstens, Trier; Prof. Dr. Michael Kunz, Bamberg; Dr. Gisela Nellessen-Martens, Köln; Ulla Schlösser, Lippstadt; Prof. Dr. Schulte-Frei, Köln; Chuck Tholl, Köln; Elmar Trunz-Carlisi, Köln; Prof. Dr. Dieter Welsink, Neuss; Marc Wonneberger, Pulheim

ELSEVIER

Elsevier GmbH, Bernhard-Wicki-Str. 5, 80636 München, Deutschland
Wir freuen uns über Ihr Feedback und Ihre Anregungen an kundendienst@elsevier.com

ISBN 978-3-437-47565-8
eISBN 978-3-437-05072-5

1. Auflage 2022

Wichtiger Hinweis für den Benutzer
Die medizinischen Wissenschaften unterliegen einem sehr schnellen Wissenszuwachs. Der stetige Wandel von Methoden, Wirkstoffen und Erkenntnissen ist allen an diesem Werk Beteiligten bewusst. Sowohl der Verlag als auch die Autorinnen und Autoren und alle, die an der Entstehung dieses Werkes beteiligt waren, haben große Sorgfalt darauf verwandt, dass die Angaben zu Methoden, Anweisungen, Produkten, Anwendungen oder Konzepten dem aktuellen Wissensstand zum Zeitpunkt der Fertigstellung des Werkes entsprechen.
Der Verlag kann jedoch keine Gewähr für Angaben zu Dosierung und Applikationsformen übernehmen. Es sollte stets eine unabhängige und sorgfältige Überprüfung von Diagnosen und Arzneimitteldosierungen sowie möglicher Kontraindikationen erfolgen. Jede Dosierung oder Applikation liegt in der Verantwortung der Anwenderin oder des Anwenders. Die Elsevier GmbH, die Autorinnen und Autoren und alle, die an der Entstehung des Werkes mitgewirkt haben, können keinerlei Haftung in Bezug auf jegliche Verletzung und/oder Schäden an Personen oder Eigentum, im Rahmen von Produkthaftung, Fahrlässigkeit oder anderweitig übernehmen.

Bibliografische Information der Deutschen Nationalbibliothek
Die Deutsche Nationalbibliothek verzeichnet diese Publikation in der Deutschen Nationalbibliografie; detaillierte bibliografische Daten sind im Internet über https://www.dnb.de abrufbar.

22 23 24 25 26 5 4 3 2 1

In ihren Veröffentlichungen verfolgt die Elsevier GmbH das Ziel, genderneutrale Formulierungen für Personengruppen zu verwenden. Um jedoch den Textfluss nicht zu stören sowie die gestalterische Freiheit nicht einzuschränken, wurden bisweilen Kompromisse eingegangen. Selbstverständlich sind **immer alle Geschlechter** gemeint.

Planung: Barbara Schweighofer, München
Projektmanagement: Sophie Eckart, München
Redaktion: Hildegard Graf, Germering
Rechteklärung: Gabriel Kollböck, München
Herstellung: Der Buchmacher, Arthur Lenner, Windach
Satz: STRAIVE, Puducherry/Indien
Druck und Bindung: EGEDSA, Sabadell (Barcelona)/Spanien
Umschlaggestaltung: SpieszDesign, Neu-Ulm
Titelfotografie: Gregor Hübl, Köln

Aktuelle Informationen finden Sie im Internet unter www.elsevier.de

Vorwort

Der menschliche Organismus ist in der Lage, durch zielgerichtetes Üben und regelmäßiges Training seine körperliche Leistungsfähigkeit zu verändern. Die Grundlage dieser positiven Leistungsentwicklung ist die Fähigkeit sämtlicher biopsychischer Systeme des Menschen, sich an veränderte Bedingungen anzupassen. Diese Anpassungsprozesse dienen der Verbesserung, Aufrechterhaltung oder Wiederherstellung des Gleichgewichts von Prozessen und Funktionssystemen im Organismus. Anpassungsprozesse sind somit immer das Bestreben des Körpers, ein Ungleichgewicht auszugleichen oder ein Gleichgewicht zu erhalten. Im Rahmen orthopädisch-traumatologischer Beeinträchtigungen stellt diese Wiederherstellung des Gleichgewichts der Systeme im gesamten bio-psychosozialen Kontext das Ziel sämtlicher therapeutischer und rehabilitativer Maßnahmen dar. Das Training in der Rehabilitation versteht sich dabei als ein aktiver mehrdimensionaler Prozess, der sich durch eigenes Handeln charakterisiert und dabei traditionelle eindimensionale Behandlungskonzepte erweitert oder gar ersetzt.

Die Grundlage dafür wurde zwar durch die Verabschiedung der internationalen Klassifikation der Funktionsfähigkeit, Behinderung und Gesundheit (ICF) bereits im Jahre 2001 gelegt, ist aber bisher immer noch nicht flächendeckend und zielgruppenorientiert zur Anwendung gekommen. Ein neues Verständnis von Krankheit und Behinderung sollte zu einem Paradigmenwechsel führen, welches die klassische indikationsorientierte Beschreibung von Krankheit und Gesundheit ablöst. Die Deutsche Rentenversicherung DRV integrierte im Jahre 2007 die ICF als konzeptionelle Grundlage in ihr „Rahmen-Konzept zur medizinischen Rehabilitation" und seither sind sämtliche Rehabilitationseinrichtungen aufgefordert, Konzepte, Inhalte und Praxis in der Therapie an der ICF auszurichten. Dabei geht es insbesondere darum, die Auswirkungen und Folgen einer Erkrankung oder Verletzung besser darzustellen und in der Therapie abbilden zu können. Es soll das bio-psychosoziale Modell der Salutogenese berücksichtigen und sich von den bisher pathogenetisch orientierten Krankheitsmodellen entfernen. Somit stehen seit dieser bahnbrechenden Entwicklung nicht nur die reinen Funktionen des Körpers im Mittelpunkt, sondern besonders die Aktivität und die Partizipation der Betroffenen. Training in der Rehabilitation zielt also darauf ab, Betroffenen einen möglichst schnellen und ungehinderten Zugang zurück in ihre gewohnte Umwelt, an ihren Arbeitsplatz, in die Freizeit und in den Sport zu ermöglichen. Die „modernen" Konzepte bezeichnen dies als „Teilhabe" und meinen damit die Inklusion in den sozialen Kontext unter Berücksichtigung sich verändernder und durch Training beeinflussbarer biologischer Körperfunktionen und Aktivitäten.

In dieser Neuerscheinung haben wir die Konzepte einer modernen multidisziplinären und multimodalen Therapie noch umfassender und zielgruppenspezifischer beschrieben, um sowohl akut als auch chronisch betroffenen Menschen die Rückkehr in das Leben so schnell wie möglich durch den gezielten Einsatz von forschungsbasierten therapeutischen Maßnahmen zu ermöglichen. Dabei ist es das Ziel, die Leistungsfähigkeit der Menschen durch das Training so zu beeinflussen, dass sie zurück finden in ihren „normalen" und persönlichen Lebenskontext sowie ihr typisches alltägliches Leben.

Unser Buch richtet sich an sämtliche Professionen, die im aktiven therapeutischen Handlungskonzept von Patienten mit orthopädisch-traumatologischen Erkrankungen und Verletzungen eine wichtige Rolle spielen und die als interdisziplinäres Team gemeinsam und gleichberechtigt Trainingsprozesse planen, coachen, anwenden und evaluieren. Es ist sowohl ein Lehrbuch für die Ausbildung aller in der Therapie tätigen Berufsgruppen als auch ein Nachschlagewerk im alltäglichen beruflichen Kontext zur Gestaltung der Therapie und Rehabilitation.

Köln, im Frühling 2022
Ingo Froböse & Christiane Wilke

Danksagung

Dieses Lehrbuch, basierend auf dem Lehrbuch „Training in der Therapie“, erfreut sich seit vielen Jahren, ja schon fast Jahrzehnten, einer großen Beliebtheit und ist daher nicht umsonst zum Standardwerk der aktiven Therapie im Bereich der Orthopädie und Traumatologie geworden. Dabei spiegeln die Autoren dieses Buches genau das wieder, was eine komplexe Therapie mit dem Ziel, Menschen die Teilhabe an allen Lebensbereichen wieder zu ermöglichen, dringend mehr benötigt: nämlich die Zusammenarbeit eines interdisziplinären Teams ohne Hierarchie oder Konventionen. Und dafür möchten wir als Herausgeber allen Autoren ganz herzlich danken, die wieder einmal gezeigt haben, wie die Zusammenarbeit an einem derart komplexen Thema theoretisch und praktisch funktionieren kann. Es ist einzigartig und großartig, wie Ihr Euch erneut eingesetzt und auch bei diesem neuen Werk wieder eine wesentliche Weiterentwicklung und Optimierung des Lehrbuchs geschaffen habt.

Aber natürlich gibt es auch die wichtigen Menschen im Hintergrund, ohne die dieses Buch niemals so umfassend und komplex, wie es jetzt sich darstellt, realisiert worden wäre. Unser besonderer Dank geht daher an Barbara Schweighofer und Sophie Eckart vom Elsevier Verlag sowie an Hildegard Graf für die tolle Betreuung und Unterstützung im Prozess der Erstellung.

Gregor Hübl, Yannik Hübl, Romy Lia Amelung, Dennis Klassen und Maximilian Augenstein ein großes „Dankeschön“ für die angenehme und effektive Umsetzung des Fotoshootings.

Ohne unsere Kolleginnen Rebecca Abel, Daria Schoser und Nina Stein, welche die vielen kleinen und winzigen Details immer im Blick hatten, hätte das Buch so, wie es jetzt vorliegt, nicht entstehen können. Ihr seid großartig!

Köln, im Frühling 2022
Ingo Froböse & Christiane Wilke

Herausgeber und Herausgeberin

Univ.-Prof. Dr. Ingo Froböse
Deutsche Sporthochschule Köln
Institut für Bewegungstherapie und bewegungsorientierte Prävention und Rehabilitation
Am Sportpark Müngersdorf 6
50933 Köln

Dr. Christiane Wilke
Deutsche Sporthochschule Köln
Institut für Bewegungstherapie und bewegungsorientierte Prävention und Rehabilitation
Am Sportpark Müngersdorf 6
50933 Köln

Autoren und Autorinnen

Rebecca Abel
Deutsche Sporthochschule Köln
Institut für Bewegungstherapie und bewegungsorientierte Prävention und Rehabilitation
Am Sportpark Müngersdorf 6
50933 Köln

Torsten Alles Ph.D.
Melatengürtel 116
50823 Köln

Maximilian Bauer M. Sc.
Medicoreha
Dr. Welsink Akademie GmbH
Hammfelddamm 4a
41460 Neuss

Dr. Ulrike Renate Eckey
Antonius-Beermann-Weg 19
59494 Soest

Dr. Boris Feodoroff
Deutsche Sporthochschule Köln
Institut für Bewegungstherapie und bewegungsorientierte Prävention und Rehabilitation
Am Sportpark Müngersdorf 6
50933 Köln

Dr. Rüdiger Fiehn
MRT Medizinisches Rückentraining GmbH
Luisenstr. 16
53604 Bad Honnef

Leonie Giese
Heimbacher Str. 10
50937 Köln

Nina Heimann
REHA-TRAINING GmbH
Am Gesundheitspark 2
51375 Leverkusen

Dr. Frank Horst
Klinik für Orthopädie und Traumatologie
St. Josef-Stift Sendenhorst
Westtor 7
48324 Sendenhorst

Dr. Heike Horst
St. Josef-Stift Sendenhorst
Westtor 7
48324 Sendenhorst

Rüdiger Hübbers
Medicoreha
Dr. Welsink Akademie GmbH
Hammfelddamm 4a
41460 Neuss

Prof. Dr. Konstantinos Karanikas
Fachhochschule des Mittelstands (FHM)
Campus Bamberg
Minna-Neuburger-Straße 3
96050 Bamberg

Prof. Dr. Sven Karstens
Hochschule Trier Therapiewissenschaften
Schneidershof
54293 Trier

Prof. Dr. Michael Kunz
Fachhochschule des Mittelstands (FHM)
Campus Bamberg
Minna-Neuburger-Straße 3
96050 Bamberg

Dr. Gisela Nellessen-Martens
Universität zu Köln
IMVR – Institut für Medizinsoziologie Versorgungsforschung und Rehabilitationswissenschaft
Eupener Str. 129
50933 Köln

Ulla Schlösser
G-WEG GmbH Lippstadt
Goethestr. 43
59555 Lippstadt

Prof. Dr. Birgit Schulte-Frei
Hochschule Fresenius
Fachbereich Gesundheit & Soziales
Im Mediapark 4d
50670 Köln

Chuck Tholl
Deutsche Sporthochschule Köln
Institut für Bewegungstherapie und bewegungsorientierte Prävention und Rehabilitation
Am Sportpark Müngersdorf 6
50933 Köln

Elmar Trunz-Carlisi
Institut für Prävention und Nachsorge GmbH
Kirchstr. 13
50996 Köln

Prof. Dr. Dieter Welsink
Medicoreha
Dr. Welsink Akademie GmbH
Hammfelddamm 4a
41460 Neuss

Dr. Marc Wonneberger
August-Imhoff-Str. 69
50259 Pulheim

Autoren und Autorinnen des Vorgängertitels:

Burkart Adler
(Kap. 12)
Dr. Frank Horst
(Kap. 12 und 14)
Dr. Heike Horst
(Kap. 12 und 14)
Thomas Krämer
(Kap. 7)

Katja Krückemeyer
(Kap. 5)
Cornelia Remark
(Kap. 7)

Alexander Verdonck
(Kap. 5 und 11)
Heike Wolff
(Kap. 10)

Benutzerhinweise

Mit ✚ gekennzeichnete Kapitel finden Sie im Downloadbereich.

Fehler gefunden?

An unsere Inhalte haben wir sehr hohe Ansprüche. Trotz aller Sorgfalt kann es jedoch passieren, dass sich ein Fehler einschleicht oder fachlich-inhaltliche Aktualisierungen notwendig geworden sind. Sobald ein relevanter Fehler entdeckt wird, stellen wir eine Korrektur zur Verfügung. Mit diesem QR-Code gelingt der schnelle Zugriff.

https://else4.de/978-3-437-47564-1

Wir sind dankbar für jeden Hinweis, der uns hilft, dieses Werk zu verbessern. Bitte richten Sie Ihre Anregungen, Lob und Kritik an folgende E-Mail-Adresse: kundendienst@elsevier.com

Abkürzungsverzeichnis

1 RM	One Repetition Maximum
µs	Mikrosekunde
A.	Arteria
Abb.	Abbildung
Abd.	Abduktion
ABI	Arbeitsbewältigungsindex
ABMR	Arbeitsplatzbezogene Muskuloskelettale Rehabilitation
ACG	Akromioklavikulargelenk
ACGL	ACG-Luxation
ACR	American College of Rheumatology
ACSM	American College of Sports Medicine
Add.	Adduktion
ADL	Aktivitäten des täglichen Lebens (Activities of daily living)
AED-Methode	Anspannen–Entspannen–Dehnen
AIS	Adoleszente idiopathische Skoliose
Ala®	Arbeitstherapeutische Leistungsanalyse nach Wolters und Sohns
allg.	allgemein
AP	anterior-posterior
APTA	American Physical Therapy Association
AR	Außenrotation
Art.	Articulatio (Gelenk)
ASte	Ausgangsstellung
ATP	Adenosintriphosphat
ATS	American Thoracic Society
AU	Arbeitsunfähigkeit
AVEM	Arbeitsbezogenes Verhaltens- und Erlebensmuster
AWMF	Arbeitsgemeinschaft der Wissenschaftlichen Medizinischen Fachgesellschaften
BAL	Bundesausschuss Leistungssport
BAM	Bewegungsausmaß
BAR	Bundesarbeitsgemeinschaft Rehabilitation
BBPL	Besondere berufliche Problemlage
BFR	Blood Flow Restriction
BMI	Body-Mass-Index, Körpermasse-Index
bpm	Beats per Minute, Schläge pro Minute
BSV	Bandscheibenvorfall
BTHG	Bundesteilhabegesetz
BWS	Brustwirbelsäule
bzgl.	bezüglich
bzw.	beziehungsweise
C7	7. Halswirbelkörper
C8	8. Halswirbelkörper
ca.	circa
Ca-vO2	arterio-venöse Sauerstoffdifferenz
CCD	Charge-coupled-Device
CHRS-Methode	Contract–Hold–Relax–Stretch
CLA#	Klavikulafraktur
CMC	Carpometacarpalgelenk
CMD	Craniomandibuläre Dysfunktion
CO_2	Kohlendioxid
CPM	Continuous Passive Movement (Motorbewegungsschiene)
CRPS	Complex Regional Pain Syndrome
CT	Computertomografie
d	(senkrechter) Abstand
DGOOC	Deutsche Gesellschaft für Orthopädie und Orthopädische Chirurgie
DGOU	Deutsche Gesellschaft für Orthopädie und Unfallchirurgie
DGU	Deutsche Gesellscft für Unfallchirurgie
DGUV	Deutsche Gesetzliche Unfallversicherung
d.h.	das heißt
DHS	Dynamische Hüftschraube
DIP	Distales Interphalangealgelenk
DMARD	Disease-modifying Anti-rheumatic Drug
DOMS	Delayed Onset Muscle Soreness (verzögert einsetzender Muskelkater)
DOT	Dictionary of Occupational Titles
DRV	Deutsche Rentenversicherung
DTC	Delto-trapezialer Komplex
DVO	Deutscher Dachverband für Osteologie
DVZ	Dehnungs-Verkürzungs-Zyklus
EFL	Evaluation funktioneller Leistungsfähigkeit nach Isernhagen
ELA	Einschätzung körperlicher Leistungsfähigkeiten bei arbeitsbezogenen Aktivitäten
EMG	Elektromyographie
EMS	Elektrische Muskelstimulation
engl.	englisch
ESIN	Elastisch-stabile intramedulläre Nagelung
et al.	et alii/aliae = und andere/weitere Autor:innen
etc.	et cetera/und so weiter
EULAR	European League Against Rheumatism
evtl.	eventuell
ext.	externus
Ext.	Extension
F	Last
FAL	Fragebogen Alltagsleben
FBA	Finger-Boden-Abstand
FCE	Functional Capacity Evaluation
Fg	Schwerkraft
Flex.	Flexion
FM	Fibromyalgie
FMS	Fibromyalgiesyndrom
FMS	Functional Movement Screen℠
Forts.	Fortsetzung
FT-Faser	Fast-Twitch-Faser
FTg	Fast Twitch Glykolytische Fasern
FTo	Fast Twitch Oxidative Fasern
g	Erdanziehungskraft
g	Gramm
GA	Grundlagenausdauer
GC	Glukokortikoide
GF	Geschlechtsfaktor
ggf.	gegebenenfalls
GHG	Glenohumeralgelenk

h	Höhe
h	hour
HF	Herzfrequenz
HFmax	maximale Herzfrequenz
HIIT	Hochintensives Intervalltraining
HIT	Hochintensives Training
HKB	Hinteres Kreuzband
HKF	Humeruskopffraktur
HMV	Herzminutenvolumen
HRV	Herzfrequenzvariabilität (Heart rate variability)
HWS	Halswirbelsäule
Hz	Hertz
i.A.	im Allgemeinen
IALR	International League of Associations for Rheumatology
IANS	Individuelle anaerobe Schwelle
IAS	Individuelle aerobe Schwelle
ICD	International Classification of Diseases
ICF	International Classification of Functioning, Disability and Health
ICIDH	International Classification auf Impairment, Disabilty und Handicap
i.d.R.	in der Regel
IMBA	Integration von Menschen mit Behinderung in die Arbeitswelt
IMK	intramuskuläre Koordination
insb.	insbesondere
int.	internus
IPN	Institut für Prävention und Nachsorge Köln
iqpr	Institut für Qualitätssicherung in Prävention und Rehabilitation an der Deutschen Sporthochschule Köln
IR	Innenrotation
IRES	Indikatoren des Reha-Status
ISD	Iliosakrale Dysfunktion
ISG	Iliosakralgelenk (auch SIG: Sakroiliakalgelenk)
JIA	Juvenile ideopathische Arthritis
Kap.	Kapitel
kg	Kilogramm
KTL	Klassifizierung therapeutischer Leistungen
l	Liter
L2	2. Lendenwirbelkörper
LCC	Ligamentae coracoclavicularia
LEFT	Lower Extremity Functional Test
LF	Leistungsfaktor
Lig.	Ligamentum
LL	Low Load
LLA	Lig. longitudinale anterior
lok.	lokal
LSI	Limb Symmetry Index
LSV-SpV	Spitzenverband der landwirtschaftlichen Sozialversicherung
LT	Laktat Turnpoint
LTA	Leistungen zur Teilhabe am Arbeitsleben
LWS	Lendenwirbelsäule
M	Drehmoment
M.	Musculus
max	maximal
MBOR	Medizinisch-beruflich orientierte Rehabilitation
MCT	Monocarboxylat-Transporter
MHz	Megahertz
Mm.	Musculi (Muskeln)
mm	Millimeter
mmol	Millimol
MRT	Magnetresonanztomografie
msec/ms	Millisekunde
M-SFS	Modified Spinal Function Sort
MT	Manuelle Therapie
MTP	Metatarsophalangealgelenk
MTT	Medizinische Trainingstherapie
MVC	Maximum Voluntary Contraction
N	Newton
N.	Nervus (Nerv)
nLBP	unspezifischer Rückenschmerz (non-specific Low Back Pain)
Nm	Newton-Meter
Nr.	Nummer
NRS	Numerische Rating-Skala (von 0 bis 10)
NSAR	Nichtsteroidales Antirheumatikum
NSB	Nozizeptiver somatomotorischer Blockierungseffekt
O_2	Sauerstoff
o.a.	oder anderes
o.ä.	oder ähnlich
o.g.	oben genannt
O*Net	Occupational Information Network
OP	Operation, operativ versorgte Verletzung
OS	Oberschenkel
OSG	oberes Sprunggelenk
p	Druck
Pa	Pascal
PA	posterior-anterior
PECH	Pause, Eis, Kompression, Hochlagern
PLIF	Posterior Lumbar Interbody Fusion (Lumbale Fusionsoperation)
Pmax	maximale Leistung
PNF	Propriozeptive Neuromuskuläre Faszilitation
p.o.	postoperativ
Pron.	Pronation
PSFS	Patientenspezifische Funktionsskala
PT	Physiotherapie
PTBS	Posttraumatische Belastungsstörung
PWC	Physical Working Capacity
RA	Rheumatische/rheumatoide Arthritis
RCP	respiratorischer Kompensationspunkt
RCT	randomisierte kontrollierte Studie (Randomized controlled trial)
REKOM	Regeneration/Kompensation
RHF	Ruheherzfrequenz
RICE	Rest, Ice, Compression, Elevation
RM	Rotatorenmanschette
ROM	Range of Motion
RPE	subjektiv empfundener Anstrengungsgrad (Rate of perceived exertion)
RR	Riva-Rocci (Blutdruck)
RSO	Radiosynoviorthese
s	Sekunde
s	Weg
s.a.	siehe auch
SA	Spondylitis ankylosans
SAIS	Subakromiales Impingementsyndrom
SAR	Subakromialer Raum

SAS	Subakromiales Schmerzsyndrom
SCG	Sternoklavikulargelenk
SEBT	Star Excursion Balance Test
sec	Sekunde
SDM	Shared Decision Making (dt. partizipative Entscheidungsfindung)
SDWR	Suspended Deep Water Running
SF	Short Form Health Survey
SGB	Sozialgesetzbuch
SH-R	Skapulohumeraler Rhythmus
SIG	Sakroiliakalgelenk (auch ISG: Iliosakralgelenk)
SKS	Spinalkanalstenose
SLAP	Superiores Labrum von Anterior nach Posterior
SLR-Test	Straight Leg Raise Test
s.o.	siehe oben
sog.	vogenannte
SP	Sportfaktor
SPL	Spondylolisthesis
S-Pro [III]-N-P	N-terminales Prokollagen-Peptid Typ III
SSMP	Schulter-Symptom-Modifikations-Prozedere
SSRI	Serotonin-Wiederaufnahmehemmer
ST	Sporttherapie
Std.	Stunde(n)
ST-Faser	Slow-Twitch-Faser
STG	Skapulothorakales Gleitlager
ST-R	Skapulothorakaler Rhythmus
s.u.	siehe unten
Suo.	Supination
SWE	Selbstwirksamkeitserwartung
t	Zeit
Tab.	Tabelle
TE	Therapieeinheit
TENS	Transkutane Elektrische Nervenstimulation (Elektrotherapie)
TEP	Totalendoprothese
TH12	12. Brustwirbelkörper
THF	Trainingsherzfrequenz
TOS	Thorakales Outlet-Syndrom
T-RENA	Trainingstherapeutische Rehabilitationsnachsorge (Leistung der Deutschen Rentenversicherung)
TTM	Transtheoretisches Modell
Tub.	Tuberculum
TZ	Trainingszielfaktor
u.a.	unter anderem
UAG/UGS	Unterarmgehstützen
ÜK	Übungskatalog
U/min	Umdrehungen pro Minute
US	Unterschenkel
UV	Unfallversicherung
v	Geschwindigkeit
v.a.	vor allem
VAS	Visuelle Analogskala
VAT	ventilatorische Schwelle (Ventilatory anaerobic threshold)
v. Chr.	vor Christus
VDR	Verband Deutscher Rentenversicherungsträger
VKB	vorderes Kreuzband
VO_2	Sauerstoffaufnahme
VO2max	maximale Sauerstoffaufnahme
VT1	VAT (ventilatorische Schwelle)
VT2	RCP (respiratorischer Kompensationspunkt)
W	Arbeit
W	Widerstand
WAI	Work Ability Index
Wdh.	Wiederholungen
WHO	Word Health Organization
WR	Water Running
WS	Wirbelsäule
WSA	Wettkampfspezifisches Ausdauertraining
z.B.	zum Beispiel
ZNS	Zentrales Nervensystem
z.T.	zum Teil

Abbildungsnachweis

Der Verweis auf die jeweilige Abbildungsquelle befindet sich bei allen Abbildungen im Werk am Ende des Legendentextes in eckigen Klammern. Alle nicht besonders gekennzeichneten Grafiken und Abbildungen © Elsevier GmbH, München.

Quellcode	Urheber
F788-001	Biedert, R. M./et al.: Sensomotorische Funktion des Kniegelenks. In: Sportorthopädie - Sporttraumatologie. Volume 14, Issue 4, Pages 186–194. Elsevier, 1998
F789-001	Pfingsten, M.: Multimodal – Was ist das überhaupt? In: Manuelle Medizin. Issue 43, Volume 2, Pages 80–84. Springer Medizin Verlag, April 2005
F790-001	Gibson, L./Strong, J.: A conceptual framework of functional capacity evaluation for occupational therapy in work rehabilitation. In: Australian Occupational Therapy Journal, Volume 50, Issue 2, Pages 64–71. John Wiley and Sons, May 2003
G1133	Lewis, J./Fernandez-de-las-Penas, C.: The Shoulder: Theory and Practice. Handspring Publishing Limited, 1. Aufl. 2022.
G1134	Müller-Wohlfahrt, H.W./Ueblacker, P./Hänsel, L.: Muskelverletzungen im Sport. Georg Thieme Verlag, 3. Aufl. 2018.
G383	Kroidl, R./Schwarz, S./Lehnigk, B.: Kursbuch Spiroergometrie. Georg Thieme Verlag, 2. Aufl. 2009
G384	Butler, D. S./Moseley, L. G.: Schmerzen verstehen. Springer Science+Business Media, 2. Aufl. 2009
G385	Maehl, O.: Beweglichkeitstraining. Czwalina-Verlag, 1. Aufl. 1986
G386	Birbaumer, N./Schmidt, R. F.: Biologische Psychologie. Springer-Verlag Heidelberg, 2. Aufl. 1991
G387	Beckers, D./Deckers, J.: Ganganalyse und Gangschulung. Springer-Verlag, 1. Aufl. 1997
H191-002	Reid, D./ et al.: Acromioclavicular Joint Separations Grades I–III. In: Sports Medicine. Volume 42, Issue 8, Pages 681–696. Springer, 2012.
H262-001	Ott, H./Hirschmüller, A./Weisskopf, L.: Epidemiologie, Diagnostik und Klassifikation von Muskelverletzungen. In: Orthopädische Unfallchirurgische Praxis. Volume 2, Pages 69–74. Deutscher Ärzteverlag GmbH, 2017.
K359	Gregor Hübl, Köln
L143	Heike Hübner, Berlin
L157	Susanne Adler, Lübeck
L190	Gerda Raichle, Ulm
L231	Stefan Dangl, München
L272	Axel Hummert, Herne
M993	Prof. Dr. Ingo Froböse, Köln
M994	Dr. Gisela Nellessen-Martens, Köln
M995	Alexander Verdonck, Lüdenscheid
M996	Dr. Christiane Wilke, Köln
P1204	Dr. Boris Feodoroff, Köln
V644	zebris Medical GmbH, Isny im Allgäu
V976	G-WEG® GmbH, Goethestraße 43, 59555 Lippstadt
W1184	Deutsche Gesellschaft für Orthopädie und Unfallchirurgie e. V. (DGOU)
W1185	Korean Society of Exercise Rehabilitation
W798	World Health Organization (WHO), Genf
X393	Mattukat, K.: Die Bewegungsmotivation von Rehabilitanden mit entzündlich-rheumatischen Erkrankungen vor dem Hintergrund des Transtheoretischen Modells der Verhaltensänderung. Dissertation, Martin-Luther-Universität Halle-Wittenberg, 2015.

Inhaltsverzeichnis

I Zur Theorie der Trainingstherapie

KAPITEL

1

Gisela Nellessen-Martens, Ingo Froböse, Dieter Welsink und Rüdiger Fiehn

Therapie – gemeinsam handeln und steuern

Lerninhalte

Zielformulierung

Im ersten Kapitel wird die Grundlage für das therapeutische Handeln gelegt, wobei im Mittelpunkt Ziele und Ansatzpunkte der Therapie, das Therapieverständnis und die Therapeut-Patienten-Beziehung stehen. Darüber hinaus werden die Prozesse zur Steuerung und Regelung des Trainings sowie die Bedeutung der Patient-Therapeuten-Beziehung erarbeitet.

Lernziele

Nach der Erarbeitung dieses Kapitels sollte der Leser verstehen,

- welches biopsychosoziale Gesundheitsverständnis (ICF-Modell) der Therapie zugrunde liegt und welche Zielbereiche die Therapie verfolgt,
- welche Bedeutung der Patient als Co-Produzent der Gesundheitsleistungen sowie die Patientenerwartungen und -erfahrungen für den Therapieerfolg haben,
- wie Patientenerwartungen, Patientenmotivation und Gesundheitsverhalten positiv beeinflusst werden können,
- wie der Patient in den Prozess der Zieldefinition und der therapeutischen Inhalte einbezogen werden sollte,
- wie die Therapeut-Patienten-Beziehung und -Kommunikation gestaltet werden können und warum sich der Coaching-Ansatz als Leitlinie und der Ansatz der klientenzentrierten Gesprächsführung anbieten,
- welche Prinzipien der Planung, Steuerung und Gestaltung dem therapeutischen Training zu Grunde liegen.

Das Verständnis von „Therapie" hat sich im Zuge eines veränderten Gesundheits- und Krankheitsverständnisses gewandelt. Aufbauend auf einem biopsychosozialen und ganzheitlichen Gesundheitsverständnis, das der Therapie heute zugrunde liegt, bezweckt die Therapie nicht nur die Behandlung von Krankheiten und Symptomen. Sie versteht sich als ein Prozess, der die Genesung der Patienten und die Wiederherstellung oder Verbesserung der Wahrnehmungs-, Handlungs- und Leistungsfähigkeit in Alltag, Beruf und Freizeit anstrebt und vor allem auf die Teilhabe am gesellschaftlichen Leben ausgerichtet ist.

Patienten werden nicht (nur) „behandelt", sondern zum „Handeln befähigt". Während Patienten in der kurativen Versorgung, der ein biomedizinischer Ansatz zugrunde liegt, Rezipienten und Konsumenten therapeutischer Leistungen sind, übernehmen sie in der Therapie die Rolle der (Co-)Produzenten ihrer Gesundheit. Hierzu bedarf es ihrer aktiven und motivierten Mitarbeit. Zweck der Therapie ist nicht nur die Verbesserung körperlicher Funktionen und Aktivitäten, sondern ebenso eine nachhaltig positive Veränderung des Gesundheitsverhaltens der Patienten.

Wie gelingt es, Patienten zur Mitarbeit zu motivieren? Was sind Voraussetzungen, damit die Therapie positiv und nachhaltig wirkt? Wie können Patientenmotivation und Gesundheitsverhalten positiv beeinflusst oder geändert werden? Wie sind die Therapeut-Patienten-Beziehung und die Kommunikation zu gestalten?

Darüber hinaus stellt sich die Frage, welche Prinzipien für die Planung, Steuerung und Gestaltung des Trainings generell gelten und berücksichtigt werden müssen.

1.1 Grundlagen

1.1.1 Das biopsychosoziale Modell und die Zielbereiche der Therapie

Konzeptionelles Bezugssystems der Therapie ist das biopsychosoziale Modell und die „Internationale Klassifikation der Funktionsfähigkeit, Behinderung und Gesundheit" (ICF = International Classification of Functioning, Disability and Health) der Weltgesundheitsorganisation (WHO), die 2001 veröffentlicht wurde und auf die ICIDH (International Classification auf Impairment, Disability und Handicap) folgte. Während der ICIDH ein Kausalfolgemodell zugrunde lag (aus gesundheitlicher Schädigung folgen Fähigkeitsstörungen und im Weiteren ein Handicap), ist die ICF nicht primär defizitorientiert und keine Klassifikation der „Folgen von Krankheit". Sie klassifiziert vielmehr „Komponenten von Gesundheit": Körperfunktionen, Körperstrukturen, Aktivitäten und Partizipation (Teilhabe) sowie Umweltfaktoren.

Laut ICF-Modell ist *funktionale Gesundheit* das Ergebnis der *Wechselbeziehung* zwischen der Person mit einem Gesundheitsproblem und ihren Kontextfaktoren (umwelt- und personenbezogene Faktoren, ➤ Abb. 1.1). Demnach gilt eine Person als funktional gesund, wenn vor ihrem gesamten Lebenshintergrund (Konzept der *Kontextfaktoren*)

- ihre körperlichen Funktionen – einschließlich des geistigen und seelischen Bereichs – und ihre Körperstrukturen allgemein anerkannten (statistischen) Normen entsprechen (Konzept der *Körperfunktionen und -strukturen*),

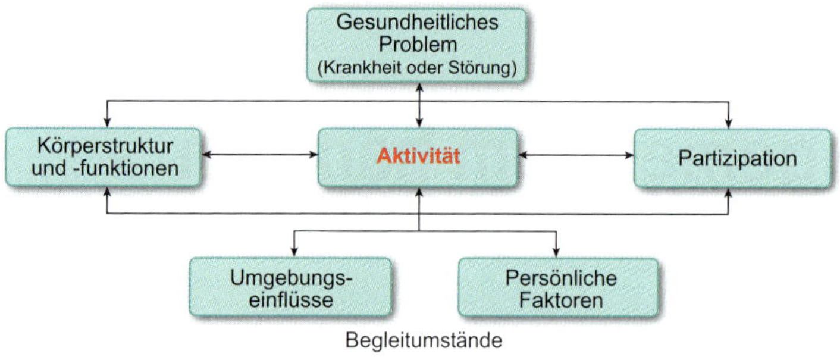

Abb. 1.1 Das biopsychosoziale Modell der ICF [W798/L157]

- sie all das tut oder tun kann, was von einem Menschen ohne Gesundheitsproblem (ICD) erwartet wird (Konzept der *Aktivitäten*),
- sie ihr Dasein in allen Lebensbereichen, die ihr wichtig sind, in der Weise und dem Umfang entfalten kann, wie es von einem Menschen ohne Beeinträchtigung der Körperfunktionen/-strukturen und der Aktivitäten erwartet wird (Konzept der *Teilhabe [Partizipation]* an Lebensbereichen)

(ICF 2005, 4).

Für den Therapieprozess ergibt sich in Bezug auf den biopsychosozialen Ansatz folgende Konsequenz: Die Funktionsfähigkeit, Behinderung bzw. Gesundheit einer Person bemisst sich eben nicht nur an den Funktions- und Strukturstörungen (z. B. Kraft-/Beweglichkeitsdefizit, Ausmaß arthrotischer Veränderungen); vielmehr sind die Leistungsfähigkeit (z. B. in Bezug auf Aktivitäten der Selbstversorgung, Fortbewegung) und die Teilhabe, das Einbezogensein in verschiedenen Lebenssituationen (z. B. im sozialen und beruflichen Umfeld), bedeutsam.

MERKE

Die **Teilhabe (Partizipation)** ist eine *zentrale Zielkomponente* für die Rehabilitation und das therapeutische Handeln.

Die funktionale Gesundheit und Behinderung ist kein ausschließlich auf ein Gesundheitsproblem oder eine Schädigung zurückzuführendes Phänomen, vielmehr entsteht sie in Wechselwirkung mit den Umweltbedingungen und personenbezogenen Kontextfaktoren. Der Lebenshintergrund, die persönlichen Lebensbedingungen und Ressourcen (z. B. die biografischen, sozialen, kulturellen und materiellen Lebensbedingungen) der erkrankten Personen sind ebenso bedeutsam wie die Funktionsstörungen (➤ Abb. 1.2). Dies impliziert, dass in der Therapie zur Wiedererlangung der Teilhabe nicht nur Funktionen trainiert werden, sondern personenbezogene Faktoren sowie Umwelt-/Arbeitsbedingungen als Kontextfaktoren einzubeziehen sind (➤ Kap. 8).

Die individuelle Auseinandersetzung mit einem Gesundheitsproblem oder einer Behinderung ist für die funktionale Gesundheit einer Person mitentscheidend. In der Therapie stellt die Steigerung der Bewältigungskompetenz das zentrale Ziel dar. Für die Bewegungs- und Trainingstherapie lassen sich folgende Zielbereiche in Anlehnung und Ergänzung zu Pfeifer et al. (2010) formulieren (➤ Abb. 1.3):

- Wiederherstellung, Erhalt und Stärkung von Körperfunktionen und -strukturen (sowohl physisch, psychischer als auch sozialer Art),

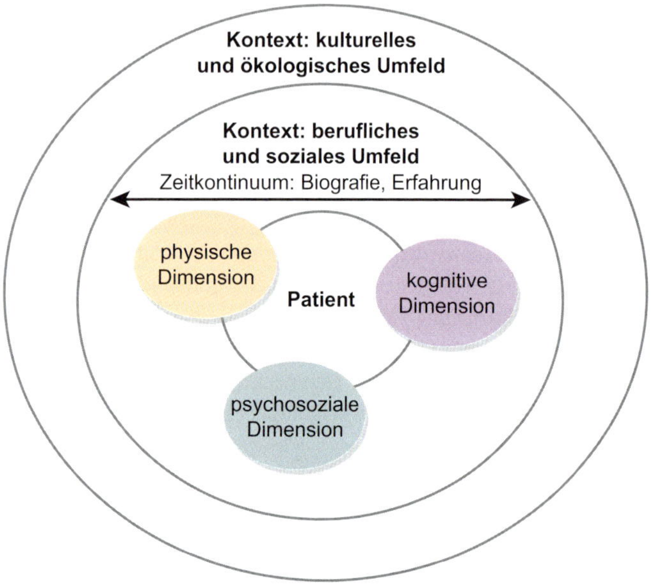

Abb. 1.2 Der Patient in seiner Mehrdimensionalität sowie in verschiedenen Kontextbezügen [M993/M994]

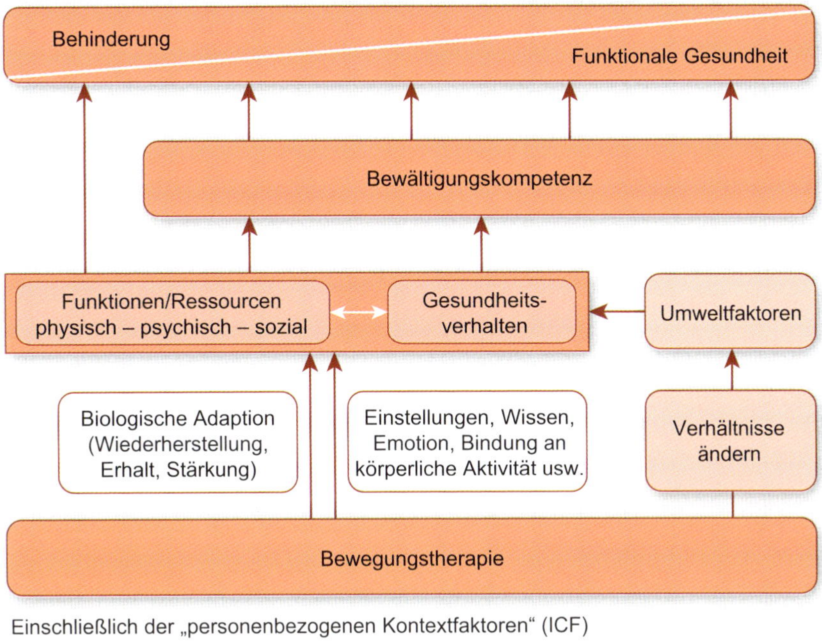

Abb. 1.3 Zielbereiche der Trainingstherapie (in Anlehnung an Pfeifer et al. 2010, 230) [L143]

- Stärkung personenbezogener Kontextfaktoren als Ressourcen, wie z. B. der Selbstwirksamkeit, der Gesundheitskompetenz, des Kohärenzsinns, der Kontrollüberzeugung, des Selbstkonzepts,
- Minderung von Beeinträchtigungen sowie Erhalt und Ausbau von Möglichkeiten im Bereich von Aktivitäten und Partizipation,
- Hinführung zu und Bindung an regelmäßige körperlich-sportliche Aktivität,
- Stärkung der Kompetenz, Regenerationsmaßnahmen auszuwählen und durchzuführen.

Ergänzend kann versucht werden, Verhältnisse und Umweltfaktoren zu beeinflussen, z. B. indem Therapeuten und Einrichtungen Angebote zum Gesundheitssport empfehlen bzw. anbieten oder indem sie den Patienten Empfehlungen für die Gestaltung von Arbeitsplätzen geben (➤ Kap. 8).

1.1.2 Rahmenempfehlungen zur Rehabilitation

Ansatz und Nomenklatur der ICF spiegelten sich in der Neuformulierung des SGB IX (Sozialgesetzbuch) 2001, dem Bundesteilhabegesetz (BTHG 2016) und bei der Formulierung der BAR-Rahmenempfehlungen für die Rehabilitation wider (Bundesarbeitsgemeinschaft Rehabilitation 2016). So heißt es z. B.: „Ziel der medizinischen Rehabilitation ist, die Gesundheit wiederherzustellen oder wesentlich zu verbessern und die drohenden oder bereits manifesten Beeinträchtigungen der Teilhabe am Leben in der Gesellschaft, insbesondere am Arbeitsleben, durch frühzeitige Einleitung der gebotenen Leistungen zur Teilhabe abzuwenden, zu beseitigen, zu mindern, ihre Verschlimmerung zu verhüten oder ihre Folgen zu mildern. Der Rehabilitand soll durch die Rehabilitation (wieder) befähigt werden, die Aktivitäten des täglichen Lebens, insbesondere die Erwerbstätigkeit, möglichst in der Art und in dem Ausmaß auszuüben, wie sie für ihn als „normal" (für seinen Lebenskontext typisch) erachtet werden." (BAR 2016, S. 22).

Diese Rahmenempfehlungen liegen seitens der BAR spezifiziert für die ambulante Rehabilitation bei muskuloskelettalen, kardiologischen, dermatologischen, neurologischen, onkologischen, pneumologischen sowie für psychische und psychosomatische Erkrankungen vor (BAR 2016).

1.1.3 Therapieteam – multiprofessionell und patientenorientiert

Der umfassende Ansatz erfordert ein *multiprofessionelles Team,* das auf den Ergebnissen und Erfahrungen des medizinischen, sportwissenschaftlichen, psychologischen, soziologischen und physiotherapeutischen Handelns und Forschens aufbauen kann. Hieraus leitet sich unmittelbar eine Zusammenarbeit der unterschiedlichen Berufsfelder und -gruppen in der Praxis ab (Ärzte, Sportwissenschaftler/-therapeuten, Krankengymnasten/Physiotherapeuten, Masseure/Medizinische Bademeister, Psychologen/Psychotherapeuten, Sozialarbeiter/-pädagogen, Ergotherapeuten, Diätassistenten, Krankenpflegern und Logopäden/Sprachtherapeuten; BAR 2016). Eine Zusammenarbeit bedeutet, dass der jeweilige Patient aktiver Partner und Bezugspunkt aller therapeutischen Maßnahmen ist.

Die Arbeitsschwerpunktsetzung der einzelnen Professionen impliziert zwar eine Konzentration auf spezielle Aspekte, jedoch muss immer der Gesamtkontext im Auge behalten werden. Nur durch entsprechende Korrespondenz im Team kann die Interdisziplinarität und die *Mehrdimensionalität* des Gesamtkonzepts realisiert und das Training mit dem Patienten *ganzheitlich* und letztendlich erfolgreich gestaltet werden. Die Kooperationsfähigkeit sowohl innerhalb des Rehabilitationsteams als auch mit externen Rehabilitationspartnern (Hausärzte, Betrieben/Arbeitgeber, vorherigen Therapieeinrichtungen) sowie den Leistungsträgern (Kranken-, Rentenversicherung oder Berufsgenossenschaft) ist von zentraler Bedeutung für die Optimierung des Rehabilitationsprozesses.

In gleicher Weise wie wir in der Entwicklung therapeutischer Interventionen eine starke Individualisierung und *Personenorientierung* finden (Stichwort: Personalisierte Medizin), setzt auch die Trainingstherapie an den individuellen spezifischen Voraussetzungen und Bedingungen der Patienten und Klienten an. Dieses Prinzip kennen wir aus der individuellen Trainings- und Therapiesteuerung (➤ Kap. 1.6.2, ➤ Kap. 5).

MERKE

Der multidimensionale Therapieansatz und der Trainingsprozess setzen das gemeinsame Handeln der Therapeuten und Patienten voraus, sie sind patientenorientiert und nachhaltig ausgerichtet und zielen auf ein selbstständiges gesundheitsorientiertes Handeln der Patienten über den Therapiealltag hinaus.

Da die Patienten in der Trainingstherapie Co-Produzent der Gesundheitsleistung sind, wandelt sich die Therapeut-Patienten-Beziehung. Therapeuten verlassen die Rolle des Behandelnden (Belehrenden) und begeben sich in die Rolle des „Coachs“ (➤ Kap. 1.3).

Wichtig ist, dass das Therapeutenteam gemeinsam mit dem Patienten den umfassenden Ansatz sowohl bei der Formulierung der Therapieziele und der Planung der Therapieinhalte als auch bei der Steuerung und Regelung der Therapie berücksichtigt (➤ Kap. 1.4).

1.2 Einflussfaktoren auf den Therapieerfolg

Der Therapieerfolg hängt natürlich einerseits von der Qualität der Therapie, dem Zuschnitt der Therapie auf die Bedarfe des Patienten und anderen Faktoren ab, die die Wirkung der Therapie unmittelbar beeinflussen. Weiterhin werden der Patient selbst und seine Erwartungen an den Therapie-/Behandlungserfolg sowie seine Erfahrungen, die diese Erwartungen begründen, als Erfolgsfaktoren aufgeführt (Testa & Rossettini 2016).

Der Patient als Co-Produzent der Gesundheit

Bei Inanspruchnahme einer trainingstherapeutischen Maßnahme ist der Patient *Konsument* und zugleich Akteur und *Produzent.* Diese Doppelfunktion wird mit der Wortkreuzung „Prosument“ wiedergegeben. Geläufiger ist die Bezeichnung des Patienten als „*Co-Produzenten*“, der die Gesundheitsleistung gemeinsam mit dem Therapeutenteam produziert (s. o.). Dafür sind Motivation und Engagement des Patienten erforderlich. Der persönliche Einsatz der Patienten hängt sowohl ab von externen (z. B. Therapieangebot, -durchführung, Patient-Therapeuten-Beziehung) als auch von internen Faktoren (z. B. Persönlichkeit, Zielvorstellungen, Motive). Die externen Faktoren können vom Therapeutenteam häufig unmittelbar gestaltet bzw. beeinflusst werden. Beispielsweise kann das Therapeutenteam durch eine attraktive Therapieplanung und -durchführung (s. u.) sowie eine dem Coaching-Prinzip angelehnte Beziehungsgestaltung (➤ Kap. 1.3) positive Rahmenbedingungen schaffen. Auf interne Faktoren, wie die Persönlichkeit, Kontrollüberzeugungen, Selbstwirksamkeitserwartungen und die Motivationslage haben Therapeuten hingegen nur bedingt Einfluss.

Erwartungen und Erfahrungen des Patienten

Aktuelle Studien zeigen, dass die Erwartungen sowie die (Vor-) Erfahrungen des Patienten starke Prädiktoren für den Behandlungs-/Therapieerfolg sind. Diese Zusammenhänge wurden zunächst in Placebo-Studien der Arzneimitteltherapie erkannt und konnten auch für den bewegungstherapeutischen Bereich bestätigt werden (Testa & Rossettini 2016). Neben den Therapieeffekten, die unmittelbar auf die Behandlung bzw. das Training zurückzuführen und biologisch sowie physiologisch zu erklären sind, treten Effekte auf, die als Placebo-Effekt bzw. unspezifischer Behandlungseffekt bezeichnet werden (➤ Abb. 1.4). Ursprünglich bestand die Annahme, dass Placebo-Effekte „eingebildet“ sind. Studien zeigen jedoch, dass es sich um ein komplexes neuropsychobiologisches Phänomen handelt und tatsächlich messbare positive physiologische Reaktionen nachweisbar sind (Bingel & Schedlowski 2019).

Eine positive Erwartungshaltung sowohl in Bezug auf die Behandlung (Behandlungserwartung) als auch in Bezug auf die Fähigkeit, das eigene Gesundheitsverhalten (auch im Anschluss an die Maßnahme) zu verändern und aufrechtzuerhalten, sind wichtige Voraussetzungen für den (nachhaltigen) Therapieerfolg.

Wichtige Konzepte und Theorien, die in diesem Zusammenhang relevant sind, werden im Folgenden kurz skizziert. Eine Vertiefung der Inhalte anhand der aufgeführten Literatur wird empfohlen.

MERKE

Einfluss auf den Erfolg einer Therapie nehmen
- der Patient als Co-Produzent der Gesundheitsleistung sowie
- die Erwartungen und Erfahrungen des Patienten.

1.2.1 Kontrollüberzeugung und Gesundheitskompetenz des Patienten

Bei der Einstellung des Patienten kann zwischen einer internen und einer externen Kontrollüberzeugung unterschieden werden:
- *Interne Kontrollüberzeugung:* Der Patient geht davon aus, dass er für seine Genesung und Gesundheit „selbst verantwortlich“ ist.
- *Soziale externe Kontrollüberzeugung:* Die Verantwortung wird Umweltfaktoren und anderen Personen (z. B. Ärzten und Therapeuten) zugeschrieben.

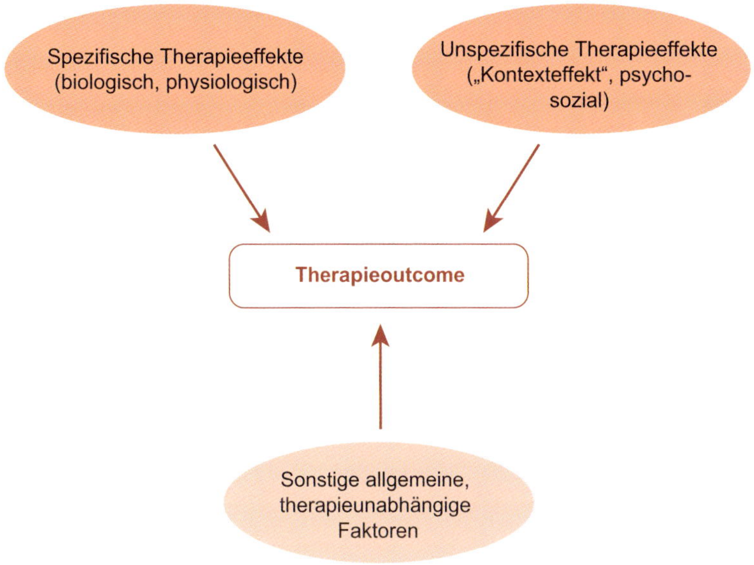

Abb. 1.4 Wirkmechanismen der Therapie: (1) therapiespezifischer Effekt, (2) kontextualer Effekt und (3) therapieunabhängige Faktoren (u. a. natürlicher Genesungsverlauf, unbekannte Interventionen) (eigene Darstellung in Anlehnung an Testa & Rossettini 2016) [L143]

- *Fatalistische externe Kontrollüberzeugung:* Die Erkrankung/Gesundheit wird als „von Gott gegeben“ oder durch Zufall/Schicksal bestimmt gesehen.

Bei Patienten mit externer Kontrollüberzeugung muss der Therapeut „Überzeugungsarbeit“ leisten. Er bewegt sich dabei auf einem sehr schwierigen Terrain, denn Einstellungen gründen in der biografischen Entwicklung des Patienten und sind häufig nach jahrzehntelangem Bestehen sehr stabil und starr geworden. Erschwerend kommt hinzu, dass die Einstellung des Patienten durch das Verhalten anderer an der Rehabilitation beteiligter Personen (z. B. Ärzte, Therapeuten) verstärkt bzw. bestätigt werden kann, wenn diese den Patienten in seiner „Passivität“ bestärken.

Ein möglicher (Gesprächs-)Ansatz des Therapeuten kann die *Vermittlung von (bewegungsbezogener) Gesundheitskompetenz,* also von Informationen über die Erkrankungs- bzw. Verletzungsursachen sowie über die Aussichten auf den Therapieerfolg, sein (s. a. Peters et al. 2013). Dass die Mitwirkung des Patienten einen entscheidenden Faktor für den Therapieerfolg darstellt, ist für den Therapeuten selbstverständlich – nicht immer aber auch für den Patienten. Die „kognitive“ Arbeit sollte von Maßnahmen begleitet werden, durch die dem Patienten auch auf emotionaler Ebene deutlich wird, wie er den Therapieerfolg (mit-)bestimmen kann.

Im Praxisalltag der Rückenschmerztherapie hat sich der Fragebogen KÜ-WS nach Nickel bewährt (Nickel 1995). Es zeigt sich, dass zu Beginn der Therapie die Patienten oft eine fatalistische externe Kontrollüberzeugung oder aber soziale externe Kontrollüberzeugung aufweisen. Kennzeichen und Nachweis einer gut gesteuerten Therapie ist es, wenn der Patient zunehmend seine Bewegungsangst verliert und wieder neues Vertrauen in sich selbst, seinen Körper und damit seine eigene Handlungskompetenz gewinnt (interne Kontrollüberzeugung).

Patienten mit interner Kontrollüberzeugung sind eher zugänglich für Anstöße und Veränderungen. Eine interne Kontrollüberzeugung garantiert jedoch keine engagierte Mitarbeit des Patienten in der Therapie und/oder die Veränderung des Gesundheitsverhaltens. Es bedarf einer positiven Selbstwirksamkeitserwartung und Motivation.

1.2.2 Motivation des Patienten und fördernde Strategien

Die Motivation des Patienten umfasst verschiedene Aspekte. Zum einen geht es um die Motivation, die Therapie in Anspruch zu nehmen und z. B. in Bezug auf die medizinische Rehabilitation einen entsprechenden Antrag zu stellen. Eine gewisse Therapiemotivation (Rehabilitationsmotivation) wird im Rahmen des Antragsverfahrens als notwendige Voraussetzung für die Bewilligung gesehen (Nübling et al. 2006). Zum anderen geht es um die Mitwirkung des Patienten in der Therapie und/oder die Motivation, das Gesundheitsverhalten (insbesondere in Bezug auf körperliche Aktivität und Bewegung) zu ändern.

In der Motivationsforschung wurden verschiedene Modelle entwickelt, um zu erklären, wieso Menschen handeln, was sie dazu bewegt, ihr Verhalten zu ändern, und wann sie in der Lage sind, ein verändertes Verhalten aufrechtzuerhalten. Dabei können drei Typen von Modellen unterteilt werden:

1. Motivationsmodelle, die erklären, welche Faktoren die Entscheidung für oder gegen die Ausführung eines Verhaltens beeinflussen,
2. Modelle der Handlungsausführung, die Prozesse zwischen der Intentionsbildung (Absicht) und der anschließenden Handlung (Umsetzung) erklären, und
3. sog. Stadien- und Prozessmodelle, die sich mit der erfolgreichen nachhaltigen Verhaltensänderung als Prozess annehmen

(Pfeffer & Wegner 2020, Lippke & Renneberger 2006).

1

BEISPIEL

Fallbeschreibung

Für den schulterverletzten Handballtorwart kann sich die Teilnahme am Pokalspiel, das seine Mannschaft in fünf Wochen bestreitet, positiv oder negativ auf seine Mitarbeit in der Therapie auswirken. Das Spiel stellt objektiv betrachtet ein Motiv dar, das erst durch das Abwägen der subjektiven Wahrscheinlichkeit und der subjektiven Wichtigkeit für die Teilnahme an dem Pokalspiel einen entsprechenden Anreiz für engagierte Mitarbeit in der Therapie gewinnt. Kann der Torwart z. B. davon ausgehen, dass er, wenn er fit ist, sicher zum Mannschaftsaufgebot gehört, so wird er wahrscheinlich große Erwartungen in die Rehabilitationsmaßnahme setzen und engagiert mitarbeiten. Glaubt er aber, dass er seinen Trainingsrückstand in den folgenden Wochen nicht aufholen kann, und fürchtet er, eine Nichtteilnahme am Pokalspiel sowie die guten Leistungen des Ersatztorhüters würden ihn langfristig den Stammplatz im Team kosten, so wird er vielleicht eher pessimistisch und mit geringerem Interesse an der Therapie teilnehmen. Natürlich ist das Pokalspiel nicht das einzige Motiv, das im Prozess der Motivationsbildung berücksichtigt wird; weitere Wünsche beeinflussen diesen Vorgang ebenfalls (z. B. Rückkehr zum Arbeitsplatz, Wiederaufnahme alltäglicher Bewegungen).

Fallbeschreibung

Die 40-jährige Kniepatientin, die über ein Instabilitätsgefühl und starke Belastungsschmerzen klagt, scheint „therapieresistent" zu sein. Bei Einblick in ihr Umfeld und ihre persönliche Situation wird deutlich, dass ihre Erkrankung sehr viele positive Effekte auf die Beziehungsebene der Ehefrau und Mutter zeigt. Seit ihrer Erkrankung kann sie Kinder und Ehemann für mehr Aufgaben im Haushalt verpflichten und diese nehmen generell mehr Rücksicht auf sie. Im Freundeskreis und in der Nachbarschaft erkundigen sich alle regelmäßig nach ihrem Wohlbefinden und sie darf viel von den zahlreichen Arztbesuchen und Therapiemaßnahmen berichten. Möglicherweise gibt es für die Patientin mehr Motive, ihren Krankheitszustand aufrechtzuerhalten, als an einer Genesung mitzuwirken.

Auf der Basis der unterschiedlichen Modelle und Theorien können Ansatzpunkte für die Therapie identifiziert werden (z. B. ➤ Kap. 1.5, TTM). Der Therapeut kann den Patienten, je nach Bedarf und Phase im Therapie- und Veränderungsprozess, durch folgende Strategien unterstützen und somit seine Motivation, Behandlungserwartungen und Adhärenz erhöhen:

- Bewusstsein für persönliche (Therapie-)Ziele, Wünsche und Bedürfnisse schaffen und in Bezug auf die Realisierbarkeit reflektieren und ggf. adaptieren
- Bewusstsein für die Notwendigkeit der Therapie oder einer Verhaltensänderung erhöhen
- Bewusstsein für die Wirkung der Therapie und der Handlung und Therapie-/Behandlungserwartung angemessen erhöhen (Handlungsergebniserwartung versus Situationsergebniserwartung, d. h. wohin führt die Situation ohne bzw. mit der Handlung (Heckhausen 2006))
- Mögliche Ängste oder negative Erwartungen aufdecken und durch Information und Aufklärung reduzieren
- Bewusstsein für persönliche Stärken, positive Erfahrungen und Ressourcen erhöhen
- Ermutigung und Motivation zur personenorientierten Planung und Gestaltung der Therapie (Mitwirkungsmöglichkeiten) bzw. Ermutigung und Motivation zur Verhaltensänderung
- Unterstützung bei der Entwicklung und Umsetzung konkreter eigener Handlungs- und Verhaltenspläne (z. B. in Bezug auf körperliche Aktivität oder das Training in Eigenregie im häuslichen Umfeld)
- Motivation durch graduelle Zielsetzungen und Feedback im Rahmen der Therapie oder in Bezug auf die angestrebte Verhaltensänderung (u. a. Nutzung der Therapiedokumentation für das Feedback, s. u.)
- Unterstützung bei Problemen der Zielerreichung und/oder Rückfällen in alte Verhaltensmuster
- Bewusstsein für die Selbstwirksamkeitserwartung erhöhen
- Bewusstsein für kontextuale Förder- und Hemmfaktoren schaffen und diese stärken bzw. minimieren
- Aufbau einer positiven Therapeut-Patienten-Beziehung
- Schaffung eines angenehmen Therapie-Settings und attraktive Therapiegestaltung, die personenorientiert sowie funktionell und emotional-affektiv ansprechend ist (z. B. Gruppentherapie, s. u.).

MERKE

Der Therapeut kann die Motivation des Patienten zur aktiven Mitarbeit in der Therapie und zur Verhaltensänderung in unterschiedlicher Weise, je nach Bedarf und Phase, unterstützen und fördern. Das Konzept der Adhärenz (engl. *adherence* = Festhalten/Befolgen) basiert auf der Erkenntnis, dass das Einhalten von Therapieplänen und der Therapieerfolg in der Verantwortung des Therapeuten und des Patienten liegt.

Attraktive Therapiegestaltung

Die Therapie kann auf vielfältige Weise attraktiv gestaltet werden. Beispielsweise ist die *Gruppentherapie* bei vielen Patienten sehr beliebt, weil sie Kommunikation, Austausch, Erlebnis und Spaß bietet und somit vielseitige Patienteninteressen und -belange berücksichtigt und befriedigt. Die musikalische Untermalung einzelner Therapieeinheiten, der Wechsel der Trainingsorte (z. B. im Wasser, an Land, im Gruppen- bzw. Trainingsraum), die Einrichtung gemeinsamer Pausen, die Durchführung eines Trainingszirkels, die Nutzung von digitalen Medien zur Anleitung oder Dokumentation des Trainings können zur Steigerung der Attraktivität (je nach Patienteninteresse) beitragen. Die unter der Bezeichnung *„Hausaufgabenprogramme"* bekannten Anleitungen und Übungsprogramme für Zuhause und den Alltag finden hingegen meist wenig positive Resonanz, weil sie häufig ausschließlich funktionsorientiert angelegt werden. Für weiterführende Trainingsprogramme sollte daher erst recht eine attraktive und motivierende Gestaltung gelten. Dies kann über folgende Mechanismen stattfinden:

- Steigerung des Erlebniswerts: Heimtraining mit Musik gestalten, Bewegung in der freien Natur (Naturerlebnis)
- Trainingspartner suchen: Familienangehörige, Freunde und Bekannte für die Teilnahme an Programmen gewinnen und begeistern
- Ankopplung des Trainingsprogramms an bestehende Routinen (z. B. den Einbeinstand während des Zähneputzens durchführen)
- Anbieten regionaler Kurse durch die Rehabilitationseinrichtung: Lauf- bzw. Radfahrtreffs o. Ä.; auch in Kooperation mit Vereinen und Gesundheitssportorganisationen

- Auswahl entsprechend den individuellen Interessen/Ressourcen: freiwillige Teilnahme des Patienten; der Therapeut bzw. die Einrichtung sollte Angebote vermitteln und schaffen, nicht „auferlegen" – das scheint aus funktioneller Perspektive zwar wenig effektiv, aber in der realistischen Gesamtbilanz werden ganzheitliche, ressourcenorientierte Programme besser abschneiden.

Neuere Methoden mittels Onlineschulungen, Videokonferenzen, Videoaufgaben oder App-basierte Programme versprechen hier einen modernen und zeitgemäßen Ansatz.

Therapiedokumentation als Feedback für den Patienten nutzen

Eine Dokumentation ist für Patient und Therapeut wichtig, um Therapieeffekte möglichst objektiv nachvollziehen zu können. Es mag sein, dass z. B. der Patient stark an der Effektivität der Übungen zweifelt, der Therapeut aber fest davon überzeugt ist – der Realitätsbezug fehlt möglicherweise beiden. Der Therapeut sollte auch berücksichtigen, dass Patienten häufig die Erfahrung machen, dass sich ihr Trainingszustand auch ohne Durchführung der Heimübungsprogramme verbessert bzw. trotz der Übungsprogramme nicht wesentlich verbessert. Daher ist eine regelmäßige Kontrolle der Übungen mit entsprechender Progression sowie der didaktisch-methodische Aufbau wesentliche Voraussetzung für den Erfolg der eingeleiteten Maßnahme.

1.3 Das Coaching-Prinzip als Leitlinie

Aus den bisherigen Ausführungen (gewandeltes Gesundheits-, Krankheits- und Therapieverständnis, ICF-Modell, aktive Rolle des Patienten) ergeben sich für die Planung und Durchführung einer Therapie mehrere Grundsätze, auf die im Einzelnen weiter unten eingegangen wird. Zunächst einmal muss jedoch im Hinblick auf das gewandelte Therapieverständnis und die Ergebnisse der Motivationsforschung auch die Rolle des Therapeuten bzw. Therapeutenteams näher betrachtet werden. Immerhin ist es der Therapeut, unter dessen unmittelbarer Obhut eine konkrete Heilbehandlung abläuft, und oft ist er auch derjenige, der am engsten und am längsten mit und am Patienten arbeitet. Er sollte sich bewusst sein, dass ein „Lehrer-Schüler-Verhältnis" längst nicht mehr den modernen Auffassungen einer Therapeut-Patienten-Beziehung entspricht und dass individuelle Motivationsarbeit ebenso wie z. B. eine adäquate Bewegungstherapie zur Rehabilitation/Therapie gehört, ja oftmals sogar grundlegend ist.

1.3.1 Coaching als Handlungsleitfaden für die Therapeut-Patienten-Beziehung

„Man kann den Menschen nichts beibringen. Man kann ihnen nur helfen, es in sich selbst zu entdecken." (Galileo Galilei)

Coaching ist kein neuer Begriff. Schon lange wird er im Bereich des Sports eingesetzt. Im Grunde genommen bedeutet Coaching die wahrnehmende Begleitung auf dem Weg der Weiterentwicklung und könnte so im Therapiekonzept auch als *größtmögliche Individualisierung des Trainings* verstanden werden.

Im Gegensatz zu traditionellen Therapiekonzepten steht der Therapeut im Coaching-Modell in der Rolle des Coachs vor dem Patienten und unterstützt den Prozess des „Selbst-Entdeckens", ohne konkrete Lösungen und Regeln vorzugeben. Übergeordnetes Ziel des Coachings ist die *Förderung der Handlungskompetenz* für gesundheitsorientiertes Verhalten aufseiten des Patienten. Während Coachings außerhalb des Therapiekontexts in der Regel mit der Absicht einer gewünschten Veränderung von den Klienten aktiv aufgesucht und in Anspruch genommen werden und die Coach-Coachee-Beziehung klar definiert ist, ist die Therapeut-Patienten-Beziehung in der Therapie nicht eindeutig und konstant. Der Therapeut ist Coach, Experte, Trainer, Berater, Betreuer und manchmal vielleicht sogar Seelsorger in einer Person. Wesentlich ist, dass der Therapeut als Coach keine Vorgaben oder Regeln aufstellt, sondern dem Patienten als Experte Wissen vermitteln und Vorschläge unterbreiten kann, er ihn aber primär darin unterstützt, eigene Lösungen zu finden. Die Voraussetzung für eine Lösungsorientierung ist zunächst eine Problemsensibilisierung. Während auf dem „freien Markt" quasi das Problembewusstsein Voraussetzung dafür ist, dass eine Person überhaupt ein Coaching in Anspruch nehmen möchte, muss in der Therapie zuweilen zunächst erst einmal für das Problem und den Bedarf einer Verhaltensänderung sensibilisiert werden.

„Im Gegensatz zum Training oder zu einer Schulung stellt das Coaching den partnerschaftlichen Umgang und das gemeinsame Erarbeiten in den Vordergrund" (Höhnke/Stratmann 2003, S. 20). In Gesprächen werden Veränderungs- und Selbsterkenntnisprozesse ermöglicht. Die Förderung der Wahrnehmung eigener Ressourcen, der Rückblick auf positive Bewältigungsprozesse und durch Erweiterung der Selbstwahrnehmung und Selbstwirksamkeit kann das eigene Verhalten reflektiert, Ressourcen aktiviert und die Handlungsfähigkeit erweitert werden. Die Eigenverantwortlichkeit und Selbstständigkeit der Patienten stehen dabei immer im Vordergrund. Dies beinhaltet auch die Vermittlung von Wissen zu Grundlagen und deren Bedeutung für den Körper sowie das Aufweisen von (neuen) Bewegungs- und Verhaltensalternativen. Alle Maßnahmen und Inhalte sollten miteinander verknüpft werden und die Entwicklung der Handlungskompetenz sowie die Förderung individueller Ressourcen zum Ziel haben.

MERKE

Coaching versteht sich als Anstoß zur persönlichen Weiterentwicklung und somit als *Hilfe zur Selbsthilfe.* Grundsätzlich wird davon ausgegangen, dass jeder Mensch über das notwendige Potenzial verfügt, welches er benötigt, um Lösungen für seine Probleme zu finden. Deshalb ist das Coaching als zeitlich begrenzter, zielorientierter Prozess zu verstehen, der das selbstständige Erschließen von persönlichen Ressourcen fördert. Der Coach kann neue Zugänge, Sichtweisen und Lösungswege eröffnen. Durch eine wertschätzende und empathische Haltung legt er die Grundlagen für eine persönliche Weiterentwicklung des Coachees.

1

1.3.2 Der Coaching-Prozess

Bei der Umsetzung des Coachings werden drei Phasen unterschieden (Allmer 2007) (➤ Tab. 1.1):

1. *Sensibilisieren und Reflektieren:* Die Handlungsbereitschaft steigt, wenn der Teilnehmer Sensibilität und Bewusstheit für sein Verhalten entwickelt und den Zusammenhang von Training und Therapie erkennt. In der Kommunikation fällt dabei speziell der Reflexion und dem Perspektivenwechsel eine besondere Bedeutung zu.
2. *Informieren, Aktivieren und Agieren:* Die in der ersten Phase gewachsene Handlungsbereitschaft bildet einen guten Nährboden für die Aufnahme von Informationen zum Thema Therapie und Gesundheit sowie für die Verbesserung der Handlungs- und Bewegungsfähigkeit. Entscheidend in dieser Phase ist die Überleitung der Handlungsbereitschaft in konkretes Handeln (Agieren). Es werden Verhaltensmuster aufgezeigt und geübt.
3. *Ausprobieren und Integrieren:* Ziel dieser Phase ist es, das Erlernte selbstständig und nachhaltig im Alltag anzuwenden. Dazu ist es sinnvoll, das erworbene Handlungsrepertoire zu erproben, im Hinblick auf seine Praktikabilität zu reflektieren und ggf. zu modifizieren. In diesem Prozess ist es hilfreich, konkrete Unterstützungsmöglichkeiten zu eruieren, d. h. zu fragen, welche Faktoren (Aktivitäten, Personen, Symbole, Rituale) das positive Verhalten unterstützen können.

Schwierigkeiten oder Hinderungsgründe können der Integration neu erlernter Verhaltensweisen im Wege stehen. Die Reflexion dieser Handlungsbarrieren führt zu einer weiteren Sensibilisierung bezüglich der Möglichkeiten gesundheitsfördernden Bewegungsverhaltens (Prozesscharakter, ➤ Tab. 1.1).

Um die Lernziele und die entsprechenden Phasen umsetzen zu können, ist es für den Therapeuten besonders wichtig, sich im Sinne einer entsprechenden Interaktion über wesentliche Kommunikationsprozesse bewusst zu werden.

Tab. 1.1 Prozessmodell zur Entwicklung von Handlungskompetenz (die drei Phasen des Coachings) [M993]

1. Sensibilisieren und Reflektieren
Ziel: Handlungsbereitschaft fördern • Sensibilisieren für eigenes Verhalten • Erfahrungen bewusst machen
2. Informieren, Aktivieren und Agieren
Ziel: Handlungsfähigkeit verbessern, Ressourcen aktivieren • Vermittlung von Wissen • Eigene Ressourcen entdecken und aktivieren • Erarbeitung von Handlungs- und Bewegungsmöglichkeiten sowie Handlungs- und Bewegungsfähigkeiten
3. Ausprobieren und Integrieren
Ziel: Selbstständige Anwendung fördern • Förderung des Transfers/Alltagstransfers • Förderfaktoren eruieren und integrieren (z. B. die Frage: Was kann positives Verhalten unterstützen?)

1.4 Kommunikation in der Therapie

1.4.1 Basiswissen zur Kommunikation

Kommunikationsebenen

Watzlawick ordnete bereits 1969 jeder sprachlichen Kommunikation eine Inhalts- oder Sachebene und eine Bezugs- oder Botschaftsebene zu.

- Die *Inhaltsebene* bezieht sich auf den sachlichen Inhalt einer Mitteilung; sie bietet wenig Grundlage für Missverständnisse.
- Die *Bezugsebene* teilt mit, in welcher Beziehung der Mitteilende zum Inhalt und auch zum Empfänger steht. Durch persönliche Interpretationen kann es hier leicht zu Kommunikationsstörungen kommen, denn in einer zwischenmenschlichen Interaktion ist eine Nicht-Kommunikation unmöglich – selbst Verhaltensweisen wie z. B. Schweigen, Reglosigkeit oder Albernheit haben einen direkten, nonverbalen Mitteilungscharakter.

Schulz von Thun (2004) definiert vier Aspekte der Kommunikation (➤ Abb. 1.5). Um dies zu verdeutlichen, stellen wir uns den Empfänger „vierohrig" vor (➤ Abb. 1.6). Nach diesem Modell kann ein Therapiegespräch sehr unterschiedliche Verläufe nehmen – je nachdem, welches „Ohr" des Empfängers gerade besondere Beachtung findet. Bei vielen Empfängern scheint sich im Laufe ihres Lebens ein „Ohr" – meist auf Kosten der anderen – besonders stark ausgeprägt zu haben, was zu reduzierten Möglichkeiten der Informationsaufnahme führt.

Kommunikationsfähigkeiten

Für den Therapeuten, insbesondere in seiner Rolle als Coach, bedeutet dies, seine Art der Kommunikation sehr genau zu analysieren, um Probleme zu umgehen bzw. diese vorzubeugen. Mit regelmäßigen Reflexions- und Feedback-Runden kann er sich entsprechende Rückmeldung holen und Missverständnisse oder Missstimmungen vermeiden.

Der Therapeut sollte folgende *Kommunikationsfähigkeiten* verinnerlichen:

- Fähigkeit zur Selbstwahrnehmung
- Fähigkeit zur Personenwahrnehmung
- Fähigkeit zur Gruppenwahrnehmung
- Fähigkeit zu kommunikativer Handlungsfähigkeit.

Grundsätzlich ergeben sich auf der Ebene der Kommunikation folgende *Ziele* für die Therapie:

- Herstellen einer Beziehung
- Herstellen einer gemeinsamen Arbeitsebene durch Vereinigung der Fachkompetenz des Therapeuten/Coaches und der Erfahrungen des Patienten
- Unterstützung des Patienten bei Problemlösungsprozessen und Entscheidungsfindungen

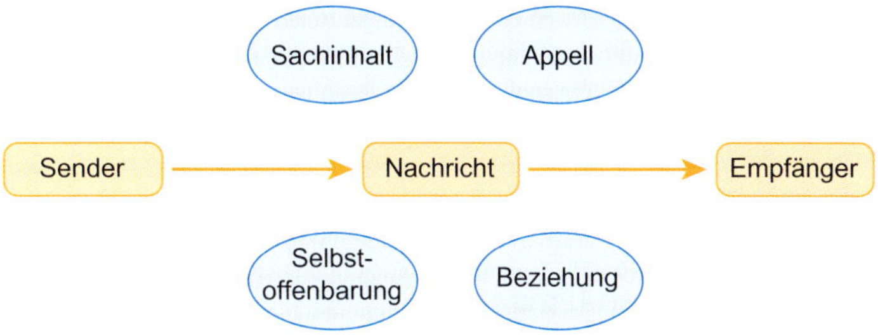

Abb. 1.5 Vier Seiten einer Nachricht – ein psychologisches Modell zwischenmenschlicher Kommunikation (modifiziert nach Schulz von Thun 2004, S. 30) [G382]

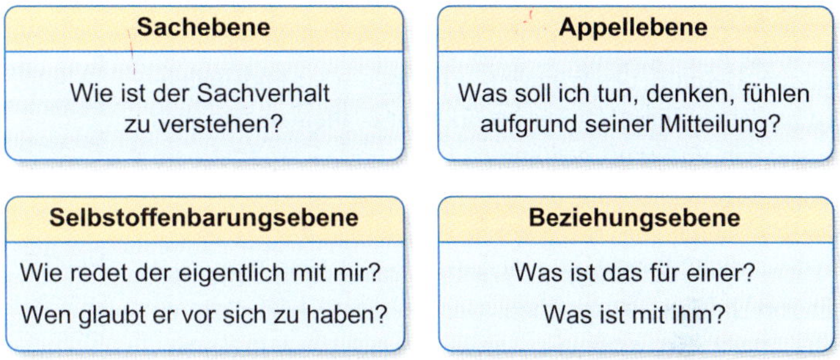

Abb. 1.6 Der „vierohrige" Empfänger (modifiziert nach Schulz von Thun 2004, S. 45) [G382]

MERKE

„Man kann nur das verstehen, was man selber zur Sprache bringt." (Kükelhaus 1984/1985) Deswegen ist die Reflexion durch den Patienten im Anschluss an therapeutische Maßnahmen im „Lernprozess" enorm wichtig.

1.4.2 Klientenzentrierte Gesprächsführung in der Therapie

Die klientenzentrierte Gesprächsführung ist ein für die Gesprächspsychotherapie von Carl Ransom Rogers (1902–1987) entwickelter Ansatz, der eine Schlüsselrolle für den Aufbau einer positiven Therapeut-Klienten-Beziehung ist. Grundannahme ist die Überzeugung, dass jede Person die Fähigkeit hat, sich in konstruktiver Weise selbst zu entwickeln (Aktualisierungstendenz). Der Therapeut stellt die Bedingungen her, die es dem Gesprächsteilnehmer ermöglichen, sein Entwicklungs- und Veränderungspotenzial zu aktivieren. Die Haltung des Therapeuten im klienten- oder personenzentrierten Ansatz ist gekennzeichnet durch die drei Basisvariablen: Authentizität/Echtheit/Kongruenz, einfühlendes Verstehen (Empathie) und unbedingte Wertschätzung. Durch diese personenzentrierte Haltung ist eine Kommunikation auf Augenhöhe gegeben. Der Patient ist sein eigener Experte. Der Therapeut ist Bewegungs- und Trainingsexperte und gemeinsam bilden sie ein Expertenteam.

Authentizität und Kongruenz

Die *Authentizität* oder „Echtheit" des Therapeuten ist grundlegend für den Aufbau einer konstruktiven Zusammenarbeit. Authentizität vermittelt das Gefühl, dass man sich als Mensch so darstellt, wie man wirklich ist, ohne sich hinter einer Fassade oder einer (beruflichen) Maske zu verbergen.

Kongruenz heißt, dass es eine Übereinstimmung zwischen Reden und Handeln gibt, denn nur so wirkt man glaubwürdig und es kann eine direkte, personale Beziehung mit dem Patienten aufgebaut werden. Nur wenn der Therapeut dem Patienten „von Mensch zu Mensch" begegnet, kann der Patient Vertrauen fassen und im gegebenen Fall auch über seine gefühlsmäßigen Erlebnisse und Probleme sprechen.

Die kongruente Haltung des Therapeuten setzt voraus, dass er Zugang zu den eigenen Gefühlen und Gedanken hat, sich dieser bewusst ist und diese nicht abwehren muss.

Unbedingte Wertschätzung

Die *unbedingte Wertschätzung* ist eine Voraussetzung dafür, dass sich der Patient überhaupt mit sich auseinandersetzt. Unbedingte Wertschätzung bedeutet, dass der Therapeut die Verhaltensweisen und Ansichten des Patienten akzeptiert, unabhängig von seinen eigenen Bewertungen, unabhängig davon, was der Patient äußern mag, wie er sich gibt, welche Schwächen er zeigen mag. Es bedeutet aber nicht, dass der Therapeut allem zustimmen muss, was der Patient sagt oder tut. Der Therapeut kann inhaltlich anderer Meinung sein, doch muss der Patient spüren, dass die Beziehung an sich dadurch nicht beeinträchtigt wird. Die unbedingte Wertschätzung äußert sich darin, dass der Therapeut dem Patienten uneingeschränkte positive Aufmerksamkeit entgegenbringt (verbal und nonverbal), ihn so annimmt, wie er ist bzw. sich zeigt, sich auf ihn einlässt und sich im positiv zuwendet.

Die Grundhaltung der unbedingten Wertschätzung befriedigt das Grundbedürfnis eines jeden Menschen, akzeptiert und anerkannt zu werden. Nur so können Patienten zu einer größeren Selbstachtung geführt werden. Eine größere Selbstachtung wiederum ist ganz entscheidend für eine konstruktive Persönlichkeitsentwicklung sowie für das soziale, gefühlsmäßige und intellektuelle Verhalten eines Menschen und damit für ein optimiertes Therapieergebnis.

Einfühlendes Verstehen (Empathie)

Beim *einfühlenden Verstehen* geht es darum, dass der Therapeut im Gespräch versucht die Patienten-Perspektive zu internalisieren, d. h. die Welt so zu sehen, wie der Patient sie wahrnimmt. Er übernimmt die Sicht des Patienten und versucht dessen emotionale Komponenten (Wünsche, Gefühle, Bewertungen, Interessen o. ä.) und Bedeutungen zu verstehen. Diese Haltung bewirkt beim Patienten, dass sich dieser verstanden und ernst genommen fühlt, und es eröffnet dem Patienten den tieferen Zugang zu sich selbst, seinem Erleben und einer aktiven Auseinandersetzung mit sich selbst (Selbstexploration).

Der Patient erhält die Gelegenheit, seine Gedanken in Ruhe und ohne Unterbrechung auszusprechen. Der Therapeut hört aktiv zu und beobachtet emotionale und visuelle Signale beim Patienten. Durch das Paraphrasieren, d. h. indem der Therapeut Aussagen des Klienten in eigenen Worten umgeformt an den Klienten zurückgibt, eröffnen sich für den Patienten wiederum Räume, über das Gehörte und Gesagte nachzudenken.

Der Therapeut sollte darauf achten, nicht zeitweilig innerlich abzuschalten, seine Gedanken schweifen zu lassen oder noch über eine Aussage nachzudenken, während der Patient innerlich oder inhaltlich bereits weiter ist. Vorschnelle Interpretationen seitens des Therapeuten sind ebenso wie gut gemeinte Ratschläge kontraindiziert.

MERKE
Ratschläge sind auch Schläge!

Spiegelung

Der Therapeut sollte das, was er verstanden hat, möglichst präzise und konkret in fragender Form spiegeln. Dabei kann ein ganzer Satz oder nur das letzte Wort einer Patienten-Aussage gespiegelt werden. Ebenso ist es möglich, die Körpersprache zu spiegeln und die gleiche Körperhaltung wie der Patient einzunehmen. So wird nonverbal ein Gleichklag im Gespräch hergestellt (*Pacing*). Damit unterstützt er das Gefühl des Patienten, ernstgenommen zu werden. Außerdem kann der Patient über das wiederholende Mitteilen sein eigenes Erleben aus einer gewissen Distanz heraus sehen und so besser verarbeiten, ähnlich wie jemand, der seine Empfindungen in Briefen oder in einem Tagebuch niederschreibt. Therapeuten sollten sich dabei angewöhnen, ihre Erwiderungen nicht als Feststellungen zu formulieren, sondern als vorsichtige Fragen, die den Patienten zur Entwicklung einer eigenen Antwort führen. Durch das einfühlende Verstehen erfährt der Patient keine Belehrung, Bewertung oder negative Kritik, sondern die Chance, über sein Verhalten distanziert zu reflektieren.

MERKE
Einfühlendes Verstehen, unbedingte Wertschätzung und Kongruenz kennzeichnen die positive personen-/klientenzentrierte Grundhaltung des Therapeuten.

1.5 Das Transtheoretische Modell (TTM)

Die objektive, übergeordnete Zielsetzung der Therapie liegt auf der Förderung eines aktiven Lebensstils. Dies kann erreicht werden, indem die Motivation zu körperlicher Aktivität nachhaltig gesteigert wird und Belastungsängste abgebaut werden.

In diesem Zusammenhang stehen die Selbstwirksamkeitserwartung und die Konsequenzerwartung der Patienten im Vordergrund. Beide Konstrukte sind Teil des Selbstkonzeptes einer Person und sollen durch die Therapie positiv gefördert werden. Motivation ist nach Heckhausen et al. (2006) als das Produkt von Person und Situation zu betrachten. Die Person stellt Bedürfnisse, Motive und Ziele als Determinanten des motivierten Handelns, wohingegen die Situation Gelegenheiten und mögliche Anreize bereitstellt. Erst nachdem die Interaktion von Person und Situation stattgefunden hat, erfolgt das Handeln. Der Handlung folgt das Ergebnis, und abhängig von diesem Ergebnis werden die Folgen der Handlung sichtbar und können in der Therapie sowohl Barriere als auch Förderfaktor darstellen. Das Einbeziehen des Übenden in Auswahl und Gestaltung der Trainingsinhalte (Klientenzentrierung) ist Kernelement der gesamten Therapie. Nur so kann der Therapeut wissen, ob aus der Trainingssituation ein Erfolgserlebnis für den Betroffenen wird (Förderfaktor) oder ein motivationshemmender Misserfolg (Barriere).

BEACHTE
Die Determinanten und der Verlauf motivierten Handelns sind:
1. Person (Bedürfnisse, Motive, Ziele)
2. Situation (Gelegenheit, mögliche Anreize)
3. Person × Situation (Interaktion)
4. Handlung
5. Ergebnis
6. Folgen (langfristige Ziele, Fremdbewertung, Eigenbewertung, materielle Vorteile)

Zur Beschreibung, Darstellung und Untersuchung von Verhaltensänderungen werden in den Gesundheitswissenschaften Stufenmodelle genutzt. International ist das meistgenutzte Stufenmodell der Verhaltensänderung das Transtheoretische Modell (TTM) nach Prochaska und DiClemente (1983) (Keller 1998, Mattukat 2015; ➤ Abb. 1.7). Es beschreibt die Stufen der Verhaltensänderung, welche sich wie folgt gliedern:
1. Absichtslosigkeit
2. Absichtsbildung
3. Vorbereitung
4. Handlung
5. Aufrechterhaltung
6. Stabilisierung

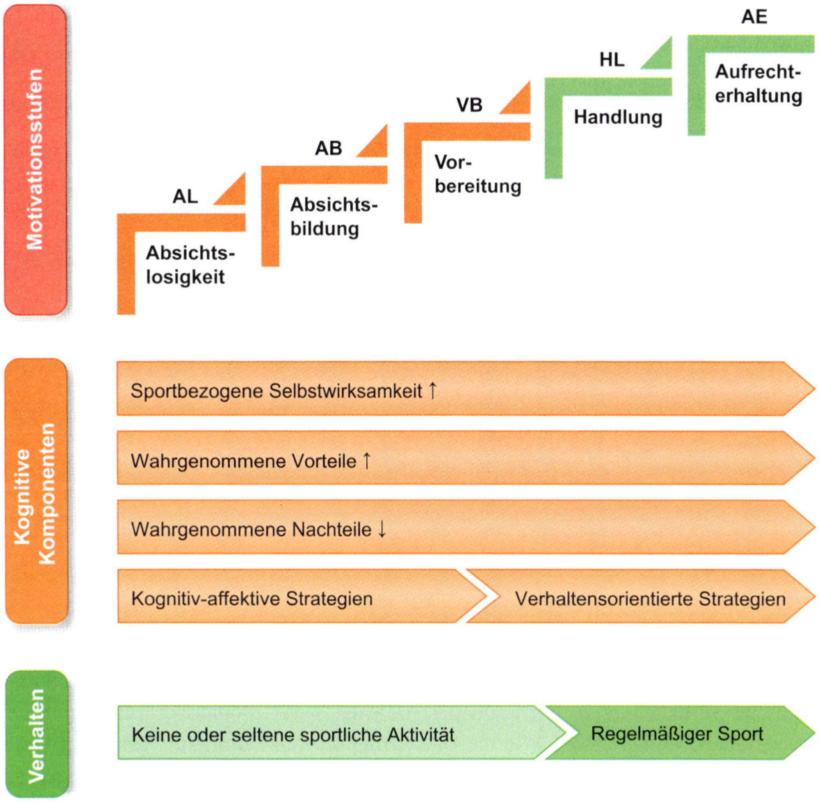

Abb. 1.7 Schematische Darstellung des Transtheoretischen Modells der Verhaltensänderung mit dem Zielverhalten „regelmäßige Sportaktivität"; ↑ … nimmt bei Stufenfortschritt zu; ↓ … nimmt bei Stufenfortschritt ab (Mattukat 2015) [X393/L143]

Ergänzend dazu werden im TTM zehn stufenübergreifende Strategien zur Modifikation von Gedanken, Gefühlen und Verhalten beschrieben. Diese werden unterteilt in (Prochaska et al. 1983, Keller 1998):

- Kognitiv-affektive Strategien (v. a. während Absichtsbildung und Vorbereitung)
  - Steigern des Bewusstseins
  - Emotionales Erleben
  - Wahrnehmen der persönlichen Umwelt
  - Selbstbewertung
  - Wahrnehmen förderlicher Umweltbedingungen
- Verhaltensorientierte Strategien (vermehrt eingesetzt zur Handlung und Aufrechterhaltung)
  - Selbstverpflichtung
  - Kontrolle der Umwelt
  - Gegenkonditionierung
  - Nutzen hilfreicher Beziehungen
  - Selbstverstärkung

Hierbei sei darauf hingewiesen, dass das gewünschte Zielverhalten die selbstständige und regelmäßige körperliche Aktivität des Patienten in seinem Alltag, also außerhalb der Therapiezeit, ist. Da die Stufe der „Handlung" nach dem TTM bereits durch die selbstständige Ausführung des Zielverhaltens gekennzeichnet ist, stellt das Training in der Rehabilitation die „Vorbereitung" einer solchen dar. Die Autoren ordnen daher die Maßnahmen der Trainingstherapie vorrangig den ersten drei Stufen des TTM zu.

Sofern eindeutig möglich, werden die Hinweise und Empfehlungen den Strategien zur Modifikation gemäß dem TTM zugeordnet.

Stufe 1 – Absichtslosigkeit

Sobald der Patient zur Teilnahme an einer Therapie erscheint, kann nicht von einer grundsätzlichen Absichtslosigkeit ausgegangen werden (schließlich hat der Patient bereits die Entscheidung getroffen, Hilfe in Anspruch zu nehmen). Jedoch kann nicht zwingend davon ausgegangen werden, dass der Patient um die Tatsache weiß, dass er sein Bewegungsverhalten überdauernd verändern muss, um zu einem gesundheitsfördernden (aktiven) Lebensstil zu gelangen. Es ist davon auszugehen, dass der Patient hinsichtlich der Lebensstiländerung absichtslos ist. Die Strategien, um ihm die Notwendigkeit einer Lebensstiländerung bewusst zu machen und bereits die „Startmotivation" zur Teilnahme an einem strukturierten Bewegungsprogramm zu steigern, finden bereits in der Trainingsplanung und Trainingsplangestaltung Anwendung und werden v. a. in der Kommunikation und Interaktion mit dem Patienten umgesetzt.

Die Stufe der Absichtslosigkeit ist dadurch gekennzeichnet, dass keine Intention zur Veränderung des problematischen Verhaltens vorliegt (Keller 1998). Um in die Stufe der Absichtsbildung überzuleiten, bieten sich die folgenden Strategien an:

- Edukation zu Schmerz und Schmerzverarbeitung auf neurowissenschaftlicher Basis (Malfliet et al. 2017) (→ Steigern des Bewusstseins)
- Edukation zu Wirkung und Nutzen körperlicher Aktivität (Malfliet et al. 2017)
- Verbalisieren der Nachteile des eigenen Verhaltens anhand von problematischen Handlungen (Aktivitäten) und der Teilhabe gemäß der ICF (→ Steigern des Bewusstseins; emotionales Erleben)
- Verbalisieren der Vorteile von gesundheitsfördernden Verhaltensweisen und deren Einfluss auf Aktivität und Partizipation (→ Selbstbewertung)
- Kooperative Formulierung spezifischer Ziele (z. B. nach SMART-Kriterien) auf der Basis der erarbeiteten Vorteile (→ Selbstverpflichtung)

Die kooperative Zielformulierung stellt den Übergang zur Absichtsbildung dar.

Stufe 2 – Absichtsbildung

In der Stufe der Absichtsbildung erwägt der Patient das problematische Verhalten (z. B. innerhalb der nächsten sechs Monate) zu verändern (Keller 1998). Wie die Umsetzung der Maßnahmen (Trainingsinhalte) zur Zielerreichung erfolgt, ist dabei noch nicht festgelegt. Der Therapeut sollte den Patienten bei der Auswahl und Gestaltung der Übungen stets miteinbeziehen, um die Motivation zur eigenständigen Umsetzung hochzuhalten.

Die folgenden Prinzipien unterstützen diesen Prozess:

- Individuellen Bezug einer Übung zu den Zielen bzw. zur persönlichen Problemlage des Patienten herstellen. Dies kann über eine Erläuterung des positiven Nutzens der Übung in den problematischen Handlungen und der Teilhabe erfolgen (positive Konsequenzerwartung).
- Mitbestimmung/Kontrolle des Patienten (Berücksichtigung der Autonomie) beispielsweise zu (OPTIMAL-Theorie nach Wulf und Lewthwaite 2016, Wulf 2018):
  - Zeitpunkt des Feedbacks durch den Therapeuten
  - Nutzen von Gleichgewichtshilfen
  - Demonstration der Zielbewegung durch den Therapeuten
  - Farbe des genutzten Trainingsgerätes (z. B. Ball)
  - Reihenfolge der Übungen
- Erlebensbewertung (z. B. Ausmaß der Ängstlichkeit bei einer Übung) des Patienten zu den Übungen einholen; ggf. kooperative Anpassung der Informationsanforderungen und Druckbedingungen der Aufgabe (→ Wahrnehmen förderlicher Umweltbedingungen, → Kontrolle der Umwelt)

Stufe 3 – Vorbereitung

In der Stufe der Vorbereitung werden nach dem TTM die ersten Schritte zur Verhaltensänderung (in diesem Fall das Training) eingeleitet. Das Zielverhalten wird innerhalb eines mittelfristigen Zeitraums (z. B. 30 Tage) angestrebt (Keller 1998). Je nach Dauer des Trainingszeitraums kann das Training innerhalb des Therapiezyklus auch teilweise der Handlungsstufe des TTM zugeordnet werden (s. u. Stufe 4 – Handlung).

Hierbei gilt:

- Aufgrund der fehlenden somatischen Kausalität sollte das Training im Sinne eines Aufbautrainings/Ganzkörpertraining gestaltet sein
- Der Fokus der Übenden sollte extern gewählt werden (z. B. auf das Ziel einer Bewegung anstelle des Schmerzes in der Bewegungsausführung)
  - Zum Abbau der Wahrnehmung interozeptiver Prozesse (= Vermeidung der Schmerzzunahme oder Antizipation von Schmerz) (Pfingsten 2003)
  - Zur verbesserten Automatisierung von Bewegungsabläufen (Wulf 2018).

Stufe 4 – Handlung

Merkmal der Handlungsstufe ist, dass das Zielverhalten seit weniger als sechs Monaten gezeigt wird. Abhängig vom Therapiezeitraum und der Form der angestrebten regelmäßigen körperlichen Aktivität kann das Training in der Rehabilitation ebenfalls dieser Stufe zugeordnet werden (Beispiel: Therapiezeitraum von mehreren Monaten und der Patient möchte selbstständig im Fitness-Studio trainieren).

Ein besonderer Fokus sollte auf Maßnahmen liegen, welche die Aufrechterhaltung und die Stabilisierung des Verhaltens adressieren. Also das Beibehalten des Verhaltens länger als sechs Monate (Aufrechterhaltung) bei minimalem Rückfallrisiko (Stabilisierung). Diese Ziele können unterstützt werden durch:

- Edukation zur Belastungssteuerung im Training sowie zu erwartende Effekte; ggf. eigenständige Trainingsplanerstellung durch den Patienten unter Moderation des Therapeuten
- Regelmäßige Selbstbewertung durch das wiederholte Verbalisieren des emotionalen Erlebens
- Wahrnehmen förderlicher Umweltbedingungen (Treppensteigen statt Fahrstuhl fahren) (→ Gegenkonditionierung)
- Strategien zur Kontrolle von Situationen erarbeiten, welche das Auftretens des Problemverhaltens verringern (→ Kontrolle der Umwelt)
- Aktives Nutzen sozialer Unterstützung (z. B. Trainingspartner) (→ Nutzen hilfreicher Beziehungen)
- Gezieltes Nutzen von Belohnungsstrategien (z. B.: auswärts Essen gehen, wenn Vorsätze für eine Woche gehalten wurden) (→ Selbstverstärkung)

Stufe 5 und 6 – Aufrechthaltung und Stabilisierung

In diesen Stufen können dem Patienten ggf. Beratungsgespräche zur persönlichen Entwicklung seines Verhaltens angeboten werden.

1.6 Trainieren in der Therapie

Mit Training wird das Ziel einer funktions- und fähigkeitsorientierten Einflussnahme auf Leistung und Gesundheit angestrebt. Alle Prozesse sind darauf ausgerichtet, angemessene Wirkungen zu erzielen, entweder leistungserhaltend oder leistungsverbessernd. Ausgegangen wird immer vom aktuellen Leistungsniveau (Ist-Zustand), welches durch Anamnese und spezielle Testverfahren ermittelt wird. Anschließend wird nach entsprechender Zielformulierung ein individueller Trainingsplan erstellt. Der Patient wird dort „abgeholt", wo er zu Beginn der Therapie steht. Die *Leistung (performance)* und die *Leistungsfähigkeit (capacity)* gilt es auf spezielle und individuelle Anforderungen hin zu entwickeln; sie können immer nur in Abhängigkeit von einem bestimmten Ziel beschrieben und nicht „allgemeingültig" formuliert werden. Ein unmittelbarer Bezug zu den Kontextfaktoren/Umweltbedingungen ist daher zwingend notwendig, will eine erfolgreiche Therapie zum Abschluss gebracht werden.

In der einschlägigen Literatur (speziell im Zusammenhang mit der Herz-Kreislauf-Rehabilitation) findet sich häufig in Abgrenzung zum *„Training"* der Begriff des *„Übens"*, wobei in der Therapie und insbesondere im therapeutischen Alltag diese Unterscheidung wenig zweckmäßig erscheint. Beide Begriffe werden in der Rehabilitation/Therapie nahezu synonym verwendet. Grundlegendes Unterscheidungskriterium ist das exakt *systematische und planmäßige Vorgehen* im Trainingsprozess, während das Üben – obwohl gleichfalls planmäßig und zielgerichtet – in der Durchführung freier gestaltbar ist.

1.6.1 Zielsetzungen des Trainings in der Therapie

Nach Verletzungen und Erkrankungen des Stütz- und Bewegungssystems liegen die primären Ziele in der Wiederherstellung der funktionellen Stabilität bei physiologischer Beweglichkeit, im Wiedererlangen und Stabilisieren von vielfältigen Fähigkeiten sowie in der Entwicklung einer individuellen Handlungskompetenz (➤ Abb. 1.8). Alles ist darauf ausgerichtet, dass der Patienten eine möglichst optimale und schnelle Wiederherstellung seiner Aktivitäten erfährt, damit seine Partizipation reibungslos gelingen kann. Innerhalb der Rahmenzielsetzung lassen sich kognitive, motorische und affektive Ziele unterscheiden.

Kognitive Ziele

Hinsichtlich der kognitiven Therapieziele ist es besonders wichtig, dem Patienten Einsicht und Verständnis zu vermitteln für die meist komplizierten morphologisch-strukturellen Veränderungen und Vorgänge nach einem Trauma. Zwar kann dies am besten über das „Erleben" – mithin über eine *Wahrnehmungsförderung* – erreicht werden, aber es müssen auch in großem Maße *Informationen* vermittelt werden, um den Patienten direkt über seine Erkrankung/Verletzung, über die Zielsetzungen, Methoden und Inhalte der Trainingstherapie und somit auch über den Verlauf und die Aussichten der Therapie aufzuklären. Darüber hinaus fallen alle verhaltensmodifizierenden Maßnahmen und konkreten *Handlungshinweise* zur Vermeidung/Prophylaxe erneuter Beeinträchtigungen in diesen Bereich. Nur so kann über die Dauer der Therapie hinaus Eigenverantwortung und Handlungskompetenz entwickelt werden und die Vermittlung präventiver Strategien gelingen.

Motorische Ziele

Die motorischen Ziele untergliedern sich in drei aufeinander folgende Teilbereiche:

1. Die Behandlung degenerativer oder posttraumatischer bzw. postoperativer Störungen, wozu unter anderem Maßnahmen zur *Schmerzlinderung* und zur *Beseitigung von Schwellungen* zählen

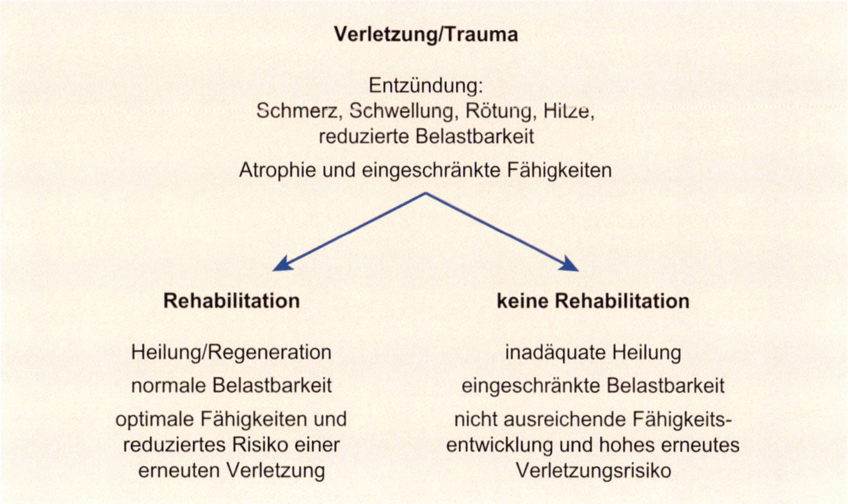

Abb. 1.8 Körperliche Reaktionen auf eine Verletzung und die Rolle der Rehabilitation [M993]

2. Die Wiederherstellung der *physiologischen Gelenkfunktionen*, worunter Maßnahmen zur Verbesserung der Gelenkstabilität genauso fallen wie eine Wiederherstellung des physiologischen Gangbilds
3. Die Wiedererlangung der allgemeinen und der speziellen motorischen *Alltags-, Arbeits- und Sportfähigkeit*, worunter all jene Therapiemaßnahmen zu verstehen sind, die es dem Patienten erlauben, wieder möglichst optimal seinen Arbeits- und Freizeitaktivitäten nachzugehen (Teilhabe).

Die Ziele sollten sich daher weniger an der speziellen Indikation, sondern vielmehr an den Aktivitäts- und Fähigkeitsstörungen sowie den Ressourcen der Patienten orientieren. In diesem Sinne sind Veränderungen der neuromuskulären Ansteuerung und ein sich entsprechend veränderndes Bewegungsverhalten sinnvolle Anpassungen an das Trauma (➤ Kap. 6.2.2). Mit zunehmender Genesung und Entwicklung der Fähigkeiten wird sich diese biologisch „normale" Schonung und Adaptation wieder umstellen oder aber kompensatorisch integriert werden können.

Affektive Ziele

Die affektive Zielsetzung im Training beinhaltet, dass ein möglichst gutes Vertrauensverhältnis zum Patienten aufgebaut wird, sodass eine optimale Kooperation und Motivation erreicht wird. Affektive Ziele sind z. B. Vertrauensbildung, Motivation, Aktivierung, Kooperation mit dem Patienten sowie psychische Entspannung.

Spezielle Ziele der Trainingstherapie

Die *speziellen Ziele* des Trainings in der Therapie richten sich nach den individuellen (indikationsspezifischen) Voraussetzungen des Patienten, seinen Bedürfnissen und Neigungen, seiner Motivation sowie seinen Kontextfaktoren.

Darüber hinaus können einige *generelle Ziele* formuliert werden:

- Schnellstmögliche Teilhabeoptimierung (Partizipation)
- Erhalt bzw. Wiedererlangung der körperlichen und psychischen Leistungsfähigkeit für die Aufgaben des täglichen Lebens, der Freizeit und des Sports
- Beschleunigung des Heilungsprozesses
- Prophylaxe eines akuten Entlastungssyndroms und anderer Folgeschäden
- Kompensation irreversibler Schäden
- Training spezieller Fertigkeiten (auch unter Einsatz von Hilfsmitteln, z. B. Gehhilfen etc.)
- Vergrößerung der individuellen Handlungskompetenz
- Entwicklung und Verbesserung der Körper- und Sinneswahrnehmung
- Verlangsamung der Abnahme körperlicher/psychischer Leistungsfähigkeit
- Vorbereitung bzw. Einüben tätigkeitsspezifischer Anforderungen in der Freizeit, im Beruf, im Sport

1.6.2 Therapieplanung und -steuerung

Da die Therapie grundsätzlich einen Wachstums-, Handlungs-, Lern- und Trainingsprozess darstellt, ergeben sich für alle therapeutischen Maßnahmen Planungs-, Steuerungs- und Regelungsmechanismen, die es zusammenhängend zu berücksichtigen gilt (➤ Abb. 1.9).

Voraussetzung für das trainingstherapeutische Handeln ist die Bestimmung des Ist-Zustands, also der (augenblicklichen) körperlichen und psychischen Leistungs- und Belastungsfähigkeit sowie des situativen und psychosozialen Umfelds. Hierbei ist insbesondere auf die systematischen Zusammenhänge, auf kognitive, motivationale, emotionale und soziale (Beziehungs-)Faktoren zu achten.

Erhebung des Ist-Zustands

Im Rahmen der Trainingsplanung umfasst die Erhebung des Ist-Zustands (Eingangs-Assessment) folgende Bereiche:

- *Funktionsdiagnostik:* in Anlehnung an das ICF-Modell; Arbeitsschwerpunkt für die Bewegungstherapeuten (in ➤ Kap. 11.3 werden hierzu verschiedene Verfahren beschrieben)
- *Aktivitäts- und Partizipationsdiagnostik:* Leistungsfähigkeit des Betroffenen in Bezug auf die Fähigkeit, bestimmte alltags- bzw. arbeitsrelevante Aktivitäten durchzuführen sowie an diesen zu partizipieren (➤ Kap. 11.5)
- *Analyse persönlicher Umwelt- und Kontextfaktoren:* Für den Bewegungstherapeuten bedeutet dies nach wie vor in erster Linie die Analyse von Körperstrukturen, -funktionen (z. B. Muskelkraft, Gelenkbeweglichkeit, Gelenkstabilität, ➤ Kap. 11.2, ➤ Kap. 11.3) und Aktivitäten (➤ Kap. 11.5), die jedoch immer im Hinblick auf die Alltagsabläufe und den sozialen Kontext des Patienten zu werten sind.

MERKE

Das umfassende **dreistufige Assessment** (Funktions-, Aktivitäts- und Partizipationsdiagnostik) unter der Berücksichtigung der persönlichen Umwelt- und Kontextfaktoren stellt die Grundlage für die gemeinsame Festsetzung der Ziele und die Planung des Therapieprozesses mit dem Patienten dar. Die therapeutischen Maßnahmen bauen auf dem erhobenen Ist-Zustand auf und richten sich nach dem von Therapeuten und Patient definierten Sollwert. Bei der Durchführung selbst müssen indikationsspezifische sowie pädagogische, psychologische und kontextorientierte Prinzipien beachtet werden (➤ Abb. 1.9).

Therapieplanung und Effektivitätskontrolle

Ebenso wie die Diagnostik muss auch die Therapie in den verschiedenen Dimensionen ansetzen. So gilt es nicht nur Funktions- und Strukturstörungen wiederherzustellen oder zu kompensieren, vielmehr müssen auch alltags- und arbeitsrelevante Aktivitäten trainiert werden, um den Patienten wieder zur Teilhabe am sozialen und beruflichen Umfeld zu befähigen. Alltagsaktivitäten sollten sowohl Inhalt der Ergo- und Sporttherapie als auch der Physiothera-

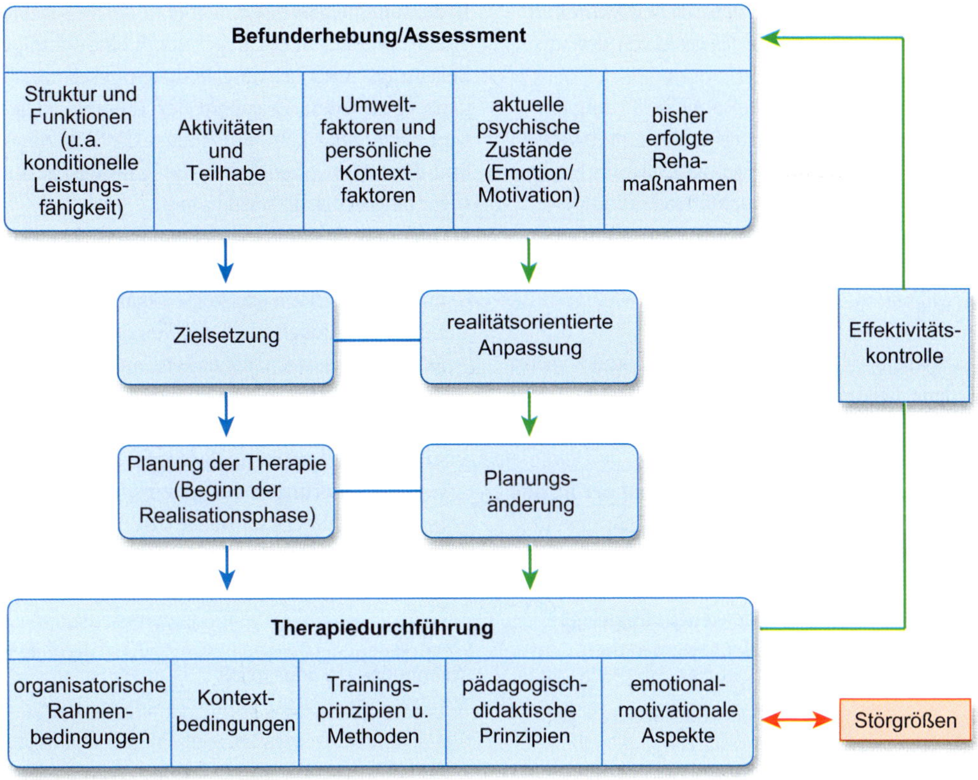

Abb. 1.9 Modell der Steuerung und Regelung des Trainings in der Rehabilitation [M993/M994]

pie sein. Darüber hinaus können bei erwerbstätigen Patienten bzw. bei Patienten im erwerbsfähigen Alter arbeitsplatzbezogene Handlungs- und Bewegungsabläufe trainiert werden (➢ Kap. 8.4).

Über eine *Effektivitätskontrolle* und Auswertung bzw. den Vergleich der gesetzten Normen und Zielsetzungen kann eine Änderung/Anpassung der ursprünglichen Planung erforderlich werden (➢ Abb. 1.9). Um mögliche *Störgrößen* sowie negative (aber auch positive) mittel- oder unmittelbare Einflüsse auf den Patienten und seine Beeinträchtigung zu erkennen und entsprechend zu berücksichtigen, sind sowohl bei der Planung als auch bei der Durchführung der Therapie vonseiten des Therapeuten Sensibilität und Flexibilität erforderlich.

Mit einer detaillierten Trainingsplanung auf der Grundlage einer individuellen Anamnese, Befunderhebung und Testung (➢ Kap. 11) wird der Grundstein für eine erfolgreiche Therapie in der Rehabilitation gelegt (➢ Abb. 1.10).

- Das *Therapieziel,* die Basis der Therapieplanung, wird gemeinsam mit dem Patienten erarbeitet; Wünsche und Erwartungen sowie individuelle Voraussetzungen/Fähigkeiten (z. B. Motivation oder sportliche Vorerfahrungen) sollten dabei Berücksichtigung finden (➢ Kap. 8.2).
- Das *Anforderungsprofil* ist eine wesentliche, individuelle Orientierungsgröße; es beinhaltet Informationen über die nach Abschluss der Rehabilitation auftretenden sportartspezifischen und alltäglichen Belastungen der Patienten. Der Therapeut kann aufgrund seiner eigenen Erfahrungen, des individuellen Befunds und der räumlichen/personellen Voraussetzungen gezielt auf die Wünsche und Erwartungen des Patienten eingehen, um dann ein konkretes Therapieziel zu formulieren.

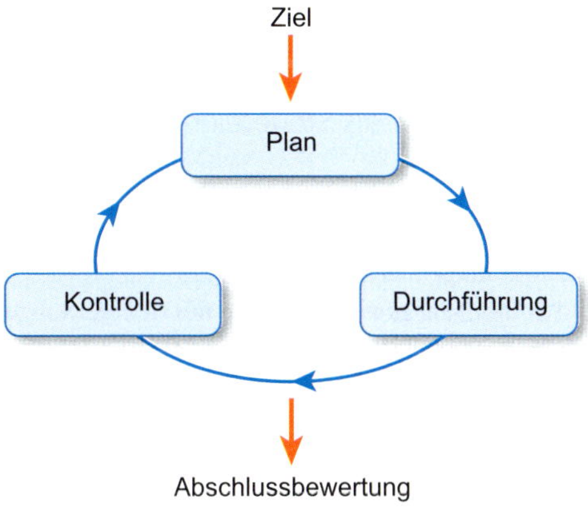

Abb. 1.10 Modell zur Therapieplanung und -steuerung in der Rehabilitation [M993]

- Die *Therapieplanung* setzt diese Ziele – evtl. in geeignete Zwischenziele untergliedert – ganz konkret in entsprechende Trainingszyklen um.
- Bei der *Durchführung* sind Störungen im Therapieverlauf immer möglich, z. B. durch einen grippalen Infekt oder eine Verschlechterung der Symptome. Störungen sind entweder leicht zu erkennen oder werden in fest terminierten Therapieverlaufskontrollen aufgedeckt; die Therapie muss dann entsprechend

umgestellt oder vielleicht sogar das Therapieziel neu formuliert werden. Deshalb ist die Dokumentation des gesamten Verlaufs des Therapieprozesses wichtig.
- Den *Therapieabschluss* bildet eine gemeinsame Bewertung der Therapie mit dem Patienten; eine Ausgangstestung unterstützt dieses Gespräch durch objektive Messergebnisse. Daraus ergibt sich unmittelbar eine Evaluation und Qualitätssicherung der rehabilitativen Maßnahme.

Therapiezyklisierung

Die gesamte Therapiezeit (Gesamtzyklus/Makrozyklus) kann sinnvoll in verschiedene Untereinheiten aufgeteilt werden. Dabei entspricht der Gesamtzyklus der größten und die einzelne Therapieeinheit der kleinsten Untergliederung.
- Im *Gesamtzyklus* wird der allgemeine zeitliche Ablauf der Inhalte und das Verhältnis der Maßnahmen zueinander beschrieben. Es wird eine grundsätzliche Belastungsdynamik des ganzen (voraussichtlichen) Therapiezeitraums erarbeitet und die Zeitpunkte der jeweiligen Therapieverlaufskontrollen werden festgelegt.
- Im *Monats- bzw. Wochenzyklus (Mesozyklus)* werden die genauen (Teil-)Ziele und Inhalte mit entsprechenden Umfängen und Intensitäten in Anlehnung an die Belastungsdynamik des Gesamtzyklus festgelegt.
- Mit den einzelnen *Therapieeinheiten (Mikrozyklen)* wird der genaue zeitliche und organisatorische Ablauf der Therapie unter Berücksichtigung der aktuellen Situation festgelegt. Die individuelle Tagesform des Patienten ist zu berücksichtigen, da es trotz aller Planungen oft nötig ist, die Therapieeinheiten daraufhin abzuändern bzw. anzupassen.

Belastungsnormative als Steuerelemente

Die Belastungsnormative beschreiben die Größe der Trainingsbelastung, die der Therapeut durch äußere und innere Kriterien (s. u.) ermitteln und festlegen kann:
- *Trainingsinhalte:* die gewählte Übung mit dem jeweiligen Schwierigkeitsgrad
- *Trainingsfrequenz:* Häufigkeit des Trainings (z. B. pro Woche)
- *Trainingsumfang:* „Menge" des Trainings (z. B. gemessen in gelaufenen Kilometern oder bewegtem Gewicht in Kilogramm)
- *Trainingsdichte:* Verhältnis von Belastungs- zu Pausenzeiten bzw. von Trainingstagen zu Regenerationstagen
- *Trainingsintensität:* meist prozentual in Bezug auf die individuelle maximale Leistungsfähigkeit (*capacity*) angegeben.
- *Trainingsdauer:* Zeitdauer einer Trainingseinheit oder des gesamten Trainings in der Woche

Bei Veränderung einzelner oder mehrerer Größen bedarf es deswegen einer Prüfung, ob die Gesamtbelastung den gewählten Vorgaben und Zielen entspricht.

Belastungssteuerung

Bei jeder Therapieplanung und -durchführung wird der Frage nach der Steuerung der Belastungsintensität eine entscheidende Bedeutung beigemessen, wobei in der Rehabilitation ein optimaler Therapieverlauf in der Regel durch eine ständige Verbesserung der Belastungs- und Leistungsfähigkeit gekennzeichnet ist. Allerdings kann es zu jedem Zeitpunkt der Therapie auch zu Störungen oder Komplikationen kommen, sodass die *Belastungsfähigkeit* abnimmt und dementsprechend auch die Trainingsbelastung angepasst oder sogar eingeschränkt werden muss.
- *Adäquate Belastungen:* all jene Aktivitäten/aktiven Bewegungen, die dem individuellen Organismus helfen, seine Fähigkeiten optimal zu entwickeln und keine negativen Auswirkungen nach sich ziehen. Sie dienen dazu, das Bewegungssystem den optimalen Reizen auszusetzen, die es kontinuierlich benötigt, um langfristig funktionstüchtig zu bleiben bzw. seine Funktion zu verbessern.
- *Überbelastung:* nicht auf die aktuelle Belastungsfähigkeit abgestimmte Maßnahmen, die langfristig zu degenerativen (negativen) Veränderungen des Systems führen.
- *Unterbelastung:* zu schwache bzw. fehlende Reize; die Folge sind ebenfalls degenerative Veränderungen.

INFO

Schonung – ja oder nein?

In der Therapie finden wir häufig die Tendenz, bestimmte Bewegungs- oder Belastungsformen aufgrund einer Erkrankung/Indikation grundsätzlich zu vermeiden. Dies kann aber in Anbetracht der Biologie eines dynamischen Organismus in der Regel nicht korrekt sein und es werden sich daraus auch negative Konsequenzen ergeben (➤ Abb. 1.11). Hier gilt der Grundsatz: *„Was nicht gebraucht wird, verkümmert!"* (➤ Kap. 2.2, ➤ Kap. 5.2.3) Temporär mag es sein, dass die Ausführung bestimmter Übungen aufgrund eines definierten und klar umrissenen Befundes kurzfristig vermieden werden sollte, jedoch muss so bald wie möglich eine normale Funktion wieder angestrebt werden (➤ Kap. 2.1.3). Denn in einem dynamischen System kann es keine absolut und dauerhaft „falschen" Bewegungen geben, sondern die Bewegungsmöglichkeiten, die der Organismus zulässt, sind immer in Abhängigkeit von Umfang und Intensität zu bewerten. Dies gilt insbesondere für die immer wieder falsch verstandenen „rückengerechten" Übungen. So ist es z. B. selbst einem Patienten mit Bandscheibenschaden gefahrlos möglich, Wirbelsäulenrotationen oder Bewegungen mit starker Flexion auszuführen. Und es ist nicht nur theoretisch möglich, sondern solche Bewegungen sollten in der Rehabilitation ganz gezielt geübt und trainiert werden, um eine Chronifizierung des Leidens zu verhindern bzw. weitere regressive Anpassungen zu vermeiden. Ansonsten würde zwar ein Defizit umgangen, aber gleichzeitig würden neue Defizite alleine auf der Basis einer Schonung des Systems entstehen. Sogenannte „-gerechte" Übungen belasten demnach den Organismus ausschließlich bei bestehender Problematik adäquat. Dabei ist es nur bedingt wichtig, „was" man macht, sondern vor allem, „wie" man es macht.

Zur Festlegung der richtigen Belastung lassen sich eine Reihe externer und interner Faktoren heranziehen.

Externe Faktoren zur Therapiesteuerung

- Ausführliche *Anamnese* (➤ Kap. 11.1.2)
- Befunde des betroffenen Gelenks und der umgebenden Muskulatur: z. B. Inspektion, Palpation, Umfangsmessungen, Flexibilitätstests, Muskel- und Gelenkfunktionsprüfungen, Gangbildanalysen (➤ Kap. 11.1.2, ➤ Kap. 11.2, ➤ Kap. 11.3)

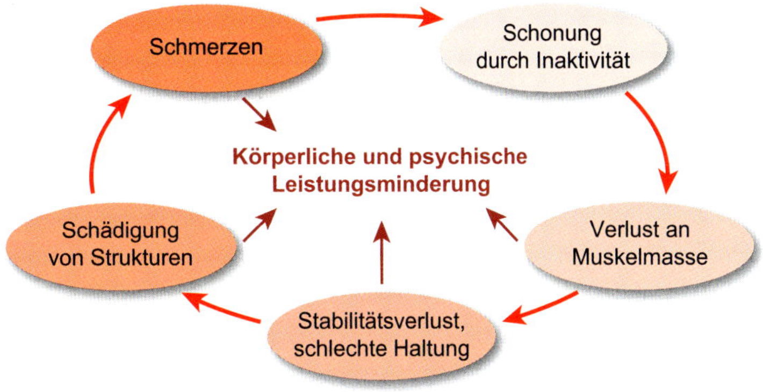

Abb. 1.11 Der Teufelskreis der Schonung [L231]

- Leistungsanalysen mittels sportwissenschaftlicher Tests: z. B. Ganganalysen, kardiopulmonale Tests, Krafttests, Elektromyografie (EMG), Koordinationsanalysen, Fähigkeitsanalysen (➤ Kap. 11.3.3, ➤ Kap. 11.4, ➤ Kap. 11.5, ➤ Kap. 11.6)
- *Dokumentation* des Trainingsverlaufs: Aufschluss über Besonderheiten, Veränderungen, Schmerzen, subjektives Belastungsempfinden, sonstige allgemeine Anmerkungen zum Therapieverlauf

Interne Faktoren zur Therapiesteuerung

- Belastungsgefühl des Patienten: nur der Patient selbst kann seine eigene aktuelle Motivations- und Schmerzlage sowie erkrankungsbedingte Situation erfassen.
- Die *Rate-of-Perceived-Exertion (RPE)-Skala* nach Borg/Noble (1974) kann entweder in ihrer ursprünglichen Form oder – wie in ➤ Tab. 1.2 dargestellt – modifiziert als Hilfestellung angewandt werden.

Die wiederholte Abfrage der internen Faktoren dient nicht nur der besseren Therapiesteuerung, sondern trägt auch zur Schulung der Selbst- und Körperwahrnehmung des Patienten bei. Der Patient trainiert auf diese Weise, seine Belastungsfähigkeit auch zu Hause selbst richtig einzuschätzen (z. B. bei der Gartenarbeit).

1.6.3 Aspekte der Therapiedurchführung

Trainingsprinzipien in der Therapie

Das Training in der Rehabilitation, welches an individuellen anforderungs-, verletzungs- bzw. erkrankungsbezogenen Zielen ausgerichtet ist, unterscheidet sich grundsätzlich nicht von den Trainingsprinzipien anderer Bereiche des Sports. Allerdings ist bei der Trainingsplanung in der Rehabilitation die besondere körperliche, psychische und soziale Situation der Patienten zu berücksichtigen und deswegen mit größter Umsicht vorzugehen. Die Prinzipien sind so anzuwenden, dass der Heilungsprozess optimiert und eine Teilhabe garantiert wird.

Entsprechend den Wirkungen im Trainingsprozess werden Prinzipien unterschieden, die eine Anpassung auslösen, die Anpassungserscheinungen optimieren oder die Anpassung in eine spezifische Richtung lenken.

Tab. 1.2 Subjektive Einschätzung der Belastung mit der modifizierten RPE-Skala (Fiehn/Schulte-Frei 1995) [F793]

Wert	Einschätzung	Belastung	Trainingsziele
1	Sehr leicht	0–10 %	Innervation, Fazilitation, Mobilisation, Adhäsionsprophylaxe, Wahrnehmungsschulung, Automobilisation
2	Leicht	10–30 %	Allgemeine Durchblutungsförderung, Regeneration, Wundheilungsoptimierung, Koordinationstraining, Wahrnehmungsschulung, intermuskuläres Koordinationstraining, propriozeptives Training
3	Etwas anstrengend	30–50 %	Koordinationstraining, Entwicklung alltäglich-funktioneller und anforderungsspezifischer Kraftqualitäten, Hypotrophieprophylaxe, Basistraining in Pyramidenform, Ausdauerkrafttraining, Stabilisationstraining, lokales Ausdauertraining, allg. aerobes Ausdauertraining
4	Anstrengend	50–70 %	Hypertrophietraining, alltagsnahes, submaximales reaktives Training, Pyramidentraining, Kraftausdauertraining, aerob-anaerobes Ausdauertraining
5	Schwer	70–90 %	Intramuskuläres Koordinationstraining, doppeltes Pyramidentraining, Reaktivkrafttraining, Schnellkrafttraining, aerob-anaerobes Wettkampftraining
6	Sehr schwer	90–100 %	Pyramidenspitzentraining, Reaktivkrafttraining, Schnellkrafttraining, Spezialisierungstraining, spezielles Ausdauertraining

Prinzipien, die eine Anpassung auslösen

- Das Prinzip des wirksamen Belastungsreizes
- Das Prinzip der progressiven Belastungssteigerung, welche allmählich oder sprunghaft sein kann
- Das Prinzip der Variation der Trainingsbelastungen

In der Therapie wird primär das Prinzip der progressiven, allmählichen Belastungssteigerung angewandt, um den biologischen Bedingungen des Genesungsprozesses zu entsprechen (➤ Kap. 2.3). Sprunghafte Belastungssteigerungen sind in der Regel frühestens in der letzten Stufe des Therapieprozesses vorgesehen.

Prinzipien, die Anpassungserscheinungen optimieren

- Das Prinzip der optimalen Gestaltung von Belastung und Erholung
- Das Prinzip der Wiederholung und Kontinuität
- Das Prinzip der Periodisierung und Zyklisierung mit einem entsprechenden Phasencharakter im Adaptationsverlauf

Da in der Therapie meist veränderte/verlangsamte Regenerationsprozesse zu erwarten sind, ist eine exakte Abstimmung aufeinanderfolgender Reize besonders wichtig.

Prinzipien, die die Anpassung in spezifische Richtungen lenken

- Das Prinzip der Individualität, der Indikationsspezifität und der altersgemäßen Trainingswahl
- Das Prinzip der zunehmenden Spezialisierung entsprechend den Anforderungen
- Das Prinzip der regulierenden Wirkung einzelner Trainingsreize, die sich gegenseitig positiv oder negativ beeinflussen (z. B. Ausdauer- und Krafttraining). Hieraus können spezifische (z. B. muskuläre) oder unspezifische Veränderungen (z. B. in Bezug auf das Immunsystem) resultieren.

Insbesondere das Prinzip der Indikationsspezifität und Individualität/Spezialisierung setzt umfassende Kenntnisse der momentanen Belastungstoleranz voraus und ist daher in der Therapie von besonderer Bedeutung.

Neben diesen rein belastungsspezifisch orientierten Prinzipien sollten bei einer Therapieplanung auch *didaktische Prinzipien* wie die der Anschaulichkeit, Bewusstheit, Selbsttätigkeit, Vielseitigkeit, Planmäßigkeit und Ganzheitlichkeit Anwendung finden.

Regeneration und Erholung in der Therapie

Die positive und erwünschte Wirkung einer Trainingsanpassung kann nur eintreten, wenn der Organismus dazu die erforderliche Zeit, d. h. eine ausreichend lange Belastungspause erhält. Bedingung für das schnelle Einleiten einer Regeneration ist, dass schon am Ende der Trainingseinheit das gesamte System (Psyche, Nerven, Muskulatur usw.) auf die kommende belastungsfreie Phase eingestellt bzw. vorbereitet wird. Dies wird durch erste *Regenerationsmaßnahmen* direkt im Anschluss an die Belastungseinheit erreicht, z. B. mit einer Ausdauerbelastung geringer Intensität oder Maßnahmen wie Dehnen, Lockern, Entspannungsübungen, Massagen bzw. ein Saunagang oder dem Ermüdungsbecken (➤ Kap. 3.5).

Unter Regeneration verstehen wir dabei sämtliche Prozesse der Kompensation aller akuten Belastungsmerkmale, während mit Erholung die positiven zusätzlichen und nachhaltigen Adaptationen gemeint sind.

INFO

Ernährung

Positiv auf die Regeneration kann sich eine ausgewogene, den Belastungen angepasste Ernährung auswirken. Deswegen sollte schon während des Trainings in kleinen Mengen kohlensäurefreies Wasser (evtl. angereichert mit etwas Fruchtsaft) mit einem höheren Magnesiumgehalt und geringem Kochsalzanteil getrunken werden. Etwa ein bis zwei Stunden nach dem Training – wenn der erste Hunger einsetzt – empfiehlt es sich, eiweißreiche Nahrung zu sich zu nehmen.
Die adaptive Wirkung des Trainings erfolgt neben einem verbesserten Zusammenspiel von Nerv und Muskel im Wesentlichen durch eine Mehrbildung spezifischer *Eiweiße.* Dafür benötigt der Körper hochwertige Aminosäuren sowie Vitamine, Mineralien und Spurenelemente. Eine – aus dem Leistungssport bekannte – zusätzliche Versorgung mit synthetischen Eiweißprodukten oder sonstigen Nahrungszusätzen scheint auch im therapeutischen Prozess möglich zu sein. Etwa 1,5 bis 2 g Eiweiß pro kg Körpergewicht pro Tag sollten es an Therapietagen sein (Schek 2020).

Der Grad der Ermüdung und damit auch die benötigte Erholungs- bzw. Regenerationszeit sind abhängig von der Gesamtbelastung des Trainings, von den Inhalten, den Umfängen und Intensitäten (➤ Tab. 1.3). Dies berücksichtigend gelten folgende Empfehlungen für *Regenerationszeiten:*

- ca. 24–36 Stunden bei lokalem Muskelausdauertraining
- ca. 72–84 Stunden nach einem Training mit muskelaufbauender Wirkung oder mit Wirkung auf das neuromuskuläre System

Insbesondere die adäquate Regenerationszeit nach einem Muskelaufbautraining ist bei nahezu allen Indikationen von entscheidender Bedeutung für den optimalen Therapieverlauf, sodass der Therapieerfolg auch von exakt geplanten Regenerationszeiten abhängt! Besonders in der Therapie ist diesem Aspekt vermehrt Aufmerksamkeit zu schenken und die nahezu tägliche Belastungssituation entsprechend abzustimmen, zumal die Heilungsprozesse geschädigter Strukturen unbedingt in die Trainingsplanung miteinbezogen werden müssen.

MERKE

Die **Beachtung von Schmerzsymptomen** ist ein recht guter Maßstab zur Bewertung der Trainingsbelastung: Treten nach einer Einheit keine oder nur kurzzeitige (< 30 min) Schmerzen auf und treten parallel dazu auch keine Schwellungen oder Entzündungszeichen am nächsten Morgen auf, dann war die Einheit angemessen und die Belastung kann weiter aufgebaut werden.

Grundstruktur des Trainings in der Therapie

Folgende Strukturierung des Therapieprozesses ist zu empfehlen, wobei die Systematisierung sich primär an den Funktionsprozessen und den biologischen Prozessen der Genesung orientiert; die psychophysischen und psychosozialen Komponenten werden nur am Rande berücksichtigt.

Tab. 1.3 Regenerationsprozesse und -zeiten bei verschiedenen Trainingsbelastungen [M993]

Regenerationsprozesse	Belastung				
	… mit aerober Energiebereitstellung (Schwimmen, Laufen, Radfahren)	… mit gemischt aerob-anaerober Energiebereitstellung (Intervalle)	… mit aerob-alaktazider u./o. laktazider Energiebereitstellung (Kraftausdauertraining/intermuskuläres Koordinationstraining)	… mit anaboler Wirkung (Hypertrophie)	… mit Wirkung auf das neuromuskuläre System (Koordinationstraining/intramuskuläres Koordinationstraining)
Laufende Regeneration	Bei einer Intensität von 40–60 % findet eine laufende Regeneration statt	Geringe Regeneration in den Phasen niedriger Belastungen	Unbedeutend	Unbedeutend	Bei kurzen Belastungen nach der Wiederholungsmethode mit großen Pausen
Schnellregeneration (sehr unvollständig)	Unbedeutend	Nach 1,5 h	Nach 2–3 h	Nach 2–3 h	Nach 2–3 h
90–95 % Regeneration (unvollständig mit guter Leistungsfähigkeit)	Bei einer Intensität von 70–90 % nach ca. 12–18 h	Nach 12–24 h	Nach 12–24 h	Nach 18–24 h	Nach 18 h
Vollständige Regeneration des Gleichgewichts aller Stoffwechselprozesse	Bei einer Intensität von 70–90 % nach ca. 24–36 h, je nach Trainingszustand	Nach 24–36 h	Nach 48–72 h (wichtig für sensomotorisches Training!)	Nach 72–84 h	Nach 72 h

Behandlung postoperativ/degenerativ/akut-traumatisch bedingter Zustände

Ziele:
- Verbesserung von Wahrnehmungsprozessen, Beweglichkeit, Muskelkraft und Innervation/Koordination
- Anpassung des Kreislaufsystems
- Aufbau/Verbesserung der Informationsweiterleitung aus der Peripherie

Schwerpunkte:
- Schmerzlinderung
- Ödemresorption
- Verbesserung der allgemeinen und speziellen Stoffwechselregulation
- Weitere, speziell auf die vorliegende Indikation ausgerichtete Zielsetzungen möglich

Wiedererlangung physiologischer Bewegungsmuster

Ziele:
- Weitere Verbesserung von Beweglichkeit, lokaler Muskelkraftausdauer, allgemeiner aerober Ausdauer, Koordination und Wahrnehmung
- Erarbeitung einer optimalen Haltung und Stabilität

Schwerpunkte:
- Gelenkbeweglichkeit
  - im betroffenen Gelenk
  - in den umgebenden Gelenken
- Propriozeption und Sensorik
- Muskuläre Leistungsfähigkeit der betroffenen Extremität
  - Neuromuskuläre Ansteuerungsfähigkeit
  - Kraftfähigkeit
  - Intermuskuläre Koordination

Wiederherstellung/Stabilisierung/Verbesserung der allgemeinen Leistungsfähigkeit

Ziele:
- Abbau von Funktionsdefiziten
- Ausdauertraining
- Beweglichkeits-, Koordinations- und Reaktionsverbesserung, um dadurch den Bewegungsablauf zu ökonomisieren
- Erlernen alltags- bzw. sportartspezifischer Teilbewegungen

Schwerpunkte:
- Motorische Grundbeanspruchung
  - Ausdauerleistungsfähigkeit
  - Flexibilität
  - Kraftfähigkeit der Muskelgruppen der nicht betroffenen Extremitäten und des Rumpfs
  - Koordinationsfähigkeit (Gleichgewichtsfähigkeit, Umstellungsfähigkeit, Kopplungsfähigkeit)
- Haltung (aktiv/passiv)
- Entwicklung von Alltags- und Freizeitbelastbarkeit

Wiederherstellung der speziellen Leistungsfähigkeit und Partizipation

Ziele:
- Umsetzung der erlernten/trainierten Grundfähigkeiten in spezifische Fertigkeiten und Aktivitäten

- Schulung in vielfältigen Bewegungsanforderungen
- Neuromuskulärer Qualitätsumbau
- Entwicklung einer umfassenden und stabilen Handlungskompetenz

Schwerpunkte:

- Individuelle Berufsfähigkeit
- Individuelle Sportfähigkeit

MERKE

Bei der Planung und Gestaltung eines Trainings in der Rehabilitation sollten einige wichtige **Grund- und Leitsätze** befolgt werden:

- Training in der Rehabilitation ist immer an den Aktivitäten und der Partizipation des Patienten auszurichten und die Inhalte sind entsprechend zu gestalten.
- Training in der Rehabilitation ist immer ein aktives Training unter Einbeziehung aller wichtigen motorischen (Koordination, Kraft, Ausdauer, Flexibilität, Reaktionsschnelligkeit), aber auch kognitiven und affektiven Funktionen.
- Die biologischen Abläufe des Heilungsprozesses müssen beachtet werden (➤ Kap. 2).
- Wenig, gezielt eingesetzt, ist besser als unspezifisch viel.
- Erst Anbahnung und Innervationsschulung physiologischer Halte- und Bewegungsmuster, dann Koordinationsschulung (➤ Kap. 5, ➤ Kap. 6).
- Die Therapie sollte frühzeitig mit dem Training der gesunden Extremität beginnen.
- Indem in Muskelschlingen und -ketten trainiert wird, kann die verletzte Struktur zwar in den Bewegungsablauf integriert werden, jedoch muss sie auch spezifisch und individuell aufgebaut werden (➤ Kap. 5.4.1).
- Auch wenn nur eine Extremität trainiert wird, gehören alle anderen Körperteile im Sinne einer Haltungsschulung hinzu.
- Für den Rumpf gilt: Zuerst geht die Fähigkeit zur Rotation, dann die zur Extension, später die zur Flexion verloren. Deswegen ist das Training in umgekehrter Richtung durchzuführen (entsprechend der frühkindlichen Reifung).
- Auf eine stabile Ausgangsstellung ist bei allen Übungen zu achten.
- Umfangssteigerung vor Intensitätssteigerung.
- Die Übungen werden von langsamen Bewegungen hin zu zügigen, aber immer kontrolliert ausgeführten Bewegungen aufgebaut.
- Regenerationszeiten beachten!
- Die aktive Therapie beginnt immer mit einer Aufwärmung und klingt mit regenerativen Maßnahmen aus.
- Psychische Hilfestellung ist im Sinne einer Stärkung der Verhaltenskompetenz bzw. deren Veränderung notwendig.
- Die Therapie ist erst beendet, wenn der Patient sämtliche Voraussetzungen für eine uneingeschränkte Durchführung der Aktivitäten in unterschiedlichen Umweltbedingungen erarbeitet hat.

Reflexionsfragen

- Welche Aspekte sollten unter einer biopsychosozialen Betrachtungsweise bei der funktionalen Gesundheit berücksichtigt werden?
- Welche verschiedenen Einstellungen können beim Patienten unterschieden werden und wie kann der Therapeut gezielt damit umgehen?
- Welches übergeordnete Ziel liegt dem Coaching-Prozess zugrunde?
- Welche Aspekte können Regenerationsprozesse begünstigen und was ist im Hinblick auf die Regenerationszeiten zu berücksichtigen?
- Welche allgemeinen Zielsetzungen gibt es beim Training in der Rehabilitation und welche Teilziele können dort unterschieden werden?

LITERATUR

Allmer H. Prozessmodell zur Entwicklung von Handlungskompetenz. In: Froböse I, Allmer H, Waffenschmidt S, Walschek R, Biallas B. DAK-Fit am Arbeitsplatz – Verwaltung. Trainermanual zum DAK-Präventionsprogramm. Hamburg: Deutsche Angestellten-Krankenkasse (DAK), 2007.

Bingel U, Schedlowski M. Placebo- und Nocebo-Antworten: Psychologische und neurobiologische Grundlagen und Implikationen für die Klinik. In: Hauck E, Huster S (Hrsg.). Wirkprinzipien der Placebo-Effekte in der medizinischen Behandlung. Bochumer Schriften zum Sozial- und Gesundheitsrecht, Bd. 23. Unter Mitarbeit von Huster S, Schapp F E, Kaltenborn M. Baden-Baden: Nosmos. 2019.

Borg G, Noble B J. The perception of physical exertion. In: Wilmore J (Hrsg.). Exercise and sports science review. New York: Academic Press, 1974.

BAR – Bundesarbeitsgemeinschaft Rehabilitation (Hrsg.). Rahmenempfehlungen zur ambulanten Rehabilitation bei muskuloskelettalen Erkrankungen. Frankfurt am Main, 2005.

ICF – Internationale Klassifikation der Funktionsfähigkeit, Behinderung und Gesundheit (Stand Oktober 2005): (https://www.bfarm.de/DE/Kodiersysteme/Klassifikationen/ICF/_node.html6 (zuletzt abgerufen 31.01.2022).

Fiehn R, Schulte-Frei B. TherapieMaster-System – ein neues und ganzheitliches Trainings- und Therapiekonzept. Z Gesundheitssport Sportther. 1995; 5: 15–17.

Heckhausen H. Motivation und Handeln. Berlin-Heidelberg: Springer, 2006.

Höhnke O, Stratmann A. Coaching zum selbstbewussten Bewegen. Bremerhaven: Wirtschaftsverlag NW, 2003.

Keller S. Zur Validität des Transtheoretischen Modells: Eine Untersuchung zur Veränderung des Ernährungsverhaltens. Dissertation Stefan Keller (uni-marburg.de). 1998

Kükelhaus H. Vortrag am 23.4.1984 in Unna. Teilweise veröffentlicht in einem Filmbeitrag von Peter Goedel: Leben ist Schwingung. WDR, 1985.

Lippke S, Renneberg B: Theorien und Modelle des Gesundheitsverhaltens. In: Renneberg B, Hammelstein P.: Gesundheitspsychologie. Berlin, Heidelberg: Springer. 2006: 35–60.

Malfliet A, Kregel J, Meeus M, Cagnie B, Roussel N, Dolphens M, ..., Nijs J (2017). Applying contemporary neuroscience in exercise interventions for chronic spinal pain: treatment protocol. Brazilian journal of physical therapy, 21(5), 378–387.

Mattukat K (2015). Die Bewegungsmotivation von Rehabilitanden mit entzündlich-rheumatischen Erkrankungen vor dem Hintergrund des Transtheoretischen Modells der Verhaltensänderung.

Nickel U. Entwicklung und Erprobung eines Fragebogens zur Erfassung von Kontrollüberzeugungen bei Wirbelsäulenerkrankungen und Rückenbeschwerden (KÜ-WS). Dissertationsschrift, Erlangen-Nürnberg, 1995.

Nübling R, Muthny F, Bengel J. Reha-Motivation und Behandlungserwartung: Huber Bern. 2006.

Peters S, Sudeck G, Pfeifer K. Trainieren, Lernen, Erleben: Kompetenzförderung in Bewegungstherapie und Gesundheitssport. B&G Bewegungstherapie und Gesundheitssport 2013; 29/05: 210–215.

Pfeffer I, Wegner M. Modelle zur Erklärung der Veränderung von Gesundheitsverhalten und körperlicher Aktivität. In: Schüler J, Wegner M, Plessner H (Hrsg.). Sportpsychologie. Grundlagen und Anwendung 2020. Berlin: Springer, S. 533–549.

Pfeifer K, Sudeck G, Brüggemann S, Huber G: DGRW-Update: Bewegungstherapie in der medizinischen Rehabilitation – Wirkungen, Qualität, Perspektiven. Rehabilitation 2010; 49: 224–236.

Pfingsten M (2003). Vermeidungsverhalten und Rückenschmerzen - Ansätze für neue therapeutische Wege? Physikalische Medizin, Rehabilitationsmedizin, Kurortmedizin, *13*(5), 276–282.

Prochaska JO, DiClemente CC (1983). Stages and processes of self-change of smoking: toward an integrative model of change. Journal of consulting and clinical psychology, 51(3), 390.

Schek A. DGE-Positionspapier Sporternährung Teil 7, Proteine. Leistungssport (4) 2020: 42–44.

Schulz von Thun F. Miteinander reden. Bd. 1: Störungen und Klärungen. Reinbek bei Hamburg: Rowohlt Taschenbuch Verlag, 2004.

Testa M, Rossettini G. Enhance placebo, avoid nocebo: How contextual factors affect physiotherapy outcomes. In: Manual Therapy 24, 2016, S. 65–74.

Watzlawick P et al. Menschliche Kommunikation. Bern: Huber, 1969.

WHO – World Health Organization. International Classification of Functioning, Disability and Health (ICF); verabschiedet im Mai 2001. https://www.who.int/standards/classifications/international-classification-of-functioning-disability-and-health (zuletzt abgerufen 31.01.2022). Dt. aktuelle Fassung (Stand Oktober 2005): https://www.bfarm.de/DE/Kodiersysteme/Klassifikationen/ICF/_node.html6 (zuletzt abgerufen 31.01.2022).

Wulf G, Lewthwaite R (2016). Optimizing performance through intrinsic motivation and attention for learning: The OPTIMAL theory of motor learning. Psychonomic bulletin & review, 23(5), 1382–1414.

Wulf G (2018). Die OPTIMAL-Theorie motorischen Lernens: Implikationen für die physiotherapeutische Praxis.

1

KAPITEL

2

Ingo Froböse

Therapie – organische und funktionelle Einflüsse

Lerninhalte

Zielformulierung

Im zweiten Kapitel sollen einige grundlegende und die Therapie stark mitbeeinflussende Faktoren beschrieben und erörtert werden. Neben den Auswirkungen dieser Faktoren auf den therapeutischen Erfolg oder direkt auf das Handeln des Patienten werden auch mögliche Ansätze eines angepassten therapeutischen Vorgehens besprochen.

Lernziele

Im Wesentlichen sollen

- die Bedeutung des Schmerzes für das therapeutische Handeln und dessen Beeinflussung erarbeitet werden,
- Faszien in ihrer Bedeutung für das Schmerzgeschehen dargestellt werden,
- die Regeneration von biologischen Strukturen wie Muskeln, Bändern und Knochen beschrieben und Einflüsse durch die Therapie erörtert werden
- sowie letztlich die „normalen" Anpassungsreaktionen und -zeiten von biologischen Strukturen im therapeutischen Prozess beschrieben werden.

2.1 Schmerzen – Problem oder Chance?

Das Training in der Rehabilitation wird unmittelbar durch verschiedenartige Störgrößen beeinflusst, die primär physische oder auch psychische Ursachen haben können. Zu den stärksten Einflussfaktoren zählen bei den orthopädisch-traumatologischen Krankheitsbildern sicher die Schmerzen, die unmittelbar und sofort, aber auch nachhaltig den gesamten Therapieverlauf „stören" können.

2.1.1 Das „sinnvolle" System

Wenn Schmerzen – egal ob „chronisch" oder „akut" – das Leben erschweren, ist es sicher schwierig, sich vorzustellen und zu akzeptieren, dass Schmerzen überhaupt einen sinnvollen Zweck erfüllen könnten. Gerade im orthopädisch-traumatologischen Sektor sind Schmerzen nahezu immer mit einer Gewebeveränderung assoziiert. Diese Veränderung im Gewebe geht einer Gewebeschädigung meist schon lange voraus, und im Falle einer solchen Gewebeveränderung entscheidet letztlich allein das Gehirn, ob „Schmerzen" auftreten und ob das Körpergewebe in Gefahr ist und etwas dagegen unternommen werden muss – einschließlich aller biologischen Heilungsvorgänge.

Schmerzen sind also genau deswegen sinnvoll, weil sie uns vor einem großen und nachhaltigen Gewebeschaden bewahren. Entsprechend unterscheiden wir drei unterschiedliche „Qualitäten" des Schmerzes:

1. Den *Überlastungsschmerz,* den wir z. B. als akute Reaktion auf eine zu hohe Belastung verspüren. Dies können „schwere Beine", der „Muskelkater" oder auch die sog. „blauen Beine" sein, die wir als Folge der muskulären Übersäuerung erleben können. Dazu zählt aber auch der Tennisellbogen, der Golfellbogen oder das „Runner's Knee".
2. Den *Alarmschmerz,* der uns warnt, bevor ein Gewebe kurzfristig oder dauerhaft geschädigt ist. Hierzu zählen u. a. der „Hexenschuss", das Schulter-Nacken-Syndrom oder auch der diffuse Kreuzschmerz. Gerade Rückenschmerzpatienten weisen zu mindestens 90 % dieses Phänomen des Alarmschmerzes auf: Es liegt noch kein struktureller Schaden vor, aber die Gefahr dafür droht.
3. Den *Schädigungsschmerz,* der direkt als Folge einer „massiveren", meist akuten Gewebeschädigung, wie z. B. nach einem Bänderriss, einem Bandscheibenvorfall mit Nervenkompression oder einer Fraktur auftritt. Nicht selten fokussiert man sich gerade bei der „bildgebenden" Diagnostik zu stark auf den Schädigungsschmerz und die viel bedeutungsvolleren Alarmschmerzen, die meist in Muskeln und Faszien angesiedelt sind, werden zu wenig beachtet oder fehlinterpretiert.

2.1.2 Die „Alarmrezeptoren"

Überall im Organismus sind Milliarden von Sensoren verteilt, die unterschiedlichste Aufgaben übernehmen (➤ Kap. 6.1.2). Diese Sensoren (oder auch Rezeptoren) sind stark spezialisiert, wobei drei Hauptgattungen unterschieden werden können:

- *Mechanische Sensoren* messen und reagieren auf mechanische Kräfte, die auf das Gewebe einwirken, wie z. B. Druck oder Zug.
- *Thermische Sensoren* reagieren auf Temperaturunterschiede (heiß oder kalt).

- *Chemische Sensoren* registrieren biochemische Veränderungen, die entweder von außen eindringen (z. B. Allergene) oder sich im Organismus (z. B. bei Energiegewinnung) ergeben, wie Botenstoffe, die sich in ihrer Konzentration verändern. Aber auch die Sauerstoffkonzentration, die Nährstoffversorgung und anderes wird darüber ermittelt.

Wenn die Rezeptoren auf einen entsprechenden Reiz reagieren, öffnen sich Kanäle in ihrer Membran, sodass positiv geladene Teilchen (Ionen) in die Neuronen einströmen und dort einen elektrischen Nervenimpuls auslösen.

INFO

Schmerzwahrnehmung und -interpretation

- Für die Funktion der Alarmrezeptoren (besonders Nozizeptoren) sind *Proteine* erforderlich, die im Gewebe unter dem direkten Einfluss der Priorität produziert werden. Sie haben eine relativ *kurze Lebensdauer* – meist nur ein paar Tage – und werden dann durch neue ersetzt. Das bedeutet, dass auch die „Schmerzempfindlichkeit" der Patienten veränderlich ist.
- Die normalerweise mit einer recht konstanten Geschwindigkeit ablaufende „Sensorenproduktion" kann durch *traumatische Ereignisse*, aber auch und insbesondere bei *chronischen Schmerzzuständen* rasch verändert werden, was die Empfindlichkeit des zugehörigen Neurons erhöht bzw. bei Verlangsamung auch wieder absenkt.
- Das *Gehirn* wird durch Reize aus den Sensoren informiert und „gewarnt" und entscheidet dann, ob das Gewebe gefährdet ist und ob eine Schmerzreaktion erfolgen soll.
- Genau genommen gibt es also keine Rezeptoren, die Schmerzen registrieren, sondern nur Rezeptoren, die mechanische, thermische oder chemische Veränderungen aufnehmen und weiterleiten. Denn Schmerz basiert immer auf einer *Interpretation des Reizes* und diese geschieht nicht lokal, sondern zentral im Gehirn.

INFO

Faszien – viel zu häufig vergessen

Faszien gelangen zwar immer mehr ins Blickfeld der therapeutischen Praxis, jedoch wird ihre Bedeutung in Bezug auf das Schmerzgeschehen noch viel zu häufig unterschätzt. Faszien sind eben nicht nur eine „Verpackung" der Muskeln, sondern organisieren als umfassendes Netzwerk die Kommunikation im Körper und sorgen so dafür, dass die einzelnen Teile des Körpers zu einem ganzen und komplexen System zusammengefasst werden. Gerade Schmerzsymptome im Binde- und Weichgewebe haben ihre Ursache und Lokalisation häufig im faszialen Netzwerk. Die Anzahl und Dichte der Rezeptoren ist speziell in den Faszien sehr hoch und so finden sich auf den Faszien Signalgeber, die das Gehirn fortlaufend über den Zustand der Muskulatur informieren.

Schmerzen, speziell diffuse Schmerzen, sind sehr stark mit dem Verlauf und der Funktion von Faszien verbunden und deswegen lohnt es sich, dieses überall im Körper vorhandene Gewebe und seine Einflüsse auf den Gesamtorganismus näher anzusehen – gerade auch weil die Faszien einen „direkten Draht" zum Gehirn haben.

2.1.3 Schmerzerlebnis – akut oder chronisch

Nahezu jedes Trauma ist von einem Schmerzerlebnis begleitet, welches in der Regel Sekunden bis maximal einige wenige Wochen andauert und einem ganz konkreten Auslöser zuzuordnen ist (Kausalattribuierung). Wir sprechen dann von einem akuten Schmerz, der sich vom chronischen Schmerz dadurch unterscheidet, dass er nicht über die „normale" Heilungsdauer hinaus anhält (➤ Abb. 2.1). Die Zeitspanne, bevor von einer *Chronifizierung* gesprochen werden kann, schwankt von mindestens drei bis hin zu 12 Monaten.

Bei chronischen Schmerzen ist ein enger und aktueller Zusammenhang mit einem konkreten Auslöser meist nicht erkennbar und daher sind sie schwerer therapierbar. Zudem stehen sie in einem nicht proportionalen Verhältnis zur wahrgenommenen Schmerzintensität/-lokalisierung und Funktionsfähigkeit. Das bedeutet, dass bei chronischen Schmerzen die wahrgenommene Schmerzintensität auch im Vergleich zu akuten Schmerzen überproportional hoch ist.

Der einem Trauma zuzuordnende Schmerz weist dagegen in der Regel eine relativ eng umschriebene Lokalisation auf und ist begleitet von vegetativen Aktivierungs- und Stressreaktionen, z. B. Muskeltonuserhöhung und Herz-Kreislauf-Reaktionen. Im Gegensatz zum chronischen Schmerz – der seine „Warnfunktion" verloren

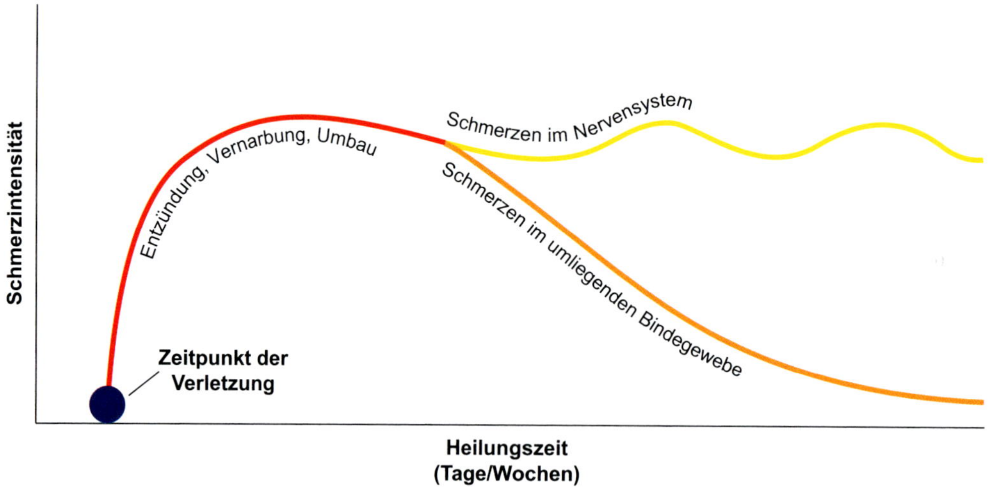

Abb. 2.1 Schmerzintensität in Abhängigkeit von der Heilungszeit bei verschiedenen Gewebetypen (Butler/Moseley 2016) [G384]

hat – weist der akute Schmerz auf eine Bedrohung der körperlichen Unversehrtheit hin und gibt damit ein Zeichen für schmerzminderndes und heilungsförderndes Verhalten.

Dementsprechend gilt es bei der Therapie die *Charakteristika des akuten Schmerzes* zu kennen und zu berücksichtigen:

- Ist der Schmerz konstant oder intermittierend vorhanden?
- Ist die Schmerzintensität gleichbleibend oder variiert sie, z. B. in Abhängigkeit von der Belastung?
- Wie ist die Schmerzqualität, z. B. stechend oder dumpf?

Es gilt seitens der Therapeuten auf diese Charakteristika Rücksicht zu nehmen und die durch akute Schmerzen auftretenden Reaktionen zu minimieren. Bei *chronischen Schmerzen* ist dagegen eine alleinige Orientierung an lokalen Ursachen meist nicht sinnvoll. Hier gilt es, besonders den *kognitiv-emotionalen, behavioralen* oder auch *sozialen Aspekten* Beachtung zu schenken und diese in der Therapie zu berücksichtigen, ohne jedoch den eigentlichen „Therapieauftrag" einer funktionellen Anpassung zu vernachlässigen.

Belastungsintensität und Schmerz

Für das therapeutische Training gibt es einige grundlegende Hinweise, die zur Orientierung herangezogen werden können. Dies gilt insbesondere für den Zusammenhang von Belastungsintensität und Schmerz:

- Sollte der Schmerz bereits *vor* einer Belastung vorhanden sein, ist der entzündliche Prozess in der Region noch nicht abgeschlossen (akute Phase) und die Belastung sollte zu diesem Zeitpunkt nur sehr eingeschränkt gesetzt werden.
- Treten Schmerzen *während* der Belastung auf, ist der Genesungsprozess in der subakuten Phase. Trainingsreize sollten nur sehr vorsichtig angewandt werden.
- Kommt es *nach* der Belastung zu Schmerzreaktionen, befindet sich der Genesungsprozess im „chronischen" Stadium und die Reize können etwas intensiver gesetzt werden. Eine deutliche Verstärkung der Schmerzen nach Beendigung der Therapieeinheit wäre jedoch ein Hinweis auf eine zu intensive Belastung.

Schon- und Vermeidungshaltungen

Schon- und Vermeidungshaltung ist beim akuten Schmerz oft kurzfristig sinnvoll und notwendig. Sie kann den Heilungsverlauf fördern oder zumindest eine Verschlimmerung verhindern. Bei chronischen Schmerzen bewirkt eine Schon- und Vermeidungshaltung jedoch immer eine Verschlimmerung und weitere Chronifizierung, denn chronische Schmerzen haben keine Schutzfunktion mehr. Sie haben sich verselbstständigt. Schonung ist in diesem Fall somit eine unangemessene Reaktion, die es zu überwinden gilt.

Ein Schmerzereignis wird vor dem Hintergrund bisheriger Erfahrungen (Gedächtnis) und im Hinblick auf unsere Erwartungen bewertet, z. B.: „Wenn ich mich körperlich aktiv verhalte, verschlimmern sich meine Schmerzen." In diese Bewertung fließt auch die emotionale Gesamtsituation ein, in der der Schmerz zum „Leiden" werden kann. So führt auch ständiger Stress am Arbeitsplatz oder familiärer Ärger zu einer verstärkten Empfindung eines vielleicht an sich geringen Schmerzes. Gerade beim Entstehen einer Schon- und Vermeidungshaltung wird die Toleranz gegen jede physische Anforderung – insbesondere aber auch gegen Stress – immer geringer und folglich die Schmerzempfindlichkeit größer. Der Prozess ist jedoch umkehrbar, sofern es gelingt, stufenweise in der Therapie diese Schonhaltung aufzugeben. Dies führt in der Folge zu einer Besserung der Schmerzen und einer damit verbundenen höheren Lebensqualität und verhindert vor allem weitere Funktionseinbußen.

Plastizität des schmerzverarbeitenden Systems

Heute weiß man mit Sicherheit, dass das schmerzverarbeitende System lernfähig ist – man spricht von der Plastizität des Nervensystems. *Schmerz verändert also das Nervensystem funktionell und morphologisch.* Grundlage dieser Plastizität ist ein hoch komplexes System verschiedener an der Schmerzempfindung beteiligter Komponenten des peripheren und zentralen Nervensystems. Eine Dauererregung von Nozizeptoren in der Peripherie führt zu einer Hochregulation der spinalen Neuronen (sog. „Wind-up"-Phänomen), die schließlich mittels Genexprimierung („immediately early genes", z. B. c-fos und c-jun) auf Dauer in ihrer Schwelle oder Spontanentladungsrate verändert werden. *Schmerz kann somit gelernt und auch verlernt werden.*

Akute Schmerzen sind also etwas ganz anderes als chronische Schmerzen; sie müssen auch ganz anders behandelt werden. Wenn man dies nicht berücksichtigt, wird man sie verschlimmern.

INFO

Das Hinterwurzelganglion – ein „Mini-Gehirn"

Innerhalb jedes Spinalnervs findet sich nahe der Eintrittsstelle in das Rückenmark eine kleine Ausbuchtung, die dadurch entsteht, dass darin die Zellkerne aller Neuronen des Nervs zu finden sind. Diese Ausbuchtung, das Hinterwurzelganglion, wird oft als „Mini-Gehirn" bezeichnet (Butler/Moseley 2016), weil bereits dort die Modulation und Auswertung der Mitteilungen und Informationen von den Rezeptoren aus dem Gewebe beginnt. Jedes sensorische Neuron hat seinen Kern dort im Hinterwurzelganglion, was es so empfindlich macht.

Schmerzbewältigung

Gerade im therapeutischen Prozess ist die Angst des Patienten vor Schmerzen ein enorm wichtiger Einflussfaktor. Denn Angst ist ein starker Motivator, bestimmte Dinge zu unterlassen bzw. nicht zuzulassen. Ängste beeinflussen wie man sich bewegt, verhält und Schmerzen wahrnimmt. Und genau deswegen sind im Rahmen der Therapie nicht nur die lokalen Schmerzursachen, sondern auch die damit assoziierten Bewegungs- und Belastungsängste wichtige Elemente in der therapeutischen Praxis, welche es zu überwinden gilt.

Die Basis für die Trainingstherapie bilden in diesem Zusammenhang die Elemente *Aufklärung, Verständnis* und *Wissen.* Warum sollte ein Patient Bewegungen ausführen, die schmerzen, wenn er nicht versteht, wie diese Schmerzen entstehen? Allein so ein nicht vorhandenes bzw. nicht gemeinsam mit dem Therapeuten entwickeltes Verständnis kann die Abwehrmechanismen gegen aktive Therapieinhalte intensivieren. Aufklärung, Wissen und Verständnis reduzieren dagegen die mit den Schmerzen einhergehende Bedrohung deutlich (Butler/Moseley 2016). Und diese Kenntnis und Reduktion der „Bedrohung" wirkt sich auf alle eingehenden Impulse und Signale sowie direkt auch auf alle Reaktionssysteme positiv aus.

Aktivierung und Bewegung ist dabei, wenn sie gut begründet und erläutert wird, die beste positive Information für das Gehirn, denn angstgeprägte und damit verkümmerte Nervenbahnen und Informationssysteme können auf diese Weise neu aktiviert werden. Motorische und vor allem auch sensorische Muster und Bewegungsrepräsentationen können neu erstellt oder wiederhergestellt werden.

Wege der erfolgreichen Schmerzbewältigung

1. *Aufklärung und Verständnis entwickeln:* Dabei geht es darum, dass der Patient so viel wie möglich über den Schmerz und das Schmerzerleben lernt und begreift sowie auch sein eigenes Verhalten dadurch reflektieren lernt.
2. *Abbau der Ängste durch Wissen:* Der Therapeut muss dem Patienten vermitteln, dass Schmerzen – gerade bei chronischen Verläufen – nicht zwangsläufig mit einer Gewebeschädigung einhergehen, sondern häufig „diffus" sind, also ohne klare Ursache. Und vor allem gilt es zu vermitteln, dass Schmerzen keinen neuen Schaden verursachen und somit auch nicht das Trauma verstärken oder den Heilungsprozess negativ beeinflussen.
3. *Langsame Belastungssteigerung:* Der Beginn des therapeutischen aktiven Prozesses sollte immer Inhalte aufweisen, in denen der Patient sich „wohlfühlt" oder mit denen er persönlich gute Erfahrungen gemacht hat. So gilt es also zu erfragen, welche Bewegungen und Belastungsformen sich positiv (bzw. nicht negativ) auf das Schmerzgeschehen auswirken, um so vor allem auch die Dauer und Intensität der Belastungen zu bestimmen (z. B. „Wie lange können Sie ohne Schmerzen gehen?").
4. *Durchhaltevermögen und Geduld vermitteln:* Der Therapeut sollte gemeinsam mit dem Patienten die Erfahrung mit Bewegung vor dem Trauma, die aktuelle Situation und vor allem auch die neue, noch zu entwickelnde Bewegungserfahrung erarbeiten. Langsam, aber stetig sollte so die „Gewebetoleranzgrenze" und dadurch die Belastungsfähigkeit gemeinsam verschoben werden. Dafür lässt sich z. B. auch das Phänomen der *„virtuellen Bewegung"* nutzen, also die reine Vorstellung von Bewegungen, die körperlich nicht ausgeführt werden. Denn auch diese neutrale Vorstellung aktiviert Gehirnstrukturen, ohne dass der Körper sich aktiv bewegt.

Weitere mögliche therapeutischen Inhalte

- Veränderung des Schwerkrafteinflusses bei den Übungen
- Modifikation der Schwierigkeitsgrade
- Ablenkung über den Einsatz von Hilfsmitteln
- „Punctum fixum" und „Punctum mobile" variieren, d. h. Übungen so verändern, dass Ober- und Unterkörper abwechselnd genutzt werden
- Einflüsse der Analysatoren (wie z. B. unserer Augen, ➤ Kap. 6.1.4) modifizieren (besonders das „visuelle Erlebnis" bei positiven, schmerzarmen/-freien Bewegungen einsetzen)
- „Spielerische" Elemente in die Übungen einbauen, um Ausweichbewegungen/Kompensationen zu „verlernen" und neue Erfahrungen zu machen

2.2 Anpassungserscheinungen durch Training

Dem biologischen Ansatz folgend bezeichnet ein Training die *systematische Wiederholung von Bewegungsabläufen zum Zwecke der Leistungssteigerung mit morphologisch fassbaren Anpassungserscheinungen.* Generell wird die Struktur und die Funktions- bzw. Leistungsfähigkeit eines Organs vom Erbgut sowie von der Qualität und Quantität seiner Beanspruchung bestimmt (Hollmann/Strüder 2009). Die Beanspruchung im Training vollzieht sich immer in Richtung des Trainingsreizes, wobei nach der *Schultz-Arndt-Regel*

- unterschwellige Reize wirkungslos bleiben,
- schwache Reize die Funktion erhalten,
- überschwellige Reize fordern und
- zu starke Reize überfordern.

Ein Training sollte deswegen immer so strukturiert sein, dass Reize gesetzt werden, die gerade so stark sind, dass sie den Organismus fordern, ohne ihn jedoch zu überfordern. Diese trainingswirksamen Reize führen, biologisch betrachtet, zu einer Störung der biologischen *Homöostase.*

Da die Gesamtbelastung des Körpers sich mindestens aus der Summe der einzelnen Trainingsreize zusammensetzt, ist es unter Berücksichtigung der Belastbarkeit der einzelnen Strukturen selbstverständlich, sich bei einem Training am schwächsten Glied in der Kette zu orientieren und dessen Anpassung in den Trainingsprozess einzubeziehen. Die Anpassung verschiedener Organe kann zeitlich sehr unterschiedlich ablaufen, wie es ➤ Abb. 2.2 zeigt. Sichtbar wird in dieser Abbildung, dass das Herz-Kreislauf-System, das Nervensystem und der Stoffwechsel sich sehr schnell an eine Belastung adaptieren und auch die Muskulatur nicht lange benötigt, um sich an den Trainingsreiz anzupassen.

Zu Beginn der Therapie können aus diesem Grund besonders Inhalte zur Verbesserung der Ausdauer (lokal/allgemein, ➤ Kap. 3)

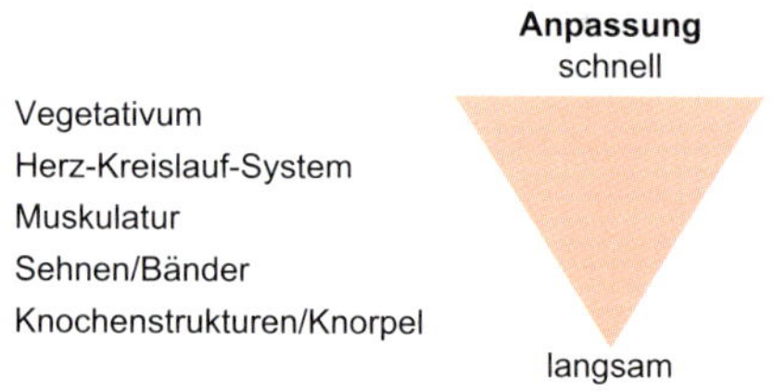

Abb. 2.2 Anpassungsgeschwindigkeit verschiedener Organsysteme [M993]

eingesetzt werden, die gleichzeitig auch Reize auf andere Systeme ausüben. Zu berücksichtigen sind jedoch die relativ langsam ablaufenden Adaptationen der bindegewebigen (Sehnen/Bänder) und Knorpel- bzw. Knochenstrukturen. Um ein optimales Behandlungsergebnis ohne Überlastung der Gelenke bzw. Bandstrukturen zu erreichen, ist es deshalb beim rehabilitativen Training besonders wichtig, sich auf diese verzögerte Anpassung des (passiven) Bewegungssystems einzustellen.

Für die Praxis des Muskeltrainings bedeutet dies Folgendes: Bevor neue und intensivere Belastungen auf das betroffene System einwirken (z. B. durch eine Steigerung des Gewichts), sollte eine Steigerung des Trainingsumfangs erfolgen, um bei einem vielleicht schwachen Reiz für das Muskelsystem allen anderen Strukturen ausreichend lange Zeit zu geben, sich auf die Belastungsintensität einzustellen.

Generell kann das Training in der Rehabilitation aber auch durchaus ohne morphologische Anpassungen geschehen, z. B. wenn eine Erhaltung/Stabilisierung körperlicher Funktionen bzw. eine Verlangsamung degenerativer Prozesse im Mittelpunkt der Maßnahmen steht. Training ist somit letztlich auch ohne organische oder strukturelle Veränderungen sinnvoll und angebracht. Ebenso lassen sich natürlich im Rahmen eines ganzheitlichen Trainings die motorischen Lernprozesse sowie die psychosozialen Effekte nicht morphologisch fassen, sodass wir ein Training in der Rehabilitation nicht ausschließlich an der herkömmlichen Definition orientieren dürfen, sondern als grundsätzlichen Prozess zur *Förderung der Lebensqualität und der Teilhabe* sehen müssen.

Unterstützende Maßnahmen

Die Anpassungsvorgänge der biologischen Genesung lassen sich im Prozess der Therapie durch unterstützende Maßnahmen weiter fördern. Neben den gezielten Trainingsreizen zählt dazu besonders die Zufuhr verschiedener Nahrungsmittelzusätze. Denn gerade beim Genesungsprozess ergeben sich in der betroffenen Region veränderte metabolische Bedürfnisse, speziell ein erhöhter Mineralstoff- und Aminosäurenbedarf.

Mineralstoffe

Für den Elektrolythaushalt sowie für die Phänomene der muskulären Reizleitung sind zahlreiche Mineralsalze bedeutsam. Besonders wichtig sind in diesem Zusammenhang Kalzium, Natrium, Kalium, Magnesium, Chlorid und Phosphor. Diese Mineralien gilt es im Zuge des therapeutischen Handelns zu kontrollieren und bei Bedarf sinnvoll zu substituieren. Ein Mangel nur eines dieser wichtigen Stoffe kann zu massiven Fehlfunktionen des Muskel- und Nervensystems, aber auch innerer Organe führen.

MERKE

Bei der **Mineralstoffzufuhr** gilt es zu beachten, dass die erhöhte Einnahme zu Anpassungen der Regulation des Wasserhaushalts durch die Niere führt. Der Körper schützt sich so nämlich vor Veränderungen der Osmolarität, die die Homöostase des Blutvolumens stören könnten.

Aminosäuren

In Phasen eines erhöhten Bedarfs ist es im Therapieverlauf sinnvoll, die Zufuhr von Eiweiß deutlich über das normale Maß von 0,8–1,0 g pro kg Körpergewicht zu erhöhen. Eine tägliche Therapie erhöht den Bedarf sowohl bei Sportlern als auch (und gerade) bei Nichtsportlern deutlich, sodass wir eine Zufuhr von *1,5 bis 2 g Eiweiß* pro kg Körpergewicht pro Tag empfehlen. Dabei ist es für den Aufbau verletzter Strukturen unabdingbar, nicht nur die acht *essenziellen Aminosäuren* (Valin, Methionin, Leuzin, Isoleuzin, Phenylalanin, Tryptophan, Threonin und Lysin) zuzuführen, sondern alle *proteinergen Bausteine* mit der Nahrung aufzunehmen. Hierzu zählen u. a. Arginin, Zystein, Histidin, Tyrosin und Taurin.

MERKE

Da es direkte Abhängigkeiten zwischen den **Aminosäurebausteinen** gibt, ist eine *ausgewogene Mischung* notwendig. Liegt z. B. eine Aminosäure nur in geringem Anteil vor, können auch die anderen Aminosäuren unter Umständen nicht genutzt werden, weshalb eine ausgewogene Ernährung mit hoher biologischer Wertigkeit notwendig ist.

INFO

Spurenelemente

Bei Verletzungen empfiehlt es sich darüber hinaus, noch bestimmte Spurenelemente wie Zink und Eisen und vor allem Magnesium zuzuführen, damit der Heilungsprozess ungestört ablaufen kann.

2.3 Regenerationsmechanismen und Wundheilung

Neben Schmerzen sowie den regulären Anpassungsreaktionen der menschlichen Organe im Therapieprozess beeinflusst insbesondere der Ablauf der Wundheilung nach akuten Verletzungen oder Gewebeschädigungen das therapeutische Handeln. Grundsätzlich verläuft dieser Prozess nach dem biologischen Grundschema *Entzündungs-/Reizphase – Proliferationsphase – Organisations-/Umbauphase*, wobei es jedoch zwangsläufig gewebespezifische Unterschiede gibt.

2.3.1 Wundheilungsphasen

Jede der Wundheilungsphasen ist charakterisiert durch bestimmte dominierende morphologische, biochemische und metabolische Vorgänge (Asmussen 2007). Die Abgrenzung der Phasen erfolgt vor allem aus Gründen der Vereinfachung; tatsächlich laufen die einzelnen Phasen und jeweils dominierenden Vorgänge jedoch überlappend ab (➤ Abb. 2.3). Beispielhaft werden im Folgenden die Phasen und Abläufe der Wundheilung für einen Bänderriss dargestellt (Heilungsphasen der Muskulatur ➤ Kap. 13.1).

Entzündungsphase

Es ist sozusagen ein ehernes biologisches Gesetz, dass auf eine Verletzung immer eine Entzündung folgt. Die Entzündung ist die

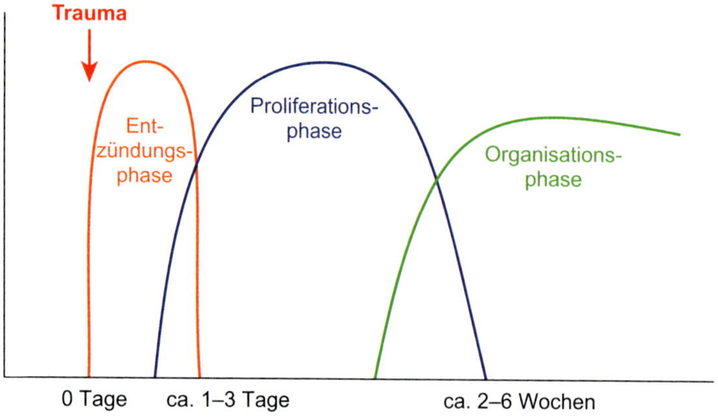

Abb. 2.3 Die drei Phasen der Wundheilung [M993]

grundlegende Voraussetzung für den nachfolgenden Heilungsprozess und ist durch vaskuläre und zelluläre Reaktionen gekennzeichnet. Dabei soll der Körper vor fremden Substanzen geschützt werden und durch den Abtransport von zerstörtem und nekrotischem Material werden die Wiederherstellungsprozesse eingeleitet.

Die vaskulären Reaktionen betreffen vor allem Veränderungen im Bereich der Mikrozirkulation der traumatisierten Region. Zwar erfolgt initial – Sekunden nach der Verletzung – neurogen bedingt eine Vasokonstriktion der kleinen Blutgefäße. Dennoch treten bei einem Trauma Blut- und Plasmabausteine in die entstandene Lücke zwischen den rupturierten Fasern und Gefäßen, füllen diese Lücke aus und gerinnen. Dadurch werden die eröffneten Blutgefäße durch Thromben verschlossen und somit wird eine weitere Einblutung verhindert.

Nach einigen Minuten findet dann eine Vasodilatation von Arteriolen, Kapillaren und Venolen statt, die eine Hyperämie verursacht. Die Gewebedurchblutung kann bis auf das Zehnfache gesteigert werden und dies führt zu drei äußerlich wahrnehmbaren Entzündungszeichen: *Rötung, Schwellung* und *Erwärmung.* Ausgelöst wird die Mehrdurchblutung durch Entzündungsstoffe, die direkt und indirekt Einfluss auf die Permeabilität des mikrozirkulatorischen Gefäßsystems im verletzten Bereich nehmen.

Aufgrund der Vasodilatation und erhöhten Durchlässigkeit der Gefäße gelangen Blutserum und Blutzellen in den extravasalen Raum. Diese sog. Exsudation bringt die für die Gerinnselbildung erforderlichen Zellen und Stoffe in das Wundgebiet. Außerdem gelangen Granulozyten, Monozyten, Makrophagen und Lymphozyten in den verletzten Bereich und nehmen dort ihre Funktion auf. Fibrin und Fibronektin dienen neben der Blutgerinnung auch als Strukturgerüst und Leitschiene für die später auftretenden Fibroblasten.

Granulozyten phagozytieren bereits nach wenigen Stunden nekrotisches Material und setzen lysosomale Enzyme (z. B. Kollagenase) frei. Damit lösen sie nekrotisches Gewebe auf, können gleichzeitig aber auch gesundes Gewebe angreifen bzw. auflösen, z. B. elastische und kollagene Fasern oder Knorpelgewebe. Während die Aktivitätszeit der Granulozyten auf ca. 3–4 Tage begrenzt ist, werden die Makrophagen um den 4.–6. Tag zum dominierenden Zelltyp und phagozytieren weiterhin nekrotisches Material.

Die gegen Ende der Entzündungsphase (etwa um den 3.–5. Tag) verstärkt auftretenden Fibroblasten in der Wundregion beginnen parallel mit der Synthese und Ablagerung extrazellulärer Matrixbestandteile, was somit unmittelbar in die Proliferationsphase überleitet.

MERKE

Die aktive Therapie sollte in der Entzündungsphase nur bedingt angewandt werden; primär sollte jetzt vielmehr die Wundheilung durch passive und/oder physikalische Maßnahmen oder durch eine „hubfreie Mobilisation" Unterstützung finden. Ziel ist es insgesamt, die lokale Durchblutung zu fördern bzw. zu unterstützen. *Entzündungsreaktionen sollten also gefördert und nicht gehemmt werden,* damit die Proliferation des Gewebes eingeleitet werden kann!

Proliferationsphase

Die Proliferationsphase ist primär durch quantitative Prozesse gekennzeichnet, d. h. durch die Vermehrung und Einsprossung von Zell- und Matrixbestandteilen, die die Lücken zwischen den rupturierten Fasern schließen. Während die Entzündungsreaktion noch nicht vollständig abgeschlossen ist, beginnt bereits die Proliferation von Fibroblasten, Matrixbestandteilen und Kapillaren im Wundgebiet etwa 48–72 Stunden nach der Verletzung. Der Höhepunkt der Proliferation wird nach ca. 14–21 Tagen erreicht und kann bis zu sechs Wochen in abgeschwächter Form andauern.

Das einsprossende „junge" Gewebe wird auch als *Granulationsgewebe* bezeichnet und enthält Makrophagen, Fibroblasten und eine lockere Matrix aus Kollagen, Proteoglykan und Fibronektin. Es dringt in dem Maße vom Rand der Wunde in die Lücke zwischen den rupturierten Bandenden vor, wie das nekrotische Material und das Hämatom abgeräumt werden können. Einsprossende Kapillaren versorgen das entstehende Gewebe mit Sauerstoff und Nährstoffsubstraten, sodass ein stetiges Wachstum stattfindet. Etwa eine Woche nach dem Trauma sind im frischen Narbengewebe bereits dünne, noch zufällig angeordnete Kollagenfibrillen und reichlich Grundsubstanz nachweisbar. Die Fibrillen bestehen überwiegend aus leicht löslichem und mechanisch instabilem Kollagen Typ III und unterliegen einem schnellen Umbau. Es wird angenommen, dass dieser Typ für die frühe Stabilisierung des extrazellulären kollagenen Netzwerks verantwortlich ist, für die Zugfestigkeit dagegen das sich ab dem 10. Tag zunehmend entwickelnde Kollagen Typ I. Parallel bilden sich bereits erste Crosslinks aus.

Zwischen dem 14. und 21. posttraumatischen Tag bleibt die Kollagensyntheserate längere Zeit deutlich erhöht und liegt auch in den folgenden Wochen über dem Normalniveau. In diesem Prozess nimmt die Zugfestigkeit des heilenden Bandgewebes kontinuierlich zu, was letztlich auf den Anstieg im Kollagengehalt zurückgeführt werden kann. Aber auch die sog. „Wundkontraktion" (Kontraktion des Narbengewebes) trägt vermutlich dazu bei. Dieser Vorgang, der noch nicht vollständig erschlossen ist, erfolgt wohl durch den partiellen Abbau von vorhandenem Kollagen durch Kollagenasen, die anschließende Kontraktion der Myofibroblasten mit resultierender Verkürzung des noch vorhandenen Kollagens und den Einbau neu synthetisierten Kollagens in der verkürzten Länge.

MERKE

In der *Proliferationsphase* kann der Genesungsvorgang mit leichten und *geringen Belastungen* aktiv unterstützt werden (z. B. Ausdauertraining auf dem Fahrradergometer), um besonders die Durchblutungs- und Stoffwechselsituation zu verändern und erste Spannungsreize für das noch junge Gewebe zu setzen.

Organisations-/Umbauphase

Während die Proliferationsphase in erster Linie durch den quantitativen Ersatz der Strukturkomponenten gekennzeichnet ist, finden sich in der Organisationsphase vor allem qualitative Veränderungen zur Erhöhung der mechanischen Belastbarkeit. Diese Umstrukturierung und Reifung des neu entstandenen Narbengewebes (Remodeling, Maturation) benötigt einen Zeitraum von 12 Monaten und mehr und führt dazu, dass die anfängliche lockere und zufällige Anordnung der Kollagenfibrillen im Bandgewebe zu einer verstärkt linearen Anordnung in Richtung der einwirkenden Zugkräfte umstrukturiert wird. Die Kollagenfibrillen vom Typ I lagern sich dicht aneinander, nehmen langsam im Durchmesser zu und aggregieren mit der Zeit zu Fibrillen und Faserbündeln.

Die spezifischen Mechanismen und Reize, welche die Heilung, Umstrukturierung und Reifung steuern, sind bisher teilweise noch unbekannt. Jedoch lässt sich sagen, dass in einem über Monate fortdauernden Prozess die Fasern des Bandgewebes durch intra- und intermolekulare Crosslinks stabilisiert und durch Auflösung, Neusynthese und Umstrukturierung der Kollagenfasern zu einem festen und leistungsfähigen Gewebe umgebaut werden, welches beständig an Festigkeit zunimmt.

MERKE

Mittlerweile ist unbestritten, dass mechanische Belastung (Spannung) für die Organisation der Strukturen von entscheidender Bedeutung ist, da sie eine verstärkte Ausrichtung entsprechend der Spannungslinien (speziell Belastungen in Zugrichtung) anregt. Dies bedeutet für die therapeutische Praxis, dass besonders die Phase der Organisation durch ein *gezieltes Setzen von Spannungsreizen* für die betroffenen Strukturen unterstützt werden kann. Voraussetzung ist natürlich eine differenzierte und abgestimmte Belastungssteuerung, um den Heilungsprozess nicht zu stören.

- Darüber hinaus wird sich die während der Aktivität gesteigerte Durchblutung ebenfalls positiv auf den Prozess auswirken, da durch sie vermehrt Nährstoffe in die Region transportiert werden. Wichtig ist in diesem Zusammenhang auch, dass eine ausgewogene Zufuhr von Nährstoffen über die Ernährung den Genesungsprozess positiv beeinflussen kann. Dies betrifft insbesondere die gesteigerte Zufuhr von Aminosäuren sowie einer ausgewogenen Mischung von Mineral- und Spurenelementen.

2.3.2 Regeneration/Wundheilung spezieller Gewebetypen

Bandgewebe

Bei nahezu allen Bändern des menschlichen Organismus sind die Chancen auf (vollständige) Heilung und Genesung recht hoch, sofern es sich um partielle Rupturen wie z. B. beim Supinationstrauma am Sprunggelenk handelt. Die guten Heilungschancen beruhen auf der „Führung" des Wachstums und der Regeneration durch noch vorhandenes intaktes Gewebe. Im Falle einer Totalruptur (z. B. vordere Kreuzbandruptur) besteht dagegen meist überhaupt keine Heilungschance, da das Führungsgewebe fehlt.

INFO

Belastbarkeit von Bändern und Sehnen

Untersuchungen haben gezeigt, dass die Belastbarkeit von Bändern und Sehnen nach einer Immobilisationsdauer von etwa vier Wochen nur noch bei 20 % liegt. Um die ursprüngliche Belastbarkeit zu 100 % wiederherzustellen, benötigt man zwischen vier und zwölf Monaten (obgleich es Autoren gibt, die grundsätzlich an der Möglichkeit einer vollständigen Genesung zweifeln).

Außerdem weisen Bänder eine recht dürftige Durchblutung und geringe Stoffwechselaktivität auf. Deshalb findet sich meist in unmittelbarer Nähe eines Bandes gut durchblutetes „Heilgewebe". Und so haben Bänder, die in engem Kontakt zur Gelenkskapsel stehen, viel bessere Heilungschancen. Rupturen der intrakapsulären, extrakapsulären oder interkapsulären Ligamente können deswegen durch konservative Therapie behandelt werden und ausheilen.

Grundsätzlich folgt die Regeneration der Bänder dem oben genannten Verlauf. Als erste Reaktion auf ein Trauma entsteht in der Regel ein Hämatom, in dem es zu Fibrinablagerungen (sog. Fibrinniederschlägen) kommt, die die Gerinnung einleiten. Immunzellen wie Leukozyten, Makrophagen und nach einigen Stunden auch Lymphozyten reagieren darauf mit einer Freisetzung vasodilatierender Stoffe wie Histamin, Serotonin und Prostaglandin – die Entzündungsphase beginnt. Weil all diese Stoffe auch die Durchlässigkeit der Gefäße erhöhen, entsteht parallel in der Regel ein Ödem und/oder eine Schwellung des betroffenen und umliegenden Gewebes. Zunehmend sprießen rasch (Dauer etwa 64–72 Stunden) Gefäße in das Gewebe ein und erhöhen damit den Metabolismus. Der Abbau und Abtransport des geschädigten oder zerstörten Gewebes beginnt aber schon etwa 24 Stunden nach dem Trauma. Am Ende der Entzündungsphase, im Übergang zur Phase der Proliferation, strömen vermehrt Fibroblasten ein und geben der Wunde Stabilität.

Die Proliferationsphase beginnt bei Bändern zumeist bereits nach 48–72 Stunden und kann dann etwa sechs Wochen dauern. Auch hier beginnen die Fibroblasten zunächst mit der Synthese von Kollagen Typ III, was aber nur eine geringe Festigkeit der Bandstruktur garantiert. Zeitgleich erkennt man im Hämatom eine eindeutigere und klarere Organisation.

Später werden dann auch schon bald Kollagenfasern vom Typ I sowie elastische Fasern produziert, sodass langsam ein Gewebe entsteht, welches zunehmend dem embryonalen Gewebetypus ähnelt und mit vielen lösbaren Crosslinks ausgestattet ist, sofern dieser Prozess durch mechanische Zugreize unterstützt wird.

Etwa 6 Wochen nach dem Trauma beginnt die Umbau- und Organisationsphase, die in der Literatur auch als „Reifungsphase" beschrieben wird. Die kollagenen Fasern werden dicker und voluminöser, weil auch die Menge an extrazellulärer Grundsubstanz ansteigt, und man kann mikroskopisch eine bessere und klarere Organisation der Fasern erkennen, sofern auch hier die Therapie unterstützend wirkt.

Der gesamte Heilungsprozess kann bei großen Defekten durchaus länger als 12 Monate dauern, insbesondere wenn artfremdes Material wie Sehnengewebe funktionell zum Bandgewebe mutieren soll. In diesem Fall bleibt auch immer noch unklar und ist wissenschaftlich bisher nicht hinreichend bewiesen, ob eine vollständige Regeneration oder eine Übernahme der Funktion durch Sehnengewebe komplett gelingt. In der Literatur werden Werte von 70–80 % für die posttraumatische Belastbarkeit angegeben, wobei gerade beim Genesungsprozess von Bändern der therapeutische Prozess enormen Einfluss auf die Regeneration nimmt.

Sehnengewebe

Die regenerativen Möglichkeiten des Sehnengewebes sind in der Regel sehr gut, wobei wiederum die physiologischen Belastungsreize während der Therapie eine entscheidende Rolle spielen. Grundsätzlich folgt auch die Heilung der Sehnen dem oben genannten Muster. Aufgrund anatomischer Besonderheiten gibt es zwei verschiedene Prinzipien der Regeneration:

1. *Intrinsische Heilung* (meist recht langsamer Prozess): Dabei handelt es sich um die direkte Regeneration des zerstörten Sehnengewebes, wobei nicht selten die intensive Entzündungsphase fehlt oder abgeschwächt ist. Die Wunde schließt sich dennoch auch hier etwa nach der 9. bis 12. Woche. Dies bedeutet nicht selten eine recht lange Zeit der Immobilisation, denn auch hier wird die Wunde in der Sehne zunächst mit „minderwertigem" Kollagen Typ III geschlossen.
2. *Extrinsische Heilung* (oft viel schneller als 1.): Im Zuge der extrinsischen Heilung werden die für die Sehne so bedeutsamen umliegenden Strukturen wie die Sehnenscheide, das Periost oder – bei knöchernen Ausrissen – der Knochen regeneriert. Dies läuft meist schneller ab als die oben beschriebene Heilung des eigentlichen Sehnengewebes und folgt auch meist dem üblichen Ablauf einer Entzündungsphase (3–5 Tage), einer Proliferationsphase (3–4 Wochen) und einer Umbauphase (Dauer etwa 6 Monate).

Ein großes, nachhaltiges Problem bei der Heilung von Sehnengewebe stellen nicht selten unkontrollierbare Kalzifizierungen im Gewebe dar. Ihre Ursache ist bisher nicht eindeutig geklärt, aber auch hier helfen physiologische und frühzeitig gesetzte Belastungsreize, das Problem zu vermeiden.

Muskelgewebe

Unabhängig davon, ob das Muskelgewebe durch ein direktes oder indirektes Trauma geschädigt wurde, folgt der Heilungsverlauf ebenfalls der oben beschriebenen dreiphasigen Regeneration. Am Beginn der Heilung steht die Aktivierung der Immunreaktion. Wichtig ist ebenfalls eine ausreichende Blutversorgung, die innerhalb des Muskelgewebes in der Regel gut ausgeprägt ist. Bei komplexen oder großen Verletzungen wie z. B. einem kompletten Muskelriss kann die normale und notwendige Durchblutung allerdings massiv gestört und unterbrochen werden. Dann verzögert sich der Reparaturprozess erheblich, während er bei kleinen Faserrissen meist recht rasch abläuft. Zudem können die gerade bei größeren Defekten entstehenden intensiven traumatischen Einblutungen allein durch ihre Ausdehnung den „Starterprozess" der Regeneration – d. h. die lokale Entzündung – behindern.

Die eigentliche Reparatur des Muskelgewebes geschieht durch:

- Muskelfaserregeneration bzw. -neubildung
- Neubildung von Gefäßen
- Bildung der Extrazellulärmatrix

Des Weiteren gehören in die Phase der Proliferation das Axonwachstum sowie die Ausbildung neuer motorischer Endplatten zur Reinnervation des Muskelgewebes (Müller-Wohlfahrt et al. 2018).

Die Regeneration der Muskelfasern geht primär von den sog. Satellitenzellen aus, die zwischen der Basalmembran und dem Sarkolemm der Muskelfaser liegen. Dabei fusionieren die Satellitenzellen entweder mit einer noch bestehenden und funktionstüchtigen Muskelfaser oder sie bilden durch Verschmelzung miteinander sogenannte Myotuben. Die Reparatur der Muskelfasern unterliegt einer recht komplexen Regulation, bei der bestimmte Wachstumsfaktoren, Entzündungsmediatoren wie Zytokine, aber auch metabolische und vor allem mechanische Faktoren Einfluss nehmen.

Laufen bei einer normalen Genesung von Muskelgewebe sämtliche Prozesse der Regeneration sowie des Neuaufbaus durch Satellitenzellen komplikationslos, so ist eine strukturelle Wiederherstellung (Proliferationsphase) bereits nach etwa zwei Wochen abgeschlossen. Dann besitzen die Muskelfasern zwar immer noch nicht ihre Zielgröße, zeigen aber schon sehr gut die Struktur einer ausgereiften Faser. Daran schließt sich dann das Größenwachstum der Faser sowie die Remodeling-(Umbau-) Phase an, die im Idealfall zur vollständigen Wiederherstellung des Gewebes führt.

Sobald die Muskelfasern (nach etwa 14 Tagen) ihre normale Struktur aufweisen, sind dosierte Belastungen sinnvoll und heilungsbeschleunigend. Dadurch werden nicht nur mechanische

Wachstumsreize gesetzt, sondern auch die Gefäßneubildung angeregt, die so entscheidend für die muskuläre Regeneration ist.

INFO

Narbenbildung

Es ist völlig normal, dass sich in Muskeln im Reparaturprozess vorübergehend Narbengewebe zeigt, was aber meist ohne späteres funktionelles Defizit im Muskel ausheilt. Manchmal findet aber auch eine überschießende Narbenbildung statt, die die Genesung der Muskelfasern nachhaltig beeinträchtigt. Ursachen für dieses unkontrollierte Wachstum können Einblutungen, Entzündungen oder aber eine schlechte Gefäßversorgung des Muskelgewebes sein. Lokale Faktoren des Muskelgewebes bestimmen also über die Narbenbildung, wobei der Prozess und die Faktoren im Einzelnen noch immer ungeklärt sind.

Um den Heilungsprozess des Muskelgewebes zu fördern, empfiehlt sich die Zufuhr von *Antioxidantien* (Vitamin C und E) in der Frühphase der Heilung, um die gerade zu Beginn häufig zu findende überschießende Produktion von freien Sauerstoffradikalen zu hemmen, die den entstandenen Muskelschaden noch vergrößern könnten. Eine spätere Zufuhr von Antioxidantien erscheint dagegen nicht sinnvoll oder sogar problematisch (Müller-Wohlfahrt et al. 2018).

Knochengewebe

Die Heilung des Knochens läuft in der Regel schneller ab als bei anderen Gewebetypen. Ursache hierfür ist, dass der Stabilitätsverlust durch eine Knochenfraktur in der Natur dramatische Konsequenzen hat und deren Behebung daher sehr hohe biologische Priorität besitzt.

Brüche von Knochengewebe können auf zwei Wegen heilen:

1. *Primäre (direkte) Frakturheilung:* Wenn ein Knochen ohne Zerstörung des Periosts bricht oder wenn die beiden Bruchenden in Kontakt bleiben, sind die Bedingungen für eine primäre oder direkte Frakturheilung gegeben. Diese läuft ohne sichtbare Kallusbildung ab, denn meist ist der Frakturspalt so eng, dass kein Kallus notwendig ist. Zunächst wächst kapillarreiches Bindegewebe in den engen Frakturspalt hinein und anschließend strömen Osteoprogenitorzellen ein, die sich um die Kapillaren herumlegen und Osteone bilden. Diese Osteone liegen zunächst parallel zur Bruchstelle, werden jedoch schon bald in der Längsachse des Knochens ausgerichtet. Nach etwa drei Wochen ist dann bereits die Funktionstüchtigkeit des Knochens wiederhergestellt.
2. *Sekundäre (indirekte) Frakturheilung:* Die sekundäre Frakturheilung läuft ähnlich wie die oben beschriebene Wundheilung der anderen Gewebetypen in Phasen ab. Nach einer Fraktur entsteht normalerweise immer ein Hämatom, zumal meist auch Weichteilstrukturen mitverletzt werden. Der Organismus reagiert darauf mit einer Aktivierung des Metabolismus und des Immunsystems. In das Gebiet der Fraktur wandern Immunzellen ein und verursachen am Frakturspalt eine Entzündungsreaktion. Das Frakturgebiet wird dann Schritt für Schritt revaskularisiert und nach 3 bis 4 Tagen hat sich rund um die Fraktur eine Weichteilhülle gebildet, die man auch *Weichteilkallus* nennt. Dies stellt meist das Ende der Entzündungsphase dar und so kann die Granulationsphase beginnen. Der Weichteilkallus, der hauptsächlich aus Knorpelgewebe besteht, wird nun so umgebaut, dass die Fraktur fest und stabil wird. Diese interne Fixation der Frakturstelle benötigt nicht selten mindestens vier Wochen. Danach wird der knorpelige Kallus durch Einlagerung von Mineralsalzen gehärtet. Es entsteht ein Geflechtknochen, dessen Struktur anfangs durch die Kapillaren bedingt ist. Erst im weiteren Prozess der Genesung richtet sich der Verlauf an der Belastungsachse aus. Der Ersatz des weichen Kallus durch den harten Kallus dauert meist etwa 2 Monate. Anschließend wird der Geflechtknochen in der Phase der Organisation und des Umbaus in einen regulären lamellären Knochen umgewandelt. Diese Wiederherstellung der ursprünglichen Knochenstruktur einschließlich des Markraums stellt den Abschluss der Genesung dar, was je nach Ausmaß insgesamt 6 bis 24 Monate dauern kann. Der Gesamtprozess ähnelt dem Prozess der Verknöcherung des menschlichen Skeletts in der Entwicklung. Nach Abschluss der Wundheilung zeigt der Knochen fast keine Anzeichen von Narbengewebe und seine Belastbarkeit ist in der Regel vollständig wiederhergestellt.

Eine Übersicht über die verschiedenen Heilungszeiten der Gewebetypen gibt ➤ Tab. 2.1.

2.3.3 Generelle Einflussfaktoren bei der Wundheilung

- *Größe, Lage und Form der Verletzung:* eine größere Ausdehnung der Verletzung, wie zum Beispiel der Muskelverletzung, zieht eine längere Heilungsdauer nach sich.
- *Ruhigstellung* verlängert die Heilungszeit – adäquate Belastung reduziert die Genesungsdauer. Je nach Auswahl werden dadurch negative oder positive Einflüsse auf den lokalen Metabolismus und auch das Wachstum betroffenen Struktur gesetzt.
- Je nach Qualität und Quantität der *Medikamente* verlängert oder beschleunigt sich die Heilungsdauer: Kortikosteroide, Zytostatika oder auch NSAR beeinflussen direkt den Genesungsverlauf.
- Durch eine zielgerichtete *Ernährung* aufgrund eines verstärkten Proteinbedarfs während der Gewebeheilung kann der Genesungsprozess gesichert oder beschleunigt werden. Ohne entsprechenden Zufuhr zusätzlicher Proteine verlangsamt sich der Genesungsverlauf deutlich.
- *Systemische Entzündungen* zum Beispiel durch Stress, schlechte Ernährung, oder auch Alkoholmissbrauch können die Heilung deutlich verzögern.
- *Schlaf* ist die wichtigste Aufbau- und Regenerationsphase. Insofern wirkt ausreichender und guter Schlaf sich positiv aus, während Schlafmangel sich negativ auf die Wundheilung auswirkt. Schlaf ist essenziell für die gesamte Gewebe- und Zellheilung, für die Kontrolle der Entzündungsprozesse und der Arbeit des Immunsystems und insofern ist diese Phase direkt verbunden mit der Qualität der Wundheilung.

Tab. 2.1 Heilungszeiten unterschiedlicher Gewebetypen

	0–3 Tage	4–14 Tage	3–4 Wochen	5–8 Wochen	2–3 Monate	4–6 Monate	7–12 Monate	12–24 Monate
Muskel								
Muskelkater	x							
Zerrung	x	x	x					
Faserriss		x	x	x	x			
Bündelriss				x	x	x		
Sehne								
Tendinitis			x	x	x			
Ruptur				x	x	x		
Band								
Dehnung		x	x					
Teilriss			x	x	x	x		
Komplettriss				x	x	x	x	
Band-Ersatz durch Sehnentransplantation (z. B. VKB)					x	x	x	x
Knochen								
Knochenfraktur				x	x			

- Adäquate *lokale Zirkulation und Perfusion,* d. h. also die Durchblutung des Gewebes, hängt stark von der kardiovaskulären und metabolischen Gesundheit der Patienten ab. Diabetiker zeigen gerade deswegen zum Beispiel eine größere Problematik bei Verletzungen in peripheren Segmenten auf – vergleichbares gilt auch für Raucher, deren periphere Durchblutung stark eingeschränkt ist. Je besser also die Gesundheit und Fitness der Betroffenen ist, umso reibungsloser geschehen sämtliche Heilungsprozesse.
- *Sensibilitätsstörungen* stören Wundheilungsprozesse, so dass bei sämtlichen Erkrankungen des zentralen Nervensystems, wie zum Beispiel bei einer Neuropathie, die Genesungsdauer verlängert ist.
- Weitere beeinflussende Faktoren sind Infektionen, Bestrahlung oder eine Chemotherapie.

Reflexionsfragen

- Welche Formen des Schmerzes kennen Sie und welche Funktion haben diese jeweils?
- Welche Messgrößen werden von Rezeptoren im Körper erfasst und wie kann aus diesen Informationen eine Schmerzwahrnehmung resultieren?
- Welche unterschiedlichen Anpassungsmodalitäten können Sie für einzelne Körperstrukturen oder -systeme nennen?
- Wie ist der reguläre/normale Heilungsablauf biologischer Strukturen?
- Wie lässt sich der Heilungsverlauf phasenspezifisch therapeutisch beeinflussen?

LITERATUR

Asmussen PD, Söllner B. Die Prinzipien der Wundheilung. Raaba-Grambach: Cm Medienverlag, 2007.

Butler D, Moseley L. Schmerzen verstehen, Heidelberg: Springer-Verlag, 2016.

Hollmann W, Strüder H. Sportmedizin – Grundlagen für Arbeit, Training und Präventivmedizin. 5. Aufl. Stuttgart–New York: Schattauer Verlag, 2009.

Müller-Wohlfahrt HW, Ueblacker P, Hänsel L (Hrsg.). Muskelverletzungen im Sport. 3. Auflage, Stuttgart: Thieme-Verlag, 2018.

Mulder T. Das adaptive Gehirn: über Bewegung, Bewusstsein und Verhalten. Stuttgart: Thieme Verlag, 2006.

Spiker M. Lernen: Gehirnforschung und die Schule des Lebens. Heidelberg: Spektrum Verlag, 2006.

Van den Berg F. Angewandte Physiologie, Bd. 1., 4. Aufl. Stuttgart: Thieme-Verlag, 2016.

KAPITEL

3

Boris Feodoroff, Ingo Froböse und Rüdiger Fiehn

Ausdauertraining in der Therapie

Lerninhalte

Zielformulierung

In diesem Kapitel werden die Ausdauerleistungsfähigkeit und deren Training in der Therapie näher beleuchtet.

Lernziele

Ihnen wird ein Überblick gegeben über

- die individuelle Ausdauerleistungsfähigkeit, was sie bestimmt und beeinflusst,
- die Dreiphasigkeit der Energiebereitstellung,
- Ziele und Inhalte verschiedener Ausdauertrainingsformen sowie damit verbundenen Trainingsanpassungen und
- eine praktikable Trainingsplanung und -steuerung für die verschiedenen Phasen in der Therapie.

3.1 Ausdauerleistungsfähigkeit

Ausdauer ist charakterisiert durch die Fähigkeit, eine gegebene Leistung über einen möglichst langen Zeitraum „durchhalten" zu können. Somit ist Ausdauer identisch mit *Ermüdungswiderstandsfähigkeit*. Folglich geht es bei der Begriffsbestimmung „Ausdauer" auch um die Fragen, welche Leistungen bei einer angemessenen Energieversorgung durch Muskelarbeit und Willenskraft möglich sind, wie lange eine bestimmte Leistung respektive Geschwindigkeit aufrechterhalten werden kann und wie gut die Erholungsfähigkeit ist. Beeinflussende Faktoren der Ausdauerleistungsfähigkeit sind lokale Stoffwechselvorgänge (z. B. Milieuveränderungen, Wasser- und Elektrolythaushalt etc.), neuromuskuläre Steuerungs- und Regelungsvorgänge, Motivation und andere zentrale Prozesse sowie die Regenerationsfähigkeit (Spring et al. 2005).

Die internationale Standardmessgröße der aeroben Leistungsfähigkeit ist die *Sauerstoffaufnahme bei Maximalbelastung* (VO_2max). Sie setzt sich aus zentralen (z. B. Herzminutenvolumen) und peripheren (z. B. arterieller/venöser Sauerstoffgehalt) Faktoren zusammen und gilt als wichtigster Index der aeroben Leistungsfähigkeit und der kardiorespiratorischen Funktion (Wonisch et al. 2003). VO_2max repräsentiert das Maximum der zur Energiegewinnung verstoffwechselten Sauerstoffmenge unter Einbeziehung aller Sauerstoff austauschenden, transportierenden und verbrauchenden Systeme.

Die Ausdauerleistung hängt jedoch nicht ausschließlich von der VO_2max ab, sondern wird u. a. bei submaximalen Belastungsintensitäten auch von der Energiebereitstellung und der Bewegungsökonomie beeinflusst (Scharhag-Rosenberger 2010).

Das Training der Ausdauer kann entsprechend der Einteilung von Hollmann und Strüder (2009) differenziert werden nach:

- Dem Anteil der arbeitenden Muskulatur (lokal/allgemein)
- Der Art der Energiebereitstellung (aerob/anaerob)
- Der Art der Muskelarbeit (statisch/dynamisch)

Außerdem lässt sich die Ausdauer nach zeitlichen Kriterien (Kurz-, Mittel- und Langzeitausdauer) sowie in Wechselwirkung mit anderen motorischen Hauptbeanspruchungsformen beschreiben (Kraftausdauer, Schnelligkeitsausdauer). Von Bedeutung für die Therapie orthopädisch-traumatologischer Beeinträchtigungen sind dabei insbesondere die lokale Kraftausdauer, die als Grundlage des Muskeltrainings vorrangig trainiert wird (Fünf-Stufen-Modell zum Muskeltraining, ➤ Kap. 5.3), sowie die allgemeine Ausdauer, die die Basis für alle alltäglichen Belastungen und Anforderungen in der Therapie darstellt.

INFO

Allgemeine Ausdauer vs. Kraftausdauer

Kraftausdauer ist die Fähigkeit, bei einer bestimmten Wiederholungszahl von Muskelkontraktionen innerhalb eines definierten Zeitraums die Verringerung der Kraftentwicklung möglichst gering zu halten.
Unter dem Begriff „allgemeine Ausdauer" wird dagegen die Leistungsfähigkeit des Organismus in einer Belastungssituation, bei der mindestens ⅙ der Gesamtmuskelmasse über einen längeren Zeitraum beansprucht wird, verstanden.

3.1.1 Phasen der Energiebereitstellung

Entscheidend bei allen Ausdauerbelastungen ist die *Art der Energiebereitstellung*, welche abhängig von der Belastungsintensität ist. Bei niedrigen Intensitäten wird die benötigte Energie weitgehend unter Sauerstoffverbrauch bereitgestellt (aerobe Ausdauer), während sie bei hohen und höchsten Belastungen hauptsächlich aus der Glykolyse gewonnen wird (anaerobe Ausdauer).

Der Verlauf der Energiebereitstellung von körperlicher Ruhe bis zur Maximalbelastung vollzieht sich dabei in drei deutlich unterscheidbaren Phasen (➤ Abb. 3.1) sowie einer Startphase („Phase 0") bei hochintensiver Kurzzeitbelastung, welche von Hofmann

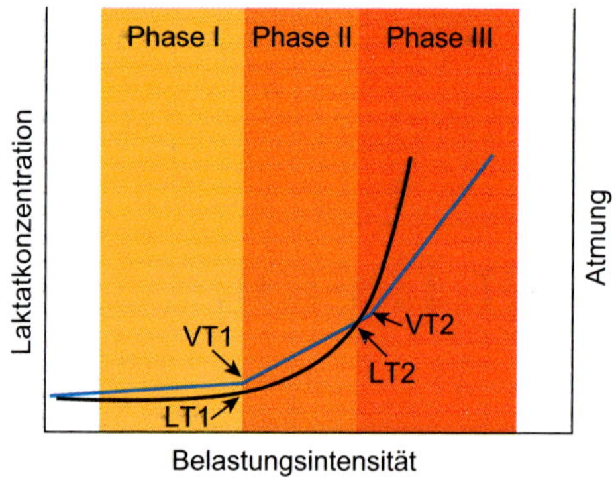

Abb. 3.1 Drei-Intensitäten-Modell (schwarz: Laktat; blau: Ventilation) (modifiziert nach Schomaker/Greiwing 2014) [G383]

(2007) auf Grundlage der Arbeit von Skinner und McLellan (1980) wie folgt beschrieben werden:

Phase 0

Bei intensiver Kurzzeitbelastung (10–90 sec) wird die Energie zuerst aus ATP und Kreatinphosphat gewonnen, gleichzeitig aber auch die aerobe Energiegewinnung gestartet. Die aerobe Energiebereitstellung ist so effektiv, dass nach 90 sec höchster Belastung etwa 45 % der Energie aerob gedeckt werden können, während nur 10 % alaktazid und weitere 45 % laktazid benötigt werden (McArdle et al. 2001).

Phase I

Kennzeichen der Phase I ist der *aerobe Stoffwechsel*. Die Belastungsintensität ist niedrig und trotzdem entsteht in der arbeitenden Muskulatur Laktat. Dieses wird innerhalb des Muskels aber überwiegend verstoffwechselt, sodass es kaum messbar im System erscheint. Steigert sich die Belastung und wird folglich die Grenze des im Muskel ablaufenden Stoffwechsels (intramuskulärer oxidativer Stoffwechsel) überschritten, gelangt das Laktat über ein bestimmtes Transportsystem in den Blutkreislauf und ist somit vermehrt messbar. Dieser erste Anstieg der Blutlaktatkonzentration über den Ruhewert hinaus wird als *individuelle aerobe Schwelle* (IAS bzw. LT_1) oder als *Laktat-Turnpoint* (LT_1) bezeichnet. Er kennzeichnet gleichzeitig das Ende der Phase I, die oftmals als Regenerationsphase oder aerobe Phase bezeichnet wird. Die spirometrisch zu bestimmende *ventilatorische Schwelle 1* (ventilatory threshold 1, VT_1) stimmt gut mit der LT_1 überein. In der Trainingswissenschaft wird diese aerobe Phase bis zu einem Wert von ca. 2 mmol/l Laktat klassifiziert (Hottenrott/Neumann 2008). Oftmals wird diese Phase auch Grundlagenausdauer genannt und von Läufern als „etwas anstrengend" < 13 auf der Borg-Skala empfunden (Sperlich 2020).

Phase II

Die Phase II wird als *aerob-anaerobe Übergangsphase* bezeichnet. Allgemeines Kennzeichen dieser Phase ist ein Blutlaktatkonzentrationsanstieg in Abhängigkeit von Dauer und Höhe der Belastungsintensität. Die Belastungen innerhalb dieser Phase sorgen für konstant erhöhte Blutlaktatkonzentrationen bis hin zum sogenannten Laktat-Steady-State. Dies ist darauf zurückzuführen, dass die oxidative Kapazität des Gesamtorganismus ausreicht, um das durch die Muskelarbeit anfallende Laktat auf einem individuell stabilen Niveau zu halten. Die zweite abrupte Änderung der Blutlaktatkonzentration kennzeichnet den Übergang von Phase II zu Phase III. Er wird als *zweiter Laktat-Turnpoint* (LT_2) oder als *individuelle anaerobe Schwelle* (IANS) beschrieben. In der Spiroergometrie bezeichnet man diesen „Knickpunkt" als *respiratorischen Kompensationspunkt* (RCP) oder 2. ventilatorische Schwelle (VT_2).

Aus trainingsphysiologischer Sicht hat nach Kindermann (2004) die aerob-anaerobe Übergangsphase besondere Bedeutung. Das Ende dieser Phase II liegt im Mittel bei ca. 4 mmol/l Laktat und ist abhängig von der allgemeinen aeroben Ausdauerleistungsfähigkeit des Sportlers.

Phase III

Steigt die Belastung über die IANS, bezeichnet man dies als *anaerobe Phase*. Diese wird als sehr anstrengend empfunden (Borg > 17), denn hier übersteigt die muskuläre Laktatproduktion die oxidativen Möglichkeiten des gesamten Organismus (z. B. Muskel, Leber, Herz) zur stabilen Elimination. Die Blutlaktatkonzentration steigt daher exponentiell an. Die Belastung wird durch den starken Abfall des pH-Werts limitiert und muss abgebrochen werden. Während besonderer Trainingssituationen (Intervalltraining) wurden schon Laktatwerte von etwa 20 mmol/l gemessen (Hollmann/Strüder 2009).

INFO

Zwei-Schwellen-Konzept

Dieses *Zwei-Schwellen-Konzept* bzw. Konzept der *Dreiphasigkeit der Energiebereitstellung* kann sowohl für gesunde trainierte und untrainierte Personen als auch für Patienten mit eingeschränkter Leistungsfähigkeit genutzt werden. Zudem ist es für unterschiedliche Belastungsarten wie z. B. Fahrradergometer, Laufband oder auch Handkurbelergometer gültig.

Die ermittelten Schwellen dienen zur Bestimmung der aeroben Leistungsfähigkeit und unterstützen die Festlegung metabolischer Zielbereiche des Trainings.

Für die Leistungsbewertung und Belastungssteuerung ist eine Unterscheidung zwischen der *Ausdauerfähigkeit* und der *Ausdauerkapazität* notwendig. Dabei kennzeichnet die aerobe oder anaerobe Ausdauerfähigkeit das Vermögen eines Sportlers, unter den jeweiligen Stoffwechselbedingungen eine maximale Geschwindigkeit bzw.

Leistung zu erzielen. Die aerobe oder anaerobe Ausdauerkapazität charakterisiert dagegen das Durchhaltevermögen bei einer Dauerleistung an oder unterhalb der jeweiligen Stoffwechselschwelle. Mit den klassischen Rampen- oder Stufentestverfahren lassen sich valide Aussagen zur Ausdauerfähigkeit treffen. Zur Bestimmung der Ausdauerkapazität ist ein Time-to-Exhausting-Test erforderlich, bei dem gemessen wird, wie lange eine gegebene Leistung aufrechterhalten werden kann (Hottenrott/Seidel 2017).

3.1.2 Bestimmung der Ausdauerleistungsfähigkeit

Die Ausdauerleistungsfähigkeit bestimmt sich neben der maximalen Sauerstoffaufnahme (VO_2max) und der maximal erbrachten Leistung insbesondere durch die aerobe (LT_1, VT_1) und die anaerobe (LT_2, VT_2) Schwelle. Ermittelt werden diese Schwellen in der Regel mittels *Spiroergometrie* und spezifischem Rampenprotokoll oder im Rahmen eines *Laktat-Stufentests* über die Bestimmung der Laktatkonzentration im Blut.

Da die aeroben Schwellen (LT_1, VT_1) bereits in submaximalen Tests ermittelt werden können, werden sie häufig in der Klinik sowie in der Prävention und Rehabilitation als Ausdauerkennwert genutzt. Demgegenüber werden die anaeroben Schwellen (LT_2, VT_2) nur vereinzelt eingesetzt, möglicherweise weil die Bestimmung eine annähernde Ausbelastung voraussetzt und dies mit einigen Patienten problematischer sein kann (Scharhag-Rosenberger 2010).

Eine Übersicht verschiedener maximaler und submaximaler Testverfahren finden Sie im ➤ Kap. 11.3.3.

3.2 Ziele eines Ausdauertrainings in der Therapie

MERKE

Eine gut entwickelte Ausdauerleistungsfähigkeit bildet die Grundlage eines jeden Trainings. Zusätzlich wird ein optimaler Schutz vor den Auswirkungen der *durch Bewegungsmangel bedingten Erkrankungen* erreicht.

Ein Ausdauertraining verbessert nicht nur die körperliche Leistungsfähigkeit, sondern spielt auch eine wichtige Rolle bei der Vorbeugung von degenerativen Herz-Kreislauf-Erkrankungen und kann das Immunsystem entscheidend stärken. Darüber hinaus wird die allgemeine Belastungsverträglichkeit und Trainierbarkeit des gesamten Organismus erhöht. Als Folge davon laufen alle regenerativen Prozesse während oder im Anschluss an ein Training beschleunigt ab.

Wichtig für das Training im orthopädisch-traumatologischen Bereich ist in diesem Zusammenhang, dass dies nicht nur für ausdauerbetonte Belastungen (z. B. Laufen oder Radfahren) gilt, sondern auch für das Training der Muskulatur. Dies führt erstens dazu, dass ein Patient mit guter allgemeiner Ausdauerleistungsfähigkeit auch höhere Trainingsbelastungen (mehrstündiges Training) tolerieren kann, denn er ist in der Lage, seine Konzentrationsfähigkeit und damit die Bewegungsqualität über längere Zeit aufrechtzuerhalten, da die Ermüdung erst später eintritt. Zweitens findet zwischen den einzelnen Trainingseinheiten auch eine beschleunigte Erholung statt, sodass der Körper zur nächsten Trainingseinheit umfassender regeneriert ist.

In der Therapie bildet neben der *allgemeinen Ausdauer* die *lokale Ausdauerleistungsfähigkeit* die Grundlage eines effektiven Aufbautrainings. Denn das mit geringer Intensität durchgeführte lokale Kraftausdauertraining bewirkt nicht nur durch eine verbesserte Nährstoffversorgung positive Anpassungserscheinungen in der Peripherie, sondern durch die häufigen Bewegungswiederholungen auch eine verbesserte intermuskuläre Koordination und damit eine ökonomischere Bewegungsausführung.

Bei einigen Verletzungen werden während der Behandlung Gelenke teilweise oder ganz immobilisiert. Ein spezifisch durchgeführtes Ausdauertraining kann auch hier die negativen Folgen (➤ Kap. 5.2.3) mindern und so zu einer effektiven Therapie verhelfen. Im Anschluss an die Immobilisierung durchgeführt, kann ein solches Training sogar erste Anpassungen im Sinne einer Hypertrophie auslösen, bestehende schlechte Ernährungsbedingungen durch fehlende Walkbewegungen verbessern und dadurch gleichzeitig dazu beitragen, Ablagerungen von Stoffwechselprodukten aus dem Gelenk hinauszubefördern. Gleichzeitig wird das Knorpelwachstum wieder angeregt, eine Ausrichtung der Kollagenfasern in Richtung der Beanspruchung erreicht und über eine verbesserte Durchblutung eine Kapillarisierung erzielt. Ebenso wird die Sauerstoffaufnahme, Thermoregulation und Stoffwechselsituation verbessert.

Nicht zuletzt wirkt eine verbesserte Leistungsfähigkeit sogar im Sinne einer psychischen Stabilisierung und kann somit die Heilung beschleunigen.

INFO

Ziele des Ausdauertrainings zusammengefasst

- Stärkung des Immunsystems
- Schutz vor den Auswirkungen von Bewegungsmangelerkrankungen
- Vorbeugung von degenerativen Herz-Kreislauf-Erkrankungen
- Erhöhung der allgemeinen Belastungsverträglichkeit im gesamten Organismus
- Beschleunigter Ablauf regenerativer Prozesse
- Höhere Ermüdungswiderstandsfähigkeit
- Besseres Wohlbefinden
- Psychophysische Stabilisierung

3.3 Inhalte des Ausdauertrainings und Trainingsempfehlungen

Inhalte und Methoden eines Ausdauertrainingsprogramms richten sich nach den individuellen Fähigkeiten und Zielen jedes einzelnen Patienten. Wichtig für Anfänger bzw. für das Training im Anschluss an eine Verletzung ist der langsame Trainingsaufbau, denn die verschiedenen Organe und Organsysteme benötigen eine unterschiedliche Zeit der Anpassung an Belastungen (➤ Kap. 2.2). Wird diese einfache *Reiz-Reaktions-Regel* nicht beachtet, können daraus u. a. Gelenkprobleme und Gelenkschmerzen resultieren.

Am Beginn eines allgemeinen aeroben Ausdauertrainings sollte deshalb immer eine etwa zwei- bis vierwöchige *Anpassungsphase* stehen, in der die Voraussetzungen für ein Ausdauertraining geschaffen werden: Körperwahrnehmung, Gymnastik, Lauf- bzw. Schwimmtechnik. Daran schließt sich die fünf- bis siebenwöchige *Aufbauphase* an, in der systematisch ein Ausdauertraining durchgeführt wird mit dem weiteren Ziel, ein Zeit- und Tempogefühl zu entwickeln. In einer dritten Phase kommt es zur *Stabilisation* der erreichten Anpassungen im Sinne eines Erhaltungstrainings. Dabei sollte das allgemeine aerobe Ausdauertraining minimal täglich für 20 Minuten durchgeführt werden oder optimal dreimal wöchentlich für 40 bis 90 Minuten.

3.3.1 Methoden des Ausdauertrainings

Bei den Inhalten oder Methoden eines Ausdauertrainings wird zwischen Dauer-, Intervall- und Wiederholungsmethode unterschieden.

Die Dauermethode

Die Dauermethode

- ist ein ohne Unterbrechung länger einwirkender Trainingsreiz,
- trainiert vor allem die lokale und/oder allgemeine aerobe Ausdauerleistungsfähigkeit,
- bedeutet meist, dass eine bestimmte Strecke in einer festgelegten Zeit zurückgelegt wird, woraus sich dann die Belastungsintensität ergibt,
- kann hinsichtlich der Belastungsintensität unterteilt werden (extensiv/gering oder intensiv/hoch),
- kann hinsichtlich des Belastungsdauer unterteilt werden (kurz, mittel, lang),
- kann unterschiedliche Trainingswirkungen durch verschiedene Arten der Energiebereitstellung erzielen.

Als Grundlage oder Basis für ein rehabilitatives Training sollte die *extensive Dauermethode* mit längerer Trainingszeit gewählt werden (20–90 min). Hierdurch können erste positive Effekte eines Ausdauertrainings initiiert (➤ Kap. 3.4, ➤ Kap. 3.5) sowie die Herz-Kreislauf-Leistung ökonomisiert und stabilisiert werden.

Neben dieser Dauermethode mit extensiver Reizwirkung kann bei Fortgeschrittenen die *Dauermethode mit intensiver Reizwirkung* und kürzerer Trainingszeit (15–30 min) eingesetzt werden. Die Trainingswirkung dieser Methode besteht vor allem in einer Verbesserung des Glykogenstoffwechsels und einer Hypertrophie der Herzmuskulatur.

Es ist auch möglich, beide Methoden miteinander zu kombinieren, wie es z. B. bei einem Fahrtspiel oder einem pyramidenartigen Belastungswechsel (Wechselmethode) ohne Pause geschieht. Bei diesen beiden Methoden ist das Ziel das Erreichen eines Wechsels zwischen aerober und anaerober Stoffwechsellage.

Beim *Fahrtspiel* wird die Belastungsintensität durch das Gelände oder das Belastungsprofil vorgegeben (wechselnder Boden, Hügel, Steigungen, ebene Strecken, Geschwindigkeiten).

Bei der *Wechselmethode* wird die Gesamtdistanz in kürzere und längere Teilstücke unterteilt, wobei die längeren dann mit niedrigerer Intensität und die kürzeren mit höherer Intensität gelaufen werden.

Die Intervallmethode

Die Intervallmethode

- ist charakterisiert durch einen Wechsel von Belastung (extensiv/intensiv) und Erholung,
- dient bei intensiver Durchführung (z. B. HIIT) in erster Linie zur Verbesserung der anaeroben Kapazität, welche sich aus der alaktaziden und laktaziden Leistungsfähigkeit der Muskulatur ergibt.

Die Entwicklung der anaeroben Kapazität beruht auf der Veränderung des nervalen Steuerungsmusters und der Zunahme der Aktivität glykolytischer Enzyme in den FT-Fasern.

Wichtig für das Intervalltraining ist die *Pausengestaltung:*

- Die Erholungspausen werden aktiv mit stark verringerter oder minimaler Intensität durchgeführt (z. B. Gehen).
- Eine vollständige Erholung sollte vermieden werden.
- Die Zeitdauer der Erholungsphase richtet sich neben dem Trainingszustand und Ziel des Trainierenden vor allem nach der Länge und der Intensität der vorherigen Belastungsphase.

Zwischen den Intervallen findet also nur eine *unvollständige Erholung* in einer sog. *„lohnenden Pause"* statt. Diese Art der Belastungssteuerung – jedes neue Belastungsintervall vom gleichen Pulsniveau aus beginnen zu lassen – wird angewandt, um zu verhindern, dass die Ermüdung zu stark voranschreitet. Die kurzen Pausen reichen jedoch nicht aus, um ein Aufschaukeln des Stoffwechsels gänzlich zu verhindern, was sich in einer Zunahme der Laktatkonzentration mit steigender Wiederholungszahl zeigt.

INFO

Die lohnende Pause

Das Prinzip der lohnenden Pause besagt, dass sich der Körper im ersten Drittel der Erholungszeit etwa zu zwei Dritteln erholt und deswegen anschließend bereit für eine erneute Belastungsphase ist. Die Pulsfrequenz ist zu diesem Zeitpunkt meist um ca. 25–30 % gesunken.

Sowohl kurze, hoch-intensive intervallartige Belastungen als auch lange kontinuierliche niedrig-intensive Einheiten sollten Teil eines effektiven Ausdauertrainings sein, denn beide Trainingskonzepte haben ihre Daseinsberechtigung.

Die Wiederholungsmethode

Im Gegensatz zur Intervallmethode beinhaltet die Wiederholungsmethode das Absolvieren einer maximal möglichen Belastung nach einer jeweils *vollständigen Erholung*. Auch hier lässt sich eine pauschale Pausenlängenangabe für alle Sportarten und Patienten nicht konkret angeben. Bei hochintensiven Belastungen von nur einigen Sekunden ist auch die vollständige Erholung relativ schnell erreicht, nach einer maximalen Belastung von mehr als drei Minuten ist die Pause erheblich länger.

Als Vorteil dieser Trainingsmethode ist neben der gezielten Vermehrung der muskulären Energiespeicher besonders die Optimierung sämtlicher regulativer Steuerungsprozesse hervorzuheben (Weineck 2019).

Die polarisierte Trainingsmethode

Im Verlauf des langjährigen Trainings kann es bei Athleten vorkommen, dass trotz aller Maßnahmen und Veränderungen im Trainingsprozess die Ausdauerleistungsfähigkeit stagniert. Manche Athleten sprechen dann von einem „schwarzen Loch" im Trainingsprozess. Dieses Training „im schwarzen Loch" kann immer dann geschehen, wenn ein klares Konzept mit entsprechender Test- und Trainingsmethodik fehlt oder die Umsetzung mangelhaft ist.

Kennzeichen eines Trainings im „schwarzen Loch" und damit der Grund für die Stagnation ist meist, dass der Athlet in seinem eigenen „angenehmen Intensitätsbereich" trainiert und dabei in der Regel im Grundlagenbereich zu intensiv arbeitet, während die Intensität der schnellen Intervalle gleichzeitig reduziert wird. Die Folge: Jetzt trainiert der Sportler weder das eine noch das andere richtig, ist sich dessen jedoch nicht bewusst.

Die polarisierte Trainingsmethode wird so trainiert, dass die Umfänge etwa 80 % in der Zone 1 und 20 % in Zone 3 liegen. Die Trainingsbereiche im aerob-anaeroben Übergang (Zone 2) werden nicht trainiert.

Mit anderen Worten, es findet ein Training unterhalb von VT_1/LT_1 in Zone 1 und oberhalb von VT_2/LT_2 in Zone 3 statt. Polarisiertes Training scheint dabei wirksamer zu sein als andere Trainingsansätze, da es die Anpassungsmechanismen der Dauermethode und der Intervallmethode vereint und durch geringere Belastungen des Hormon- und autonomen Nervensystems sowie durch abwechslungsreiches Training das Risiko von Übertrainingszuständen vermeidet (Holfelder et al. 2016).

3.3.2 Trainingsempfehlungen

Trainingsempfehlungen zur Belastungssteuerung

Es existiert eine Vielzahl verschiedener Empfehlungen zum Training im Ausdauerbereich. Alle diese Vorschläge können jedoch nur bei Herz-Kreislauf-Gesunden Anwendung finden. Bei Patienten mit Erkrankungen der inneren Organe bedarf es immer einer genauen ärztlichen Diagnose und es sollten dann selbstverständlich die empfohlene maximale Trainingspulsfrequenz und die maximale Trainingsleistung nicht überschritten werden. Empfehlenswert ist eine ärztliche *Leistungsuntersuchung* generell für Personen, die älter als 35 Jahre sind und mit einem Ausdauertraining beginnen wollen. Darüber hinaus sollten bei diesem Personenkreis natürlich auch Informationen über Medikamenteneinnahme u. Ä. Beachtung bei der Trainingsgestaltung finden.

Belastungssteuerung nach VT_1 und VT_2

Eine gute und wissenschaftlich abgesicherte Methode zur Trainingssteuerung im Ausdauerbereich ist die Spiroergometrie. Abhängig von dem gewählten Testgerät (Laufband, Radergometer) gilt es zu bedenken, dass wegen der Größe der eingesetzten Muskelmasse die VO_2max beim Laufband etwa um 10 % höher ist als diejenige auf dem Fahrradergometer. Eine Ausnahme bilden radspezifisch trainierte Athleten. Deshalb sollte auch bei diesem Testverfahren sportartspezifisch getestet werden (McConnell 1988 und Meyer/Kindermann 1999). Eine auf dem Fahrradergometer ermittelte VO_2max ist daher nur bedingt auf das Laufen zu übertragen.

Bis vor wenigen Jahren war die Spiroergometrie aufgrund des größeren Aufwands (Einsatz von Eichgasen; kostenintensives Equipment) nur für sportwissenschaftliche Zentren interessant und der trainingspraktische Nutzen für die Therapie dementsprechend eingeschränkt. Inzwischen ist die Technik jedoch so weit fortgeschritten, dass der Aufwand gering und die Handhabung einfach, mobil, zuverlässig und schnell ist.

- Die erste ventilatorische Schwelle (VT_1) kennzeichnet gemäß dem Zwei-Schwellen-Konzept den Übergang vom überwiegend aeroben hin zum Energiestoffwechsel, der einen höheren anaeroben Anteil beinhaltet.
- Die zweite Schwelle (RCP, VT_2) gibt das Ende des anaerob-aeroben Übergangsbereichs an.

Beide Schwellen können als Schlüsselstellen des Energiestoffwechsels angesehen werden und liefern Hinweise darüber, ob die jeweilige Belastung über einen längeren Zeitraum aufrechterhalten werden kann.

Die VT_1 tritt bei Ausdauerleistungssportlern ungefähr zwischen 60 und 70 % VO_2max und bei untrainierten Personen zwischen 40 und 60 % VO_2max auf. Die VT_2 liegt bei Ausdauerleistungssportlern in der Regel zwischen 80 und 90 % VO_2max und bei Untrainierten zwischen 70 und 80 % VO_2max (Scharhag-Rosenberger 2010) (➤ Tab. 3.1).

Tab. 3.1 Näherungsweise Schwellenbestimmung in Abhängigkeit von der maximalen Sauerstoffaufnahme, der maximalen Leistung sowie der maximalen Herzfrequenz (zusammengefasst und modifiziert nach Pokan 2004 und Scharhag-Rosenberger 2010) [G390]

	% VO_2max	% Pmax	% HFmax
LT_1/VT_1	40–60 (Untrainierte) 60–70 (Trainierte)	45–50	50–60
LT_2/VT_2	70–80 (Untrainierte) 80–90 (Trainierte)	75–80	80–90

Die ermittelten Schwellen können auch in Relation zur maximalen Leistung (Pmax) oder der maximalen Herzfrequenz (HFmax) angegeben werden, wobei darauf hingewiesen wird, dass die angegebenen Prozentsätze individuell in Abhängigkeit von Sportart und Trainingszustand stark streuen können (➤ Tab. 3.2).

In der Trainingspraxis werden je nach Sportart, Verband und individueller Praxis drei bis neun Intensitäts- und Trainingszonen zur Steuerung der Trainingsintensität genutzt. Die Übergänge zwischen den einzelnen Modellen und Zonen sind fließend und es ist nicht immer leicht, die physiologische Wirkung einer bestimmten Intensitätszone zuzuordnen (Sperlich 2020).

Auch kann ein Laktatstufentest zur differenzierten Beurteilung der Ausdauerleistungsfähigkeit herangezogen werden. Dieser zählt ebenfalls als eine zuverlässige Methode zur Festlegung von Trainingsbereichen im Ausdauersport (Hottenrott/Seidel 2017). Die wissenschaftliche Auseinandersetzung mit Fragen rund um die Laktatdiagnostik hat in langer Tradition viele verschiedene Schwellenmodelle hervorgebracht. Eine entscheidende Frage ist daher, welches Modell für welchen Test geeignet ist und wie sich bei einem Sportler die entsprechenden Trainingsbereiche aus der Untersuchung ableiten lassen. Eine sehr gute Übersicht bieten die Arbeiten von Tschopp et al. 2001, Wahl et al. 2009 sowie von Maassen/Schneider 2011 (➤ Kap. 11.3.3).

Pragmatische Belastungssteuerung

In der täglichen Praxis mit Patienten werden meist jedoch andere Trainingsempfehlungen gegeben. Die beiden einfachsten Empfehlungen, d. h. „Methoden" zur Trainingssteuerung sind:

- *„Laufen ohne zu schnaufen"*: Während des ganzen Laufs sollte man sich unterhalten können, ohne Atemschwierigkeiten zu bekommen.
- *„Laufen im (Dreier-/) Vierer-Rhythmus"*: Dieser Intensitätstest ist während des Laufens durchzuführen: auf drei/vier Schritte einatmen und ebenso dann wieder auf drei/vier Schritte ausatmen, ohne dabei außer Atem zu kommen.

Beide Methoden beschreiben Intensitäten, die unterhalb der anaeroben Schwelle liegen, somit der Grundlagenausdauer 1 bzw. 2 zuzuordnen sind und eine Anpassung im Sinne eines grundlagenorientierten, gesundheitlichen Trainings bewirken können. „Laufen ohne zu schnaufen" liegt im Bereich der Regeneration (REKOM) bis hin zur Grundlagenausdauer 1.

Tab. 3.2 Empfehlungen für die Belastungsbereiche, abgeleitet von der individuellen maximalen Herzfrequenz (mod. nach Hottenrott/Neumann 2008 und Seiler/Tønnessen 2009) [G389]

Belastungsbereich	% HFmax (Fitnesssport)
Kompensation und Regeneration (REKOM)	50–70
Grundlagenausdauer (GA-1)	70–80
Grundlagenausdauer (GA-2)	80–90
Wettkampfspezifisches Ausdauertraining (WSA)	> 90

Belastungssteuerung nach Herzfrequenz

Neben diesen allgemeinen Hinweisen zur Intensitätssteuerung im Ausdauertraining bietet sich mit der von Karvonen et al. (1957) entwickelten und von Lagerstrøm/Graf (1986) im deutschsprachigen Raum verbreiteten Formel eine Möglichkeit an, mithilfe der individuellen Pulsfrequenz eine dem Lebensalter und Trainingszustand angepasste Steuerung der Ausdauerleistung vorzunehmen. Die Formel wurde aufgrund von neuen Forschungen (Hottenrott/Neumann 2008) um die Faktoren Geschlecht, Trainingsziel und Sportart erweitert.

Herzfrequenz-Formel für das sportartspezifische Ausdauertraining:

$$THF = HFmax \times 0{,}7 \times LF \times TZ \times GF \times SP$$

THF = Trainingsherzfrequenz

HFmax = 208–0,7 × Lebensalter für Erwachsene (Tanaka et al. 2001) bzw. 220 – Lebensalter für Kinder und Jugendliche (besser: die maximale HF durch einen sportartspezifischen Leistungstest ermitteln)

LF Leistungsfaktor: 1,0 für Einsteiger; 1,03 für Fitnesssportler; 1,06 für Leistungssportler

TZ Trainingszielfaktor: 1,0 für Grundlagenausdauer; 1,1 für GA1–2-Training; 1,2 für GA-2-Training

GF Geschlechtsfaktor: 1,10 für niedrige; 1,06 für mittlere; 1,03 für hohe Intensität bei Frauen; 1,0 für Männer

SP Sportartfaktor: 1,0 für Laufen; 0,93 für Radfahren; 1,07 für Inline-Skating, Skilanglauf

Weitere Trainingsempfehlungen

Neben diesen Belastungsempfehlungen sind darüber hinaus noch einige andere Trainingsgrundsätze zu berücksichtigen.

Fahrradergometer-Training

In der ambulanten orthopädisch-traumatologischen Rehabilitation wird zum Ausdauertraining besonders häufig das Fahrradergometer in liegender oder aufrecht sitzender Position oder das Drehkurbelergometer (je nach Art der Verletzung) genutzt. Um in einem gesundheitlich optimalen Bereich zu trainieren, kann die oben erwähnte Formel zur Trainingssteuerung über die Pulsfrequenz Anwendung finden. Am Ergometer muss dazu der Widerstand [W] eingestellt werden, bei dem der Patient die angestrebte Pulsfrequenz erreicht (Empfehlungen für Trainingsumfänge ➤ Kap. 3.5).

Zusätzlich zu der Bedeutung für das allgemeine aerobe Ausdauertraining hat das Fahrradergometer eine besondere Relevanz bei Patienten mit Verletzungen an der unteren Extremität:

- Aufgrund der sitzenden Position sind verletzte Gelenkstrukturen weitgehend entlastet, sodass schon im Stadium der frühen

Rehabilitation nicht auf die oben beschriebenen positiven Effekte eines allgemeinen Ausdauertrainings verzichtet werden muss.
- Um das Fahrradergometer in der Frührehabilitation nutzen zu können, muss der *Tretwiderstand* [W] meist sehr gering sein.
- Im fortschreitenden Rehabilitationsverlauf wird erst der *Umfang* (Dauer) gesteigert.
- Danach erfolgt die Erhöhung der *Trittfrequenz* [U/min], damit der Druck auf die Gelenkflächen sowie die Spannung der Bänder reduziert wird.
- Im dritten Schritt kommt es dann allmählich zu einer Erhöhung des Tretwiderstands [W].
- Über die Länge des *Pedalarms* kann Einfluss auf die Belastung der verletzten Struktur genommen werden. So wird z. B. bei knieverletzten Patienten zu Beginn der Rehabilitation meist mit nur sehr geringem Beugewinkel gefahren.

Training der Fettoxidation

Bei Aufnahme eines Ausdauertrainings muss zu Beginn eine Zieldefinition erfolgen (➤ Kap. 3.2), denn es ist ein großer Unterschied, ob ein Fitnesssportler durch die Bewegungsaktivität sein Körpergewicht reduzieren (abnehmen) möchte oder ob ein Sportler seine individuelle Fähigkeit zur Energiebereitstellung durch Fettoxidation („Fettverbrennung") durch ein Training im Regenerationsbereich und GA-1-Bereich verbessern will.

Grundsätzlich hat ein Fettstoffwechseltraining nichts mit Abspecken oder einer Reduktion von Körperfett zu tun!

Ein weiterer Irrglaube ist, dass die „Fettverbrennung" (Betaoxidation) erst nach 20 oder 30 Minuten startet. Richtig ist, dass der aerobe Stoffwechsel bereits in Körperruhe stattfindet. Notwendig ist es hingegen, darauf hinzuweisen, dass die Höhe der Betaoxidation abhängig von der Intensität der Belastung und der Dauer ist. Je geringer die Anstrengung ist (50–70 % VO_2max), desto mehr Bedeutung kommt dem aeroben Stoffwechsel zu.

Grundlagentraining (GA-1, Phase 1)

Innerhalb des Trainingsplans eines Ausdauersportlers nimmt die extensive Dauermethode – als Methode zur Ausprägung und Stabilisierung der Grundlagenausdauerfähigkeit – eine überragende Stellung ein. Bis zu 90 % (Moeller 2011) seines gesamten Trainingsumfangs absolviert ein Leistungssportler in diesem relativ niedrigen Belastungsbereich. Das Ziel ist dabei vor allem die Ökonomisierung und Erhöhung der aeroben Enzymaktivität und der intramuskulären Fettspeicher.

Ein optimales Fettstoffwechseltraining beginnt bei Belastungen von über zwei Stunden Dauer und einer Belastungsintensität an der aeroben Schwelle, also unter ca. 60–70 % VO_2max. Ein adäquates Fettstoffwechseltraining findet erst dann statt, wenn von der Kohlenhydratoxidation vermehrt auf Betaoxidation der Fettsäuren umgeschaltet wird, sodass vermehrt Acetyl-CoA für die Energiegewinnung zur Verfügung steht. Gleichzeitig wird der Glykogenabbau gedrosselt. Dieser „Sparmechanismus" ist notwendig, damit der Kohlenhydratstoffwechsel intakt bleibt und die Leistung über einen langen Zeitraum erbracht werden kann. Daher sind Trainingsumfänge mit weniger als 90 min Dauer im Sinne dieses Ziels verfehlt.

Die Wirkung dieses GA-1-Trainings besteht neben einer Steigerung der Enzymaktivität darin, dass Triglyzeride unmittelbar neben den Mitochondrien in der Muskulatur eingelagert werden und somit schneller verfügbar sind. Diese Anpassung im Fettstoffwechsel benötigt Zeit. Die Aktivitätszunahme der Enzyme des aeroben Energiestoffwechsels benötigt mehrere Wochen (Hottenrott/Neumann 2008). Aus diesem Grund verbrauchen gut trainierte Ausdauersportler mehr freie Fettsäuren während der Belastung als Untrainierte und sind somit in der Lage, über längere Distanzen schneller zu laufen (z. B. Marathon).

Fettreduktion im Ausdauersport

Untrainierte erreichen bei einer Belastungsintensität von ca. 50 % VO_2max die höchste Fettoxidationsrate. Pro Minute Ausdauerbelastung werden dabei durchschnittlich 0,5 g Fett abgebaut. Demnach wären für untrainierte Personen ca. 33 Stunden Ausdauertraining notwendig, um 1 kg Fett zu verbrennen.

Aus diesem Beispiel wird einerseits ersichtlich, dass
- für das Erreichen des Ziels „Körperfettreduktion durch Bewegung" allein die Menge der verbrauchten Energie im Verhältnis zur Energieaufnahme zählt,
- die muskuläre Fettverbrennung während einer einzelnen Trainingseinheit keine Relevanz für eine langfristige Reduktion des Körperfettanteils hat und
- die „neue" Bewegungsaktivität ein auf Jahre angelegter Veränderungsprozess ist mit dem Ziel, die Fettoxidation so zu optimieren, dass sie auch in Ruhezeiten stärker genutzt wird.

Eine Gewichtsreduktion entsteht langfristig nur durch eine negative Energiebilanz. Daher ist bei entsprechender Belastungsfähigkeit ein Training mit langfristig progressivem Verlauf, einem begleitenden kombinierten Muskeltraining und gleichzeitiger Ernährungsberatung zu empfehlen.

3.4 Trainingsanpassung und Kreislaufreaktion unter Belastung

Eine Beanspruchung des Organsystems infolge regelmäßiger körperlicher Belastung zeigt sich vor allem in einem leistungsfähigeren Herz-Kreislauf-System (z. B. Sportherz), einer Verbesserung des Atmungssystem (z. B. Atemminutenvolumen) sowie einer Anpassung im Blut (z. B. Blutvolumen). Im Speziellen zeigt sich eine Anpassung durch eine Erhöhung des Schlagvolumens des Herzens (Hollmann/Strüder 2009).

In der Anfangsphase geschieht dies vorwiegend durch eine *funktionelle Anpassung*. Dabei führt die verbesserte Stoffwechselsituation in der Muskulatur über die verminderte Aktivität der Chemorezeptoren zu einem Absinken des sympathischen Antriebs. Die Herzfrequenz sinkt und der gleiche venöse Rückstrom muss mit einem höheren Schlagvolumen bewältigt werden.

Intensives, längeres Training führt darüber hinaus zu einer *dimensionalen Anpassung*. Der Herzmuskel hypertrophiert und bringt aufgrund dessen ein größeres Schlagvolumen auf, wodurch der Trainierte bei einer gegebenen Belastungsintensität mit einer niedrigeren Herzfrequenz auskommt und ihm somit auch eine größere Frequenzreserve zur Verfügung steht. Dies bedeutet für die Praxis: Die maximale Herzfrequenz und das wesentlich höhere maximale Minutenvolumen wird vom Trainierten erst auf einer Belastungsstufe erreicht, die dem Untrainierten unzugänglich bleibt.

Allgemeine Adaptationen

Darüber hinaus zeigen sich verschiedene Adaptationen sowohl in der Peripherie als auch zentral am Herz-Kreislauf-System, auf psychischer Ebene und am aktiven und passiven Bewegungssystem (Gollner et al. 1991, Hottenrott/Neumann 2008). So kann u. a. eine akute *Dickenzunahme des hyalinen Knorpels* mit erhöhter Druckelastizität und verbesserter Stoßdämpfung im Gelenk erreicht werden. Außerdem kommt es durch die Verbesserung der Durchblutungsverhältnisse (Erweiterung des Kapillarbetts der Sehnen- und Bindegewebshüllen) zu einer beschleunigten Rehabilitation.

Allerdings können einige der nachfolgend genannten Anpassungsreaktionen auch durch andere Maßnahmen erreicht werden und sind so nicht unmittelbar an ein Ausdauertraining gebunden.

Periphere hämodynamische Adaptationen

- Verbesserte intramuskuläre Blutverteilung
- Kollateralenentwicklung (bisher ungeklärt)
- Kapillarisierung
- Eröffnung von Ruhekapillaren
- Erweiterung und Verlängerung vorhandener Kapillaren

Zentrale trainingsbedingte Adaptationen

- Reduzierung der Herzschlagfrequenz in Körperruhe und auf submaximalen Belastungsstufen
- Herabsetzung des Herzzeitvolumens
- Reduzierung des peripheren Widerstands
- Verlängerung der Diastolendauer und Zunahme der diastolischen Relaxationsgeschwindigkeit

Periphere metabolische Adaptationen an der Skelettmuskulatur

- Vergrößerung und Vermehrung der Mitochondrien
- Zunahme der Aktivität anaerob und aerob wirksamer Enzyme
- Steigerung des Myoglobingehalts (um bis zu 100 %)
- Vergrößerung des intramuskulären Glykogendepots
- Anstieg des Kaliumgehalts
- Prozentuale Zunahme der Fettverbrennung und somit Einsparung an Glykogen bei einer gegebenen submaximalen Belastung
- Anstieg des Muskelglykogens für den aeroben und anaeroben Stoffwechsel (eine kohlenhydratreiche Ernährung wirkt unterstützend)
- Bewegungsökonomisierung (Verbesserung inter-/intramuskulärer Koordination)
- Vorbeugung einer allgemeinen Muskelatrophie

Adaptationen auf psychovegetativer Ebene

- Verstärkung des Vagustonus und Abbau des erhöhten sympathischen Ruhetonus
- Erhöhung der Stressresistenz
- Steigerung des Endorphinspiegels mit tonisierender Auswirkung (Muskulatur)
- Zentralnervöse Beruhigung über neurohormonelle Vermittlung (Zusammenwirken von vegetativem Nervensystem und hormoneller Steuerung)

Trainingsbedingte Adaptationen an Sehnen und Bändern

- Hypertrophie der kollagenen Fasern
- Vergrößerung des Sehnenquerschnitts
- Zunahme der Zugfestigkeit der Fibrillen durch Veränderung der Feinstruktur als Folge einer
  - qualitativen Adaptation durch Verfestigung der kristallgitterähnlichen Struktur (Mizellargerüst) sowie einer
  - quantitativen Anpassung durch die Mizellenvermehrung
- Zunahme der maximalen Reißfestigkeit
- Zunahme der elastischen Steifheit
- Verbesserung der Durchblutungsverhältnisse durch die Erweiterung des Kapillarbetts der Sehnen- und Bindegewebshüllen.

Bei den Bandstrukturen sind ähnliche Adaptationsvorgänge zu beobachten. Allerdings ist zu beachten, dass das straffe Bindegewebe auf kurzzeitige Mehrbelastung zunächst mit einer Lockerung der Feinstruktur reagiert, was eine um ca. 10 % verminderte Reißfestigkeit bedeutet. Dies ist wichtig für den Beginn der Rehabilitationsmaßnahme!

Ausdauertraining übt auch auf die verschiedenen Phasen des Bandheilungsprozesses positive Einflüsse bezüglich der qualitativen und quantitativen Wiederherstellung des ligamentären Gewebes aus (Haas/Schmidtbleicher 2011):

- Es ruft einen hypermetabolischen Zustand des neu zu organisierenden Gewebes hervor und erleichtert so die Bildung von physiologischer Struktur und Funktion.
- Es bewirkt zusätzlich Veränderungen in der Proteinsynthese und in den Kollagenstrukturen sowie Adaptationen in den Mitochondrien.

Zurückgeführt werden die Ergebnisse auf eine Zunahme der Kollagensynthese infolge von Ausdauertrainingsbelastungen. Adaptionen infolge von Trainingsbelastungen finden vorwiegend an den Insertionsstellen in der Übergangszone von mineralisiertem Faserknorpel statt.

Von großer Bedeutung ist, dass während des Trainings
- ausreichend Nahrungsbestandteile dem heilenden Bandgewebe zugeführt werden,
- Metaboliten abtransportiert werden können.

Dieses Verhältnis wird besonders von der Häufigkeit und Größe der auf das Gewebe wirkenden Belastung mitbestimmt. Aus diesem Grund sind systemisch wirkende aerobe Belastungen wichtiger als lokale Ausdauerbelastungen, um vermehrt Sauerstoff zum heilenden Bandgewebe zu transportieren.

Es existieren folgende Erklärungsansätze zu den beschriebenen Adaptionen:
- Durch Ausdauertraining wird die aerobe Enzymaktivität gesteigert und daraufhin die Kollagensynthese gefördert. Daraus geht eine vermehrte Kollagenmenge bei gleichbleibender Konzentration hervor, woraus größere Kräfte resultieren.
- Infolge eines Ausdauertrainings werden Schädigungen in den kollagensynthetisierenden Zellen hervorgerufen. Dadurch kommt es unter anderem zur Steigerung der N-terminalen Prokollagen-Peptide Typ III (S-Pro [III]-N-P).
- Es kommt zu einer Veränderung der hormonellen Situation. Je nach Intensität und Umfang werden Veränderungen in den Bluthormonkonzentrationen hervorgerufen. Insbesondere Testosteron, Wachstumshormone und das Testosteron/Kortisol-Verhältnis können hierdurch gesteigert werden, wodurch es zum Aufbau von Gewebe, einschließlich Bindegewebe kommt (Knechtle 2002).

Trainingsbedingte Adaptationen am Knorpelgewebe

Aufgrund des bradytrophen Stoffwechsels wird für die Adaptation mehr Zeit benötigt. Darüber hinaus nimmt die Adaptationsfähigkeit mit zunehmendem Alter ab.
- Sofortreaktion: akute Dickenzunahme des hyalinen Knorpels durch eine zeitlich begrenzte Flüssigkeitsaufnahme (ca. 13 %). Diese verleiht dem Knorpel eine erhöhte Druckelastizität und eine bessere Stoßdämpfung. Daraus leitet sich u. a. die Bedeutung der Aufwärmung ab!
- Spätreaktion: Knorpelhypertrophie infolge einer Knorpelzellvermehrung, Änderung der Faserstruktur hinsichtlich der Belastungsrichtung sowie eine Verbesserung der mechanischen Stabilität aufgrund einer erhöhten Wasserbindungskapazität.

Trainingsbedingte Adaptationen an den Knochen

- Zunahme der Knochendichte durch vermehrte mechanische Belastung
- Aktivitätshypertrophie der Knochenrinde bis auf das Doppelte
- Spongiosahypertrophie und damit Verstärkung der Knochenbälkchenstruktur der Substantia spongiosa in belastungsadäquater Richtung
- Morphologische Anpassungen der Gelenkstrukturen an die spezifische Belastung
- Verstärkte Ausbildung von Knochenvorsprüngen an den Ansatzzonen von Muskeln, Bändern und Sehnen infolge von Zug- und Druckbelastungen durch die körperliche Aktivität (Gollner et al. 1991)

Lokale Ausdauer

Neben der immer im Vordergrund der Betrachtung stehenden allgemeinen Ausdauer kommt in der Rehabilitation auch der *lokalen Ausdauer* eine große Bedeutung zu. Denn eine trainingsbedingte Verbesserung der lokalen aeroben dynamischen Ausdauer bewirkt nicht nur hämodynamische und metabolische Anpassungen, sondern der ganze Bewegungsfluss wird ökonomisiert und damit leistungsfähiger. Zudem kann das lokal ausgeführte Kraftausdauertraining beim Untrainierten bereits eine Hypertrophieadaptation auslösen. Auf jeden Fall wird jedoch bewirkt:
- Eine Vergrößerung der Glykogenspeicher
- Eine erhöhte Enzymaktivität für den aeroben und anaeroben Stoffwechsel
- Eine Verbesserung der aeroben Kapazität
- Eine Verbesserung der Kapillarisierung

3.5 Systematische Trainingssteuerung in der Therapie (Vier-Stufen-Modell)

In der orthopädischen Rehabilitation können vereinfacht folgende drei Behandlungsszenarien (bzw. deren Kombination) entworfen werden, die ein spezielles Training der Ausdauer bedingen:
- Behandlung aufgrund einer Verletzung/Erkrankung an der unteren Extremität
- Behandlung aufgrund einer Verletzung/Erkrankung an der Wirbelsäule
- Behandlung aufgrund einer Verletzung/Erkrankung an der oberen Extremität

Für jeden der drei Therapieschwerpunkte sind individuell zu bestimmende Ausdauertrainingsformen zu entwickeln, wobei allgemeingültige Angaben jeweils übernommen werden sollten. Dies bedeutet für die Trainingspraxis, dass im Regelfall ein allgemeines Ausdauertraining zu Beginn der Therapie (abhängig vom Verletzungsstatus) nur eingeschränkt möglich ist bzw. alternative Formen gefunden werden müssen, die den Heilungsprozess unterstützen. Beispielhaft seien hier Möglichkeiten der Wassertherapie (mit vollständiger oder partieller Entlastung, ➤ Kap. 9) oder des modifizierten Ergometertrainings genannt (Variation der Pedalarmlänge).

Da zudem die Leistungsfähigkeit der Patienten sehr unterschiedlich ist (beginnend bei Personen, die 20 oder mehr Jahre keine körperliche Aktivität mehr vollzogen haben, bis hin zu professionellen Sportlern mit zweimal täglichem Training) bedarf es immer der *Beachtung individueller Voraussetzungen,* um die genannten Richtlinien in den Therapieplan umzusetzen.

Deswegen sollten folgende Daten erhoben und/oder eingesehen werden:

3

- Anamnese, Befunderhebung
- *Herzkreislaufrelevante Daten* wie Medikation, Herz-Kreislauf-Erkrankungen bzw. Herz-Kreislauf-Vorschädigungen
- Ruhe- und Belastungs-EKG

Bei leistungsorientierten Sportlern gehören dazu noch wenigstens folgende Angaben:

- Aktuelle und zukünftige (nach Abschluss der Rehabilitation) Trainingsperiode
- Momentane Trainingsintensität und -umfang

Ergänzend können Angaben zur maximalen und Ruheherzfrequenz bzw. zum absolvierten Trainingsumfang des letzten Jahres erfragt werden.

Ermüdung

Training hat das Ziel, funktionelle Anpassungen zu erreichen oder den koordinativ-motorischen Erfahrungsschatz zu erweitern. Die trainierenden Systeme müssen dazu teilweise bis an die Grenze der Beanspruchungsfähigkeit und aktuellen Funktionskapazität belastet werden. Dabei wird der typische biologische Regelkreis Training – Ermüdung – Regeneration – Anpassung innerhalb des Rehabilitationsprozesses gezielt angesteuert, denn in dieser Funktionskette ist die Ermüdung eine notwendige Erscheinung des Trainings und zugleich Voraussetzung für eine stetige Leistungsverbesserung (➤ Kap. 1.6.3).

Die Ermüdung wird unterteilt in (modifiziert nach Martin 2016):

- Lokale Ermüdung (lokales Ausschöpfen der Energiedepots, schnell regenerierbar)
- Zentrale Ermüdung (kurzfristige, unüberwindbare komplexe Ermüdung, Programmermüdung)

Der Sinn der Ermüdung liegt in einem Schutzmechanismus gegenüber einer Überbeanspruchung (Hollmann/Strüder 2009).

Ausdauertraining ist wie beschrieben identisch mit dem Training der *Ermüdungswiderstandsfähigkeit*. Die praktische Durchführung in der orthopädisch-traumatologischen Rehabilitation beschränkt sich bisher jedoch meist auf ein allgemeines aerobes dynamisches Training im Sinne einer allgemeinen Aufwärmung. Selten erfolgt darüber hinaus eine strukturierte Verbesserung der allgemeinen Ausdauer und noch seltener wird eine gezielte Leistungsbestimmung vorgenommen, auf deren Grundlage dann das Ausdauertraining systematisch gesteuert werden kann.

Zur Erreichung optimaler Therapieergebnisse ist ein gezieltes Ausdauertraining jedoch unbedingter Bestandteil der Therapie, denn ein entscheidender Faktor für ein gutes Gelingen der Therapie ist eine gelungene Steuerung der Regeneration, d. h., je weniger ein Organismus vor dem Training ermüdet ist, desto wirksamer ist das jeweils anschließende Training.

Regeneration

Regeneration bedeutet, dass sich der Trainierende psychisch und physisch von den vorausgegangenen Belastungen erholt. Die Hauptaufmerksamkeit im Rehabilitationstraining liegt jedoch oftmals ausschließlich auf der katabolen Phase, obwohl sich die eigentliche Trainingsanpassung hier nicht vollzieht. Daher werden im Folgenden ergänzende Möglichkeiten zur Regeneration nach Trainingsbelastungen vorgestellt, denn eine gezielte Regeneration ist sowohl für den gesunden Sportler als auch für den Patienten notwendige Voraussetzung für eine optimale Leistungsfähigkeit im Training (➤ Kap. 1.6.3).

Die *Regeneration beinhaltet:*

- Physikalische Maßnahmen wie z. B. Warmpackungen, Massagen, Ausrollen mit Gegenständen, Vibrationsmassage (niedrigfrequent)
- Das „Entmüden" nach einer Therapieeinheit durch z. B. gezielte Entspannungsduschen oder Verweilen im Entmüdungsbecken, Sauna
- Eine unterstützende Ernährungsweise mit ausreichend Flüssigkeitszufuhr
- Kältebad, Kryotherapie u. ä.
- Aktive Erholung einschließlich Dehntechniken
- Entspannungstechniken
- Schlafmanagement inkl. Ruhephasen im Tagesverlauf
- Ausreichend Erholungsphasen zwischen den Trainingseinheiten
- Gezielte Substitution/Nahrungsergänzung

Zu berücksichtigen ist für eine gelungene Therapieplanung besonders die *Sofortregeneration* im Anschluss an das Training. Mit zunehmendem Belastungsumfang innerhalb eines Mikrozyklus lässt die Wirksamkeit der Sofortregeneration allerdings nach und die folgenden Trainingseinheiten müssen auf einem höheren Ermüdungsniveau stattfinden. Deshalb sollte die Regeneration zusätzlich zu den Sofortmaßnahmen als eigener fester und zyklischer Bestandteil in den Trainingsprozess integriert sein. Sowohl im Mesozyklus als auch im Mikrozyklus sollte die Planung ganze Trainingseinheiten mit den beschriebenen oder ergänzenden Maßnahmen zur Regeneration vorsehen.

Die Ruhe-HF gilt als zuverlässiger Indikator für eine gestörte oder unzureichende Regeneration. Ein Ansteigen um 4–7 Schläge/min kann eine unvollständige Regeneration signalisieren (z. B. Schlafmangel, emotionaler Distress), ein ausgeprägterer Anstieg (um 8–10 Schläge) auch auf eine sich entwickelnde Krankheit (z. B. einen Infekt) hindeuten.

Weitere unterstützende Informationen für die Belastungssteuerung und Regeneration bietet die Analyse der *Herzfrequenzvariabilität* (heart rate variability, HRV). Eine kontinuierliche Zunahme der HRV stellt die gewünschte positive Entwicklung im Trainingsprozess dar. Zeigt die HRV dagegen über mehrere Tage deutlich erniedrigte Werte, verbunden mit einer Abnahme der Leistungsfähigkeit, dann sollte die Möglichkeit eines Übertrainings in Betracht gezogen werden.

Dieser Messwert – idealerweise regelmäßig morgens vor dem Aufstehen über 1–5 min ermittelt – bietet somit zusätzlich zum Ruhepuls wichtige Steuerungsmöglichkeiten für die Therapie. Es existieren allerdings noch keine allgemeinen Grenzwerte. Dies liegt vor allem wohl auch daran, dass die Reaktion der HRV auf Trainingsreize sehr individuell ausfällt (Hottenrott 2002, 2004, 2006, Hottenrott et al. 2009, 2011, 2014).

Aktuell werden immer wieder Kälteapplikationen (Kaltwasserbecken, Kältekammer, Kältesauna) als unterstützende regenerative Maßnahmen empfohlen. Der Nutzen wird mit abschwellender und entzündungshemmender Wirkung von Eisbehandlung bei Weichteilverletzungen begründet. Es zeigt sich, dass die muskulären Beschwerden bei Nutzung des Kaltwasserbeckens nachweislich teilweise gesenkt werden konnten, trotzdem ist die Auswirkung auf die muskuläre Leistungsfähigkeit nicht überzeugend (Hottenrott/Seiler 2017).

Peake et al. (2020) zeigen anhand von Muskelbiopsien, dass das Eintauchen in ein Kaltwasserbecken im Anschluss an das Training die Muskelhypertrophie abschwächt. Fyfe et al. (2019) weisen zudem nach, dass im Anschluss an das Kaltwasserbecken die anabolen Signale und die Hypertrophie der Skelettmuskelfasern vermindert sind. Zudem verringert das Eintauchen in kaltes Wasser während der Erholung von einem Training die Fähigkeit des Muskels, Aminosäuren aus Nahrungsproteinen aufzunehmen (Fuchs et al. 2020).

Das bedeutet im Umkehrschluss, dass im Einzelfall sehr genau zu prüfen ist, ob die Kälteanwendung bei dem Athleten Anwendung finden soll.

INFO

Herzfrequenzvariabilität

Die Herzfrequenzvariabilität (gemessen als Varianz der Phasenlängen zwischen zwei Herzschlägen) wird durch das vegetative Nervensystem beeinflusst. Bei entsprechender Erfahrung des Therapeuten können so Anhaltspunkte über den Erholungszustand des Sportlers gewonnen werden, denn Sympathikus und Parasympathikus regulieren nicht nur die Arbeitsleistung des Herzens, sondern beeinflussen auch die Regelmäßigkeit der Herzschläge. Der Einfluss des Parasympathikus zeigt sich in einer Zunahme der Unregelmäßigkeit, während der Sympathikus für eine geringere Varianz der Herzschlagfolge sorgt. Die Varianz ist also ein Parameter, der den Erregungszustand und damit auch die Regenerationstätigkeit anzeigen kann.

Stufenmodell zum Ausdauertraining in der Therapie

Das hier dargestellte Stufenmodell zum rehabilitativen Ausdauertraining hat das Ziel, eine einfache und systematische *Trainingssteuerung* im Praxisalltag zu ermöglichen. Die einzelnen Stufen sind hinsichtlich ihrer Trainingsumfangsproportionen, der Trainingsintensitäten und der Trainingsmethoden unterteilt und bieten somit eine Vielzahl an Möglichkeiten, das Ausdauertraining sinnvoll und systematisch zu gestalten. Dabei bestimmen die individuellen Voraussetzungen, das Ausmaß der Schädigung und die individuelle Zielsetzung sowie die nachfolgenden Anforderungen in Alltag und Sport die zeitliche Dauer der jeweiligen Stufe.

Das Stufenmodell zum rehabilitativen Ausdauertraining sieht eine kontinuierliche Verlagerung der Trainingsschwerpunkte vor, beginnend mit überwiegend regenerativem Charakter (Stufe 1) hin zu einem umfangreichen und vielfältigen allgemeinen Ausdauertraining (Stufe 4). Voraussetzung für die Durchführung eines systematisch gesteuerten Ausdauertrainings der Stufe 4 ist eine spezifische Leistungsdiagnostik, die wiederum nur dann optimale Ergebnisse liefert, wenn die verletzten Strukturen voll belastbar sind und somit keine hemmenden Effekte auf physische oder psychische Komponenten haben.

In ➤ Abb. 3.2 sind die vier Stufen und deren Trainingsumfangsproportionen dargestellt. Zu Beginn der Rehabilitation nimmt die REKOM, die *Regeneration/Kompensation* den größten Trainingsumfang ein, während ab der zweiten Stufe das *Vorbereitungstraining* an Bedeutung gewinnt. In Stufe 3 wird das Training der *Grundlagenausdauer* (GA) eingeführt. In Stufe 4 ist die Rehabilitation so weit fortgeschritten, dass eine Hinleitung zum *wettkampfspezifischen Ausdauertraining* (WSA) durchgeführt werden kann (➤ Tab. 3.3).

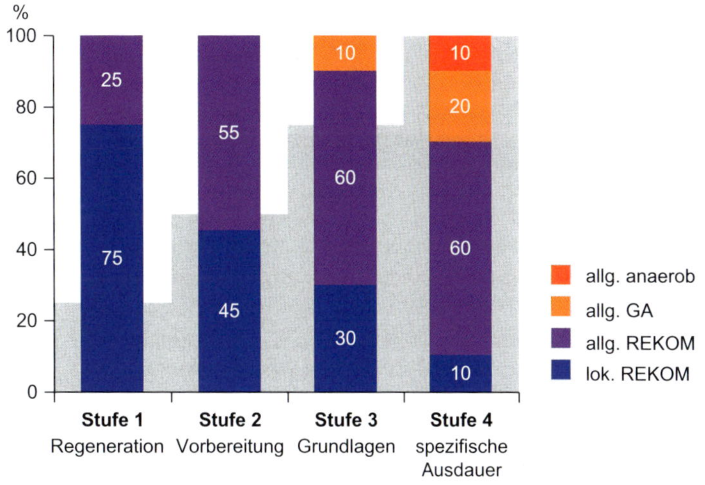

Abb. 3.2 Trainingsumfangsproportionen im Vier-Stufen-Modell zum rehabilitativen Ausdauertraining [L231]

Tab. 3.3 Zusammenfassende Übersicht des Trainings in Stufe 1 bis 4 [M993]

Stufe 1	
Zielsetzung	Möglichst schnelle und vollständige Regeneration, Erreichen einer metabolischen Adaptation, Ausnutzen des Crossing-Effekts, ggf. leistungserhaltendes allgemeines Ausdauertraining
Leistungstest	Nicht zwingend erforderlich
Methoden	Überwiegend lokales aerobes dynamisches Ausdauertraining; 25 % des Trainingsumfangs im allgemeinen Ausdauertraining → Dauermethode, wenn schmerzfrei möglich
Intensität	Laktat < 1,5 mmol/l; bis etwa 50 % der HFmax
Dauer	50 % der bis zur Erschöpfung führenden Belastungsdauer
Stufe 2	
Zielsetzung	Unterstützende Regeneration, Erreichen einer metabolischen Adaptation, Ausnutzen des Crossing-Effekts, Bewegungsökonomie, Stoffwechselverbesserung, positive Einflussnahme auf die psychische Situation
Leistungstest	Nicht notwendig, Intensitätsfestlegung in Prozent der rechnerisch ermittelten HFmax
Methoden	Lokales aerobes, dynamisches Ausdauertraining sowie allgemeines Ausdauertraining → Dauermethode, sehr niedrige Intensität (Regenerationsbereich)
Intensität	Laktat < 2,0 mmol/l; bis etwa 50–60 % der HFmax
Dauer	50 % der bis zur Erschöpfung führenden Belastungsdauer, ca. 20–40 Minuten
Stufe 3	
Zielsetzung	Speziellere Entwicklung der Grundlagenausdauerfähigkeit, Erhöhung der aerob-anaeroben Kapazität, Ökonomisierung, Fettstoffwechseltraining, Stabilisierung des Herz-Kreislauf-Systems, psychische Stabilisation
Leistungstest	Bestimmung der LT_1/VT_1 Fitness-Test mit Pulsuhr, Kontrolle der HRV (Herzfrequenzvariabilität)
Methoden	Dauermethode, Fahrtspiele, wechselhafte Dauermethode, ggf. extensive Intervallmethode
Intensität	Niedrig bis hoch, Laktat 2,0–3,0 mmol/l; etwa 60–70 % der HFmax
Dauer	20–90 Minuten; Fettstoffwechseltraining ab 120 min
Stufe 4	
Zielsetzung	Aerobe, aerob-anaerobe und anaerobe Stoffwechselverbesserung, Übergang zum selbstgesteuerten Heimtraining, Vorbereitung auf das folgende Leistungstraining
Leistungstest	Bestimmung der LT_1/VT_1 sowie der LT_2/VT_2 und entsprechende Festsetzung der Trainingsbereiche
Methoden	Dauermethode, Fahrtspiele, wechselhafte Dauermethode, extensive Intervallmethode, Wiederholungsmethode, hochintensive Intervallmethode (HIIT)
Intensität	Sehr niedrig bis sehr hoch, Laktat 2,0–10,0 mmol/l; alle Herzfrequenzbereiche
Dauer	10–120 Minuten oder länger in Abhängigkeit von Sportart und Ziel

Stufe 1 Regeneration

Die Hauptzielsetzungen dieser Stufe sind:

- Möglichst schnelle und vollständige Regeneration nach belastenden Trainingseinheiten
- Erreichen erster metabolische Adaptationen

Ein Training dieser Stufe ist grundsätzlich durch leichte Belastungen mit niedriger Intensität und höheren Umfängen gekennzeichnet. Es ist als eigenständiges Training zu verstehen, obwohl es klassischerweise vor allem im Anschluss an ein normales Training im Sinne einer *„Entmüdung"* durchgeführt wird. Sofortregeneration, in diesem Sinne als aktive Erholung verstanden, ist z. B. die leichte lokale aerobe und dynamische Belastung im Anschluss an eine eher einseitige und vielleicht statische Beanspruchung der Muskulatur.

Dementsprechend ist in dieser ersten Stufe das *lokale aerob-dynamische Ausdauertraining* die vorrangige Methode der Wahl. Denn

- die aerob-dynamische Belastung stellt im Alltag die wesentliche Beanspruchungsform dar,
- die aerobe Ausdauer wird als mindestens genauso wichtig für eine Steigerung der gesamten körperlichen Leistungsfähigkeit angesehen wie die durch höhere Trainingsintensität erzielten kardiopulmonalen Adaptationen und
- das aerob-dynamische Ausdauertraining ist für die Rehabilitation insgesamt von sehr großer Bedeutung.

Die positiven Adaptationen hinsichtlich der Ausdauer stehen in Relation zur Anzahl der Trainingskontraktionen. So führt z. B. ein Drehkurbelergometer-Training von 40 Minuten Dauer bei weniger als 5 % der maximalen Drehkraft zu wesentlichen Verbesserungen der lokalen aeroben Ausdauer. Allerdings sind bei dieser Trainingsform – ebenso wie beim einbeinigen Radfahren – kaum Veränderungen zentraler Art zu erwarten. Es zeigen sich beim einseitigen Trainieren dafür jedoch deutliche Effekte der lokalen aerob-dynamischen Ausdauer auf der nicht trainierten Seite *(sog. Crossing-Effekt)* – ein zusätzliches positives Argument für diese Trainingsform zu Beginn der Therapie (in Anlehnung an Hollmann/Strüder 2009).

Stufe 2 Vorbereitungstraining

Mit Fortschreiten des Heilungsprozesses können nun zunehmend mehr allgemeine aerobe Ausdauertrainingsformen in den Therapieplan aufgenommen werden. Den größten Teil des Trainings nehmen aber immer noch, wie schon in Stufe 1 beschrieben, die *regenerativen und lokalen aeroben Ausdauertrainingsformen* ein. Um eine erste Orientierung für die Trainingssteuerung der allgemeinen Ausdauer zu geben, sind in ➤ Tab. 3.3 Zielbereiche des Trainings dargestellt.

Auch diese Stufe des Trainings wird als sehr leicht empfunden, denn der Energiebedarf wird zu 100 % über den aeroben Stoffwechselweg gedeckt. Das Ziel dieser Stufe ist es, ein Fundament (durch Erhöhung der aeroben Kapazität) für das spätere umfangreichere und vielseitigere allgemeine Ausdauertraining zu legen. Der Trainingsschwerpunkt liegt deswegen auf koordinativen Aspekten der Bewegungssteuerung (Ökonomie), der Initiierung des (Fett-)Stoffwechsels und einer Verbesserung der allgemeinen psychischen Situation.

3

Die *Dauermethode* ist auch hier die Methode der Wahl und wird entsprechend den beschriebenen Grundsätzen durchgeführt.

Stufe 3 Grundlagentraining

Mit Beginn dieser Stufe gewinnt das allgemeine aerobe Ausdauertraining zunehmend an Bedeutung im Therapieplan. Der Heilungsprozess ist nun schon so weit fortgeschritten, dass Trainingseinheiten im *Grundlagenausdauerbereich* (GA) durchgeführt werden können. Das GA-Training erfordert die Inanspruchnahme des aerob-anaeroben Mischstoffwechsels. Daher ist ein normales Kraftniveau zur Gelenksicherung und -stabilisierung eine notwendige Voraussetzung. Dieses Training wird zumindest zeitweilig als etwas anstrengend empfunden, wobei die in dieser Stufe einsetzende geringe Laktatbildung von den meisten Patienten noch sehr gut toleriert wird. Ziele dieser Stufe sind:

- Speziellere Entwicklung der Grundlagenausdauerfähigkeit (Basis für beste Leistung)
- Erhöhung der aeroben und aerob-anaeroben Kapazität
- Ökonomisierung der Lauf- bzw. Radfahrtechnik
- Training des Fettstoffwechsels
- Stabilisierung des Herz-Kreislauf-Systems
- Fortführung der psychischen Stabilisation

Aus diesem Grund werden neben der Dauermethode nun auch die *wechselhafte Dauermethode*, die *Fahrtspielmethode* und die *extensive Intervallmethode* eingeführt.

Da die körperliche Leistungsfähigkeit an diesem Punkt der Rehabilitation noch nicht vollständig abgeschlossen ist, ist zudem eine volle Ausbelastung des Rehabilitanden in der Regel nicht sinnvoll. Aus diesem Grund bietet sich zur Intensitätssteuerung dieses Trainingsbereichs ein *submaximaler Ausdauertest* an bzw. die Festlegung von Zielwerten für die Trainingsherzfrequenz mittels einer verbesserten Herzfrequenzformel (➤ Kap. 11.3.3). Mithilfe eines submaximalen Herzfrequenztests kann eine einfache und doch verlässliche Aussage über die Trainingsbereiche getroffen werden. Hilfsmittel ist hier ein Pulsmesser mit integriertem Testmodus. Über den Test wird meist die maximale Herzfrequenz errechnet, sodass im folgenden Training mit Prozentwerten der HFmax trainiert werden kann.

Stufe 4 Spezielles Ausdauertraining

Mit Beginn dieser Stufe ist der Heilungsprozess so weit fortgeschritten, dass auch anstrengende und sehr anstrengende Ausdauertrainingsformen durchgeführt werden können. Eine der Voraussetzungen für das Training in dieser Stufe – und damit für das Erreichen und Durchführen eines umfangreichen und vielseitigen Ausdauertrainings – ist, dass die gelenksichernde Muskelkraft auch unter Ermüdungseinflüssen standhalten muss.

Neben den bereits beschriebenen Trainingsformen wird nun auch ein Training mit anforderungsspezifischen Inhalten durchgeführt *(WSA-Training);* wenngleich der Gesamtumfang dieser belastenden Inhalte eher gering ist. Das Training in dieser Stufe wird deswegen teilweise als anstrengend bis sehr anstrengend empfunden und folgerichtig sollte zu Beginn eine möglichst genaue Leistungsdiagnostik mit entsprechenden Hinweisen auf die jeweiligen Trainingsbereiche erfolgen.

Folgende Ziele werden durch die höheren mechanischen und metabolischen Anforderungen an die Skelettmuskulatur und das kardiovaskuläre System verfolgt:

- Erhöhung der spezifischen Leistungsfähigkeit
- Verbesserung der VO_2max
- Steigerung zentraler Enzyme des oxidativen und glykolytischen Stoffwechsels
- Stimuli für Anpassungen des Herzens und Blutgefäßneubildung

Vorrangige Trainingsmethoden sind die *extensive und intensive Intervallmethode* sowie Fahrtspiele. Bei den verschiedenen Trainingsvarianten sollte innerhalb dieser Stufe nicht ausschließlich über das Herzfrequenzverhalten auf die Ermüdung des Sportlers geschlossen werden, sondern zusätzlich die muskuläre Ermüdung Berücksichtigung finden.

3

Reflexionsfragen

- Wie erklären Sie einem Patienten die Dreiphasigkeit der Energiebereitstellung?
- Welche Anpassungserscheinungen des Ausdauertrainings erachten Sie für den übergreifenden Rehabilitationsprozess als am wichtigsten?
- Welche Probleme können sich bei der Trainingssteuerung ergeben und wie kann man diesen begegnen?
- Konkretisieren Sie den Begriff „Fettstoffwechseltraining“ und erläutern Sie, warum es nur bedingt zur Gewichtsreduktion geeignet ist.
- Wie planen Sie ein Grundlagenausdauertraining?

LITERATUR

Alexandridis J. Evaluation eines ambulanten psychoedukativen Bewegungsprogramms für Männer und Frauen mit Adipositas. Dissertation. Universität Heidelberg, 2007.

Drygas W. et al. Long term effects of different physical activity levels on coronary heart disease risk factors in middle-aged men. Int J Sports Med. 2000; 21: 235–241.

Fuchs CJ, Kouw IW, Churchward-Venne TA, Smeets J., Senden JM, van Marken Lichtenbelt WD, Verdijk LB, van Loon LJ. Postexercise cooling impairs muscle protein synthesis rates in recreational athletes. J Physiol 2020, 598.4, 755–772.

Fyfe JJ, Broatch JR, Trewin AJ, Hanson ED, Argus CK, Garnham AP, Halson SL, Polman RC, Bishop DJ, Petersen AC. Cold water immersion attenuates anabolic signaling and skeletal muscle fiber hypertrophy, but not strength gain, following whole-body resistance training. J Appl Physiol 2019, 127(5) 1403–1418.

Gellish RL et al. Longitudinal modeling of the relationship between age and maximal heart rate. Med Sci Sports Exerc. 2007; 39: 822–829.

Gollner E, Kreuzriegler F, Kreuzriegler K (1991). Rehabilitatives Ausdauertraining. Orthopädie und Traumatologie auf Grundlage der Trainingslehre. München: Pflaum Verlag.

Haas HJ, Schmidtbleicher D (2011). Training von Kraft, Ausdauer und Schnelligkeit. In: Bant, H, Haas HJ, Ophey M, Steverding M (Hrsg.), Sportphysiotherapie (S.187). Stuttgart: Thieme Verlag.

Hofmann P. Drei Phasen der Energiebereitstellung. medicalsportsnetwork 2007; (3): 58–59.

Holfelder et al. Polarized Training: eines systematische Übersichtsarbeit. Swiss Sports & Exercise Medicine, 2016, 64 (2), 44–50

Hollmann W, Strüder H. Sportmedizin: Grundlagen für Arbeit, Training und Präventivmedizin. Stuttgart: Schattauer, 2009.

Hottenrott K (Hrsg.). Herzfrequenzvariabilität im Sport. Schriften der Deutschen Vereinigung für Sportwissenschaft. Bd. 129. Hamburg: Czwalina Verlag, 2002.

Hottenrott K (Hrsg.). Herzfrequenzvariabilität im Fitness- und Gesundheitssport. Schriften der Deutschen Vereinigung für Sportwissenschaft. Bd. 142. Hamburg: Czwalina Verlag, 2004.

Hottenrott K (Hrsg.). Herzfrequenzvariabilität: Methoden und Anwendungen in Sport und Medizin. Schriften der Deutschen Vereinigung für Sportwissenschaft. Bd. 162. Hamburg: Czwalina Verlag, 2006.

Hottenrott K, Neumann G. Geschlechtsspezifität der Trainingsherzfrequenz bei Ausdauerbelastungen. Dtsch Z Sportmed. 2007; 58: 275.

Hottenrott K, Neumann G. Methodik des Ausdauertrainings. Beiträge zur Lehre und Forschung im Sport; Bd. 165. Schorndorf: Hofmann, 2008.

Hottenrott K et al. (Hrsg.). Herzfrequenzvariabilität: Risikodiagnostik, Stressanalyse, Belastungssteuerung. Schriften der Deutschen Vereinigung für Sportwissenschaft. Bd. 192. Hamburg: Czwalina Verlag, 2009.

Hottenrott K et al. (Hrsg.). Herzfrequenzvariabilität: Gesundheitsförderung, Trainingssteuerung, Biofeedback. Schriften der Deutschen Vereinigung für Sportwissenschaft. Bd. 214. Hamburg: Czwalina Verlag, 2011.

Hottenrott K et al. (Hrsg.). Herzfrequenzvariabilität: Grundlagen, Methoden, Anwendung. Schriften der Deutschen Vereinigung für Sportwissenschaft. Bd. 233. Hamburg: Czwalina Verlag, 2014.

Hottenrott K, Seidel I (Hrsg.). Handbuch Trainingswissenschaft - Trainingslehre. Beiträge zur Lehre und Forschung im Sport, Band 200. Schorndorf: Hofmann-Verlag, 2017.

Jeukendrup A E. Fettverbrennung und körperliche Aktivität. Dtsch Z Sportmed. 2005; 56(9): 337–338.

Karvonen MJ et al. (1957). The effects of training on heart rate. Ann Med Exp Biol Fenn. 1957; 35: 307–315.

Kindermann W. Anaerobe Schwelle. Dtsch Z Sportmed. 2004; 55: 161–162.

Knechtle B (2002). Aktuelle Sportphysiologie – Leistung und Ernährung im Sport. Basel: Karger Verlag.

Lagerstrøm D, Graf J. Die richtige Trainingspulsfrequenz beim Ausdauersport. Z Herz Sport Gesundheit. 1986; 3: 21.

Maassen N, Schneider, G.: Die kapilläre Laktatkonzentration als Maß für die Belastungsreaktion. Deutsche Zeitschrift für Sportmedizin, 2011, Bd. 4 (62), S. 92–97.

Martin D, Carl K, Lehnertz K. Handbuch Trainingslehre. 3. Auflage. Schorndorf: Hofmann-Verlag, 2016.

McArdle WD et al. Exercise physiology: energy, nutrition, and human performance. Philadelphia: Lippincott Williams & Wilkins, 2001.

McConnell T. Practical considerations in the testing of VO_2max in runners. Sports Med. 1988, 5: 57–68.

Meyer T, Kindermann W. Die maximale Sauerstoffaufnahme (VO_2max). Dtsch. Zeitschr. Sportsmed., 1999, 50: 285–286.

Moeller T. Analyse nationaler und internationaler Tendenzen der Trainings- und Leistungsentwicklung in der Sportart Triathlon mit dem Ziel der Ableitung von Anforderungsprofilen und trainingsmethodischen Konsequenzen für die Olympiavorbereitung. Ztschr Angew Trainingswis, 2011, 18(2), 22–41.

Neumann G, Pfützner A., Berbalk A. Optimiertes Ausdauertraining. Aachen: Meyer & Meyer, 2013.

Peake JM, Markworth JF, Cumming KT, Aas SN, Roberts LA, Raastad T, Cameron-Smith D, Figueiredo VC. The Effects of Cold Water Immersion and Active Recovery on Molecular Factors That Regulate Growth and Remodeling of Skeletal Muscle After Resistance Exercise. Front. Physiol. 2020, 11: 737. doi: https://doi.org/10.3389/fphys.2020.00737.

Pokan R, Förster H, Hofmann P, Hörtnagl H, Ledl-Kurkowski E, Wonisch M. Kompendium der Sportmedizin, Physiologie, Inneren Medizin und Pädiatrie. Wien/New York: Springer Verlag, 2004.

Reindell H, Roskamm H, Gerschler W, Adam K. Das Intervalltraining: Physiologische Grundlagen, praktische Anwendungen und Schädigungsmöglichkeiten. Wissenschaftliche Schriftenreihe des Deutschen Sportbundes, Bd.4, München: Barth. 1962.

Scharhag-Rosenberger F. Spiroergometrie zur Ausdauerleistungsdiagnostik. Dtsch Z Sportmed. 2010; 61: 146–147.

Scharhag-Rosenberger F. et al. Exercise at given percentages of VO_2max: heterogeneous metabolic responses between individuals. J. Sci. Med. Sport, 2010, 13 (1), 74–79.

Schomaker R, Greiwing A. Sport- und Präventivmedizin: Die Spiroergometrie in der Ausdauerleistungsdiagnostik. In: Kroidl RF, Schwarz S, Lehnigk B, Fritsch J.:(Hrsg.). Kursbuch Spiroergometrie. 3. Aufl. Stuttgart: Thieme, 2014.

Seiler S, Tønnessen E. Intervals, thresholds, and long slow distance: the role of Intensity and duration in endurance training. Sportsci. 2009; 13: 32–53. http://sportsci.org/2009/ss.htm (zuletzt abgerufen 31.01.2022).

Seiler S. What is best practice for training intensity and duration distribution in endurance athletes? Int. J. Sports Physiol. Perform., 2010, 5 (3), 276–291.

Skinner JS, McLellan TM. The transition from aerobic to anaerobic metabolism. Res Q Exerc Sport. 1980; 51: 234–248.

Sperlich B. Intensitätsverteilung im Ausdauertraining. Aktuelle Datenlage und Perspektiven. Leistungssport 2020 (50), 3, 16–20.

Spring H, Dvorak J, Dvorak V. Theorie und Praxis der Trainingstherapie. Stuttgart: Thieme, 2005.

Stöggl T, Björklund G. High Intensity Interval Training Leads to Greater Improvements in Acute Heart Rate Recovery and Anaerobic Power as High Volume Low Intensity Training. *Front. Physiol.* 2017, 8: 562. doi: https://doi.org/10.3389/fphys.2017.00562.

Stöggl T, Sperlich B. Polarized training has greater impact on key endurance variables than threshold, high intensity, or high volume training. Front. Physiol. 2014, 5: 33. doi: https://doi.org/10.3389/fphys.2014.00033.

Tanaka H et al. Age-predicted maximal heart rate revisited. J Am Coll Cardiol 2001; 37: 153–156.

Tschopp M, Held T, Villiger B, Marti B. Qualitätsstandards in der Ausdauerleistungsdiagnostik. Schweizer Zeitschrift für «Sportmedizin und Sporttraumatologie», Bd. 2, 2001(49), S. 57–66.

Wahl P et al. Moderne Betrachtungsweisen des Laktats: Laktat ein überschätztes und zugleich unterschätztes Molekül. Schweiz Z Sportmed Sporttraumatol. 2009; 57: 100–107.

Weineck J. Optimales Training: Leistungsphysiologische Trainingslehre unter besonderer Berücksichtigung des Kinder- und Jugendtrainings. 17. Aufl. Balingen: Spitta, 2019.

Westhoff M, Rühle KH, Greiwing A, Schomaker R, Eschenbacher H, Siepmann M, Lehnigk B. Ventilatorische und metabolische (Laktat-)Schwellen. Positionspapier der Arbeitsgemeinschaft Spiroergometrie. Deutsche medizinische Wochenschrift (1946), 2013, *138*(6), 275–280.

Wing RR, Phelan S. Long-term weight loss maintenance. Am J Clin Nutr. 2005; 82: 222–225.

Wonisch M et al. Spiroergometrie in der Kardiologie – Grundlagen der Physiologie und Terminologie. Journal für Kardiologie/Austrian J Cardiol. 2003; 10: 383–390.

KAPITEL

4

Konstantin Karanikas, Ingo Froböse und Rüdiger Fiehn

Biomechanische Aspekte des Trainings in der Therapie

Lerninhalte

Zielformulierung

Im folgenden Kapitel werden biomechanische Aspekte insbesondere hinsichtlich der Belastung und Beanspruchung von Strukturen des Stütz- und Bewegungssystems beschrieben.

Lernziele

- Wirkung von unterschiedlichen Belastungen und Beanspruchungen der Strukturen des Stütz- und Bewegungssystems erkennen und unterscheiden
- Anwendung der biomechanischen Betrachtungsweise auf ausgewählte Problemstellungen in der Therapie
- Beherrschung von physikalischen Gesetzen und Fachtermini in der Praxis
- Kritische Beurteilung von Messvorgängen
- Quantifizierung und Optimierung der Belastungsintensität

Das Ziel der Biomechanik ist die Beschreibung und Analyse von Bewegungsabläufen auf der Grundlage mechanischer und biologischer Erkenntnisse: Die *Mechanik* beschäftigt sich mit Bewegungen und den sie verursachenden Kräften sowie mit der Zusammensetzung und dem Gleichgewicht von Kräften. Die *biologische* Grundlage bildet das Wissen über das aktive und passive Bewegungssystem (z. B. die Gelenkformen oder die unterschiedlichen Kontraktionsformen der Skelettmuskulatur).

Das Bewegungssystem ist ständig äußeren und inneren Kräften ausgesetzt. Die Wirkungen dieser Kräfte bzw. Belastungen werden in der Biomechanik als *Beanspruchungen* bezeichnet. Verschiedene Beanspruchungsformen können sowohl gesunde, physiologische Reaktionen auslösen als auch pathogene Wirkungen haben, weshalb die grundlegende Kenntnis der Beanspruchungsformen für den Therapeuten enorm wichtig ist (➤ Tab. 4.1).

Die einzelnen Strukturen des muskuloskelettalen Systems benötigen unterschiedliche Reize zur Regeneration. Kompressionsreize sind elementar und fördern die Adaptation und Regeneration des Knochens; andererseits können übermäßige Kompressionsreize die Adaptation und Regeneration des hyalinen Knorpels bei Veränderungen bzw. den Heilungsprozess nach Verletzungen negativ beeinflussen. Auch Kenntnisse zur maximalen Belastbarkeit einer Struktur sind in der Therapie von Bedeutung, um eine Optimierung der Therapieinhalte zu ermöglichen (Guadalupe-Grau et al. 2009).

Tab. 4.1 Pathogene Wirkung mechanischer Beanspruchung auf unterschiedliche Strukturen des Stütz- und Bewegungssystems [M993]

Teilsystem	Beanspruchung	Pathogene Wirkung
Knochen	Biege-, Scherbeanspruchung	Fraktur, Ermüdungsbruch
Gelenkknorpel	Scher-, Druckbeanspruchung	Verschleiß, Arthrose, Degeneration
Sehnen	Zugbeanspruchung	Tendinose, Riss, Überdehnung, Entzündungen
Bänder	Zugbeanspruchung	Überdehnung, Riss
Muskulatur	Zugbeanspruchung	Spannungen, Verkrampfungen, Zerrungen, Teilriss, Komplettriss, Schmerzen, Myogelosen, Kontrakturen

4.1 Neuere Untersuchungen zur Biomechanik und Adaptation des Bewegungssystems

Knochen

Aus klinischer Erfahrung ist seit langem bekannt, dass die Knochendichte nach längerer Bettlägerigkeit abnimmt. Umgekehrt nimmt bei erhöhter körperlicher Beanspruchung der Knochenmineralgehalt zu (Jämsä et al. 2006). Körperliche Übungen und Sport, die mit hohen Kräften oder Stoßbelastungen einhergehen, bewirken sogar eine deutliche Erhöhung der Knochendichte im Vergleich zu Sportarten mit gering wirkenden Kräften wie Gehen und Schwimmen (Guadalupe-Grau et al. 2009). Nach Absetzen einer Sportart wird ein Rückgang der Knochendichte beobachtet.

Neue Untersuchungen weisen darauf hin, dass auch kleine mechanische Signale Anpassungsreaktionen des Knochens auslösen, wenn sie eine für den Knochen unbekannte Belastung darstellen (Judex/Rubin 2010). In diesem Zusammenhang wird auch diskutiert, ob Mikrofrakturen der Spongiosa, deren häufiges Vorkommen in der Spongiosa der Wirbelkörper und im Bereich des Hüftgelenks nachgewiesen wurden, eine Rolle für die Adaptation des Knochens spielen.

Alternativ zur klassischen körperlichen Betätigung wird eine mechanische Stimulation durch Ganzkörpervibration diskutiert, die eine Erhöhung der Knochendichte erreichen soll (Ruan et al. 2008; Martínez-Pardo et al. 2014). Für die Therapie ist jedoch zu beachten, dass Ganzkörpervibration auch mit Risiken verbunden ist, da im Körper Resonanzen angeregt werden können (Mester et al. 2006).

Knorpel

Im Gegensatz zu Knochen ist über die mechanische Stimulation und die Anpassung von hyalinem Knorpel wenig bekannt. Eckstein et al. (2006) konnten zwischen Leistungssportlern und Kontrollpersonen bezüglich der Morphologie des Knorpels keine Unterschiede feststellen. Die Autoren argumentieren, dass eine belastungsbedingte Erhöhung der Knorpeldicke nach mechanischer Stimulation unterbleibt, weil sie keinen mechanischen Vorteil bringen würde. Knorpel bewirkt damit keine wesentliche Dämpfung der Gelenkbelastung, vielmehr trägt er zur Aufrechterhaltung der geringen Reibung zwischen den Gelenkoberflächen bei.

Eine Abnahme der Dicke der Knorpelschicht des Kniegelenks konnte nach 7 Wochen Teilbelastung im Vergleich zum kontralateralen Knie festgestellt werden (Hinterwimmer et al. 2004). Ob allerdings solche Veränderungen reversibel sind und ob Knorpel nach längeren Phasen der Teilentlastung oder Ruhigstellung einem höheren mechanischen Verletzungsrisiko ausgesetzt ist, ist noch umstritten.

Sehnengewebe

Während die muskuläre Adaptation lange Zeit Gegenstand der Forschung in der Literatur war, rückt in aktuellen Publikationen die Adaptation der Sehne immer mehr in den Vordergrund. Fehlende mechanische Beanspruchungen können den physiologischen Belastungsbereich der Sehnen (Zugbelastungen von mehr als 8.000 N/cm^2) reduzieren und Strukturveränderungen im Gewebe verursachen (Wang 2006). Die Sehne benötigt stufenweise ansteigende Dehnungsreize, um ihre strukturellen Eigenschaften zu verbessern. Die mechanische Belastung führt zu einer parallelen Ausrichtung und Vergrößerung der Festigkeit der einzelnen Fasern der Sehne. Exzentrischen Belastungsformen mit hohen Krafteinsätzen sowie geringen Ausführungsgeschwindigkeiten wird eine hohe Bedeutung bei der Adaptation einer Sehne und bei der Therapie von Tendopathien beigemessen. Die Dauer der Muskelkontraktion und damit indirekt die Dehnung der Sehne sollte nach Böhm et al. (2014) mindestens 3 Sekunden gehalten werden (4 × 3 s Belastung/3 s Entspannung). Konkrete Angaben zur Belastungsdosierung bei Tendopathien gibt es derzeit noch nicht (Arampatzsis et al. 2010; Skjong et al. 2012; Bohm et al. 2014).

MERKE

Muskel, Sehnen, Bänder, Knochen und Knorpel benötigen *jeweils spezifische Belastungen,* um Anpassungsreaktionen auszulösen.

4.2 Grundlagen der Mechanik

Bei Bewegungen wird unterschieden zwischen *linearen* (Translationen) und *kurvenlinearen Bewegungen.* Die kurvenlinearen Bewegungen werden in kreisförmige (Rotationen) und gemischte oder parabelförmige Bewegungen unterteilt. Ob eine Bewegung eine rotatorische oder translatorische Bewegung ist, ist unter anderem eine Frage des *Bezugspunkts.* Geht eine Person über eine Straße, so kann man von einer translatorischen Bewegung sprechen, sofern man die Bewegung des Körperschwerpunkts betrachtet. In den einzelnen Gelenken finden jedoch hauptsächlich *gemischte Bewegungen* statt.

Im Gegensatz zu translatorischen Bewegungen, bei denen alle Punkte des bewegten Körpers gleiche, parallel zueinander verschobene Bahnen beschreiben, bewegen sich bei Rotationen alle Punkte des Körpers auf konzentrischen Bahnen um einen *Drehpunkt.* Betrachtet man ganz spezifisch die Gelenkmechanik, so wird in der *Arthrokinematik* vom sog. *„Rollen“* bzw. *„Gleiten“* zwischen den Gelenkpartnern gesprochen.

Verletzungen sowie chirurgische Eingriffe können die Arthrokinematik eines Gelenks verändern, was wiederum die Beanspruchung der Gelenkstrukturen beeinflusst. Die muskuläre Führung und Kontrolle des Gelenks bekommt dann eine deutlich größere Bedeutung.

Im Folgenden werden einige mechanische Grundlagen für die Analyse der Ursachen und auslösenden Kräfte von Bewegungen dargestellt, die später auf das Training bzw. die Einschätzung von Belastungen übertragen werden. Zunächst sollen die wichtigsten *Grundbegriffe* sowie die *Grundgesetze der Mechanik* kurz erläutert werden.

4.2.1 Geschwindigkeit und Beschleunigung

Die *Geschwindigkeit* v ist das Verhältnis des zurückgelegten Wegs (s) zu der dafür benötigten Zeit (t).

$$v = s/t$$

Beispiel: s = 10 m und t = 2 sec → v = 10 m/2 sec = 5 m/sec.

Bei dieser Formel/Berechnung sprechen wir nur von einer Durchschnittsgeschwindigkeit. Die Verwendung dieser Geschwindigkeit wird in der Therapie vor allem zur Beschreibung der Gangparameter und Dokumentation der Therapie verwendet (z. B. Stand- und Schwungzeit).

Die *Winkelgeschwindigkeit* (ω = Omega) ist das Verhältnis der Winkeländerung (Φ = Phi) zu der dafür benötigten Zeit.

Beispiel: Φ = 34° und t = 2 sec → ω = 34°/2 sec = 17°/sec.

In der Therapie kommt der Begriff der Winkelgeschwindigkeit vor allem beim isokinetischen Training vor (➤ Kap. 5.8).

Die *Beschleunigung* (a) ist das Verhältnis der Geschwindigkeitsänderung zu der dafür benötigten Zeit. Eine bekannte Beschleunigung ist die Erdbeschleunigung oder Erdanziehungskraft (g) von 9,81 m/sec^2.

Die *Winkelbeschleunigung* (α) ist das Verhältnis der Winkelgeschwindigkeitsänderung zu der dafür benötigten Zeit.

4.2.2 Die drei Grundgesetze (Axiome) der klassischen Mechanik

Die Grundgesetze der Mechanik wurden von Isaac Newton (1643–1727) formuliert:

- Das *Trägheitsgesetz:* Ein Körper bleibt im Zustand der Ruhe oder der gleichförmig geradlinigen Bewegung, wenn er nicht durch einwirkende Kräfte gezwungen wird, seinen Zustand zu ändern.
- Das *dynamische Grundgesetz:* Die Beschleunigung eines Körpers mit der Masse m ist der einwirkenden Kraft (F) proportional und erfolgt in Richtung der Kraft. Daraus resultiert:

$$F = m \times a; [F] = kg \times m/s^2 = N$$

Das heißt, die Kraft ist gleich der Masse mal der Beschleunigung und die Einheit der Kraft, das Newton (N), ist definiert als die Kraft, die einem Körper der Masse 1 kg die Beschleunigung von 1 m/s² erteilt.

Die Schwerkraft (F_g) wirkt im Anziehungsbereich der Erde und verursacht die zum Erdmittelpunkt gerichtete Erdbeschleunigung g (9,81 m/s²):

$$Fg = m \times g$$

- Das *Reaktionsprinzip* (Wechselwirkungsgesetz: Actio – Reactio): Es gibt keine Kraft ohne Gegenkraft, denn Kräfte treten immer paarweise auf. Zu jeder „Actio" gehört eine „Reactio", d. h. eine einwirkende Kraft löst immer eine gleich große, in entgegengesetzter Richtung wirkende Kraft aus. Kraft und Gegenkraft bilden gewissermaßen eine Tateinheit. Man hätte deshalb das Phänomen, das man Kraft nennt, auch als das Auftreten von zwei Kräften definieren können.

4.2.3 Druck

Wirkt eine Kraft auf einer Fläche, kann aus der Kraftkomponente und der Größe der Fläche der Druck (p) bestimmt werden: Druck = Kraft/Fläche.

$$p = F/A; [p] = N/m^2 = Pa\ (Pascal)$$

Die Entfernung/Resektion von Menisci würde z. B die Kontaktfläche von Tibia und Femur verkleinern und den Druck auf die Kontaktfläche im Kniegelenk erhöhen. Eine Reduzierung der Last (Körpergewicht) und ausgewogene muskuläre Kraftverhältnisse am Kniegelenk könnten den Verlust der Menisci kompensieren.

4.2.4 Drehmoment, Arbeit und Leistung

Bei den Gelenkbewegungen des Körpers handelt es sich primär um Rotationsbewegungen oder gemischte Bewegungen. Dabei spielt das Drehmoment (M) als Produkt von Kraft (F) und des senkrechten Abstands (d) vom Drehpunkt (Hebelarm) eine wichtige Rolle:

$$M = F \times d$$

Alle Muskeln erzeugen durch ihre Aktivität Drehmomente zur Bewegung eines Gelenks. Diese Drehmomente sind nicht nur abhängig von der Kraft der Muskulatur, sondern auch vom *Abstand* des Gelenkdrehpunkts zur Wirkungslinie der Muskelkraft (➤ Abb. 4.1).

Drehmomente sind Vektoren, sie zeigen eine Richtung, haben einen Betrag und werden in Newtonmeter [Nm] gemessen. Obwohl das Drehmoment somit die gleiche Einheit wie die Arbeit hat, sind beide Größen voneinander verschieden: Die mechanische *Arbeit* (W) ist definiert als das Produkt aus der an einem Körper oder Massenpunkt angreifenden Kraft (F) und dem unter ihrer Einwirkung von ihm zurückgelegten Weg (s): Arbeit = Kraft × Weg.

$$W = F \times s; [W] = N \times m = J\ (Joule)$$

Spielt die Zeit eine Rolle, in der eine Arbeit verrichtet wird, dann ist die *Leistung* von Bedeutung. Die mechanische Leistung (P) ist definiert als Quotient aus der Arbeit (W) und der dazu benötigten Zeit (t): Leistung = Arbeit/Zeit.

$$P = W/t; [P] = Watt$$

MERKE
Drehmomente (M) sind relevant bei Rotationen und gemischten Bewegungen, *Kräfte* (F) bei Translationen.

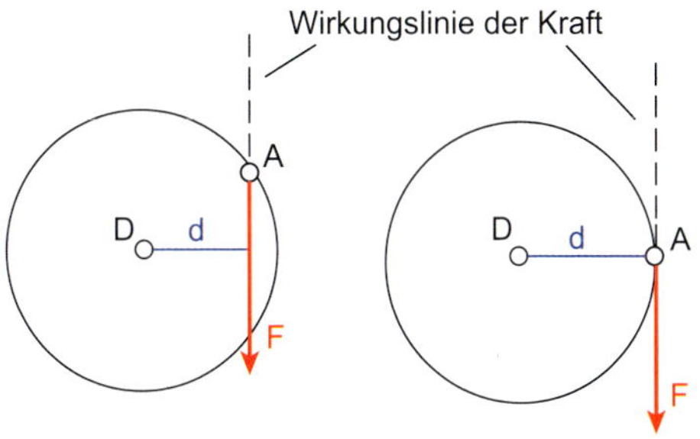

Abb. 4.1 Drehwirkung einer angreifenden Kraft F in Abhängigkeit vom senkrechten Abstand d ihrer Wirkungslinie vom Drehpunkt D (A = Angriffspunkt). Je größer der Abstand d ist, desto größer ist die Drehwirkung. [M993]

4

4.2.5 Hebelgesetz

Für die Einschätzung der Beanspruchung eines Muskels (z. B. der Armmuskulatur) bei Einwirkung einer äußeren Belastung (z. B. beim Anheben einer Hantel) werden die Belastungen und die ihnen entgegenwirkenden Muskelkräfte gegenübergestellt. Hierzu wird in der Biomechanik das Hebelgesetz verwendet.

Ein Hebel ist ein fester Körper, der sich unter Einwirkung angreifender Kräfte um einen Angelpunkt drehen kann. Man unterscheidet *einarmige Hebel* (Angelpunkt befindet sich am Hebelende) oder *zweiarmige Hebel* (Angelpunkt befindet sich zwischen den Hebelenden). Zweiarmige Hebel nutzt man z. B. bei der Erhaltung des aufrechten Stands, einarmige bei Bewegungen der Extremitäten (➤ Abb. 4.2).

Für die Abschätzung der Größe einer Kraft muss man wissen, dass Kraft mal Kraftarm gleich Last mal Lastarm ist (Hebelgesetz).

Last × Lastarm = Kraft × Kraftarm

Das bedeutet, dass eine Last, die über einen langen Hebel wirkt, ein großes Lastmoment erzeugt und daher eine verhältnismäßig große Kraft aufgebracht werden muss, um dieser Last standzuhalten, wenn der Kraftarm relativ kurz ist.

Im Folgenden werden Kraftmomente und Hebel im Bereich der Muskelmechanik betrachtet.

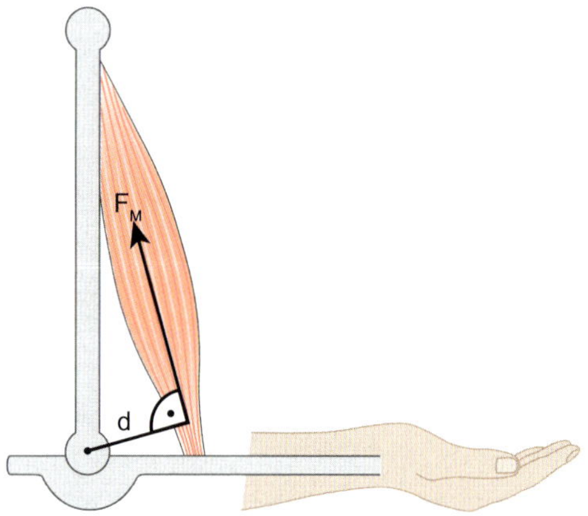

Abb. 4.2 Hebelarm des Muskels. F_M = Muskelkraft, d = Hebelarm (nach Tusker 1989) [L231]

4.3 Muskelkräfte/Kraftmomente und Belastungen (Lastmomente)

4.3.1 Muskelmechanik

Liegt ein Muskel proximal von dem zu bewegenden Gelenk, so wird er auch als *„Spurtmuskel"* bezeichnet und ermöglicht die Mobilität eines Gelenks; liegt er distal, wird er auch als *„Shuntmuskel"* bezeichnet und übt einen stabilisierenden Effekt aus.

In Abhängigkeit von der Gelenkstellung ändert sich der *Ansatzwinkel des Muskels* und gleichzeitig auch die Größe des möglichen Drehmoments, weil der virtuelle Hebel (d) sich verändert (Nordin/Frankel 2012). Der virtuelle Hebel eines Muskels ist dabei der senkrechte Abstand zwischen der Wirkungslinie der Muskelkraft und dem Drehpunkt des Gelenks. Als Wirkungslinie wird die Verbindungslinie zwischen Ansatz und Ursprung des Muskels angenommen. Die Änderung des Hebelarms in Abhängigkeit von der Gelenkstellung wird unmittelbar in ➤ Abb. 4.3 deutlich: Bei einer Flexion von ca. 90° im Ellenbogengelenk ist der Abstand d im Vergleich zu einer Position in nahezu voller Streckung bzw. extremer Beugung deutlich höher und folglich auch bei der Muskelkontraktion das Kraftmoment als Produkt aus Kraft und Hebelarm (M = d × F).

MERKE
Änderungen der *Gelenkstellung* verändern die *Drehmomente* der Muskulatur.

4.3.2 Wirkungslinie der Last

Ebenso wie für das Kraftmoment gilt auch für das Lastmoment, dass die Drehwirkung, die eine Last in einem Gelenk bewirken kann, von der Größe der Last, aber auch vom Lastarm abhängig ist. Um das Lastmoment einschätzen zu können, muss der Verlauf der Wirkungslinie der Last und deren Abstand vom Drehpunkt betrachtet werden. ➤ Abb. 4.4 verdeutlicht, dass sich je nachdem, aus welcher Ausgangsposition Arm-Curls durchgeführt werden, sich die Drehwirkungen und damit auch die Beanspruchung im Schulter- und Ellbogengelenk ändern. Somit ist also allgemein bei der Auswahl von Übungen in der Therapie bedeutsam, dass man die Wirkungslinie der Last, die je nach Ausgangsstellung variiert, berücksichtigt, um unnötige oder nicht beabsichtigte Belastungen von Gelenkstrukturen zu vermeiden.

Es muss auch berücksichtigt werden, dass der Verlauf des sehnigen Ansatzes eines Muskels, der Ansatzwinkel sowie der senkrechte Abstand der *Zuglinie des Muskels* von der Drehachse, dessen Wirkung bestimmen und sich somit bei sich verändernder Winkelstellung und Ausgangsposition unterschiedliche Gelenkkraft- und/oder Bewegungskomponenten ergeben. Besonders deutlich wird dies bei der Betrachtung mehrgelenkiger Bewegungen.

Weiterhin ist für die Praxis von Bedeutung, dass die Kraftentwicklung eines Muskels von der *Sarkomerlänge* abhängig ist. Dies wird als individuelle *Kraftkurve eines Muskels* bezeichnet. Bei einer Sarkomerlänge von ca. 2–2,5 µm ist die Kraftentwicklung der kontraktilen Elemente am größten (➤ Abb. 4.5). Ist die Zielsetzung

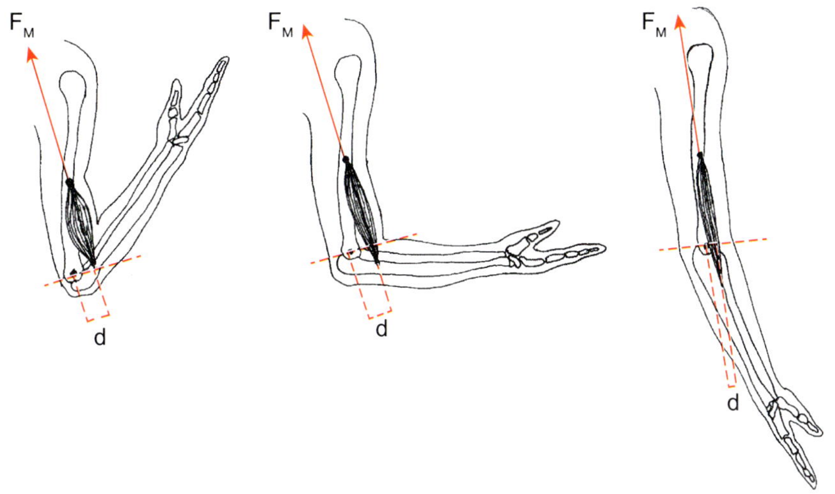

Abb. 4.3 Abhängigkeit des Muskeldrehmoments von der Gelenkstellung. F_M = Muskelkraft, d = Hebelarm (vgl. Kassat 1993) [M993]

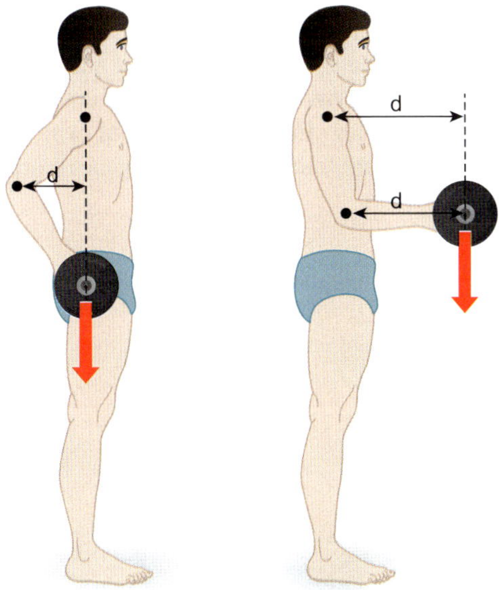

Abb. 4.4 Unterschiedliche Beanspruchung des Schultergelenks bei Arm-Curls in verschiedenen Ausgangspositionen. d = Abstand der Wirkungslinie der Last vom Mittelpunkt des Schulter- bzw. Ellenbogengelenks (Wirhed 1988) [L231]

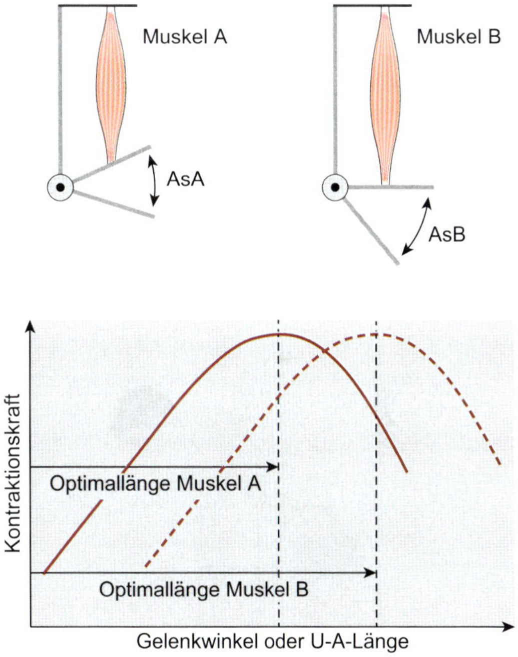

Abb. 4.5 Kraft-Längen-Relation eines Muskels. U-A-Länge = Ursprung-Ansatz-Länge, As = Arbeitssektor des Muskels A bzw. B (Klee/Wiemann 2004) [L231]

in der Therapie, eine Vergrößerung/Hypertrophie der kontraktilen Elemente zu erreichen, dann ist dafür die individuelle Kraftkurve eines Muskels zu berücksichtigen.

MERKE

Distale Widerstände an den Extremitäten sind mit großen, *proximale* mit kleineren Lastmomenten verbunden.

4.3.3 Einschätzung von Beanspruchungen

Bei der Einschätzung von Belastungen/Beanspruchungen spezieller therapeutischer Übungen sowie verschiedener Haltungen werden häufig *biomechanische Berechnungen* verwendet. Dabei sollte berücksichtigt werden, dass solche Berechnungen auf Vereinfachungen beruhen und nicht exakt die Realität darstellen.

Hierzu sei auf ➤ Abb. 4.6 hingewiesen: Mithilfe der Hebelgesetze können – wie hier am Beispiel des Hebens einer Last dargestellt – die Lastmomente in Abhängigkeit von der verwendeten Hebetechnik beim Anheben einer Last berechnet werden. ➤ Abb. 4.6 zeigt drei verschiedene Hebesituationen (a–c), in denen aufgrund unterschiedlicher Hebetechniken die Hebelarme h_L und h_O für die Gewichtskraft L des Objekts bzw. die Last O des vorgebeugten Oberkörpers verändert sind. Das im Lendenwirbelbereich wirkende Gesamtdrehmoment berechnet sich aus:

$[L \times h_L] + [O \times h_O]$

Je kleiner die Hebelarme sind, desto geringer ist das Gesamtdrehmoment. Vergleicht man die drei Hebetechniken, so zeigt sich, dass in ➤ Abb. 4.6b, in der das Objekt nahe am Körper und mit gebeugten Knien angehoben wird, das geringste Gesamtdrehmoment entsteht, denn die Hebelarme sind im Vergleich zu ➤ Abb. 4.6a und ➤ Abb. 4.6c relativ kurz. Für die Beurteilung der Belastung im Lendenwirbelbereich reicht jedoch eine Aussage über die Lastmomente nicht aus, denn hierfür ist ebenso die Kraftfähigkeit der den Lendenwirbelbereich aufrichtenden Muskeln verantwortlich (das Kraftmoment als Produkt aus Kraft und Kraftarm) – und diese ist individuell und unbekannt.

Selbst wenn sich – wie z. B. bei unterschiedlicher Hebetechnik – punktuell große und beeindruckende Drucklasten ergeben, ist eine exakte Aussage hinsichtlich der *potenziellen Belastung* einer Struktur nicht möglich. Problematisch ist dies besonders bei der Definition von Belastungen der Bandscheiben. Dies zeigen unter anderem Untersuchungen über die Reißgrenze von Bandscheiben und den im Sport berechneten tolerierten Belastungen. Bei Sportlern können teilweise ähnlich hohe Belastungen an der Lendenwirbelsäule auftreten, wie sie bei In-vitro-Messungen bereits zu Zerreißungen führen (Hoster 1993). Organisches lebendes Material verfügt offenbar über andere Eigenschaften als totes Material. Letztlich kann bisher die bei Flexion und Torsion entstehende Zugbeanspruchung der Bandscheibe rechnerisch nicht ermittelt werden, obwohl gerade diese Art der Belastung bei vorgeschädigten Bandscheiben gefürchtet wird.

Um Aussagen hinsichtlich der Belastung des Hüftgelenks machen zu können, ist die Kenntnis der Stellung des Hüftkopfs in der Pfanne sowie des Kollodiaphysenwinkels von entscheidender Bedeutung (➤ Abb. 4.7). Es ist klar, dass die individuellen anatomischen Gegebenheiten bei der Betrachtung wirkender Kräfte und der Einschätzung von Belastungen berücksichtigt werden müssen.

Daher kann hierzu *insgesamt* gesagt werden, dass biomechanische Modelle auf theoretischen Annahmen basieren und nur eine Annäherung an die tatsächlichen biologischen Bedingungen darstellen. Dennoch können sie sehr hilfreich bei der Auswahl von Trainingsübungen sein, wenn es darum geht, große Belastungen auf den Organismus zu reduzieren und die Heilungsprozesse einer Struktur nicht negativ zu beeinflussen.

In der Rehabilitation ist es notwendig, Belastungen möglichst exakt an den individuellen Bedingungen orientiert zu dosieren. Die hier vorgestellten grundlegenden Leitsätze und Aussagen (Hebelgesetz, Muskelmechanik, Wirkungslinie der Last, Kraftvektoren) müssen bei der Abschätzung der Belastung sowohl beim apparativen Training als auch beim Training mit dem eigenen Körpergewicht berücksichtigt werden.

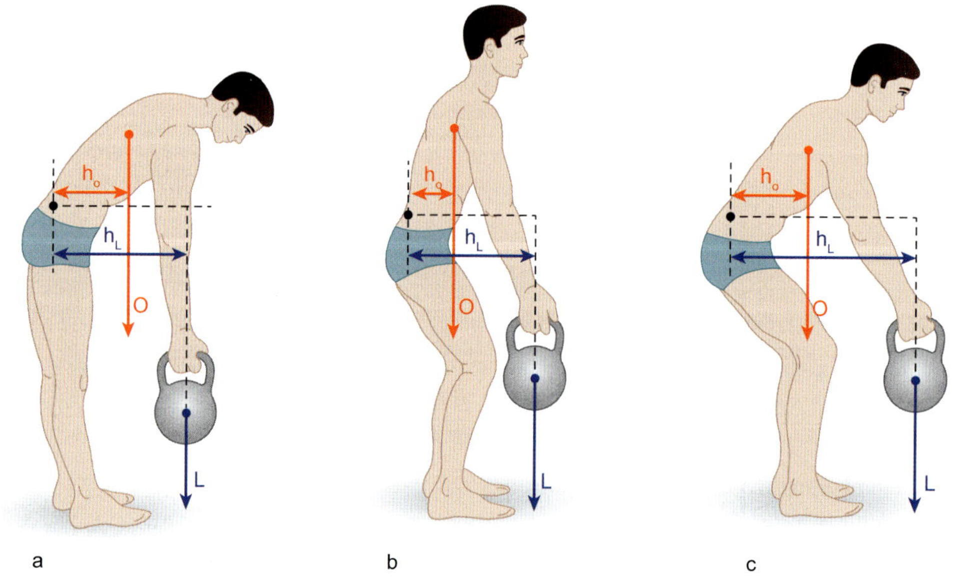

Abb. 4.6 Belastungsgestaltung mithilfe der Bewegungstechnik. Erläuterung siehe Text (Nordin/Frankel 2012) [L231]

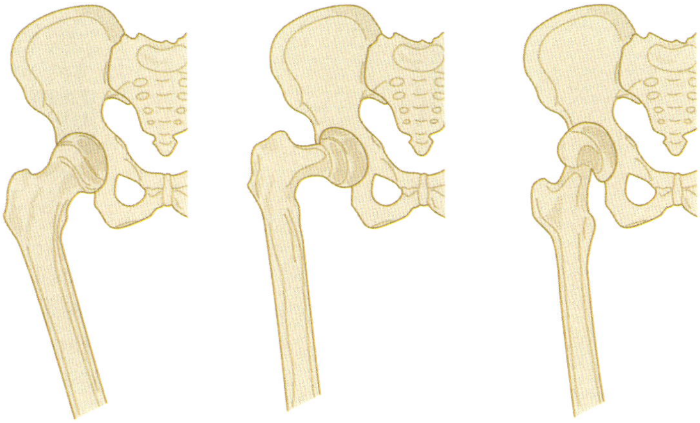

Abb. 4.7 Hüftgelenk: a) normal, b) und c) Schenkelhals-anomalien [L231]

4.4 Biomechanische Grundsätze beim apparativen Training

Neben den einleitend genannten biomechanischen Grundsätzen sind aufgrund pathologisch veränderter Strukturen besonders beim apparativen Training einige Grundbedingungen zu beachten, um eine korrekte Belastung der geschädigten Areale zu gewährleisten. Wichtig sind der Ansatzpunkt für die Widerstände, die Bewegungsbahnen bzw. -umfänge, die Ausgangsstellungen, die erwünschten oder unerwünschten Ausgleichs- und Begleitbewegungen sowie, besonders beim isokinetischen Training, die Bewegungsgeschwindigkeiten und die Gewichtsvorgabe (➤ Kap. 5.8).

4.4.1 Ansatzpunkt des Widerstands

Der Ansatzpunkt des Widerstands beim apparativen oder manuell gesteuerten Training kann den Rehabilitationsprozess begünstigen oder sogar den erzielten Operationserfolg behindern. In Abhängigkeit von der Gelenkmechanik können Kraftwirkungen im Gewebe entstehen, die die betroffenen Strukturen be- oder entlasten.

BEISPIEL

Belastung der Kreuzbänder

Nach *Kreuzbandoperationen* oder bei *chronischer Bandinstabilität* ist im postoperativen Aufbautraining an einem Bein-Curler bzw. bei einem Extensions-/Flexionstraining des Knies bedeutsam, wo der Widerstand an der Tibia anzubringen ist, um eine Fehlbelastung der geschädigten Strukturen im Heilungsprozess zu vermeiden: Bei einem Widerstand am distalen Ende der Tibia resultiert im Zusammenspiel mit der Kraft des Ligamentum patellae bei einer Extension im Kniegelenk ein *ventralisierender Zug,* der eine Transposition des proximalen Tibiaanteils nach vorn provoziert. Dies impliziert besonders bei hohen Widerständen eine Belastung für das vordere Kreuzband, die den Genesungsprozess und vor allem die Neuversorgung des Implantats behindern könnte (Jurist/Otis 1985, Rupp et al. 1998). Wird der Widerstand hingegen proximal angebracht, erfolgt eine dorsalisierende Wirkung der resultierenden Kraft auf das proximale Tibiaende, wodurch das vordere Kreuzband entlastet wird (➤ Abb. 4.8). Bei Schädigung des hinteren Kreuzbands muss man dementsprechend umgekehrt verfahren.

Dies muss natürlich in einem unmittelbaren Zusammenhang mit der gewählten Belastungsintensität (Größe des Widerstands) gesehen werden. Hohe Belastungsintensitäten/Widerstände forcieren diese Mechanismen, während geringe Widerstände kaum entsprechende Reaktionen auslösen und sogar therapeutisch genutzt werden. Selbst der manuell durch einen Therapeuten gesetzte Widerstand kann bei einer entsprechenden Größe zu vergleichbaren Phänomenen führen, weshalb der Ansatzpunkt immer nur unter Berücksichtigung des Widerstands zu wählen ist (und umgekehrt).

Zur Vermeidung der beschriebenen Belastungen an *isokinetischen Geräten* behilft man sich z. B. mit einem am Hebelarm angebrachten *Antischub-Zubehörteil* (Anti shear pad; Dual shin pad), das die Transposition der Tibia durch Umlenkung der Kräfte über eine zweite, frei bewegliche Drehachse und durch variierbare Hebelverhältnisse verhindern soll. Der Nachteil des Systems besteht jedoch darin, dass bei einer Beugebelastung der Effekt konstruktionsbedingt in umgekehrter Richtung provoziert werden kann. Dies kann durch einen Verzicht auf die Fixierung des oberen Pads zum Großteil vermieden werden (Duesberg/Verdonck 1989).

Insgesamt sollten speziell in den ersten postoperativen Wochen provozierende Stressbelastungen für die Bandstrukturen reduziert werden, woraus sich für die Therapie ergibt, dass die Widerstände in der Regel möglichst proximal (d. h. mit kurzem Hebelarm) ansetzen und die Bewegungen ausschließlich mit geringer Belastungsintensität durchgeführt werden sollten.

MERKE

Distale Widerstände, verbunden mit *Scherkräften,* sollten am Anfang der Wundheilung von Band- und Knochenverletzungen möglichst vermieden werden.

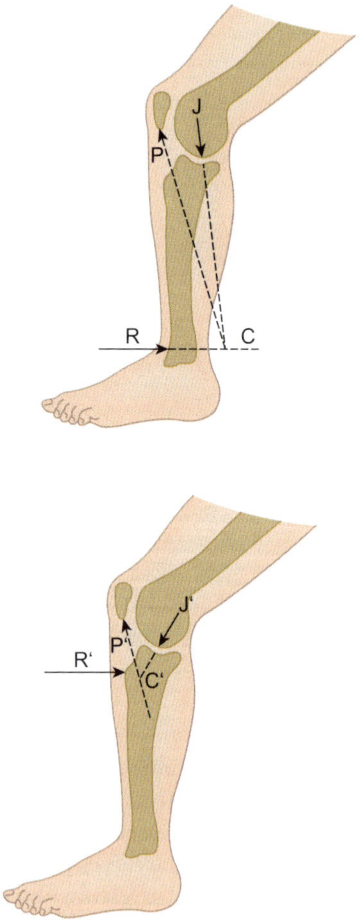

Abb. 4.8 Ventrale/dorsale Transposition der Tibia in Abhängigkeit vom Ansatzpunkt des Widerstands. Die Tibia verhält sich in dieser Situation wie ein freier Körper, der unter dem Einfluss von drei Kräften steht (Zugkraft P bzw. P', Widerstandskraft R bzw. R' und Gelenkkraft J bzw. J'). Daher gilt ein statisches Korollar, das besagt: Wenn sich ein freier Körper unter dem Einfluss dreier Kräfte im Gleichgewicht befindet, müssen sich die Wirkungslinien der drei Kräfte in einem Punkt schneiden (Burstein/Wright 1997). Da der Verlauf der Wirkungslinien von P/P' und R/R' bekannt ist, kann man den Schnittpunkt C bzw. C' konstruieren. Verbindet man anschließend den Kniegelenkkontaktpunkt mit dem Punkt C bzw. C', erhält man die Wirkungslinie und somit auch die Richtung der Gelenkkraft J bzw. J'. Setzt der Widerstand R distal an, schneiden sich die Wirkungslinie des Widerstands (R) und die der Kraft des Ligamentum patellae (P) im Punkt C und die resultierende Kraft J bewirkt einen ventralisierenden Zug und somit eine Transposition des proximalen Tibiaanteils nach vorne. Wird der Widerstand R' proximal angesetzt, hat die reaktive Kraft J' eine dorsalisierende Wirkung auf das proximale Tibiaende; das vordere Kreuzband wird entlastet (Biedert 1987). [M993]

4.4.2 Bewegungsbahnen und -umfänge

Unerwünschte Belastungen auf Bandstrukturen können ebenfalls durch ein zu großes Bewegungsausmaß hervorgerufen werden. Speziell in den Endpositionen einer Gelenkbewegung können Zugbelastungen auftreten, die es vor allem zu Beginn der Rehabilitationsphase zu verhindern gilt. Die in ➤ Tab. 4.2 zusammengestellten Bewegungsbereiche sind für ausgewählte Strukturen nur gering belastend und somit in der Anfangsphase des Trainings zu empfehlen, sie sollten jedoch in Abhängigkeit vom Genesungsfortschritt möglichst schnell vergrößert werden.

Tab. 4.2 Empfohlene Bewegungsbereiche/-amplituden bei ausgewählten Verletzungen in der Anfangsphase einer Therapie [M993]

Geschädigte Struktur	Empfohlener Bewegungsbereich in der Anfangsphase
Vorderes Kreuzband	30°–60° Flexion
Hinteres Kreuzband	20°–60° Flexion
Außenband Knie	20°–60° Flexion
Innenband Knie	30°–90° Flexion
Menisken	20°–60° Flexion Kniegelenk
Fibulotarsale Bänder am Sprunggelenk	20°–10° Plantar-/Dorsalflexion

BEISPIEL

Sprunggelenk

Nach Verletzungen der fibulotarsalen Bänder entstehen zwischen 10° Dorsal- und 20° Plantarflexion durchaus gewünschte Zugbelastungen, wodurch die für die Heilung notwendigen, durchblutungsfördernden Bewegungsreize auf den fibularen Bandapparat wirken können. Parallelfaseriges Bindegewebe kann nur unter Belastung eine entsprechende Festigkeit und Funktionsfähigkeit erlangen. Deswegen verwundert es nicht, dass gute Therapieergebnisse besonders dann zu verzeichnen sind, wenn dem verletzten Sprunggelenk keine starke Bewegungseinschränkung zugemutet wird, sondern durch flexible Orthesen einerseits eine Bewegungsfreiheit im knöchern stabilen Bereich (bis zu 30° Inversion) zugelassen wird, andererseits das Gelenk jedoch vor Extrembewegungen geschützt ist.

Kniegelenk

Nach einer Meniskusnaht sollte beim Training beachtet werden, dass bei einer Knieflexion ab ca. 60° die Menisken nach hinten verlagert werden und bei einer Schlussrotation das Hinterhorn des Innenmeniskus nach dorsal verschoben wird.
Um das *vordere Kreuzband* zu Therapiebeginn nicht unnötigen Belastungen auszusetzen, wird zu Beginn ein *Bewegungsbereich* von 30°–60° empfohlen.

Ebenso können *Schmerzen* eine notwendige *Bewegungslimitierung* bedingen. Bei nicht eingeschränktem Bewegungsbereich kommt es oft aufgrund einer reflektorischen Hemmung vor Erreichen der schmerzhaften Region zu einem bewussten Abbremsen der Bewegung. Die auftretenden Bremskräfte können unerwünschte Belastungsspitzen verursachen. Grundsätzlich sollte daher die Bewegungsamplitude auf einen (absolut bzw. relativ) schmerzfreien Bereich reduziert werden. Im Verlauf des Trainings sowie einer Trainingseinheit wird sich die Bewegungsamplitude alleine durch eine Reduzierung des Muskeltonus und Abnahme der Viskosität der Synovia passiv kontinuierlich vergrößern.

Die richtige Wahl der *Bewegungsbahn* ist unter biomechanischen Aspekten von Bedeutung, da man darüber Belastungen minimieren bzw. ausschalten kann, wenn die Strukturen noch Belastungsgrenzen aufweisen, die sich unmittelbar vom Bewegungsumfang/von der Bewegungsamplitude ableiten lassen (Gustavsen 1991). Dabei teilt man die Amplituden in die Bereiche:

- *Innere Bewegungsbahn:* Von einer inneren Bewegungsbahn sprechen wir, wenn die Kontraktion des Muskels (auxotonisch) in unmittelbarer Nähe des Ansatzes bzw. des Ursprungs liegt; d. h., es werden nur relativ kleinräumige aktive dynamische Bewegungen am Bewegungsumkehrpunkt ausgeführt. Innerhalb des Therapieprozesses wird sie gewählt, wenn ein Muskel oder mehrere Muskeln einer Synergie bzw. andere Strukturen schmerzhaft reagieren.
- *Mittlere Bewegungsbahn:* Bei einer aktiven Bewegung aus der Neutral-Null-Stellung heraus sprechen wir von einer mittleren Bewegungsbahn. Diese wird dann bevorzugt, wenn ein Muskel in gedehnter Stellung schmerzhaft reagiert oder Gelenkstrukturen bei bestimmten Schäden hypermobil sind (z. B. Luxation des Schultergelenks). Somit erfolgt die aktive Bewegung nur bis zu jenem Punkt der Amplitude, wo entsprechende Einschränkungen auftreten.
- *Äußere Bewegungsbahn:* Die äußere Bewegungsbahn ist mit einer Muskelkontraktion aus maximaler Dehnstellung gleichzusetzen. Bewegungen erfolgen dabei über die gesamte Bewegungsbahn und repräsentieren das eigentliche Ziel einer Therapie.

Die Auswahl der Bewegungsbahn richtet sich im Rahmen der Therapie nach den *individuellen Zielsetzungen/Voraussetzungen* des Patienten und dient dazu, einen optimalen Therapieerfolg bei noch bestehenden Defiziten zu erreichen. Inhibitorische Mechanismen (z. B. durch Schmerzen) würden anderenfalls die aktive Kontraktionsfähigkeit der arbeitenden Muskulatur beeinflussen und könnten – bei einer nicht korrekt gewählten Bewegungsbahn – zu reduzierten Trainingsergebnissen führen.

Bei der Einschränkung von Bewegungsumfängen ist aber zu beachten, dass auch verletzte Strukturen dringend Reize benötigen, um entsprechende Heilungsprozesse aufkommen zu lassen. Dieser Reiz ist für die genannten Bandstrukturen eine Zugbelastung bzw. Spannung, die für das belastungsgerechte Wachstum von körpereigenem Bindegewebe notwendig ist. Deshalb sollte unmittelbar nach Sicherung des operativen Ergebnisses dazu übergegangen werden, entsprechend moderate Zugbelastungen zu setzen.

INFO

Hinweis für das isokinetische Training

Wird der Bewegungsbereich limitiert, fällt der Auswahl der Bewegungsgeschwindigkeit eine besondere Bedeutung zu. Um hohe *Beschleunigungs-* oder *Bremskräfte* zu vermeiden, die im Bereich der isokinetischen Arbeitsweise auftreten – und hier insbesondere bei den schnellen Winkelgeschwindigkeiten (z. B. > 180°/s) –, ist es ratsam, eine *niedrige* bis *mittlere Geschwindigkeit* auszuwählen. Aufgrund der verkürzten Bewegungsamplitude hat der Patient (wie auch die Elektronik oder Mechanik der Geräte) weniger Zeit, den adäquaten Widerstand in einem bestimmten Geschwindigkeitsbereich aufzubauen, sodass es meist nur in der Mitte der Bewegungsbahn kurzfristig zu einer rein isokinetischen Arbeitsweise kommt, was dazu führen kann, dass davor und danach das geschädigte Gelenk Belastungsspitzen ausgesetzt wird. Die meisten Geräte realisieren bei Winkelgeschwindigkeiten oberhalb von 180°/s innerhalb einer Bewegungsamplitude nur noch ca. 50–60 % rein isokinetische Arbeitsweise. Aus diesem Grund ist bei reduziertem Bewegungsspielraum die Wahl einer möglichst geringen Bewegungsgeschwindigkeit zu empfehlen (➤ Kap. 5.8).

4.4.3 Ausgleichs- und Begleitbewegungen bzw. „achsengerechte" Belastungen

Wenn es während der Übungsausführung zu unerwünschten Ausgleichs- oder Begleitbewegungen kommt, sollten diese ausgeschaltet werden. Besonders Rotationsbewegungen sind häufig nicht indiziert, da sie zusätzliche Belastungen verursachen. Beispielsweise geraten bei Bewegungen im Kniegelenk mit Außenrotation die Seitenbänder aufgrund ihrer topografischen Lage relativ stark unter Spannung. Ist eine Belastung der betroffenen Strukturen noch nicht erwünscht, so sind besonders solche Begleitbewegungen zu vermeiden, indem eine andere Ausgangsstellung oder Bewegungsbahn gewählt wird. Erst später kann auf eine Integration derartiger Bewegungen übergegangen werden, um den Muskel in seiner Gesamtfunktion optimal zu beanspruchen.

Auch die Kreuzbänder werden speziell bei begleitenden Rotationsbewegungen des Kniegelenks (Außen- und Innenrotation) zusätzlich beansprucht, was die *Fixation* des Unterschenkels im Training an Bedeutung gewinnen lässt (Biedert 1987). Über eine richtige Fixierung können die Rotationsbewegungen ebenfalls bei anderen Gelenken nahezu ausgeschlossen werden.

Um zusätzliche Translations- und Rotationsbewegungen in einem Gelenk zu reduzieren, wird häufig angeraten, Ausgangspositionen zu wählen, die eine *achsengerechte* Belastung der Gelenke erlauben. Darunter versteht man im Allgemeinen Positionen, bei denen es möglichst nur zu geringfügigen Scher-, Translations- und Rotationskräften innerhalb des Gelenks kommt. Das Gelenk verfügt grundsätzlich über die Fähigkeit, die in verschiedenen Richtungen wirkenden Kräfte zu kompensieren/stabilisieren *(Gelenkstabilität).* Ein Beispiel: Wenn beim Gehen eine medial gerichtete Kraft auf den Fuß einwirkt, so resultiert im Kniegelenk eine laterale Scherkraft, um den Gleichgewichtszustand der Tibia wiederherzustellen (Burstein/Wright 1997). Diese Stabilisationsfähigkeit des Gelenks ist jedoch zum einen begrenzt und zum anderen nach Verletzungen oder bei degenerativen Erkrankungen oftmals eingeschränkt. Darum sollten insbesondere in der frühen Rehabilitationsphase die Positionen derart gewählt werden, dass die Gelenkstabilisierung während der Übungsausführung vom Patienten gewährleistet werden kann.

MERKE

Achsengerechtes Training erleichtert die Gelenkstabilisierung – wobei mit „achsengerecht" nicht die physikalische, sondern die *anatomische Achse* gemeint ist!

4.4.4 Ausgangsstellungen und Funktionsspezifität der Bewegungen

Die auf dem Trainingsgerät eingenommene Körperhaltung spielt eine besondere Rolle für die *Kraftentfaltung* der einzelnen Muskelgruppen. Für jede Position treten spezifische Hebel- und Muskellängenverhältnisse sowie Schwerkrafteinflüsse auf. Eine Variation der Ausgangsstellung ist für all jene Muskeln sinnvoll, die sich aus unterschiedlichen Anteilen zusammensetzen (z. B. M. deltoideus, M. trapezius, ischiokrurale Muskeln etc.).

BEISPIEL

Training der Knieextensoren und -flexoren

Ein Training der Knieextensoren und -flexoren wird an Geräten in der Regel in aufrecht sitzender Position durchgeführt. An Geräten jedoch, mit denen beide Muskelgruppen trainiert werden können, verhindert diese Ausgangsstellung eine optimale Kraftentfaltung der *Flexoren*, da der Patient auf dieser Muskelgruppe sitzt. Besser wäre hier ein Training in der Bauchlage, um die Muskelanteile besser ansprechen zu können (➤ Kap. 5.6.3, ➤ Abb. 5.13). Ist dies nicht möglich, empfiehlt sich im Sitzen eine Neigung der Rückenlehne um etwa 45° aus der Vertikalen, um bei einer Flexion im Hüftgelenk von ca. 135° die Arbeit der ischiokruralen Muskelgruppe zu erleichtern.

Soll für die *Extensoren* des Kniegelenks ebenfalls eine optimale Auslastung erreicht werden, ist es ratsam, die Stellung des Oberkörpers innerhalb der Trainingseinheiten zu variieren. Dazu kann z. B. im Sitzen der Oberkörper nach vorn geneigt oder aber aus der Rückenlage heraus trainiert werden, was jeweils unterschiedliche Belastungsmechanismen bedingt und somit ein Training der Muskelgruppe unter verschiedenartigen muskulären Bedingungen ermöglicht (➤ Kap. 5.6.3, ➤ Abb. 5.14).

4

In einer späteren Phase des Aufbautrainings ist es bedeutsam, die Übungsauswahl *aufgaben- und funktionsorientiert* auszurichten, um den Belastungen und Bewegungsabläufen des Alltags oder der sportlichen Aktivität Rechnung zu tragen. Diese spezifische Auswahl der Inhalte, insbesondere die Berücksichtigung spezifischer Ausgangsstellungen und Bewegungsbahnen, erfolgt in der Regel, wenn keine aktive (muskuläre) *Belastungsinsuffizienz* mehr vorliegt, die verletzten Strukturen also selbst kein Trainingshindernis mehr darstellen (sondern ausschließlich die daraus resultierenden Sekundäreinschränkungen).

Ein Training der Quadrizepsmuskulatur wird, wie oben beschrieben, meist im Liegen oder Sitzen ausgeführt. Dagegen hat der M. quadriceps – gemeinsam mit anderen Oberschenkel- und Hüftmuskeln – im täglichen Leben und im Sport die Funktion, zu ermöglichen, dass man aufrecht im Raum den Anforderungen und Belastungen gerecht werden kann. Wird demnach ein Training nur im Sitzen oder im Liegen durchgeführt, beinhaltet dies zwangsläufig keine Garantie für die Umsetzung des Trainingsergebnisses auf alltägliche Bewegungsabläufe wie das Gehen oder Laufen (Petruck/Karanikas 2013).

Weiterhin ist die *Arthrokinematik* des Kniegelenks bei Bewegungen im Liegen und Sitzen eine andere als beim Gehen oder Laufen. Beim Training im Sitzen verlaufen bei der Extensionsbewegung der Tibia die Roll- und Gleitbewegungen gegen das fixierte Femur nach anterior. Bei einem Training im Stehen extendiert der Femur dagegen auf der fixierten Tibia: Die Femurkondylen rollen nach anterior, gleiten aber nach posterior, d. h. Rollen und Gleiten verhalten sich gegenläufig („Konvex-konkav-Regel", ➤ Kap. 10.5). Nach Mühlemann et al. (1987) findet sich im Sitzen vorwiegend ein Gleiten zwischen Femur und Tibia und am Ende der Extension wird die Tibia bei der Schlussrotation nach außen rotiert. Im Stehen dagegen finden zum Ende der Bewegung vorwiegend ein Rollen sowie eine Innenrotation des Femurs auf der Tibia statt (Schumpe 1984).

Sollen Funktionsabläufe aus dem Alltag oder Sport vorbereitet werden, müssen Ausgangsstellungen mit einem funktionellen Bezug in den Trainingsprozess integriert werden. Für ein Training der Oberschenkelmuskulatur ist das Üben in der „Leg-Press"-Situation empfehlenswert (➤ Kap. 5.6.3, ➤ Abb. 5.15). Diese Geräte ermöglichen ein Training im *mehrgelenkigen System* (auch: „geschlossenes System"), wobei Muskelschlingen der gesamten unteren Extremität einbezogen sind und der Widerstand unterhalb der Fußsohle am äußeren Ende der Bewegungskette positioniert ist. Allerdings kann von einer derartigen Trainingssituation nicht eine ähnliche Wirkungsweise erwartet werden wie beim gezielten, selektiven Aufbautraining einer einzelnen Muskelgruppe im *eingelenkigen System* (auch: offenes System), wie es z. B. die gängigen rotatorischen Systeme ermöglichen (➤ Kap. 5.4.1).

Wichtig ist in diesem Zusammenhang, dass eine sog. Funktionsstellung bei bestehenden muskulären Defiziten zu einer Veränderung der Innervationsmuster führt und somit Funktionen verändert werden. Bestehende Defizite wirken sich dementsprechend negativ auf das neuromuskuläre System aus – und hier besonders auf die Bewegungsprogrammgestaltung. Dieses Phänomen zeigt sich z. B. beim *„stabilen" Schonhinken*, bei dem trotz vollständig intakter Strukturen das Schonhinken beibehalten wird. Unter diesem Aspekt ist die Anwendung funktionsorientierter Trainingsübungen (z. B. im mehrgelenkigen System) erst nach nahezu vollständiger Ausschaltung eines muskulären Defizits zu empfehlen. Erst wenn dieses Defizit behoben ist, lassen sich die neuromuskulären Muster begleitend funktionsgerecht entwickeln. Dementsprechend sind alltägliche/sportartspezifische Trainingsbewegungen erst in die vierte und/oder fünfte Stufe eines Muskeltrainingskonzepts zu integrieren (Noehren et al. 2014; ➤ Kap. 5.3).

MERKE

Erst Defizite beheben, dann funktionsorientiert trainieren.

Ein Training in der „Leg-Press"-Situation kann aber auch früher in das Therapiekonzept integriert werden, wenn die Belastungen innerhalb einer Bewegung im offenen System noch kontraindiziert sind – wenn z. B. in den ersten Wochen nach einer Bandverletzung im Kniegelenk Scherkräfte oder andere unerwünschte Belastungen vermieden werden müssen. Vergleichbares gilt auch für eine konservative Behandlung der Chondropathia patellae. Ein Training im mehrgelenkigen System und eine Bewegungsausführung entlang der Achse der Extremität erlaubt in diesem Fall eine erste, relativ *frühzeitige Reizgebung*, ohne eine inadäquate Belastung der geschädigten Strukturen zu provozieren. Allerdings setzt es die Stabilisierungsfähigkeit des Kniegelenks voraus.

Grundsätzlich sollte bei einem Training von *Gelenken mit größeren Bewegungsfreiheiten* (z. B. Schultergelenk) frühzeitig auf komplexere Bewegungsmuster übergegangen werden, da die Bewegungen und auch Bewegungsabstufungen differenzierter sein müssen; zumal mehrere Gelenkachsen zu berücksichtigen sind, um der „Funktionalität" des Gelenks gerecht zu werden. Geräte, die Bewegungen in ein Schema pressen (vorgegebene Bewegungsbahn), sind in solchen Fällen nur zum gezielten Aufbau einzelner muskulärer Anteile geeignet oder zur selektiven Dokumentation von Trainingserfolgen einzusetzen. Hierbei empfehlen sich dann besonders Trainingsübungen am Kabelzug-Apparat oder mit isoelastischen Bändern bzw. „freien“ Gewichten (➤ Kap. 5.7, ÜK 58, 63, 65, 67, 70, 71).

MERKE

- **Eingelenkiges System:** Isolierte Kräftigung von Muskeln, Beseitigung von Atrophien, Scherkräfte für Knochen und Bänder
- **Mehrgelenkiges System:** Funktionelle Kräftigung von Muskelgruppen, Kompressionskräfte für Disci, Menisci und Knorpel

4.4.5 Bedeutung der Bewegungsgeschwindigkeit

Im Rahmen des therapeutischen Trainings fällt unter biomechanischen Gesichtspunkten der Beachtung der Bewegungsgeschwindigkeit eine besondere Bedeutung zu. Grundsätzlich kann man davon ausgehen, dass bei einem bestimmten Widerstand eine schnelle Bewegungsausführung niedrigere Kompressionskräfte für die Gelenkflächen bedeutet. Dies basiert auf dem Gesetz des Schweizer Physikers *Bernoulli,* welches besagt: Je rascher die Verschiebung zweier Körper (hier: Gelenkkörper), die durch eine Flüssigkeit (hier: Gelenkflüssigkeit) getrennt sind, desto geringer ist die Reibung zwischen beiden Oberflächen (hier: Gelenkflächen).

Langsame Bewegungen mit hohen Lasten sind demnach speziell für die passiven Gelenkstrukturen weitaus belastender. Dies zeigt sich manchmal in einer Zunahme der Beschwerden bei einem Training in langsamen Geschwindigkeitsbereichen, während es beim Einsatz schneller Geschwindigkeiten in der Regel weitaus seltener zu einer Verstärkung der Symptome kommt. In der Anfangsphase des Trainings sind aus diesem Grund die schnelleren Bewegungsgeschwindigkeiten den langsameren vorzuziehen.

Die Vorstellung, in höheren Geschwindigkeiten für zahlreiche Aktivitäten funktionsorientiert arbeiten zu können, basiert im Wesentlichen allerdings auf Daten zum Gehen und speziell auf der Studie von Wyatt und Edwards (1981). Andere Studien konnten schon in Ganguntersuchungen z. T. Winkelgeschwindigkeiten von deutlich über 300°/s aufzeigen. Beim Dauerlauf wurden im Kniegelenk Werte von 1100°/s und im Fußgelenk von 500°/s ermittelt (Parker 1981), und in typischen schnellkräftigen Sportarten (Sprint, Sprung) dürften die Winkelgeschwindigkeiten noch weitaus höher liegen, wie Gainor (1980) z. B. mit 5.730°/s im Schultergelenk für den geraden Wurf feststellte. Betrachtet man diese exemplarisch aufgeführten Ergebnisse, so wird deutlich, dass ein spezifisches, funktionelles Training von Gelenkbewegungen sich mit den augenblicklich zur Verfügung stehenden Geräten ausschließlich auf den Bereich langsamer Alltagsaktivitäten beziehen kann. Zur Schulung sportartspezifischer Aktivitäten ist der Einsatz funktionsorientierter schneller Geschwindigkeiten als äußerst begrenzt anzusehen und im apparativen Training kaum zu realisieren.

Die besondere Bedeutung der Bewegungsgeschwindigkeit im Rahmen eines isokinetischen Trainings ist in ➤ Kap. 5.8 nachzulesen.

4.4.6 Bestimmung der Belastungsintensität über die Gewichtsvorgabe

Die wohl größte Bedeutung bei der Gestaltung eines Therapie- oder Trainingsprogramms kommt der Wahl der Gewichtsvorgabe (Bestimmung der Belastungsintensität) zu. Durch diese lassen sich nahezu alle bisher genannten mechanischen Faktoren unmittelbar beeinflussen. Es können hier auch gegenseitige Einflüsse definiert werden, die für den Erfolg einer Therapie mehr als bedeutsam sind.

➤ Abb. 4.9 zeigt, dass sich die Hebelarmlänge sowie der Gelenkwinkel gravierend auf die tatsächliche Belastung auswirken. In Abhängigkeit von der Länge des Hebelarms und der Stellung des Gelenks variiert die vorgegebene Zehn-Kilogramm-Belastung in einem Bereich von 3 bis 17 kg. Nur relativ selten entspricht die tatsächliche Belastung der Vorgabe, sodass sich eine unkalkulierbare

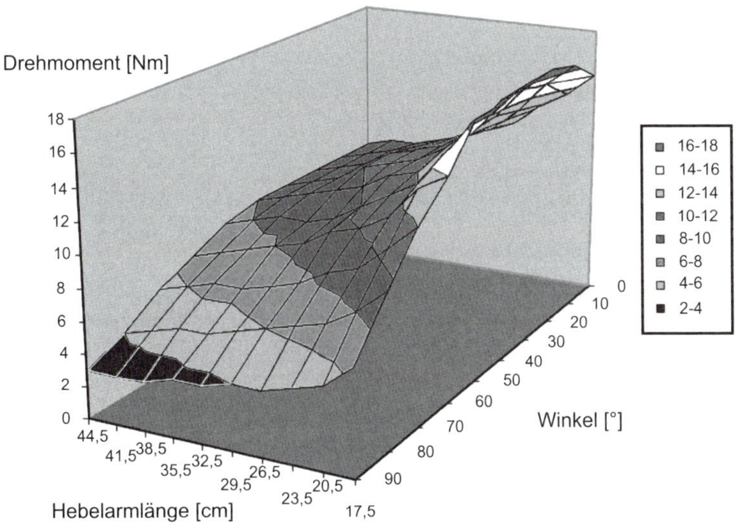

Abb. 4.9 Kraftmessung am Hebelarm: Bei einer Vorgabe von zehn Kilogramm variiert in diesem Beispiel die Gelenkbelastung bei unterschiedlichen Gelenkwinkelstellungen und Hebelarmlängen zwischen 3 kg und 17 kg [M993]

Belastungssituation ergibt. Daher sollte den Trainingsgeräten eine *Drehmomenttabelle* beigelegt werden, aus welcher der Therapeut die tatsächliche Belastung exakt ablesen kann, um eine korrekte Trainingsplanung vornehmen zu können.

Darüber hinaus ist die Wahl der Belastungsintensität unmittelbar abhängig von der Fähigkeit des Patienten zur *aktiven Gelenkstabilisation*, die mit zunehmender Belastung immer wichtiger wird. Dabei ist die muskuläre Fixierung einer korrekten Trainingsposition in der Regel im Stehen am schwierigsten und im Liegen am leichtesten. Neben dem eigentlich zu bewegenden Gelenk müssen immer das nächste proximale Gelenk und der Rumpf bzw. die Wirbelsäule aktiv stabilisiert werden. Gelingt dies nicht, so ist die Wahl der Belastungsintensität nicht korrekt und nach unten zu korrigieren.

Zu beachten ist, dass bei apparativen Trainingsübungen die Hebel (Körperglieder, Gerätearm) ein eigenes Gewicht sowie eine gewisse Trägheit aufweisen, die zur Belastung hinzugerechnet werden müssen.

Reflexionsfragen

- Erläutern Sie die unterschiedlichen Belastungen und Beanspruchungen der Strukturen des Stütz- und Bewegungssystems.
- Schildern Sie anhand der physikalischen Größen Kraft und Fläche die Veränderung der Druckverhältnisse im Kniegelenk nach einer Teilresektion des Meniskus.
- Beschreiben Sie das Hebelgesetz der Mechanik am Beispiel einer einbeinigen Kniebeuge.
- Bringen Sie die Begriffe Geschwindigkeit und Winkelgeschwindigkeit in Verbindung mit therapeutischen Interventionen.

LITERATUR

Arampatzis A, Peper A, Bierbaum S, Albracht K. Plasticity of human Achilles tendon mechanical and morphological properties in response tocyclic strain. Journal of Biomechanics, 2010; 43(16), 3073–3079.

Biedert R. Postoperative Belastbarkeit des Bewegungsapparates. In: von Ow D, Hüni G (Hrsg.). Muskuläre Rehabilitation. Erlangen: Perimed, 1987. S. 18–27.

Bohm S, Mersmann F, Tettke M, Kraft M, Arampatzis A. Human Achilles tendon plasticityin response to cyclic strain: effect of rate and duration. Journal of Experimental Biology, 2014; 217(22),4010–4017.

Burstein AH, Wright TM. Biomechanik in der Orthopädie und Traumatologie. Stuttgart/New York: Thieme, 1997.

Davies GJ. A compendium of isokinetics in clinical usage. La Crosse: S&S Publishers, 1992.

Duesberg F, Verdonck A. Muskeltraining in der postoperativen Rehabilitation. In: Puhl W (Hrsg.). Der Muskel. Uelzen: ML-Verlag, 1989. S. 103–109.

Eckstein F et al. The effects of exercise on human articular cartilage. J Anat. 2006; 208: 491–512.

Gainor BJ. The throw: Biomechanics and acute injury. Am J Sports Med. 1980; 8: 116–117.

Guadalupe-Grau A et al. Exercise and bone mass in adults. Sports Med. 2009; 39: 439–468.

Gustavsen R. Trainingstherapie im Rahmen der manuellen Medizin. Stuttgart: Thieme, 1991.

Hinterwimmer S et al. Cartilage atrophy in the knees of patients after seven weeks of partial load bearing. Arthritis Rheumatism. 2004; 50: 2516–2520.

Hoster M. Biomechanische Grundlagen zum Verständnis funktionsgymnastischer Inhalte. In: Binkowski H, Huber G (Hrsg.). Gymnastik in der Therapie. Kleine Schriftenreihe des DVGS e. V. Waldenburg: Deutscher Verband für Gesundheitssport und Sporttherapie, 1993. S. 104–116.

Jämsä T et al. Effect of daily physical activity on proximal femur. Clin Biomech. 2006; 21, 1–7.

Judex S, Rubin CT. Is bone formation induced by high-frequency mechanical signals modulated by muscle activity? J Musculoskelet Neuronal Interact. 2010; 10: 3–11.

Jurist KA, Otis JC. Anteroposterior tibiofemoral displacements during isometric extension efforts. The role of external load and knee flexion angle. Am J Sports Med. 1985; 13: 254–258.

Kassat G. Biomechanik für Nicht-Biomechaniker. Bünde: Fitness-Contur, 1993.

Klee A, Wiemann K. Biologische Grundlagen zur Wirkung der Muskeldehnung. In: Cachey K et al. (Hrsg.). Sport ist Spitze. Reader zum Sportgespräch/18. Internationalen Workshop, 16. und 17. Juni 2003 in Oberhausen. Aachen: Meyer & Meyer, 2004. S. 88–102.

Lu L, Wang Y. Effects of exercises on knee cartilage volume in young healthy adults: a randomized controlled trial. Chin Med J (Engl). 2014; 127: 2316–2321.

Martínez-Pardo E et al. Effect of a whole-body vibration (WBV) training modifying the training frequency of workouts per week in active adults. J Strength Cond Res. 2014; 28: 3255–3266.

Mester J et al. Vibration training: benefits and risks. J Biomech. 2006; 39: 1056–1065.

Mühlemann D. Diagnostik der Gelenkbeweglichkeit: Voraussetzungen und Methodik. In: von Ow D, Hüni G (Hrsg.). Muskuläre Rehabilitation. Erlangen: Perimed, 1987. S. 30–41.

Noehren B et al. Evaluation of proximal joint kinematics and muscle strength following ACL reconstruction surgery in female athletes. J Orthop Res. 2014; 32: 1305–1310.

Nordin M, Frankel VH. Basic biomechanics of the musculoskeletal system. Philadelphia/London: Lea & Febiger, 2012.

Parker MG. Characteristics of skeletal muscle during rehabilitation: Quadriceps femoris. Athl Train. 1981; 18: 122–124.

Petruck T, Karanikas K. The initial position of the contralateral leg affects the muscular power capability of testing and training on a leg press. Sportverletz Sportschaden. 2013; 27: 96–99.

Ruan X et al. Effects of vibration therapy on bone mineral density in postmenopausal women with osteoporosis. Chin Med J (Engl). 2008; 121: 1155–1158.

Rupp S et al. Biomechanische Grundlagen der Rehabilitation nach VKB-Ersatzplastik. Dtsch Z Sportmed. Sonderheft 1998; 1: 221.

Schumpe KG. Biomechanische Aspekte am Kniegelenk. Bonn: Habilitationsschrift der Universität Bonn, 1984.

Scott CC, Athanasiou KA. Mechanical Impact and articular cartilage. Crit Rev Biomed Eng 2006; 34: 347–378.

Skjong CC et al. Tendinopathy treatment: Where is the evidence? Clin Sports Med. 2012; 31: 329–350.

Tusker F. Allgemeine Grundlagen des Muskeltrainings. In: Binkowski H, Huber G (Hrsg.). Muskeltraining in der Sporttherapie. Köln: Echo Verlag, 1989. S. 5–30.

Wang JH. Mechanobiology of tendon. J Biomech. 2006; 39: 1563–1582.

Wirhed R. Sport-Anatomie und Bewegungslehre. Stuttgart: Schattauer, 2001.

Wyatt MP, Edwards AM. Comparison of quadriceps and hamstring torque values during isokinetic exercise. J Orthop Sports Phys Ther. 1981; 3: 48–56.

KAPITEL

5

Ingo Froböse, Rüdiger Fiehn, Gisela Nellessen-Martens, Boris Feodoroff, Elmar Trunz-Carlisi, und Christiane Wilke

Muskeltraining in der Therapie

Lerninhalte

Zielformulierung

Das Kapitel soll in die Grundlagen des therapeutischen Muskel- und Flexibilitätstrainings einführen und dem Leser eine Übersicht über die unterschiedlichen Möglichkeiten der Umsetzung des Trainings auf der Basis des aktuellen Stands der Forschung geben.

Lernziele

- Kenntnis der Grundlagen für die Planung eines optimalen Muskel- und Flexibilitätstrainings in der Therapie
- Kenntnisse über die in der Therapie eingesetzten Formen des Muskel- und Flexibilitätstrainings
- Kompetenz zur korrekten Belastungssteuerung im Muskel- und Flexibilitätstraining in der Therapie

Verständnis unterschiedlicher Trainingsmethoden sowie spezieller Trainingsformen

Bei der Durchführung eines Muskeltrainings ist zu beachten, dass adäquate therapeutische Inhalte und Übungen ausgewählt werden. Das Training sollte nur nach vorangegangener exakter Eingangstestung bzw. Belastungserprobung beginnen. Bei der Übungsauswahl müssen die Kontraindikationen einer Verletzung/Erkrankung beachtet werden. Weiterhin sollten die Übungen immer auch unter dem Gesichtspunkt eines Ganzkörpertrainings und der Anforderungsorientierung zusammengestellt werden. Die Übungsdurchführung muss korrekt und kontrolliert sein. Außerdem gilt: Erst den Trainingsumfang und dann die Intensität steigern. In diesem Sinne stabilisiert und verbessert bereits ein Krafttraining ohne maximale Belastungsspitzen die Fähigkeiten. Um aber umfassende neuromuskuläre Anpassungen zu erreichen (gerade im Altersverlauf), sind auch intensivste Belastungsspitzen sinnvoll und notwendig.

5.1 Ziele eines Muskeltrainings in der Therapie

Aufgrund ausgeprägter neuromuskulärer Defizite nach orthopädisch-traumatologischen Verletzungen/Erkrankungen ist das Training der Muskulatur und des neuromuskulären Systems der wesentlichste Bestandteil in den ersten Phasen jeder Therapie.

Im Vordergrund eines rehabilitativen Muskeltrainings steht dabei nicht das Erreichen der maximal möglichen Muskelkraft, sondern die möglichst ungehinderte und optimal vorbereitete *Ausführung von Alltags- und Freizeit- sowie sportartspezifischen Bewegungen.* Dies setzt im Einzelnen voraus, dass die Muskulatur ihre normale Länge hat und dass sie gegen große und kleine Widerstände langsam, schnell, statisch und dynamisch arbeiten kann. Außerdem sollte die allgemeine dynamische Ausdauer ausreichend entwickelt sein, das Zusammenspiel von Nerv und Muskel im Sinne einer guten Ansteuerung und Koordination reibungslos funktionieren und die afferenten Systeme (➤ Kap. 6) ausgebildet sein, damit entsprechende Informationen verarbeitet und umgesetzt werden können.

Darüber hinaus können noch weitere *allgemeine Ziele* eines Muskeltrainings in der Therapie beschrieben werden:

- Optimierung des Innervationsvermögens der Muskulatur
- Verbesserung/Erhaltung der Muskelkraft
- Verbesserung/Erhaltung von lokaler Muskelkraftausdauer
- Verminderung der Muskelatrophie
- Entwicklung von fähigkeitsbezogenen neuromuskulären Balancen
- Anpassungen am passiven Bewegungssystem
- Prophylaxe von (Re-)Verletzungen
- Aufbau/Verbesserung der Körperhaltung
- Erarbeiten von reflektorischen Bewegungsmustern in alltags- und sportspezifischen Situationen
- Verbesserung der situativen Stabilisation des Rumpfes und der Extremitäten

Die Skelettmuskulatur hat, zusätzlich zu ihrer Halte-, Stütz- und Bewegungsfunktion, auch noch eine Rolle als wichtiges *Stoffwechselorgan* des Menschen inne. Die Masse der Gesamtkörpermuskulatur beeinflusst die Höhe des täglichen Energieverbrauchs und auf diese Weise auch wesentlich den Stoffwechsel und dessen Gleichgewicht (Zimmermann 2000, Froböse 2014).

Im Muskeltraining stehen, wie im Ausdauertraining auch, unterschiedliche Trainingsmethoden zur Verfügung. Je nachdem wie das angestrebte Ziel definiert ist, wird die Trainingsbelastung durch die Belastungsnormative Intensität, Dauer, Umfang, Belastungsdichte und Trainingshäufigkeit beschrieben (➤ Kap. 1.6.2). Die Intensität eines Muskeltrainings ist dabei jedoch nicht immer proportional zur bewegten Last, sondern nur in Kombination mit der Bewegungsgeschwindigkeit korrekt anzugeben. So kann die Übungsintensität beispielsweise bei relativ geringem Gewicht (z. B. 30 % des 1 RM) und einer explosiven Bewegungsgeschwindigkeit trotzdem maximal sein. Ebenso ist es auch möglich, eine maximale Intensität bei submaximaler Last (z. B. 70 % des 1 RM) über eine sehr langsame Bewegungsgeschwindigkeit (quasi isometrisch, z. B. 16 Sekunden pro Bewegungszyklus) zu erzielen und letztlich natürlich auch mit der maximalen konzentrischen oder exzentrischen Last (100 % bzw. 120 % des 1 RM). Die Belastungskomponenten (Wiederholungszahl, Serienumfang, Serienpausen, Gesamtumfang) charakterisieren, wie beim Ausdauertraining auch, die Belastung.

Ein wesentliches Ziel des Muskeltrainings in der Therapie ist der Versuch, atrophierte Muskulatur wiederaufzubauen. Eine Muskelhypertrophie vollzieht sich beim Krafttraining vor allem über die Aktivierung der Proteinsynthese mittels Translation. Einerseits steigt die Proteinsynthese nach Krafttraining an, etwa für 72 h, andererseits steigt die Proteinsynthese auch mit der Nahrungsaufnahme (Proteine) an (2–3h). Wird ein Training jedoch im nüchternen Zustand durchgeführt, ist der Proteinabbau größer als die Proteinsynthese. Da die Hypertrophie das erklärte Ziel ist, muss im Trainingsprozess also die Proteinsynthese größer sein als der Proteinabbau. Das wird dadurch erreicht, dass zusätzlich zum Training über die Nahrung ausreichend Proteine aufgenommen werden (ca. 1,2 bis 2 g/kg KG) (Phillips et al. 1997, Bohé et al. 2001, Miller et al. 2005, Schek 2020).

Die Proteinsynthese wird durch ein Muskeltraining stimuliert, das hohe Kontraktionsspannungen mit Energiesubstrat-Defizit erzeugt. Das geschieht immer dann, wenn relativ hohe Lasten mit kurzen Sätzen trainiert werden, die mit dem konzentrischen Versagen enden sollten. Auf diese Weise werden 3–6 Sätze durchgeführt mit 4–12 Wiederholungen bei ca 75–90 % des 1 RM und einer Bewegungsgeschwindigkeit von langsam bis zügig, etwa 2–3 Sekunden pro Bewegungszyklus (Wank 2017).

Ein positiver Reiz im Ausdauertraining erzeugt einen Energiemangel im Muskel. Akuter Energiestress verringert jedoch gleichzeitig die Proteinsynthese und damit die angestrebte Hypertrophie. Das Muskeltraining sollte daher so organisiert werden, dass beide Trainingsformen nicht wesentlich vermischt, sondern bestmöglich zeitlich getrennt werden.

Eisbehandlungen (Kältebecken) werden in der Therapie gerne bei beanspruchten Gelenken und Sehnen eingesetzt. Einer Muskelhypertrophie ist diese Anwendungen jedoch diametral entgegengesetzt.

5.2 Neuromuskuläre Grundlagen

5.2.1 Einflussfaktoren der Kraftabstufung

Die Maximalkraft eines Muskels ist von der Motivation des Patienten, von der Rekrutierungs- bzw. Frequenzierungsfähigkeit, der Faserzusammensetzung der Muskulatur sowie von der Gelenkstellung abhängig.

Motivation

Die Motivation stellt einen wesentlichen Faktor bei der Testung und dem Training der Kraft dar, denn die Höhe der maximalen Kraft ist einerseits sehr stark von der intrinsischen Motivation des Patienten abhängig, andererseits kann sie auch über äußere Reize unmittelbar positiv beeinflusst werden (z. B. verbales Anfeuern durch die Therapeuten) (➤ Kap. 1.2.2).

Gelenkstellung

Die Größe der zu entwickelnden Kraft ist sowohl von den Gesetzen der Mechanik als auch von der Muskelphysiologie abhängig. Dabei bewirken unterschiedliche Gelenkstellungen:

- Unterschiede bei der Überlappung des Aktin-Myosin-Komplexes (und damit bei der Möglichkeit zur Kraftentwicklung)
- Unterschiede bei der Muskelvordehnung
- Unterschiede beim Arbeitswinkel (aufgrund der unterschiedlichen Muskellänge; ➤ Kap. 4.2)

Der Gelenkwinkel zur optimalen Kraftentwicklung (mit optimaler Muskellänge und optimalem Arbeitswinkel) ist für jedes Gelenk unterschiedlich und entspricht muskelphysiologisch der Ruhelänge des Muskels. Deshalb sollte diese Ruhelänge die primäre Testposition für Kraftmessungen sein und dies auch in der Therapie berücksichtigt werden.

Rekrutierung

Unter Rekrutierung wird die Fähigkeit des Muskelsystems verstanden, unterschiedlich viele Muskelfasern und damit auch unterschiedlich viele motorische Einheiten eines Muskels gleichzeitig anzusteuern und zu aktivieren. Dabei werden die motorischen Einheiten nach dem Größenprinzip rekrutiert. Bei geringer Kontraktionsstärke werden pro Krafteinheit wesentlich mehr Motoneurone aktiviert als bei hohen Kraftstufen, wo der relative Zuwachs an zusätzlich rekrutierten motorischen Einheiten zunehmend geringer wird. Diese auf höheren Kraftstufen aktivierten motorischen Einheiten sind jedoch größer, d. h. sie umfassen mehr Muskelfasern und tragen deshalb relativ mehr zur Gesamtkraft bei als die zuerst rekrutierten kleineren Einheiten (s. u. „Faserzusammensetzung“).

Frequenzierung

Frequenzierung ist die Fähigkeit des Muskelsystems, aufgrund unterschiedlich hoher Impulsraten aus dem Nervensystem unterschiedlich große Kräfte zu entwickeln. Dabei gilt: Je mehr Nervenimpulse (Aktionspotenziale) pro Zeiteinheit die Muskelfaser erreichen, desto höhere Kräfte können entwickelt werden.

Mit Zunahme der Reizfrequenz kommt es so zu einem allmählichen Kraftanstieg über eine Zunahme der Fusion von Einzelkontraktionen. Die Fusionsfrequenz (etwa 10–60 Hz) variiert in geringem Maße zwischen verschiedenen Muskeln.

Bei wachsender Kontraktionskraft nimmt die Entladungsfrequenz der zuvor rekrutierten niederschwelligen Einheiten zu (um 8–25 Hz), sodass auch deren Kraftbeitrag noch weiter ansteigt.

Faserzusammensetzung

Ein Gesamtmuskel setzt sich aus verschiedenen Muskelfasertypen zusammen, die sich bezüglich ihrer spezifischen Aufgaben unterscheiden (Stütz-/Zielmotorik). Die „traditionelle" Zweiteilung in tonische/langsame/rote sowie phasische/schnelle/weiße Muskelfasern ist einer Differenzierung in drei Kategorien gewichen:

- Slow-Twitch(ST)-Fasern/Typ-I-Fasern
- Fast-Twitch(FT)-Fasern/Typ-IIa-Fasern/Fast-Twitch-Oxidative-/Intermediäre-Fasern
- Fast-Twitch(FT)-Fasern/Typ-IIb-Fasern/Fast-Twitch-Glykolytische-Fasern

Die verschiedenen Fasern unterscheiden sich bezüglich der Größe, der Innervationsschwelle, der Leitungsgeschwindigkeit, des Entladungstyps, der tetanischen Frequenz, der Kontraktions- und Erschlaffungszeit, der Ermüdbarkeit, der Funktion und des Stoffwechsels.

Die ST-Fasern enthalten in großer Menge Enzyme für den oxidativen Nährstoffaufbau und ermüden daher kaum, wobei sie allerdings nur langsam arbeiten können. Die FT_O- und FT_G-Fasern enthalten dagegen Enzyme, die vorwiegend für die anaerobe Glykolyse verantwortlich sind. Sie sind deswegen primär für kurzzeitige, schnelle Bewegungen und hohe Belastungsintensitäten geeignet, da sie relativ frühzeitig ermüden. Dabei arbeiten die FT_O-Fasern noch z. T. oxidativ, während die FT_G-Fasern nahezu ausschließlich glykolytisch versorgt werden (Speckmann et al. 2019).

5.2.2 Einflussfaktoren der Kraftentwicklung

Leichte bzw. submaximale Kontraktionen erlauben Bewegungen, welche aufgrund des Rekrutierungsprinzips – zuerst werden die kleinen motorischen Einheiten rekrutiert – auch fein dosiert und koordiniert werden können. Erst bei größeren Kraftleistungen werden höherschwellige motorische Einheiten rekrutiert. Die ST-Fasern sind deswegen (über den gesamten Tag gesehen) häufiger im Einsatz als die FT-Fasern.

Aus ➤ Abb. 5.1 ist zu entnehmen, dass es mit zunehmender Stärke der Muskelkontraktion fortlaufend zur zusätzlichen Aktivierung motorischer Einheiten der unterschiedlichen Muskelfasertypen kommt.

Aus ➤ Abb. 5.2 folgt des Weiteren, dass langsame motorische Einheiten auch bei raschen dynamischen Änderungen mitwirken. Außerdem sind sie nur bei schnellsten Bewegungen nicht von Beginn an beteiligt. Dagegen sind bei maximaler Haltearbeit alle willkürlich zu innervierenden Fasern aktiv, sodass sich letztlich die Muskelfaser-Rekrutierung sowohl durch die Schwere der Last als auch durch die Bewegungsgeschwindigkeit bestimmt (➤ Kap. 4.4.5, ➤ Kap. 4.4.6).

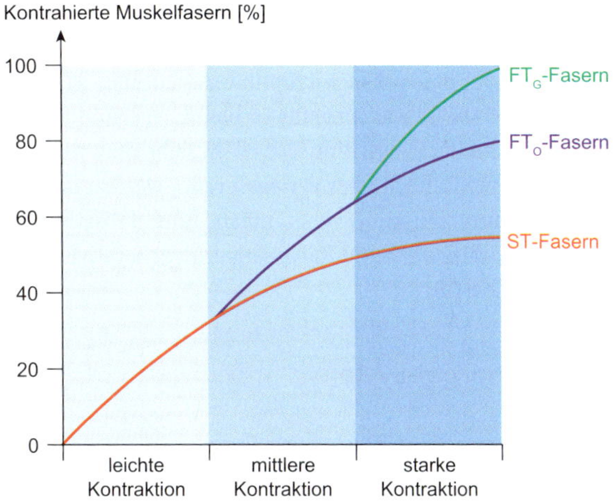

Abb. 5.1 Intensität der Muskelkontraktion und daraus resultierende Rekrutierung der Muskelfasertypen (modifiziert nach Davies 1992 und Eggli 1987). FT_G-Fasern = glykolytisch versorgte Fast-Twitch-Fasern, FT_O-Fasern = z. T. oxidativ arbeitende Fast-Twitch-Fasern, ST-Fasern = Slow-Twitch-Fasern [L231]

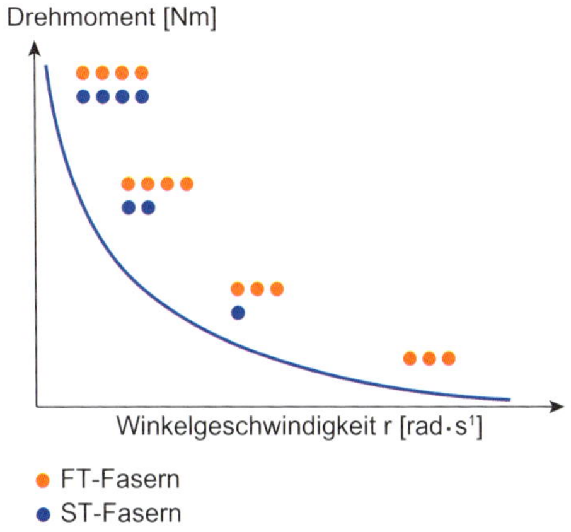

Abb. 5.2 Zusammenspiel von Winkelgeschwindigkeiten und Muskelfasertypeneinsatz sowie das daraus resultierende Drehmoment [L231]

5.2.3 Immobilisation und ihre Folgen

INFO

Bewegungssystem vs. Bewegungsapparat

Im Folgenden sprechen wir in Abgrenzung zur herkömmlichen Literatur bewusst vom Bewegungssystem und nicht vom Bewegungsapparat. Letzteres entspricht nicht der tatsächlichen interagierenden Funktionsweise und Anpassungsfähigkeit des sich dynamisch adaptierenden Organismus. Vielmehr soll der Begriff „System" zeigen, dass alle Organe des Körpers, auch die passiven, integraler Bestandteil des Organismus sind und eben nicht nur „apparativ" und „mechanisch" funktionieren.

Der Satz des Philosophen Hippokrates aus dem Jahre 460 v. Chr. hat heute nach wie vor eine uneingeschränkte Bedeutung: „Was genutzt wird, entwickelt sich, was ungenutzt bleibt, verkümmert", oder einprägsam formuliert „use it or lose it!"Bezieht man diesen Ausspruch auf das menschliche Bewegungssystem, werden die Auswirkungen einer Immobilisation verständlich. Immobilisation fördert eine Vielzahl kurzfristiger und nachhaltiger degenerativer Prozesse (Müller-Wohlfahrt 2018).

Knochen-Knorpel-System

- Verschlechterung der Nährstoffaufnahme
- Ungenügender Abtransport von Stoffwechselprodukten
- Abnahme des Wassergehalts
- Absterben von Chondrozyten
- Abnahme der Knorpeldicke
- Reduktion der Auf- und Abbauprozesse des Knochens
- Verlust an Knochenfestigkeit und -elastizität

Kapsel-Band- und Sehnen-System

- Verminderte Kapseldurchblutung
- Schwächung der ligamentären Insertion am Knochen
- Behinderung einer Einsprossung von Kapillaren
- Abnahme der Zugfestigkeit
- Erschlaffung des Bandsystems
- Schrumpfung der Gelenkkapsel
- Zunahme ödematöser Schwellungen
- Ungenügende Ausrichtung der Kollagen- und Faserstrukturen

Neuromuskuläres System

- Muskelatrophie
- Verschlechterung der inter- und intramuskulären Koordination
- Verklebung von Verschiebeschichten
- Verschlechterung der muskulären Relaxationszeit
- Verschlechterung der sensorischen Informationsaufnahme, -weiterleitung und -weiterverarbeitung
- Reduzierung der neuronalen Versorgung und Ansteuerung

In der Rehabilitation sollte zudem beachtet werden, dass selbst kurze Immobilisationszeiten zu enormen *Kraftverlusten* führen:

- Nach nur sieben Tagen Gipsimmobilisation kann eine Abnahme der Kraft von mehr als 20 % registriert werden (Hollmann/Strüder 2009). Je länger die Immobilisation dauert, desto höher ist der Kraftverlust.
- Ein Wiedererlangen des durch Immobilisation erreichten Kraftverlusts dauert erheblich länger als die Immobilisationszeit selbst. Auszugehen ist etwa von einem Verhältnis von 1:4, d. h., eine Woche Immobilisation muss etwa vier Wochen aktive Therapie nach sich ziehen.
- Für die tägliche Praxis ist darüber hinaus noch von Bedeutung, dass wahrscheinlich die ST-Fasern zuerst atrophieren, da die notwendigen ganztägigen Reize fehlen, sodass Bewegungen zwar noch recht schnell ausgeführt werden können, jedoch ein Rückgang in der Kraftentfaltung und eine Störung in der Feinmotorik zu beobachten sind. Mit zunehmender (Immobilisations-)Zeit oder auch bei chronischen Symptomen und bei Sarkopenie liegt eine verstärkte und fast selektive *FT-Faser-Atrophie* vor, was unmittelbar im muskulären Training berücksichtigt werden muss, da nun auch primär die intramuskulären Prozesse beeinflusst sind.

MERKE

Um im Sinne einer funktionsorientierten Therapie den negativen Erscheinungen der Immobilisation entgegenzuwirken, gilt: Es sollte eine *möglichst frühzeitige vollständige Bewegung* bei anfänglich totaler oder teilweiser Entlastung erfolgen sowie passive Mobilisation und aktive Bewegungstherapie angewandt werden.

Eine *Mobilisation* verhindert unter anderem die Bildung von Adhäsionen und wirkt somit einer Bewegungseinschränkung entgegen, wobei teilweise ein limitiertes Bewegungsausmaß gefordert wird, um unerwünschte Zugbelastungen auf vorgeschädigte Strukturen zu verhindern. Da die Belastbarkeit vor allem vom Allgemeinzustand der Muskulatur abhängt und eine durch verbesserte Kraft erworbene dynamische Kontrolle dem verletzten Bandsystem hilft, den Stressbelastungen besser standzuhalten, ist ein *muskuläres Aufbautraining* zwingend notwendig.

In diesem Zusammenhang sei erwähnt, dass bei chronischen Verletzungen/Erkrankungen ein *präoperatives Training* geeignet ist, immobilisationsbedingte Defizite zu minimieren. Dabei kommen sowohl für die Muskulatur des gesamten Körpers als auch für das Herz-Kreislauf-System spezielle Programme zum Einsatz, die den Organismus auf ein höheres Leistungsniveau einstellen. Somit fallen die Auswirkungen postoperativ nicht mehr so massiv aus. Diese Programme beinhalten ein *Hilfsmitteltraining* (z. B. Gehhilfen), um – besonders bei älteren Patienten – möglichen Überlastungserscheinungen durch die ungewohnten Bewegungen entgegenzuwirken, sowie ein *Verhaltenstraining*, damit die Patienten sich nach der Operation einfacher auf die veränderten Bewegungsbedingungen einstellen können.

5.2.4 Balancen und Dysbalancen

Eines der übergeordneten Ziele neuromuskulärer Therapie ist die Entwicklung neuromuskulärer Balancen und die Reduktion entsprechender Dysbalancen. Die Unterscheidung und Definition beider Aspekte ist nicht immer einfach, da sie individuell und unter Berücksichtigung der Fähigkeiten und speziellen Anforderungen zu treffen sind. Würde man z. B. bei einem „normalen Patienten" ein bestimmtes Verhältnis als Dysbalance definieren, so könnte dasselbe Verhältnis bei einem Leistungssportler auch als spezielle Balance beschrieben werden, die für seine Sportart sinnvoll und notwendig ist. Aus diesem Grunde muss primär die Ursache der neuromuskulären Situation im Mittelpunkt der Betrachtung stehen und die eigentlichen Symptome müssen in den Hintergrund rücken. Muskuläre Dysbalancen können demnach nur dann diagnostiziert werden, wenn sie eine veränderte Arthrokinematik bzw. eine ungewünschte Statik bei speziellen Anforderungen nach sich ziehen.

INFO

Neuromuskuläre Balance und Dysbalance

Eine neuromuskuläre Balance ist als anforderungs- und fähigkeitsadäquate Adaptation aller beteiligten Strukturen zu beschreiben, ohne eine pathologische Dimension zu beinhalten. Dagegen ist die neuromuskuläre Dysbalance gekennzeichnet durch Veränderungen von Strukturen und Funktionen im arthronalen System (Gelenk-Muskel-System), die keine funktions-, fähigkeits- und anforderungsspezifischen Adaptationen im „positiven" Sinne darstellen und somit eine pathophysiologische Bedeutung und/oder Leistungslimitierung implizieren.

Nach einer Verletzung/einem Trauma entwickeln sich nicht selten Veränderungen in der Funktion von Strukturen und Systemen, die meist aber einen *„instabilen" Charakter* aufweisen, da sie an die temporär veränderten Steuerungs- und Regelungsprozesse des neuromuskulären Systems angepasst sind (➤ Kap. 6). Dies muss begrifflich von einer Dysbalance abgegrenzt werden, da diese Veränderungen noch nicht pathophysiologisch sind und dementsprechend nicht strukturschädigend wirken oder Beschwerden auslösen. Sie sind durch therapeutische Prozesse im Genesungsvorgang reversibel.

Nach Freiwald (2002) lassen sich sechs *Typen neuromuskulärer Balancen/Dysbalancen* differenzieren:

- Trainingsbedingte, leistungsvoraussetzende Balancen
- Trainings- und sportartbedingte Dysbalancen mit pathophysiologischer Potenz
- Reaktiv-symptomatische Dysbalancen (Erkrankungen, Verletzungen)
- Reaktiv-kompensatorische Dysbalancen (Trauma)
- Pathogenetisch wirkende neuromuskuläre Dysbalancen (Alltagsbelastungen)
- Neuromuskuläre (Dys-)Balancen als Ausdruck der Persönlichkeit

Bedeutsam ist in diesem Zusammenhang, dass die genannten Balancen/Dysbalancen i. d. R. nicht isoliert auftreten.

5.3 Muskeltraining (Fünf-Stufen-Modell)

In dem von Froböse und Lagerstrøm bereits 1991 vorgestellten „Fünf-Stufen-Modell zum Muskeltraining" (➤ Abb. 5.3) werden die trainingswissenschaftlichen Grundsätze zusammengefasst und an die besonderen Anforderungen in der Rehabilitation angeglichen.

- Die *intermuskuläre Koordination* wird dabei als das Zusammenwirken verschiedener Muskeln bei einem gezielten Bewegungsablauf definiert.
- Die *intramuskuläre Koordination* wird definiert als die Fähigkeit, willkürlich eine möglichst große Anzahl motorischer Einheiten eines Muskels synchron zu aktivieren.

Die Hauptziele eines rehabilitativen Muskeltrainings lassen sich in fünf Phasen einteilen. Diese Gliederung stellt sowohl eine hierarchische als auch eine zeitliche Ordnung dar. Hieraus muss jedoch nicht

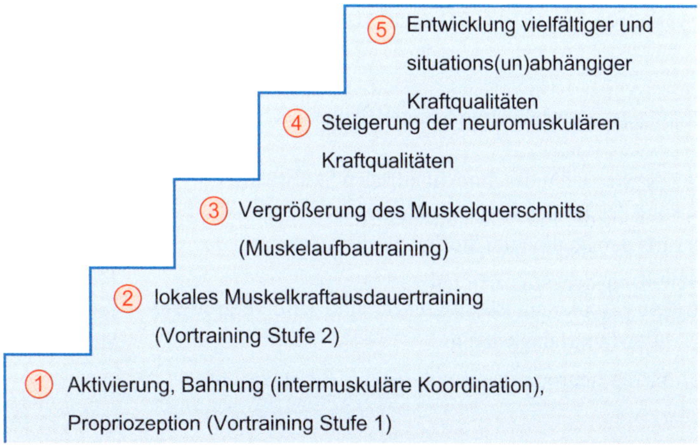

Abb. 5.3 Stufenmodell zum Muskeltraining [L231]

zwangsläufig abgeleitet werden, dass jede Stufe im Trainingsprozess erst vollständig beendet werden muss, ehe mit der nächsten Stufe begonnen werden kann. Die einzelnen Stufen sind flexibel je nach individuellem Befund einzusetzen, sodass es in der praktischen Arbeit durchaus vorkommen kann, dass mit einem Patienten gleichzeitig in verschiedenen Stufen gearbeitet wird. Allerdings sollte die Abfolge der einzelnen Abschnitte nicht verändert werden, da sie dem Prinzip der progressiven Belastungssteigerung folgen, welches für die Therapie eine unabdingbare Grundvoraussetzung darstellt.

Voraussetzung ist natürlich die Kenntnis der individuellen Kraftfähigkeiten des Patienten. Tests dazu finden sich im ➤ Kap. 11.3.

5.3.1 Ziele und Inhalte der einzelnen Stufen

Stufe 1 (Vortraining): Aktivierung/Innervationsschulung

Ziele
- Bahnung/Wiederaufbau des afferenten Sets
- Stimulierung verlorengegangener Bewegungsmuster
- Verbesserung der intermuskulären Koordination (zielgerichteter und dynamisch-ökonomischer Krafteinsatz)
- Verbesserte Informationsweiterleitung aus der Peripherie
- Wahrnehmungsschulung
- Koordinationstraining

Inhalte
- Training unterhalb der regulären Anpassungsschwelle für biologische Reize
- Trainingsintensität < 30 % der Maximalkraft

Dabei steht insbesondere die qualitative Ausführung der Trainingsbewegung im Mittelpunkt, was bedeutet, dass die Trainingsserie abgebrochen werden sollte, wenn sich Unsauberkeiten in der Bewegung zeigen.

Zeitliche Dauer
- 2–3 Wochen
- 4–8 Trainingseinheiten

Stufe 2: Lokales Muskelkraftausdauertraining

Ziele
- Verbesserung des intrazellulären Sauerstoffangebots pro Zeiteinheit
- Erhöhung der Kapazität des mitochondrialen Stoffwechsels
- Vergrößerung des lokalen Kohlenhydratdepots
- Verbesserung der Qualität der Stoffwechselvorgänge und der Koordination

Dadurch treten ein Ökonomisierungseffekt und eine vergrößerte Ermüdungswiderstandsfähigkeit ein.

Inhalte
- Intensität etwa 30–40 % der Maximalkraft
- 20–40 Wiederholungen (möglichst jeweils bis zum lokalen „Muskelbrennen")
- 1–6 Serien
- Alternativ 1 Serie bei 25–40 Wiederholungen

Hier soll das energetische Potenzial des Muskels bei stabiler Bewegungsausführung erhöht werden.

Zeitliche Dauer
- 2–4 Wochen
- 6–10 Trainingseinheiten

Stufe 3: Muskelaufbautraining

Ziele
- Erreichen einer Hypertrophie (Erhöhung der Muskelmasse und des Muskelquerschnitts, Einlagerung von Proteinen)
- Beseitigung der durch verminderte Reizwirkung entstandenen Atrophie

Voraussetzungen hierzu sind bereits gut belastbare Strukturen.

Inhalte
- Intensität etwa 40–70 % der Maximalkraft
- 8–15 Wiederholungen
- 2–6 Serien

Die trainierte Muskulatur muss – entsprechend der ATP-Mangel-Theorie – energetisch erschöpft (ausgelastet) werden, um entsprechende Adaptationen durch Aufbau von Eiweißstrukturen zu zeigen.

Hohe exzentrische Belastungen, die ebenfalls hypertrophe Anpassungen nach sich ziehen, sind entsprechend dem Prinzip der progressiven Belastungssteigerung in dieser Phase häufig noch zu früh.

Zeitliche Dauer
- 3–5 Wochen (und länger)
- 8–15 Therapieeinheiten (und mehr)

Stufe 4: Steigerung der neuromuskulären Kraftqualitäten

Ziel

Die in Stufe 3 erhöhte Muskelmasse wird in den aktiven Prozess der Kraftentwicklung eingefügt, sodass eine auf erhöhtem Niveau angepasste, gute koordinative und damit ökonomische Leistung möglich wird. Dies wird primär erreicht durch ein konzentrisches und exzentrisches Maximalkrafttraining mit einer Steigerung der Frequenzierung sowie einer Erhöhung der Rekrutierung der Anzahl motorischer Einheiten (besonders der FT-Fasern). Voll belastbare Strukturen sind Voraussetzung.

Inhalte

Trainingsinhalte sind die des intramuskulären Koordinationstrainings und des Reaktivkrafttrainings.

- Intensität 75–100 % der Maximalkraft
- 1–6 Wiederholungen
- 3–6 Serien

Zeitliche Dauer

- 2–6 Wochen
- 8–14 Therapieeinheiten

Stufe 5: Entwicklung vielfältiger und situations(un)abhängiger Kraftqualitäten

Ziel

In dieser Stufe wird das klassische Muskelaufbautrainingsprogramm erweitert und ein auf spezifische Bedürfnisse abgestimmtes Training durchgeführt. Die erworbenen Kraftfähigkeiten werden in dynamischen Freizeit- oder Alltagssituationen sowie unter sportartspezischen Besonderheiten eingesetzt, sodass die leistungsfähige Muskulatur die Gelenke durch aktive Stabilisation in jeder Situation schützen kann.

Inhalte

- Intensität > 30 % der Maximalkraft
- Vielfältigste Bewegungen mit Widerstands- und Geschwindigkeitsvariation
- Vielfältige Variationen der Form der Muskelkontraktion

Zeitliche Dauer

- So lange, bis alle anforderungsspezifischen Bewegungen qualitativ korrekt ausgeführt werden können

5.3.2 Trainingsaufbau

Die ersten beiden Stufen dieses Fünf-Stufen-Modells werden als sog. *Vortrainingsabschnitte* bezeichnet, da sie dazu dienen, die Patienten auf die folgenden Trainingsphasen vorzubereiten und „trainierbar" zu machen. Diese Prozesse sind umso bedeutsamer, wenn man bedenkt, wie schwer den Patienten nach einem Trauma selbst die einfachsten Kontraktionen fallen. Um entsprechende Trainingsreize wirksam werden zu lassen, ist darüber hinaus eine bestimmte Anzahl an muskulären Kontraktionen notwendig, um den Reiz „überschwellig" werden zu lassen, weshalb die zweite Vortrainingsstufe sich speziell der lokalen Ermüdungswiderstandsfähigkeit widmet. Dies wiederum bedeutet: mehr Wiederholungen und kürzere Pausen. Erst wenn diese beiden grundlegenden Fähigkeiten des Patienten im Rahmen des Vortrainings entwickelt worden sind, kann mit dem eigentlichen *Muskelaufbautraining* begonnen werden (Hypertrophie, Verbesserung der intramuskulären Koordination).

Das Muskeltraining sollte immer auch mit Übungen zur Entwicklung vielfältiger Kraftqualitäten beendet bzw. abgerundet werden (Stufe 5). Auf der Grundlage eines *quantitativ* erhöhten muskulären Potenzials ist es notwendig, die Muskulatur *qualitativ* unter verschiedenen Aufgabenstellungen zu fordern, weil sie nur dadurch lernt, auf äußere Belastungen adäquat zu reagieren. Selbst wenn die Muskulatur quantitativ – z. B. auf Grund einer persistierenden Atrophie – noch nicht voll entwickelt worden ist, erhält sie ihre volle Leistungsfähigkeit zurück, wenn sie hinsichtlich ihrer neuromuskulären Qualitäten gefördert worden ist. Dies gilt so nicht nur für den therapeutischen Prozess, sondern sollte auch im präventiven Bereich und besonders im Alterssport beachtet werden. Nicht wenige Verletzungen im Alter ergeben sich allein daraus, dass das neuromuskuläre System quantitativ und qualitativ in seiner Funktion, Kraft zu entwickeln, nicht optimal ausgebildet ist.

Aus der trainingswissenschaftlichen Praxis weiß man, dass zur Anpassung eines Muskels und seiner Innervation an spezifische Bedingungen ein z. T. erheblicher *zeitlicher Aufwand* notwendig ist. Erste quantifizierbare Ergebnisse – und dies ist insbesondere für ein rehabilitativ orientiertes Training relevant – lassen sich aber bereits nach einigen wenigen Trainingseinheiten nachweisen. So treten etwa biochemische Veränderungen nach wenigen Stunden auf; nachhaltige Anpassungen der Maximal- und Schnellkraft nach etwa zwei Wochen (Schmidtbleicher 1989).

- Zu Beginn der Verbesserung steht ein koordinativer Lerneffekt, bei dem der Trainierende gelernt hat, seine an der Übung beteiligten Muskelgruppen in ihrem zeitlichen Einsatz besser aufeinander abzustimmen – *intermuskulär-koordinativer Effekt.*
- Ebenfalls relativ kurzfristig kommt es zu neuronalen Veränderungen, die eine verbesserte zeitliche Abfolge der Rekrutierung motorischer Einheiten sowie eine erhöhte Innervationsfrequenz ermöglichen – *intramuskulär-koordinativer Effekt.*
- Mittel- bis langfristig resultiert dann eine Zunahme des muskulären Kraftpotenzials aus einer Vermehrung des kontraktionsfähigen Materials im Muskel, d. h. aus einer *Vergrößerung des Muskelquerschnitts* (Dickenzunahme des Muskels, Hypertrophie).

Dauer der Anpassungserscheinungen im Krafttraining:

- *Intermuskulär-koordinative Verbesserung:* Dieser Effekt ist bei vier Trainingseinheiten pro Woche bereits nach zwei Wochen ausgereizt.
- *Intramuskuläre Verbesserung:* Bei viermaligem Training pro Woche ist die neuromuskuläre Adaptation nach sechs bis acht Wochen diesbezüglich weitgehend ausgeschöpft.
- *Hypertrophie:* Diese kann sich über Monate bis Jahre fortsetzen, jedoch sollten entsprechende Maßnahmen mindestens drei bis maximal fünf Wochen ununterbrochen durchgeführt werden. Bei längeren Zeiträumen fallen die Zuwachsraten nur noch sehr gering aus, sodass der Aufwand in keinem Verhältnis zum Ergebnis steht. Aus diesem Grund muss in einem lang andauernden Trainingsprozess innerhalb der einzelnen Trainingsmethoden eine ständige Variation erfolgen. Das Potenzial ist nach etwa sechs bis acht Wochen Training zunächst ausgeschöpft und es sollte dann auf ein *intramuskuläres Koordinationstraining* umgeschaltet werden, bevor mit einem weiteren Muskelaufbau sinnvoll fortgefahren werden kann.
- *Qualitatives Krafttraining:* Hier wird ein Anwendungszeitraum von mindestens drei bis vier Wochen angenommen.

Letztlich stellt diese Ausführung einen Idealvorgang dar, der oft kaum im Leistungssport und schon gar nicht im Rehabilitationstraining realisiert werden kann, allenfalls im weiteren ambulanten Aufbautraining (siehe dazu auch Berschin 2012, Haber 2018). In der Therapie werden daher entweder die Zeitabschnitte in Abhängigkeit von der jeweiligen Zielsetzung spezifisch verkürzt oder man greift zu *kombinierten Trainingsmethoden,* d. h. mehrere Faktoren werden gleichzeitig geschult (z. B. muskuläre Querschnittsvergrößerung und intramuskuläre Koordination im Rahmen des sog. *„Pyramidentrainings"*). Hierbei werden meist in Abhängigkeit von der Variation der Belastungsintensität Adaptationen angestrebt, die über maximal zwei Stufen des Modells reichen. Diskutiert wird, ob dies am ehesten als *„Ein-Satz-"* oder als *„Mehr-Satz-Training"* durchgeführt werden soll, was bisher wissenschaftlich nur unzureichend zugunsten der einen oder anderen Trainingsform bewiesen wurde.

5.4 Spezielle Formen des Muskeltrainings

Neben den bisher genannten Grundsätzen zum Muskeltraining gibt es eine ganze Reihe an Besonderheiten, die es in diesem Rahmen zu berücksichtigen gilt und die im Folgenden beschrieben werden.

5.4.1 Training im mehrgelenkigen und eingelenkigen System

Bei der Auswahl von Übungen und Inhalten für die konkrete Trainingsdurchführung wird zwischen Übungen im „eingelenkigen" (auch: offenen) und „mehrgelenkigen" (auch: geschlossenen) System unterschieden.

- Als Übungen im *mehrgelenkigen System* werden dabei jene bezeichnet, bei denen mit distal gesetztem Widerstand mehrere Gelenke in die Bewegung einbezogen werden und deswegen Agonist und Antagonist bzw. Muskelketten gleichzeitig trainieren (z. B. Leg Press, ➤ Abb. 5.15).
- Als Übungen im *eingelenkigen System* werden dagegen eingelenkige Bewegungen bezeichnet, also solche, bei denen nur der Agonist trainiert (z. B. rotatorische Systeme zum Training der Quadrizepsmuskulatur/Beinstrecker , ➤ Abb. 5.14).

In einer Studie von Froböse (1993) zeigte sich, dass bei verletzten Personen mit eingeschränkt leistungsfähigen Extensoren des Kniegelenks und einem ausschließlichen Training im mehrgelenkigen System nicht die insuffiziente Muskulatur in ihrer Leistungsfähigkeit verbessert wurde, sondern deren Funktion von anderen Muskeln (Hüftmuskeln) übernommen wurde und diese hypertrophierten. Deshalb ist es notwendig, das eingelenkige System einzusetzen, um zunächst isolierte und spezifische Defizite ausgleichen zu können. Erst wenn diese weitgehend behoben sind, ist ein Training in *kinetischen Ketten* sinnvoll, um die Wirkungsweisen der Muskelgruppen und deren Balance untereinander nicht zu verschieben bzw. Innervations- und Bewegungsmuster nicht zu verändern.

Auch setzt ein Training im mehrgelenkigen System Gelenkstabilisation voraus, da immer mehrere Gelenke einbezogen werden. Diese ist in der Anfangsphase der Therapie meist nicht gegeben. Erst wenn die Stabilisationsfähigkeit der Gelenke entwickelt ist, sollte vermehrt in Muskelketten trainiert werden.

Darüber hinaus erscheint die Frage nach ein- bzw. mehrgelenkigen Systemen grundsätzlich nicht angebracht, da sich der Mensch immer in beiden Systemen bewegt. So bewegen wir uns beim Gehen mit dem Standbein zwar im mehrgelenkigen System; das Vorschwingen des anderen Beins verläuft jedoch im eingelenkigen System. Nahezu alle Bewegungen mit den oberen Extremitäten werden im eingelenkigen System ausgeführt, sodass in der Therapie beide Trainingsbewegungen/-formen Anwendung finden sollten, wobei sich der Einsatz jeweils am Ziel, am Zeitpunkt der Rehabilitation und an den Voraussetzungen des Patienten orientieren muss.

5.4.2 Isometrisches Training

Das isometrische Muskeltraining wird insbesondere in der Anfangsphase der Rehabilitation zur Vermeidung einer *Inaktivitätsatrophie* eingesetzt. Dazu wird der Patient aufgefordert, entweder die Muskulatur willkürlich zu kontrahieren oder aber gegen einen Widerstand zu drücken. Da die Gelenkbewegung dabei ausbleibt, können derartige Kontraktionen bei fixiertem Arthron ausgeführt werden.

Der Patient soll die Kontraktion langsam (über ca. 2 Sekunden) aufbauen und für etwa 6 Sekunden halten, bevor er dann, wiederum über einen Zeitraum von 2 Sekunden, die Innervation langsam zurücknimmt. Diese sog. *„Zehner-Regel"* (*Rule of ten,* ➤ Abb. 5.4) ermöglicht dem Patienten eine gewisse Belastungssteuerung.

Schwierig ist es, die Kontraktionsstärke ohne apparativen Aufwand und ohne Biofeedback-System zu trainieren. Da submaximale Differenzierungen sich für den Patienten problematisch gestalten, wird ohne Feedback oder Kontrolle meist eine Belastungsintensität gewählt, die relativ nah an der maximalen Kontraktionsstärke liegt.

Eine Sonderform des isometrischen, aber auch des dynamischen Trainings stellt die sog. *Elektrostimulation* dar (➤ Kap. 5.4.8). Dabei wird der Muskel über elektrische Impulse zur Kontraktion gebracht. Um auch die willkürliche Innervation des Muskels zu trainieren, sollte der Patient dazu angehalten werden, die passive Kontraktion durch eine bewusste Innervation zu begleiten und zu unterstützen.

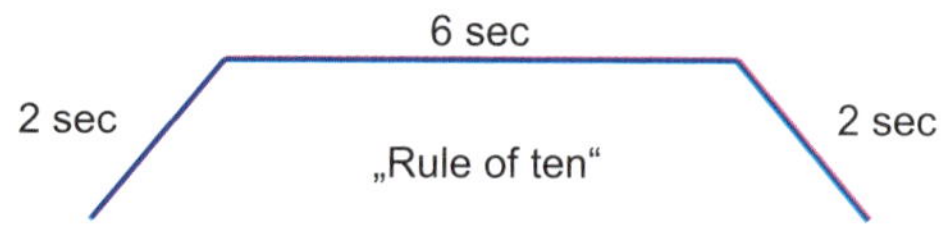

Abb. 5.4 Zehner-Regel [M993]

INFO

Drei Punkte, die beim isometrischen Training zu beachten sind

- Schon ab 15–20 % der maximalen willkürlichen Kontraktion kommt es zu einer Einschränkung der lokalen Muskeldurchblutung und diese führt ab etwa 50–60 % zu einer vollständigen intramuskulären *Gefäßkompression.* Dies zieht, insbesondere wenn die Kontraktion bei größeren Muskelgruppen länger als sechs bis acht Sekunden aufrecht erhalten wird, erhöhte systolische und diastolische Blutdruckwerte nach sich, die durch eine Pressatmung noch verstärkt werden. Besonders bei älteren Patienten mit kardiovaskulären Risiken ist daher das isometrische Training nur unter Beachtung dieser Aspekte einzusetzen.
- Hinsichtlich des Trainingseffekts nach isometrischem Training weiß man, dass dieser relativ *gelenkwinkelspezifisch* ist und damit nur eingeschränkt in Bewegung genutzt werden kann. Will man über das isometrische Training z. B. den gesamten Muskel optimal erreichen, ist es notwendig, in Winkelabstufungen von jeweils ca. 15° zu trainieren, was zu einem erheblichen Zeitaufwand führt. Für einen Gelenkwinkelbereich von 90° müsste dementsprechend im Vergleich zu einem dynamischen Training in mindestens sieben Positionen trainiert werden (Hollmann/Strüder 2009).
- Beim isometrischen Training werden die Knorpelstrukturen nur punktuell belastet, worauf diese mit einer Chondrozytenstoffwechsel-Hemmung reagieren können. Dadurch wird der Knorpel in seiner Druck- und Zugbelastbarkeit beeinträchtigt, woraus sich unmittelbar eine Gefährdung ergibt. Dieser Punkt sollte besonders bei bereits vorliegenden *Knorpeldefekten* (z. B. Chondropathia patellae) Beachtung finden. Vergleichbare Aspekte gilt es auch für Sehnen, Bänder und Knochen zu berücksichtigen, da auch diese in ihrer Strukturentwicklung sehr stark an ein funktionierendes Stoffwechselverhalten gebunden sind, was beim isometrischen Training durch die begleitende *Hypoxie* immer beeinträchtigt wird.

Dennoch sind die Vorteile des isometrischen Trainings gegenüber der Inaktivität hinsichtlich abbauender Prozesse unbestritten, weshalb es besonders in der Phase der frühen Rehabilitation (Akutphase) einen großen Stellenwert besitzt.

5.4.3 Exzentrisches Training und reaktives Training

Exzentrische Beanspruchung

Exzentrische (nachgebende) Beanspruchungsformen finden bei sehr vielen alltäglichen Bewegungen statt (z. B. beim M. Quadrizeps femoris beim Treppabgehen). Deswegen sollten diese nachgebenden Kontraktionsformen grundsätzlich auch bei einem Training in der Therapie integriert werden. Die *besonderen neuronalen Mechanismen* der exzentrischen Kontraktion kommen bereits bei niedrigen Belastungen (50 % der Maximalkraft) zum Tragen. Es gilt in der Therapie zu berücksichtigen, dass bei dieser Trainingsform *hohe koordinative Anforderungen* an den Trainierenden gestellt und die bindegewebigen Strukturen verstärkt mit in den Trainingsprozess einbezogen werden.

Liegt die Ursache einer Störung in einer nur wenig leistungsfähigen *Muskulatur,* so kann die exzentrische Trainingsform bereits zu dem Zeitpunkt eingesetzt werden, an dem weder isometrisch noch dynamisch-konzentrisch ausreichend Muskelspannung aufgebaut werden kann. Aufgrund der reflektorisch erhöhten neuronalen Aktivität und dem Einbinden passiver Strukturen ist es der Muskulatur möglich, eine größere Innervation als bei willkürlicher Kontraktion aufzubauen. Dies führt insgesamt zu höherer *Kontraktionskraft,* die bereits zu diesem frühen Zeitpunkt genutzt werden kann. Deswegen kann mit dem exzentrischen Training eine maximale Ausschöpfung des Muskelpotenzials erreicht werden und es kann es bereits sehr früh (in der Anfangsphase der Rehabilitation) zur Anwendung gelangen.

Diese Methode ist allerdings bei noch nicht voll belastbaren *Bandstrukturen* nur unter größter Vorsicht einzusetzen. So lassen sich z. B. Sehnen nur um max. 4 % dehnen, bevor es zu einem Zusammenbruch von Crosslinks kommt. Andererseits aber stimuliert eine exzentrische Kontraktion mit gleichzeitiger Dehnung den Aufbau von *Crosslinks,* weshalb ein vorsichtiger Einsatz am Ende der Proliferationsphase und in der Reorganisationsphase (➤ Kap. 2.3) im Heilungsprozess durchaus sinnvoll erscheint. Ebenfalls sollten Bewegungsformen auch ohne apparative Hilfsmittel mit exzentrischer Kontraktionsform erst nach ausreichender muskulärer Stabilisierung in die Therapie integriert werden (z. B. Absteigen von Kästen, Stufen etc.).

Reaktive Bewegung/Dehnungs-Verkürzungs-Zyklus

Als „reaktive" Bewegungsformen werden all jene Aktivitäten bezeichnet, die einen kontinuierlichen Wechsel zwischen konzentrischen und exzentrischen Muskelkontraktionen beinhalten (z. B. Laufen, Springen). Dabei ist es bedeutsam, dass der über die exzentrische Kontraktion erreichte Zugewinn an muskulärer Innervation sowie die gespeicherte kinetische Energie in den bindegewebigen Strukturen, auch für die anschließende konzentrische (willkürliche) Muskelarbeit nutzbar wird, weshalb die konzentrische unmittelbar (< 0,2 sec) auf die exzentrische Kontraktion folgen muss. Diesen Mechanismus gilt es im Rahmen des sog. „reaktiven" Trainings zu fördern. Er sollte jedoch in der Therapie erst im fortgeschrittenen Genesungsstadium bzw. zum Ende hin Anwendung finden, da voll belastbare bindegewebige Strukturen unmittelbare Voraussetzung sind.

Diese Art der Muskelarbeit bezeichnet man auch als „Dehnungs-Verkürzungs-Zyklus". Der aktivierte Muskel wird zuerst exzentrisch gedehnt, um im Anschluss eine automatische Verkürzung, also Kontraktion, durchführen zu können. Der Dehnungs-Verkürzungs-Zyklus ist in der Ausführungsschnelligkeit variabel, die Abfolge von exzentrischer Arbeit zu konzentrischer bleibt aber immer dieselbe. Letztere nutzt die gespeicherte Energie aus der Dehnbewegung, wodurch die konzentrische Muskelarbeit sehr energiesparend und schnell ausgeführt werden kann und besonders hohe Kraftentwicklungen daraus resultieren können. Der Dehnungs-Verkürzungs-Zyklus steht in Abhängigkeit von der Flexibilität der Sehnen und Bänder, wodurch wiederum die Exzentrik und die Konzentrik des Muskels beeinflusst werden. Die genutzte Energie aus der Dehnung während der Bewegung wird im Voraus nicht nur im Bindegewebe der anliegenden Strukturen, sondern auch in den Sehnen gespeichert. „Die Sehne ist annähernd idealelastisch und soll durch diese Eigenschaft zur Speicherung kinetischer Energie fähig sein. Die kinetische Energie entsteht in der exzentrischen Phase der Bewegung und wird nun wieder freigesetzt. Damit wirkt der

5

Dehnungs-Verkürzungs-Zyklus im Vergleich zu rein konzentrischer Muskelarbeit kraftverstärkend" (Nonnenmacher 2019). Eine willentliche Auslösung des Dehnungs-Verkürzungs-Zyklus ist nicht möglich. Erst wenn die Sehnen maximal gedehnt werden, ist es möglich, die Kraft aus dem Dehnungs-Verkürzungs-Zyklus zu nutzen. Bei maximaler Dehnung der Sehne kann es dazu kommen, dass ein Sehnenriss entsteht. Um dies zu verhindern schützt der Körper sich selbst und initiiert die Kontraktion. „Eine hohe Dehnbarkeit führt somit zu einem schweren auslösbaren Dehnungs-Verkürzungs-Zyklus" (Nonnenmacher 2019).

Als alternative Möglichkeit kann das exzentrische Training (und z. T. auch das reaktive Training) als sog. *Bänderstabilisationstraining, das auf eine Verbesserung der Qualität der* Bandstruktur abzielt, eingesetzt werden. So ist es besonders in Sportarten mit hoher Belastung für das Bandsystem (z. B. Sprungsportarten) aus präventiver Sicht sinnvoll, die Möglichkeiten des exzentrischen Trainings mit ihrer Wirkung auf die bindegewebigen Strukturen derart zu nutzen, dass im submaximalen Bereich mit entsprechenden Reizen trainiert wird (hohe Belastung der Bandstrukturen bei gleichzeitig relativ geringer Ausschöpfung muskulärer Ressourcen).

5.4.4 Heavy Slow Resistant Training

Bei dieser Methode geht es um hohe Widerstände bei geringer Wiederholungszahl. Das Gewicht wird so ausgewählt, dass der Patient in der ersten Woche das Gewicht mit großer Anstrengung und im maximalen Bewegungsausmaß 15-mal bewegen kann. Das Gewicht wird dabei kontinuierlich gesteigert. In der zweiten und dritten Woche sollten maximal 12 Wiederholungen (Repetition-Maximum-Zahl) durchgeführt werden. In der vierten und fünften Woche beträgt diese Zahl 10 Wiederholungen. In der sechsten bis achten Woche nur noch 8 Wiederholungen und in der neunten bis zwölften Woche 6 Wiederholungen. Pro Übung werde vier Sätze durchgeführt. Eine Pause zwischen den einzelnen Übungssätzen sollte zwei bis drei Minuten dauern. Die Zeit zwischen Exzentrik und Konzentrik beträgt jeweils drei Sekunden. Während des kompletten Trainings darf der Wert von 3/10 auf der VAS-Skala nicht überschritten werden (Ringel 2017).

5.4.5 High Intensity Training

In den letzten Jahren finden sich vermehrt Programme und Studien, bei denen das hochintensive Muskeltraining im Mittelpunkt steht. Es gibt zahlreiche Begrifflichkeiten für dieses Training, von „High Intensity Training" (HIT) über „High Intensity Interval Training" (HIIT) und „High Intensity Interval Resistance Training" (HIRT) bis hin zu „High Intensity Intermittent Exercise Training" (HIET). Die Programme sind, je nach Schwerpunktsetzung, eher ausdauer- oder eher kraftbetont. Vorteil ist vor allem, dass funktional und schnell positive Effekte erzielt werden können. Auf der anderen Seite sind höhere Trainingsintensitäten natürlich zwangsläufig mit vergleichsweise höheren Belastungen der angesprochenen Strukturen verbunden. Dies ist insbesondere in Bezug auf Knorpelbelastungen und einer allgemeinen Ermüdung mit einhergehendem höherem Verletzungsrisiko zu bedenken. Im therapeutischen Kontext wurden High-Intensity-Methoden bisher nur bedingt wissenschaftlich evaluiert, da diese Sonderform des Trainings nur in der Spätphase der Therapie zum Einsatz kommen kann.

Der Schlüssel zur Trainingssteuerung liegt in der Intensität. Die Trainingssätze werden bis zum muskulären Versagen durchgeführt und exzentrische Bewegungsformen bewusst akzentuiert sowie zusätzliche Ausbelastungsstrategien wie Cheating-Prinzipien oder Drop Sets angewandt. Pro Muskelgruppe werden drei bis zehn Sätze durchgeführt und bei einigen HIIT-Trainingsformen (Crossfit, Tabata) werden trotz hoher Erschöpfung sehr kurze Satzpausen propagiert (10–20 Sekunden sind hier normal).

Neben einem sehr guten Heilungsverlauf in der Therapie sollte der Patient selbst daher schon vorher über genug Trainingserfahrung verfügen, dass er diese Form des Trainings mit seinem eigenen, bereits gut ausgeprägten Körpergefühl und der akuten Verletzung/Beeinträchtigung abgleichen kann und so nicht zusätzliche Verletzungen riskiert.

Das HIIT bringt einen hohen katabolen Effekt mit sich, der wiederum längere Erholungsphasen zwischen den Trainingstagen erforderlich macht. Es kann aber genauso gut Strategie sein, absichtlich in ein Defizit mit einem steigenden Cortisol-Pegel hineinzutrainieren, um weitergehende Anpassungen zu erreichen.

Wie beim Ausdauertraining (➤ Kap. 3) wird diese Form des Muskeltrainings in zeitlich begrenzten Trainingsabschnitten/Perioden angewandt. Die einzelnen Trainingsblöcke sollten dabei aus oben genannten Gründen auf 3–4 Wochen begrenzt werden.

Kleinert und Bassek (2019) zeigten, dass die positiven Effekte eines HIIT in der Therapie kontrovers bewertet werden, negative psychische Effekte von HIIT aber nicht nachgewiesen werden konnten. Nachgewiesen wurde bisher sehr umfassend der Einfluss des HIIT auf die kardiopulmonale Leistungsfähigkeit (De Backer 2007) sowie auf metabolische Aspekte der Muskulatur (Gibala/McGee 2008).

5.4.6 Flossing/Blood Flow Restriction Training (BFR)

„Flossing" beschreibt eine Methode, bei der betroffene Stellen wie Gelenke, Muskeln oder Faszien mit einem Flossband (Gummiband) umwickelt und anschließend mit entsprechenden Übungen mobilisiert werden. Die Methode zielt auf eine erhöhte Beweglichkeit, Schmerzlinderung, beschleunigte Regeneration und eine kürzere Rehabilitation ab (Ahlhorn & Krämer 2016). Dabei können folgende drei Wirkmechanismen differenziert werden:

- Schwammeffekt: Durch die Kompression mittels Flossband in Kombination mit Bewegung wird das myofasziale (Muskeln und Faszien betreffende) Gewebe ausgepresst, sodass es sich nach Lösen des Bandes wieder „schwammartig" füllen kann. Die Gleitfähigkeit und das Zusammenspiel von Muskeln und Faszien sowie die Durchblutung werden verbessert.

- Subkutane Irritation: Durch die Kompression mittels Flossband werden die Rezeptoren gereizt, sodass das z. B. durch Überlastung ausgelöste Schmerzempfinden überlagert werden kann.
- Kinetic Resolve: Faszien bilden nach längeren Fehlhaltungen oder Verletzungen Crosslinks, die die Beweglichkeit bzw. Dehnfähigkeit verschlechtern. Mithilfe des Flossbandes sollen Crosslinks vermieden bzw. aufgelöst werden (Krämer & Kleiner 2018).

Wird ein moderates Muskeltraining ausgeführt, während betroffene Stellen (Muskel/Gelenk) mit einem Flossband umwickelt sind, spricht man von Low Load (LL) Blood Flow Restriction (BFR) Training. Diese Methode bringt die Muskulatur in eine metabolische Mangelsituation und zielt (vergleichbar mit einem Widerstandstraining mit hohen Belastungen) auf muskuläre Hypertrophie ab. Im therapeutischen Kontext ist die Umsetzung eines Trainings mit hohen Belastungen oft nicht möglich, weswegen das Blood Flow Restriction Training eine entsprechende Alternative darstellt (Vanwye et al. 2017).

Bei der Anwendung des Flossing bzw. des Blood Flow Restriction Trainings ist zu beachten, dass eine Stelle eine bis max. drei Minuten geflosst und das Band abgenommen werden sollte, wenn die Haut sich weiß färbt oder die betroffene Extremität taub wird (Krämer & Kleiner 2018). Bei vorliegenden offenen Wunden, Hauterkrankungen, Frakturen, arteriellen Verschlusskrankheiten und bakteriellen Entzündungen sollte das Flossing nicht angewendet werden (Ahlhorn & Krämer 2016).

5.4.7 Vibrationstraining

Das Vibrationstraining basiert auf mechanischen Schwingungen (z. B. einer Bodenplatte), welche die gesamte Muskulatur ansprechen und zur Kontraktion anregen. Die gewonnene rhythmische Neurostimulation führt nicht nur zu einer Innervierung bereits vorhandener, sondern auch zur Rekrutierung neuer motorischer Einheiten. Entscheidend ist in diesem Zusammenhang die richtige Wahl der Schwingungsparameter (u. a. Frequenz, Amplitude, Form). Aus mechanischer Sicht kann das Training unter Schwingungen (Vibration) in Ganz- und Teilkörperschwingungen differenziert werden: Schwingungen können dementsprechend auf den gesamten Körper, ein ganzes Körpersegment oder ein Organ (z. B. Muskel- oder Sehnenkomplex) übertragen werden (Haas et al. 2004).

Hinsichtlich der Anwendung eines Vibrationstrainings gibt es bislang keine klare Vorgabe. Grundsätzlich wird die Intensität der Vibration über die Frequenz (in Hz), die Amplitude (in mm) und die jeweilige Satzdauer (in sec) bestimmt (Gentner 2010). Hinsichtlich der *Amplitude* unterscheidet man mehrere Vibrationsformen: Zum einen gibt es Geräte, die *sinusförmige* ,rein vertikale Reize nutzen und in der Regel für Ganzkörperschwingungen (Whole Body Vibration) im Freizeit- und Leistungsbereich Einsatz finden. Zum anderen gibt es Geräte, die mit *wippenden, seitenalternierenden* Schwingungen arbeiten wodurch ein Bewegungsmuster ähnlich dem menschlichen Gang stimuliert wird und häufig im Rahmen therapeutischer Behandlungen gewählt werden. Platten mit zufälligen, *stochastischen* Schwingungen nutzen die nicht antizipierbare, multidimensionale Reizsetzung. Es kommt zu keiner Wiederholung des Schwingungsvorgangs, sodass der Körper ständig auf unterschiedliche äußere Reize reagieren muss. Trainingseffekte sind vor allem Steigerung der Bewegungssicherheit sowie eine Verbesserung der Gleichgewichtsregulation.

Allgemeine Aspekte zum Vibrationstraining

- Vibrationstraining wirkt sich positiv auf die Ausführung von Zielbewegungen, die Aufrechterhaltung des Gleichgewichts und die Gelenkstabilität aus (Roelants et al. 2004, Bogaerts et al. 2006, Haas et al. 2004, Berschin/Sommer 2004 und 2010, Torvinen et al. 2002, Runge et al. 2000).
- Der Einsatz von Vibrationstrainingsgeräten unterstützt und beschleunigt das propriozeptive Training (Cloak et al. 2010, Moezy et al. 2008, Bosco et al. 2000).
- Hinsichtlich der Kraftfähigkeit bzw. der Muskulatur weisen Studien uneinheitliche Ergebnisse auf (Cochrane 2011, Marín et al. 2011, Marín/Rhea 2010, Huber 2006, Mester et al. 2006).
  - Ein erhöhter Trainingseffekt durch Vibrationstraining wurde bislang noch nicht eindeutig bestätigt (Haas et al. 2004, Torvinen et al. 2002, Schlumberger et al. 2001). Forscher postulieren dennoch, dass das Vibrationstraining im Vergleich zum herkömmlichen Krafttraining effektiver sei (Jordan et al. 2005).
  - Es ist ein positiver Effekt bei Sarkopenie zu beobachten (Kaeding 2009).
  - Vibrationstraining verbessert die Rekrutierungsfähigkeit (Wirth et al. 2011) und die Beweglichkeit (van den Tillaar 2006).
- Positive Auswirkungen sind auch bei Älteren insgesamt und bei Frauen in der Postmenopause zu beobachten (Brooke-Wavell/Mansfield 2009, Raimundo et al. 2009, Ruan et al. 2008, Gusi et al. 2006, Roelants et al. 2004, Verschueren et al. 2004).
- Eine Überschreitung der Expositionsgrenzwerte (bzgl. Frequenz, Amplitude etc.) resultiert in einer Überbelastung mit Folgen wie Störung des Wohlbefindens, Ermüdung, Konzentrationsschwäche, Sehstörungen, Durchblutungs- und Nervenfunktionsstörungen sowie Knochen- und Gelenkschäden (Griffin 1996) (➤ Tab. 5.1).
- Es können „Resonanzkatastrophen“ auftreten, wenn Körperteile in Eigenfrequenz zum Schwingen gebracht werden. Die jeweilige Frequenz ist je nach Organ bzw. Körperbereich unterschiedlich, z. B. ca. 8 Hz für die Wirbelsäule, ca. 18 Hz für das Gehirn und ca. 20 Hz für das Auge (Griffin 1996).
- Kontraindikationen eines Vibrationstrainings sind u. a. akute Entzündungen, akuter Bandscheibenvorfall, frische Fraktur, Herzschrittmacher, Herzrhythmusstörungen, stark ausgeprägte Hyper- oder Hypotonie oder eine (frühe) Schwangerschaft.
- Ein therapeutischer Einsatz ist möglich
  - nach akuten Verletzungen der unteren Extremitäten und bei chronischen Instabilitäten des Knie- und Sprunggelenks –

Tab. 5.1 Chancen und Risiken des Vibrationstrainings [M993]

Chancen	Risiken
• Zielgruppenspezifischer Einsatz für: – Ältere – orthopädische Patienten – neurologische Patienten – Frauen in der Postmenopause • Effektives Muskeltraining hinsichtlich Anbahnung, intramuskulärer Koordination • Verbesserung – neuromuskulärer Prozesse – sensomotorischer Fähigkeiten – propriozeptiver Fähigkeiten – der Gleichgewichtsfähigkeit – der Beweglichkeit	• Übelkeit • (Kopf-)Schmerzen • Konzentrationsschwäche • Sehstörungen • Überlastungsschäden • Ödematöse Schwellungen etc. *Beachte:* Ausführung und Dosierung!

Verbesserung der Sensomotorik/des Gleichgewichts und der Kraft (Cloak et al. 2010, Moezy et al. 2008, Wilke/Baedermann 2005, Berschin/Sommer 2004 und 2010, Haas et al. 2004),
- bei Osteoporose – Erhöhung der Knochendichte (Gilsanz et al. 2006, Siegrist et al. 2006, Rubin et al. 2004),
- bei Morbus Parkinson – Verbesserung der Sensomotorik und Lebensqualität (Lau et al. 2011, Arias et al. 2009, King et al. 2009, Ebersbach et al. 2008, Haas et al. 2006a, Haas et al. 2006b, Turbanski et al. 2005, Wilke/Hoos 2005),
- bei multipler Sklerose – Verbesserung der Muskelinnervation (Wilke/Srsen 2007, Schuhfried et al. 2005),
- bei Schlaganfall – Verbesserung der Sensomotorik und willkürlichen Kraftentfaltung (Tihanyi et al. 2007, Van Nes et al. 2004).

Empfehlungen für ein Vibrationstraining

Die Forschergruppe um Mester et al. (2006) formulierte einen Leitfaden und empfiehlt darin eine Frequenz von mindestens 20 Hz. Zu niedrige Schwingungen (< 20 Hz) können Risiken und eine zu hohe Belastung für den Kopf und das Hirn darstellen. Allerdings gibt es hier divergente Angaben unterschiedlicher Forschergruppen. Im Anfänger- und Freizeitsportbereich sollte darauf geachtet werden, dass anfänglich eine geringe Amplitude von ca. 1–2 mm gewählt wird. Hierdurch werden zu hohe Belastungen auf den Körper vermieden und gewünschte Effekte gewährleistet. Die Satzdauer sollte 30–60 Sekunden betragen, sie kann jedoch entsprechend der gewünschten Intensität auch kürzer oder länger gewählt werden.

- Trainingsfrequenzen sollten außerhalb der kritischen Bereiche gewählt werden (Empfehlung: 10–30 Hz – werden Schwingungen als unangenehm empfunden, sollten diese ausgespart werden)
- Die Amplitude der Schwingungen sollte nicht zu groß gewählt werden.
- Die Gesamtdauer des Trainings sollte nicht mehr als 10 Minuten betragen. Eine übliche Belastungsdosierung ist: 10 × 1 Minute, 1 Minute Pause.
- Knie und Hüfte sollten während des Trainings gebeugt werden, um so die Transmission durch die Muskeldämpfung zu vermindern.
- Der Patient sollte die Muskulatur der unteren Extremitäten koaktivieren.
- Das Körpergewicht sollte auf den Vorfuß verlagert werden, um eine Verstärkung der Dämpfung zu erwirken.
- Übungen, bei denen Rücken, Brustkorb, Bauch, Kopf oder der Schambereich auf der Platte abgelegt werden, sollten vermieden werden (Cochrane 2011, Adams et al. 2009, Cardinale/Wakeling 2005, Kleinöder/Mester 2003).
- Das Vibrationstraining sollte sowohl statisch als auch dynamisch durchgeführt werden.

MERKE

Trainingshinweise zum Vibrationstraining:
- Frequenz: 10–30 Hz
- Amplitude: ca. 1–2 mm
- Satzdauer: 30–60 sec
- Gesamtdauer: max. 10 min

5.4.8 Elektrische Muskelstimulation (EMS)

Bereits in den 1960er- und 1970er-Jahren wurde die elektrische Muskelstimulation (EMS) im Hochleistungssport genutzt. Durch elektrische Stimulation auf der Körperoberfläche werden Mechanorezeptoren, z. B. die Muskelspindeln, erregt (➤ Kap. 6.1.2). Die von dort ausgehende Reizweiterleitung sorgt für die Veränderung von Tonus, Länge und Spannungszustand der Muskeln, verändert aber auch den Stoffwechsel. Somit wird der Befehl an die Muskeln nicht vom Gehirn gegeben, sondern von außen durch einen schwachen Reizstrom.

Frequenz

Die Frequenz ist wohl der wichtigste EMS-Parameter und wird in Hertz (Hz) angegeben. Durch die Wahl der Frequenz kann die Art der elektrischen Muskelstimulation gewählt werden. Die *roten,* langsamer reagierenden Muskelfasern sprechen vorwiegend auf niedrige Frequenzen an – bis maximal 15–18 Hz. Daher sollte die Frequenz für Ausdauersportler in diesem Bereich gewählt werden, was sich bei der EMS-Stimulation als einzelne Kontraktionen äußert.

Die *weißen,* schnell kontrahierenden Muskelfasern sprechen eher auf Frequenzwerte zwischen 30 und 50 Hz an. Die Einstellung der Frequenz für das Schnell- und Maximalkrafttraining sollte in diesem Bereich liegen. Durch Stimulation mit Frequenzen über 50 Hz kann der Muskel gezielt überfordert und somit zu einer Muskelhypertrophie gezwungen werden. Hier ist darauf zu achten, dass die Muskulatur zwischen den EMS-Sitzungen genügend Zeit zur Regeneration bekommt.

Einsatzgebiete

Für folgende Indikationen kann EMS-Training erfolgreich eingesetzt werden:
- Rückenschmerzen infolge von Fehlhaltung und reduzierter Muskelmasse des Halteapparats
- Gewichtsreduktion durch deutlich gesteigerten Grundumsatz
- Rückbildung nach der Schwangerschaft, vor allem Gewebsstraffung und Aufbau der Beckenbodenmuskulatur
- Kraftausdauersteigerung, begleitend zu Sportarten
- Inkontinenz kann durch effektives Training der Beckenbodenmuskulatur deutlich gelindert werden.

Nicht geeignet ist EMS für Menschen mit Herzschrittmachern, Implantaten, Epilepsie oder Sensibilitätsstörungen (z. B. als Folge eines Diabetes, einer Spastik oder eines Hautproblems). Auch Schwangere sollten auf EMS verzichten.

Vor- und Nachteile

Diese Art des Trainings bewirkt, dass sämtliche Muskeln in kurzer Zeit und um ein Vielfaches intensiver trainiert werden. Ein bis zwei Trainingseinheiten à 20 Minuten pro Woche sind in der Therapie zu empfehlen. Während dieser 20 Minuten werden fast alle relevanten Muskelgruppen gleichzeitig trainiert. Die Belastungsintensität lässt sich jederzeit verändern, sodass der Trainingsreiz permanent an das Leistungsniveau angepasst werden kann. So wird ohne die Gefahr der Überlastung der beteiligten Gelenke und entsprechend der individuellen Leistungsgrenze trainiert. Diese Art von Training sollte ebenfalls sowohl statisch als auch dynamisch durchgeführt werden.

Der *Nachteil* der Methode ist das Fehlen der Wahrnehmungs- und Koordinationsschulung hinsichtlich des Bewegungsablaufs. Es entfallen also die Vorteile eines herkömmlichen dynamischen Krafttrainings.

MERKE

Bei der Anwendung von EMS sollte immer darauf geachtet werden, dass zeitgleich mit der elektrischen Reizeinwirkung eine *willkürliche Kontraktion/Ansteuerung* der Zielmuskulatur erfolgt.

Einstellungsbeispiele für EMS-Parameter

Die u. g. Rampe ist die Zeit, in der die Muskulatur langsam aktiviert wird. Daher sollte gerade bei „kalten" Muskeln und bei Untrainierten die Rampe mindestens 2 Sekunden betragen.

Lokales Muskelkraftausdauertraining

- Frequenz: 15–18 Hz
- Impulsdauer/Pulse width: 250 µs
- Rampe: 2 sec
- Kontraktionsdauer (ON): 4–6 sec
- Pause (OFF): 3 sec
- Sitzungsdauer: 20–30 min, kann bei Bedarf nach einer längeren Pause wiederholt werden

Schnellkrafttraining

- Frequenz: 40–60 Hz
- Impulsdauer/Pulse width: 300 µs
- Rampe: 2 sec
- Kontraktionsdauer (ON): 10 sec
- Pause (OFF): 15 sec
- Sitzungsdauer: 5 min, kann bei Bedarf mehrmals täglich wiederholt werden. Der Muskel sollte hier zwischen den Sitzungen die Möglichkeit bekommen, sich zu regenerieren. Kleine Wechsel der Frequenz und Elektrodenplatzierung optimieren den Trainingseffekt.

Auf Muskelmassezuwachs ausgelegtes Training

- Frequenz: 35–45 Hz
- Impulsdauer/Pulse width: 300 µs
- Rampe: 3 sec
- Kontraktionsdauer (ON): 15 sec
- Pause (OFF): 15 sec
- Sitzungsdauer: 3 min; bei Bedarf mehrmals täglich wiederholen

5

Anpassungserscheinungen

Als Folge neuronaler Anpassungen erhöht sich zunächst die Anzahl der rekrutierten motorischen Einheiten, bevor es zu einer Zunahme des Muskelvolumens kommt. Histologische Studien zeigen, dass insbesondere die Typ-IIa-Fasern von dieser Trainingsform profitieren. Längere Stimulationen bewirken sogar eine Konversion der Fasertypen. Typ-I-Fasern benötigen dazu Frequenzen von 1 bis 25 Hz und geringere Impulsbreiten, während die Typ-II-Fasern von breiteren Impulsen und höheren Frequenzen (>40 Hz) profitieren (Duchateau & Hainaut 1988, Hainaut & Duchateau 1992, VandertIhommen et al. 2003).

INFO

Myofaziales Training

Faszien sind eine Komponente des Bindegewebes mit kontraktilen Fähigkeiten, die den gesamten Körper und somit auch die Muskulatur umhüllen bzw. durchdringen. Das myofasziale Netzwerk stellt kein nutz-oder funktionsloses Gewebe, sondern ein komplexes Netzwerk mit Verbindungs- und Kommunikationsfunktion dar, das die Verschiebbarkeit der Muskelfasern untereinander und des ganzen Muskels gegenüber seiner Umgebung ermöglicht. Dem myofaszialen Netzwerk werden folgende Funktionen zugeschrieben (Kolster 2010):
- Formgebung: Umhüllung der Muskulatur, der Nerven und Knochen
- Stoßdämpfung: Reduzierung/Absorbierung von außen auf den Körper einwirkender Kräfte
- Elastizität: Reibungsarme Funktionsweise des Bewegungsapparates
- Seilzugsystem: Weiterleitung bewegungsabhängiger Kräfte innerhalb des Bewegungsapparates

- Kontraktilität: Selbstverkürzung des Fasziensystems und somit Generierung von Kräften
- Sensorische Rückmeldung: Rückmeldung mittels Rezeptoren (Bewegungen, Temperatur, Schmerzen) (Bartrow 2019).

Das myofasziale Training zielt entsprechend auf den Erhalt und die Verbesserung der elastischen Fähigkeiten, den Erhalt der bestmöglichen Form des Körpers, ein verbessertes elastisches Bewegungsverhalten, eine bessere Umlenkung und Verteilung der Kräfte bei Bewegung sowie die Kraftsteigerung durch Anregung der kontraktilen, faszialen Elemente ab. Patientenzentrierte Beschwerden oder Dysfunktionen sollen gelindert werden. Zur Erreichung der genannten Zielsetzungen stehen verschiedene Methoden, z. B. Fascial Release, Fascial Elasticity, Fascial Refinement und Fascial Stretch zur Verfügung (Bartrow 2019).

5.5 Grundlagen des Flexibilitätstrainings

Neben der Entwicklung der Kraft zählt die Verbesserung der Flexibilität der Muskulatur zu einem Schwerpunkt des Muskeltrainings. Flexibilität – verstanden als *Beweglichkeit, Gelenkigkeit* – bezeichnet die Fähigkeit, Bewegungen kontrolliert mit einem möglichst großen *Bewegungsausmaß* in einem oder mehreren Gelenken auszuführen.

Unterschieden werden:

- *Passive Flexibilität:* Diese bezeichnet das mögliche Bewegungsausmaß, das mithilfe äußerer Kräfte erreicht werden kann (z. B. Bewegungsführung durch den Therapeuten).
- *Aktive Flexibilität:* Diese kennzeichnet den Bewegungsumfang, der willkürlich und aus eigener Kraft ausgeführt werden kann. Die aktive Flexibilität ist im Allgemeinen geringer als die passive Flexibilität.
- Zusätzlich kann in Bezug auf den ganzen Körper, auf Gelenksysteme bzw. auf ein bestimmtes Gelenk unterschieden werden zwischen *allgemeiner* und *spezieller* Flexibilität.

Die Beweglichkeit ist bei Kleinkindern aufgrund des noch nicht gefestigten Bewegungs- und Stützsystems am größten und nimmt ab einem Alter von etwa acht bis neun Jahren ab. Regelmäßiges Training verlangsamt diesen Prozess erheblich (Albrecht/Meyer 2014).

Das Flexibilitätstraining ist abzugrenzen vom Begriff der *Mobilisation* bzw. *Beweglichmachung,* womit die Verbesserung der Beweglichkeit eines Gelenks/einer Funktionseinheit gemeint ist. Im therapeutischen Kontext ist die Mobilisation die Behebung einer akuten, krankheitsbedingten Beweglichkeitseinschränkung eines Gelenks. Ein Flexibilitätstraining trägt zur Mobilisation bei, da hierbei sowohl die Muskulatur als auch die das Gelenk umgebenden bindegewebigen Strukturen und die knöchernen Gelenkanteile einbezogen werden. Flexibilitätstraining und Mobilisation weisen noch weitere ergänzende Inhalte auf. Eine umfassende Darstellung der Mobilisationstechniken finden sich bei Andrews et al. (2012).

Flexibilität wird von vielen Faktoren (➤ Abb. 5.5) sowie von der *intermuskulären Koordination* beeinflusst. Je besser die Qualität der Koordination in einem Bewegungsablauf ist, desto geringer ist die unerwünschte (Mit-)Innervation der antagonistischen Muskeln, d. h. diese sind dehnfähiger und setzen der Bewegung keine Widerstände entgegen. Hierdurch werden ein größeres Bewegungsausmaß und eine höhere Kraftentfaltung möglich. Die Muskulatur verkürzt sich bei normaler Anspannung etwa um die Hälfte ihrer Ruhelänge. Durch Immobilisation, Inaktivität oder Einschränkung der Bewegungsfreiheit (der Gelenke) erfolgt auf Dauer eine Verkürzung der Muskeln. Da die Kontraktionsmöglichkeit der Muskulatur aber gleich bleibt, sinkt das willkürlich mögliche Bewegungsausmaß. Bereits vier Tage nach Beginn einer Phase der Immobilisation kann eine umfassende Einschränkung – verursacht durch eine *Fibrose* (Fibrosis) – nachgewiesen werden.

Der *Widerstand gegen eine Dehnung* ergibt sich aus folgenden Gründen:

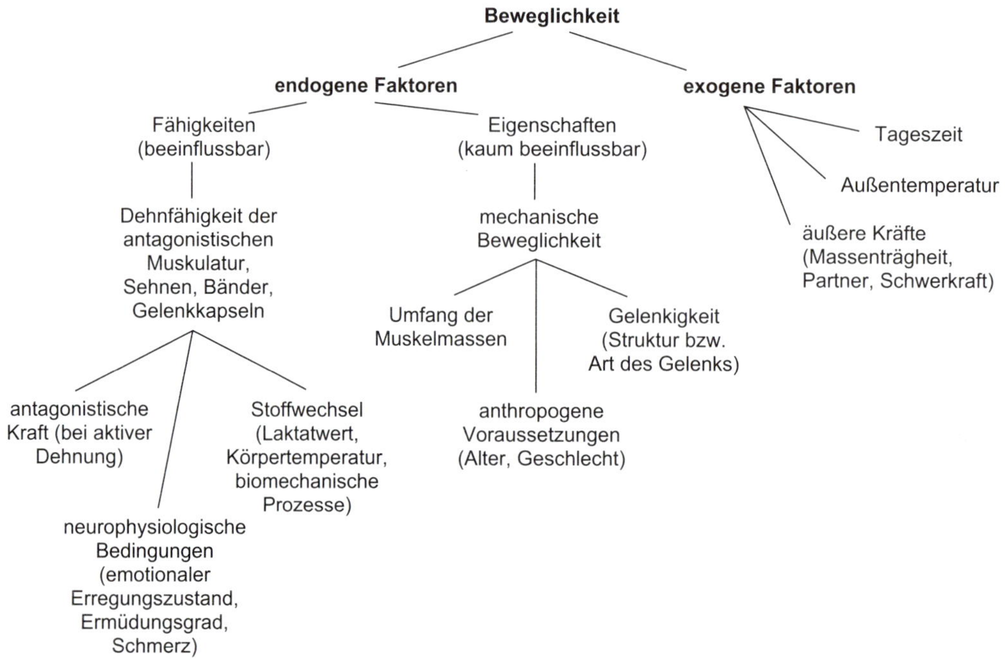

Abb. 5.5 Determinanten der Flexibilität (modifiziert nach Maehl 1986) [G385]

- *Neurogene Hemmung,* d.h. willkürliche und/oder reflektorische neurale Kontrolle und Inhibition im Verlauf einer muskulären Dehnung
- *Myogene Hemmung,* d.h. der aktive und passive Dehnungswiderstand des gesamten Muskels (häufig kommt es zu einer Interaktion der neurogenen und myogenen Hemmung)
- *Gelenkfaktoren,* d.h., dass der Gelenkwiderstand von den anatomischen Strukturen (Knochen, Knorpel, Bänder) mitbestimmt wird
- *Gewebswiderstände* der Haut, des subkutanen Bindegewebes, der Faszien und aus der Reibung

MERKE

Es gibt nicht nur eine eingeschränkte Flexibilität, sondern insbesondere bei instabilen Gelenken kann häufig auch eine sog. **Hypermobilität** bestehen. Diese kann ursächlich in veränderten anatomischen Bedingungen begründet sein (z.B. Laxität von Bändern etc.) oder aber sich aufgrund einer bestehenden **Hypomobilität** in angrenzenden Gelenkstrukturen kompensatorisch entwickeln.

Die Frage, ob ein Training der Flexibilität zu Beginn oder am Ende einer Trainings- oder Therapieeinheit durchgeführt werden soll, konnte bisher nur unzureichend geklärt werden. Sicher erscheint aber, dass in einem erwärmten (nicht ermüdeten) Zustand aller beteiligten Strukturen der Dehneffekt grundsätzlich höher ist, da die Temperatur in den Strukturen unmittelbar beeinflussend auf die mechanische Reaktionsweise wirkt.

5.5.1 Ziele des Flexibilitätstrainings in der Therapie

Das Training der Flexibilität dient
- der Optimierung der Gelenkbeweglichkeit,
- der Verbesserung der Kontraktilität und Plastizität der Muskulatur,
- der muskulären Lockerung und Entspannung,
- der Auflösung der Hemmung durch die Faszien,
- der Vorbeugung von Fehlhaltungen/-stellungen,
- zur Kontrakturprophylaxe in der Rehabilitation,
- der Verletzungsprophylaxe,
- als aktive Pausengestaltung im Intervalltraining und bei der Wiederholungsmethode,
- der Reduzierung von Schmerzen,
- zur Verbesserung der Kraftentfaltung im Muskel,
- zur Ökonomisierung von Bewegungen.

Das Flexibilitätstraining wirkt auf das psychophysische Befinden sowie im Seniorensport über allgemeine gymnastische Übungen dem *Alterungsprozess* entgegen, indem es aktiviert, zur Mobilität beiträgt, anregend auf die Durchblutung der Muskulatur und den Stoffwechsel wirkt und dosiert, evtl. sogar kräftigend einsetzbar ist.

Im Speziellen wird über das Training der Flexibilität erreicht, dass sich eine Reduktion der hemmenden Einflüsse durch Bindegewebe sowie eine *Längenzunahme der Muskulatur* entwickelt. Diese basiert im Wesentlichen auf einer Dehnung der kontraktilen Elemente innerhalb des Sarkomers, wobei mit zunehmender Dehnung der Überlappungsgrad von Aktin und Myosin abnimmt. Die elastischen Elemente (Sarkolemm, Bindegewebe etc.) tragen hierzu nur geringfügig bei. Da der Muskel aber stets bestrebt ist, einen optimalen Aktin-Myosin-Überlappungsgrad zu gewährleisten, wird sich innerhalb eines Trainings- bzw. Therapieprozesses die Anzahl der Sarkomere in Längsrichtung vergrößern, woraus sich eine dauerhafte Längenzunahme des Muskels ergibt.

Darüber hinaus übt ein entsprechend dosierter Dehnungsreiz auch bei den bindegewebigen Strukturen (Faszien, Sehnen, Bänder) eine Anpassung aus, und zwar in Form
- einer Steigerung der mechanischen Belastbarkeit durch eine Dickenzunahme,
- einer optimalen Ausrichtung der Fasern/Auflösung von „Verfilzungen“ im Gewebe,
- einer verbesserten Entwicklung von Crosslinks sowie
- insgesamt einer Steigerung der Elastizität/plastischen Deformation.

Die Effektivität eines Flexibilitätstrainings (oder auch einer Mobilisation) ist über das Erreichen der individuell optimalen Bewegungsmöglichkeit gegeben. Dies zeigt sich über das Erkennen eines sog. *„Endgefühls“,* bei dem für jedes Gelenk charakteristische Merkmale erfühlbar werden. Ein „normales“ Endgefühl, aus dem sich eine reguläre Bewegungslimitierung ableiten lässt, ist (in Abhängigkeit von der jeweiligen Struktur) gekennzeichnet durch die in ➤ Tab. 5.2 angegebenen Merkmale (➤ Kap. 11.1.2).

Tab. 5.2 „Normales“ Endgefühl (modifiziert nach Andrews et al. 2012) [M993]

Struktur	Endgefühl
Muskulatur	Weich-elastisch
Bänder	Fest-elastisch (fester Anschlag ohne Nachgeben)
Kapsel	Fest-elastisch (fester Anschlag mit leichtem Nachgeben)
Knochen/Knorpel	Hart-elastisch (plötzlicher Stopp)

5.5.2 Wichtige Gesichtspunkte

Eine Verbesserung der Beweglichkeit/Flexibilität kann sich sowohl auf die Mobilisation von Gelenkstrukturen als auch auf die Dehnfähigkeit der bindegewebigen Strukturen beziehen (➤ Kap. 5.5.1). Somit sind bei der Gestaltung eines Flexibilitätstrainings in der Therapie grundsätzlich die mechanische Funktion und Belastbarkeit der Gelenkstrukturen und der das Gelenk umgebenden Muskulatur sowie die Regelungs- und Steuerungsmechanismen des neuromuskulären Systems zu berücksichtigen.

Mechanische Funktion und Belastbarkeit der Gelenkstrukturen

Die mechanische Funktion und Belastbarkeit der Gelenkstrukturen wird durch orthopädisch-traumatologische Schäden unmittelbar beeinflusst. Daher kommt der Auswahl geeigneter *Ausgangs- oder Endstellungen* für das Flexibilitätstraining eine besondere Bedeutung zu. Werden andere Strukturen in diesen Positionen zu sehr belastet, so sind die Ausgangs- und Endstellungen zu modifizieren.

Ebenso ist zu bedenken, dass bei der Dehnung einer Muskelgruppe, die das Gelenk sichernden/umgebenden bindegewebigen Strukturen ebenfalls gereizt werden, was natürlich bei entsprechender Schädigung problematisch, gleichzeitig aber auch sinnvoll ist. Zu empfehlen wäre daher, nach einer Trainingseinheit mit entsprechender Reizung der Gelenkstrukturen mit Eisapplikation nachzuarbeiten.

BEISPIEL

Patellaschäden

Wird der M. quadriceps femoris durch eine maximale Flexion des Kniegelenks in der Endstellung gedehnt, bedeutet dies gleichzeitig eine relativ große Belastung für die Patella durch einen zunehmenden Anpressdruck. Liegen z. B. retropatelläre Schäden vor, ist von einer derartigen Position abzuraten.

Mechanische Funktion und Belastbarkeit der gelenkumgebenden Muskulatur

Aus dem anatomischen Verlauf einzelner Muskelgruppen lässt sich deren Funktion und Arbeitsweg ableiten. Dabei ist neben der Lage des Ansatzes und des Ursprungs auch die Anzahl der Gelenke, über die der Muskel verläuft, für die mechanische Wirkung wichtig. Dementsprechend sollte eine geeignete Ausgangsposition gewählt sowie die anschließende Bewegung und Endposition auf die mechanischen Funktionen abgestimmt werden. Dies ist besonders wichtig, wenn die zu dehnende Muskelgruppe aus verschiedenen Anteilen mit unterschiedlichen Funktionen besteht (z. B. M. quadriceps femoris, ischiokrurale Muskulatur, M. deltoideus etc.). Daraus lässt sich unmittelbar auch die Anwendung mehrgelenkiger Übungen ableiten, die allerdings häufig das Problem von Ausweichbewegungen mit sich bringen.

Regelungs- und Steuerungsmechanismen des neuromuskulären Systems

Die Kenntnisse neuromuskulärer Steuerungs- und Regelungsmechanismen sind besonders im Flexibilitätstraining von Bedeutung. Rezeptoren können die Flexibilität sowohl positiv als auch negativ beeinflussen. Auch die intermuskuläre Koordination, inhibitorische Mechanismen sowie Bewegungsprogramme bestimmen den Erfolg/Misserfolg in der Therapie direkt.

In diesem Zusammenhang ist besonders der Einfluss der *Dehnungs- und Spannungsrezeptoren* der Muskeln (Muskelspindeln) und Sehnen (Golgi-Sehnenorgane) zu nennen (➤ Kap. 6.1.2). Die Muskelspindeln sind spezielle, parallel zu den Muskelfasern angeordnete Messfühler, die über einen Reflexbogen mit dem Rückenmark verbunden sind und bei einer Reizung (Dehnung) die Arbeitsmuskulatur zu einer Kontraktion veranlassen. Die Golgi-Sehnenorgane sind Rezeptoren, die den Muskel vor zu großer Spannung schützen sollen. Sie sprechen auch auf Dehnreize an, jedoch liegt ihre Reizschwelle über jener der Muskelspindeln. Überschreitet die Muskeldehnung eine „kritische" Grenze, kommt es unter Einwirkung der Sehnenspindeln zu einer Reduzierung der Muskelanspannung und somit zu einer Entspannung der Muskulatur – *Eigenhemmung, autogene Inhibition.*

Insgesamt ist bei der Auswahl der Methoden wichtig, dass das Gelenk, die Gelenkstrukturen, die Muskulatur und das neuromuskuläre System eine Einheit bilden, in der sich die Anteile gegenseitig beeinflussen. Nur bei Funktionstüchtigkeit aller Teilsysteme können entsprechende Trainingsreize effektiv gesetzt werden. Im anderen Fall kommt es sogar häufig dazu, dass sich aufgrund arthromuskulärer Ungleichgewichte *Sekundärprobleme* entwickeln, z. B. Tendinosen, Knorpelschäden und Dysbalancen.

5.5.3 Methoden des Flexibilitätstrainings

Wir unterscheiden die aktive Dehnmethode (statisch/dynamisch) von der passiven (statisch/dynamisch, ➤ Abb. 5.6), wobei keine dieser beiden Methoden generell der Vorzug gegeben werden kann,

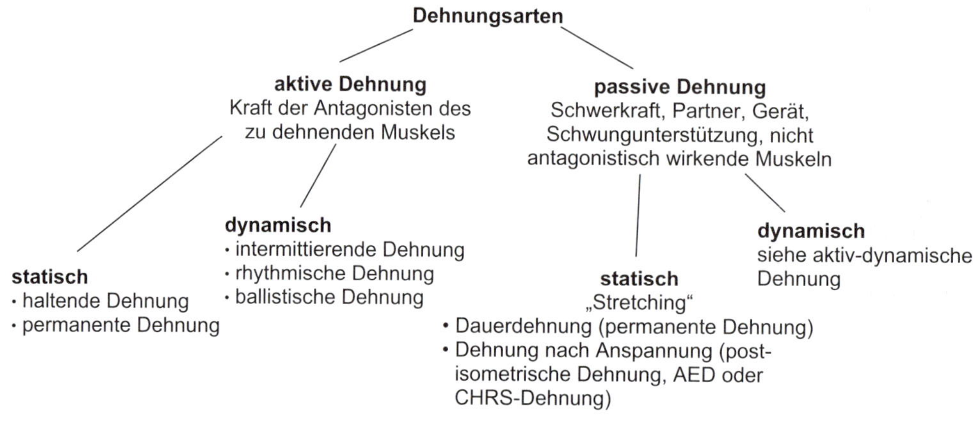

Abb. 5.6 Einteilung der Dehnmethoden in aktive und passive bzw. statische und dynamische Formen [M993]

da beide Verfahren bei adäquater Anwendung effektiv sind und das letztlich angestrebte Therapieziel die Auswahl bestimmt (Bossmann 2011, Freiwald 2020).

In Abhängigkeit von der Art der Durchführung der Dehnung sowie dem speziellen Ziel im Verlauf einer Therapie lässt sich eine Zuordnung der unterschiedlichen Formen vornehmen (➤ Tab. 5.3).

Welche Methode letztlich in der Therapie zur Anwendung gelangen sollte und dabei optimale Erfolge erzielt, ist bisher zum Großteil noch weitgehend ungeklärt. So weiß man heute, dass auch ein Krafttrainingsprogramm unter Ausnutzung der vollständigen Bewegungsamplitude zu ähnlichen Adaptationen führt. Daher sollte die Bedeutung des Flexibilitätstrainings zwar nicht abgewertet, aber seine Wertigkeit auch nicht überschätzt werden.

Aktive Dehnmethode

Die aktive Dehnmethode ist gekennzeichnet durch eine aktive Kontraktion des Antagonisten des zu dehnenden Muskels. Die Effektivität dieser Methode hängt somit direkt von der Kraft des Antagonisten ab, der eine aktiv-statische und/oder aktiv-dynamische Dehnung provozieren kann und somit die Intensität und Dauer des Reizes bestimmt.

Bei der *aktiv-dynamischen Form* (intermittierende Dehnung) wird aus einer Ausgangsstellung begonnen, in der sich der zu dehnende Muskel in einer leichten Vordehnung befindet. Durch kleine, sich steigernde rhythmische Bewegungen – unter Kontrolle des subjektiven Empfindens – wird die Bewegungsamplitude des Gelenks vergrößert (Hoster 1989). Ein schwunghaftes, ruckartiges, explosives oder gar zerrendes Dehnen sollte hierbei vollständig ausgeschlossen sein.

Bei der *aktiv-statischen Form* kontrahiert der Antagonist in der finalen Dehnstellung (aktives Halten).

Vorteile

- Dehnung durch eine aktive Kontraktion
- Reziproke Innervation (Antagonistenhemmung)
- Fazilitation
- Bessere Durchblutungssituation bei den aktiv-dynamischen Formen
- Neuromuskuläre Regelung und Steuerung notwendig, Koordinationsverbesserung
- Geringere Übersäuerung der Muskulatur
- Aktives Dehnen baut ein besseres subjektives „Muskelgefühl" auf.

Nachteile

- Möglicherweise erhöhte Aktivierung der Muskelspindeln bei unkorrekter Ausführung.
- Bei orthopädisch-traumatologischen Schädigungen sind Kontraindikationen zu beachten.
- Möglicherweise lassen sich Trainingserfolge nur recht langsam erzielen.

Die empfohlene Wiederholungszahl bei intermittierender Dehnung liegt bei 15–20 pro Muskelgruppe pro Serie. Von diesen Serien sollten in jeder Einheit 2–3 durchgeführt werden.

Tab. 5.3 Methoden zur Verbesserung der Beweglichkeit/Flexibilität im Rahmen der Therapie [M993]

Einsatzfelder	Ziele	Methoden
Regeneration	Muskelentspannung, Durchblutungsförderung und Ausschwemmung der Stoffwechselabbauprodukte	Aktiv-dynamische Dehnübungen mit geringer bis mittlerer Intensität, Entspannungsübungen
Erhaltung/ Stabilisierung	Erhaltung der Muskelelastizität und Gelenkbeweglichkeit, Vorbereitung für Trainings- und Wettkampfbelastungen	Statische Dehnübungen mit mittlerer Intensität, aktiv-dynamische Dehnübungen in Kombination mit Koordinationsübungen
Training/ Optimierung	Verbesserung der Muskelelastizität und Gelenkbeweglichkeit bei myogenen und bindegewebigen Beweglichkeitsdefiziten, Stärkung bindegewebiger Strukturen, Behandlung von Muskelkontrakturen/-verkürzungen und bindegewebigen Einschränkungen	Aktiv-dynamische und/ oder passiv-statische Dehnübungen mit mittlerer bis hoher Intensität und langer Dehndauer, CHRS-Methode/ AED-Methode mit guter Fixation der benachbarten Gelenke, translatorische Gleitbewegungen in Verbindung mit Längstraktionen des zu bewegenden Gelenkpartners (manuelle Therapie)

Passive Dehnmethode

Bei der passiven Dehnung unterscheidet man ebenfalls zwischen statischen und dynamischen Formen. Während sich die *passiv-dynamischen Formen* allein dadurch von den aktiv-dynamischen unterscheiden, dass die Dehnung dabei z. B. von einem Partner durchgeführt wird und der Antagonist nicht kontrahiert, lässt sich die passiv-statische Form deutlich von ihrem Pendant abgrenzen.

Die *passiv-statische Dehnung* wird in der Literatur meist mit dem Begriff „*Stretching*" belegt. Dabei kann der Dehnreiz passiv vom Patienten selbst gesteuert werden (der Übende verstärkt die Dehnung selbst, indem er z. B. mit den Händen leicht zieht) oder aber passiv fremdgesteuert werden (z. B. Partnerhilfe).

Die passiv-statische Dehnmethode ist gekennzeichnet durch das langsame Einnehmen einer Dehnposition (ca. 5 sec) mit nachfolgendem statischen Halten (ca. 10–60 sec). Davon sind pro Trainingseinheit 4–8 Wiederholungen auszuführen. Die Begründung für die Mindesthaltedauer von zehn Sekunden geht zurück auf die theoretischen Grundlagen, dass sich z. B. die kollagenen Fasern in den Sehnen erst nach mindestens sechs Sekunden permanenter Belastung plastisch verformen, die Gewebeplastizität also erst dann ausgenutzt werden kann (Albrecht/Meyer 2014). Insgesamt wird beim Stretching eine Reduktion des Muskeldehnungsreflexes sowie eine Ausnutzung der autogenen Hemmung angestrebt, die den gedehnten Muskel weiter entspannen soll, woraus sich eine noch größere Amplitude ergibt. Diese neuronalen Reaktionen werden seit Jahren wissenschaftlich diskutiert. Es ergeben sich für die passiv-statische Form folgende Vor- und Nachteile:

Vorteile
- Möglicherweise effektivere Methode
- Größere Entspannung der Muskulatur
- Tonussenkung der gedehnten Muskulatur
- Bei einigen Formen Kräftigung des Agonisten (z. B. bei der CHRS-Methode; s. u.)

Nachteile
- Keine aktive Einbeziehung des Antagonisten
- Intensität nur über subjektiven Dehnschmerz regelbar (in der Therapie relativ schwierig)
- (Hohe) lokale Belastungen bindegewebiger/knöcherner Strukturen über einen langen Zeitraum (problematisch besonders bei Knorpeldefekten)
- Umfassende Erwärmung aller beteiligten Strukturen zwingend notwendig

Sonderformen der passiven Dehnung

Neben der klassischen Form des Stretchings unterscheiden wir einige Sonderformen, von denen hier noch die passiv-statische Dehnung nach vorausgegangener isometrischer Muskelanspannung vorgestellt werden soll.

Bei dieser *postisometrischen Dehnung*, die auch unter den Begriffen *„CHRS-Methode"* (Contract–Hold–Relax–Stretch) oder *„AED-Methode"* (Anspannen–Entspannen–Dehnen) bekannt ist, werden Kraft- und Dehnbeanspruchungen eines Muskels ausgeführt. Unmittelbar vor der Dehnung wird der Muskel intensiv isometrisch für 7–10 Sekunden angespannt („harte Form"), um die serienelastischen Komponenten des Muskels vorzudehnen (z. B. Sehnen, Myosinhälse etc.), woraus sich bei der nachfolgenden Dehnung – für ca. 10–30 sec – ein geringerer Widerstand ergeben soll.

Im Rahmen der „sanfteren Form" (AED-Methode) wird durch einen regelmäßigen Wechsel von leichter (reizarmer) Anspannung und Dehnung darüber hinaus das *Muskelgefühl* verbessert und die Entspannungsfähigkeit erhöht (Hoster 1989).

Weitere passive Methoden, die ebenfalls zu den Stretching-Formen gezählt werden können, sind die Relaxationsmethode, „Passive lift and hold", „Ballistic and hold", propriozeptive neuromuskuläre Fazilitation (PNF) und andere.

Entspannung

Das Prinzip des aktiven Wechsels von Anspannung und Entspannung, welches für das Wohlbefinden von entscheidender Bedeutung ist und somit den Genesungsprozess positiv beeinflusst, sollte im Rahmen eines Flexibilitätstrainings permanent Beachtung finden. Spezielle *Verfahren* zur Lockerung und Entspannung, z. B. aktive und passive Schüttelbewegungen, das Einnehmen spezieller Ruhepositionen, aber auch Formen der Selbst- und Fremdmassage können zur Verbesserung der Flexibilität beitragen. Überschneidungen finden sich dabei mit einzelnen Techniken wie autogenem Training, Yoga, progressiver Muskelrelaxation und anderen.

Neben der Auswahl der entspannenden Übungen spielt die *Gesamtatmosphäre* eine spezielle Rolle. Die Einnahme einer äußeren Ruheposition, die dadurch charakterisiert ist, dass möglichst wenig Muskelkraft der Schwerkraft entgegenwirken muss, wird durch Maßnahmen unterstützt, die die „innere Ruhe" fördern, wie das Schließen der Augen, der Einsatz meditativer Musik oder eine ruhige Stimmführung. So können äußere und innere Spannungen, die sich nicht selten auf die Muskulatur auswirken und die Flexibilität beeinflussen, allmählich gelöst werden. Der Übergang zu psychomotorischen Aspekten ist hierbei fließend.

Kontraindikationen

Kontraindikationen eines Flexibilitätstrainings ergeben sich unmittelbar aus den vorliegenden Beeinträchtigungen und Einschränkungen. Zu nennen wären hier:
- Knöcherne Blockaden
- Frische oder instabile Frakturen
- Akute Entzündungen
- Starker akuter Schmerz
- Frisches Hämatom

Sollte eine bestehende Kontraktur oder eine muskuläre Verkürzung einem Arthron Stabilität geben, welche aktiv durch die Muskulatur und passiv durch die Gelenkstrukturen nicht gewährleistet ist, darf das Flexibilitätstraining unter diesem Aspekt nur sehr eingeschränkt durchgeführt werden. Dies ist wichtig bei chronischer Hypermobilität nach wiederholter Traumatisierung, z. B. dem Supinationstrauma.

MERKE

Ein zu früher Beginn intensiven Flexibilitätstrainings kann den Heilungsprozess von Gewebe negativ beeinflussen; andererseits ist – wie bereits beschrieben – dieser Spannungsreiz aber auch für die Entwicklung der Strukturen enorm wichtig. Die Dosierung ist somit abhängig von der Reaktion des Patienten auf den Trainingsreiz.

5.6 Apparativ gestütztes Training in der Therapie

Der Einsatz stationärer Muskeltrainingsgeräte („Sequenztrainingsgeräte") ist im Rahmen der Rehabilitation bei unterschiedlichen Beschwerdebildern etabliert und aus der täglichen therapeutischen Praxis nicht mehr wegzudenken. Das Einsatzspektrum konzentriert sich zwar im Wesentlichen auf den orthopädisch-traumatologischen Bereich, aber auch in anderen Bereichen, z. B. bei der Rehabilitation von Herzpatienten, können positive Effekte nachgewiesen werden. Im Folgenden werden typische Geräte nach einem einheitlichen Schema besprochen: Hauptmuskelgruppen, Übungsdurchführung inkl. Variationen und typische Fehler/Probleme sowie spezielle Hinweise zum therapeutischen Einsatz. Beispielhaft werden zudem Indikationen/Kontraindikationen in Bezug zur funktionellen Anatomie und Biomechanik angeführt.

5.6.1 Möglichkeiten und Grenzen des apparativen Trainings

Grundsätzliche *Vorteile* des apparativen Trainings – insbesondere gegenüber dem Training mit freien Gewichten – lassen sich wie folgt zusammenfassen:

- Reduzierte Verletzungsgefahr durch vorgegebene Bewegungsbahnen
- Vereinfachung von Bewegungsabläufen durch geführte Bewegungen
- „Isoliertes" Training durch selektierte Bewegungsfunktionen
- Ökonomisierung des Trainingsprozesses
- Exakte Belastungsdosierung

Aus diesen Vorteilen leiten sich gleichzeitig auch die *Grenzen* des apparativen Trainings ab:

- Reduzierung der koordinativen Komponente durch Beschränkung/Führung der Bewegungsbahnen (meist in zwei Ebenen)
- Nur eingeschränkte Schulung der Wahrnehmung/Propriozeption
- Eingeschränkter Alltagstransfer (je nach Gerätetyp unterschiedlich)

Die Möglichkeiten und Grenzen des apparativen Muskeltrainings variieren nicht zuletzt aufgrund der gerätespezifischen Konstruktionsmerkmale. Deshalb werden im Rahmen von Richtlinien die wesentlichen Kriterien definiert, die einen einheitlichen Standard festlegen.

Der individuelle Einsatz des apparativen Trainings orientiert sich im Wesentlichen am allgemeinen Trainingszustand bzw. den indikationsspezifischen Gegebenheiten. Einen guten Anhaltspunkt für die Trainingsplanung liefert das „Fünf-Stufen-Modell" nach Froböse/Lagerstrøm (1991), das die unterschiedlichen Trainingsschwerpunkte inkl. der entsprechenden Belastungsnormative systematisch aufeinander abstimmt (➤ Kap. 5.3).

5.6.2 Übergeordnete Anforderungskriterien

Für die folgende Einzeldarstellung der Geräte werden hier vorab übergeordnete Hinweise besprochen, die für alle Geräte gleichermaßen Gültigkeit besitzen.

Atmung

Grundsätzlich ist auf eine gleichmäßige Atmung zu achten. Dabei sollte in der Regel der Bewegungsrhythmus der Atmung, nicht jedoch der Atemrhythmus der Bewegung angepasst werden. Die Ausatmung erfolgt in der subjektiv anstrengendsten Phase, meist während der konzentrischen Arbeitsweise.

Intensität

Die individuell richtige Belastungsintensität ergibt sich unmittelbar aus dem Therapieplan. Sie sollte jedoch nicht nur anhand objektiver (fester) Kriterien festgelegt werden, sondern auch subjektive (variable) Kriterien berücksichtigen, wie z. B. die Tagesform. Dieser Anspruch dient sowohl der Schulung der Körperwahrnehmung als auch der Eigenkontrolle.

Grundsätzlich muss bei der Einstellung am Gerät unter anderem beachtet werden, dass die am Hebelarm wirkende Kraft von der Last des Gewichtsstocks abweicht (➤ Kap. 4.2). Dies gilt umso mehr, wenn die Kraftübertragung durch Exzenter vollzogen wird. Die Hersteller anerkannter Geräte sind verpflichtet, entsprechende Angaben über die am Hebel wirkenden Kräfte (gemessen an Referenzpunkten) anhand von Tabellen oder Kurven zu liefern.

Bewegungsrhythmus

Der Bewegungsrhythmus kann je nach Trainingsziel variieren. Als „Faustregel" hat sich – auch unter Berücksichtigung kardiovaskulärer Gesichtspunkte – ein kontrolliert dynamisches Bewegungstempo bewährt, wobei die konzentrische und die exzentrische Phase gleichermaßen berücksichtigt werden. Ein Training in der „inneren", „mittleren" bzw. „äußeren" Bewegungsbahn ist somit realisierbar (➤ Kap. 4.4.2).

Bewegungsamplitude

In Abhängigkeit von indikationsspezifischen Kriterien wird eine optimale Nutzung der gesamten physiologischen Bewegungsamplitude angestrebt. Individuell erforderliche Einschränkungen des Bewegungsspektrums können bei Bedarf durch entsprechende Begrenzer (sowohl der Ausgangs- als auch der Endstellung) sichergestellt werden (➤ Kap. 4.4.1, ➤ Kap. 4.4.2).

Stabilisierung

Hier sollten die technischen Möglichkeiten nach folgendem Leitsatz genutzt werden: So viel wie möglich aktiv stabilisieren, so wenig wie nötig passiv stabilisieren. Dies bedeutet, dass bei entsprechenden koordinativen Voraussetzungen auf Stabilisierungs-/Fixierungshilfen, z. B. Rückenlehnen, weitgehend verzichtet werden kann (Ziel: Autostabilisation; ➤ Kap. 6.2.3).

Unabhängige Hebelarme

Manche Hersteller bieten Geräte mit unabhängigen bzw. entkoppelbaren Hebelarmen für ein einzelnes bzw. alternierendes Bewegen der Extremitäten an. Auch hier sollte mit steigender Trainingserfahrung auf die Bewegungsausführungen zurückgegriffen werden, die den natürlichen Bewegungen des Alltags am nächsten kommen. Gerade auch bei muskulären Dysbalancen sollte man von der unabhängigen Ausführung – unter entsprechender Anleitung – verstärkt Gebrauch machen.

5.6.3 Die einzelnen Geräte/Muskelgruppen

Vordere Rumpfheber

Hauptmuskelgruppen – Zielbereich

Bauchmuskulatur: M. rectus abdominis, M. obliquus ext./int. abdominis, M. transversus abdominis

Funktion: Beugung, Rotation, Seitneigung des Rumpfs

Übungsausführung

Grundübung (➤ Abb. 5.7)

- Lendenwirbelsäule (LWS) ggf. durch Lordosepolster unterstützen
- Beine rechtwinklig auf der Auflagefläche positionieren
- Bauchmuskeln aktiv anspannen und Oberkörper bei seitlich anliegenden Armen gleichmäßig und kontrolliert anheben (Handinnenflächen zeigen nach vorn)
- Bewegung so weit durchführen, dass die Schulterblätter angehoben werden, die Lendenwirbelsäule jedoch noch aufliegt, Ausweichbewegungen im Nacken vermeiden (Kopf in Verlängerung des Rückens)
- Bei Übung am Trainingsgerät: Neigungswinkel der Rückenlehne entsprechend den individuellen Voraussetzungen des Patienten (Indikation, Trainingszustand) einstellen; Becken nur im Ausnahmefall (bei starker Neigung der Auflagefläche) mit Gurt fixieren

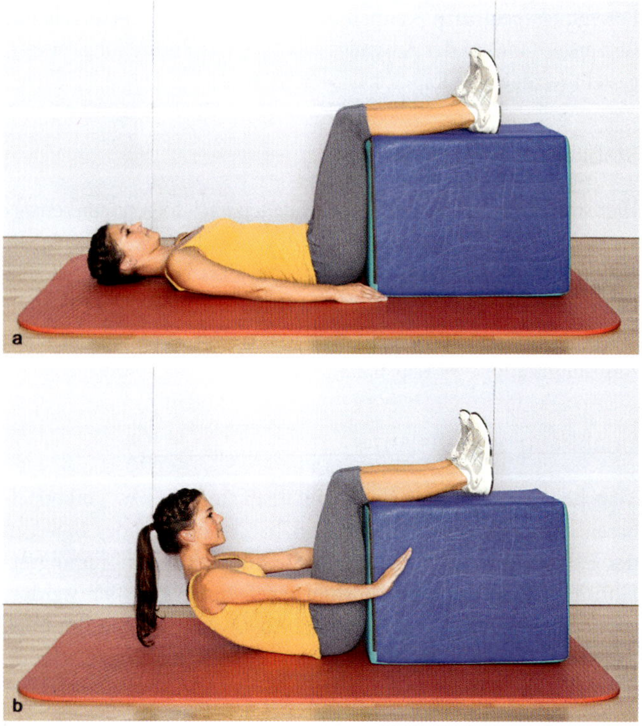

Abb. 5.7 Vordere Rumpfheber – a) Ausgangsstellung, b) Endstellung [K359]

Übungsvariationen

- Verschiedene Arm-/Handpositionen (Veränderung des Hebelarms)
- Unterschiedliche Beinpositionen (Winkel)
- Aufrollen des Oberkörpers mit gleichzeitiger Rotationsbewegung (Betonung der schrägen Bauchmuskeln)
- Fersen auf die Unterlage pressen (Aktivierung der Beugeschlinge/dorsalen Kette)
- Becken in der Ausgangsstellung (von kaudal) aufrichten (Annäherung Ansatz–Ursprung)

Typische Fehler bzw. Probleme und deren Korrekturen und Hilfen

- „Anreißen" des Kopfes
  → Hände an den Ohren positionieren
- Überstreckung der Halswirbelsäule
  → „Doppelkinn"
- Translation der Halswirbelsäule
  → „Doppelkinn"
- Vernachlässigen der exzentrischen Phase
  → Bewegungsrhythmus beachten; Rumpf ggf. nicht vollständig ablegen

Therapeutischer Einsatz

Verletzungen und Erkrankungen der Wirbelsäule und des Rumpfs, insbesondere der Lendenwirbelsäule:

- Spondylolisthesis: Aktive konzentrische Kontraktion führt zur Beckenaufrichtung und als weiterlaufende Bewegung zur Entlordosierung der LWS. Dies bewirkt eine Entlastung des lumbosakralen Übergangs (praktische Durchführung ohne Lordosekissen).
- Osteoporose, degenerative Wirbelsäulenerkrankungen: Die Erhöhung des intraabdominalen Drucks durch die Anspannung der Bauchmuskulatur ist von entscheidender Bedeutung beim Anheben eines Gegenstands mit gebeugtem Rumpf. Aufgrund dieser ventralen Druckerhöhung wird der lumbosakrale Übergang entlastet („blähbare Struktur"; Kapandji 1985).
- Querschnittslähmung, Spina bifida (mit inkompletter Lähmung der Bauchmuskulatur): Durch die willkürliche Kontraktion der vorderen Bauchwand (exspirationsunterstützende Muskeln) findet eine forcierte Ausatmung statt. Durch exzentrische Kontraktion wirkt die Bauchmuskulatur dem Druck der Eingeweide entgegen. Die Bauchmuskulatur und das Zwerchfell haben bei der Blasen-/Mastdarmentleerung eine synergistische Funktion durch die Erhöhung des intraabdominalen Drucks.

Rumpfflexion (Abdominaltrainer)

Hauptmuskelgruppen – Zielbereich

- Bauchmuskulatur: M. rectus abdominis, M. obliquus ext./int. abdominis, M. transversus abdominis

Funktion: hier vor allem Beugung des Rumpfs, je nach Ausführung auch Rotation und/oder Seitneigung

Übungsausführung

Grundübung (➢ Abb. 5.8)

- Sitzposition so einstellen, dass die Drehachse in der Sagittalebene etwa auf Höhe des Bauchnabels liegt; Hüft- und Kniegelenke sollten in dieser Position gebeugt sein. Die Drehachse in der Transversalebene wird auf die Körpermitte ausgerichtet (Axillarlinie).
- Ausgangsposition stabilisieren, indem durch Druck der Beine das Becken gegen die rückwärtige Fixierung gedrückt wird, ohne dabei das Gesäß anzuheben.
- Kinn zur Einleitung der Bewegung leicht zur Brust nehmen (Kopfsteuerung) und den Oberkörper Wirbel für Wirbel nach vorn beugen.
- Die „Einrollbewegung" so weit durchführen, dass keine oder nur eine geringe zusätzliche Hüftbeugung erzeugt wird.
- Das Rückführen des Oberkörpers in die Ausgangsposition erfolgt unter kompletter Aufrechterhaltung der Muskelspannung.

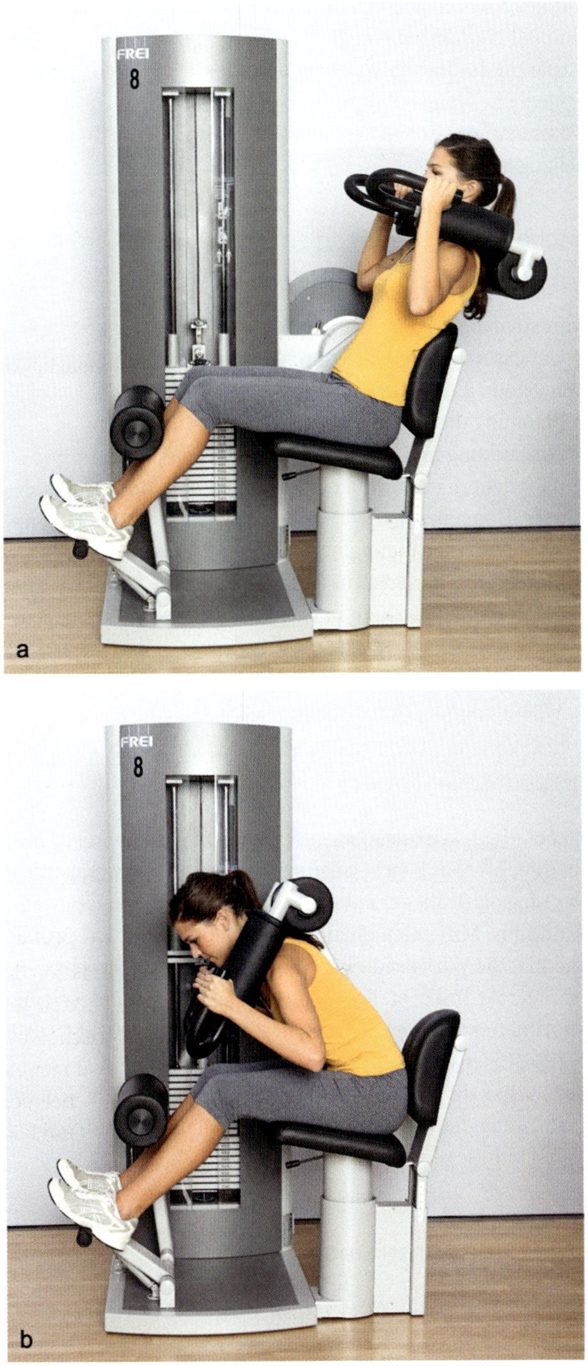

Abb. 5.8 Rumpfflexion – Übung am Trainingsgerät: a) Ausgangsstellung, b) Endstellung [K359]

Übungsvariationen

- Variation des Drehpunkts:
  - Betonung des unteren Kompartiments: Drehpunkt im Bereich von L5–L3
  - Betonung des oberen Kompartiments: Drehpunkt im Bereich L2–TH12
- Segmentales Trainieren durch entsprechendes Verlagern der Drehachse
- Bewegung in Flexion und Extension mit geradem Oberkörper statt „Einrollen"
- Trainieren im vollen oder eingeschränkten Bewegungsausmaß
- Isometrisches oder dynamisches Trainieren

Typische Fehler bzw. Probleme und deren Korrekturen und Hilfen

- Ausweichen ins Hohlkreuz zu Bewegungsbeginn
  → Betonen der aktiven Stabilisierung und der „Einrollbewegung"
- Rutschen des Polsters
  → Fehlerhafte Anpassung des Körpers an die Geräte-Drehachse
- Schwungholen zur Bewegungseinleitung
  → Betonung bzw. Verzögerung der exzentrischen Kontraktionsphase
- Betonung der Hüftflexion
  → „Einrollbewegung" statt Kippen des geraden Oberkörpers; ggf. Bewegungsamplitude verringern
- Ausweichbewegung der HWS
  → Kopf während der Übung nicht in den Nacken legen, sondern „Doppelkinn"-Haltung einnehmen

Therapeutischer Einsatz

Verletzungen und Erkrankungen der Wirbelsäule und des Rumpfs, insbesondere der Lendenwirbelsäule, z. B.:

- Spondylolisthesis: Aktive konzentrische Kontraktion führt zur Beckenaufrichtung und als weiterlaufende Bewegung zur Entlordosierung der LWS; im fortgeschrittenen Therapiestadium.

Hintere Rumpfheber

Hauptmuskelgruppen – Zielbereich

- M. erector spinae
  Funktion: Stabilisation, Aufrichtung der Wirbelsäule, Streckung, Seitneigung, Rotation
- M. rhomboideus
  Funktion: Schulterblattfixation
- M. trapezius (Pars transversus und Pars ascendens)
  Funktion: Schulterblattfixation

Übungsausführung

Grundübung (➤ Abb. 5.9)
- Einstellung des Beckenpolsters so wählen, dass die Lendenwirbelsäule stabilisiert ist

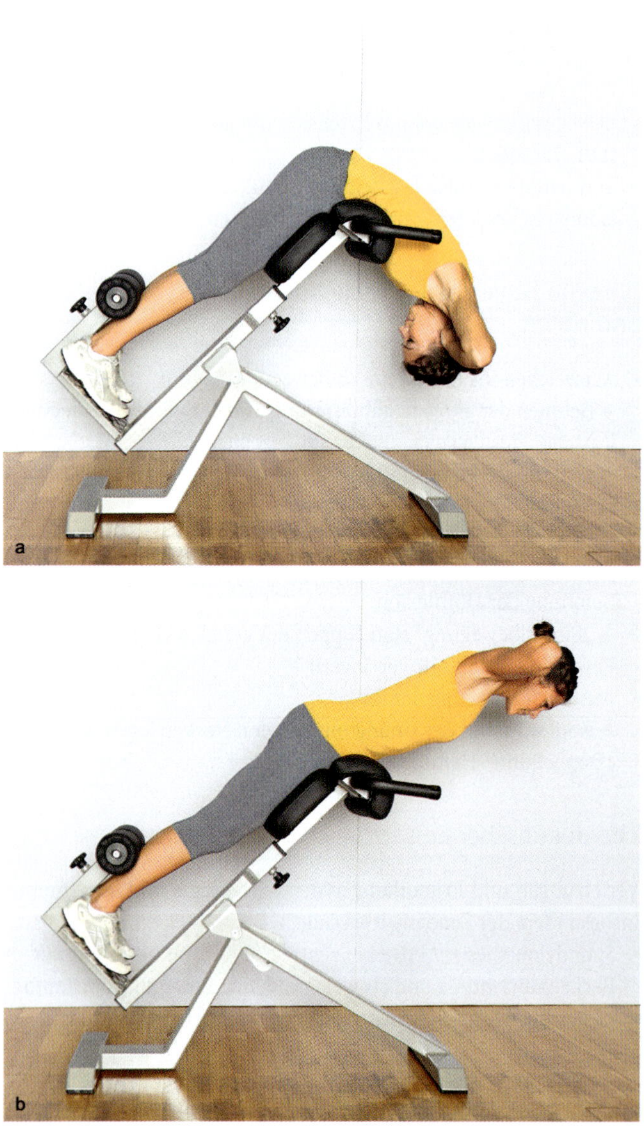

Abb. 5.9 Hintere Rumpfheber – Übung am Trainingsgerät: a) Ausgangsstellung, b) Endstellung [K359]

- Fingerspitzen seitlich am Kopf anlegen (Zug vermeiden), Ellbogen auf Schulterhöhe anheben
- Mit der Lendenwirbelsäule beginnend Wirbel für Wirbel gleichmäßig und kontrolliert bis zur Waagrechten „aufrollen"
- In umgekehrter Reihenfolge „abrollen"

Übungsvariationen
- Aufrichten mit geradem Oberkörper statt Aufrollen
- Variation der Aufrollbewegung durch Veränderung der Auflagefläche
- Variation des Hebelarms durch Veränderung der Auflagefläche (lumbal-thorakaler Anteil)
- Variation des Hebelarms (bzw. der Intensität) durch unterschiedliche Hand-/Armpositionen
- Kombination mit Kleingeräten (Kurzhanteln, Latexband) und Seilzugapparaten

Typische Fehler bzw. Probleme und deren Korrekturen und Hilfen

- Überstreckung der LWS
  → Unterstützung der LWS durch Anpassung der Auflagefläche
- Mangelnde BWS-Aufrichtung
  → Betonung des Einsatzes der Schulterblattfixatoren
- Überstreckung im HWS-Bereich
  → Blickrichtung konsequent nach unten (ggf. Bodenmarkierung), „Doppelkinn"
- Seitliche Ausweichbewegungen
  → Bewegungsschulung mit taktilen Hilfen
- Unangenehme Belastung in Becken-/Bauchregion
  → Betonung des Drucks auf die Trittfläche
- Aufrollbewegung koordinativ nicht zu bewältigen
  → Separate Bewegungsschulung, taktile Hilfen

Therapeutischer Einsatz

(Degenerative) Wirbelsäulenerkrankungen, Osteoporose, Morbus Bechterew, Morbus Scheuermann, allgemeine Haltungsinsuffizienz:
- Der mediale Trakt der autochthonen Rückenmuskulatur (M. multifidus, Mm. interspinales, M. spinalis) stabilisiert primär und hält die Wirbelsäule gegen die Schwerkraft aufrecht.
- Der laterale Trakt (M. iliocostalis, M. longissimus, M. splenius) ist primär an den Bewegungen der Wirbelsäule beteiligt (Lateralflexion, Extension).
- Der Einsatz der Schultergürtelmuskulatur wirkt einer protrahierten Stellung der Schultern und somit auch dem Rundrücken (der BWS-Kyphose) entgegen.

Rumpfextensionstrainer

Hauptmuskelgruppen – Zielbereich

- M. erector spinae: je nach Positionierung insbesondere lumbale bzw. thorakale Anteile

Funktion: Stabilisation, Aufrichtung der Wirbelsäule, Streckung, zusätzlich Seitneigung, Rotation

Übungsausführung

Grundübung (➤ Abb. 5.10)

- Drehachse des Geräts je nach Trainingsziel im Bereich der LWS oder der BWS einstellen (Sagittalebene); die Drehachse in der Transversalebene wird auf die Körpermitte ausgerichtet (Axillarlinie)
- Hüft- und Kniegelenke müssen in dieser Position gebeugt sein
- Ausgangsposition stabilisieren, indem durch Druck der Beine das Becken gegen die rückwärtige Fixierung gedrückt wird
- Rückenpolster auf Höhe der Schulterblätter platzieren (ggf. auch tiefer)
- Rücken gerade oder mit leichter Rollbewegung strecken; die Bewegungsamplitude je nach Trainingsziel und individuellen Voraussetzungen wählen und ggf. mit Begrenzer limitieren, dabei maximale Beugestellung vermeiden

Übungsvariationen

- Variation des Drehpunkts:
  - Betonung der LWS-Anteile: Drehpunkt im Bereich von L5–L3
  - Betonung Übergang LWS/BWS: Drehpunkt im Bereich L1–TH11
  - Betonung der BWS: Drehpunkt im Bereich TH6–TH7
- Segmentales Trainieren durch entsprechendes Verlagern der Drehachse
- Bei der Übungsausführung betont Wirbel für Wirbel auf- und abrollen oder mit „geradem Oberkörper" (aufgerichteter BWS) vor- und zurückbewegen
- Trainieren im vollen oder eingeschränkten Bewegungsausmaß
- Isometrisches oder dynamisches Trainieren

Typische Fehler bzw. Probleme und deren Korrekturen und Hilfen

- Ausweichen des Beckens zu Bewegungsbeginn
  → Mangelnde Stabilisation, Überprüfen und ggf. Einüben mit reduziertem Widerstand
- Rutschen des Polsters
  → Fehlerhafte Anpassung des Körpers an die Geräte-Drehachse
- Schwungholen zur Bewegungseinleitung
  → Betonung bzw. Verzögerung der exzentrischen Kontraktionsphase
- Überstreckung des Nackens
  → Blickrichtung korrigieren, ggf. „Doppelkinn" im Sinne einer Überkorrektur

Therapeutischer Einsatz

Verletzungen und Erkrankungen der Wirbelsäule und des Rumpfs (im fortgeschrittenen Therapiestadium).

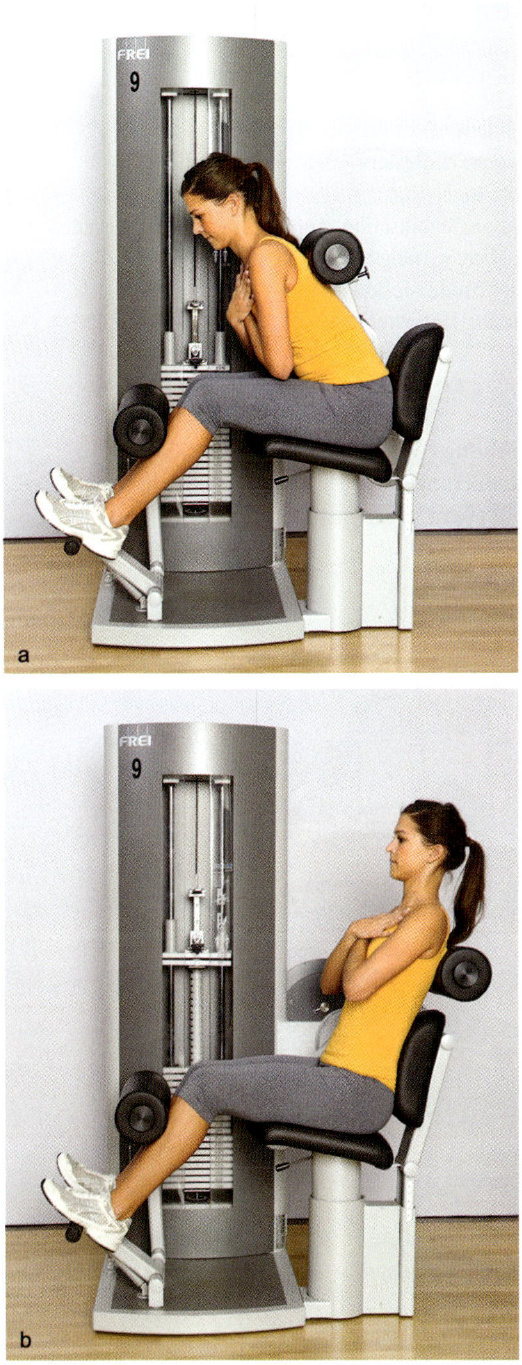

Abb. 5.10 Rumpfextensionstrainer – Übung am Trainingsgerät: a) Ausgangsstellung, b) Endstellung [K359]

Hüftstrecker (Hip extension)

Hauptmuskelgruppen – Zielbereich

- M. gluteus maximus
  Funktion: Hüftextension, Knieextension
- M. erector spinae
  Funktion: Stabilisation, Aufrichtung der Wirbelsäule, Streckung, zusätzlich Seitneigung, Rotation
- Ischiokrurale Muskulatur
  Funktion: Hüftextension

Übungsausführung

Grundübung (➤ Abb. 5.11)

- Positionierung so wählen, dass die Drehachse des Hüftgelenks und des Geräts übereinstimmen
- Oberkörper über Haltegriffe aktiv stabilisieren, Kopf in Verlängerung des Rückens (Aussparung für Gesicht nutzen, Blickrichtung nach unten)
- Bein durch Streckung im Hüftgelenk bis maximal in Verlängerung des Rumpfs anheben

Übungsvariationen

- Beidbeinige/einbeinige Ausführung (je nach Gerätekonstruktion)
- Alternierende Ausführung (bei entsprechendem Gerät)

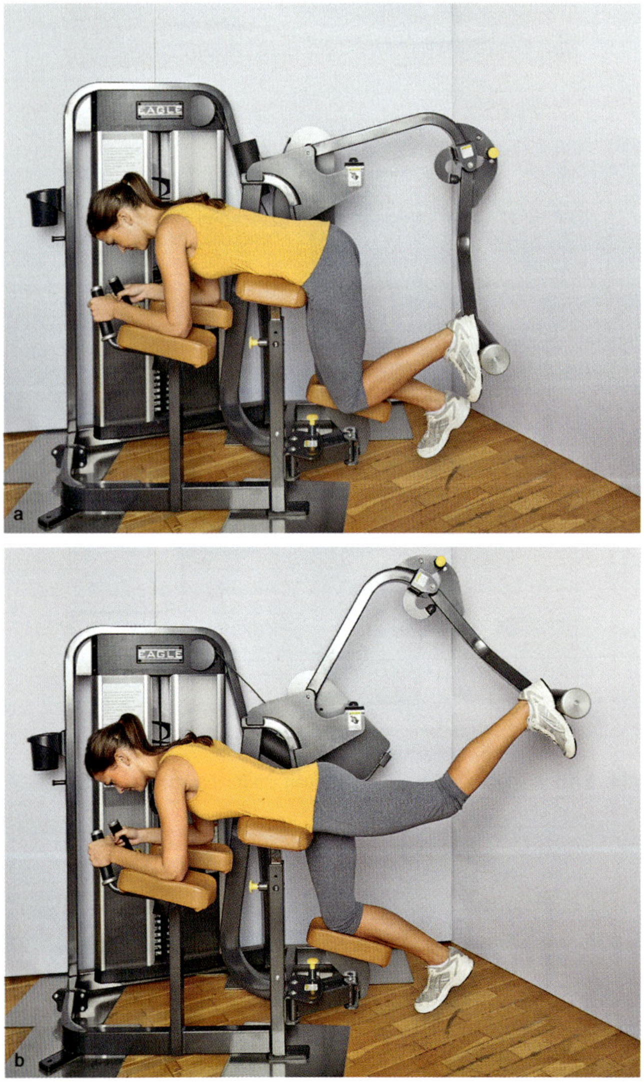

Abb. 5.11 Hüftstrecker – Übung am Trainingsgerät (Gesäßtrainer): a) Ausgangsstellung, b) Endstellung [K359]

Typische Fehler bzw. Probleme und deren Korrekturen und Hilfen

- Überstreckung
  → Schwungbewegungen auf jeden Fall eliminieren (z. B. durch Rhythmusvorgaben)
- Mangelnde Extension
  → Begrenzer als „Bewegungsende-Signal" setzen

Therapeutischer Einsatz

- Koxarthrose, Zustand nach Totalendoprothese (Hüftgelenk): Extension im Hüftgelenk bei gleichzeitiger Extension im Kniegelenk, soweit möglich, wirkt der Beugefehlhaltung im Hüftgelenk und der daraus resultierenden Beugehaltung im Kniegelenk bei genanntem Krankheitsbild entgegen.
- Wirbelsäulenpathologien: Der M. gluteus maximus ist zusammen mit der autochthonen Rückenmuskulatur an der Aufrichtung des Körpers gegen die Schwerkraft beteiligt. Den nach vorn gekippten Oberkörper (z. B. bei Anheben eines Gegenstands) hält der Muskel durch exzentrische Kontraktion.
- Spondylolisthesis: Bei Umkehrung von Punctum fixum und Punctum mobile arbeitet der Muskel synergistisch mit der Bauchmuskulatur und richtet das Becken auf.

Haltungsstabilisatoren

Hauptmuskelgruppen – Zielbereich

- Mm. rhomboidei
  Funktion: Schulterblattfixation
- M. trapezius Pars transversa, Synergisten: Pars descendens/Pars ascendens
  Funktion: Schulterblattfixation, Rotation des Schulterblatts bei Abduktion, Elevation des Arms
- M. deltoideus, M. teres minor, M. infraspinatus
  Funktion: Synergisten

Übungsausführung

Grundübung (➤ Abb. 5.12)

- Sitzposition so wählen, dass die Beine rechtwinklig abstützen
- Oberkörper stets aufrecht halten, sodass je nach Gerätetyp der Bauch oder der gesamte Rücken Polsterkontakt hat (Lordosekissen anpassen)

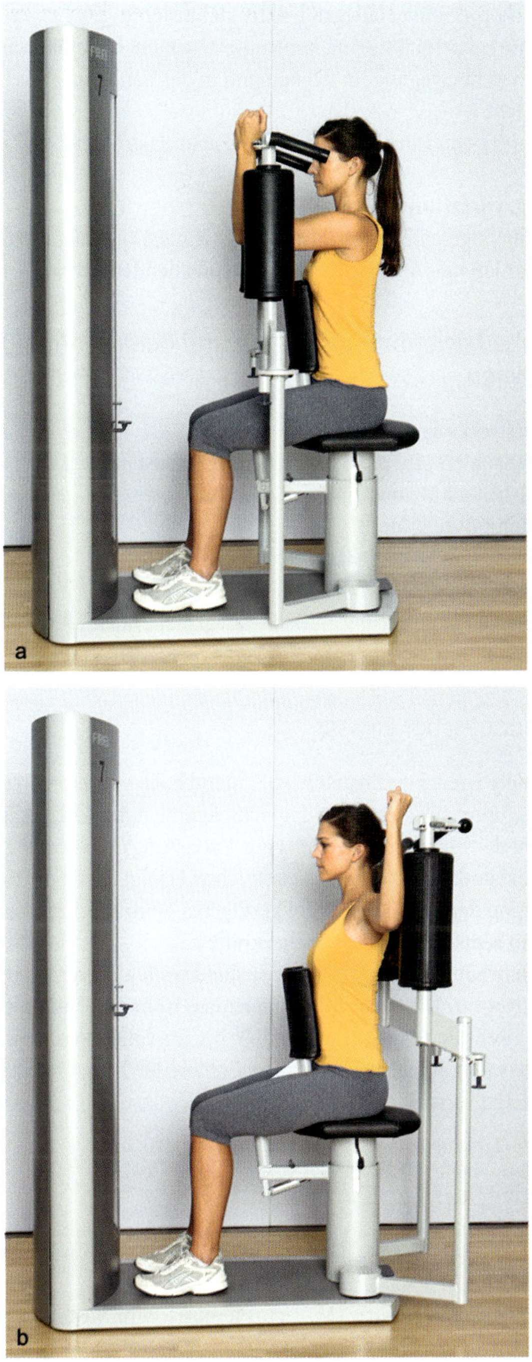

Abb. 5.12 Haltungsstabilisatoren – Übung am Trainingsgerät (Butterfly reverse): a) Ausgangsstellung, b) Endstellung [K359]

- Oberarme in Schulterhöhe am Polster des Hebelarms positionieren
- Hebelarm(e) gleichmäßig und kontrolliert nach hinten bis zur Schulterachse bewegen
- Ausweichbewegungen im Schulter-Nacken-Bereich vermeiden

Übungsvariationen

- Innenrotation Schultergelenk
- Oberarme über oder unter Schulterhöhe

Typische Fehler bzw. Probleme und deren Korrekturen und Hilfen

- Beckenkippung
  → Aktiver Bauchmuskeleinsatz, Eigenstabilisierung durch „Fersenschub" (Sitzbeinbelastung)
- Mangelnde Aufrichtung der BWS
  → Bewegungsschulung, taktile Hilfen, ggf. Gewichtsbelastung reduzieren
- Überstreckung der HWS
  → Gewicht reduzieren, „Doppelkinn"-Haltung einnehmen
- Vermehrte (nicht pathologisch bedingte) Schulterinnenrotation
  → In außenrotierter Position trainieren

Therapeutischer Einsatz

- Schultererkrankungen/-verletzungen (Impingement-Syndrom, Rotatorenmanschettenruptur, Tendinosis calcarea) mit protrahierter Schulter als Schonhaltung: Durch die Retraktion des Schultergürtels wird der subakromiale Raum im Gegensatz zur Protraktion erweitert (*praktischer Hinweis:* Oberarme unter Schulterhöhe = Weitstellung des subakromialen Raums, geringere kapsuläre Spannung). Die Muskulatur ist bei der Elevation und Abduktion der Arme beteiligt (M. trapezius Pars descendens/Pars ascendens, M. serratus anterior).
- Habituelle Schulterluxation: Das Training der Schultergürtelmuskulatur ist unter folgenden Bedingungen indiziert: Die maximale Außenrotation/Abduktion ist je nach Befund zu limitieren (*praktischer Hinweis:* Oberarme unter Schulterhöhe, Rotationsnullstellung), da der Humeruskopf in dieser Position nach ventral/kaudal, also in Luxationsrichtung, gleitet. In dieser Position wird die Kapsel maximal gespannt.
- Wirbelsäulenerkrankungen mit ausgeprägter Kyphose (Morbus Scheuermann, Morbus Bechterew) sowie Haltungsinsuffizienz: Die Stabilisierung der Schulterblätter an der Wirbelsäule führt als weiterlaufende Bewegung zur Aufrichtung der BWS.

Beinbeuger (Leg Curl)

Hauptmuskelgruppen – Zielbereich

- M. biceps femoris
  Funktion: Flexion im Kniegelenk, Außenrotation im Unterschenkel, Hüftextension
- M. semimembranosus, M. semitendinosus
  Funktion: Flexion im Kniegelenk, Innenrotation im Unterschenkel
- M. gastrocnemius, M. gracilis, M. sartorius
  Funktion: Synergisten

Übungsausführung

Grundübung (➤ Abb. 5.13)
- Positionierung so wählen, dass die Drehachsen des Kniegelenks und des Geräts übereinstimmen
- Unterschenkelpolster am Übergang des Wadenmuskels zur Achillessehne justieren
- Oberkörper über Haltegriffe aktiv stabilisieren
- Bein(e) gleichmäßig und kontrolliert beugen, ohne dass eine Ausweichbewegung im Becken und in der Lendenwirbelsäule entsteht
- Bein(e) beim Rückführen nicht vollständig strecken

Übungsvariationen
- Beidbeinige/einbeinige Ausführung (je nach Gerätekonstruktion)
- Alternierende Ausführung (bei entsprechendem Gerät)

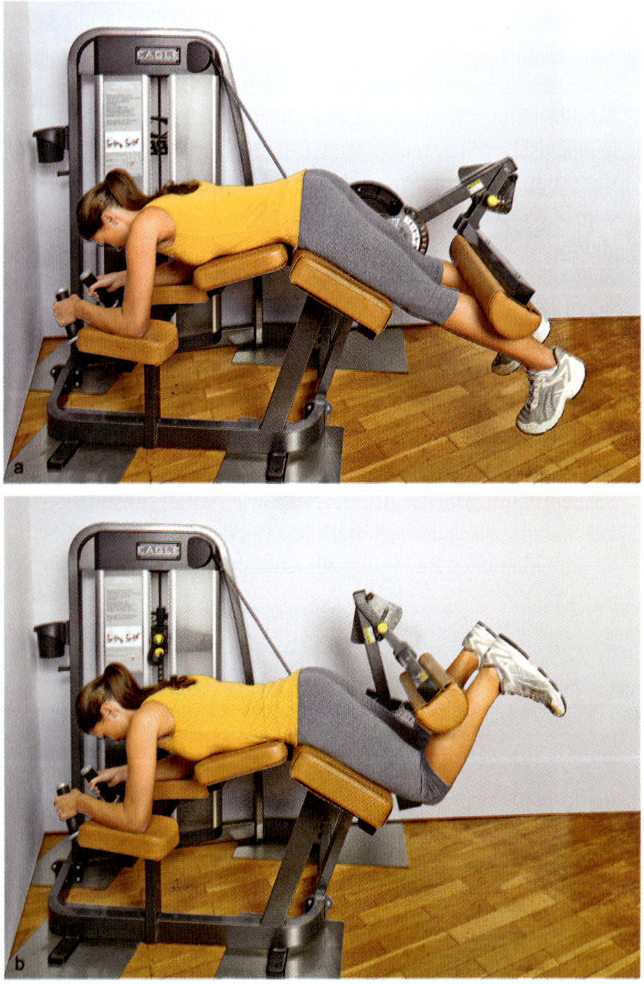

Abb. 5.13 Beinbeuger – Übung am Trainingsgerät (Beincurler liegend): a) Ausgangsstellung, b) Endstellung [K359]

Typische Fehler bzw. Probleme und deren Korrekturen und Hilfen

- Überstreckung der LWS
  → Fußsohlen „zur Decke schieben" (Gluteuseinsatz), ggf. LWS-Unterstützung ventral
- Wadenmuskelkrampf
  → Zehenspitzen anziehen
- Laterale Ausweichbewegungen des Rumpfs
  → Aktive Stabilisierung an den Haltegriffen, Blickrichtung exakt nach unten

Therapeutischer Einsatz

- Vordere Kreuzbandinstabilität/Zustand nach vorderer Kreuzbandruptur: Das Training der ischiokruralen Muskulatur in Form der Koaktivierung führt zur Entlastung des vorderen Kreuzbands. Biomechanisch betrachtet erfolgt durch die Kontraktion der Knieflexoren ein geringeres Ventralgleiten der Tibia, damit reduzieren sich die Scherkräfte.
- Hintere Kreuzbandinstabilität/Zustand nach hinterer Kreuzbandruptur: Dabei ist zu beachten, dass isoliertes Training der ischiokruralen Muskulatur von 70° bis zur vollen Beugung die hintere Schublade durch dorsales Gleiten der Tibia fördert. Dies gilt es zu vermeiden!

Beinstrecker/Leg Extension

Hauptmuskelgruppen – Zielbereich

- M. quadriceps femoris (M. rectus femoris, Mm. vastus medialis/lateralis/intermedius)

Funktion: Knieextension, Hüftbeugung (M. rectus femoris)

Übungsausführung

Grundübung (➤ Abb. 5.14)
- Sitzposition so einstellen, dass die Drehachsen des Kniegelenks und des Geräts übereinstimmen
- Rückenlehne so einstellen, dass der Rücken gleichmäßig abgestützt ist; ggf. Lordosekissen entsprechend anpassen
- Bein(e) gleichmäßig und kontrolliert strecken und zurückführen
- Oberkörper durch dosierten Zug an den Haltegriffen aktiv stabilisieren

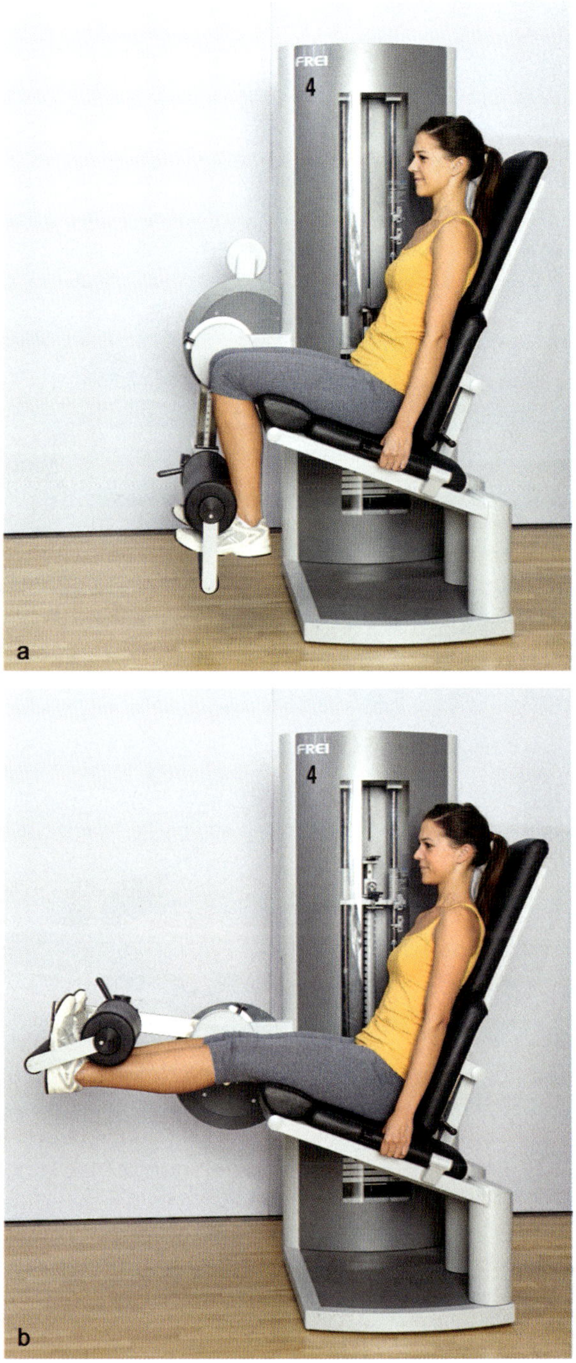

Abb. 5.14 Beinstrecker – Übung am Trainingsgerät (Beincurler sitzend): a) Ausgangsstellung, b) Endstellung [K359]

Übungsvariationen

- Alternierende Bewegung (bei entsprechendem Gerät).
- Vergrößerung des Neigungswinkels der Rückenlehne führt zur Streckung der Hüfte und somit zu einem verstärkten Einsatz des M. rectus femoris.

Typische Fehler bzw. Probleme und deren Korrekturen und Hilfen

- Mangelnde Kniestreckung durch Verkürzung der ischiokruralen Muskulatur, dadurch Ausweichbewegungen des Rumpfs
  → Vergrößerung des Hüftwinkels (Neigung der Rückenlehne), zusätzliche Dehnübungen
- Mitbewegungen des gesamten Rumpfs
  → Mangelnde aktive Stabilisierung, ggf. Gewicht reduzieren
- Bewegungseinleitung mit betonter Beteiligung der Hüfte
  → Fersenschub, Fußspitzen anziehen

Therapeutischer Einsatz

Die Hauptfunktionen des M. quadriceps sind zum einen die aktive Stabilisation des Kniegelenks in der Beugung durch exzentrische Kontraktion (z. B. Stehen, Standbeinphase beim Gehen), zum anderen die aktive Streckung im Kniegelenk.

- Instabilität des vorderen Kreuzbands und Kreuzbandrekonstruktionen: Dabei ist zu beachten, dass das Training des M. quadriceps im eingelenkigen System zwischen 0° und 60° zu einer Translation der Tibia nach ventral und somit auch zu einer Belastung des vorderen Kreuzbands führen kann. Zusätzlich fördert ein Training im eingelenkigen System bei Knieflexion von mehr als 30° nicht selten den femoropatellaren Schmerz. Aus diesem Grund ist ggf. bei vorderer Kreuzbandinstabilität/Rekonstruktion – zu Therapiebeginn – ein Training im mehrgelenkigen System zwischen 0° und 45° dem Training im eingelenkigen System vorzuziehen. Durch die mehr axial wirkenden Kräfte sowie durch die Kokontraktion der Beinbeugemuskulatur reduzieren sich die ventralen Scherkräfte.
- Chondropathia patellae: Dabei ist zu beachten, dass der Beinstrecker im eingelenkigen System beim Krankheitsbild der Chondropathia patellae nur in der Endstreckung (0–30°) indiziert ist, da sich der Anpressdruck im Femoropatellargelenk mit Zunahme des Beugewinkels stark erhöht.
- Das Training im Beinstrecker ermöglicht eine gezielte Reizsetzung auf den M. quadriceps.

Extensoren- und Flexorenkette der unteren Extremität (Funktionsstemme/Beinpresse/Leg Press)

Hauptmuskelgruppen – Zielbereich

- M. quadriceps
  Funktion: Kniestreckung
- M. gluteus maximus
  Funktion: Hüftstreckung
- M. triceps surae
  Funktion: Streckung im oberen Sprunggelenk, Kniebeugung
- Ischiokrurale Muskulatur
  Funktion: Kniebeugung, Hüftstreckung

Übungsausführung

Grundübung (➤ Abb. 5.15)

- Abstand zum Stemmbrett, Position der Schulterpolster und Neigungswinkel der Rückenlehne entsprechend den individuellen Voraussetzungen des Patienten einstellen
- Lendenwirbelsäule mit Lordosekissen unterstützen
- Fuß/Füße stabil und symmetrisch am Stemmbrett in leichter Außenrotation positionieren
- Rumpf und Schulterbereich über Handgriffe aktiv stabilisieren
- Bein(e) gleichmäßig und kontrolliert strecken und beugen, vollständige Streckung vermeiden
- Auf lineare Beinbewegung während der gesamten Bewegung achten

Übungsvariationen

- Eine horizontale (liegende) Körperposition aktiviert den M. quadriceps am intensivsten; mit Abnahme des Hüftwinkels in sitzender Position (Aufrichtung der Lehne) kommt es zu einer Abnahme der Aktivität des Quadrizeps bei gleichzeitiger Zunahme der Gluteusaktivität (Boeckh-Behrens/Buskies 2001).
- Verstellung des Neigungswinkels der Trittfläche
- Variation der Fußpositionierung (Fersenbelastung, Ballenbelastung)
- Ggf. Einsatz einer labilen Unterstützungsfläche (Therapiekreisel o. Ä.)
- Krafttraining in einbeiniger und beidbeiniger Ausführung mit Abstoßen- bzw. Abfangen des Körpers

Typische Fehler bzw. Probleme und deren Korrekturen und Hilfen

- Achsenabweichungen
  → Ggf. Markierungen an Trittflächen anbringen, lineare Bewegung schulen (Hüfte, Knie, Sprunggelenke), ggf. taktile Hilfen
- Schulterbelastung
  → Aktiver Einsatz des Oberkörpers (Haltegriffe)

Therapeutischer Einsatz

Chronische und akute Verletzungen der unteren Extremität:

- Bei den einzelnen Verletzungen sind die im Gelenk indizierten/kontraindizierten Winkelgrade zu beachten.

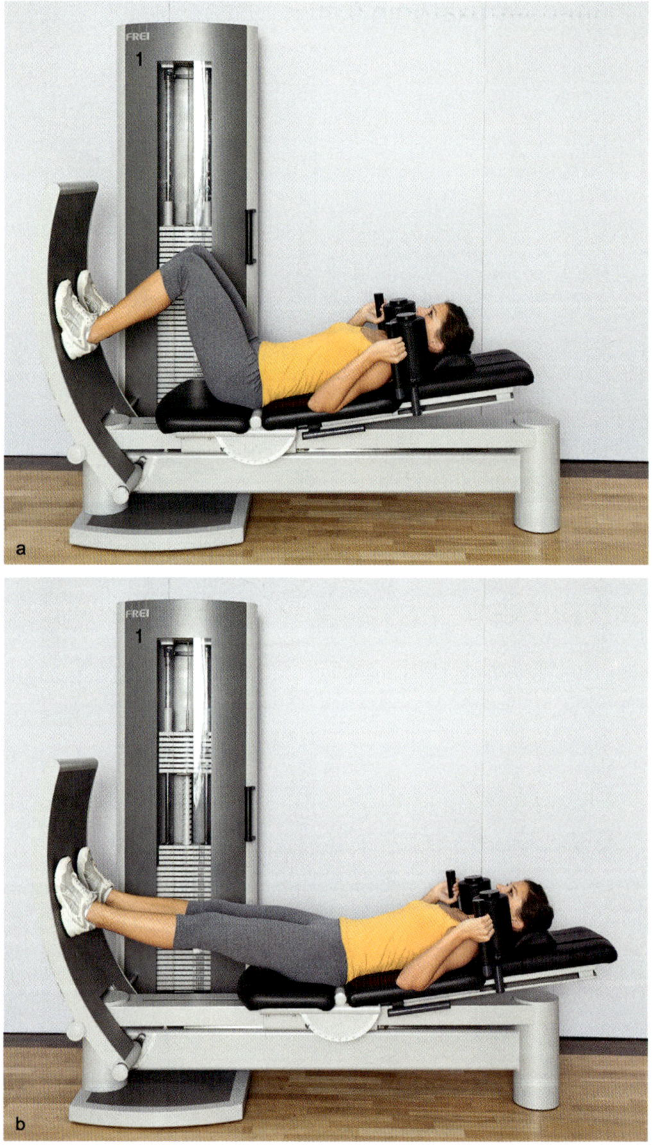

Abb. 5.15 Extensoren-/Flexorenkette der unteren Extremität – Übung am Trainingsgerät (liegend): a) Ausgangsstellung, b) Endstellung [K359]

- Der Einsatz des Geräts schult die Innervation der körperaufrichtenden Muskulatur sowie gleichzeitig die intermuskuläre Koordination der unteren Extremität.
- Durch die horizontale Lage des Körpers kann unter Entlastung trainiert werden. Dies erlaubt postoperativ einen zeitlich frühen Einsatz des Geräts.
- Die ventrale Schubbelastung der Tibia gegenüber dem Femur ist um ein Vielfaches geringer als bei einem Quadrizepstraining im eingelenkigen System (➤ Kap. 4.4.4).
- Für degenerative Erkrankungen der unteren Extremität kann das Training bei höheren Gewichten im mehrgelenkigen System Druckbelastungen in den Gelenken hervorrufen, die nicht toleriert werden können.
- Zur Schulung eines korrekten Bewegungsablaufs eignet sich aufgrund der besseren visuellen Eigenkontrolle insbesondere das Training aus sitzender Position.

Schulterblattfixatoren (Latzug, Pull down)

Hauptmuskelgruppen – Zielbereich

- M. latissimus dorsi
  Funktion: Retroversion, Adduktion, Innenrotation
- M. pectoralis major
  Funktion: besitzt unterschiedliche Anteile, an der Armelevation sind alle Teile des Muskels gleichermaßen beteiligt, Retroversion, Adduktion, Innenrotation

Übungsausführung

Grundübung (➤ Abb. 5.16)
- Sitzhöhe so wählen, dass die Beine rechtwinklig abstützen, ggf. Lordosekissen anpassen
- Oberkörper und Rumpf aktiv stabilisieren
- Bewegungseinleitung durch betonte Aktivierung der Schulterblattfixatoren
- Bügel gleichmäßig und kontrolliert herabziehen und zurückführen
- Der Rücken behält gleichmäßigen Polsterkontakt, Ausweichbewegungen des Kopfs und des Nackenbereichs vermeiden

Übungsvariationen
- Weite Griffhaltung: Betonung der lateralen Muskelgruppen (M. latissimus dorsi)
- Enge Griffhaltung: Betonung der medialen Muskelgruppen (Schultergürtelmuskulatur)
- Kammgriff (vor dem Rumpf): Betonung der ventralen Muskelgruppen
- Ristgriff (seitlich vom/leicht hinter dem Rumpf): Betonung der dorsalen Muskelgruppen

Typische Fehler bzw. Probleme und deren Korrekturen und Hilfen

- Überstreckung der LWS
  → Beweglichkeit in den Schultergelenken testen, Bewegung begrenzen, ggf. Muskulatur dehnen
- „Herausziehen" der Schultern
  → Bewegungsvorstellung: „Klimmzug" durchführen
- Ausweichbewegungen der Rumpfs
  → Betonte Eigenstabilisierung durch aktiven Bauchmuskeleinsatz und „Fersenschub" (Sitzbeinbelastung)

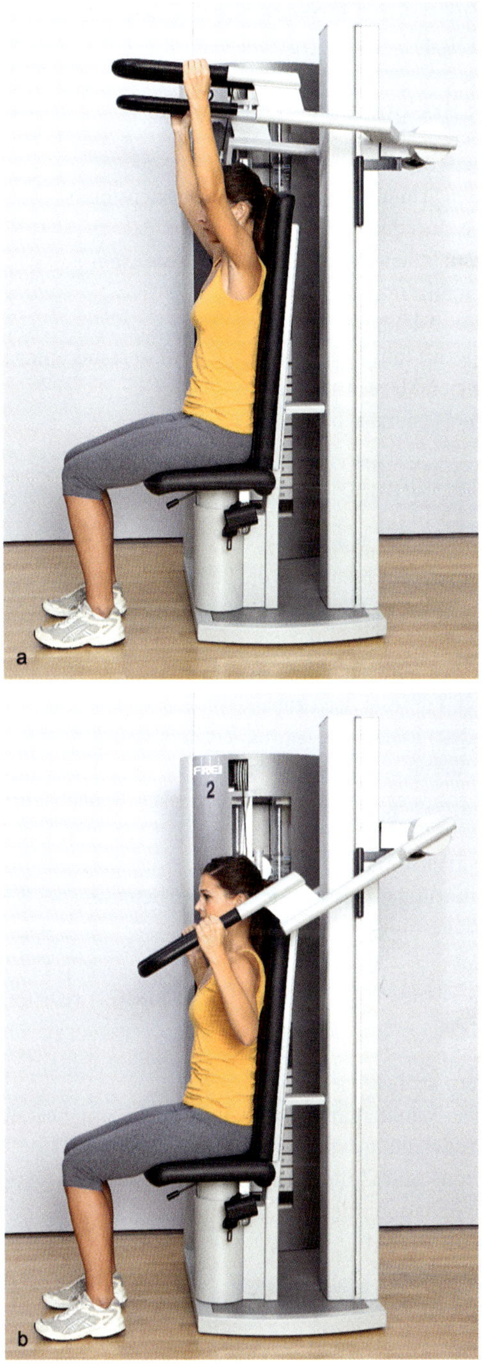

Abb. 5.16 Schulterblattfixatoren – Übung am Trainingsgerät (Pull down): a) Ausgangsstellung, b) Endstellung [K359]

Therapeutischer Einsatz

- Schultererkrankungen und -verletzungen, im Rahmen des muskulären Aufbautrainings nach Sportverletzungen der oberen Extremität: Beide Muskeln sind an der Retroversion des Arms aus der Flexionsstellung beteiligt. Sie führen den Arm konzentrisch gegen einen Widerstand an den Körper heran (z. B. Wurfbewegungen: Speerwurf, Brustkraul usw.). Bei Umkehrung von Punctum fixum und Punctum mobile (z. B. Stütz am Barren) verhindern diese Muskeln zusammen mit dem M. serratus anterior ein Absinken des Rumpfs (exzentrische Kontraktion).
- Wirbelsäulenerkrankungen: Alle Bewegungsausführungen (außer Kammgriff) tragen zu einer Stabilisierung und Aufrichtung der Wirbelsäule bei.

Extensoren- und Flexorenkette der oberen Extremität (Dips)

Hauptmuskelgruppen – Zielbereich

- M. triceps brachii
  Funktion: Schulterextension, Ellbogenextension
- M. latissimus dorsi
  Funktion: Innenrotation, Adduktion, Extension
- M. pectoralis major
  Funktion: Adduktion, Innenrotation
- M. trapezius (ohne Pars descendens), M. serratus anterior, M. teres major, M. subscapularis
  Funktion: Synergisten

Übungsausführung

Grundübung (➤ Abb. 5.17)

- Sitzposition so wählen, dass die Beine rechtwinklig abstützen
- Bügel in einer bequemen Position arretieren, der Schulter-Nacken-Bereich bleibt in einer neutralen Position
- Oberkörper aufrecht halten, der gesamte Rücken hat Polsterkontakt (ggf. Lordosekissen anpassen)
- Bügel gleichmäßig und kontrolliert herabdrücken und wieder zurückführen
- Ausweichbewegungen im Schulter-Nacken-Bereich vermeiden

Übungsvariationen

- Durchführung mit gestreckten Armen: Betonung des Einsatzes der Schultermuskulatur

Typische Fehler bzw. Probleme und deren Korrekturen und Hilfen

- Schultern hochgezogen, protrahiert
  → Aktiver Schultergürteleinsatz, Bewegungsbahn begrenzen, ggf. separate Schulung der Fixation
- Mangelnde Aufrichtung des Rumpfs, Ausweichbewegungen
  → Aktive Sitzstabilisierung: „Fersenschub"

Therapeutischer Einsatz

- Schulterverletzungen: Training der Stützfunktion des Schultergürtels (M. serratus anterior/M. triceps brachii)
- Radialisparese (axillare Schädigung), Wurzelsyndrom C7–C8: Training des M. triceps brachii mit der Schwerkraft

Brustpresse (Bankdrücker sitzend) (Chest Press)

Hauptmuskelgruppen – Zielbereich

- M. pectoralis major
  Funktion: Arm nach vorn führen (Anteversion) bei gleichzeitiger Innenrotation im Schultergelenk, Arm zusätzlich an den Körper heranführen (Adduktion) bei bogenförmiger Bewegungsbahn

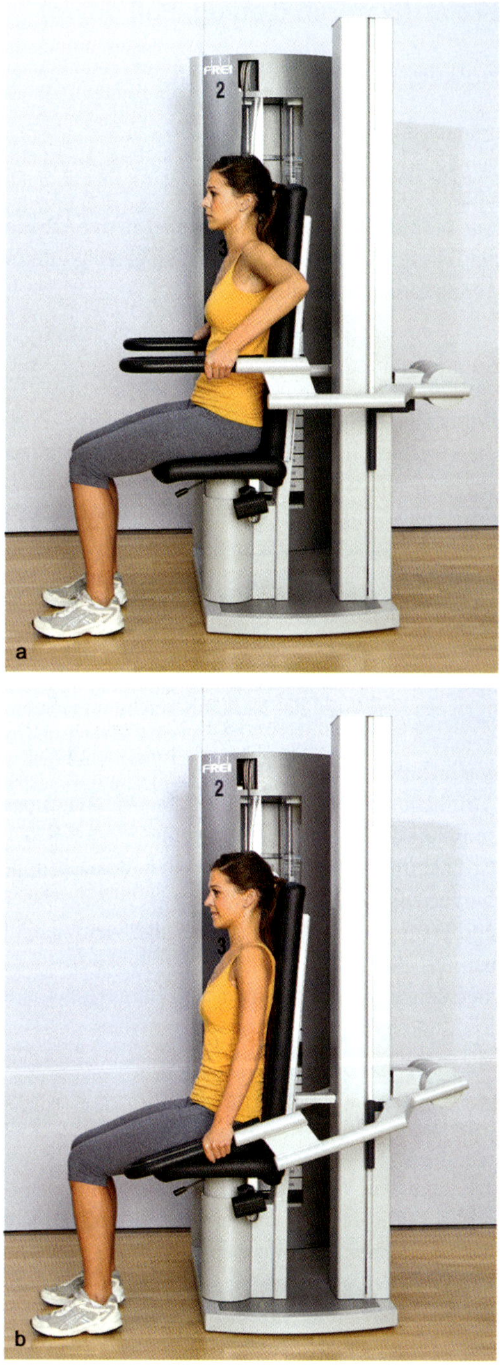

Abb. 5.17 Extensoren-/Flexorenkette der oberen Extremität – Übung am Trainingsgerät (Stützstemme/Dips): a) Ausgangsstellung, b) Endstellung [K359]

- M. deltoideus Pars clavicularis
  Funktion: Unterstützung der Anteversion, der Innenrotation und der Adduktion
- M. triceps brachii
  Funktion: Schulterextension, Ellbogenextension

Übungsausführung

Grundübung (➤ Abb. 5.18)
- Sitzhöhe so wählen, dass die Schulterebene etwas oberhalb der Griffe liegt
- Der Oberkörper ist aufrecht (Blickrichtung nach vorn), der Rücken hat vollständigen Kontakt mit dem Polster
- Die Hände umfassen symmetrisch die Griffstangen, die Ellbogen sind angehoben und zeigen nach außen
- Rumpfmuskulatur anspannen und dann die Griffe mit aktiv stabilisierten Handgelenken gleichmäßig und kontrolliert nach vorn drücken, bis die Ellbogen nahezu gestreckt sind
- Die Arme im selben Bewegungstempo zurückführen, bis die Oberarme mit der Schulterachse eine Linie bilden

Übungsvariationen
- Weite Griffhaltung: Betonung der Brustmuskulatur (M. pectoralis major)
- Enge Griffhaltung: Betonung der Armstrecker (M. triceps brachii)
- Bei zweigelenkigen Geräten können die Arme mit der Vorwärtsbewegung zusammengeführt werden (Betonung der Adduktionsfunktion der Brustmuskulatur)
- Bewegungsrichtung bei geneigter Rückenlehne schräg nach oben (Erhöhung der Aktivität des vorderen Deltamuskels)

Typische Fehler bzw. Probleme und deren Korrekturen und Hilfen

- Abknicken der Handgelenke
  → Aktive Stabilisierung der Handgelenke mit zunächst deutlich reduziertem Gewicht
- Ausweichbewegungen des Rückens
  → Aktive Stabilisierung der Sitzposition mit „Schub“ der Füße, aktives Anspannen der Gesäß-, Bauch- und Rückenmuskulatur
- Überstreckung der Ellbogen
  → Übung zunächst deutlich vor der Streckung beenden lassen, ggf. mit Winkelbegrenzer limitieren
- Ausweichen der Schulter-Nacken-Partie zum Ende der Rückführung
  → Zu weite Bewegungsamplitude, Oberarme bis maximal auf Schulterebene zurückführen

Therapeutischer Einsatz

Verletzungen und Erkrankungen der oberen Extremitäten, insbesondere von Ellbogen und Schultergelenk: M. pectoralis major und M. deltoideus sind wichtige Muskeln für die Stabilisation des Gelenks nach dorsaler Schulterluxation. Zu kräftigen ist der M. triceps brachii bei subakromialen Syndromen.

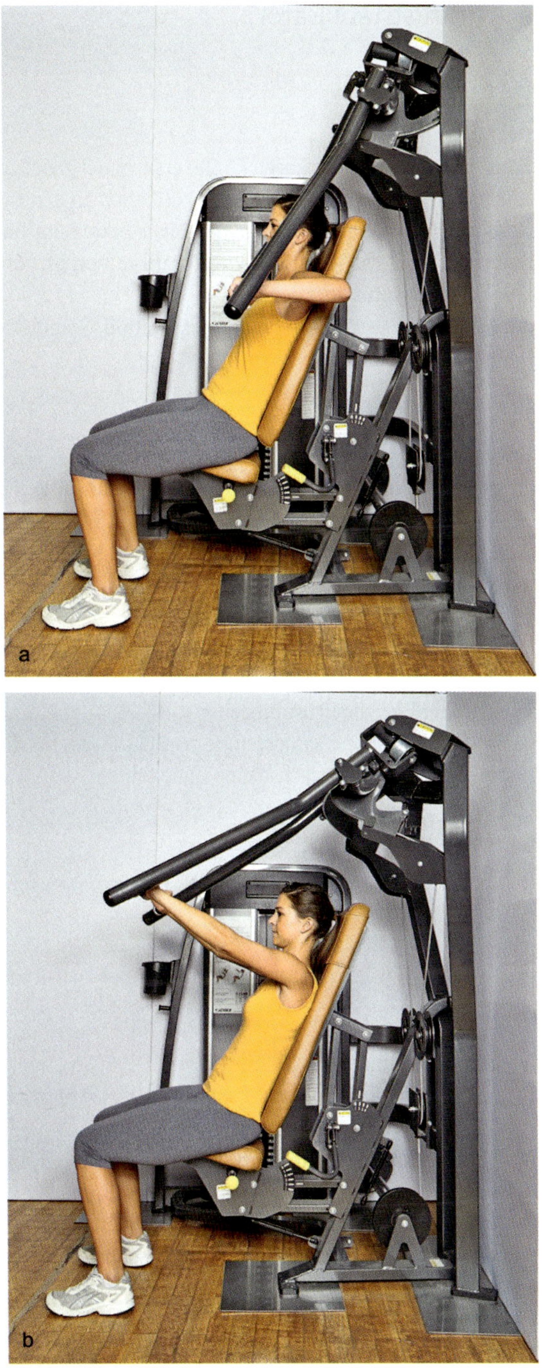

Abb. 5.18 Brustpresse (Bankdrücken, sitzend) – Übung am Gerät: a) Ausgangsstellung, b) Endstellung [K359]

Butterfly (Bruststabilisator)

Hauptmuskelgruppen – Zielbereich

- M. pectoralis major
  Funktion: Arm nach vorn führen (Anteversion) bei gleichzeitiger Innenrotation im Schultergelenk. Arm zusätzlich an den Körper heranführen (Adduktion) bei bogenförmiger Bewegungsbahn
- M. deltoideus Pars clavicularis, M. pectoralis minor, M. coracobrachialis, M. serratus anterior
  Funktion: Anteversion, Adduktion, Innenrotation, Scapulafixation

Übungsausführung

Grundübung (➤ Abb. 5.19)
- Sitzhöhe so wählen, dass die Beine rechtwinklig abstützen
- Der Oberkörper ist aufrecht (Blickrichtung nach vorn), der Rücken hat vollständigen Kontakt mit dem Polster (ggf. Lordosekissen anpassen)
- Oberarme am Polster der Hebelarme positionieren; die Ellbogen befinden sich auf Höhe der Schulterachse
- Rumpfmuskulatur anspannen und die Hebelarme gleichmäßig und kontrolliert vor die Brust führen
- Die Arme im selben Bewegungstempo zurückführen, bis die Oberarme mit der Schulterachse eine Linie bilden

Übungsvariationen
- Ellbogen über Schulterhöhe
- Ellbogen unter Schulterhöhe

Typische Fehler bzw. Probleme und deren Korrekturen und Hilfen

- Mangelnde Aufrichtung der BWS
  → Hinweis auf Stabilisation der Schulterblätter; Haltungsschulung, taktile Hilfen, Belastung reduzieren
- Ausweichbewegungen des Rückens, Beckenkippung, „Hohlkreuz" oder „Rundrücken"
  → Aktive Stabilisierung der Sitzposition mit „Schub" der Füße, aktives Anspannen der Gesäß-, Bauch- und Rückenmuskulatur
- Überstreckung in der HWS
  → Belastung reduzieren, „Doppelkinn" einnehmen
- Druckausübung mit den Händen
  → Ständiger, fester Kontakt der Unterarme mit dem Polster der Hebelarme

Therapeutischer Einsatz

M. pectoralis major und M. deltoideus sind wichtige Muskeln für die Stabilisation des Gelenks nach Schulterluxation.
- Verletzungen und Erkrankungen der oberen Extremitäten, insbesondere des Ellbogens und des Schultergelenks, Humerus(kopf)-, Klavikulafraktur
- Beachte: Subakromiale Syndrome (z. B. Impingement!) – ggf. Ellbogen unterhalb der Schulterachse positionieren

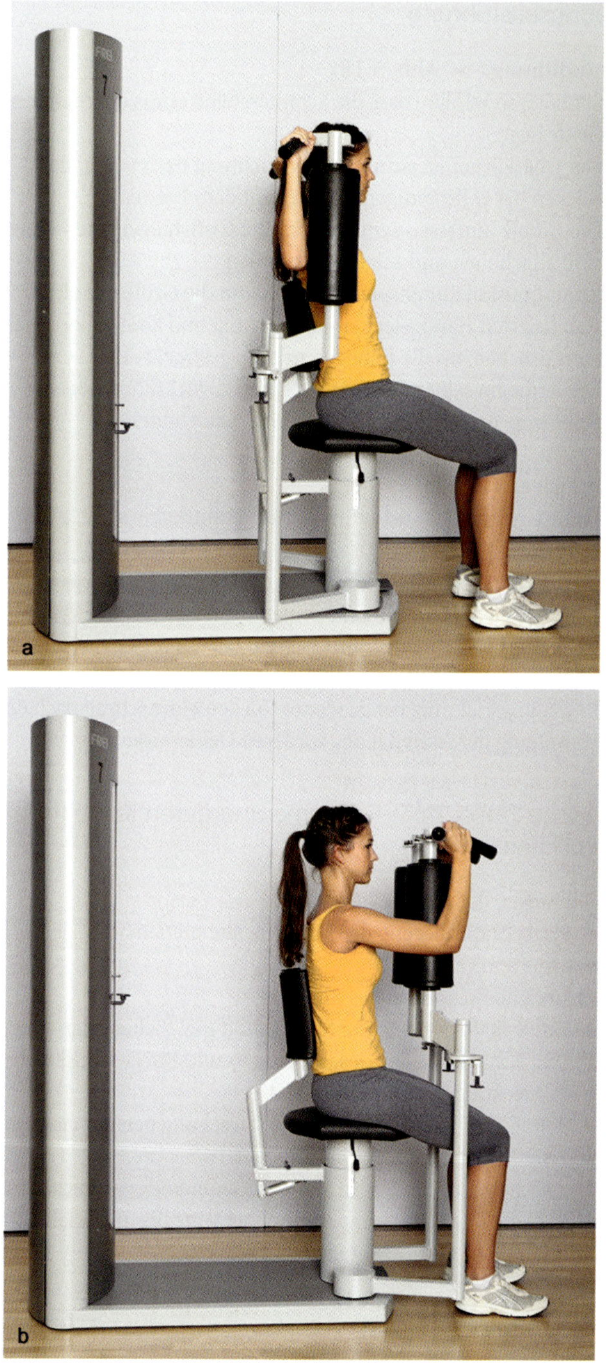

Abb. 5.19 Butterfly – Übung am Gerät: a) Ausgangsstellung, b) Endstellung [K359]

5.7 Freies (Seilzug-)Training in der Therapie

Der Seilzug stellt einen wichtigen apparativen Bestandteil der Trainingstherapie dar. Im Vergleich zu den herkömmlichen Sequenztrainingsgeräten liegt seine Besonderheit darin, dass „freie“ Bewegungen in horizontaler, vertikaler sowie diagonaler Richtung gegen Widerstand ausgeführt werden können. Aufgrund seiner dreidimensionalen Übungsmöglichkeiten sowie seiner nahezu stufenlosen Widerstandsgebung ist der Seilzug multifunktionell einsetzbar. Bei der Arbeit mit diesem Gerät bietet sich ein breites Spektrum sowohl ein- als auch mehrgelenkiger Übungsformen an, die verschiedentlich eingesetzt werden können

- zum Muskeltraining,
- zur Verbesserung der Stabilisationsfähigkeit und Gelenkbeweglichkeit sowie
- zur Schulung der Bewegungskoordination.

Mit dem Seilzug lassen sich *alltags-, berufs- und sportartspezifische Bewegungsmuster* simulieren, was über das herkömmliche „funktionsorientierte“ Gerätetraining isolierter Bewegungsabläufe hinausreicht.

MERKE

Das Ziel bei einem Training in der Therapie ist die Erstellung eines individuell optimalen, den jeweiligen Voraussetzungen und Bedürfnissen des Patienten entsprechenden *Übungs- und Trainingsprogramms* in jeder Therapiephase. Hierfür ist der *Seilzug* besonders geeignet, da er sich neben seiner variablen Einsetzbarkeit ebenso durch eine Vielzahl an Differenzierungsmöglichkeiten zur Steuerung der Belastungsintensität auszeichnet und somit stets eine adäquate Beanspruchung der zu trainierenden Strukturen ermöglicht.

5.7.1 Funktionsweise des Seilzugs

Die Besonderheit des Seilzugs, „freie“ Bewegungen in alle Richtungen gegen Widerstand ausführen zu können, basiert auf seiner Wirkweise als *Umlenksystem:* die Gewichtskraft der Steckplatten (Last) wird auf ein Seil übertragen. Dieses Seil wird über mehrere Rollen umgelenkt, bis es schließlich nach einer letzten Umlenkung durch eine auf der Führungsschiene höhenverstellbare Umlenkrolle endgültig austritt (➤ Abb. 5.20). Die Seilenden lassen sich mit Hilfe von Manschetten, Einhandgriffen, Bügeln u. a. beliebig an Körperteilen fixieren.

Konzentrische Kontraktionen bewirken die Anhebung, *exzentrische Muskelarbeit* die Rückführung der Last. *Isometrische Kontraktionen* können an ausgewählten Punkten des Bewegungsablaufs durchgeführt werden, was zu einer Förderung der Wahrnehmung sowie der Stabilisationsfähigkeit führt.

Es lassen sich sowohl „zwei“- als auch dreidimensionale Bewegungsmuster durchführen.

- *„Zweidimensionale“ Bewegungsmuster* sind primär eingelenkige rotatorische Übungen in vertikaler (z. B. Extension/Flexion des Ellbogengelenks) oder horizontaler Raumrichtung (z. B. Innen-/Außenrotation des Schultergelenks).

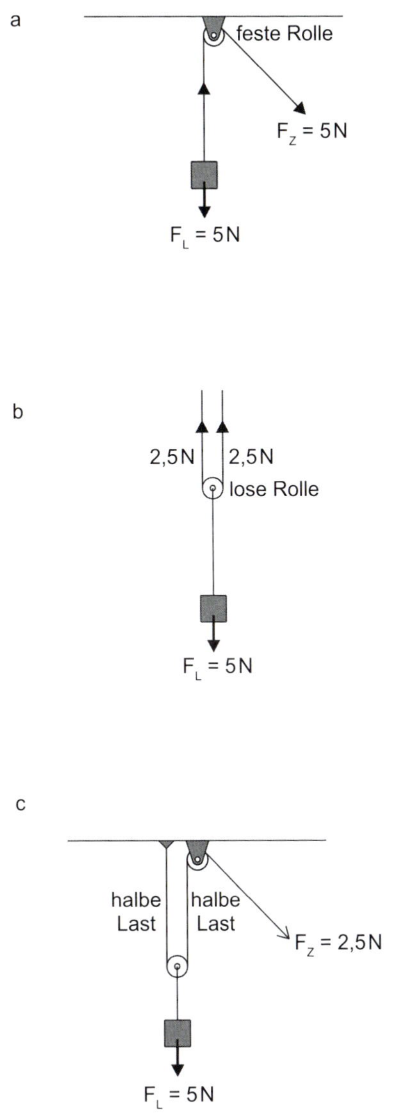

Abb. 5.20 Wirkungsweise a) der festen Rolle, b) der losen Rolle und c) der festen und losen Rolle [L231]

- *Dreidimensionale Bewegungsmuster* hingegen stellen fast immer mehrgelenkige komplexe Übungen in alle Raumrichtungen dar.

Die Bewegungsausführung beim Seilzugtraining verläuft nicht in streng vorgegebenen Bahnen mit eindeutig definierten Endpositionen, sodass das Bewegungsausmaß ebenso wie die Bewegungsgeschwindigkeit variabel gestaltet werden kann.

Neben der Besonderheit, freie Bewegungen im Raum ausführen zu können, liegt ein weiterer Vorteil des Seilzugs darin, dass sich jede Übung wahlweise mit Ankopplung beider Seilstränge oder nur eines Seils ausführen lässt. Bei der Arbeit mit beiden Seilsträngen kann die *Ankopplung* an zwei unterschiedlichen Körperpunkten (z. B. an beiden Armen) erfolgen. Dies ermöglicht z. B. bei bilateralen Bewegungsmustern der Extremitäten eine Variation zwischen symmetrischen und asymmetrischen Bewegungen. Asymmetrische Bewegungen können sowohl gleichzeitig als auch nacheinander ausgeführt werden, was bei einem Training der Extremitäten zu einer

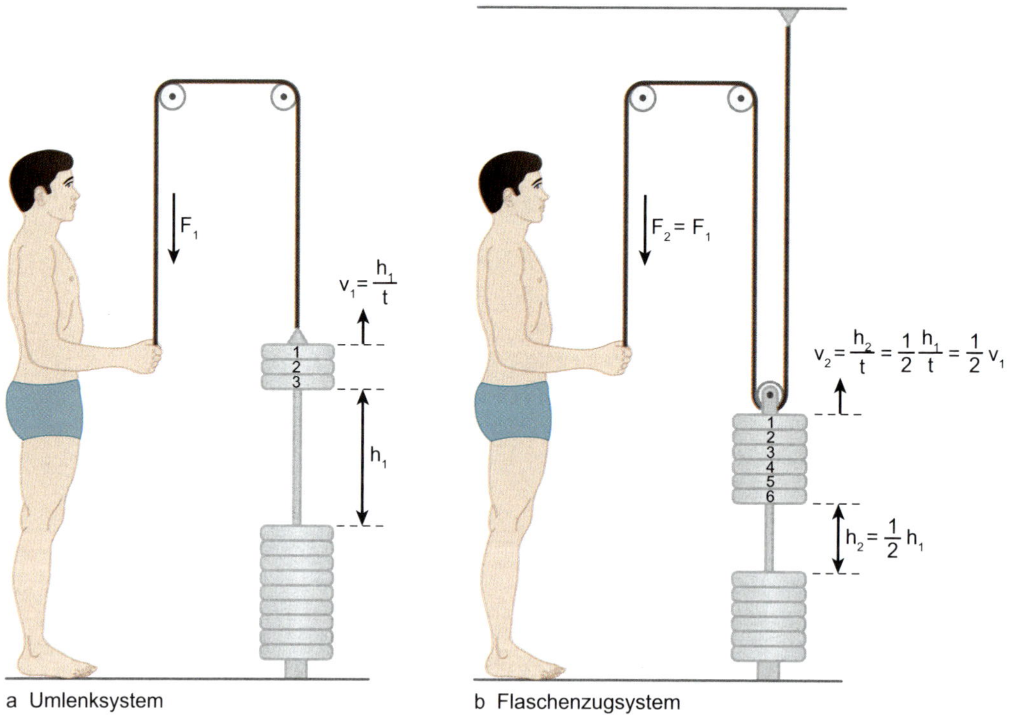

Abb. 5.21 Vergleich der Funktionsweise des Seilzugs als a) Umlenksystem und b) Flaschenzugsystem. Das Flaschenzugsystem bewirkt eine Reduktion des Widerstands sowie der Hubhöhe der Steckgewichte (nach Gottlob 2002) [L231]

Annäherung der Übungssituation an die alltägliche Bewegungsfunktion führt (z. B. Armpendel beim Gehen).

Wird nur ein Seilstrang zur Anhebung der Gewichtsplatte an den zu bewegenden Körperteil angekoppelt, so verändert sich die Funktionsweise des Seilzugs von einem einfachen Umlenksystem hin zu einem *Flaschenzugsystem.* Es resultiert eine Reduktion der Last und damit des Widerstands. Dies ist auf das sog. Prinzip der festen und losen Rolle zurückzuführen und ermöglicht die für den Seilzug charakteristische, differenziert abstufbare Widerstandssetzung. Im therapeutischen Kontext findet man bei Seilzügen Gewichtsstufen von z. B. 0,5–24 kg bei Ankopplung von zwei Seilen bzw. 0,25–12 kg bei Ankopplung eines Seils.

Des Weiteren werden bei der Arbeit mit einem Seilende die Gewichtsplatten trotz identischer Übungsgeschwindigkeit nur halb so hoch auf der Führungsschiene angehoben (verringerte Hubhöhe), sodass sich die Bewegungsgeschwindigkeit der Gewichtsplatten reduziert (➤ Abb. 5.21). Daher empfiehlt es sich bei großen Bewegungen mit hoher Übungsgeschwindigkeit, wie sie häufig zur Schulung berufs- oder sportartspezifischer Bewegungsabläufe ausgeführt werden, mit nur einem Seilstrang zu arbeiten.

INFO

Das Prinzip der festen und losen Rolle

- Die *feste Rolle* ist in der Regel eine runde Scheibe mit dem Drehpunkt in der Mitte. Sie ist fest aufgehängt und dient lediglich der Umlenkung von Kräften: An einem Ende des Seils wird gezogen, am anderen hängt die Last (➤ Abb. 5.20a). Da das Seil auf der Last- und Kraftarmseite („d" in ➤ Abb. 5.20a) im gleichen Abstand vom Drehpunkt geführt wird, verändert sich durch die Umlenkung weder die zum Anheben der Last erforderliche Muskelkraft noch die Bewegungsgeschwindigkeit.
- Die *lose Rolle* (➤ Abb. 5.20b) dient der Erleichterung für das Heben von Lasten und wird meist mit festen Rollen kombiniert (Flaschenzugsystem, ➤ Abb. 5.20c). Im Gegensatz zur festen Rolle – über die lediglich das Seil läuft – bewegt sich die lose Rolle mit der Last in Laufrichtung des Seils. Das Gewicht der Last verteilt sich bei einer losen Rolle auf beide Seile an ihren Seiten (➤ Abb. 5.20b). Zieht man bei einem Flaschenzugsystem an einem der Seilenden, bewegt sich die lose Rolle bereits dann, wenn man nur mit einer Kraft zieht, die der Hälfte des Gewichts der Last entspricht (➤ Abb. 5.20c, Schewe 2002).

Bei einem Seilzugtraining mit beiden Seilenden wirkt der Seilzug als *Umlenksystem.* Es verändert sich nur der Ort der Krafteinwirkung zum Anheben einer Last, nicht aber der Betrag der erforderlichen *Zugkraft.* Die Bewegungsgeschwindigkeit des Körperteils und die Bewegungsgeschwindigkeit der Gewichtsplatten auf der Führungsschiene sind identisch (➤ Abb. 5.21a). Werden beide Seilenden mit unterschiedlichen Körperteilen zur gleichen Zeit betätigt, z. B. bei symmetrischen bilateralen Bewegungen der Arme, so verteilt sich die aufzubringenden Kraft jeweils zur Hälfte auf beide Körperseiten.

Wird jedoch mit nur einem Seilende am Seilzug gearbeitet, entsteht ein *Flaschenzugsystem,* bei dem das Seil über mehrere *feste und eine lose Rolle* geführt wird. Das eine Seilende ist fest verankert und am anderen Ende wirkt die Zugkraft (➤ Abb. 5.21b). Da sich das Gewicht der Steckplatten bei dem Einsatz einer losen Rolle auf zwei Seilstränge verteilt, reduziert sich der Widerstand um den Faktor 2. Die Hälfte des Steckplattengewichts wird durch die Arretierung des einen Seilendes von der „starren" Seilbefestigung getragen.

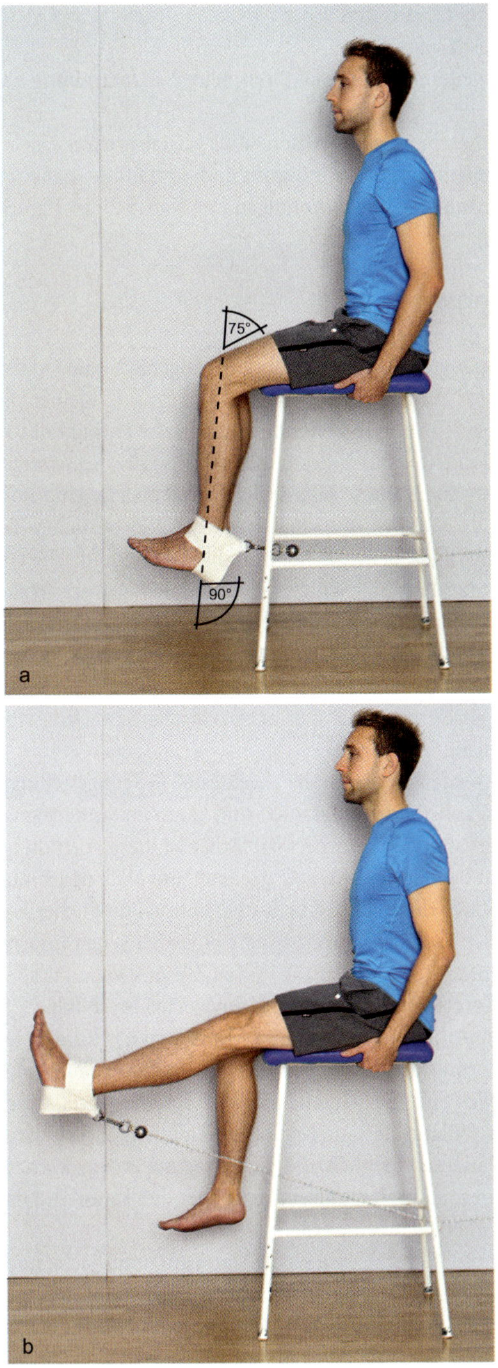

Abb. 5.22 Einstellung der Seilzugrichtung im Verhältnis zur Bewegungsrichtung am Beispiel der Kniegelenkextension: a) Ausgangsstellung, b) Endstellung. [K359]
Das maximale „äußere" Drehmoment wird in der 75°-Winkelstellung gesetzt, da in dieser Position der M. quadriceps femoris die höchste Kraftentfaltung aufweist („inneres" Drehmoment).

5.7.2 Höheneinstellung der Seilzugrollen

Ein weiterer Vorteil des Seilzugs ist die flexible Höheneinstellung der Seilaustrittstelle auf der Führungsschiene, da dies bei nahezu allen Übungsformen eine individuelle Anpassung an die Körpergröße des Patienten sowie ein Training in verschiedenen *Ausgangsstellungen* (Liegen, Sitzen, Knien, Stehen) ermöglicht. Darüber hinaus stellt die flexible Höheneinstellung einen wesentlichen Faktor zur *Belastungssteuerung* im Rahmen des Muskeltrainings dar. Zur Verdeutlichung dieses Sachverhalts werden im Folgenden die relevanten spezifischen biomechanischen Zusammenhänge erläutert (die biomechanischen Grundlagen können in ➤ Kap. 4 eingesehen werden).

Im Rahmen eines gezielten apparativen Muskeltrainings kommen überwiegend Übungen im eingelenkigen System zum Einsatz. Hierbei werden meist Bewegungen distaler Körperabschnitte um einen Drehpunkt ausgeführt, also Rotationsbewegungen. Zur Ermittlung der wirksamen Kräfte muss das *Drehmoment* M (angreifende Kraft mal senkrechter Abstand der Kraftwirkungslinie vom Drehpunkt; ➤ Kap. 4.2.4) berechnet werden.

- Da sich bei eingelenkigen rotatorischen Übungen alle Punkte des bewegten Körperteils auf konzentrischen Bahnen um den Drehpunkt bewegen, variiert der Abstand vom Drehpunkt bis zur Wirkungslinie der Last. Aus diesem Grund variiert das wirksame *„äußere" Drehmoment* (Lastmoment) in Abhängigkeit von der Gelenkwinkelstellung, sodass bei eingelenkigen Geräteübungen generell *keine konstanten Widerstandsverläufe* vorliegen. Für die Kraftentwicklung der Muskulatur ist diese Tatsache von großer Bedeutung, da die sich ständig verändernden Lastmomente laufend veränderte Kraftfähigkeiten der Muskulatur fordern (Radlinger et al. 1998).
- Die Kraftfähigkeit der Muskulatur hängt ebenfalls von der Gelenkwinkelstellung ab, dem sog. *„inneren" Drehmoment* bzw. Kraftmoment. Die Gelenkwinkelstellung ändert sich während der Bewegung, sodass bei eingelenkigen Bewegungen *keine konstanten Kraftverläufe* vorliegen. So wird z. B. die maximale Kraftfähigkeit der Ellbogenflexoren in der 90°-Gelenkwinkelstellung erreicht (➤ Kap. 5.2.1).

Im Gegensatz zu den herkömmlichen Sequenztrainingsgeräten besteht beim Seilzug die Möglichkeit, das maximale „äußere" Drehmoment an ausgewählten Stellen einer Bewegung zu setzen (siehe „Info").

INFO

Einstellung des „äußeren" Drehmoments

Um eine *optimale Beanspruchung der Muskulatur* zu gewährleisten, sollte bei eingelenkigen rotatorischen Übungen das maximale „äußere" Drehmoment in solchen Gelenkwinkelstellungen gesetzt werden, in denen die maximale Kraftentwicklung der Muskulatur erreicht werden kann. Im Allgemeinen wird diese bei Rotationsbewegungen der Extremitäten in mittleren Gelenkwinkelstellungen erreicht. Hierbei sind jedoch muskelspezifische, gelenkwinkelabhängige Unterschiede zu berücksichtigen (➤ Kap. 5.2.1). Die Einstellung des „äußeren" Drehmoments erfolgt durch die *Positionierung des Patienten* in Bezug zur Seilzugrichtung. Das maximale „äußere" Drehmoment wirkt immer dann, wenn die Seilzugrichtung praktisch senkrecht zum Hebelarm verläuft (distaler Körperteil, ➤ Abb. 5.22). Je weiter dieser Winkel von 90° abweicht, desto geringer wird das wirkende Drehmoment.

Für ein Muskeltraining in der Therapie ist die flexible Einstellung des maximalen äußeren Drehmoments in ausgewählten Gelenkwinkelstellungen durch Einstellung der Seilzugrichtung in die 90°-Position

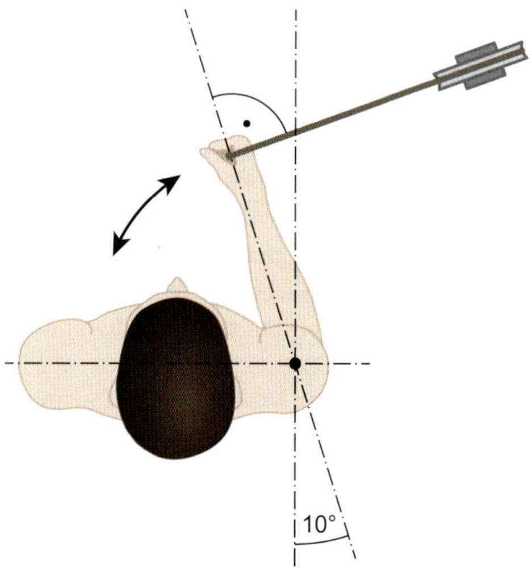

Abb. 5.23 Optimale Einstellung der Seilzugrichtung bei einem Kraftdefizit der Innenrotatoren des Schultergelenks in den ersten 10° (Obenaufsicht) [L231]

von großer Bedeutung, da ein Muskel auf diese Weise gezielt in ausgewählten Winkelstellungen gekräftigt werden kann. Verdeutlichen kann man dies am Beispiel des Trainings der Innenrotatoren der Schulter (➤ Abb. 5.23): Wie bereits erwähnt, ist das „äußere" Drehmoment am größten, wenn die Zugrichtung des Seils senkrecht auf den Hebelarm einwirkt. Das maximale äußere Drehmoment führt gleichzeitig jedoch zur höchsten Beanspruchung der aktiven und passiven Gelenkstrukturen während der Bewegung. Liegen z. B. ein Kraftdefizit und/oder schmerzhafte Reaktionen in bestimmten Winkelstellungen vor, z. B. innerhalb der ersten zehn Grad der Innenrotation, so sollte der Patient so positioniert werden, dass die Zugrichtung des Seils im Bereich des Defizits genau senkrecht zum Hebelarm verläuft (➤ Abb. 5.23). Bei der Wahl des Gewichts (Belastungsdosierung) stellt diese Einstellung sicher, dass es zu keiner Überbeanspruchung in diesem Bereich kommt, da das maximale „äußere" Drehmoment im Bereich des Kraftdefizits adäquat bewältigt werden kann.

5.7.3 Belastungssteuerung beim Seilzug

Wie bei keinem anderen Trainingsgerät bietet sich bei einem Seilzugtraining eine Vielzahl unterschiedlicher Möglichkeiten zur Differenzierung der Belastung an. Dies ermöglicht eine individuell auf den Patienten zugeschnittene, optimale Belastungsdosierung, die sich durch zweierlei auszeichnet:

- Der Patient ist hinsichtlich seiner Kraftfähigkeiten und/oder koordinativen Fähigkeiten herausgefordert.
- Gleichzeitig kann dabei die Zielbewegung jedoch stets korrekt und sicher ausgeführt werden.

Als wesentliche Beobachtungskriterien zählen eine *hohe Bewegungsqualität* sowie eine *adäquate Bewegungsgeschwindigkeit* (s. u.).

Der *Schwierigkeitsgrad* einer Seilzugübung wird durch verschiedene Faktoren bestimmt, darunter ganz wesentlich durch die Wahl

- der Übungsklasse (eingelenkig/mehrgelenkig),
- des Widerstands und
- der Ausgangsstellung.

Zu den weiteren Einflussfaktoren beim Seilzugtraining zählen die Wahl

- des Ansatzpunkts des Widerstands (distal/proximal),
- der Bewegungsgeschwindigkeit und -amplitude sowie
- der Anzahl der Wiederholungen (➤ Kap. 5.2, ➤ Kap. 5.3).

Ausgangsstellung

Die Ausgangsstellung beeinflusst maßgeblich die Aktivität der Muskulatur zur *Erhaltung des Gleichgewichts:* Je kleiner die Unterstützungsfläche und je weiter der Körperschwerpunkt des Patienten vom Boden entfernt ist, desto mehr nimmt der Schwierigkeitsgrad der Übung zu, da eine labile Gleichgewichtslage eine hohe *Reaktionsbereitschaft der Muskeln* erfordert. Wie bei allen Trainingsformen gilt auch beim Seilzugtraining der methodische Grundsatz „Vom Einfachen zum Schweren". Dabei sollte unter Berücksichtigung der individuellen Fähigkeiten des Patienten möglichst frühzeitig eine *aufgaben- und anforderungsorientierte Ausgangsstellung* angestrebt werden, um einen unmittelbaren und effektiven Transfer auf alltags-, berufs- und sportartspezifische Bewegungssituationen herzustellen.

- Die *liegende Position* ist die „leichteste" Ausgangsstellung, da der Körper vollständig unterstützt und kaum im Sinne von Gleichgewichtsreaktionen gefordert ist. Daher ist diese Position besonders zu Beginn der Therapie geeignet, um erste neuromuskuläre Aktivitäten der Zielmuskulatur bei optimal möglicher Fokussierung der Aufmerksamkeit auf die kinästhetischen Informationen zu bahnen (➤ Kap. 6.2).
- Zur Aufrechterhaltung des Gleichgewichts im *stabilen Sitz* wirken primär die muskulären Aktivitäten der Rumpf- und Schultermuskulatur der Schwerkraft entgegen, während im *instabilen Sitz* (z. B. Gymnastikball, Therapiekreisel) zusätzlich die Muskulatur der unteren Extremitäten innerviert wird. Ist es dem Patienten möglich, die Zielbewegung im Sitz korrekt und ausdauernd durchzuführen, kann über den Kniestand in den Stand übergegangen werden.
- Der *Stand* ist durch eine kleine Unterstützungsfläche und die hohe Lage des Körperschwerpunkts eine der labilsten Ausgangsstellungen. In den Ausgangsstellungen Sitz und Stand spielt die aufrechte Körperhaltung eine wesentliche Rolle, da jeder Körperteil seinen eigenen („Teilkörper"-)Schwerpunkt aufweist und damit je nach Lage der Körpersegmente verstärkt fallverhindernde Aktivitäten der dorsalen Muskulatur auftreten, z. B. beim nach vorne geneigten Oberkörper.

Die Ausgangsstellungen Sitz, Kniestand und Stand können zusätzlich wie folgt variiert werden:

- Stabile/instabile Unterlage
- Parallele Beinstellung/Schrittstellung
- Schmale/weite Fußstellung
- Einbeinig/zweibeinig
- Tubersitz/Fersensitz
- Starke/geringe Knie- und Hüftgelenkflexion

Bewegungsausmaß und -geschwindigkeit

Bei jeder Übung gibt es eine Anfangs- und eine Endposition, bei der die Bewegung stoppt und die Bewegungsrichtung umgekehrt wird. Für einen flüssigen Bewegungsablauf sollte die Positionierung des Patienten zum Seilzug – und damit die Seilaustrittslänge – so gewählt werden, dass die Gewichtsplatten während der Bewegungsausführung nicht abgelegt werden müssen. Die Bewegungen sollten besonders zu Beginn der Therapie gleichförmig und rhythmisch erfolgen. Eine akustische Begleitung der Bewegungsphasen, z. B. bis 3 zählen, kann dabei hilfreich sein.

Schmerzhafte Bewegungseinschränkungen aufgrund von nozizeptiven Hemmmechanismen – die unmittelbar nach einer Verletzung auftreten – sollten berücksichtigt werden. Je nach Bewegungseinschränkung kann die *Bewegungsamplitude* auf eine innere bzw. mittlere Bewegungsbahn begrenzt werden. Mit zunehmender Genesung und/oder Schmerzfreiheit kann das gesamte Bewegungsausmaß ausgeschöpft werden (äußere Bewegungsbahn) (➤ Kap. 4.4.2).

Mit dem Seilzug können sowohl sehr langsame und mittlere als auch sehr schnelle Bewegungen durchgeführt werden. Die Wahl der *Bewegungsgeschwindigkeit* steht in engem Zusammenhang mit dem Bewegungsausmaß, sowohl bei ein- als auch bei mehrgelenkigen Übungen. Je größer das Bewegungsausmaß, desto mehr Zeit steht dem Organismus zur Verfügung, hohe Geschwindigkeiten zu erreichen (➤ Kap. 4.4.5).

INFO

Eingelenkige vs. mehrgelenkige Seilzugübungen

- *Eingelenkige Seilzugübungen* weisen klar begrenzte Amplituden (Ausschläge) von max. 180° auf und werden überwiegend zum Muskeltraining eingesetzt. Hieraus ergibt sich die Wahl einer eher langsamen bis mittleren Bewegungsgeschwindigkeit. Eine schnelle und „ruckhafte" Bewegungsausführung, besonders bei konzentrischer Muskelarbeit, lässt häufig auf eine unangemessene Belastungsintensität schließen, z. B. durch zu hohe oder niedrige Lasten.
- *Mehrgelenkige komplexe Übungen* zeichnen sich hingegen durch zahlreiche Freiheitsgrade aus und ermöglichen aufgrund des Gesamtkörpereinsatzes ein großes Bewegungsausmaß. Diese Übungsklasse wird primär zur Verbesserung der Bewegungskoordination eingesetzt. Daher empfiehlt es sich, eine mittlere bis schnelle Bewegungsgeschwindigkeit zu wählen, um alltags-, berufs- und sportartspezifische Bewegungsabläufe möglichst authentisch simulieren zu können.

Voraussetzung ist die weitgehende Regeneration der verletzten Strukturen sowie die Fähigkeit zur Ausführung „fließender" Bewegungen, besonders in den Umkehrpunkten einer Übung. Stockende und abrupte Richtungswechsel sind vergleichsweise unökonomisch und können bei unzureichender muskulärer Führung in den Endstellungen zu einer erhöhten Belastung oder Überdehnung besonders der passiven Gelenkstrukturen führen. Um auch in diesen Strukturen positive Anpassungsprozesse auszulösen, sollte grundsätzlich auf eine *„dynamisch-fließende" Übungsausführung* bei angemessener Belastungsdosierung geachtet werden. Diese wird neben der Wahl der Bewegungsamplitude und -geschwindigkeit maßgeblich durch die Höhe des Widerstands sowie die Anzahl der Wiederholungen beeinflusst.

Ansatzpunkt des Widerstands

Eine Vielzahl unterschiedlicher Griffe, Schlaufen und Manschetten ermöglicht bei Indikationen der oberen und unteren Extremitäten die individuelle Platzierung des Ansatzpunkts des Widerstands, wahlweise *proximal* oder *distal* (➤ Kap. 4.3.2). Je distaler der Widerstand gesetzt wird, desto höher ist die Beanspruchung der Muskulatur sowie der bindegewebigen Strukturen der gesamten Extremität. Setzt man z. B. einen distalen Widerstand bei einer eingelenkigen Übung zur Hüftabduktion, so gilt es gleichzeitig, die auf das Kniegelenk wirkenden Scherkräfte zu berücksichtigen.

Im Bereich der oberen Extremitäten werden überwiegend Manschetten und Einhandgriffe verwendet, die sowohl symmetrische als auch asymmetrische Zugmuster ermöglichen (z. B. ÜK 118, 122). Bei den unteren Extremitäten sind neben Schlaufen und Manschetten besonders Fußumgurtungen zur Fixierung geeignet (z. B. ÜK 15, 19).

Im Bereich der Wirbelsäule ermöglichen spezielle Kopf- und Brustgurte ein Anlegen am betroffenen Körperteil, sodass die angekoppelten Kräfte direkt und körpernah übertragen werden (z. B. ÜK 113, 133). Die unterschiedlichen Seilzugutensilien sollten grundsätzliche Eigenschaften aufweisen:

- Einen sicheren Selbsthalt
- Eine weiche Polsterung zur Vermeidung von Einschnürungen
- Die Möglichkeit einer individuellen Anpassung an Größe und Statur des Patienten

5.7.4 Einsatzfelder des Seilzugs

Der Seilzug ist multifunktionell einsetzbar:

- Zum Muskeltraining
- Zum Koordinationstraining
- Zur Verbesserung der Stabilisationsfähigkeit
- Zur Verbesserung der Beweglichkeit einzelner Gelenke bzw. Körperabschnitte

Während der Seilzug zu Beginn der Therapie besonders für ein Muskeltraining geeignet ist, liegt der Schwerpunkt seines Einsatzfelds in späteren Therapiephasen überwiegend im Bereich des koordinativen und des funktionellen Trainings (➤ Abb. 5.24, ➤ Kap. 6.2.6). Die theoretischen Grundlagen zum Muskel- und Koordinationstraining hinsichtlich der jeweiligen Inhalte, Aufbau und Belastungsnormative finden sich in ➤ Kap. 5.2, ➤ Kap. 5.3 und ➤ Kap. 6.

Im Allgemeinen erfolgt der methodische Aufbau bei einem Seilzugtraining von eingelenkigen zu mehrgelenkigen Übungen. Diese beiden Übungsklassen weisen unterschiedliche Trainingsschwerpunkte auf, wobei fließende Übergänge in Abhängigkeit von der Übungsanordnung erzielt werden können. Die Auswahl der „richtigen" *Übungsklasse* bei einem Seilzugtraining ist individuell abhängig von

- der Indikation und den hieraus resultierenden therapeutischen Zielen,
- der Therapiephase sowie
- den kognitiven und motorischen Voraussetzungen und Bedürfnissen des Patienten.

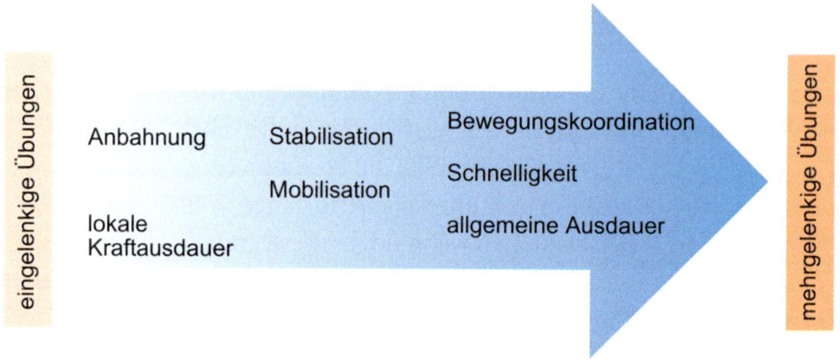

Abb. 5.24 Einsatzfelder des Seilzugs in der Therapie [M993]

Muskeltraining

Besonders zu Beginn der Therapie besteht ein wesentliches Ziel darin, dem Prozess der Muskelatrophie aufgrund von Immobilisation bzw. nozizeptiven Hemmmechanismen durch die *Reaktivierung atrophierter Muskulatur* entgegenzuwirken.

Training mit Negativgewicht

Dynamische Bewegungen der Extremitäten gegen die Schwerkraft sind gerade zu Beginn der Therapie häufig aufgrund einer starken Muskelatrophie nicht möglich oder sogar kontraindiziert. In diesem Fall können erste neuromuskuläre Anpassungen durch das sog. Training mit Negativgewicht gebahnt werden. Die betroffene Extremität wird mittels (Seil-)Zug von oben, d. h. gegen die Schwerkraft mit Schlaufen „aufgehängt“ und mit einem Gegengewicht gekontert, sodass ihre Eigenschwere – je nach Kontergewicht mehr oder weniger – aufgehoben wird (z. B. ÜK 14, 23, 129).

Eingelenkige isolierte Übungen

Sind dynamische Bewegungen der Extremitäten gegen Widerstand möglich, so können eingelenkige Übungen im eingelenkigen System zur gezielten Aktivierung und Kräftigung des Agonisten eingesetzt werden, insbesondere, wenn für die Zielmuskulatur keine Sequenztrainingsgeräte zur Verfügung stehen. Der Vorteil eingelenkiger, „isolierter“ Übungen liegt darin, dass der Patient durch die Einnahme einer stabilen Ausgangslage seine Aufmerksamkeit optimal auf die Aktivitäten der Zielmuskulatur richten kann. Darüber hinaus treten kaum Ausweich- und Begleitbewegungen in anderen Strukturen auf, da die umliegenden Gelenke sowie der Gesamtkörper fixiert sind (z. B. ➤ Abb. 5.22, ÜK 12, 24, 56, 60, 64).

Eingelenkige, „isolierte“ Übungen sind bei Pathologien der oberen und unteren Extremitäten im weiteren Verlauf des Muskeltrainings – wie bei den herkömmlichen Sequenztrainingsgeräten auch – für ein lokales Kraftausdauer- sowie Hypertrophietraining einsetzbar. Ein Training der intramuskulären Koordination ist aufgrund der begrenzten Widerstandsgebung nur eingeschränkt möglich.

Mehrgelenkige Übungen

Die Reaktivierung und Kräftigung der Muskulatur kann auch durch Ausführung einer mehrgelenkigen Übung mit dem Seilzug erfolgen, bei der ganze Muskelketten und -schlingen aktiviert werden (z. B. ➤ Abb. 5.26, ÜK 15).

Mobilisationstraining

Der Seilzug ist über das Muskeltraining hinaus zur Verbesserung der Gelenkbeweglichkeit im Sinne der *Automobilisation* geeignet (z. B. ÜK 51, 52). Aufgrund der eigenständigen Durchführung des Patienten sollte der Therapeut darauf hinweisen, dass nur diejenige Richtung mobilisierend bewegt werden sollte, die schmerzfrei und ohne Spannungszunahme der umgebenden Muskulatur ausgeführt werden kann. Die schützenden Mechanismen des Organismus, die nach einer Verletzung auftreten, müssen beachtet werden (Sachse/Schildt-Rudloff 2016). Des Weiteren sollte die Übungsanordnung so gewählt werden, dass die umgebenden Gelenke aktiv stabilisiert oder passiv fixiert sind, um Mitbewegungen in anderen Strukturen zu vermeiden.

BEISPIEL

Die „Schlingentisch-Methode“

Bei Pathologien des *Schulter- und Hüftgelenks* wird die betroffene Extremität – ähnlich wie beim Schlingentisch – in Schlaufen aufgehängt, sodass eine aktive, hubfreie Gelenkmobilisation durchgeführt werden kann. Der Seilzug kommt hierbei jeweils möglichst senkrecht von oben (z. B. ÜK 51, 52). Diese „Schlingentisch“-Methode kann ebenso zur Automobilisation des *Kniegelenks* in Extension eingesetzt werden: Der Patient sitzt oder liegt mit ausgestreckten Extremitäten auf einer Untersuchungsliege. Das betroffene Kniegelenk wird in eine Schlaufe gelegt und durch den senkrecht von oben kommenden Seilzug – je nach Kontergewicht mehr oder weniger – in eine Flexionsstellung gezogen.

Stabilisationstraining

Beim Stabilisations- und Koordinationstraining mit dem Seilzug kommt der *Rumpfmuskulatur* eine besondere Bedeutung zu, da der Rumpf gemäß seiner Funktion als „Widerlager“ bei allen dynamischen Übungen der oberen und unteren Extremität permanent aktiv stabilisierende Haltearbeit leistet.

Die Übungsanordnung und damit der *Schwierigkeitsgrad* einer Stabilisationsübung sollte grundsätzlich so gewählt werden, dass der Patient in der Lage ist, seine Aufmerksamkeit kontinuierlich auf die betroffene Gelenkstruktur zu richten und diese dementsprechend sicher und mit hoher Konstanz zu stabilisieren. Ein starkes Muskelzittern der betroffenen Extremität oder auffällige Ausweichbewegungen weisen auf eine Ermüdungssituation oder Überforderung des Patienten hin, sodass eine Reduktion des Schwierigkeitsgrads vorgenommen werden sollte.

Zu Beginn des Stabilisationstrainings sind zunächst *eingelenkige, „freie"* Übungen geeignet, bei denen die zu trainierenden Muskeln als Stabilisatoren wirken und die von ihnen stabilisierten Gelenke aktiv bewegt werden.

Untere Extremität

Bei Indikationen der unteren Extremitäten führt eigentlich jede dynamische Bewegung eines Beins im aufrechten Stand zwangsläufig zur Stabilisation des Körpers durch das andere Bein. Werden demnach eingelenkige, isolierte Übungen im Stand ausgeführt (z. B. Hüftextension/-flexion bzw. -abduktion/-adduktion, z. B. ÜK 27, 31), so ergibt sich neben dem Effekt der Kräftigung der hüftgelenkumgebenden Muskulatur des Spielbeins vor allem auch ein Kraft- und Stabilisationstraining des Standbeins (z. B. ÜK 16, 19, 20, 21).

Rumpf

Das Stabilisationstraining für den Rumpf erfolgt z. B. durch die Ausführung dynamischer Bewegungen der oberen oder unteren Extremitäten. Dies bewirkt eine dynamische Stabilisierungsaktivität aller Rumpfmuskeln. Zu Beginn des Trainings bietet sich die Ausführung eines *symmetrischen Zugmusters* der oberen Extremitäten im Liegen, Sitz oder Stand an (z. B. ÜK 111, 114, 115, 118, 119, 123). Eine Steigerung der Anforderung wird jeweils durch den Einsatz instabiler Untergründe erzielt (z. B. ÜK 43).

Neben der Ausführung von bilateralen symmetrischen Zugmustern der Extremitäten zur Rumpfstabilisation ist der Seilzug besonders für die Ausführung von *bilateralen asymmetrischen Zugmustern* prädestiniert (z. B. ÜK 122). Dies ist von elementarer Bedeutung für die *segmentale Stabilisierung* der Wirbelsäule, da asymmetrische Bewegungen der Extremitäten minimale Rotationen zwischen den Wirbelkörpern hervorrufen, was zu einer *reaktiven Innervierung der autochthonen Rückenmuskulatur* führen kann. Voraussetzungen sind eine relativ hohe Bewegungsgeschwindigkeit und kleine Bewegungsamplituden während der Übungsausführung.

Obere Extremität/Schulter

Bei Pathologien des *Schultergelenks* nimmt das Stabilisationstraining einen besonderen Stellenwert ein, da dieses Gelenk mehr als jedes andere Gelenk des menschlichen Körpers muskulär geführt und stabilisiert ist. Bevor der Schwerpunkt des Seilzugtrainings auf das Glenohumeralgelenk gelegt wird, sollte zunächst der Fokus auf die Stabilisation des ganzen Schultergürtels gesetzt werden. Erst dann werden die Depressoren des Humeruskopfs durch eine Adduktion angebahnt. Anschließend folgen die Innen- und Außenrotatoren. Bevor mit abduktorischen Bewegungen begonnen wird, sollten Misch- und Komplexbewegungen trainiert werden (z. B. ÜK 58, 60, 61, 63–67, 70, 71).

Ganzkörperstabilität

Darüber hinaus lässt sich der Seilzug zur Förderung der *Ganzkörperstabilität im aufrechten Stand* – unter besonderer Berücksichtigung des betroffenen Gelenks – mit instabilen Untergründen kombinieren. Der Seilzug wird mithilfe von Schlaufen unmittelbar an den betroffenen Körperteil angelegt, zur Stabilisation der unteren Extremität z. B. am Kniegelenk (➤ Abb. 5.25). Durch die

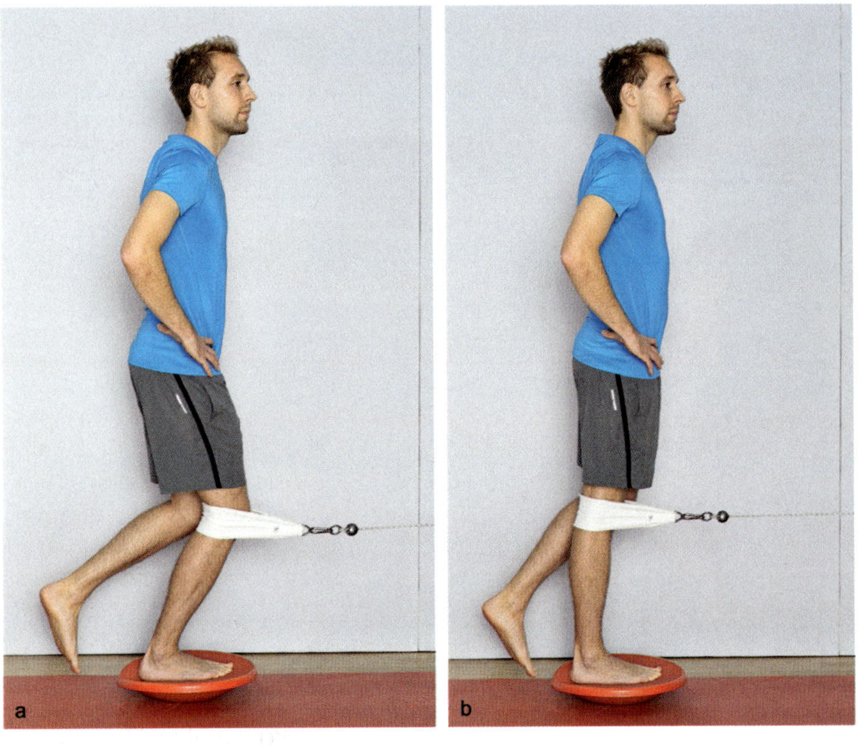

Abb. 5.25 Übung zur Verbesserung der Stabilisationsfähigkeit bei Indikationen der unteren Extremität mit Seilzugwiderstand von ventral (alternativ Seilzugwiderstand von medial/lateral bzw. dorsal): a) Ausgangsstellung, b) Endstellung [K359]

unterschiedliche Positionierung des Patienten können Zugkräfte wahlweise von ventral, lateral oder dorsal gesetzt werden (z. B. ÜK 119, 124, 125).

Koordinationstraining

Eine gute und ausdauernde *Stabilisierungsfähigkeit* insbesondere der vormals traumatisierten Strukturen ist die Voraussetzung für ein Koordinationstraining. Erst wenn der Patient in der Lage ist, den betroffenen Körperbereich ausreichend qualitativ und quantitativ muskulär zu stabilisieren, kann zu komplexen, mehrgelenkigen Übungen übergegangen werden.

Wie bereits erwähnt, liegt die herausragende Eigenschaft des Seilzugs darin, dass dreidimensionale mehrgelenkige Übungen durchgeführt werden können. Die meisten Bewegungen des Menschen sind mehrgelenkige, bi- bzw. unilaterale und rotierende Bewegungen der Extremitäten unter Stabilisation aller Gelenke und des Rumpfs. *Mehrgelenkige* Seilzugübungen werden neben dem Ziel der Kräftigung großer Muskelgruppen insbesondere zur Verbesserung der Bewegungskoordination eingesetzt, da hierbei überwiegend in Muskelketten und -schlingen gearbeitet wird (intermuskuläre Koordination). Bei dieser Übungsklasse wird zwischen einfachen (zweidimensionalen) und komplexen (dreidimensionalen) Übungen unterschieden. Es sind zunächst einfache mehrgelenkige Übungsformen für die Schulung einzelner Bewegungsabläufe geeignet.

Zur Verbesserung der *intermuskulären Koordination* sowie zur Kräftigung der Streckerkette der unteren Extremitäten ist die in ➤ Abb. 5.26 dargestellte *einfache mehrgelenkige Übung* geeignet. Um bei dieser Übung die gesamte Streckerkette zu aktivieren, kann

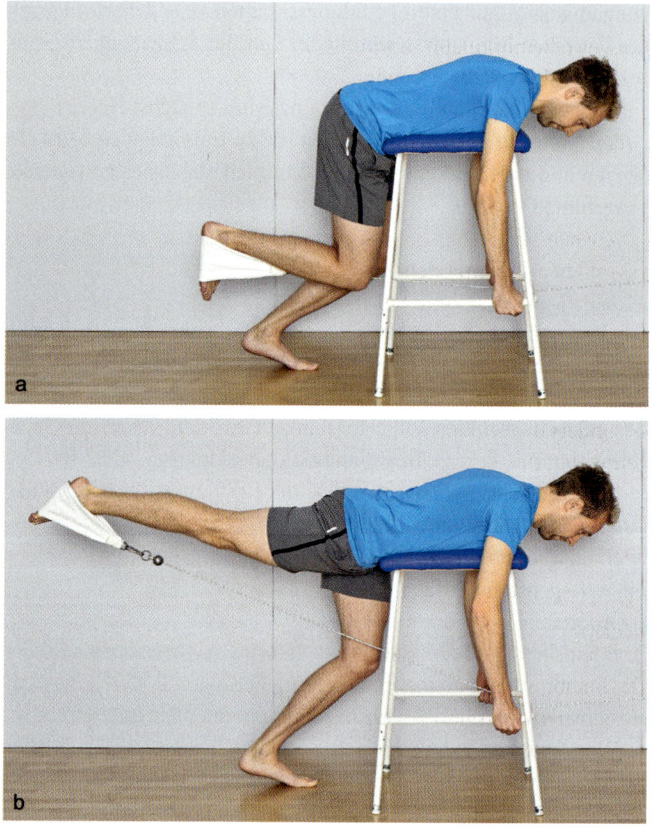

Abb. 5.26 Übung zur Kräftigung der Streckerkette der unteren Extremitäten: a) Ausgangsstellung, b) Endstellung [K359]

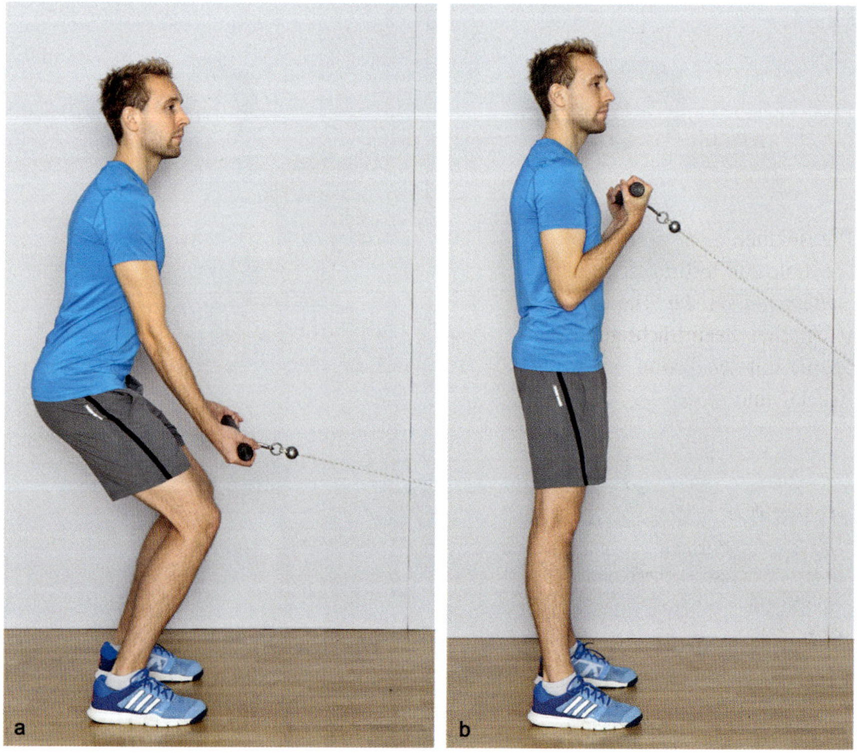

Abb. 5.27 Übung zur Schulung alltagsspezifischer Bewegungen: a) Ausgangsstellung, b) Endstellung [K359]

auch eine Schlaufe im Bereich des Vorfußes bzw. zur Betonung der Fußgewölbemuskulatur unmittelbar an der Großzehe angebracht werden. Wenn das Bewegungsmuster sicher beherrscht wird, ist es möglich, diese Übung im Stand fortzusetzen.

Komplexe mehrgelenkige Übungen werden bei Pathologien der oberen und unteren Extremitäten in Anlehnung an die *PNF-Muster* ausgeführt (➤ Kap. 10.4). Bei dieser Übungsform empfiehlt es sich gegebenenfalls auch Gelenkmanschetten zur Seilzugfixation an den betroffenen Extremitäten zu verwenden, um die Bewegungen der distalen Körperabschnitte nicht einzuschränken (z. B. ÜK 20, 30, 31, 63, 65, 67, 70, 71, 115, 119).

Erst nach entsprechender Übung und Festigung des individuell optimalen Bewegungsablaufs sowie ausreichender Muskelkraft besonders der betroffenen Strukturen kann zu komplexeren, alltagsrelevanten Bewegungsmustern übergegangen werden.

Mit dem Seilzug können *alltags-, berufs- und sportartspezifische Bewegungen* simuliert werden: Eine Übung zur Verbesserung der ADL (*activities of daily living*) stellt z. B. das „Bücken und Heben eines Gegenstands" dar (➤ Abb. 5.27). Dieses zunächst zweidimensionale Bewegungsmuster kann durch die Hinzunahme der Rotationskomponente (dreidimensional) oder durch erschwerte Bedingungen, z. B. instabile Untergründe, Ermüdungssituation etc., im Schwierigkeitsgrad gesteigert werden.

Des Weiteren lassen sich berufs- und sportartspezifische Bewegungen unter Einbeziehung von Arbeits- bzw. Sportgeräten durchführen. Hierzu wird der Seilzug unmittelbar an das jeweilige Equipment, z. B. Tennisschläger, fixiert, sodass die Zielbewegung gegen Widerstand ausgeführt werden kann. Bei solchen großräumigen und schnellen Bewegungen empfiehlt es sich, lediglich einen Seilstrang anzukoppeln (➤ Kap. 5.7.1).

5.8 Einsatz isokinetischer Geräte in der Therapie

5.8.1 Grundlagen der isokinetischen Trainingsform

Die isokinetischen Geräte spielen seit vielen Jahren eine bedeutsame Rolle zur Testung und zum Training sowie zur *Evaluation* und *Dokumentation* der Therapie insbesondere orthopädisch-traumatologischer Beeinträchtigungen. An dieser Stelle werden wir uns primär mit den Trainingsinhalten beschäftigen. Die diagnostischen Aspekte finden sich in ➤ Kap. 11.6.2.

INFO

Isokinetik

Der Begriff „Isokinetik" stammt aus der griechischen Sprache und wird übersetzt mit iso = gleich und kinesis = Bewegung, womit in diesem Fall eine gleichbleibende Bewegungsgeschwindigkeit während der Ausführung einer Bewegung gemeint ist. Es kommt lediglich bei der Beschleunigung am Anfang und beim Abbremsen am Ende zu abweichenden Geschwindigkeiten.

Erstmals ermöglicht wurde diese Arbeitsweise (Anpassung des Widerstands an die aufgewendete Kraft) durch die Entwicklung eines Geräts des New Yorker Biomechanikers Perrine im Jahre 1967, das als Ausgangspunkt für die heute existierenden isokinetischen Systeme angesehen werden kann (Hislop/Perrine 1967). Mittels Isokinetik kann die Muskulatur optimal belastet werden, da sich der Widerstand der sich verändernden Spannungskapazität und den Hebelverhältnissen in jedem Punkt der Bewegung anpasst.

Das isokinetische Training stellt eine Sonderform des *dynamischen Trainings* dar und wird an speziell konstruierten Geräten durchgeführt. Hierbei wird der Widerstand nicht wie im herkömmlichen *auxotonischen Training* von außen durch unterschiedliche Gewichtsbelastungen definiert. Vielmehr passt sich bei einem Training an isokinetischen Geräten mit einer apparativ kontrollierten und konstant gehaltenen Bewegungsgeschwindigkeit der variabel eingestellte Widerstand vollständig an die jeweilig aufgewendete Kraft des Trainierenden an. Diese *Widerstandsanpassung* („accomodating resistance") ermöglicht u. a. eine maximale dynamische Belastung bei jeder Gelenkwinkelposition und während des gesamten Bewegungsablaufs, mit Ausnahme der Endpunkte, wo die isokinetisch gemessenen Drehmomente gegen Null tendieren (➤ Abb. 5.28).

Maximales Drehmoment und Bewegungsamplitude

Das isokinetische Prinzip basiert auf der Annahme, dass das maximale Drehmoment nicht an jedem Punkt einer Bewegungsamplitude gleich groß ist, da sich mit der Änderung der Winkelstellung eines Gelenks auch die Hebelverhältnisse des Skelettmuskelsystems verändern und die vom Muskel erzeugte Spannung zudem von der Zahl der möglichen Brückenbindungen zwischen den kontraktilen Proteinen Aktin und Myosin abhängt (➤ Kap. 4.3, ➤ Kap. 5.2.1). Das heißt, bei auseinandergezogenen (große Muskellänge bzw. großer Gelenkwinkel) und auch bei ineinandergeschobenen kontraktilen Proteinen mit Überlappung der Aktinfilamente (kleine Muskellänge bzw. kleiner Gelenkwinkel) kann nur eine kleinere Zahl von Brückenverbindungen zustande kommen als bei optimaler Überlappung. Deshalb ist die Spannungsentwicklung und Kraftentfaltung auch geringer.

Dies bedeutet, dass in der Endposition einer Bewegung – also in der extremen Streckung oder Beugung – nur eine relativ geringe Kraft realisiert werden kann, während in einer mittleren Winkelstellung meist die maximal mögliche Kraft aufgebracht wird. Beim herkömmlichen *auxotonischen Training* bestimmt die Gelenkstellung in der Endposition einer Bewegung mit ihrer relativ geringen muskulären Spannungsentwicklung den Widerstand (➤ Abb. 5.29). Somit wird eine vollständige Ausschöpfung des muskulären Potenzials durch diese Positionen limitiert und die zu trainierende Muskelgruppe wird in den anderen Gelenkstellungen nur submaximal belastet (Davies 1992).

Charakteristika unterschiedlicher Muskelgruppen

Abweichend von dieser theoretischen Grundlage finden sich bei einzelnen Muskelgruppen allerdings auch etwas andere Charakteristika, die sich aus der Spezifität und den spezifischen Hebelverhältnissen der Muskulatur ergeben, so z. B. bei gefiederten Muskelgruppen. Das maximale Drehmoment der Hüftflexoren entsteht bei ca. 0° Extension/Flexion, das der Abduktoren des Hüftgelenks bei ca. 10° Adduktion. Die Extensoren des Kniegelenks entwickeln dagegen ihr größtes Drehmoment bei ca. 75° Flexion, was insgesamt zeigt, dass die Kenntnis dieser muskulären Spezifika Voraussetzung für eine differenzierte und abgestimmte Planung und Durchführung der Testung und des Trainings ist. Die besondere Technik der Isokinetik berücksichtigt diese Besonderheiten einzelner Muskelgruppen und lässt den Widerstand somit immer optimal gestalten.

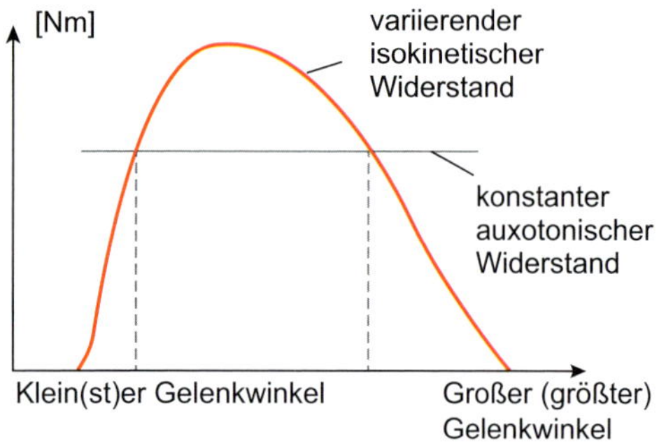

Abb. 5.28 Abhängigkeit des muskulär aufzubringenden Drehmoments von der Winkelstellung bei einer isokinetischen bzw. einer auxotonischen Belastung [M993/M995]

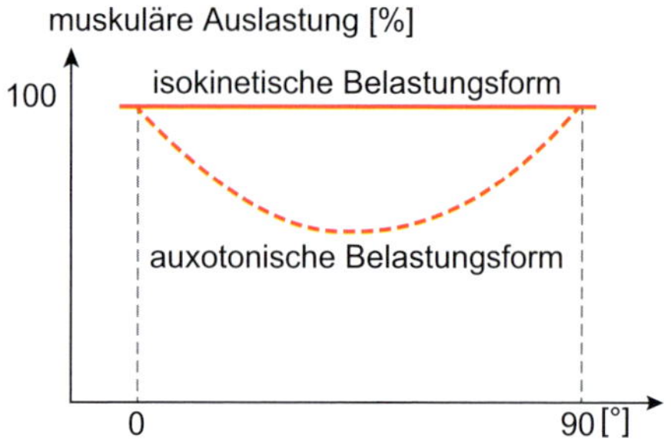

Abb. 5.29 Ausmaß der muskulären Belastung (in Prozent) in Abhängigkeit von der Gelenkstellung bei einer isokinetischen bzw. einer auxotonischen Belastung [M993/M995]

Weitere Aspekte

Weiterhin werden die Kraftfähigkeiten z. T. durch Ermüdungserscheinungen der Muskulatur beeinträchtigt. Im Gegensatz zum auxotonischen passt sich das isokinetische Prinzip diesen unterschiedlichen Faktoren an, sodass auch eine Adaptation an *ermüdungsbedingte Defizite* erfolgt. Zusätzlich berücksichtigt die isokinetische Methode die Bedingungen einer bestehenden *funktionellen Beeinträchtigung*. Limitieren z. B. in bestimmten Gelenkbereichen Schmerzen die Muskelkraftentwicklung, so wird dies durch Umstellung des Widerstands unmittelbar aufgefangen (➤ Abb. 5.30). Auf diesem Wege kann trotz vorliegenden Schadens eine optimale Auslastung erreicht werden.

MERKE

Die Isokinetik liefert ein Trainingsmittel, bei dem das *nahezu volle Potenzial* eines Muskels ausgenutzt werden kann, ohne dass es zu größeren Beschleunigungs- und Bremskomponenten innerhalb der Bewegung kommt (obgleich dies eher „theoretisch" ist). Dies ist insbesondere in der postoperativen Rehabilitation sehr wichtig, um unerwünschte kurzfristige Belastungsspitzen ausschalten zu können.

Anzumerken bleibt dabei, dass sich isokinetische Kontraktions- und Belastungsformen *im regulären Alltag nicht finden* lassen. Dies widerspricht allerdings nicht dem grundsätzlichen Einsatz dieser Trainingsform in der Therapie, da sich durch das primär selektiv-isolierte Training der Muskulatur ein spezieller Reiz ergibt, der derart effektiv nicht durch andere Trainingsformen ersetzt werden kann. Er bildet eine wesentliche Grundvoraussetzung für das anschließende alltagsnahe Training, welches ohne diese Basis nicht so intensiv und effektiv gestaltet werden kann.

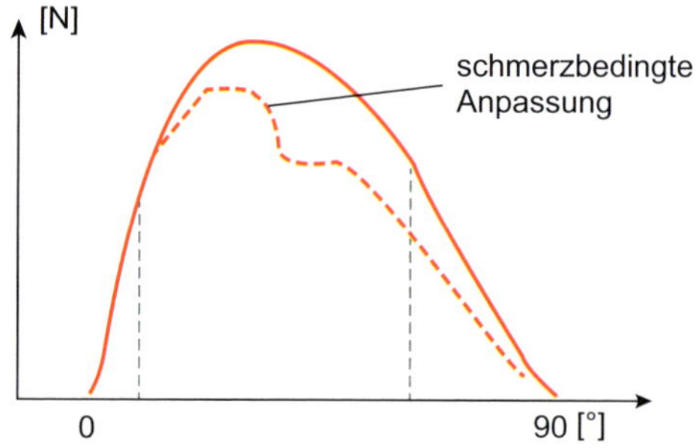

Abb. 5.30 Mögliche schmerzbedingte Akkommodation des Widerstands bei isokinetischen Belastungen [M993/M995]

Sportartspezifisches Training und Isokinetik

Als Trainingsmittel zur *sportartspezifischen Leistungsverbesserung* wird die isokinetische Belastungsform nur in den Sportarten sinnvoll eingesetzt werden können, die durch einen entsprechenden zyklischen Krafteinsatz bei gleichbleibender Bewegungsgeschwindigkeit ohne größere Beschleunigungskomponenten charakterisiert sind. Dies sind Sportarten, bei denen gegen einen kontinuierlichen Widerstand gearbeitet werden muss, wie es insbesondere in *Wassersportarten* (Schwimmen, Rudern, Kanufahren u. a.) gefordert ist. In anderen Sportarten und Disziplinen besitzt das isokinetische Training keine große Bedeutung. Hier beschränkt sich seine Funktion meist auf ein ergänzendes Training zur Steigerung der Maximalkraft und/oder der lokalen Muskelkraftausdauer. Aufgrund der fehlenden

Möglichkeit zur Beschleunigung von Widerständen wird die reine Schnellkraftverbesserung mit dieser Trainingsform weniger berücksichtigt.

Die wichtigste Funktion der isokinetischen Geräte besteht neben dem Einsatz als Trainingsgerät in der *Bestimmung* der allgemeinen und spezifischen muskulären *Leistungsfähigkeit* im Verlauf der Therapie (➤ Kap. 11.6.2). Eine solche Charakteristik liefert Informationen über das Verhältnis

- absoluter zu relativer Kraft,
- Agonist zu Antagonist,
- der bilateralen Muskelkräfte,
- dominanter und nichtdominanter Extremität,
- erhobener Daten zu sportartspezifischen Referenzdaten (z. B. Kadervorgaben).

Die bei der Testung ermittelten Werte können gezielt zur Trainingssteuerung eingesetzt werden.

Isokinetische Systeme gewähren sowohl konzentrisch als auch exzentrisch weitaus höhere muskuläre *Spannungsentwicklungen* als auxotonische Kontraktionsformen, was sich auch in der besonderen Effektivität dieser Methode zur Verbesserung der Kraftfähigkeit eines Muskels äußert. So wurde bereits in zahlreichen Studien die partielle Überlegenheit der isokinetischen Trainingsweise gegenüber der isometrischen oder auxotonischen Belastungsform herausgestellt und ihre besondere Bedeutung in der postoperativen Therapie betont (Froböse 1993).

Bewegungsgeschwindigkeit

Das *Geschwindigkeitsspektrum* im isokinetischen Training, das mittels elektronisch gesteuerter Mechanik oder Hydraulik umgesetzt werden kann, liegt bei Bewegungsgeschwindigkeiten zwischen 15°/sec und ca. 1.000°/sec, wobei die meisten der herkömmlichen Geräte ein Spektrum bis 400°/sec erlauben.

Dies bedeutet, dass

- das Training vielfach variiert und zumindest teilweise den Aktivitäten des Alltags angepasst werden kann und
- die Isokinetik auch für ein intermuskuläres Koordinationstraining von großer Bedeutung sein kann.

Die isokinetischen Geräte ermöglichen auch eine Muskelkontraktion bei einer Winkelgeschwindigkeit von 0°/s, wobei dies als Sonderfall zu betrachten ist, da dies einer isometrischen Kontraktion bei gegebener Winkelstellung entspricht.

Alle isokinetischen Geräte besitzen die *Möglichkeit der Bewegungsumkehr,* sodass

- in einem Arbeitsgang Agonist und Antagonist trainiert werden können;
- sich für die Muskulatur – im Gegensatz zum auxotonischen Training – jeweils ein eindeutiger Wechsel zwischen Anspannungs- und Erholungsphase ergibt;
- die Ernährung des Gelenkknorpels positiv beeinflusst wird, da aus der rhythmisch wechselnden Muskelkontraktion eine Walkung des Knorpels resultiert, die unter sinnvoll dosierter Belastungsintensität insbesondere bei geschädigten Strukturen anzuraten ist.

Höhere Trainingsgeschwindigkeiten führen zu einer verminderten Kompressionskraft auf den Gelenkflächen. Dies kann insbesondere in der Anfangsphase des rehabilitativen Prozesses sinnvoll eingesetzt werden, wenn hohe Kompressionskräfte und hohe Spannungen in Sehnen und Bändern vermieden werden müssen. In diesem Zusammenhang sei auch die *Kraft-Geschwindigkeits-Relation* erwähnt. Hill (1938) stellte bereits fest, dass die aufgebrachte Kraft mit zunehmender Bewegungsgeschwindigkeit sinkt. Der Grund hierfür liegt darin, dass mit zunehmender Verkürzungsgeschwindigkeit auch die Kontaktzeiten des Aktin-Myosin-Komplexes immer kürzer werden, was eine zunehmende Behinderung des Spannungsanstiegs und somit der Kraftentfaltung des Muskels zur Folge hat (➤ Kap. 5.2).

Aktiver und passiver Belastungsmodus

Die meisten Gerätetypen gewähren darüber hinaus die *Wahl des Belastungsmodus.* Unterschieden wird zwischen

- passiv, d. h. der Patient wird bewegt;
- assistiv, d. h. der Patient arbeitet im passiven Modus selbst aktiv mit, kann aber jederzeit sich ausschließlich passiv bewegen lassen (z. B. in Winkelbereichen, in denen aktive Bewegungen Schmerzen provozieren);
- aktiv (normal isokinetisch), d. h. der Patient führt selbstständig aktive Bewegungen durch.

Der passive Modus wird insbesondere in der Anfangsphase der Therapie zur Förderung des *Gelenkstoffwechsels* sowie zur Verbesserung der *Gelenkbeweglichkeit* angewandt.

Bevor zum aktiven Modus übergegangen wird, empfiehlt sich der Einsatz des assistiven Modus aus folgenden Gründen:

- Der Patient lernt gezielt aktive Bewegungen zunehmend selbst durchzuführen.
- Die Muskulatur wird innerviert.
- Die Kontraktionskraft wird über das gesamte Bewegungsausmaß zunehmend aktiv entwickelt.
- Die durch die Muskelkontraktionen hervorgerufenen Belastungen sind immer noch gering.
- Der Patient kann bereits sehr frühzeitig in der Therapie an aktive Bewegungsmuster herangeführt werden.
- Es besteht die Möglichkeit, sehr viele kontrollierte Wiederholungen durchzuführen, was sich positiv auf die Versorgung des betroffenen Gelenks auswirkt.
- Es ergibt sich insgesamt die Möglichkeit, ein kontrolliertes apparatives Training stufenweise in die Therapie zu integrieren und alle später folgenden Maßnahmen vorzubereiten.

Isometrischer und isotonischer Belastungsmodus

Weitere Sonderformen zum aktiven Training sind die *isometrischen* (wie in ➤ Kap. 5.4.2 beschrieben) und *isotonischen* Belastungsmodi.

Beim isotonischen Modus

- wird ein fester Wert für das Drehmoment bzw. die Kraft vorgegeben;

- muss der Patient bei konzentrischer Arbeitsweise mit seiner Muskelkraft diesen äußeren Widerstand überwinden, damit er den Adapter bewegen kann;
- erhöht sich ähnlich den Bewegungen an normalen Kraftgeräten die Geschwindigkeit des Adapters proportional zum momentanen Kraftüberschuss.

Ein enormer Vorteil gegenüber konventionellen Kraftgeräten oder freien Gewichten sind die kombinierbaren Nutzungsmöglichkeiten der Isokinetik.

Hier lässt sich nicht nur die Bewegungsgeschwindigkeit, sondern auch die gewünschte Kontraktionsform (passiv, [assistiv] konzentrisch oder exzentrisch) des jeweils beteiligten Muskels definieren. Zum Beispiel kann der Therapeut für seinen Patienten nach Rotatorenmanschettenruptur zur Bewegung des geschädigten Agonisten (z. B. Außenrotation des Oberarms) den passiven Modus bei einer langsamen Bewegungsgeschwindigkeit einstellen. Für die nicht betroffenen Antagonisten lässt sich für die Rückbewegung (hier Innenrotation) eine schnellere Geschwindigkeit mit gewünschtem konzentrischem Bewegungsmuster definieren.

Für die Rehabilitation ist auch die Frage der *Sicherheit* vor erneuten Verletzungen oder Überbelastungen der geschädigten Strukturen von außerordentlicher Wichtigkeit. Die Isokinetik wird dieser Forderung, wie in den Ausführungen deutlich wird, auf unterschiedliche Weise gerecht.

5

INFO

Vor- und Nachteile der isokinetischen Trainingsform

Vorteile:

- Maximaler (oder gewünschter submaximaler) Widerstand über den gesamten Bewegungsraum.
- Vermeidung von Überbelastungen durch automatische Anpassung des Widerstands an Hebelverhältnisse, Ermüdung und Schmerz.
- Verminderung des Drucks auf die Gelenkflächen und der Spannung in Bändern, Sehnen sowie Muskulatur bei hohen Bewegungsgeschwindigkeiten.
- Bei einigen Geräten durch die Wahl unterschiedlicher Belastungsmodi stufenweise, kontrollierte Heranführung an aktive Bewegungsmuster und Muskelkontraktionen.
- Verbesserung der Spezifität des Trainings durch Variation der Bewegungsgeschwindigkeit.
- Gleichzeitiges Training von Agonisten und Antagonisten möglich.
- Fast alle Geräte sind auch als Testgeräte einsetzbar und ermöglichen die Registrierung objektiver Messwerte (z. B. Nm, Joule, °/sec), die eine hohe Validität und Reliabilität aufweisen.
- Möglichkeit zur Bestimmung der Parameter „Arbeit" und „Leistung" aus der Kenntnis der genauen Wegstrecken und Zeitdauer und damit eine exakte Basis zur Festlegung des Trainingsumfangs. Perrine (1968) nannte in diesem Zusammenhang sein isokinetisches Gerät das „echte Dynamometer" („a true dynamometer"), weil es erstmals erlaubte, Kraft, Arbeit, Leistung und Ausdauer bei allen Bewegungsgeschwindigkeiten direkt und exakt zu messen.
- Kontrollmöglichkeit der Kraftentfaltung über die gesamten Bewegungsabläufe während des Trainings durch Biofeedback-Systeme.

Nachteile:

- Hohe Anschaffungskosten der Geräte.
- Relativ großer Zeitaufwand beim Training mehrerer Gelenke und Muskelgruppen durch meist aufwändige Umbauarbeiten am Gerät.
- Isokinetische Belastungsformen gibt es in alltäglichen und sportlichen Bewegungen nicht; sie sind „künstlich" erzeugt.

5.8.2 Belastungssteuerung

Für die Belastungssteuerung eines isokinetischen rehabilitativen Trainings müssen folgende Aspekte berücksichtigt werden:

- Die Belastung im isokinetischen Training leitet sich im Wesentlichen aus der Bewegungsgeschwindigkeit ab.
- Durch einen sich akkommodierenden Widerstand in der Gesamtbewegung ergibt sich eine weitaus höhere muskuläre Auslastung und Spannungsentwicklung.
- Agonisten und Antagonisten können in einem Arbeitsgang und in klar abzugrenzenden Aktivitäts- und Erholungszeiträumen trainieren, es werden z. T. andere Energiebereitstellungsprozesse wirksam.
- Es ist eine Anpassung der Belastungsintensität an den Faktor Ermüdung während des Trainings unmittelbar gewährleistet, wodurch sich veränderliche Belastungsumfänge ableiten lassen.

Die Steuerungselemente im isokinetischen Training ergeben sich aus den Trainingsmethoden, den Trainingsinhalten und den Trainingsprinzipien. Die *Trainingsmethoden* sind für eine spezifische Zielsetzung (z. B. Muskelaufbau) entwickelte Maßnahmen zur Verbesserung dieses angestrebten Ziels (z. B. Methode der submaximalen Kontraktion). Die *Trainingsinhalte* bezeichnen die jeweiligen Übungen, die im isokinetischen Training durch die Bedingungen des Geräts vorgeschrieben sind. Bedeutsam sind daher im Folgenden insbesondere die *Trainingsprinzipien*, die auf den Gesetzmäßigkeiten einer biologischen Adaptation basieren.

Das isokinetische Training ermöglicht grundsätzlich zwei Formen der *Intensitätssteuerung:*

- Steuerung über Vorgabe *des Drehmoments (Nm)*
- Steuerung über Vorgabe der *Bewegungsgeschwindigkeit*

Beide Steuerungsmechanismen können auch kombiniert eingesetzt werden.

Steuerung über Vorgabe der Belastungsgröße

Bei der Steuerung über die Vorgabe der Belastungsgröße gibt man – ähnlich wie im auxotonischen Training – eine Belastungsintensität vor, mit der trainiert werden soll. Diese Angabe erfolgt in der Regel in Prozent der *Maximalkraft.* Der Patient soll in diesem Bereich – z. B. mit einer Trainingsintensität von 40 % der momentanen Maximalkraft – während der gesamten Serie trainieren. Beim rehabilitativen Training (auxotonisch und isokinetisch) treten dabei folgende Schwierigkeiten auf:

- Eine Bestimmung des Parameters Maximalkraft ist an einer geschädigten Extremität meist unmöglich, da Tests zur Maximalkraft insbesondere in den ersten postoperativen Wochen in der Regel kontraindiziert sind.
- *Innervationshemmung* und andere Schutzmechanismen wie z. B. Schmerzen oder Schwellungen verhindern die Realisierung echter maximaler Kraftwerte.

Häufig versucht man sich zu helfen, indem man die gesunde Extremität entsprechenden Maximalkrafttests unterzieht. Die auf diese Art und Weise erhobenen Werte lassen sich jedoch nur eingeschränkt auf die geschädigten Strukturen übertragen. Nur in der Endphase der Rehabilitation ist es legitim, den Heilungsverlauf an den Resultaten der anderen Extremität zu bestimmen oder mit diesen zu vergleichen. Hierbei ist zu beachten, dass es auch bei zwei gesunden Extremitäten intraindividuelle Unterschiede gibt.

Aus den verschiedenen *Trainingsgeschwindigkeiten* von 15°/sec bis 300°/sec resultieren aufgrund sich mit zunehmender Geschwindigkeit verkürzender Kontraktionszeiten abnehmende Drehmomentmaxima, die somit über das Geschwindigkeitsspektrum relative dynamische Maximalwerte bedingen (➤ Abb. 5.31).

Eine prozentuale Belastungsvorgabe

- würde in den verschiedenen Geschwindigkeitsbereichen daher unterschiedliche muskuläre Belastungen und Spannungsverhältnisse nach sich ziehen,
- müsste immer in Abhängigkeit von der Trainingsgeschwindigkeit variiert werden und
- bedingt die Ermittlung der relativen dynamischen Maximalkraft einer jeden Geschwindigkeit, um diese anschließend als Grundlage verwenden zu können.

Aus diesen Überlegungen wird deutlich, dass eine Veränderung der Bewegungsgeschwindigkeit und gleichzeitige Variation der prozentualen Belastungsgröße eine exakte Trainingssteuerung unmöglich macht. Daher ist es ratsam, zwar zu Beginn des isokinetischen Trainings die Belastungsintensität über Drehmomentgrenzen in Verbindung mit visuellem Feedback zu regulieren, um behutsam erste neuromuskuläre Anpassungsmechanismen auszulösen, dann aber möglichst schnell zur Vorgabe der Bewegungsgeschwindigkeit überzugehen. Diese ist typisch für die isokinetische Arbeitsweise und schaltet die oben genannten Probleme zum größten Teil aus. Die Schmerzfreiheit sowie die Bereitschaft zu (fast) maximalen Kontraktionen muss allerdings garantiert sein. Setzt man die Intensitätssteuerung über die Belastungsgröße ein, ist ein Biofeedback-System zur Kontrolle der Kraftentfaltung unabdingbar.

Steuerung über Vorgabe der Bewegungsgeschwindigkeit

Geht man von der theoretischen Begründung aus, dass man bei einer Bewegungsgeschwindigkeit von Null die größten willkürlichen Kraftwerte erzielen kann, so kann man annehmen, dass sich mit zunehmender Bewegungsgeschwindigkeit die Realisationsmöglichkeiten des Kraftmaximums verringern.

Bei schnelleren Bewegungen und identischem Bewegungsausmaß limitiert die zunehmende Bewegungsgeschwindigkeit die Spannungsentwicklung der Aktin-Myosin-Komplexe in der Muskulatur.

MERKE

Mit ansteigender *Geschwindigkeit* nimmt trotz eines maximalen Krafteinsatzes pro Zeiteinheit die Spannungsentwicklung und damit die maximal aufzubringende Kraft ab.

Der „selektive" Einfluss der *Bewegungsgeschwindigkeit* auf die beteiligten Muskelfasern ist weitaus geringer als der Einfluss einer vorbestimmten *Belastungsintensität,* sodass bei relativ schnellen maximalen Kraftbelastungen alle Fasertypen angesprochen werden können. Im isokinetischen Training bedeutet dies, dass sich auch bei einer Winkelgeschwindigkeit von 300°/sec die langsamsten ST-Fasern an der Kontraktion beteiligen können, wobei sie aufgrund des Erreichens ihres Zuckungsgipfels nach ca. 90–120 msec erst bei ca. ⅔ des Bewegungsablaufs zur Drehmomententfaltung beitragen, wohingegen sie in langsamen Geschwindigkeiten nahezu unmittelbar aktiv sind (Dietz 1985, Scharf/Noack 1987).

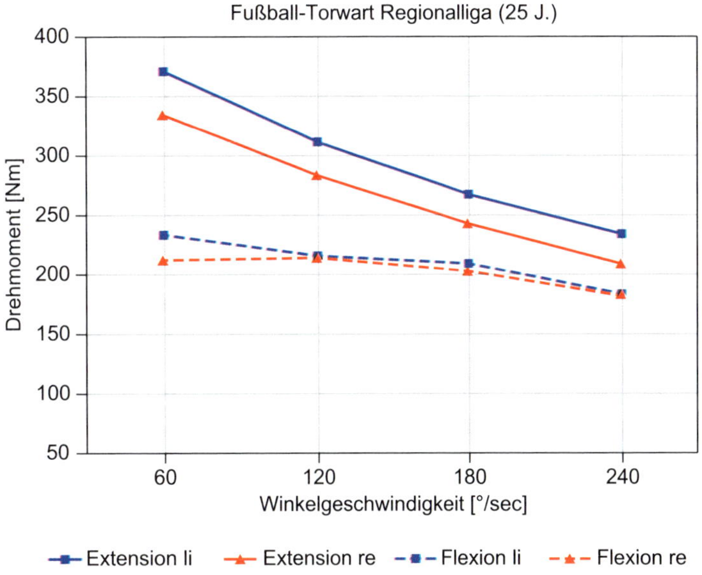

Abb. 5.31 Kraftkurve: Drehmoment-Profil über vier Geschwindigkeiten eines gesunden Fußballers mit dominanter linker Seite [L231]

Der Einsatz verschiedener isokinetischer Bewegungsgeschwindigkeiten bedingt unterschiedliche muskuläre *Spannungsgrößen* mit entsprechend variabler *Drehmomententwicklung.* Ausgehend von der isometrischen Maximalkraft (0°/sec) als höchstem willkürlich zu realisierenden Kraftanteil an der Absolutkraft der Muskelgruppe reduziert sich mit ansteigender Bewegungsgeschwindigkeit die Ausprägung der Kraftentfaltung vieler Muskeln nahezu linear. Dementsprechend werden bei einem Einsatz der langsamsten isokinetischen Geschwindigkeiten aufgrund ihrer relativen Nähe zur isometrischen Kontraktionsweise die größten und bei den schnellsten Geschwindigkeiten die niedrigsten Drehmomente erhoben. Da die Bewegungsgeschwindigkeit offensichtlich hierfür der beeinflussende Faktor ist, lässt sich auf dieser Grundlage eine Steuerung der Intensitätsvorgaben im isokinetischen Training vornehmen, ohne weitere Maßnahmen einzubeziehen. Eine zusätzliche Reduzierung der Belastung über submaximale Intensitätsvorgaben würde eine weitergehende Einschränkung bedingen, die zusätzlich geschwindigkeitsspezifischen Abhängigkeiten unterliegt und somit eine eindeutige Trainingssteuerung noch mehr erschwert (s. o.).

Basierend auf den genannten Kraftrealisationsmöglichkeiten in Abhängigkeit von der Bewegungsgeschwindigkeit gilt Folgendes:

- Ein Training im niedrigen isokinetischen Geschwindigkeitsbereich nimmt bei hohen Krafteinsätzen vonseiten des Patienten besonderen Einfluss auf die intramuskuläre Koordination, da die dazu notwendigen hohen Intensitäten nur in diesen Bereichen realisiert werden können.
- Ein Training im Geschwindigkeitsspektrum mit mittleren Intensitäten nimmt bei hohen Krafteinsätzen bei entsprechender Reizdauer besonderen Einfluss auf den Muskelquerschnitt.
- Mit hohen Bewegungsgeschwindigkeiten wirkt man im trainingswissenschaftlichen Sinne bei entsprechend hoher Wiederholungszahl auf den Bereich der Kraftausdauer ein, wohingegen die Einflussnahme auf den Muskelquerschnitt und die intramuskuläre Koordination in den Hintergrund tritt.

Die Geschwindigkeitsbereiche variieren dabei zwischen den einzelnen Muskelgruppen und sind neben der Gelenkgröße natürlich auch von weiteren Parametern der Belastungssteuerung abhängig (➤ Kap. 1.6.2).

5.8.3 Geschwindigkeitsspezifische Steuerung des isokinetischen Trainings

Aus den erläuterten Aspekten wird deutlich, dass die isokinetische Trainingssteuerung teilweise andere Inhalte bedingt, als sie von der herkömmlichen Trainingswissenschaft bekannt sind. Bereits Davies (1992) wies auf die Notwendigkeit einer eigenständigen Definition der Belastungsnormativa für den Einsatz isokinetischer Geräte hin. Folgende Grundbedingungen lassen sich festhalten:

- Der Einfluss eines isokinetischen Trainings auf die Maximalkraft ist in einem eng begrenzten Trainingszeitraum umso größer, je niedriger die jeweilige Trainingsgeschwindigkeit gewählt wird. Mit langsamen Geschwindigkeiten kann man kurzfristig den größten Kraftzuwachs erzielen.
- Ein Training bei niedrigen Geschwindigkeiten führt in erster Linie zu Kraftverbesserungen.
- Training bei hohen Geschwindigkeiten hat eher einen „Carry-over"-Effekt auf niedrige Geschwindigkeitsbereiche, wobei sich die Einflussnahme mit zunehmender Entfernung von der Trainingsgeschwindigkeit reduziert.
- Ein Training im mittleren Geschwindigkeitsbereich führt am ehesten zu Verbesserungen der Drehmomententwicklung bei allen Kontraktionsgeschwindigkeiten, ohne aber Vorteile gegenüber speziellen Bewegungsgeschwindigkeiten aufzeigen zu können.
- Eine muskuläre Querschnittszunahme wird kurzfristig vorrangig über ein Training im langsamen und mittleren Geschwindigkeitsbereich erzielt, wobei dem Trainingsumfang eine besondere Bedeutung zufällt.
- Die intramuskuläre Koordination verbessert sich am stärksten nach einem Training mit maximalen Kraftintensitäten bei langsamen Geschwindigkeiten.
- Eine Einflussnahme auf die lokale Muskelkraftausdauer sollte in erster Linie über den Einsatz mittlerer und hoher Geschwindigkeiten erfolgen.

Jede dieser Angaben darf dabei nicht als absolut betrachtet werden, da neben den genannten speziellen und typischen Anpassungserscheinungen auch Verbesserungen in jenen Kraftfähigkeiten auftreten, die nicht unmittelbar angestrebt werden. Deshalb besitzt jede Trainingsmethode sowohl *Haupt-* als auch *Nebeneffekte.*

Für den Einsatz des geschwindigkeitsspezifischen isokinetischen Trainings bedeutet dies entsprechend dem *Fünf-Stufen-Modell* (➤ Kap. 5.3), dass die einzelnen Qualitäten und Quantitäten aufeinander aufbauend einzusetzen sind. Dies ist in ➤ Tab. 5.4 am Beispiel des Trainings der Knieextensoren und -flexoren dargestellt. Für das Training anderer Muskelgruppen müssen entsprechend der Trainingszielsetzung andere passende Geschwindigkeiten gewählt werden (➤ Tab. 5.5). Zu beachten ist hier, dass die empfohlenen Geschwindigkeiten in dieser Übersicht immer zum jeweils eingestellten Bewegungsausmaß des Gelenks und nicht nur zum Gelenk selber in Relation gesetzt werden müssen (➤ Kap. 4.4.2). Generell ist ein Training zu empfehlen, in dem die genannten Qualitäten nicht ausschließlich nacheinander, sondern z. T. parallel trainiert werden.

Tab. 5.4 Wahl der Bewegungsgeschwindigkeiten und der Wiederholungszahlen in Abhängigkeit von der Zielsetzung beim isokinetischen Training der Knieextensoren und -flexoren [M993]

Ziel	Bewegungsgeschwindigkeit [°/sec]	Wiederholungszahlen
Verbesserung der *intermuskulären Koordination*	i. d. R. 180–300	ca. 10–15
Verbesserung der *Kraftausdauer*	i. d. R. 180	ca. 15–25 (evtl. mehr)
Verbesserung des *Muskelquerschnitts*	i. d. R. 60–120	ca. 8–15
Verbesserung der *intramuskulären Koordination*	i. d. R. 30–60	ca. 3–8

Tab. 5.5 Wahl der Bewegungsgeschwindigkeit bei einem isokinetischen Training in Abhängigkeit von der Zielsetzung des Muskeltrainings und der Muskelgruppe/dem Gelenk [M993]

Bewegungsmuster	Verbesserung der intermuskulären Koordination und der Kraftausdauer	Vergrößerung des Muskelquerschnitts	Verbesserung der intramuskulären Koordination
Sprunggelenk: Ext./Flex.	90–120°/sec	60–120°/sec	15–60°/sec
Sprunggelenk: Pron./Sup.	90–120°/sec	60–120°/sec	15–60°/sec
Hüftgelenk: Ext./Flex.	30–90°/sec	15–60°/sec	15–30°/sec
Hüftgelenk: Abd./Add.	30–90°/sec	15–60°/sec	15–30°/sec
Schultergelenk: Ext./Flex.	90–180°/sec	60–150°/sec	30–90°/sec
Schultergelenk: Abd./Add.	90–180°/sec	60–150°/sec	30–60°/sec
Schultergelenk: IR/AR bis 90° Flex.	90–180°/sec	60–120°/sec	30–60°/sec
Ellbogengelenk: Ext./Flex.	120–180°/sec	60–150°/sec	15–60°/sec
Ellbogengelenk: Sup./Pro.	30–90°/sec	30–60°/sec	15–30°/sec
Handgelenk: Ext./Flex.	60–120°/sec	60–90°/sec	15–30°/sec
Handgelenk: Ulnar-/Radialabd.	60–120°/sec	30–90°/sec	15–30°/sec

Neben der Definition der Belastungsintensität über die Wahl der Bewegungsgeschwindigkeit stellt die Bestimmung des *Trainingsumfangs* ein bedeutsames Belastungsnormativ dar. Auch hier kann man sich grundsätzlich nicht an den Empfehlungen für ein auxotonisches Training orientieren, da die isokinetische Arbeitsweise durch ihre Besonderheiten eine entsprechende Umfangsdefinition erschwert. Hieraus ergeben sich folgende Aussagen:

- Das geschwindigkeitsspezifische isokinetische Training bedingt bei jeder Geschwindigkeit maximale Kontraktionen.
- Die Ermüdung schreitet dadurch von Serie zu Serie deutlich schneller voran, als es von anderen Trainingsmethoden bekannt ist.
- Eine Reduktion der Drehmomentwerte um mehr als 40–50 % vom Ausgangswert sollte den Abbruch der Serie bzw. der Trainingseinheit nach sich ziehen.

Darauf aufbauend resultieren für ein isokinetisches Muskeltraining am Beispiel der Knieextensoren und -flexoren bestimmte, in ➤ Tab. 5.6 dargestellte Wiederholungszahlen.

Diese Angaben beziehen sich auf ein geschwindigkeitsgesteuertes Training mit einer Bewegungsamplitude von ca. 80–90°, wobei jede Kontraktion maximal ausgeführt werden sollte. Einige Autoren (Davies 1992 u. a.) empfehlen einen *Abbruch* der Serie erst bei einer Reduktion der Drehmomentwerte um 50 % vom Drehmomentmaximum. Uns erscheint dieser Wert zu hoch angesetzt und wir sehen eine Reduzierung der Drehmomente bis zu 40 % als maximale Grenze an, um ein effektives Training ohne Pause fortzusetzen.

Eine gezielte Trainingssteuerung setzt neben einer ausgewogenen Belastungsbestimmung eine adäquate Festsetzung der *Erholungsphasen* voraus, um entsprechende neuromuskuläre Anpassungen zu erreichen.

- Die in der Regel angewandten ein- bis zweiminütigen Pausen zwischen den Trainingsserien sind in rehabilitativen Aufbauprozessen meist zu kurz.
- Ermüdungsrückstände schaukeln sich so immer weiter auf.
- Besser wäre eine drei- bis fünfminütige Erholung, weil sich erst ab diesem Zeitpunkt eine ausreichende Reduktion der Ermüdungsrückstände nachweisen lässt.
- Eine aktive Pausengestaltung kann diesen Prozess beschleunigen (z. B. passive/assistive Bewegungen).
- Nach vier bis fünf Serien mit jeweils dreiminütigen Pausen ist zur weiteren Fortsetzung des Trainings eine längere Erholung von ca. zehn Minuten sinnvoll, in welcher der Patient das Gerät verlassen sollte, um z. B. gymnastische Übungen zu machen.

Das exzentrische isokinetische Training

Die exzentrische Kontraktionsform kann ebenfalls im isokinetischen Training umgesetzt werden. Für den Bereich des leistungssportlichen Trainings ist ihre Effektivität bewiesen und mittlerweile unbestritten, insbesondere in Bezug auf die Verbesserung der intramuskulären Koordination (➤ Kap. 5.4.3). Beim Einsatz im Therapieprozess ist jedoch Vorsicht geboten, da mit dieser Kontraktionsform supramaximale Belastungen einhergehen können. Dennoch sind dosierte und kontrollierte exzentrische Reize für den Genesungsprozess traumatisierter bindegewebiger Strukturen sinnvoll und notwendig. Bei den isokinetischen Trainingsgeräten ist es möglich, Intensitätsgrenzen weit unterhalb der Maximalbelastung zu definieren, was eine relativ frühzeitige Anwendung der nachgebenden Arbeitsweise – die sich auch in einer Vielzahl an Alltags- und Sportaktivitäten findet – in der Therapie ermöglicht.

Für das exzentrische isokinetische Training wurden teilweise, abweichend von der vorliegenden Literatur zur auxotonischen

Tab. 5.6 Zusammenhang zwischen der isokinetischen Bewegungsgeschwindigkeit und der Wiederholungszahl im Training am Beispiel der Knieextensoren und -flexoren [M993]

Geschwindigkeit [°/sec]	30	60	90	120	150	180	210	240	270	300
Wiederholungszahl	< 5	6–8	9–10	10–12	12–14	14–16	16–18	18–20	20–22	22–25

5

Arbeitsweise, einige *Besonderheiten* ermittelt, die mit der speziellen Belastungsform zusammenhängen (Froböse 1993). Es ergeben sich folgende Zusammenhänge für das exzentrische isokinetische Training:

- Bei identischer Winkelgeschwindigkeit sind die exzentrisch erzielten Drehmomente deutlich größer als konzentrische Vergleichswerte.
- Insbesondere bei langsamen Bewegungsgeschwindigkeiten übersteigen die erzielten Maxima das isometrische Maximum.
- Mit weiter zunehmender Geschwindigkeit reduziert sich auch das zu realisierende exzentrische Maximum.
- Aufgrund der relativ hohen Belastungsintensitäten empfiehlt sich die exzentrische Arbeitsweise zur Verbesserung der intramuskulären Koordination.

5.8.4 Aufbau des isokinetischen Trainings in der Therapie für isolierte Bewegungen

Bei der Anwendung des isokinetischen Trainings in der Therapie sind *spezielle verletzungsabhängige Bedingungen* zu berücksichtigen (Schädigungsart, Lokalisation, Operationsmethode etc.). Im Wesentlichen richtet sich der Aufbau eines isokinetischen Trainings in Bezug auf die Intensität der Belastung und auf die eingesetzte Bewegungsgeschwindigkeit nach der Toleranzgrenze der verletzten oder geschädigten Struktur – womit das gesamte Arthron und nicht nur die Muskulatur gemeint ist – sowie nach der Belastungstoleranz des Patienten. Jedoch lässt sich allgemein erkennen, dass die normale Funktion der Gelenkeinheit und der beteiligten Muskelgruppen umso früher erreicht wird, je früher gezielt mit einem rehabilitativen Trainingsprogramm begonnen wird und je früher der Patient in der Lage ist, sich aktiv an dem Training zu beteiligen. Daher müssen einerseits die rekonstruierten Gewebestrukturen geschützt werden, andererseits aber kann es nur unter normalen Bedingungen zu einer frühzeitigen belastungsgerechten Strukturierung des sich bildenden Narbengewebes kommen; so, wie nur ein frühzeitiger Beginn der Nachbehandlung die Folgen einer Immobilisation aufhalten kann. Dabei fällt der Muskelkraft eine ganz besondere Bedeutung zu, indem sie das Gelenk durch ihre dynamische Kontrolle schützt.

Eine gute Alternative bietet das sog. *Pre-Injury-Screening.* Das Pre-Injury-Screening stellt eine prospektive Datenerfassung dar – zum Beispiel für Athleten im Rahmen der Saisonvorbereitung oder zur Gewinnung von individuellen Referenzdaten für den Rehabilitationsverlauf (➤ Kap. 11.4.3). Auf diese Weise können individuelle Rehabilitationsziele auf der Grundlage zuvor erhobener Kraftwerte und -verhältnisse verfolgt werden.

Für die postoperative Behandlung von Gewebestrukturen gelten prinzipiell die gleichen Grundsätze und Richtlinien wie für ein *Training der Muskulatur.* Bei einem Training der Muskulatur werden gleichzeitig alle anderen Strukturen trainiert. Bei einer erfolgreichen muskulären Rehabilitation adaptieren sich dementsprechend auch andere Gewebestrukturen. Beispielsweise mobilisiert die isokinetische Bewegung das Gelenk, was zusätzlich eine Aktivierung des chondrosynovialen Stoffwechsels und damit eine verbesserte Ernährung des hyalinen Gelenkknorpels bewirkt.

Ist die verletzte Struktur noch nicht derart belastbar, dass gezielt ein aktives isokinetisches Training eingesetzt werden kann, ist es durchaus sinnvoll, die nicht betroffene Extremität aktiv zu trainieren, was insbesondere in der Frühphase der Behandlung zur Anwendung gelangen sollte. Ziel ist es,

- einen Transfer des koordinativ bedingten Kraftzuwachses auf die betroffene Extremität zu erreichen („Crossing-Effekt"),
- über die Mitinnervation der verletzten Extremität entsprechende neuromuskuläre Anpassungsvorgänge auszulösen,
- eine Stabilisierung bzw. Verbesserung der Kraftverhältnisse der gesunden Körperabschnitte zu erzielen,
- Motivation für weitere Maßnahmen auszubilden.

Auch im weiteren Verlauf sollte die nicht betroffene Extremität mittrainiert werden, jedoch eher im Sinne eines Erhaltungstrainings und um eine direkte Zielvorgabe zu verwenden. Der Patient kann so besser langfristig motiviert werden, das muskuläre Ungleichgewicht (z. B. links zu rechts) wieder auszugleichen, also z. B. mit der betroffenen Seite bei gleicher Intensität und gleicher Bewegungsamplitude wieder annähernd so viele Wiederholungen zu schaffen wie mit der nicht betroffenen Seite.

Zu Beginn des Rehabilitationsablaufs ist es notwendig, schonend, aber dennoch effektiv vorzugehen, da die Therapie zu einem Zeitpunkt einsetzt, an dem die Zugfestigkeit von Implantaten noch deutlich verringert ist oder andere noch nicht stabilisierte Operationsergebnisse vorliegen. Daher könnten z. B. hohe muskuläre Spannungen Kompressionen für den Gelenkknorpel bedingen, die sich in ungünstigen Winkelbereichen traumatisierend auswirken; oder aber Kapsel, Sehnen und Bänder werden durch zu hohe Scherkräfte zu früh belastet. Verstärkt wird dies durch eine in der Regel relativ schlechte muskuläre Kontrolle und eine gestörte neuromuskuläre Koordination. Allerdings gelten selbst hier bereits die biologischen Grundregeln, dass die Leistungsfähigkeit eines Organs bestimmt wird durch die Qualität und Quantität seiner Beanspruchung und man aus diesem Grund auf keinen Fall unterfordern darf. Dennoch ist erst, wenn die geschädigten Strukturen sich progressiv an die Belastungen adaptiert haben, eine maximale Auslastung zu empfehlen.

Im Folgenden soll der grundlegende Aufbau eines postoperativen Trainings an isokinetischen Geräten dargestellt werden. Die beschriebenen therapeutischen Maßnahmen und Inhalte stellen nur eine Orientierung dar und sind nach Rücksprache mit dem verantwortlichen Arzt auf die individuellen Voraussetzungen und Ziele des einzelnen Patienten abzustimmen.

1. Abschnitt (akute Behandlung)

Symptome: Bewegungsschmerzen, leichter Erguss, schlechte muskuläre Kontrolle, Instabilität

- Allgemeine und lokale Aufwärmung
- Nur mittlere und langsame Geschwindigkeiten einsetzen
- Zunächst mit passivem Modus beginnen, möglichst mit sehr vielen Wiederholungen
- Bei assistivem Modus den aktiven Anteil langsam steigern
- Eventuell die Bewegungsamplitude aufteilen oder in begrenzten Gelenkwinkelbereichen trainieren

- Weitgehende Schmerzfreiheit während und nach dem Trainieren gewährleisten
- Kontrollierte, harmonische Bewegungsabläufe sichern
- Bei Kreuzbandrekonstruktion sowie chronischen Instabilitäten Antischub-Zubehör einsetzen

2. Abschnitt (nach mehrwöchiger Behandlung und deutlichen Heilungsfortschritten)

Symptome: keine akuten Schmerzen, minimaler Erguss, muskuläre Kontrolle der Bewegung möglich

- Allgemeine und lokale Aufwärmung.
- Mittlere und hohe Bewegungsgeschwindigkeiten, eventuell noch assistiver Modus, insbesondere bei langsameren Geschwindigkeiten
- Steigerung des Trainingsumfangs
- Eventuell langsame Bewegungsgeschwindigkeiten in der Bewegungsumkehr einführen; deutlich submaximale exzentrische Belastungen vorsichtig integrieren
- Schmerzfreiheit gewährleisten
- Bewegungsamplituden bei Schmerzen oder Kompressionen verkleinern bzw. aufteilen
- Feedback-Optionen nutzen
- Antischub-Zubehör bei Kreuzbandrekonstruktion bis zum dritten postoperativen Monat und bei chronischer Instabilität kontinuierlich verwenden

3. Abschnitt (Abschluss der Therapie zum Erreichen der vollen Belastbarkeit)

Symptome: keine Schmerzen mehr, keine bis geringe Bewegungseinschränkungen

- Allgemeine und lokale Aufwärmung
- Keine Schmerzen oder Reizergüsse nach dem Training
- Langsame Bewegungsgeschwindigkeiten in der Bewegungsumkehr; submaximale exzentrische Belastungen einsetzen
- Training in langsamen, mittleren und hohen Bewegungsgeschwindigkeiten

4. Abschnitt (sportart- bzw. berufsspezifische Ausbildung bestimmter Bewegungsqualitäten)

Symptome: keine vorliegenden Beeinträchtigungen

- Allgemeine und lokale Aufwärmung
- Maximale Belastungen bei allen Geschwindigkeiten; maximale exzentrische Belastungen
- Training in den hohen Geschwindigkeiten intensivieren
- Optimale Geschwindigkeiten und Wiederholungszahlen anpassen

Reflexionsfragen

- Auf welche Strukturen wirkt sich Immobilisation aus und wie?
- Wie ist ein therapeutisches Muskeltraining methodisch aufgebaut?
- Welche speziellen Aspekte des Muskeltrainings sind Ihnen bekannt?
- Welche Gesichtspunkte berücksichtigen Sie bei der Konzeption eines Flexibilitätstrainings in der Therapie?
- Für welche therapeutischen Zielsetzungen sind apparative Trainingsgeräte und Seilzüge jeweils besonders geeignet?
- Worin sehen Sie die größten Vorteile eines isokinetischen Krafttrainings im Vergleich zum konventionellen apparativen Krafttraining? Für welche Zielsetzungen lässt sich ein isokinetisches Training einsetzen?

LITERATUR

Adams JB et al. Optimal frequency, displacement, duration, and recovery patterns to maximize power output following acute whole-body vibration. J Strength Cond Res 2009; 23: 237–245.

Ahlhorn A, Krämer D. Flossing in Therapie und Training. München: Riva Verlag, 2016.

Albrecht K, Meyer S. Stretching und Beweglichkeit: Das neue Expertenhandbuch. Stuttgart: Karl F. Haug Verlag, 2014.

Andrews JR et al. Physical rehabilitation of the injured athlete. Philadelphia: Saunders, 2012.

Arias P et al. Effect of whole body vibration in Parkinson's disease: a controlled study. Mov Disord. 2009; 24: 891–898.

Bartrow K. Funktionelles Faszientraining in der Physiotherapie. 130 aktive Übungen zur Faszienmobilisation und Fasziendehnung. Stuttgart: Thieme Verlag, 2019.

Berschin G. Handbuch Muskelaufbau: Grundlagen–Programme–Spezialtraining. 1. Aufl. Berlin: KVM, 2012.

Berschin G, Sommer HM. Vibrationskrafttraining und Gelenkstabilität: EMG-Untersuchungen zur Wirkung von Vibrationsfrequenz und Körperhaltung auf Muskelaktivierung und -koaktivierung. Dtsch Z Sportmed 2004; 55: 152–156.

Berschin G, Sommer HM. Zur Bedeutung der Körperhaltung auf Energietransmission und -absorption beim Vibrationstraining. Sportverletz Sportschaden. 2010; 24: 36–39.

Birbaumer N, Schmidt RF. Biologische Psychologie. 7. Auflage. Heidelberg: Springer, 2010.

Boeckh-Behrens WU, Buskies W. Fitness-Krafttraining. Reinbek bei Hamburg: Rororo, 2001.

Bogaerts A et al. Effects of whole body vibration training on postural control in older individuals: a 1 year randomized controlled trial. Gait Posture. 2006; 26: 309–316.

Bohé J, Low JA, Wolfe RR, Rennie MJ. Latency and duration of stimulation of human muscle protein synthesis during continuous infusion of amino acids. Journal of Physiology. 2001; 532.2: 575–579.

Bosco C et al. Hormonal responses to whole-body vibration in men. Eur J Appl Physiol. 2000; 81: 449–454.

Bossmann T. Theorien zum Dehnen. Des Rätsels Lösung auf der Spur. pt – Z Physiotherapeuten. 2011; 63: 23–25.

Brooke-Wavell K, Mansfield NJ. Risks and benefits of whole body vibration training in older people. Age Ageing. 2009; 38: 254–255.

Brunner-Althaus C. Die Zuverlässigkeit des isokinetischen Knie-Kurzprotokolls von Swiss Olympic. Schweiz Z Sportmed Sporttraumatol. 2006; 54: 96–101.
Cardinale M, Wakeling J. Whole body vibration exercise: are vibrations good for you? Commentary. Br J Sports Med. 2005; 39: 585–589.
Cloak R et al. Vibration training improves balance in unstable ankles. Int J Sports Med. 2010; 31: 894–900.
Cochrane DJ. Vibration exercise: the potential benefits. Int J Sports Med. 2011; 32: 75–99.
Daniels L, Worthingham C. Muskelfunktionsprüfung. München: Elsevier, 2007.
Davies GJ. A compendium of isokinetics in clinical usage. La Crosse: S&S Publishers, 1992.
De Backer IC et al. High-intensity strength training improves quality of life in cancer survivors. Acta Oncol. 2007; 46: 1143–1151.
Dietz V. Neurophysiologische Grundlagen des Kraftverhaltens. In: Bührle M (Hrsg.). Grundlagen des Maximal- und Schnellkrafttrainings. Schriftenreihe des Bundesinstituts für Sportwissenschaft 56: 16–32. Schorndorf: Hofmann Verlag, 1985.
Duchateau J, Hainaut K. Training effects of sub-maximal electrostimulation in a human muscle. Medicine and science in sports and exercise 1988; 20(1): 99–104.
Dupuis H, Christ W. Über das Schwingverhalten des Magens unter dem Einfluss sinusförmiger und stochastischer Schwingungen. Int Z Angew Physiol. 1966; 22: 149–166.
Dvir Z. Isokinetics. London: Elsevier Churchill Livingstone, 2004.
Ebersbach G et al. Whole body vibration versus conventional physiotherapy to improve balance and gait in Parkinson's disease. Arch Phys Med Rehab. 2008; 89: 399–403.
Eggli D. Maßvolles Krafttraining. Einsatz isokinetischer Systeme. In: von Ow D, Hüni G (Hrsg.). Muskuläre Rehabilitation. Erlangen: Perimed Verlag, 1987a. S. 117–124.
Eggli D. Maßstab für Kräfte. In: von Ow D, Hüni G (Hrsg.). Muskuläre Rehabilitation. Erlangen: Perimed, 1987b. S. 86–98.
Felder H. Isokinetik in Sport und Therapie. Heidelberg: Pflaum, 1999.
Fiehn R, Schulte-Frei B. Therapie-Master-System – ein neues und ganzheitliches Trainings- und Therapiekonzept. Gesundheitssport Sportther. 199; 5: 15–17.
Fleck SJ, Kraemer WJ. Designing resistance training programs, 3rd ed. Champaign, IL: Human Kinetics, 2003.
Freiwald J. Neuromuskuläre Balancen und Dysbalancen. Interdisziplinärer Kongress für Sportorthopädie – Sporttraumatologie, Köln; Abstract-Handout, 2002.
Freiwald J. Optimales Dehnen: Sport–Prävention–Rehabilitation. 3. Aufl. Balingen: Spitta Verlag, 2020.
Froböse I. Apparatives Muskeltraining im Rahmen der Trainingstherapie bei Sport- und Unfallverletzungen. Krankengymnastik. 1992; 44: 738–743.
Froböse I. Isokinetisches Training in Sport und Therapie. Schriften der Deutschen Sporthochschule Köln. Sankt Augustin: Academia Verlag, 1993.
Froböse I. Das Muskelworkout. München: Gräfe und Unzer, 2014.
Froböse I, Geist A. Methoden zur Verbesserung der energetisch-konditionellen Fähigkeiten. In: Bundesminister für Arbeit und Sozialordnung (Hrsg.). Bewegung, Spiel und Sport mit Behinderten und von Behinderung Bedrohten. Indikationskatalog und Methodenmanual, Bd. 1. Bonn, 1990. S. 97–126.
Froböse I, Lagerstrøm D. Muskeltraining in Prävention und Rehabilitation nach modernen trainingswissenschaftlichen Prinzipien; Teil 1 und 2. Gesundheitssport Sportther. 1991; 1(7): 12–13 und 2(7): 9–11.
Gentner T. Evidenz für Ganzkörper-Vibrationstraining zur Muskelkräftigung bei älteren Menschen. Manuelle Ther. 2010; 14: 195–202.
Gibala MJ, McGee SL. Metabolic adaptations to short-term high-intensity interval training: a little pain for a lot of gain? Exerc Sport Sci Rev. 2008; 36: 58–63.
Gilsanz V et al. Low-level, high-frequency mechanical signals enhance musculoskeletal development of young women with low BMD. J Bone Miner Res. 2006; 21: 1464–1474.
Gleeson NP, Mercer TH. The utility of isokinetic dynamometry in the assessment of human muscle function. Sports Med. 1996; 21: 18–34.
Gottlob A. Entwicklung differenzierter Krafttrainings-Richtlinien nach biomechanischen, neuromuskulären und trainingsmethodischen Gesichtspunkten und deren spezifische Umsetzung für das Bauchmuskeltraining. Heidelberger Dissertationsschrift. München: Urban & Fischer, 2002.
Griffin MJ. Handbook of human vibration. London–San Diego: Academic Press, 1996.
Gusi N et al. Low-frequency vibratory exercise reduces the risk of bone fracture more than walking: a randomized controlled trial. BMC Musculoskelet Disord. 2006; 7: 92.
Haas CT et al. Biomechanische und physiologische Effekte mechanischer Schwingungsreize beim Menschen. Dtsch Z Sportmed. 2004; 55: 34–43.
Haas CT et al. Proprioceptive and sensorimotor performance in Parkinson's disease. Res Sports Med. 2006a; 14: 273–287.
Haas CT et al. The effects of random whole-body-vibration on motor symptoms in Parkinson's disease. NeuroRehabilitation. 2006b; 21: 29–36.
Haber P. Leitfaden zur medizinischen Trainingsberatung: Rehabilitation bis Leistungssport. 4. Aufl. Wien: Springer, 2018.
Hainaut K, Duchateau J. Neuromuscular electrical stimulation and voluntary exercise. Sports medicine 1992; 14(2): 100–113.
Hennemann E. Relation between size of neurons and their susceptibility to discharge. Science. 1957; 126: 1345–1347.
Hill AV. The heat of shortening and the dynamic constants of muscle. Proc Roy Soc Lond (Biol). 1938; 126-B: 136–195.
Hislop HJ, Perrine JJ. The isokinetic concept of exercise. Phys Ther. 1967; 47: 114–117.
Hollmann W, Strüder H. Sportmedizin – Grundlagen für körperliche Aktivität, Training und Präventivmedizin. Stuttgart: Schattauer, 2009.
Horstmann T et al. Reproduzierbarkeit von isokinetischen Kraftmessungen und EMG-Signalen der hüftumgreifenden Muskulatur. Dtsch Z Sportmed. 1999; 50: 17–22.
Hoster M. Die Bedeutung der Muskeldehnung für vorausgegangene bzw. nachfolgende Kraftbelastungen. In: Binkowski H, Huber G (Hrsg.). Muskeltraining in der Sporttherapie. Köln: Echo Verlag, 1989. S. 129–130.
Huber G. Vibrationstraining in der Sporttherapie. Bewegungsther Gesundheitssport. 2006; 22: 46–51.
Johnson D. Controlling anterior shear during isokinetic knee extension exercise. J Orthop Sports Phys Ther. 1982; 4: 23–30.
Jordan MJ et al. Vibration training: an overview of the area, training consequences, and future considerations. J Strength Cond Res. 2005; 19: 459–466.
Kaeding TS. Sarkopenie und Vibrationstraining. Z Gerontol Geriat. 2009; 42: 88–92.
Kapandji IA. Funktionelle Anatomie der Gelenke; Bd. 1–3. Stuttgart: Enke, 1985.
King LK et al. Short-term effects of vibration therapy on motor impairments in Parkinson's disease. NeuroRehabilitation. 2009; 25: 297–306.
Kleinert J, Bassek M (2019) Psychologische Aspekte von Hochintensivem Intervalltraining (HIIT) in der Therapie: Eine Übersicht der Literatur. Bewegungstherapie und Gesundheitssport 35(02): 79–87
Kleinöder H, Mester J. Sicherheit und Leistungsoptimierung im Vibrationstraining. BISp-Jahrbuch 2003. Rheinbreitbach: Medienhaus Plump, 2003. S. 253–258.
Körner K. Fehler und Gefahren im Fitness- und Gerätetraining. Dtsch Z Sportmed. 1996; 47: 489–496.
Krämer D, Kleiner W (2018). Das Einmaleins des Flossings: Schmerzfrei und beweglich durch Abbinden. Leichtathletiktraining, 29(1), S. 33–37.
Lau RWK, et al. Effects of whole-body vibration on sensorimotor performance in people with Parkinson disease: a systematic review. Phys Ther. 2011; 91: 198–209.
Maehl O. Beweglichkeitstraining. Ahrensburg: Czwalina-Verlag, 1986.
Marín PJ, Rhea MR. Effects of vibration training on muscle strength: a meta-analysis. J Strength Cond Res. 2010; 24: 548–556.

Marín PJ et al. A comparison of training intensity between whole-body vibration and conventional squat exercise. J Electromyogr Kinesiol. 2011; 21: 616–621.
Mayer F et al. Isokinetik – Eine Standortbestimmung. Dtsch Z Sportmed. 1994a; 45: 272–287.
Mayer F et al. Reproducibility of isokinetic peak torque and angle at peak torque in the shoulder joint. Int J Sports Med. 1994b; 15: 26–31.
Mester J et al. Vibration training: benefits and risks. J Biomech. 2006; 39: 1056–1065.
Miller BF, Olesen JL, Hansen M, Døssing S, Crameri RM, Welling RJ, Langberg H, Flyvbjerg A, Kjaer M, Babraj JA, Smith K, Rennie MJ. Coordinated collagen and muscle protein synthesis in human patella tendon and quadriceps muscle after exercise. J Physiol. 2005; 567: 1021–1033.
Moezy A et al. A comparative study of whole body vibration training and conventional training on knee proprioception and postural stability after anterior cruciate ligament reconstruction. Br J Sports Med. 2008; 42: 373–385.
Moffroid M et al. A study of isokinetic exercise. Phys Ther. 1969; 49: 735–747.
Müller-Wohlfahrt HW, Ueblacker, P, Hänsel, L (Hrsg.). Muskelverletzungen im Sport. 3. Auflage, Stuttgart: Thieme-Verlag, 2018.
Nonnenmacher A. MedLexi. Dehnungs-Verkürzungs-Zyklus, medizinische Qualitätssicherung: https://medlexi.de/Dehnungs-Verkürzungs-Zyklus (Stand Nov. 2021; zuletzt abgerufen 31.01.2022)
Pässler HH, Shelbourne KD. Biologische, biomechanische und klinische Konzepte zur Nachbehandlung nach Bandeingriffen am Knie. Orthopäde. 1993; 22: 421–435.
Perrine JJ. Isokinetic exercise and the mechanical energy potentials of muscle. J Phys Educ Recreat. 1968; 40: 40–44.
Phillips SM, Tipton KD, Aarsland ASLE, Wolf SE, Wolfe RR. Mixed muscle protein synthesis and breakdown after resistive exercise in humans. The American journal of physiology. 1997; 273: 99–107.
Radlinger L et al. Rehabilitatives Krafttraining. Theoretische Grundlagen und praktische Anwendung. Stuttgart: Thieme, 1998.
Raimundo AM et al. Fitness efficacy of vibratory exercise compared to walking in postmenopausal women. Eur J Appl Physiol. 2009; 106: 741–748.
Ringel S (2017). Physiotherapie bei Tendopathie der unteren Extremität. pt Zeitschrift für Physiotherapeuten, Juli 2017, S. 77–84.
Roelants M et al. Effects of 24 weeks of whole body vibration training on body composition and muscle strength in untrained females. Int J Sports Med. 2004; 25: 1–5.
Ruan XY et al. Effects of vibration therapy on bone mineral density in postmenopausal women with osteoporosis. Chin Med J. 2008; 121: 1155–1158.
Rubin C et al. Prevention of postmenopausal bone loss by a low-magnitude, high-frequency mechanical stimuli: a clinical trial assessing compliance, efficacy, and safety. J Bone Miner Res. 2004; 19: 343–351.
Runge M et al. Balance training and exercise in geriatric patients. J Musculoskelet Neuronal Interact. 2000; 1: 61–65.
Sachse J, Schildt-Rudloff K. Wirbelsäule. Manuelle Untersuchung und Mobilisationsbehandlung. München: Urban & Fischer, 2016.
Scharf HR, Noack W. Die Bedeutung isokinetischer Kraftmessung in Sport und Rehabilitation. Sportverletz Sportschaden. 1987; 3: 142–149.
Schek, A.: DGE-Positionspapier zur Sporternährung. Proteine. Leistungssport (50) 2020, 4, 42–44
Schewe H. Biomechanik – wie geht das? Stuttgart: Thieme, 2002.
Schlumberger A et al. Krafttraining unter Vibrationseinwirkung. Sportverletz Sportschaden. 2001; 15: 1–7.
Schmidtbleicher D. Motorische Beanspruchungsform Kraft. Dtsch Z Sportmed. 1987; 38: 356–377.
Schmidtbleicher D. Trainingsmethoden des Muskeltrainings; 1. Teil. Sportther Theorie Praxis. 1989; 5(3): 3–4.
Schuhfried O et al. Effects of whole-body vibration in patients with multiple sclerosis: a pilot study. Clin Rehab. 2005; 19: 834–842.
Siegrist M et al. Krafttraining an konventionellen bzw. oszillierenden Geräten und Wirbelsäulengymnastik in der Prävention der Osteoporose bei postmenopausalen Frauen. Dtsch Z Sportmed. 2006; 57: 182–188.
Smith MJ, Melton P. Isokinetic versus isotonic variable resistance training. Am J Sports Med. 1981; 9: 275–279.
Speckmann EJ, Hescheler J, Köhling, R (Hrsg.). Physiologie: Das Lehrbuch. München: Elsevier, 2019.
Thistle HG et al. Isokinetic contraction: a new concept of resistive exercise. Arch Phys Med. 1967; 48: 279–282.
Tihanyi TK et al. One session of whole body vibration increases voluntary muscle strength transiently in patients with stroke. Clin Rehab. 2007; 21: 782–793.
Torvinen S et al. Effect of a vibration exposure on muscular performance and body balance. Randomized cross-over study. Clin Physiol Funct Imaging. 2002; 22: 145–152.
Trunz E. Apparatives Muskeltraining – Gerätekunde. Gesundheitssport Sportther. 1991; 7: 12–13.
Trunz E, Wagner M. Gerätetafeln. Wolfratshausen: Proxomed, 1995.
Turbanski S et al. Effects of random whole-body vibration on postural control in Parkinson's disease. Res Sports Med. 2005; 13: 243–256.
Vanderthommen M, Duteil S, Wary C, Raynaud JS, Leroy-Willig A, Crielaard JM, Carlier PG. A comparison of voluntary and electrically induced contractions by interleaved 1H-and 31P-NMRS in humans. Journal of Applied Physiology 2003; 94(3): 1012–1024.
Van den Tillaar R. Will whole-body vibration training help increase the range of motion of the hamstrings? J Strength Cond Res. 2006; 20: 192.
Van Nes IJ et al. Short-term effects of whole-body vibration on postural control in unilateral chronic stroke patients. Am J Phys Med Rehab. 2004; 83: 867–873.
Vanwye W, Watherhold A, Mikesky A (2017). Blood Flow Restriction Training: Implementation into Clinical Practice. International Journal of Exercise Science. 10. 649–654.
Verschueren SMP et al. Effect of 6-month whole body vibration training on hip density, muscle strength, and postural control in postmenopausal women: a randomized controlled pilot study. J Bone Miner Res. 2004; 19: 352–359.
Wank V. Kraft und Krafttraining. In: Hottenrott K, Seidel I. Handbuch Trainingswissenschaft, Trainingslehre. Schorndorf: Hofmann, 2017. S 171–204..
Weineck J. Sportbiologie. 10. Aufl. Erlangen: Spitta, 2009.
Wilke C, Baedermann S. Vergleich der Auswirkung eines Muskelaufbautrainings mit und ohne Biomechanische Muskel-Stimulation (BMS) bei Kreuzbandpatienten. Hochschulschrift. Köln: Deutsche Sporthochschule Köln, 2005.
Wilke C, Hoos L. Der Einfluss eines 8-wöchigen Vibrationstrainings bei Morbus-Parkinson-Patienten unter besonderer Berücksichtigung der Verbesserung des subjektiven Empfindens. Hochschulschrift. Köln: Deutsche Sporthochschule Köln, 2005.
Wilke C, Srsen M. Vibrationstraining mit Multiple-Sklerose-Patienten. Hochschulschrift. Köln: Deutsche Sporthochschule Köln, 2007.
Wirth B et al. Acute effects of whole-body vibration on trunk muscles in young healthy adults. J Electromyogr Kinesiol. 2011; 21: 450–457.
Wyatt MP, Edwards AM. Comparison of peak and constant angle torque velocity curves in fast- and slow-twitch populations. Eur J Appl Physiol. 1981; 51: 67–74.
Zimmermann K. Gesundheitsorientiertes Muskelkrafttraining. Schorndorf: Verlag Hofmann, 2000.

KAPITEL

6

Christiane Wilke und Ingo Froböse

Sensomotorisches Training in der Therapie

Lerninhalte

Zielformulierung

Das vorliegende Kapitel soll die Funktionsweise des sensomotorischen Systems sowie die Auswirkungen von Verletzungen und Erkrankungen auf dieses System verdeutlichen. Es werden die Grundsätze des sensomotorischen Trainings beschrieben und mit praktischen Beispielen verdeutlicht. Auf der Basis dieses Wissens soll der Leser in der Lage sein, ein sensomotorisches Trainingsprogramm für verschiedene Zielgruppen/Indikationen zu erstellen.

Lernziele

- Kenntnisse der Grundlagen der Haltungs- und Bewegungssteuerung
- Kenntnisse über die Auswirkung einer Verletzung/Erkrankung auf die Bewegungsausführung
- Kenntnisse der Haltungs- und Bewegungsschulung
- Kompetenz zur Erstellung sensomotorischer Trainingsprogramme in der Therapie

Um innerhalb seiner Umgebung agieren bzw. auf die Umwelt reagieren zu können, muss der Körper in der Lage sein, sich selbst und seine Umgebung wahrzunehmen und diese Reize in funktionelle Bewegungshandlungen umzusetzen. Verantwortlich für diese Fähigkeit ist das *sensomotorische System* des Körpers (➤ Abb. 6.1). In der heutigen Zeit erfährt dieses System sehr oft keine ausreichenden Reizanforderungen, denn moderne Lebensbedingungen und die Arbeitserleichterung durch technologische Entwicklungen verringern die Reizhäufigkeit und -intensität im Alltag. Diese Reduktion der Alltagsreize bewirkt eine Desensibilisierung des sensomotorischen Systems mit der Folge einer Abnahme bzw. Verschlechterung der Bindegewebsfunktion, der (unwillkürlichen) neuromuskulären Reaktionen sowie der Haltungs- und Bewegungskontrolle (Ehrhardt 2012). Durch traumatische Ereignisse, degenerative Prozesse und immobilisationsbedingte Schäden wird diese Entwicklung noch verstärkt und es treten Abweichungen in der Haltungs- und Bewegungssteuerung des Patienten auf. Daher ist ein *funktionelles sensomotorisches Training* ein wesentlicher Bestandteil des therapeutischen Trainings.

Das sensomotorische Training zielt auf die Verbesserung der Informationsaufnahme und -verarbeitung und deren Umsetzung in zielgerichtete Bewegungshandlungen ab, um eine optimale

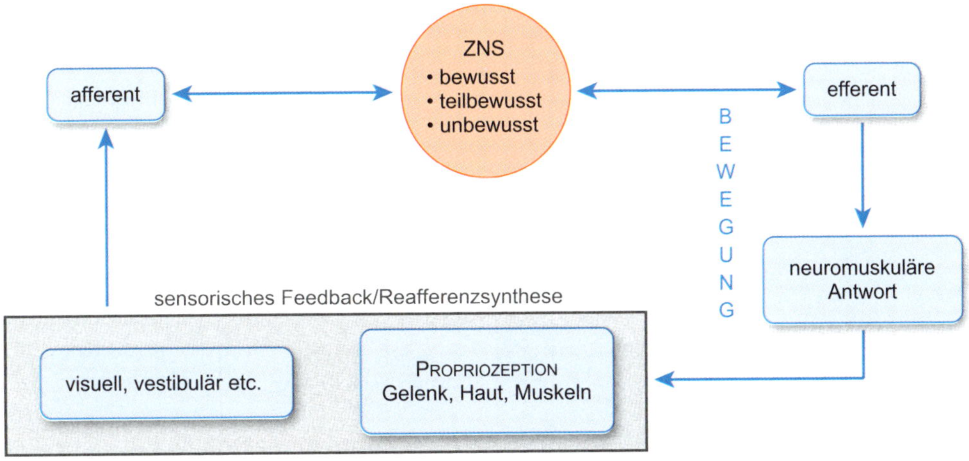

Abb. 6.1 Sensomotorisches System mit Rückkopplungsmechanismus (modifiziert nach Biedert et al. 1998). Die Perzeption interner und externer Reize wird durch unterschiedliche Rezeptorentypen ermöglicht. Diese senden Informationen aus der Peripherie (afferente Signale) in das zentrale Nervensystem (ZNS), wo sie auf verschiedenen Ebenen (Rückenmark und/oder übergeordnete Hirnzentren) verarbeitet werden. Es entsteht ein efferentes Signal, eine neuromuskuläre Antwort, die eine Aktivität des Körpers oder einer Extremität hervorruft. Über einen Feedback-Mechanismus (sensorische Rückkopplung, Reafferenzsynthese) erfolgt eine kontinuierliche Anpassung der Aktion an die momentanen Bedingungen. [F788-001]

Bewegungsausführung zu ermöglichen. Neben der Wahrnehmung ist also auch das „Funktionieren" des Körpers bzw. seiner Strukturen ein wichtiger Aspekt, der über ein funktionelles sensomotorisches Training erreicht wird.

6.1 Grundlagen der Haltungs- und Bewegungsregelung

6.1.1 Lage und Funktion motorischer Zentren (efferente Strukturen)

Lage

Für die nervöse Kontrolle von Haltung und Bewegung sind jene Strukturen verantwortlich, die man als *motorische Zentren* bezeichnet. Sie erstrecken sich über verschiedene Abschnitte des ZNS – von der Hirnrinde bis zum Rückenmark. ➤ Abb. 6.2 gibt einen Überblick über das motorische System mit seinen motorischen Zentren (linke Spalte) und deren motorischen Leistungen (mittlere Spalte) sowie über die ablaufenden zentralnervösen Vorgänge bei einer geplanten Bewegung (rechte Spalte). Es handelt sich um eine hierarchisch geordnete Darstellung der motorischen Zentren, allerdings werden motorische Aufgaben nicht nur hierarchisch, sondern in partnerschaftlicher Zusammenarbeit gelöst.

Die Funktionen der Strukturen

- Das *Rückenmark* führt einige Millionen Nervenfasern von nur einigen tausendstel Millimetern Durchmesser. Seine Aufgabe ist die Leitung sensorisch afferenter und motorisch efferenter Impulse sowie die Auslösung einfacher Haltungs- und Bewegungsmuster. Propriozeptive Reflexe, z. B. der Muskeldehnungsreflex sowie polysynaptische Reflexe (➤ Kap. 6.1.3), liefern in der Spinalmotorik einen wichtigen Beitrag zur aufrechten Körperhaltung (Birbaumer/Schmidt 2010, Laube et al. 2009, Hotz/Weineck 1988).
- Der *Hirnstamm* setzt sich zusammen aus dem *verlängerten Mark (Medulla oblongata)*, der *Brücke* (*Pons*, Sitz der motorischen Kerne) und dem *Mittelhirn (Mesenzephalon)*.
- Seine wichtigen Zentren sind die *Formatio reticularis*, ein Neuronennetz, das sich vom verlängerten Mark bis ins Mittelhirn erstreckt, der *rote Kern (Nucleus ruber)* im Mittelhirn und die *Vestibulariskerne* im verlängerten Mark. Insgesamt sorgen diese Zentren für eine den Bedürfnissen der Zielmotorik angepasste Stützmotorik, hier werden Haltereflexe bzw. posturale Synergien (siehe *Info*-Kasten) koordiniert.
- Das *Kleinhirn* (Zerebellum) und die *Basalganglien* – zu diesen zählen das *Corpus striatum* (Kernstruktur im Endhirn; zusammengesetzt aus *Putamen* und *Nucleus caudatus*) und das *Pallidum* (Kernstruktur im Zwischenhirn) – sind nach heutigem

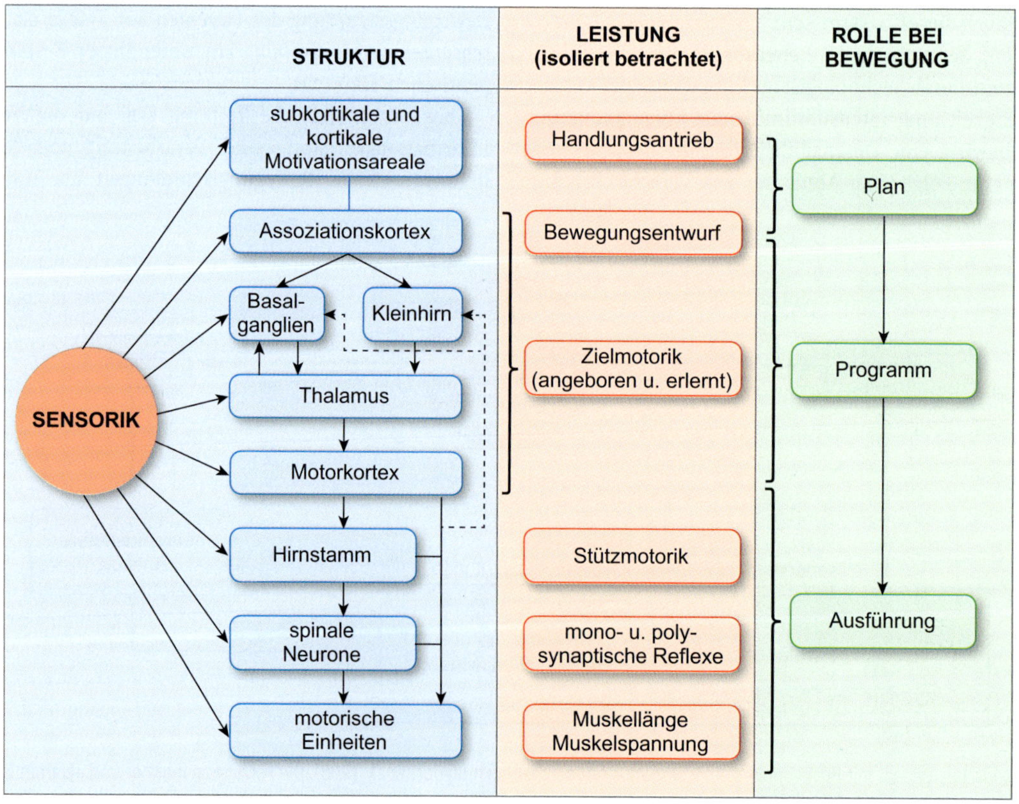

Abb. 6.2 Motorisches System im Überblick. Die wichtigsten Strukturen und ihre Hauptverbindungen sind in der linken Säule angeordnet. Der Einfachheit halber wurden alle sensorischen Zuflüsse (Afferenzen) ganz links zusammengefasst. Die mittlere Säule zeigt – unphysiologisch isoliert – die vorrangigen Leistungen (Efferenzen) der einzelnen Abschnitte des motorischen Systems, die rechte gibt die Rolle bei der Initiierung und Durchführung einer Bewegung wieder (nach Birbaumer/Schmidt 2010). [G386]

Kenntnisstand für die „Übersetzung" der Bewegungsplanung des Großhirns in motorische Programme für die Nerven und Muskeln zuständig, d. h. für die Koordination, Steuerung und Dosierung von Bewegungen. Man geht davon aus, dass das Kleinhirn vor allem die Aufgaben der Kontrolle der Stützmotorik (Haltung, Tonus, Balance), der Kurskorrektur bei langsamen zielmotorischen Bewegungen und die Durchführung der schnellen Zielmotorik übernimmt. Den Basalganglien wird die Festlegung von Amplitude, Richtung, Kraft und Geschwindigkeit der Bewegung sowie deren Kontrolle im Bewegungsablauf und auch die „Bewegungsaufmerksamkeit" zugeschrieben (Birbaumer/Schmidt 2010, Hotz/Weineck 1988).
- Die *Pyramidenbahn* (Tractus corticospinalis) zieht vom Motorkortex bis ins Rückenmark. 75–90 % der Pyramidenbahnaxone kreuzen im Hirnstamm auf die andere Seite. Der Thalamus, die Basalganglien und der Hirnstamm (Pons) erhalten über Kollateralen aus den Pyramidenbahnaxonen eine Kopie jedes motorischen Befehls (sog. *Efferenzkopie*).
- Die *extrapyramidalen Bahnen* (Tractus reticulo-, rubro- und vestibulospinalis), die aus dem Motorkortex und den Basalganglien zu den motorischen Zentren des Hirnstamms und von dort aus in das Rückenmark ziehen, nehmen Einfluss auf spinalmotorische Aktivitäten.
- Das *Endhirn (Großhirn)* nimmt über 80 % des Gesamthirns ein. Über die motorischen Rindenfelder, die Assoziationszentren sowie die Motivations- und Antriebsareale ist es besonders wichtig für die Durchführung von Bewegungshandlungen (Befehlsausgabe), die Bereitstellung von Bewegungsplänen und die Regulierung des Handlungsantriebs (Birbaumer/Schmidt 2010, Hotz/Weineck 1988).
- Das *periphere System* in diesem Komplex stellt der *Muskel* dar, der nicht nur Effektor im Bewegungssystem ist, sondern auch mit rezeptiven Strukturen (*Muskelspindeln* und *Golgi-Sehnen-Organen*) ausgerüstet ist. Gelenkrezeptoren in seiner Umgebung und Exterorezeptoren ergänzen den afferenten Informationsfluss (➤ Kap. 6.1.2).

Auf der zentralen Ebene durchlaufen *afferente propriozeptive Signale* verschiedene, eng miteinander verknüpfte Steuerungsinstanzen: Kleinhirn, Basalganglien, Thalamus und Kortex. Hier werden die eingetroffenen Daten analysiert und mit gespeicherten und ererbten Signalmustern verglichen und koordiniert. Durch den neuralen Antrieb wird der *Muskel* in Gang gesetzt, dessen Spannungsänderungen Reaktionen in Sehnen, Bändern und Kapseln auslösen. *Gelenkrezeptoren* nehmen diese Reaktionen wahr, registriert werden sie in spinalen und zentralen „Informationsspeichern der Bewegung". Ein Gelenk ist also kein rein mechanisches System, es verfügt über einen „Empfänger-Kalibrator", der Stellung und Bewegung ständig überwacht.

Afferenzen aus dem Bewegungssystem modulieren den motorischen Antrieb; sensorischer und motorischer Kortex kooperieren miteinander. Erlernt man eine neue Bewegung, so muss diese zunächst bewusst gesteuert werden, bis sie durch Programmierung der „Bewegungsspeicher" auch unbewusst ausgeführt werden kann (sog. *Automatisierung* der Bewegung).

Alle Afferenzen gewährleisten Kontrolle und Korrektur der motorischen Aktivität und schon der partielle Ausfall einer Rezeptorengruppe stört die Bewegung (s. a. ➤ Abb. 6.8). Es ist somit verständlich, dass Patienten mit Läsionen trotz der wiederhergestellten strukturellen Integrität häufig durch Störungen in der Motorik des betroffenen Gelenks behindert werden. Automatisierte Bewegungsprogramme bleiben allerdings meistens auch nach dem kompletten Ausfall von Rezeptoren noch stabil. Tritt eine Veränderung der Bewegungsprogramme infolge eines Traumas und seiner Behandlung (Operation, Immobilisation etc.) auf, bedarf es im Verlauf des therapeutischen Prozesses eines motorischen Um- bzw. Wiedererlernens der Bewegung durch den Patienten.

Die *Stützmotorik* (Haltung) und ihre Koordination mit der Zielmotorik (Bewegung) wird hauptsächlich über die Strukturen des Hirnstamms kontrolliert.

Zielgerichtete Bewegungen erfordern eine Beteiligung höherer Zentren. *Handlungsantrieb* und *Bewegungsentwürfe* entstehen in den subkortikalen *Motivationsarealen* und im *assoziativen Kortex* und werden in Bewegungsprogramme umgesetzt. Hierbei sind die Basalganglien und das Kleinhirn beteiligt, die über den Thalamus auf den motorischen Kortex einwirken.

Die Regelung der posturalen Balance (Haltung) erfolgt über *Reflexe* (➤ Kap. 6.1.3), die auf der Ebene des Rückenmarks ablaufen, und über sog. *posturale Synergien* auf Hirnstammebene.

INFO

Posturale Synergien

Posturale Synergien sind maßgeblich für die Erhaltung des Gleichgewichts im aufrechten Stand und Gang verantwortlich. Jede geringste „Störung", z. B. die Atmung oder Rumpfbewegungen, bewirkt eine Verlagerung des Körperschwerpunkts, die aktiv kompensiert werden muss. Dies geschieht über eine Kette von muskulären Reaktionen in Bein- und Rumpfmuskulatur.

Posturale Synergien basieren auf Reflexen mit langen Reflexzeiten (100–150 ms), die auf eine Beteiligung supraspinaler Zentren hinweisen. Sie werden im Hirnstamm koordiniert. Supraspinale Reflexe laufen ohne Mitwirkung des Bewusstseins ab, passen sich in Stärke und Auswirkung aber an die aktuellen Gegebenheiten an. Sie haben einen stabilisierenden Effekt und verhindern den Fall nach vorne oder hinten (Birbaumer/Schmidt 2010).

6.1.2 Rezeptoren

Einteilung

Die für die Reiz- bzw. Informationsaufnahme verantwortlichen Organe der Bewegungsregelung und innerhalb eines Reflexbogens (➤ Kap. 6.1.3) sind die Rezeptoren. Rezeptoren sind Zellteile oder auch Sinneszellen, die Reize in nervöse Erregungen umwandeln. Sie werden unterteilt:
- Nach der in Erregung umgewandelten Energieform (Mechano-, Chemo-, Thermo-, Photorezeptor)
- Nach der Empfindungsmodalität (Schmerz-, Berührungsrezeptor)
- Nach der Herkunft des Reizes (Extero-, Intero-, Propriozeptor)

- In der regeltechnischen Betrachtung nach der Kodierungsweise (Proportionalfühler, Differenzialfühler oder Proportional-Differenzial-Fühler)

Rezeptoren transformieren Reize in Nervenimpulsfolgen, die über afferente Nerven das ZNS erreichen. In Nervenschaltkreisen mit erregenden und hemmenden Synapsen werden die Impulsfolgen verschiedener Rezeptoren zusammengeführt und in Abhängigkeit von anderen Faktoren und den bisherigen Erfahrungen gefiltert und verarbeitet. Dies wird als *Integration* der sensorischen Informationen bezeichnet, die größtenteils unbewusst abläuft. Die Verarbeitung des Informationseinstroms aus Gelenk- und Muskelafferenzen nennt sich *Propriozeption* oder *Tiefensensibilität.*

Aufgenommen werden die entsprechenden Reize durch Rezeptoren, die in den Muskeln, Sehnen und Faszien (bindegewebigen Strukturen) sowie Gelenken liegen. Diese empfangen keine Reize aus der Umwelt, sondern aus dem Körper und werden deshalb als *Propriozeptoren* (proprio = eigen) bezeichnet.

Auch die *Sinnesorgane* spielen eine wichtige Rolle für die Körpersensibilität. Ihre Aufgabe ist es, die für den Organismus wichtigen Informationen über die Umwelt und seine eigene Situation darzustellen. Die Rezeptoren der Sinnesorgane sind so ausgebildet, dass sie Reize und Signale der Umwelt aufnehmen und in körpereigene Signale umformen können.

INFO

Tiefensensibilität

Propriozeptoren sind die Rezeptoren der Tiefensensibilität und müssen in extrakutanen Strukturen gesucht werden: in Muskeln, Faszien und Sehnen (bindegewebigen Strukturen) sowie in den Gelenkkapseln. Zu den Propriozeptoren gehören Muskelspindeln, Sehnenorgane und Gelenkrezeptoren.
Propriozeption bzw. *Tiefensensibilität* ist die „innere" Wahrnehmung der Gliederstellung und der Muskelspannung. Sie setzt sich zusammen aus
- dem *Stellungssinn,* welcher die Orientierung über die Winkelstellung der Gelenke und der Stellung unserer Gelenke zueinander ermöglicht,
- dem *Bewegungssinn,* der Aufschluss über Richtung und Geschwindigkeit der Bewegung gibt (Stellungssinn und Bewegungssinn werden auch als *Kinästhetik* bezeichnet), und
- dem *Kraftsinn* oder Widerstandssinn, der das Ausmaß an Muskelkraft abschätzt, das notwendig ist, um Bewegungen durchzuführen oder Gelenkstellungen einzuhalten.

Nach dem Reizursprung wird bei den Rezeptoren unterschieden zwischen:
- *Propriozeptoren,* die Informationen über die Haltung und Bewegung des Körpers liefern,
- *Exterozeptoren,* die für Situationen außerhalb des Körpers verantwortlich sind, und
- *Interozeptoren,* die den Zustand des inneren Milieus registrieren.

Afferente Informationen setzen sich demnach aus propriozeptiven, interozeptiven und exterozeptiven Signalen zusammen.
- Die *Telezeptoren* (Auge, Ohr) bilden innerhalb der Exterozeptoren eine besondere Gruppe, da sie auch über Ereignisse informieren, die sich nicht nur in unmittelbarer Nähe des Körpers abspielen. Über Ereignisse direkt am Körper informieren *Mund und Haut.*
- Das *Vestibularsystem* gibt Auskunft über die Lage des Kopfs und damit des Körpers im Raum.
- *Gelenk-, Sehnen- und Muskelrezeptoren* informieren über die mechanischen Bedingungen innerhalb des Körpers.

Die Integration der afferenten und efferenten Einflüsse zur Tiefensensibilität (Stellungs-, Bewegungs- und Kraftsinn) und zur Wahrnehmung des Körpers im Raum sind in ➤ Abb. 6.3 dargestellt.

Mechanorezeptoren und Mechanorezeption

Mechanorezeptoren sind in allen Körperregionen und -segmenten lokalisiert. Ihre afferenten Fasern verlaufen in zahlreichen Nerven und zentralen Bahnen des Körpers. Jene Mechanorezeptoren, die für die Propriozeption bzw. die Tiefensensibilität verantwortlich sind, kommen im Bindegewebe, in Muskeln, Sehnen und Gelenken vor.

Mechanorezeptoren sind spezialisierte afferente Endorgane und fungieren als *Transducer.* Ein Transducer wird von der Energie eines Systems aktiviert (Reiz) und wandelt diese Energie in eine andere Form für ein zweites System um. Mechanorezeptoren können die physikalischen Reize der Gewebespannung in ein spezifisches neurales Signal umwandeln. Die Stärke eines Reizes bestimmt die Impulsrate des Mechanorezeptors, d. h. der Rezeptor arbeitet nach dem Prinzip der Frequenzmodulation. Die Frequenzinformation dient dem ZNS zur Analyse der *Kinästhetik* (Wahrnehmung der Position, Geschwindigkeit und Beschleunigung) des Gelenks.

INFO

Mechanorezeptoren

Die *schnell adaptierenden Mechanorezeptoren* produzieren einen „An-Aus-Typ" von Antwort und sind die empfindlichsten Anzeiger von Veränderungen in der Spannung, z. B. eines Gelenkbands. Diese schnell reagierenden Mechanorezeptoren registrieren Beschleunigungen am Anfang und am Ende der Bewegung.
Langsam adaptierende Mechanorezeptoren sind zur anhaltenden Aktivität fähig, die sich auf Spannungsänderungen eines Gelenkbands hin quantitativ verändern kann. Sie identifizieren Bewegung, Position und Winkel von Gelenken.

Der adäquate Reiz für Mechanorezeptoren, der Aktionspotenziale auslöst, ist eine örtliche Gewebedeformation. Man unterscheidet innerhalb der Gruppe der Mechanorezeptoren zwischen
- Druckrezeptoren,
- Geschwindigkeitsrezeptoren und
- Beschleunigungsrezeptoren.

Darüber hinaus ist für *Kraftempfindungen* (Kraftsinn, Muskelsinn) die Erregung von *Sehnenrezeptoren (Sehnenorganen)* verantwortlich, z. B. durch aktive Anspannung oder passive Dehnung der Muskulatur. Die Stärke der Kraft- oder Spannungsempfindung ist abhängig vom Ausmaß der Spannung und der Geschwindigkeit der Spannungsänderung.

Für den *Stellungssinn* und den *Bewegungssinn* sind Mechanorezeptoren in und um die Gelenke sowie in den Muskeln verantwortlich. Zu diesen Mechanorezeptoren gehören:

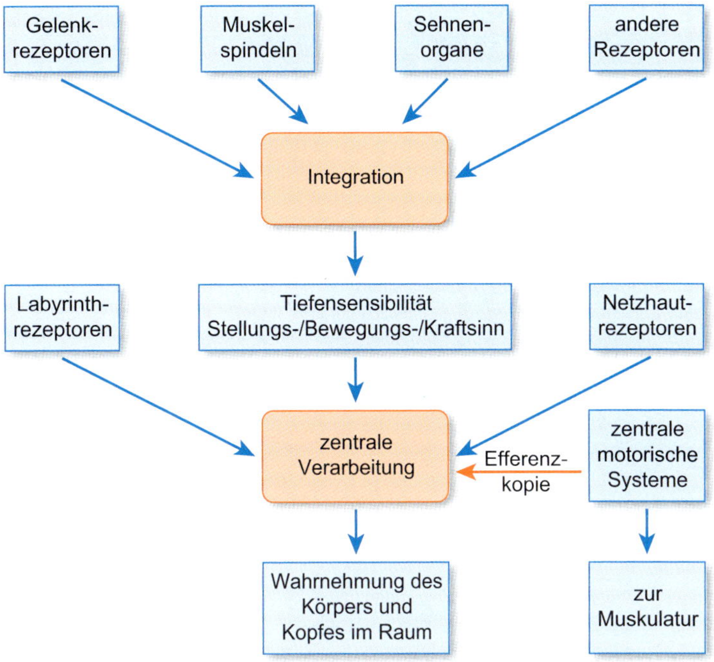

Abb. 6.3 Wahrnehmung der Tiefensensibilität über Propriozeptoren, deren afferente Zuflüsse mit den motorischen Efferenzkopien im sensorischen Nervensystem zum Stellungs-, zum Bewegungs- und zum Kraftsinn verarbeitet (integriert) werden. Die von den Sensoren des Gleichgewichtsorgans kommende Information dient zusammen mit der Tiefensensibilität zur Wahrnehmung des Körpers im Raum (modifiziert nach Birbaumer/Schmidt 2010). [L231]

- Pacini-Körperchen
- Rezeptoren vom Ruffini-Typ
- Golgi-Sehnenorgane
- Muskelspindeln
- Freie Nervenendigungen, die als reine Mechanorezeptoren oder als Nozizeptoren dienen können (➤ Kap. 2.1.2)

Jede dieser Rezeptorarten erfüllt eine bestimmte Wahrnehmungsfunktion. Um eine mögliche Auswirkung auf die Bewegungsausführung beim Ausfall eines dieser Rezeptoren beurteilen und Konsequenzen für die Therapie ziehen zu können, werden in ➤ Tab. 6.1 die therapierelevanten Rezeptoren der Tiefensensibilität und deren Aufgaben dargestellt.

6.1.3 Reflexbögen und Reflexarten

Ein Reflex ist die unbewusst und gesetzmäßig ablaufende Reaktion des Nervensystems auf einen Reiz und setzt sich aus einer Aufeinanderfolge von drei Funktionen zusammen:

- Reizaufnahme durch Rezeptoren,
- Erregungsleitungen in Afferenzen und Efferenzen (Nervenfasern),
- Reizbeantwortung durch Effektoren.

Er stellt somit die rasch erfolgende motorische Antwort auf einen sensorischen Reiz dar. Die Definition des Reflexes ist, da auch hemmend wirkende Reflexe bekannt sind, noch erweiterungsbedürftig: „Allgemein definiert ist ein Reflex eine durch sensorische Afferenzen veranlasste Aktivitätsänderung von motorischen Nervenzellen, die muskuläre Aktivität fördern oder hemmen" (De Marées 2003).

Im Rahmen alltäglicher motorischer Leistungen regulieren Reflexe, in Zusammenarbeit mit dem Hirnstamm, die Haltung und Stellung des Körpers im Raum und sichern die Gelenkstabilität.

MERKE

Reflexe:

- Regulieren vegetative und motorische Funktionen
- Sind Basis für die motorische Entwicklung des Menschen
- Agieren als Schutzreflexe

INFO

Reflexarten (Schmidt 2006)

Fremdreflex: Reizorgan und Erfolgsorgan sind nicht identisch (Reizorgan ≠ Erfolgsorgan). Berührt man z.B. die Fußsohle eines Menschen (Haut = Reizorgan), zieht er das ganze Bein zurück (Muskel = Erfolgsorgan). An einem Reflexablauf dieser Art sind mindestens zwei, meistens aber noch mehr Synapsen beteiligt, daher spricht man auch von einem *polysynaptischen Reflex.* Fremdreflexe sind auch durch eine Summe von unterschwelligen, schnell aufeinander folgenden Reizen auslösbar.
Eigenreflex: Der Sinnesrezeptor liegt im Erfolgsorgan selbst (z.B. Muskel; Reizorgan = Erfolgsorgan). Einer der bekanntesten Eigenreflexe ist der Patellarsehnenreflex, bei dem ein Schlag auf die Sehne des M. quadriceps femoris unterhalb der Patella eine Streckung im Kniegelenk bewirkt. Bei einem Eigenreflex ist nur eine Synapse beteiligt, daher spricht man auch vom *monosynaptischen* bzw. vom propriozeptiven Reflex.
Monosynaptischer Dehnungsreflex (die häufigste Form des Eigenreflexes): Der Dehnungsrezeptor der Muskelspindel ist über eine rasch leitende Ia-Nervenfaser mit den Hinterhörnern des Rückenmarks verbunden. Eine Ia- oder primär afferente Faser ist eine dicke Nervenfaser, die einen Teil der afferenten nervalen Versorgung aus der Muskelspindel darstellt. Im Rückenmark werden die eintreffenden Impulse der Muskelspindel ohne Umschaltung einer motorischen Vorderhornzelle zugeführt. Dieses homonyme Motoneuron (motorische Neuron) ist über schnell leitende α-Nervenfasern mit quergestreiften Fasern der Arbeitsmuskulatur (motorische Einheit) verbunden. Bei Zunahme der Erregungen der Muskelspindel werden diese über den Reflexweg zur Kontraktion gebracht und verkürzen somit den Muskel gegen die dehnende Kraft (➤ Abb. 6.5).

Tab. 6.1 Übersicht über die therapierelevanten Rezeptoren der Tiefensensibilität [M993]

Rezeptor	Aufbau	Lokalisation	Adäquater Reiz/Reizschwelle	Reaktion	Funktion
Pacini-Körperchen (Kahle et al. 2013, Birbaumer/Schmidt 2010, Johansson et al. 1991, Schewe 1988)	Bestehen aus einer großen Zahl konzentrisch geschichteter Lamellen, an denen man 3 Schichten unterscheiden kann: Kapseln, äußere Lamellenschicht und Innenkolben. Sie sind bis zu 4 mm lang. Das versorgende Axon hat einen Durchmesser von 8–12 μm.	Unterhautfett- und Bindegewebe der Haut, Periost, Oberfläche von Sehnen und Faszien, in Gelenken besonders in Gelenkkapsel/Gelenkbändern; gehäuft in den Randbereichen der Strukturen an knöchernen Übergängen sowie Übergängen zum Muskel.	Druckänderung (schneller Wechsel des Drucks, Deformierung, Entlastung), niedrige Reizschwelle.	Phasisches Rezeptorverhalten, schnell adaptierend, schnell weiterleitend → dynamische Mechanorezeptoren.	Dynamische Kontrolle, sie geben Beschleunigungen und Verzögerungen an. Nach traumatischen Ereignissen oder OP evtl. Ausfall der Rezeptoren → mögliche Wahrnehmungsdefizite bei schnellen bzw. schnellkräftigen Bewegungen, unerwarteten Richtungswechseln usw.
Ruffini-Endorgane (Kahle et al. 2013, Schewe 1988)	Der Kern besteht aus einem Knäuel markloser Nervenendigungen, die von Bindegewebe umgeben sind. Sie kommen in Clustern von 3–6 Körperchen vor. Ihr versorgendes Axon hat einen Durchmesser von 5–10 μm.	Haut, Schleimhaut, Hüllen der inneren Organe, in der Adventitia großer Arterien, in Gelenkkapseln/Gelenkbändern; gleichmäßige Verteilung.	Druck, Zug, niedrige Reizschwelle.	Ständige Impulse, langsam adaptierend.	Statische und dynamische Kontrolle, geben Informationen über Gelenkwinkelstellungen und haben bei bestimmten Gelenkwinkelstellungen definierte Entladungsraten. Melden Amplitude und Geschwindigkeit von dynamischen Gelenkbewegungen sowie statischen Stellungen. Eine Schädigung führt zu reduzierter Kinästhetik.
Golgi-Sehnenorgane (Schewe 1988)	Sind spindelförmig und bestehen aus einer Gruppe kollagener Fasern, die von dünnen Bindegewebshüllen umgeben sind. Der Durchmesser beträgt ca. 600–100 μm. Die Faser verliert nach Durchtritt durch die Kapsel die Markhülle und zweigt sich in zahlreiche Äste auf. Die versorgenden Axone (1–2, markhaltig) haben einen Durchmesser von 10–20 μm.	Übergang zwischen Sehne und Muskel, Gelenkkapsel und Gelenkbänder.	Mechanische Spannungsentwicklung (mechanische Belastungen, Druck und Zug), niedrige/variable Reizschwelle, langsame Anpassung an den Reiz.	Impulsraten proportional zur Intensität der Spannung (unabhängig von der Schnelligkeit der Spannungsentwicklung), relativ langsame Anpassung an den Reiz.	Kontrolle der Kontraktionskraft, Informationen über Gelenkwinkelstellungen und Bewegungsrichtung (Spannungssensoren). Bei Ausfall der Rezeptoren fehlen diese Informationen und es können Gelenkinstabilitäten oder Bewegungsunsicherheiten und -störungen hervorgerufen werden.

6

Tab. 6.1 Übersicht über die therapierelevanten Rezeptoren der Tiefensensibilität [M993] (*Forts.*)

Rezeptor	Aufbau	Lokalisation	Adäquater Reiz/Reizschwelle	Reaktion	Funktion
Muskelspindeln (Kahle et al. 2013, Birbaumer/Schmidt 2010, Schewe 1988, Schmidt 1987) ➤ Abb. 6.4	Bestehen aus fünf bis zehn dünnen quergestreiften Muskelfasern („intrafusalen Fasern"), die von einer flüssigkeitsgefüllten bindegewebigen Kapsel umgeben sind. Sie liegen parallel zu den übrigen Fasern des Muskels („extrafusalen Fasern") und sind bis zu 10 mm lang. Versorgende Axone: Ia-Faser, Durchmesser 13 µm, und II-Fasern (1–5), Durchmesser 9 µm.	Intrafusale Fasern setzen an Sehnen des Muskels oder an den bindegewebigen Polen der Kapsel an. Kommen in allen quergestreiften Skelettmuskeln vor.	Dehnung der extrafusalen Muskulatur, Kontraktion der intrafusalen Fasern, niedrige/variable Reizschwelle.	Ständige Impulse, variabel adaptierend.	Messen die Länge der Muskulatur (Dehnungssensoren). Sie sind wichtig für die Bewegungsregelung, geben Informationen über: • Länge • Längenänderung • Geschwindigkeit der Längenänderung der Muskeln Können auch efferent innerviert werden, indem sie Sollwerte für die Muskellänge angeben, die z. B. als Schwelle der Erregung dienen. Muskelspindeln erfüllen dadurch die Aufgabe eines wichtigen Kontrollorgans für die Motorik. Der Verlust dieser Rezeptoren kann zu Gelenkinstabilitäten führen. Vermutet wird, dass sie z. T. Funktionen anderer (Mechano-)Rezeptoren übernehmen können, wenn sie in der Therapie entsprechend geschult werden.
Freie Nervenendigungen	Erscheinen häufig in „Netzwerken", sind nicht kapsulär ummantelt, ihr Durchmesser beträgt 0,5–1,5 µm.	In fast allen Geweben des Körpers, Gelenkkapsel, Gelenkbändern, Sehnen.	Variable Reize (mechanisch, chemisch, thermisch), sehr hohe Reizschwelle.	Nicht spezifizierbare Reaktion und Adaptation, sie führen zu reflexhaften Verschaltungen.	Informationen über: • Bewegungsgeschwindigkeit • Beschleunigende und abbremsende Kräfte • Bewegungsrichtung • Gelenkposition Eine Folge der überdauernden Reizung dieser Rezeptoren sind Schmerz oder eine abweichende Haltung bzw. veränderte Bewegungsabläufe, es kommt zu *protektiven Modifikationen* in der Bewegungsausführung. Ursache hierfür sind reflektorische Adaptationen in Form von schmerzbedingten *Inhibitionen/Hemmmechanismen.* Eine Stimulation dieser Rezeptoren ist eine mögliche Ursache für Kompensationsstrategien im Bewegungsverhalten.

6

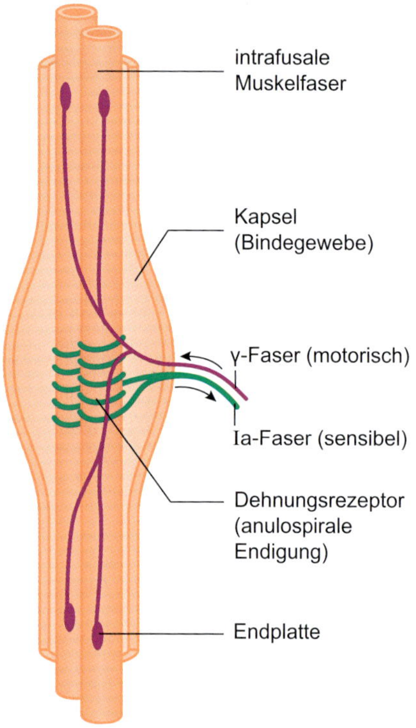

Abb. 6.4 Muskelspindel (stark vereinfachte, schematische Darstellung, nach Schmidt 1987) [L231]

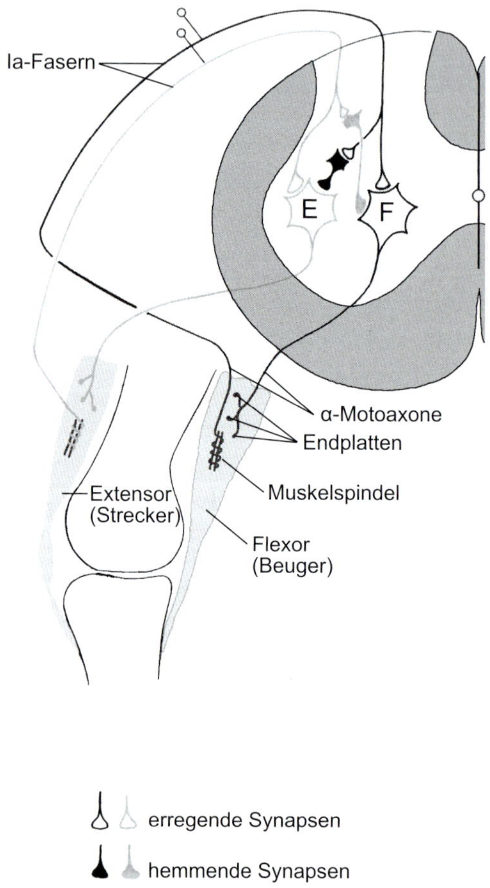

Abb. 6.5 Reflexwege des Dehnungsreflexes und der reziproken antagonistischen Hemmung. F = Flexormotoneuron, E = Extensormotoneuron des Kniegelenks. Die Beugemuskeln (Flexoren/Beuger) und die Streckmuskeln (Extensoren/Strecker) dieses Gelenks und die erregenden bzw. hemmenden Wirkungen der Synapsen sind in der Abbildung angegeben. Die hemmenden Reflexe enthalten je ein spinales Interneuron (nach Birbaumer/Schmidt 2010). [G386]

6

Auf allen Ebenen des ZNS finden rückgekoppelte Informationsflüsse nach dem Prinzip des Regelkreises bzw. eines *Reflexbogens* statt.

Die Leitungsbahn läuft vom Rezeptor (Sensor) über ein afferentes, sensibles Neuron (Afferenz) zu einem Reflexzentrum (zentrale Neuronen, i. d. R. im Rückenmark) und von dort über ein efferentes Neuron (Efferenz) zum Effektor. Als *Reflexzeit* oder auch *Latenzzeit* bezeichnet man die Zeit zwischen Beginn des Reizes und Aktion des Effektors.

Eine *Synapse* ist die Kontakt- bzw. Umschaltstelle zwischen den Zellen des Nervensystems.

Reflektorische Hemmung

Zusätzlich zu den monosynaptisch erregenden Verbindungen mit homonymen Motoneuronen bilden Ia-Fasern auch disynaptisch hemmende Verbindungen zu den antagonistischen Motoneuronen (➤ Abb. 6.6). Dieser hemmende Reflexbogen enthält ein zentrales Interneuron. Da er der kürzeste bekannte Reflexbogen ist, wird diese Hemmung als *direkte Hemmung* (Inhibition) oder auch *reziproke antagonistische Hemmung* bezeichnet. Letztere Bezeichnung beinhaltet, dass die Motoneurone antagonistischer Muskeln, z. B. Beuge- und Streckmuskeln desselben Gelenks, wechselseitig über den Reflexbogen gehemmt werden können (Birbaumer/Schmidt 2010).

INFO

Flexorreflex und gekreuzter Extensorreflex

Der Flexorreflex (Beugereflex) ist ein typischer Schutzreflex, dessen Eigenschaften zeigen, dass er einen spinalen, polysynaptischen Reflexbogen besitzt (Fremdreflex, ➤ Abb. 6.6). Zuständige Rezeptoren sind Haut- und Gelenkrezeptoren. *„Der Flexorreflex einer Extremität ist immer von einer Streckung (Extension) der gegenüberliegenden (kontralateralen) Extremität begleitet. […] Der kontralaterale Streckreflex wird auch als gekreuzter Streckreflex bezeichnet"*, ähnlich einer Laufbewegung (Birbaumer/Schmidt 2010).

Die Eigenschaften dieses Reflexes werden in der Rehabilitation z. B. nach Verletzungen der unteren Extremitäten ausgenutzt. Kann die verletzte Seite noch keiner adäquaten Belastung ausgesetzt werden, erhofft man sich durch ein gezieltes Training der gesunden unteren Extremität eine positive Auswirkung über den sog. *kontralateralen Transfer-Effekt* auf die verletzte Seite (oder: *Crossing-Effekt* über die bilaterale Funktion des pyramidalen Systems; auch Freiwald 1995).

Neben dieser Antagonistenhemmung gibt es noch zwei Mechanismen der *Agonistenhemmung*, die im Rahmen des Trainings eine Rolle spielen:

- Die *rekurrente Hemmung*, bei der Kollateralen der α-Motoneurone über kleine Zwischenneuronen (Renshaw-Zellen) auf dasselbe Motoneuron hemmend und auf die antagonistische Muskulatur fördernd wirken

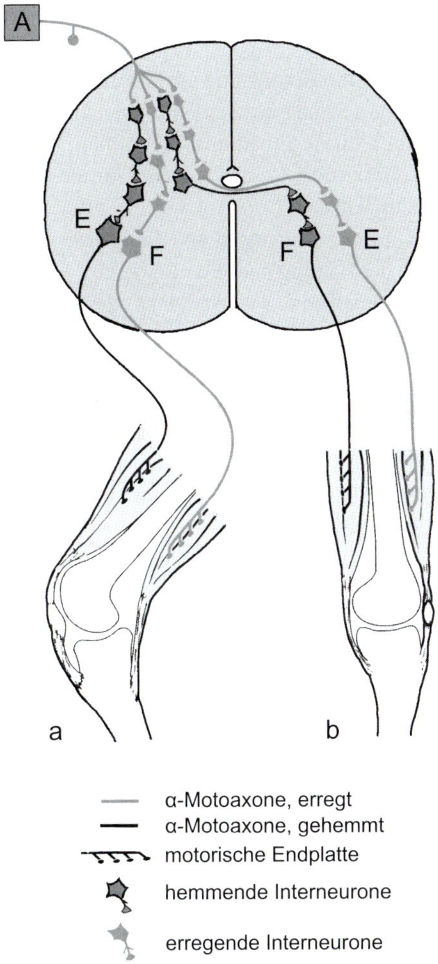

Abb. 6.6 Spinale intrasegmentale Verschaltung einer afferenten Faser von einem Nozizeptor der Haut bei a) einem ipsilateralen Beuge- (Flexor-)Reflex, b) einem kontralateralen Streck-(Extensor-)Reflex mit A = Afferenz, E = Extensor und F = Flexor (nach Birbaumer/Schmidt 2010) [G386]

- Die *autogene Hemmung,* bei der die Aktivität aus den Golgi-Sehnenorganen über etwas langsamer leitende Nervenfasern und über mehrere Zwischenneurone hemmend auf den sich kontrahierenden Muskel und fördernd auf den Gegenspieler wirkt

Durch ein traumatisches Ereignis kann es zur Schädigung von Rezeptoren oder Reizung von Nozizeptoren kommen, was direkte oder indirekte Inhibitionsmechanismen auslöst. Im akuten Stadium ist dies ein sinnvoller Mechanismus, im weiteren Genesungsverlauf ist es allerdings wichtig, dass die ursprüngliche Wahrnehmungssituation wiederhergestellt wird.

Intersegmentale Reflexverbindungen

Die intersegmentalen Reflexe mit ihren Interneuronen, die als *propriospinale Neuronen* bezeichnet werden, in der grauen Substanz des Rückenmarks liegen und deren Axone sich als *propriospinale Bahnen* in der weißen Substanz befinden, dienen der Koordination von Bewegungen. Sie ermöglichen eine integrative Funktion des Rückenmarks, das Rückenmark verfügt also über motorische Zentren.

Die Aufgabe der propriospinalen Bahnen ist die Verbindung der einzelnen Segmente untereinander (Birbaumer/Schmidt 2010).

Gelenkstabilisation und Gelenkdeafferentation

Für die dynamische Kontrolle und Stabilität der Gelenke sind reflektorische Aktivitäten verantwortlich, ausgelöst durch Reize, die von Mechanorezeptoren/Propriozeptoren aufgenommen werden. Das sensorische Feedback aus den Gelenkstrukturen wird direkt in kortikale Bahnen und Reflexbahnen projiziert, die wiederum Muskelaktivitäten zur Sicherung der dynamischen Gelenkstabilisation initiieren (➤ Abb. 6.7). Dabei ist die Interaktion und zentrale Integration der afferenten Signale aus artikulären und myogenen Komponenten entscheidend.

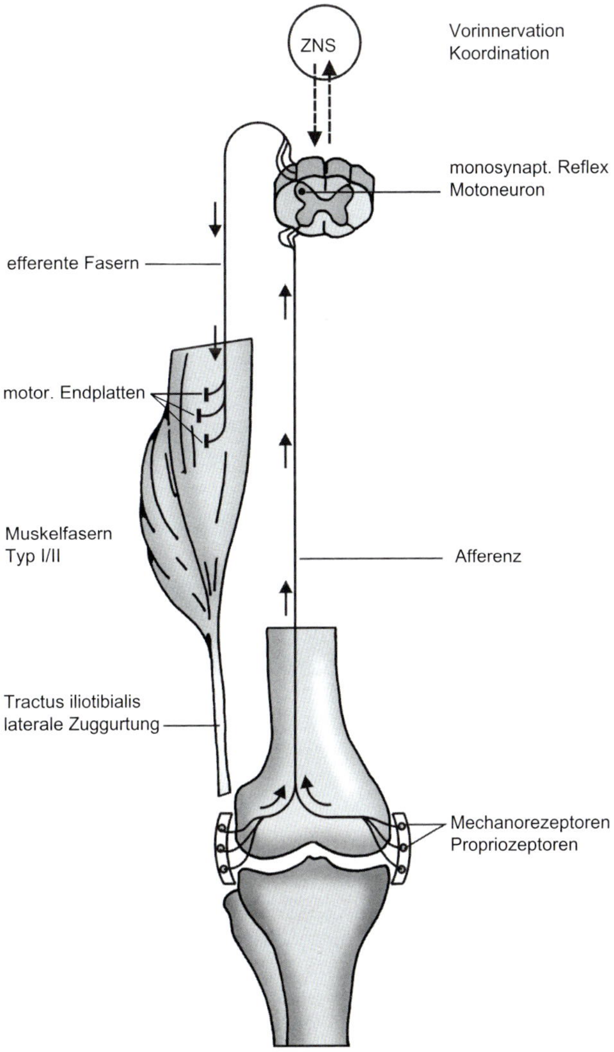

Abb. 6.7 Prinzip der Gelenkstabilisation am Beispiel des lateralen Seitenbands (modifiziert nach Nepper 1993)

Die *propriozeptiven Informationen* tragen sowohl über Reflexbahnen als auch über zentrale Verbindungen zur Bewegungskontrolle bei: Vor Initiierung einer Bewegung sind propriozeptive Informationen über die Stellung der Gliedmaßen die Basis für das gestartete motorische Programm. Während der Bewegung dienen die ununterbrochen einlaufenden propriozeptiven Signale als Grundlage für die Regelung des Bewegungsablaufs. Nach Beendigung der Bewegung wird das propriozeptive Feedback mit gespeicherten Informationen verglichen *(Bewegungserfahrung),* um die Qualität der Bewegung zu beurteilen und bestehende Programme ggf. zu modifizieren. Demnach bildet die Tiefensensibilität einen wichtigen Baustein motorischer Kontrolle, indem sie das System mit effizienten und flexiblen Informationen zur Ausführung zielgerichteter Bewegungen versorgt.

Läsionen des Bewegungssystems resultieren in einem Verlust perzeptiver Fähigkeiten (auch ➤ Kap. 7.2 „Info"). Diese partielle Deafferentation (Desensibilisierung des Gelenks und/oder afferenter Bahnen) ändert reflektorische und willkürmotorische Muster. Sie beeinflusst periphere Muskulatur und zentrale höhere motorische Zentren und resultiert durch die verminderte neuromuskuläre Kontrolle langfristig in einer Gelenkinstabilität sowie in einer Änderung motorischer Programme (➤ Abb. 6.8).

Im Rahmen zentral gesteuerter motorischer Aktionen haben perzeptorische bzw. propriozeptive Aspekte grundsätzlich drei verschiedene Funktionen:

- Sie treten vor der Ausführung einer Bewegung aus den Motivationsarealen des Systems der Bewegungssteuerung ohne Referenzen aus der Peripherie auf und werden als Bewegungswunsch mit nachfolgender Bewegungsaufforderung wahrgenommen.
- Die Bewegungsaufforderung und -ausführung startet zentral, bedarf aber eines Signals aus der Peripherie, um die motorische Aktion auf die aktuelle Situation abzustimmen, z. B. um die notwendige Stärke oder Geschwindigkeit für die Bewegungsausführung abzuschätzen.
- Geänderte Umweltbedingungen und damit verbundene Änderungen der Haltung und/oder Bewegung werden über sensorische Bahnen an das Rückenmark oder zentrale Strukturen gemeldet, die wiederum motorische Kommandos an die entsprechenden Muskelgruppen aussenden, um auf diese Abweichungen zu reagieren.

Die ersten beiden beschriebenen Mechanismen können nach einer Deafferentation relativ unbeeinträchtigt ablaufen, während der letzte der erwähnten motorischen Abläufe stark beeinträchtigt ist oder komplett verloren gehen kann.

Eine traumabedingte Deafferentation kann demnach in einer langfristigen Minderung der Bewegungsqualität resultieren. Diese äußert sich in Bewegungsunsicherheiten, z. B. in Form von latenten Gelenkinstabilitäten oder plötzlicher Destabilisierung, einem „Wegknicken" des betroffenen Gelenks bzw. der betroffenen Extremität. Dabei handelt es sich um das sog. *„Giving-Way"-Phänomen,* eine durch Irritation der Rezeptoren oder Nervenbahnen hervorgerufene Hemmung der gelenkstabilisierenden Muskulatur.

Die Gefahr der Rezidivverletzungen nach Gelenkdeafferentation ist ebenso hoch wie das Auftreten von Sekundärschäden infolge geänderter Bewegungsmuster und -programme. Diese führen zu

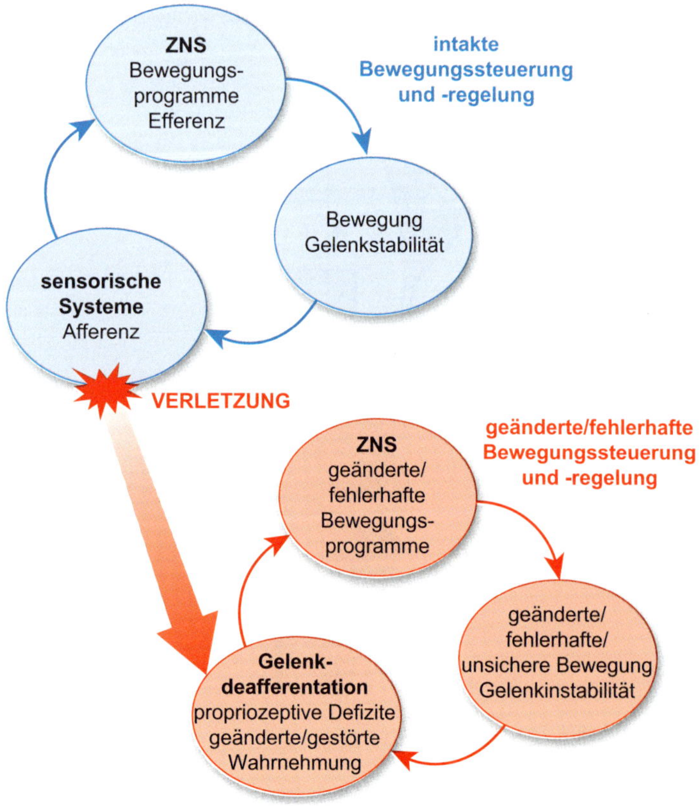

Abb. 6.8 Auswirkungen einer Verletzung/Erkrankung auf die Bewegungsausführung [M996]

unphysiologischen Belastungen anderer Bereiche des Bewegungssystems und damit zu degenerativen Veränderungen oder chronischen Erkrankungen.

Ziel therapeutischer Maßnahmen muss es daher sein, eine „Re"-Afferentation oder adäquate Kompensation der geschädigten Strukturen bzw. ihrer Bewegungsleistungen zu erreichen.

6.1.4 Gleichgewicht und Analysatoren des Gleichgewichts

Gleichgewicht bzw. Balance ist die Voraussetzung für alle Bewegungen im Raum und spielt sowohl in der Alltags- als auch in der Sportmotorik eine bedeutende Rolle. Das ständige Ausbalancieren des Körpergleichgewichts ist ein komplexer Vorgang der Wahrnehmung, Koordination und Integration sensorischer Informationen im ZNS (auch ➤ Abb. 6.2). Allein die aufrechte Körperhaltung ist eine Gleichgewichtsleistung des Körpers, in der die einwirkenden äußeren Kräfte, die Schwerkraft sowie Kräfte von Fort- und Drehbewegungen reguliert werden. Alle aktiven Bewegungen stellen in der Summe Veränderungen von Gleichgewichtszuständen dar.

Fünf verschiedene Analysatoren mit unterschiedlichen Aufgaben haben Einwirkung auf die Gleichgewichtssicherung (Zimmer/Circus 1999, Meinel/Schnabel 2007, Hotz/Weineck 1988):

- Statikodynamischer bzw. vestibulärer Analysator
- Kinästhetischer Analysator
- Optischer Analysator
- Taktiler Analysator
- Akustischer Analysator

INFO

Analysatoren des Gleichgewichts

Statikodynamischer/vestibulärer Analysator: Das Vestibularsystem im Innenohr reguliert die richtige Raumlage des Körpers bei motorischen Handlungen und informiert über Richtungs- und Beschleunigungsveränderungen des Kopfes. Zusammen mit Augen und Stützmotorik, auf die es einen speziellen Einfluss hat, bildet es die Grundlage des statikodynamischen Analysators für die Erhaltung des Gleichgewichts des menschlichen Körpers.

Kinästhetischer Analysator: Mechanorezeptoren in Muskeln, Sehnen, Bändern und Gelenken. Sie vermitteln Raum-, Zeit- und Spannungsverhältnisse des Körpers. Der kinästhetische Analysator reguliert die Eigenbewegungen des Körpers sowie die Entwicklung der Bewegungsvorstellung und des Bewegungsgedächtnisses.

Taktiler Analysator: Rezeptoren an der gesamten Körperoberfläche. Sie geben Informationen zur Form und Oberfläche berührter Gegenstände. Über die Rezeptoren der Fußsohle wird besonders die Stützmotorik angesprochen. Taktiler und kinästhetischer Analysator werden auch unter dem Begriff des *somatosensorischen Analysators* zusammengefasst.

Optischer Analysator: Das Auge. Seine Rezeptoren arbeiten als Distanz- oder Telezeptoren und geben Auskunft über Eigen- und Fremdbewegungen sowie Umweltbedingungen. Es leistet einen ausschlaggebenden Beitrag zur Gleichgewichtsregulation. Es ist für die Sicherung des aufrechten Stands (da es den optischen Bezugspunkt liefert) und des Bewegungsvollzugs verantwortlich. Die Bedeutung wird besonders deutlich, wenn das Sehen ausgeschaltet wird, da es zu Gleichgewichtsunsicherheiten kommt.

Akustischer Analysator: Das Ohr. Es spielt bei der Erhaltung des Körpergleichgewichts eine untergeordnete Rolle. Akustische Signale können Bewegungsausführungen bei dynamischen Gleichgewichtsleistungen unterstützen; eine gestörte akustische Wahrnehmungsfähigkeit hat häufig eine reduzierte Rhythmisierungsfähigkeit und ggf. Bewegungsunsicherheiten zur Folge.

Der vestibuläre Analysator (das Gleichgewichtsorgan im Innenohr) dominiert bei aufrechten Bewegungen nahezu alle anderen Rezeptoren/Analysatoren. Besonders in unsicheren Situationen, z. B. beim Stehen und Gehen auf instabilen Untergründen, übernimmt dieses System die Führung und Kontrolle. Eine differenzierte Gestaltung entsprechender Trainingsprogramme zur Schulung der Propriozeption muss an diese Grundbedingung angepasst werden. Oft ist das sog. „propriozeptive Training" eher eine Schulung des vestibulären Systems, ein Gleichgewichtstraining. Der Wiederaufbau des afferenten Sets nach traumatischen Läsionen ist aber nur unter Reduktion der Dominanz des vestibulären Analysators effektiv. Die Bereiche des propriozeptiven, des Gleichgewichts- und des Bewegungs- bzw. Koordinationstrainings sollten aus diesem Grund zunächst immer einer getrennten Betrachtung unterzogen und erst im weiteren Therapieverlauf zusammengeführt werden. In der Gesamtheit wird dieses als *funktionelles sensomotorisches Training* bezeichnet.

6.2 Sensomotorisches Training in der Therapie

Sensomotorische Aktivitäten lassen sich hinsichtlich ihrer Komplexität und des Ausmaßes an willkürlicher Kontrolle unterteilen in *Reflexe, rhythmische Bewegungsmuster* und *willkürliche Bewegungen.*

Ein sensomotorisches Trainingsprogramm muss demnach so konzipiert sein, dass es die folgenden drei Stufen motorischer Kontrolle abgreift:

- Spinale Reflexe
- Hirnstammaktivität
- Bewusste und unbewusste Bewegungsprogramme

Sensomotorisches Training umfasst die Schulung der Wahrnehmung sowie der Verarbeitung und Umsetzung sensorischer Informationen in eine adäquate Bewegungshandlung. Es beinhaltet

- Wahrnehmungstraining,
- motorisches (Um-)Lernen,
- koordinatives und funktionelles Training.

6.2.1 Aspekte des sensomotorischen Trainings

Die Qualität der *bewussten* Bewegungsausführung während des Übens ist beim sensomotorischen Training entscheidend, um im Alltag eine verbesserte *unbewusste,* automatisierte Bewegungsqualität zu erreichen. Die Bewegungsqualität im Training wird bestimmt

- durch die korrekte Ausrichtung der Körperteile,

- durch den bewussten Einsatz der Muskulatur zur Durchführung von Bewegungen in physiologischen Achsen und Ebenen,
- durch die Kontrolle von Bewegungskopplung, -geschwindigkeit und -rhythmus.

Das sensomotorische Training zielt auf die Verbesserung der *Balance* und *Bewegungskontrolle* ab – auf bewusster, auf automatisierter sowie auf reflektorischer Ebene. Die Balancefähigkeit umfasst Fähigkeiten der *statischen* und der *dynamischen Balance.* Voraussetzung für eine optimale Balance ist eine ausgereifte Propriozeption. Ein sensomotorisches Training beginnt daher immer mit einer *Wahrnehmungsschulung.* Eine Schulung der Gleichgewichtsregulation ohne vorheriges, fast abgeschlossenes Training der Propriozeption kann zu Veränderungen von Bewegungsprogrammen führen. Eine zeitliche Abstimmung von propriozeptivem Training und Balance- sowie Bewegungstraining ist unbedingt notwendig (➤ Kap. 6.1.4).

Die *Rolle der Analysatoren des Gleichgewichts* für das sensomotorische Training:

- Der Ausfall eines der Analysatoren, die das Gleichgewicht und damit die Koordination und Bewegung bestimmen, hat einen vermehrten Einsatz der übrigen Analysatoren zur Folge.
- Ist der kinästhetische Analysator betroffen, wird i. d. R. hauptsächlich über den optischen Analysator kompensiert. Bewegungen bzw. die Stellung der Extremitäten im Raum werden vom Patienten optisch kontrolliert. Zusätzlich ist der Einsatz dieses Analysators für andere Bereiche eingeschränkt, was die Unsicherheit des Patienten verstärkt und die Verletzungsgefahr erhöht.
- Ohne kinästhetische bzw. propriozeptive Fähigkeiten sind keine sicheren physiologischen Bewegungen möglich. Propriozeption ist der Schlüssel, der die Balance bestimmt. Balance/Gleichgewicht integriert propriozeptive Signale mit dem visuellen, vestibulären, kinästhetischen und motorischen System und zeigt sich damit verantwortlich für alle Bewegungshandlungen.

6.2.2 Lernen und Training von Bewegung

Bewegungslernen bzw. motorisches Lernen erfolgt über mehrere *Lernstufen:* Erwerben – Verfeinern – Festigen – Anwenden – variables Verfügen.

Motorisches Lernen schließt ein:

- Verarbeitung sensorischer Inputs
- Motorische Kontrolle
- Gewinnung von Bewegungsfertigkeiten und -fähigkeiten
- Deren Anwendung und Speicherung in verschiedenen Situationen

Die Wahrnehmung und deren Transfer zu Bewegungsfertigkeiten und -verhalten ist für das motorische Lernen von großer Bedeutung (Bizzini 2000, Birbaumer/Schmidt 2010, Leonard 2015, Hotz/Weineck 1988). Zu Beginn des Lernens ist eine bewusste Kontrolle der Bewegungskomponenten notwendig, die im fortgeschrittenen Stadium nachlässt; die Bewegung wird *automatisiert.* Automatisierte Bewegungen werden komplett ohne bewusste Kontrolle durchgeführt.

In der Therapie handelt es sich im Rahmen der Bewegungsschulung in der Regel nicht um ein motorisches Neulernen einer Bewegung, sondern ein *Um- bzw. Wiedererlernen,* das Aufbrechen einer *Schonhaltung.*

MERKE

Das Einnehmen einer **Schonhaltung** ist eine zunächst sinnvolle Adaptation an eine akute Situation, die dem Patienten die Bewältigung des Alltags ermöglicht und die geschädigte Struktur schützt. Wenn die strukturelle Integrität wiederhergestellt ist, wird ein geändertes Bewegungsmuster zu einem behandlungsbedürftigen Phänomen.

Ein im Sinne einer Schonhaltung geändertes Bewegungsmuster manifestiert sich infolge eines Traumas oder einer Erkrankung normalerweise aufgrund physiologischer Defizite oder Schmerzen, die eine optimale Ausführung der Bewegung nicht ermöglichen. Das heißt, es erfolgt ein zentrales Umlernen, das durch die Situation der Peripherie (z. B. eine Bewegungseinschränkung in einem bestimmten Gelenk) oder durch Rezeptorirritationen oder Schmerz regelrecht kompensatorisch „erzwungen" wird. Nach der Behebung von Defiziten bzw. Reduktion der Schmerzen im Therapieverlauf sind in der Regel alle motorischen Aktivitäten wieder uneingeschränkt durchführbar, es besteht jedoch kein Zwang „von außen", das Bewegungsprogramm erneut zu ändern. Um eine optimale Bewegung zu erreichen und Sekundärschäden zu vermeiden, ist eine Rückänderung des Programms jedoch notwendig.

INFO

Bewegungsschulung

Es handelt sich bei der Bewegungsschulung im Rahmen der Therapie um eine *Umprogrammierung* eines Bewegungsmusters, ein motorisches Umlernen auf supraspinaler Ebene. Die Schwierigkeit des Umlernens – im Gegensatz zum Neulernen – besteht darin, dass anstelle des bestehenden Musters ein sehr Ähnliches entwickelt werden muss. Es besteht die Gefahr, dass der Patient auf das Bekannte zurückgreift, anstatt ein neues Profil auszubilden. Das Umlernen erfordert eine nachhaltige Bewusstmachung und ein intensives Üben der Zielbewegung.

Der Ablauf der Bewegungsschulung bzw. des Bewegungstrainings umfasst

- die Entwicklung der *Sensibilität* des Patienten für die eigene Bewegung,
- den Aufbau einer *Bewegungsvorstellung* auf der Basis eines Bewegungsauftrags durch den Therapeuten,
- das bewusste *Üben* und *Verarbeiten von Bewegungserfahrungen.*

Bewegungsvorstellungen werden über Demonstration, Erklärung und Eigenrealisation vermittelt. Der Therapeut muss auf (Teil-)Komponenten in der Haltung und im Bewegungsverlauf verbal hinweisen. Zusätzlich unterstützen optische (z. B. Spiegel) und taktile Informationen (z. B. Bewegungen führen, Widerstände geben) die Wahrnehmung. So wird dem Patienten zunächst eine „äußere Sichtweise" der Bewegung vermittelt (visuell, taktil), die sich im Lernprozess zu einer „inneren Vorstellung" entwickelt (kinästhetisch).

INFO

Bewegungskorrektur

Die adäquate Bewegungskorrektur nimmt eine zentrale Bedeutung beim Bewegungslernen ein. Ausschlaggebend sind präzise, sich auf das Wesentliche beschränkende Anweisungen, die der Auffassungskapazität des Patienten angepasst sind. Unter Berücksichtigung der individuellen Präferenz sollten alle Informationskanäle eingesetzt werden (verbal, visuell, taktil etc.). Grundsätzlich ist eine unmittelbare Bewegungskorrektur sinnvoll, da das sog. *kinästhetische Gedächtnis* nur etwa 15 bis 20 Sekunden wirkt. Allerdings kann eine Korrektur während der Bewegungsausführung problematisch werden, da sich die Korrekturinformationen und die Bewegungsausführung gegenseitig stören können, was zu einer Überforderung des Patienten führt.

Entscheidend für ein erfolgreiches Bewegungslernen ist die *Bewusstmachung* der aktuellen Bewegungsausführung. Zur Bewusstmachung gehören

- Analysieren,
- Vergleichen,
- (visuelles) Kontrollieren und
- gezieltes Verbessern der Bewegung mithilfe des Therapeuten.

Nur wenn der Patient den Bewegungsablauf auch kognitiv durchdrungen und verstanden hat, kann er ihn korrekt und mit hoher Bewegungsqualität ausführen, was letztendlich ein Umlernen möglich macht.

Dazu ist es unerlässlich, dass ein ständiger Austausch zwischen Patient und Therapeut erfolgt. Klare Zielstellungen, Bekräftigung und Korrekturen seitens des Therapeuten unter Berücksichtigung der Innensicht des Patienten sind notwendig. Der Patient muss die Bewegung selbst beschreiben, seine Wahrnehmung verbalisieren. Dies erfordert eine aktive Auseinandersetzung des Patienten mit den Bewegungsprozessen, was zur Optimierung der Bewegungsregulation beiträgt. Die mentale Auseinandersetzung mit dem Bewegungsvollzug (*ideomotorisches Training,* Mayer/Hermann 2015) in Verbindung mit der praktischen Durchführung ist die Voraussetzung für ein optimales Bewegungslernen. Das bewusste Wiederholen von Bewegungen verbessert die Bewegungsvorstellung und ist die Grundlage für die Automatisierung einer Bewegung (Leonard 2015, Hotz/Weineck 1988).

6.2.3 Aufbau des sensomotorischen Trainings

1. Wahrnehmungsschulung/propriozeptives Training

Das propriozeptive Training bildet die Grundlage für alle weiteren therapeutischen Schritte und sollte therapieübergreifend sämtliche methodischen Aktionen begleiten.

Die Propriozeption sollte zunächst in der Horizontalen oder im Sitz, später übergehend in den Stand, geschult werden. Für die Aufrechterhaltung der Balance sind hauptsächlich der visuelle, der vestibuläre und der somatosensorische Analysator verantwortlich, die kompensatorisch arbeiten (➤ Kap. 6.1.4). Wenn visueller und somatosensorischer Analysator intakt sind, spielt – besonders bei der statischen Balance – das Vestibularsystem eine untergeordnete Rolle. Sobald allerdings Defizite im visuellen oder somatosensorischen Input vorliegen, wie es bei Letzterem infolge einer Deafferentation der Fall ist, wirken das Vestibularsystem und alle anderen Analysatoren kompensatorisch (Bernier/Perrin 1998).

Eine Balanceschulung ohne vorangegangene Förderung der Propriozeption in horizontaler Lage ist zwar möglicherweise erfolgreich, basiert zu großen Teilen aber auf kompensatorischen Leistungen der anderen Analysatoren, insbesondere des Vestibularsystems. Die Folgen werden in alltäglichen motorischen Aktionen deutlich, vor allem bei komplexen Bewegungsanforderungen, wenn alle Analysatoren zur Lösung der Situation gefordert sind und keine Ressourcen zur Kompensation defizitärer Strukturen (Rezeptoren) mehr bereitstehen.

Ein Argument für den Aufbau des afferenten Sets im aufrechten Stand ist die Tatsache, dass diese Anforderung der notwendigen Funktion propriozeptiver Leistungen entspricht; allerdings wird hier aus oben genannten Gründen die vorhergehende Schulung der Propriozeption in horizontaler Lage als unbedingt erforderlich angesehen. Das Üben im Liegen oder im Sitz ist auch durch die Notwendigkeit der bewussten Aufgabenbewältigung erforderlich. Die Aufmerksamkeit des Patienten kann wesentlich gezielter auf die Wahrnehmungsvorgänge gelenkt werden, wenn die Übung nicht im Stand erfolgt.

MERKE

Ein propriozeptives Training ist nur bei absoluter *Schmerzfreiheit* durchzuführen, da ansonsten reflektorische Hemmmechanismen auftreten können, die kontraproduktiv wirken und eine optimale Aufmerksamkeitsfokussierung auf propriozeptive Abläufe verhindern (Nepper 1993).

2. Schulung der statischen und dynamischen Balance

Das Training der *statischen Balance* muss stufenweise aufgebaut werden:

- Vom bi- zum monopedalen Stand
- Von Übungen mit offenen zu Übungen mit geschlossenen Augen
- Zunächst mit Einsatz der oberen Extremitäten zur Unterstützung der Gleichgewichtskontrolle und dann ohne
- Von Übungen auf stabilem zu Übungen auf instabilem Untergrund

Wichtig ist bei allen Übungen die bewusste Ausrichtung und Aufrechterhaltung der physiologischen Beinachse(n) sowie der gesamten Körperhaltung. Basis hierfür ist die „richtige" Fußstellung („kurzer Fuß" nach Janda: Ferse sowie Ballen der Großzehe und 5. Zehe auf den Untergrund/in den Boden drücken [„festklammern"] → isometrische Anspannung der Fußmuskulatur, aktiver Aufbau des Fußgewölbes, s. a. ÜK 10). Ziel ist die Verbesserung der Gelenkstabilisation und – über die Förderung posturaler Synergien – die (Wieder-)Herstellung einer sicheren und physiologischen Haltung als Voraussetzung für eine souveräne Bewegungsausführung. Die aktive Stabilisation eines Gelenks ist nur gewährleistet, wenn die Kraftentwicklung zeitgerecht optimal gesteuert wird.

Durch den Einsatz instabiler Untergründe in Verbindung mit zielgerichteten Bewegungsaufgaben erfolgt eine Beanspruchung des sensomotorischen Systems sowohl auf reflektorischer und Hirnstammebene als auch hinsichtlich bewusster Bewegungsprogramme. Übungen auf instabilen Ebenen fordern entsprechende Reflex- und Hirnstammaktivitäten heraus und induzieren kompensatorische Muskelaktivitätsmuster.

INFO

Bewegungsdimension des Materials

Beim Einsatz der instabilen Ebenen im Stand ist die jeweilige Bewegungsdimension des Materials zu beachten, da Vestibularsystem und posturale Reaktionen unterschiedlich gefordert werden. Horizontal schwingende Ebenen, z. B. Posturomed® oder Coordex®, bewegen sich auf einer Ebene, Kippbretter mit einer Achse umfassen eine zweidimensionale, Therapiekreisel u. ä. Geräte eine dreidimensionale Bewegungsebene. Die Berücksichtigung der Bewegungsdimension sollte auch beim Einsatz der Materialien zum Training des Rumpfs sowie der oberen Extremitäten berücksichtigt werden.

Das Training der *dynamischen Balance* erfolgt über Bewegungen des Körpers bzw. der Extremitäten im Raum und wird ebenfalls über methodische Variationen gesteigert (➤ Tab. 6.2). Die dynamische Balance sollte nach der statischen geschult werden, da es ansonsten wiederum zur Kompensation durch das Vestibularsystem kommen kann.

6

3. Schulung der Gleichgewichtsreaktionen und -kontrolle und der Autostabilisation

Die Verbesserung der Gleichgewichtsreaktionen und -kontrolle wird durch das Balancetraining in seinen verschiedenen Ausführungen erzielt; darüber hinaus muss der Erhalt des Gleichgewichts auch bei Störfaktoren von außen (Stößen, Schüben etc.) gesichert sein und entsprechend trainiert werden.

Tab. 6.2 Übungsbedingungen und -methoden im Rahmen des sensomotorischen Trainings [M993]

Ziele	Methoden
• Posturale Balance/statische Balance • Dynamische Balance • Gleichgewichtskontrolle • Autostabilisation	• Bipedales Üben → monopedales Üben • Stabiler Untergrund → instabiler Untergrund • Veränderungen auf horizontaler und vertikaler Ebene • Fortbewegung mit/ohne visuelle Kontrolle • Externe Störfaktoren
• Verbesserung der Bewegungssteuerung/-regelung • Bewegungsvielfalt • Bewegungsqualität	• Präzision und Zeitdruck • Vertikale und horizontale Bewegungen • Eingelenkige und mehrgelenkige Bewegungen • Lineare und rotatorische Komponenten • Ausschaltung anderer Analysatoren • Einbeziehung verschiedener Körpersegmente

Die *Autostabilisation* wird insbesondere durch die Beeinflussung bzw. Ausschaltung von Analysatoren des Gleichgewichts geschult. Diese Stufe muss mit allen Patienten, unabhängig von der Lokalisation der Schädigung, erarbeitet werden.

INFO

Stabilisationsfähigkeit

Unter Stabilisationsfähigkeit wird die Fähigkeit der optimalen qualitativen und quantitativen neuronalen Ansteuerung und Kontraktion der für die Stabilisierung des Zielkörperabschnitts relevanten Muskulatur verstanden. Voraussetzung für die adäquate Stabilisation eines Körperabschnitts oder des gesamten Körpers ist eine ausreichende Möglichkeit zur Kraftentwicklung sowie die Fähigkeit der Muskulatur, aktiv und reaktiv, konzentrisch und exzentrisch arbeiten zu können.

4. Verbesserung der Bewegungsqualität und -vielfalt bei hoher Bewegungssicherheit

Einfache Bewegungen werden unter erschwerten Bedingungen ausgeführt bzw. durch komplexere Bewegungen ersetzt, die schließlich auch unter verschiedenen Bedingungen durchgeführt werden. Variationsmöglichkeiten sind:
- Ausgangsstellung
- Bewegungsausführung
- Beidseitiges Üben
- Rhythmus
- Rotationen in die Bewegungen integrieren
- Zusätzliche Aufgaben für die anderen Extremitäten
- Übungskombinationen
- Fortbewegung
- Reizung des Gleichgewichtssinns (vestibuläres System)
- Einschränkung der optischen/akustischen Wahrnehmung
- Veränderte Übungsbedingungen
- Veränderte äußere Bedingungen
- Zeitvorgaben

Methodische Variationen sind ➤ Tab. 6.2 zu entnehmen.

Parallel dazu werden je nach Bedarf alltags-, freizeit-, berufs- und sportspezifische Bewegungen trainiert.

MERKE

Insgesamt ergibt sich aus diesen Überlegungen folgende *Trainingshierarchie* für ein sensomotorisches Training:
- Schulung der Propriozeption in horizontaler Ebene zur Reduktion des Einflusses des vestibulären Systems
- Schulung der statischen Balance in horizontaler und vertikaler Ebene, stufenweise, aufbauend
- Schulung der dynamischen Balance und zeitgleich Schulung der Gleichgewichtsreaktionen
- Schulung von situationsabhängiger und unabhängiger Bewegungsvielfalt und -qualität bei bestehender Bewegungssicherheit

Dabei laufen die einzelnen Phasen nicht notwendigerweise in einer strikten chronologischen Reihenfolge ab, sondern die Übergänge sind fließend bzw. Zielsetzungen werden parallel verfolgt. Der spezifische methodische Aufbau für ein sensomotorisches Training in der Therapie ist ➤ Abb. 6.9 zu entnehmen.

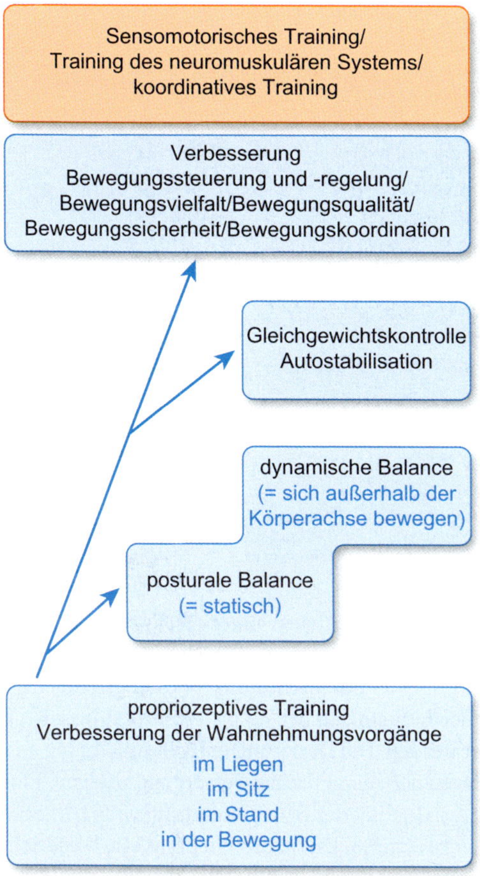

Abb. 6.9 Methodischer Aufbau des sensomotorischen Trainings in der Therapie [M996]

INFO

Adaptationszeiten

Bei der Planung und Durchführung des sensomotorischen Trainings ist zu berücksichtigen, dass die Adaptationszeiten der unterschiedlichen Systeme der dargestellten Trainingshierarchie entsprechen und ihnen genügend Zeit eingeräumt werden sollte. Das sensorische System passt sich am schnellsten Reizen an, gefolgt von myostatischen Reflexen und posturalen Synergien, die unter anderem dafür verantwortlich sind, den Stand aufrechtzuerhalten. Automatisierte Abläufe zur Sicherung der dynamischen Kontrolle entwickeln sich zögernder, sie basieren auf Reflexen, posturalen Synergien und Bewegungserfahrung. Am langsamsten adaptiert das willkürliche System der Bewegungssteuerung (Bernier/Perrin 1998).

Der Aufbau des sensomotorischen Trainings bezieht sich in der beschriebenen Form vorwiegend auf die Therapie der unteren Extremitäten und des Rumpfs bzw. auf das Gesamtkörpertraining. Die Rehabilitation der oberen Extremitäten verfolgt andere Therapieschwerpunkte, sie umfasst neben der Stabilisation des Schultergelenks auch die Schulung der Auge-Hand-Koordination. Visuell kontrollierte Ziel- und Greifbewegungen spielen eine große Rolle im alltäglichen Bewegungsverhalten, daher ist die Förderung der Koordination zwischen Auge- und Handbewegungen essenzieller Bestandteil der Therapie nach Verletzungen der oberen Extremitäten.

Die konsequente Fortführung bzw. die Endphase des sensomotorischen Trainings ist der Übergang zur Förderung der fundamentalen koordinativen Fähigkeiten: kinästhetische Differenzierungsfähigkeit, räumliche Orientierungsfähigkeit, komplexe Reaktionsfähigkeit, Gleichgewichtsfähigkeit und Rhythmisierungsfähigkeit, angelehnt an das „klassische“ oder besser sportart-/berufsspezifische Koordinationstraining (➤ Kap. 6.2.4).

6.2.4 Grundsätze des koordinativen Trainings

Koordination wird in allgemeinen Definitionen als die Organisation von Bewegungsvollzügen in Abhängigkeit von einem antizipierten Ziel definiert (Meinel/Schnabel 2007) bzw. beschrieben als das „Zusammenwirken von ZNS und Skelettmuskulatur innerhalb eines gezielten Bewegungsablaufs“ (Hollmann/Strüder 2009).

In einer groben Unterteilung unterscheiden wir:

- *Intramuskuläre Koordination:* Zusammenwirken von Nerven und Muskulatur innerhalb eines gezielten Bewegungsablaufs
- *Intermuskuläre Koordination:* Zusammenspiel verschiedener Muskelgruppen innerhalb eines gezielten Bewegungsablaufs

Auch Umweltbedingungen beeinflussen die koordinative Leistungsfähigkeit, da Bewegungen situationsangepasst ausgeführt werden müssen. Die *motorische Steuerungsfähigkeit* dominiert bei konstanten Umweltbedingungen, die *motorische Anpassungs- und Umstellungsfähigkeit* bei variablen Umweltbedingungen.

Teilkomponenten der Bewegungskoordination sind die koordinativen Fähigkeiten, die sich in erster Linie durch Prozesse der Bewegungssteuerung und -regulation bestimmen. Diese Prozesse sind abhängig von der Qualität und von der Schnelligkeit der aufgabenrelevanten Informationsaufnahme und -verarbeitung sowie von deren neuromuskulärer Umsetzung in Bewegungshandlungen. Das neuromuskuläre System hat demnach zwei Möglichkeiten, zu reagieren und die Bewegungsqualität zu verbessern:

- Über die Ausdifferenzierung der Reizsignale (höhere Präzision/Genauigkeit der Bewegung)
- Über die Weiterleitungsgeschwindigkeit (höhere Geschwindigkeit)

INFO

Die sieben koordinativen Fähigkeiten

Man unterscheidet zwei grundlegende koordinative Fähigkeiten (Roth 1996):

- Bewegungsschnelligkeit
- Bewegungspräzision

Generell werden sieben allgemeine koordinative Fähigkeiten formuliert (Meinel/Schnabel 2007):

- Differenzierungsfähigkeit
- Orientierungsfähigkeit
- Kopplungsfähigkeit
- Umstellungsfähigkeit
- Rhythmisierungsfähigkeit
- Gleichgewichtsfähigkeit
- Reaktionsfähigkeit.

Die Bewegungskoordination ist eine qualitative Komponente der Motorik und sorgt für:

- Ökonomie der Bewegungsdurchführung
- Angemessene Bewegungsstärke
- Anpassung von Bewegungstempo und -umfang
- Bewegungskonstanz und Präzision der Bewegung
- Optimale Bewegungskopplung

In der Regel sind koordinative Fähigkeiten verfestigte und generalisierte Abläufe in den Steuerungs- und Regelungsprozessen motorischer Handlungen. Sie sind Voraussetzung für die angemessene Ausführung von Bewegungen. Eine gute Koordination ist an adäquate Nervenimpulse, eine funktionstüchtige Wahrnehmung und eine leistungsfähige Skelettmuskulatur gebunden.

Über eine Verbesserung der sensorischen Differenzierungsfähigkeit, der zeitlichen und räumlichen Wahrnehmung sowie des Gleichgewichts- und Reaktionsvermögens sollen mittelfristig folgende Ziele erreicht werden:

- Ökonomisierung der Bewegungsabläufe
- Verbesserung der motorischen Lernfähigkeit
- Erhöhte motorische Anpassungsfähigkeit an nicht standardisierte Situationen
- Verbesserte Reaktions- und Gleichgewichtsfähigkeit (Sturz-/Unfallprophylaxe)

Die fundamentalen koordinativen Fähigkeiten – kinästhetische Differenzierungsfähigkeit, räumliche Orientierungsfähigkeit, motorische Reaktionsfähigkeit, Gleichgewichtsfähigkeit und Rhythmisierungsfähigkeit – werden über die Grundsätze von Vielfältigkeit, Variation, Steigerung der Anforderungen und Berücksichtigung der individuellen Voraussetzungen geschult.

Für die differenzierte Gestaltung des „klassischen" Koordinationstrainings wird an dieser Stelle auf die weiterführende Literatur verwiesen (z. B. Neumaier 2016).

6.2.5 Belastungsdosierung des sensomotorischen Trainings

Das sensomotorische/koordinative Training sollte zu Beginn einer Therapieeinheit (TE) stattfinden und variabel gestaltet sein, um verschiedene Systeme anzusprechen. Koordinative Prozesse bzw. motorisches (Um-)Lernen erfordern eine bewusste *Auseinandersetzung mit der Bewegungsaufgabe* sowie intensive Reize. Daher ist es wichtig, in Abhängigkeit von der Aufgabe auf eine *ausreichende Regenerationszeit* in einer Therapieeinheit und zwischen verschiedenen Therapieeinheiten zu achten (Freiwald et al. 1998, Weineck 2019). Der vollständige neuronale und energetische Regenerationsprozess beläuft sich nach einem sensomotorischen Training intensitätsabhängig auf etwa 48–72 Stunden (➤ Kap. 1.6.3, ➤ Tab. 1.3).

Empfehlungen zur Belastungsdosierung des sensomotorischen/koordinativen Trainings sind ➤ Tab. 6.3 zu entnehmen.

Kriterium für die *Übungshäufigkeit* ist immer eine hohe/stabile Bewegungsqualität und die Fähigkeit des Übenden zur bewussten Auseinandersetzung mit der Übung. Erst in späteren Rehabilitationsphasen kann ein Training im konditionell, koordinativ oder mental ermüdeten Zustand durchaus sinnvoll sein, um die sensomotorischen Fähigkeiten auch unter erschwerten Bedingungen zu schulen (Martin 2016, Neumaier 2016).

Tab. 6.3 Empfohlene Belastungsdosierung des sensomotorischen Trainings [M993]

Trainingselement	Dauer
Erwärmung	7–10 Minuten
Trainingsdauer	10–45 Minuten
Übungsfrequenz • Bewegungspräzision • Konstanz der Bewegungsausführung • Bewegungsqualität bei erhöhter Geschwindigkeit	20–40 Wdh. pro Übung/Trainingseinheit • 1–10 Wiederholungen • 10–40 Wiederholungen • 1–10 Wiederholungen
Statische Übungen (z. B. Einbeinstand)	10 bis max. 15 Sekunden
Pausenzeiten	Lohnende Pausen, abhängig von Übungsintensität, mindestens 60 Sekunden
Regenerationszeiten zwischen den Trainingseinheiten	ca. 48–72 Stunden

- Es sollte mit einer durchschnittlichen Übungsfrequenz von 20–40 Wiederholungen bei 90- bis 100-prozentiger Regeneration trainiert werden. Die Dosierung muss in Anlehnung an die Grundlagen der energetischen Versorgung erfolgen. Eine Minderung der Qualität der Bewegungsausführung tritt bei einem Wert von ca. 7 mmol Laktat pro Liter Blut ein. Diese Schwelle ist bei ununterbrochenem Üben nach ca. 45–60 Sekunden erreicht (Hollmann/Strüder 2009). Daher sollte eine Übungsphase die Dauer von einer Minute nicht überschreiten und entsprechende Pausenzeiten sollten eingeräumt werden.
- Statische Übungen, z. B. der statische Einbeinstand, sind nicht länger als 10–15 Sekunden auszuführen, da in der Regel nach ungefähr 6 Sekunden maximaler isometrischer Muskelkontraktion die Energiebereitstellung in der angesprochenen Muskulatur nicht mehr gewährleistet ist. Auch aufgrund der Ermüdung des Nervensystems sollte eine Haltedauer den genannten Zeitrahmen unter der gegebenen Zielsetzung nicht überschreiten (Hollmann/Strüder 2009).
- Die Schulung der Bewegungsqualität und -präzision erfolgt mit geringer Wiederholungszahl pro Satz (1–10). Nach Erarbeitung des Bewegungsmusters wird die Konstanz der Bewegungsausführung mit einer Frequenz von mindestens 10–40 Wiederholungen geübt. Gleichbleibende Bewegungspräzision unter Hinzunahme des Faktors Zeitdruck ist wiederum mit einer geringeren Anzahl von Wiederholungen (1–10) zu trainieren. Die genaue Wiederholungszahl ist vom Trainingsziel und dem individuellen konditionellen und psychischen Leistungsniveau des Übenden abhängig und wird durch die Qualität der Bewegungsausführung – die der Beurteilung des Therapeuten obliegt – bestimmt (Neumaier 2016).

Zum Ende der Rehabilitationsmaßnahme kann eine Schulung der *Bewegungssicherheit* unter Beibehaltung einer hohen Bewegungsqualität unter Ermüdung erfolgen. Wird zu früh unter diesem Aspekt trainiert, besteht die Gefahr der „Einschleifung" nicht erwünschter

Programme, das sensomotorische Training wäre wirkungslos und würde seiner Zielsetzung nicht gerecht.

6.2.6 Funktionelles sensomotorisches Training

Je nach Lokalisation der Verletzung/Erkrankung variieren Schwerpunkte und Ziele des funktionellen sensomotorischen Trainings bzw. des Bewegungstrainings. Die unteren Extremitäten müssen in erster Linie hinsichtlich Stabilisationsfähigkeit, Dynamik, Fortbewegung und Bewegungsfluss geschult werden. Bei Verletzungen der oberen Extremität stehen die Stabilisation des Schultergelenks bei erhaltener Mobilität sowie die Feinmotorik der Hand und die Auge-Hand-Koordination im Vordergrund. Nach Schädigungen des Rumpfs und der Wirbelsäule ist die Haltungs- und Stabilisationsfähigkeit dieses Körperabschnitts wiederherzustellen.

- Nach Verletzungen und Erkrankungen der *unteren Extremitäten* und der *Wirbelsäule* sind die Folgen perzeptiver Störungen meist gravierend und haben Auswirkungen auf den gesamten Körper/das gesamte System, was sich in Haltung und Gangbild zeigt.
- Verletzungen und Erkrankungen im Bereich der *oberen Extremitäten* bewirken lokale Haltungsänderungen, die ggf. den gesamten Rumpf/Oberkörper einbeziehen. Von besonderer Bedeutung ist hier auch die Optimierung der Bewegungsabläufe, der Arthrokinematik der Schulter, insbesondere die Wiederherstellung des skapulohumeralen Rhythmus.
- Bei *Hand- und Fingerverletzungen* ist es das erste Ziel, die für den Alltag notwendige Feinmotorik und Auge-Hand-Koordination wiederherzustellen. Dazu werden alltägliche Utensilien wie Stift, Schere, Messer, Gabel etc. eingesetzt und Geschicklichkeitsübungen durchgeführt.
- Bei Indikationen der *Wirbelsäule* kommt es zu Abweichungen der Position im Stand. Es gelten hier die gleichen Punkte wie in Bezug auf Rumpf und untere Extremitäten. Zusätzlich ist speziell auf die Haltung des Oberkörpers zu achten, die aufgrund der verschiedenartigen Indikationen der Wirbelsäule sehr unterschiedliche Ausprägungen und Problematiken aufweisen kann.

Das sensomotorische Training ist ein individuelles und progressiv ausgerichtetes Training, das über Übungen im Stand hinaus multiplanare (d.h. in allen drei Körperebenen stattfindende) Übungen nutzt, um die Leistungsfähigkeit in Bezug auf Alltagsaktivitäten (engl.: *activities of daily living*) sowie Freizeit- und Hochleistungssportarten zu verbessern (Beckham/Harper 2010). Es zielt auf das Zusammenspiel der Muskeln innerhalb komplexer Bewegungsformen ab (intermuskulär) und wird inzwischen auch häufig als „funktionelles Training" bezeichnet

INFO

Funktionelles Training

Funktionelles Training ist sowohl im Breiten- und Leistungssport als auch in der Prävention und Therapie von Verletzungen inzwischen fester Bestandteil. Eine einheitliche Definition für den Begriff des funktionellen Trainings gibt es noch nicht (Haas/Rainer-Mitterbauer 2015, Liu et al. 2014). In der bestehenden Literatur wird funktionelles Training als zweckgebundenes, zielorientiertes Training zur Vorbereitung auf bestimmte Bewegungsanforderungen beschrieben (Boyle 2017, Liu et al. 2014). Diese Bewegungsanforderungen können Alltagsbewegungen oder die spezifischen Bewegungsanforderungen eines Leistungssportlers sein. Das Ziel eines funktionellen Trainings ist es, die Muskeln genauso zu trainieren, wie sie im Alltag oder im Sport gebraucht werden. Demnach orientieren sich die Übungen des funktionellen Trainings an den Bewegungsanforderungen und entsprechenden Bewegungsdefiziten einer Person (Boyle 2017, Klingenberg 2019, Haas/Rainer-Mitterbauer 2015).

Grundlagen des funktionellen Trainings

Verschiedene Sportarten und Alltagsbewegungen haben einige Gemeinsamkeiten, anhand derer sich Basisübungen und Trainingsgrundlagen des funktionellen Trainings ableiten lassen. Allgemein findet Bewegung überwiegend im Stehen bzw. im Gehen/Laufen statt. Entsprechend sollten funktionelle Übungen möglichst frei im Stehen durchgeführt werden. Zudem werden in Alltag und Sport meist mehrgelenkige Bewegungen ausgeführt, bei denen mehrere Muskeln beteiligt sind. Daher beinhaltet das funktionelle Training in der Regel das Training ganzer zusammengehörender Funktionsketten/Muskelschlingen in Anlehnung an die jeweiligen (sportlichen) Anforderungen und nicht das isolierte Training eines einzelnen Muskels (Haas/Rainer-Mitterbauer 2015, Boyle 2017). Allerdings gibt es Ausnahmen. So sind beispielsweise tiefe Bauchmuskulatur, Hüftmuskulatur und hintere Schulterblattmuskulatur wichtig für die Stabilität bei verschiedenen Bewegungen im Stand oder Stütz. Daher gilt für diese Muskeln eine Ausnahme und ein isoliertes Training sowie einfache Übungen mit kleinen Bewegungsumfängen sind durchaus funktionell (Boyle 2017). Kniebeugen, Ausfallschritte, Zug- und Druckübungen sind grundlegende Bewegungsmuster und daher die Basisübungen des funktionellen Trainings. Ergänzend kommen Rotationsübungen und Stabilisationsübungen hinzu (Boyle 2017, Cook et al. 2014a, 2014b) (Tab. 6.4). Voraussetzung für eine gute Bewegungsqualität sind Mobilität, Stabilität und neuromuskuläre Ansteuerung. Damit ist das sensomotorische Training auch Bestandteil eines funktionellen Trainings. Teilweise wird das funktionelle Training auch als „modernes sensomotorisches Training" beschrieben (Rühl/Laubach 2015). Das funktionelle Training eignet sich sowohl für den Wiedereinstieg ins Training nach einer Bewegungspause als auch zur Leistungssteigerung und Verletzungsprophylaxe. Entscheidend ist dabei, wie bei allen Trainingsformen, der richtige Trainingsaufbau und -inhalt. Die Grundregel lautet: Bewegungsqualität vor Komplexität und Zusatzwiderstand (Klingenberg 2019; Liu et al. 2014; Boyle 2017).

- Das funktionelle Training verbessert insbesondere folgende Faktoren (Barwick et al. 2012):
  - Propriozeption
  - Haltungskontrolle
  - dynamisches Gleichgewicht
  - statisches Gleichgewicht
  - neuromuskuläres System
  - Koordination
  - Gelenkstabilität
  - Rumpfkraft

Tab. 6.4 Basisübungen des funktionellen Trainings

Kniebeuge	
• Ausgangsposition: Schulterweiter oder noch etwas weiterer Stand, die Zehenspitzen zeigen leicht nach außen. Die Arme sind hinter dem Kopf oder vor dem Körper ausgestreckt. • Tiefsetzen, dabei das Gesäß nach hinten schieben (als würde man sich auf einen unsichtbaren Stuhl setzen, der etwas entfernt hinter einem steht). • Anschließend Beine strecken, zurück in den Stand bis zur maximalen Hüftstreckung. • **Beachte:** Rücken bleibt gerade, nicht zu weit nach vorne neigen, das Gewicht bleibt auf den Fersen, die Knie in der gesamten Bewegung leicht nach außen drücken. • Ziel ist es, die Bewegung bis ganz nach unten in die Hocke auszuführen (tiefer als 90°). Eine Ausnahme gilt bei Personen mit Kniebeschwerden und Verletzungen. Sie sollten die Übung nur bis < 90° bzw. im schmerzfreien Bereich ausführen. • **Vorübung:** halbe Kniebeuge z. B. auf eine Erhöhung, Kniestabilisation im Stand • **Weitere Übungen/Variationen:** Kniebeuge mit Gewicht, gesprungene Kniebeuge, Kniebeuge mit Miniband, Kreuzheben (s. a. ÜK 120)	ÜK 34
Ausfallschritt	
• Ausgangsposition: Hüftweiter Stand, die Zehenspitzen zeigen nach vorne. • Großer Schritt nach hinten, und das hintere Knie kurz auf den Boden tippen. Anschließend über den vorderen Fuß zurück in die Ausgangsposition drücken. • **Beachte:** Oberkörper bleibt aufrecht, vorderes Knie bleibt über dem Sprunggelenk. Der Ausfallschritt sollte zunächst nach hinten ausgeführt werden, da in diesem Fall die Achse im vorderen Bein besser kontrolliert werden kann, weil es stehen bleibt. • **Vorübung:** Einbeinstand, statischer Ausfallschritt • **Weitere Übungen/Variationen:** gesprungene Ausfallschritte, Ausfallschritt nach vorne/zur Seite/diagonal, Standwaage, einbeiniges Kreuzheben (s. a. ÜK 120)	ÜK 38
Zugübung: Rudern	
• Ausgangsposition: Schräg unter einer Stange/Ringen/einem Slingtrainer, sodass die gestreckten Arme das Körpergewicht halten, der Griff schulterweit, Zehenspitzen gelöst, nur die Fersen sind am Boden, der Körper ist in einer Linie, Gesäß und Bauch angespannt. • Über die Beugung der Arme den Körper in Richtung Stange/Ringe/Slingtrainer ziehen, bis die Ellenbogen neben dem Körper sind, anschließend wieder kontrolliert absenken, Arme strecken. • **Beachte:** Der Körper bleibt die gesamte Zeit in einer Linie, Bauch und Gesäß angespannt. Ellenbogen nicht überstrecken. • **Vorübung:** Ansteuerung der Schultermuskulatur üben, Zugübung im Stand mit Bändern • **Weitere Übungen/Variationen:** vorgebeugtes Rudern mit Hanteln, Zugübungen mit Bändern, Rudern im Stütz, einseitiges Rudern, weites Rudern	ÜK 114, ÜK 116
Druckübung: Liegestütz	
• Ausgangsposition: Stützposition, Handgelenke unter den Schultergelenken, Bauch und Gesäß angespannt, Körper in einer Linie • Über die Beugung der Arme den Körper kontrolliert in Richtung Boden absenken, bis die Brust den Boden berührt. Anschließend kontrolliert zurück nach oben drücken. Die Ellenbogen gehen dabei leicht nach außen, circa 45°-Winkel zum Körper • **Beachte:** Spannung in Bauch und Gesäß, sodass die Körpermitte nicht durchhängt, Nacken in Verlängerung der Wirbelsäule, Schultern nicht verkrampft zu den Ohren ziehen, Ellenbogen nicht überstrecken • **Vorübung:** Liegestütz mit Knien auf dem Boden oder den Armen auf einer Erhöhung • **Weitere Übungen/Variationen:** Liegestütz mit erhöhten Beinen, (einarmiges) Brustdrücken oder Überkopfdrücken mit Gewichten	ÜK 80
Rotationsübung: Russian Twist	
• Ausgangsposition: Aufrechter Sitz auf dem Boden, die Beine leicht angewinkelt, Füße vom Boden gelöst. • Mit dem Oberkörper rotieren, sodass die Hände im Wechsel links und rechts auf den Boden tippen. • **Beachte:** Der Oberkörper bleibt dabei aufrecht, stolze Brust, Rücken gerade, Bauch eingezogen • **Vorübung:** Oberkörperstabilisation und -rotation im Sitzen, Bauchmuskelübungen in Rückenlage • **Weitere Übungen/Variationen:** Russian Twist mit Gewicht, Rotationsübungen mit Bändern im Stand, Rotationswürfe mit dem Medizinball, Übung „Reverse Wood Chopper" (ÜK 126)	ÜK 96
Core-Stabilität: Unterarmstütz	
• Unterarme auf dem Boden, Ellenbogen unter den Schultergelenken, Zehenspitzen auf dem Boden, der restliche Körper wird vom Boden gelöst. Im Stütz den Körper in einer Linie halten. • **Beachte:** Bauch und Gesäß fest anspannen, sodass kein Hohlkreuz entstehen kann. Schulterblätter auseinanderziehen. Becken auf einer Höhe mit Kopf und Schultern halten. • **Vorübung:** Unterarmstütz auf den Knien oder mit erhöhten Unterarmen • **Weitere Übungen/Variationen:** Seitstütz (ÜK 107), im Unterarmstütz ein Arm/Bein lösen, Unterarmstütz mit Gewicht oder auf/mit instabilen Unterlagen (ÜK 106, 109)	ÜK 104

- Gängige *Übungsmaterialien* dieses mehrdimensionalen Trainings sind (Schoenfeld 2010, Ehrhardt 2012):
  - Seilzug
  - Latexband
  - Gymnastikball
  - Balance Board
  - Balance Pad, Ballkissen
  - Therapiekreisel
  - Vibrationstraining
- Bei den Übungen wird das eigene Körpergewicht als Widerstand genutzt, um verschiedene Körperhaltungen und -positionen einzunehmen (Boyle 2011). Eindimensionale und einachsige Bewegungen kommen im Alltag selten vor. Ein Training sollte im weiteren Verlauf daher nicht isoliert, sondern frei in allen Ebenen Reize setzen.
- Ein funktionelles Training zielt auf die Beanspruchung mehrerer Muskelgruppen und Gelenke ab, indem Bewegungen des Oberkörpers und der unteren Extremitäten kombiniert werden.
- Durch bewegungsbezogene Übungen werden mehr Anteile des Körpers beansprucht als bei einem Training, welches auf spezifischen Muskelanpassungen und isolierten Bewegungsformen basiert (Weiss et al. 2010).

Trainingsaufbau des funktionellen Trainings

Vor dem Beginn eines funktionellen Trainings und zur optimalen Planung sollte eine Bewegungsdiagnostik durchgeführt werden. Als Basis-Testverfahren hat sich der „Functional Movement Screen" (FMS)™ von Cook und Burton (2010) etabliert. Der Test überprüft die sieben grundlegenden natürlichen Bewegungsmuster und deckt entsprechende Defizite in der Bewegungsausführung auf (➤ Kap. 11.4.2). Der Aufbau eines funktionellen Trainings sollte sich zunächst an den gefundenen Bewegungsdefiziten orientieren und die Bewegungsqualität durch das Training von Mobilität, Stabilität und neuromuskuläre Ansteuerung wiederherstellen (Cook/Burton 2010; Klingenberg 2019). An erster Stelle steht die *Mobilität* als Grundvoraussetzung für eine bessere Propriozeption und damit für Stabilität und Ansteuerung. Folglich sollte jedes Training mit Mobilisationsübungen beginnen. Auch Atemtraining, statisches und dynamisches Dehnen (➤ Kap. 5.5.3), Faszientraining, Manuelle Therapie (➤ Kap. 10.5) oder Flossing (➤ Kap. 5.4.6) können zum Einsatz kommen. Ist die Mobilität verbessert, rückt die *Stabilität* in den Fokus. Zu Beginn sollten überwiegend die Basisübungen mit dem eigenen Körpergewicht, sowie die Kontrolle und Stabilisation des eigenen Körpergewichts in allen verschiedenen Bewegungsebenen (frontal, sagittal, transversal) und Bewegungsrichtungen (vorne, hinten, links, rechts) trainiert werden. Nach einer Verletzung oder einer langen Sportpause müssen die Basisübungen häufig erst über vereinfachte Varianten und Vorübungen erarbeitet werden. Beispielsweise muss zunächst die Stabilisation des Cores (Hüft- und Rumpfmuskulatur) oder der Beinachse trainiert werden. Durch das Absetzen der Knie oder die Arbeit mit Erhöhungen und Hilfsmitteln können die Übungen zunächst mit einem Teil des Körpergewichtes trainiert werden. Gelingt schließlich eine saubere Ausführung der Basisübungen im vollen Bewegungsradius mit dem eigenen Körpergewicht, kann das Krafttraining mit Zusatzwiderstand und schwierigeren Übungen beginnen. Durch den Einsatz von Kleingeräten, wie Kettlebells, Kurzhanteln, Medizinbällen oder Bändern lassen sich die Übungen vielfältig variieren und sportartspezifisch gestalten. Es gelten die bekannten Regeln des Krafttrainings: Steigerung der Wiederholungszahl vor der Steigerung des Widerstandes. Während des gesamten Trainings sollten auch einseitige und einbeinige Übungen oder instabile Unterlagen integriert werden, um die neuromuskuläre Ansteuerung, Propriozeption und Balance sowie die Stabilität in verschiedensten Gelenkwinkelstellungen zu steigern (Boyle 2017; Klingenberg 2019; Rühl/Laubach 2015).

Basisübungen des funktionellen Trainings

Im Folgenden werden die Basisübungen des funktionellen Trainings beschrieben (➤ Tab. 6.4). Diese Übungen lassen sich vielfältig anpassen und variieren, sie müssen häufig erst erarbeitet werden. Hierfür sollten diese vereinfacht oder andere nicht funktionelle Übungen zur Vorbereitung genutzt werden (Beispiele siehe „Vorübung"). Gelingt die Basisübung sauber im vollen Bewegungsradius, können Variationen und weitere Übungen ausgeführt werden (Beispiele siehe „Weitere Übungen/Variationen").

Spezifische Trainingsgestaltung

Anhand der beschriebenen Basisübungen und Trainingsgrundlagen lässt sich für jede Sportart und Alltagsanforderung ein gutes funktionelles Training gestalten. Wichtig ist es dabei, neben den grundlegenden gemeinsamen Bewegungsmustern und Basisübungen auch ergänzende Übungen einzubauen, die sich an den spezifischen alltäglichen Bewegungsanforderungen orientieren (Boyle 2017; Klingenberg 2019). Zur Vorbereitung auf Schnellkraftsportarten sollte auch die Explosivkraft trainiert werden, indem beispielsweise Kniebeugen und Ausfallschritte gesprungen ausgeführt werden. Funktionelles Training von Kontaktsportlern sollte Sprintübungen zur Verbesserung von Schnelligkeit und Wendigkeit beinhalten. Auch spezifische Bewegungsmuster, wie Schlagtechniken, Wurftechniken von Sportlern oder Bewegungsmuster bestimmter Berufe (z. B. Handwerker) sollten in ein funktionelles Training integriert werden. Beispielsweise lassen sich viele Zug- und Druckmuster durch den Einsatz von Bändern gegen Widerstand trainieren. Der Kreativität des Trainers oder Therapeuten sind dabei keine Grenzen gesetzt, solange das Trainingsziel stets die Verbesserung der alltags- bzw. sportrelevanten Bewegungsmuster ist.

6.2.7 Materialien und Übungsformen des sensomotorischen Trainings

Therapiekreisel, Schaukel-/Wackelbrett, Minitrampolin, horizontal schwingende Ebenen

- Der Therapiekreisel, das Schaukel- und Wackelbrett, das Minitrampolin sowie horizontal schwingende Ebenen (z. B. Posturomed®, Coordex®, Haramed®) können gleich zu Beginn bei Verletzungen eingesetzt werden.
- Bei Verletzungen der unteren Extremitäten die verletzte Extremität mit Teilbelastung aufsetzen (z. B. im Sitz) und an den „wackeligen", unsicheren Untergrund gewöhnen lassen (z. B. ÜK 8, 9).
- Bei Wirbelsäulenproblematiken zur Haltungsschulung über den Beid- und Einbeinstand mit und ohne Festhalten und schließlich mit einer Bewegungsaufgabe einsetzen, z. B. einbeinig ohne Festhalten den Kreisel drehen, obere Extremitäten/kontralaterale Seite führen andere Aufgabenstellung aus, usw. (z. B. ÜK 43).
- Auch (Stütz-)Übungen für die oberen Extremitäten lassen sich mit diesen instabilen Ebenen durchführen (z. B. ÜK 79, 81).
- Therapiekreisel, Schaukel-/Wackelbrett und Minitrampolin werden sowohl bei der Schulung der Wahrnehmung, der statischen und dynamischen Balance, von Gleichgewichtsreaktionen als auch für die Verbesserung der Bewegungsvielfalt und -qualität genutzt. Besonders das Minitrampolin fördert zusätzlich reaktive Fähigkeiten (z. B. ÜK 41, 42).

6

Weichboden, Balance-Pad

Weichbodenmatte und Balance-Pad, eine Schaumstoffmatte mit reaktiven Eigenschaften, bieten für das sensomotorische Training vielfältige Möglichkeiten. Die oben bereits genannten Hilfsmittel sind in ihren Reaktionen nach einer gewissen Trainingszeit eher antizipierbar als der unberechenbare Untergrund einer Weichbodenmatte oder eines Balance-Pads. Mithilfe des Weichbodens und des Balance-Pads kann man durch Variationen in der Aufgabenstellung, z. B. Skippings, Vor-Rück-Seit-Sprünge, Einbeinsprünge, Stabilisieren usw., das System herausfordern. Hinzu kommt die rasche muskuläre Ermüdung bei wiederholten Bewegungen auf diesen Untergründen. Sie sind deshalb besonders für die Verbesserung der Bewegungsqualität und -vielfalt einsetzbar, aber auch für die Schulung reaktiver Fähigkeiten und der Balance. Das Balance-Pad stellt eher die methodische Steigerung des Weichbodens dar. Im Rahmen von Stützübungen sind diese beiden Geräte auch für die Therapie der oberen Extremitäten gut nutzbar.

Geräteparcours

Die einzelnen Geräte lassen sich auch in Form eines Geräteparcours in Kombination nutzen. Hier muss der Patient verschiedene, koordinativ anspruchsvolle Aufgaben hintereinander bewältigen. Beispielsweise muss er eine Kombination von Weichboden (Skippings), Minitrampolin (ein-, beidbeinige Sprünge), Kastentreppen und verschiedenfarbigen Reifen überwinden. Ein Geräteparcours kann auch auf Zeit durchlaufen werden. Darüber hinaus kann über Kommandos unter Zuhilfenahme von akustischen und optischen Signalen die Reaktionsfähigkeit trainiert werden. In der Regel geht man von statischen zu dynamischen Übungen über.

Im fortgeschrittenen Therapiestadium ist es auch sinnvoll, eine dynamische Aufgabenstellung mit einer statischen/stabilisierenden abschließen zu lassen – z. B. Schrittsprung auf eine Weichbodenmatte/Minitrampolin und anschließendes Stabilisieren der Einbeinstandposition mit gebeugtem Knie für fünf bis zehn Sekunden –, denn das Einnehmen einer stabilen Position nach einer dynamischen Aufgabe bereitet Patienten häufig Schwierigkeiten und ruft Unsicherheiten hervor. Eine Gerätekombination ist besonders für die Schulung der Bewegungsvielfalt und -qualität geeignet; einsetzbar bei allen Indikationen des Stütz- und Bewegungssystems.

MERKE

Bewegungen unter Zeitdruck sollten nur mit „fortgeschrittenen" Patienten geübt werden. Die Präzision und Qualität der Bewegungen dürfen nicht unter dem Zeitdruck leiden!

Sequenztrainingsgeräte

Auch Sequenztrainingsgeräte lassen sich mit Hilfsmitteln in das Koordinationstraining einbauen – beispielsweise auf der Beinpresse/Funktionsstemme/Leg-Press durch einen Gymnastikball zwischen Füßen und Druckplatte, durch beidbeiniges, aber besonders auch einbeiniges Üben oder durch eine instabile Druckplatte als Zusatz für die Beinpresse (ÜK 33).

Seilzug

Vielfältig einsetzbar ist der Seilzug in Verbindung mit anderen Geräten. Hier lässt sich zunächst im Sitz bzw. später im bi- und monopedalen Stand auf Boden/Therapiekreisel/Wackelbrett/gerollter Matte und mit Widerstand durch den Seilzug (Fußschlaufe) an der kontralateralen Seite die dynamische Balance sehr gut trainieren. Die kontralaterale Seite führt mit dem vom Kabelzug gesetzten Gewicht bestimmte Bewegungsmuster aus, z. B. Extension/Flexion im Hüft- und Kniegelenk, Adduktion/Abduktion etc., gegen die das Standbein zunächst auf stabilem, dann auf instabilem Untergrund stabilisieren muss (z. B. ÜK 19, 20, 21, 27, 31). Ebenso kann gegen Bewegungen der oberen Extremitäten bei Übungen mit dem Seilzug (z. B. Diagonalen, angelehnt an PNF-Muster) im Stand und Einbeinstand stabilisiert werden (z. B. ÜK 43, 63, 67, 70, 71, 115, 119, 121, 125). Der Seilzug ist genauso variabel im Rahmen der Therapie der oberen Extremitäten und des Rumpfs einsetzbar. Es lassen sich auch berufs- und alltagsspezifische Bewegungen mit dem Seilzug simulieren, deren Ausführung über Gewicht und variierende Untergründe erschwert werden kann („Herausforderung des Systems", Bewegungsqualität und -vielfalt). Im hierarchischen Aufbau des

Trainings ist der Seilzug mit Beginn der Schulung der statischen Balance für alle Stufen gut einsetzbar (➤ Kap. 5.7).

Partnerübungen

Im Koordinationstraining bieten Partnerübungen mit allen genannten Hilfsmitteln unzählige Möglichkeiten. Der Partner kann bei Stabilisationsübungen als Störfaktor von außen wirken oder mit Bällen, Reifen etc. aktiv die Übungen mitgestalten. In der Rehabilitation muss nicht unbedingt der Therapeut als Partner fungieren. Patienten, die sich in einem ähnlichen Trainingstherapiestadium befinden, sind geeignete Übungspartner. Sensomotorisches und Koordinationstraining ist ab einem fortgeschrittenen Trainingsstadium auch als Gruppentherapie durchführbar, die i. d. R. einen hohen Motivationscharakter besitzt.

Partnerübungen können gut für die Schulung von Gleichgewichtsreaktionen sowie die Verbesserung der Bewegungsvielfalt und -qualität eingesetzt werden.

Therapie bei indizierter Teilbelastung der verletzten unteren Extremität

Bereits in der postoperativen Teilbelastungsphase wird mit dem propriozeptiven Training begonnen. Körpergefühl kann mithilfe einer einfachen Personenwaage entwickelt werden: Der Patient soll mit der verletzten Extremität eine vorgegebene Belastung auf die Waage bringen, zunächst durch eigene Kontrolle, später erfolgt die Kontrolle durch den Therapeuten. Der Patient schätzt die Belastung ein. Wichtig dabei ist, dass sich die Oberfläche der Waage und der Untergrund des gesunden Standbeins auf einer Ebene befinden (evtl. mithilfe eines Kastens). Hat der Patient ein Gefühl für die ihm erlaubte Belastung entwickelt, kann er mit entsprechender Belastung die verletzte Extremität auf Therapiekreisel, Weichboden, Wackelbrett usw. aufsetzen und sich so an instabile Untergründe gewöhnen und Bewegungsaufgaben ausführen.

„Zwei-Waagen-Test" bei Vollbelastung

Personenwaagen werden bei indizierter Vollbelastung der unteren Extremitäten unter anderem beim „Zwei-Waagen-Test" eingesetzt, um die jeweilige Belastung der Beine zu bestimmen. Der Patient steht dabei mit jeweils einem Fuß auf einer von zwei nebeneinander angeordneten Personenwaagen. Besonders nach Verletzungen/Erkrankungen der unteren Extremitäten und der Wirbelsäule ist die Gewichtsverteilung infolge von Schonhaltungen häufig ungleichmäßig. Die Waagen werden auch zur Wahrnehmungsschulung in der Therapie eingesetzt. Der Patient kann mithilfe der Waagen (wieder) erlernen, die Belastung der unteren Extremitäten einzuschätzen und rechtes und linkes Bein adäquat zu beanspruchen.

Aquatherapie

Zahlreiche Komponenten des sensomotorischen/koordinativen und des Bewegungstrainings lassen sich auch im Wasser sehr gut umsetzen (➤ Kap. 9).

Stand und Einbeinstand

In individuell methodisch gestalteten Übungsreihen für sensomotorisches Training und Stabilisationstraining sind Stand und Einbeinstand wichtige Elemente. Sie lassen sich methodisch in „Schwierigkeitsgrade" unterteilen, indem man zunächst den Patienten beidbeinig, dann einbeinig mit Festhalten, mit offenen und geschlossenen Augen usw. üben lässt. Generell ist es wichtig, auf eine kontrollierte Ausführung der Übung zu achten. Fehlende Tiefensensibilität und Unsicherheit des Patienten zeigen sich häufig durch eine Valgusstellung im Kniegelenk und/oder der Hüfte.

Da eine physiologische Haltung die Voraussetzung für eine physiologische Bewegung ist, sind Haltungsschulung und Übungen im Stand die Basis für dynamische Bewegungen, z. B. Gehen (➤ Kap. 7), Laufen, Springen etc., die in der methodischen Reihe folgen. Standübungen in allen Variationen sind in sämtlichen Stufen der sensomotorischen Trainingshierarchie einsetzbar. Darüber hinaus lässt sich die Grundübung „Stand" mithilfe zahlreicher Geräte methodisch variieren.

MERKE

Bei Übungen im Stand und Einbeinstand muss der Therapeut auf eine *biomechanisch korrekte Hüft- und Kniestellung* hinweisen, die auch für die physiologische Gelenkbewegung und -belastung wichtig ist. Die Beine sollten sich nicht in kompletter Extensionsstellung, sondern in leicht flektierter Stellung befinden – dabei Beuge- und Streckdefizite berücksichtigen und auf die Position des Oberkörpers achten, da der Körper über Ausweichbewegungen (z. B. über Hüftflexion) kompensiert.

BEISPIEL

Übungsgestaltung unter Berücksichtigung der Analysatoren

An dieser Stelle sei noch einmal auf die Bedeutung der *Analysatoren des Gleichgewichts* (➤ Kap. 6.1.4) bei der Auswahl der Übungsaufgaben im Rahmen des sensomotorischen Trainings hingewiesen. Die Beanspruchung verschiedener Analysatoren innerhalb einer Übung bestimmt unabhängig von Körperstellung, Einsatz und Auswahl der Geräte den Schwierigkeitsgrad und die Komplexität einer Bewegungsaufgabe und ist somit ebenfalls eine entscheidende methodische Komponente.

- Dadurch, dass Bewegungen des Kopfs immer das Vestibularsystem beeinflussen, erschwert eine ständige *Rotation des Kopfs* während der Durchführung eine Übung. Ein Unterschied im Schwierigkeitsgrad ist auch durch die Stellung der Augen herbeizuführen: Ist der Blick fixiert oder bewegen sich die Augen mit? Zusätzlich ist durch diese Variationen die Aufmerksamkeitslenkung erschwert.
- Durch eine *Extension der HWS* („Kopf in den Nacken") und einen Blick nach oben ändert sich sowohl die Stellung des Kopfs (vestibulärer Analysator) als auch der Bezugspunkt des Auges (optischer Analysator).
- *Im Wasser* erfährt der taktile Analysator eine zusätzliche Stimulation.

6.2.8 Sling-Training

Ebenso wie beim funktionellen Training nimmt auch im Sling-Training das Trainieren der Hüft- und Rumpfmuskulatur *(Core-Training)* eine zentrale Rolle ein. Die Rumpf- und Hüftmuskulatur ist an fast allen Bewegungsformen beteiligt und ist daher die Grundlage für eine effektive Kraftübertragung auf die Extremitäten (Schurr 2011, Verstegen/Williams 2010). Das Training mit den Schlingen (engl.: slings) entstand ursprünglich im Rahmen der Therapie und Rehabilitation von Schulter- und Rückenpatienten (Schurr 2011), aber mittlerweile findet das Prinzip des Trainierens unter instabilen Bedingungen auch im Freizeit- und Leistungssport Anwendung. Beim Schlingentraining wird das eigene Körpergewicht als Widerstand genutzt, um Übungen in verschiedenen Positionen durchzuführen. Durch die Wahl der Unterlage (z. B. stabil, instabil) oder weiterer Geräte (z. B. Gymnastikball, Ballkissen) kann das Training variiert und erschwert werden (auch ➤ Tab. 6.5).

Vorteile und Indikationen

- Mit dem Training an der Schlinge kann die Interaktion von zentralem Nervensystem, Muskeln und Gelenken bei statischen und dynamischen Bewegungen verbessert werden (Schurr 2011).
- Das Training mit den Schlingen erlaubt Bewegungen in allen drei Ebenen und ermöglicht es daher, komplexere Bewegungsabläufe zu trainieren (Schurr 2011).
- Sling-Training bewirkt eine Aktivierung der proximalen Muskulatur (u. a. M. transversus abdominis, M. multifidus). Ein Training unter instabilen Bedingungen im eingelenkigen System verbessert durch Kokontraktion die Stabilität in Rumpf und Hüftgelenk (Huang et al. 2011, Meier 2006).
- Darüber hinaus wird die Schultermuskulatur (v. a. Schulterblattstabilisatoren) adäquat belastet, die an vielen Bewegungen im Oberkörper beteiligt ist (Schurr 2011).

Das Sling-Training findet Anwendung im funktionellen Training sowie im Rahmen von muskulären Pathologien (Huang et al. 2011, Vikne et al. 2007), Schmerzbehandlungen und postoperativer Rehabilitation (Stuge et al. 2004). Die Schlingen bieten dem Trainierenden Hilfe und Unterstützung, um eine progressive Belastungssteuerung und eine Individualisierung der Übungen zu erreichen. Durch die Schlingen wird die *instabile Bedingung kontrollierbar,* sodass die Qualität der Ausführung gewahrt wird (Huang et al. 2011). Die durch das Training verbesserte Propriozeption steigert nicht nur die funktionelle Stabilität, sondern senkt das Risiko einer erneuten Verletzung.

Das eingelenkige Sling-Training stellt insbesondere für Patienten mit Gelenkstörungen der unteren Extremität (z. B. Osteoarthritis im Kniegelenk) eine tolerierbare Belastung dar. Trainingsformen im mehrgelenkigen System erzeugen für diese Patienten dagegen häufig Schmerzen (Katz 2006).

Effekte

Schurr (2011) fasst die *Effekte des Sling-Trainings* zusammen:
- Erhöhung der individuellen Muskelkraft
- Steigerung der inter- und intramuskulären Koordination
- Ausweitung des Bewegungsausmaßes
- Verbesserte Haltungsstabilität aufgrund der hypertrophen Wirkung
- Ökonomisierte Kraftdosierung bei Bewegungen in Sport und Alltag
- Gesteigerte (muskuläre) Reaktionsfähigkeit auf externe Reize

Trainingsaufbau

Nach Meier (2006) sollte sich ein Sling-Training wie folgt gliedern:
1. Schaffung einer lokalen Stabilität in den Gelenken durch eine Kokontraktion (Kontraktion aller beteiligter Muskeln) der stabilisierenden Muskulatur
2. Verbesserung der neuromuskulären Funktion der die Gelenke stabilisierenden Muskulatur (intramuskuläre Koordination)
3. Stärkung der stabilisierenden Muskulatur durch reflektorische Stimuli (intermuskuläre Koordination).
4. Training funktioneller Bewegungen und sportartspezifischer Übungsmuster

Aufhängungen

Die Aufhängung bzw. Befestigung der Schlingen hat direkten Einfluss auf den Widerstand und den Druck, der auf die Gelenksstrukturen wirkt. Durch unterschiedliche Aufhängungen kann ein Training individuell und variabel ausgelegt werden. Nach Schurr (2011) gibt es folgende Aufhängungen:
- Axial (über dem Gelenk)
  - Bewegungen in beide Richtungen möglich
  - kein Einfluss der Schwerkraft
  - geringe Kompression des Gelenks
- Kranial (über dem Kopf)
  - geringerer Widerstand in der Bewegung
  - höherer Widerstand bei Rückkehr in die Ausgangsposition
  - Kompression des Gelenks
  - höheres Bewegungsausmaß
- Kaudal (über dem Fuß)
  - höherer Widerstand in der Bewegung
  - geringerer Widerstand bei Rückkehr in die Ausgangsposition
  - Dekompression des Gelenks
  - verringertes Bewegungsausmaß
- Lateral (seitlich zur Körperlängsachse)
  - höherer Widerstand in der Bewegung vom Aufhängepunkt weg

  - geringerer Widerstand in der Bewegung zum Aufhängepunkt hin
- Medial (mittig zur Körperlängsachse)
  - höherer Widerstand in der Bewegung vom Aufhängepunkt weg
  - geringerer Widerstand in der Bewegung zu Aufhängepunkt hin

6.2.9 Exemplarische Übungsreihen des sensomotorischen Trainings in der Praxis

Zu den Inhalten des funktionellen sensomotorischen Trainings gehören z. B. Übungen im Liegen, Sitzen, Stehen und in der Bewegung (➤ Kap. 6.2.3). In ➤ Tab. 6.5 werden einige ausgewählte methodische Reihen vorgestellt.

Tab. 6.5 Übungsreihen des sensomotorischen Trainings in der Therapie [M993]

Schulung von …	Übungen …	Sensomotorisches Training	Sling-Training
Untere Extremität			
Propriozeption	Im Liegen	• Wechselnde Belastungen und Untergründe (z. B. ÜK 33) • Ausführen von „Spiegelbewegungen", z. B. mit geschlossenen Augen die Stellung/Bewegung der gesunden unteren Extremität mit der verletzen Seite reproduzieren	
	Im Sitz	• Kurzer Fuß nach Janda (z. B. ÜK 10) • Wechselnde Belastungen, wechselnde Untergründe (z. B. ÜK 8, 9, 11)	
	Im Stehen	• Kniebeugen (ein- und beidbeinig) (ÜK 34, 36, funktionelles Training) • Kniebeugen im Ausfallschritt (ÜK 34, 36, funktionelles Training) • Ebener und unebener Untergrund (z. B. Balance Pad, Therapiekreisel) – unter Ausschaltung/Beeinflussung der anderen Analysatoren	• Kniebeugen (ein- und beidbeinig, mediale Aufhängung, ÜK 35, 37) • Variation durch Verlagerung der Aufhängung (z. B. lateral)
	In Bewegung	• Ausfallschritt im Vorwärtsgang • Kniehub im Vorwärtsgang • Ebener und unebener Untergrund	• Wechselnde Belastungen (z. B. mediale Aufhängung: Beinabduktion im Ausfallschritt, ÜK 37)
Statische Balance	Im Stehen	• Einbeinstand • Übungen mit Personenwaage • Veränderung der Armposition (anliegend, ausgestreckt) • Ebener und unebener Untergrund (z. B. Balance Pad, Therapiekreisel) (z. B. ÜK 40) • Augen offen oder geschlossen	• Einbeinstand (mediale Aufhängung, ÜK 35, 37) • Ausfallschritt (mediale oder laterale Aufhängung, ÜK 37) • Augen offen oder geschlossen • Ebener und unebener Untergrund (z. B. Balance Pad, Therapiekreisel)
	Nach Bewegung	• Geschlossener Stand aus dem Vorwärtsgang • Einbeinstand aus dem Vorwärtsgang • Sprung auf das Minitrampolin • Einbeinsprung auf das Minitrampolin (ÜK 41) • Drehsprünge auf dem Minitrampolin (ÜK 42) • Ebener und unebener Untergrund (z. B. Balance Pad, gerollte Matte) • Augen offen oder geschlossen	
Untere Extremität			
Dynamische Balance	Im Liegen	• Einbeinige Hüftabduktion im Unterarmstütz (z. B. ÜK 107)	• Einbeinige Hüftabduktion in Rückenlage (ÜK 24)
	Im Stehen	• Kniebeugen (ein- und beidbeinig, ÜK 34) • Ausfallschritte (z. B. ÜK 34, 38, 39) • Einbeinstand mit Bewegung kontralateraler unterer Extremität (z. B. ÜK 27) • Einbeinstand mit Bewegung oberer Extremität (z. B. ÜK 43) • Ebener und unebener Untergrund (z. B. Ballkissen)	• Kniebeugen (ein- und beidbeinig, mediale Aufhängung, ÜK 35, 37) • Ausfallschritt (mediale oder laterale Aufhängung, ÜK 37) • Beinbeugen im Ausfallschritt (mediale Aufhängung, ÜK 37)

6

Tab. 6.5 Übungsreihen des sensomotorischen Trainings in der Therapie [M993] (*Forts.*)

Schulung von …	Übungen …	Sensomotorisches Training	Sling-Training
	In Bewegung	• Gehen und Laufen mit Richtungswechsel • Springen in verschiedene Richtungen (z. B. Wechselsprünge über eine Linie) • Variabler Untergrund (z. B. Matte, Step)	
Gleichgewichtsreaktionen	Im Stehen	• Geschlossener Stand • Einbeinstand • Übungen am Seilzug • Partnerübungen • Reaktion durch zusätzliche externe Reizsetzung (z. B. Ballwerfen, leichte Stöße) • Variation der Reizfrequenz (z. B. Geschwindigkeit der Bälle) • Ebener und unebener Untergrund (z. B. Balance Pad)	• Übungen im geschlossenen Stand und Einbeinstand • Reaktion durch zusätzliche externe Reizsetzung (z. B. leichte Stöße, Positionsänderung auf Signal hin)
	In Bewegung	• Gehen und Laufen mit zusätzlicher externer Reizsetzung (z. B. Ballwerfen, Signal für Richtungswechsel)	
Bewegungsvielfalt und Bewegungsqualität	Im Stehen	• Einbeinstand am Seilzug: kontralaterale Extremität führt Übungen in verschiedenen Ebenen aus (z. B. ÜK 20, 21, 31) • Einbeinstand am Seilzug: obere Extremitäten führen Übungen in verschiedenen Ebenen aus (z. B. ÜK 43) • Variation durch instabile Flächen • Partnerübungen • Geräteparcours	• Einbeinstand (mediale Aufhängung, ÜK 37): obere Extremität führt Übungen in verschiedenen Ebenen aus
	In Bewegung	• Balancieren auf ebenem und unebenem Untergrund (z. B. Linien, Matte) • Gehparcours • Komplexere Bewegungsaufgaben mit Variationen nach den Grundsätzen der Schulung von Bewegungsvielfalt und Bewegungsqualität	
Wirbelsäule/Rumpf			
Propriozeption	Im Liegen	• Übungen in Rücken- und Bauchlage zur Körperstabilität/Haltungsschulung mit Beckenkippung/-aufrichtung (z. B. ÜK 112) • Übungen in Bankstellung (z. B. Kreuzstrecken, oder z. B. ÜK 98) • Taktile Reize am Rücken setzen (z. B. mit Igelbällen, Fingern etc.) • Variation mit Kleingeräten (z. B. Stäben)	• Hüftbeugen im Unterarmstütz (kaudale Aufhängung, ÜK 106) • Beinbeugen in Rückenlage (kaudale Aufhängung) (ÜK 103)
	Im Sitzen	• Übungen im Sitz auf stabilem Untergrund zur Körperstabilität/Haltungsschulung mit Beckenkippung/-aufrichtung (z. B. ÜK 113)	
	Im Stehen	• Übungen im Stand zur Körperstabilität/Haltungsschulung mit Beckenkippung/-aufrichtung	
Statische Balance	Im Liegen	• Übungen im Liegen mit instabilem Untergrund (z. B. Brücke (ggf. ÜK) auf Gymnastikball, Körperstreckung in Bauchlage auf Gymnastikball, z. B. ÜK 97) • Bankstellung mit instabilem Untergrund (z. B. Schaukelbrett, ÜK 81)	• Unterarmstütz (kaudale Aufhängung, ÜK 106) • Bankstellung (ÜK 100) • Seitstütz (axiale Aufhängung, ÜK 109)
	Im Sitzen	• Übungen im Sitz mit instabilem Untergrund (z. B. Sitzkissen, Gymnastikball, z. B. ÜK 118, 122)	
	Im Stehen	• Ein- und beidbeiniger Stand • Übungen auf stabilem Untergrund • Übungen auf instabilem Untergrund (z. B. Therapiekreisel, Wackelbrett, Minitrampolin)	• Frontneigen im Stand (ein- und beidbeinig, ÜK 105) • Seitstütz im Stand (ein- und beidbeinig, ÜK 108) • Variation durch Öffnung des Arm-Rumpf-Winkels

Tab. 6.5 Übungsreihen des sensomotorischen Trainings in der Therapie [M993] (*Forts.*)

Schulung von …	Übungen …	Sensomotorisches Training	Sling-Training
Dynamische Balance	Im Liegen	• Übungen auf stabilem und instabilem Untergrund (z. B. Rumpfextension in Bauchlage auf Gymnastikball, z. B. ÜK 97)	• Beinbeugen im Unterarmstütz (kaudale Aufhängung, ÜK 106) • Beinbeugen im Seitstütz (kaudale Aufhängung, ÜK 109) • Körperstreckung aus der Bankstellung (mediale Aufhängung, ÜK 100)
	Im Sitzen	• Übungen im Sitz auf stabilem und instabilem Untergrund: obere Extremitäten führen Übungen aus (z. B. mit Latexband, Seilzug etc., z. B. ÜK 114, 117, 118) • Sitz auf Gymnastikball, obere Extremitäten führen Übungen aus (z. B. mit Latexband, Seilzug etc., z. B. ÜK 118, 122)	
	Im Stehen	• Kniebeugen (ein- und beidbeinig) (z. B. ÜK 34, 36) • Ausfallschritt (z. B. ÜK 38, 39) • Rumpfaufrichten (z. B. ÜK 97) • Einbeinstand auf stabilem und instabilem Untergrund: kontralaterale Extremität führt Übungen in der Frontal- und Sagittalebene aus • Einbeinstand auf stabilem und instabilem Untergrund: obere Extremitäten führen Übungen in verschiedenen Ebenen aus (z. B. am Seilzug z. B. ÜK 43)	• Rudern im Stand (mediale Aufhängung, ÜK 116) • Aufrichten aus dem Hang (mediale Aufhängung, ÜK 116) • Variation durch instabilen Untergrund (z. B. Balance Pad)
	In Bewegung	• Gehen und Laufen mit Richtungs- und Ebenenwechsel • Springen in verschiedene Richtungen und Ebenen • Stabile und instabile Untergründe (z. B. Step, Kasten, Balance Pad, z. B. ÜK 41, 42)	
Gleichgewichtsreaktionen	Im Liegen	• Übungen in Rückenlage oder Bankstellung auf instabilem Untergrund mit externer Reizsetzung (z. B. über Seilzug)	• Übungen in Rückenlage oder Bankstellung auf instabilem Untergrund (z. B. Körperstreckung aus der Bankstellung, mediale Aufhängung, ÜK 100) • Reaktion durch externe Reizsetzung (z. B. leichte Stöße, Positionsänderung auf Signal hin)
	Im Sitzen	• Übungen im Sitz auf sehr instabilem Untergrund (z. B. Gymnastikball, Sitzkissen etc.): obere Extremitäten führen Übungen aus (z. B. am Seilzug, mit Latexband, z. B. ÜK 114, 117, 118) • Erst mit, dann ohne distale Fixierung der unteren Extremität (z. B. Füße auf dem Boden ablegen)	
	Im Stehen	• Ein- und beidbeiniger Stand auf stabilem und instabilem Untergrund: Reaktion auf externe Reize (z. B. Stöße, Ballwurf etc.)	• Übungen im geschlossenen Stand und Einbeinstand • Übungen im Hang • Reaktion durch zusätzliche externe Reizsetzung (z. B. leichte Stöße, Positionsänderung auf Signal hin)
Bewegungsvielfalt und Bewegungsqualität	Im Liegen	• Übungen mit Positionswechsel (z. B. vom Seitstütz über den Frontstütz in den kontralateralen Seitstütz, von ÜK 104 zu ÜK 107, etc.)	• Rotation im Seitstütz (kaudale Aufhängung) (z. B. ÜK 109) • Rotation mit Hüftbeugen im Seitstütz (kaudale Aufhängung) (z. B. ÜK 109)
	Im Sitzen	• Rotatorische Übungen (z. B. am Seilzug; z. B. ÜK 124, 125) • Übung am Seilzug bei instabilem Untergrund: kontralaterale Extremität führt eine Übung in verschiedenen Ebenen aus (z. B. ÜK 20, 21, 31) • Übung am Seilzug bei instabilem Untergrund: obere Extremitäten führen eine Übung in verschiedenen Ebenen aus (z. B. ÜK 122) • Partnerübungen	

Tab. 6.5 Übungsreihen des sensomotorischen Trainings in der Therapie [M993] (*Forts.*)

Schulung von …	Übungen …	Sensomotorisches Training	Sling-Training
	Im Stehen	• Rotatorische Übungen (z. B. am Seilzug; z. B. ÜK 124, 125) • Übung am Seilzug bei instabilem Untergrund: kontralaterale Extremität führt eine Übung in verschiedenen Ebenen aus (z. B. ÜK 20, 21, 31) • Übung am Seilzug bei instabilem Untergrund: obere Extremitäten führen eine Übung in verschiedenen Ebenen aus • Partnerübungen • Übungsparcours	• Rotation aus dem Hang (mediale Aufhängung, ÜK 116) • Einarmige Rotation im Stand (laterale Aufhängung, ÜK 116)
Obere Extremität			
Propriozeption	Im Liegen	• In Bauchlage mit ausgestreckter und leicht flektierter oberer Extremität gegen stabilen und instabilen Widerstand Druck auf den Boden ausüben (z. B. auf Ballkissen) • Ausführen von „Spiegelbewegungen", z. B. mit geschlossenen Augen die Stellung/Bewegung der gesunden oberen Extremität mit der verletzen Seite reproduzieren • Skapulohumeralen Rhythmus erarbeiten, Schulterblattfixation erarbeiten (z. B. ÜK 54)	• Übungen im Hang, axiale Aufhängung, z. B. Reproduktion der Armposition unter Reduktion des Eigengewichts der oberen Extremität (z. B. ÜK 51, 116)
	Im Sitzen	• Palmarflexion im stabilen Sitz (z. B. mit Latexband, ÜK 73) • Spiegelbewegungen	• Übungen im Hang, axiale Aufhängung, z. B. Reproduktion der Armposition unter Reduktion des Eigengewichts der oberen Extremität (z. B. ÜK 52)
	Im Stehen	• Im Stand mit ausgestreckter und leicht flektierter oberer Extremität gegen stabilen und instabilen Widerstand Druck auf die Wand ausüben (z. B. auf Ballkissen, Gymnastikball, ÜK 79) • Übungen zur Feinkoordination und Auge-Hand-Koordination (z. B. Fangen und Werfen von Bällen mit unterschiedlicher Größe) • Spiegelbewegungen	
Statische Balance	Die Schulung der statischen und dynamischen Balance ist für die Therapie der oberen Extremitäten in dieser Form weniger bedeutsam, daher werden weitere Übungen unter dem Begriff der reaktiven Fähigkeiten aufgeführt.		
Dynamische Balance			
Reaktive und Stabilisationsfähigkeiten	Im Liegen	• Mit ausgestreckter und leicht flektierter oberer Extremität gegen instabile Fläche Druck ausüben (z. B. Unterarmstütz auf Therapiekreisel, Gymnastikball, ÜK 81) • Drehübungen unter Belastung • Rücken- und Bauchlage: links und rechts vom Körper Gymnastikbälle fixieren • Therapeut gibt Impulse auf den ausgestreckten Arm, auf die das System reaktiv antworten muss	• Übungen im Hang, mediale Aufhängung (z. B. einarmige Rotation, ÜK 116) • Übungen im Stütz (mediale Aufhängung), z. B. Liegestütz, ÜK 80
	Im Sitzen	• Stabiler Sitz (z. B. auf Hocker): links und rechts vom Körper Gymnastikbälle fixieren • Therapeut gibt Impulse auf den ausgestreckten Arm, auf die das System reaktiv antworten muss	• Übungen im Stütz, mediale Aufhängung (z. B. Dips, ÜK 78)
	Im Stehen	• Beid- oder einbeiniger Stand: links und rechts vom Körper Gymnastikbälle fixieren • Therapeut gibt Impulse auf den ausgestreckten Arm, auf die das System reaktiv antworten muss • Wurfbewegungen simulieren (z. B. mit Seilzug oder Latexband als Widerstand, ggf. ÜK 69, s. a. ÜK 84)	• Übungen im Stand, mediale Aufhängung (z. B. einarmige Rotation, ÜK 116)
Bewegungsvielfalt und Bewegungsqualität	Im Liegen	Komplexe, feinmotorisch anspruchsvolle Bewegungsaufgaben ausführen mit Variationen nach den Grundsätzen der Schulung von Bewegungsvielfalt und Bewegungsqualität	

Reflexionsfragen

- Wie ist das sensomotorische System aufgebaut?
- Wie beeinflusst eine Verletzung die Bewegungsausführung?
- Welche Stufen der motorischen Kontrolle sollte ein sensomotorisches Trainings-/Therapieprogramm abgreifen?
- Welche Aspekte sollten beim sensomotorischen Training berücksichtigt werden und wie sollte ein solches Training aufgebaut sein?

LITERATUR

Barwick RB et al. Physical capacity and functional abilities improve in young adults with intellectual disabilities after functional training. J Strength Cond Res. 2012; 26: 1638–1643.

Beckham SG, Harper M. Functional training: Fad or here to stay? ACSM's Health Fitness J. 2010; 14: 24–30.

Bernier JN, Perrin DH. Effect of coordination training on proprioception of the functionally unstable ankle. J Orthop Sports Phys Ther. 1998; 27: 264–275.

Biedert RM et al. Sensomotorische Funktion des Kniegelenks. Sportorthop Sporttraumatol. 1998;14: 186–194.

Birbaumer N, Schmidt RF. Biologische Psychologie. 7. Aufl. Berlin–Heidelberg: Springer-Verlag, 2010.

Bizzini M. Sensomotorische Rehabilitation nach Beinverletzungen. Stuttgart: Thieme Verlag, 2000.

Boyle M. Fortschritte im Functional Training. Neueste Trainingstechniken für Trainer und Athleten. München: riva, 2011.

Boyle M. Functional Training – Erweiterte und komplett überarbeitete Neuausgabe. Bewegungsabläufe perfektionieren – Muskelgruppen stärken – individuelle Schwächen beheben. Mit über 70 Online-Videos. München: Riva, 2017.

Bronner S, Brownstein B. Functional movement in orthopaedic and sports physical therapy: evaluation, treatment and outcomes. New York–Edingburgh–London: Churchill Livingston, 1997.

Cook G, Burton L, Rose G (2010). Movement: Functional Movement Systems: Screening, Assessment, and Corrective Strategies.

Cook G, Burton L, Hoogenboom BJ, Voight M. Functional Movement Screening: The Use of Fundamental Movements as an Assessment of Function – Part 1. In: International Journal of Sports Physical Therapy 9 (3), 2014a, S. 396–409.

Cook G, Burton L, Hoogenboom BJ, Voight M. Functional Movement Screening: The Use of Fundamental Movements as an Assessment of Function – Part 2. In: International Journal of Sports Physical Therapy 9 (4), 2014b, S. 549–563.

De Marées H. Sportphysiologie. 9. Aufl. Köln: Sport & Buch Strauß, 2003.

Duncan M. Muscle activity of the upper and lower rectus abdominis during exercises performed on and off a Swiss ball. J Bodywork Move Ther. 2009; 13: 364–367.

Ehrhardt D. Praxishandbuch funktionelles Training. Stuttgart: Georg Thieme Verlag, 2012.

Freiwald J. Prävention; Rehabilitation im Sport. Reinbeck: Rowohlt-Verlag, 1995.

Freiwald J, Gnewuch A, Engelhardt M, Reuter I, Konrad P. Trainingstherapie nach Verletzungen des Kniegelenks. Krankengymnastik 50 (2) 1998: 228–242.

Haas H, Rainer-Mitterbauer G. Einführung – Sportphysio fragt nach … Experten antworten. Was bedeutet funktionelles Training für Sie? In: Sportphysio 2015; 03 (01), S. 7–14. DOI: https://doi.org/10.1055/s-0035-1546280.

Haase J et al. Sensomotorik. München–Berlin–Wien: Urban & Schwarzenberg, 1976.

Hollmann W, Strüder H. Sportmedizin – Grundlagen für Arbeit, Training und Präventivmedizin. 5. Aufl. Stuttgart: Schattauer, 2009.

Hotz A, Weineck J. Optimales Bewegungslernen. Beiträge zur Sportmedizin, Bd. 23. Erlangen: Perimed, 1988.

Huang JS et al. Sling exercise and traditional warm-up have similar effects on the velocity and accuracy of throwing. J Strength Cond Res. 2011; 25: 1673–1679.

Johansson H et al. Receptors in the knee joint ligaments and their role in the biomechanics of the joint. Crit Rev Biomed Eng. 1991; 18: 341–368.

Kahle W et al. Taschenatlas der Anatomie, Bd. 3: Nervensystem und Sinnesorgane.11. Aufl. Stuttgart: Thieme, 2013.

Katz WA. Osteoarthritis: Clinical presentations. In: Moskowitz RW et al. (Hrsg.). Osteoarthritis: Diagnosis and medical/surgical management. 4th ed. Philadelphia: Saunders, 2006.

Klingenberg M. Return-to-Sport. Funktionelles Training nach Sportverletzungen: Leitfaden für den erfolgreichen Wiedereinstieg in den Sport. 2. überarbeitete Auflage. München: Pflaum Verlag, 2019.

Laube W, Anders C, Angleitner C, Blümel G, Kannenberg A, Schaible HG, Schlumberger A, Weiss T. *Sensomotorisches System. Physiologisches Detailwissen für Physiotherapeuten.* Stuttgart: Thieme, 2009.

Leonard CT. The neuroscience of human movement. St. Louis/Baltimore–Boston: Mosby, 2015.

Liu Ch, Shiroy DM, Jones LY, Clark DO. Systematic review of functional training on muscle strength, physical functioning, and activities of daily living in older adults. In: Eur Rev Aging Phys Act 2014; 11 (2), S. 95–106. DOI: https://doi.org/10.1007/s11556-014-0144-1.

Martin D, Carl K, Lehnertz K. Handbuch Trainingslehre. 3. Auflage. Schorndorf: Hofmann Verlag, 2016.

Mayer B, Hermann HD. Mentales Training. 3. Aufl. Berlin–Heidelberg: Springer, 2015.

Meier H. Neue Aspekte der Gelenkstabilisation – das Sling-Training. Leistungssport. 2006; 2:19–23.

Meinel K, Schnabel G. Bewegungslehre – Sportmotorik. Meyer & Meyer, 2007.

Nepper HU. Propriozeptive Ansätze in der Bewegungstherapie. ZAT Journal 1993; 1: 19–23.

Neumaier A. Koordinatives Anforderungsprofil und Koordinationstraining. 5. Aufl. Köln: Sport & Buch Strauss, 2016.

Roth K. Die empirisch-analytische Betrachtungsweise der Motorik. In: Roth K, Willimczik K (Hrsg.). Bewegungslehre. 5. Aufl. Reinbeck: Rowohlt-Verlag, 1996.

Rühl, J. & Laubach, V. (2015). Funktionelles Zirkeltraining – Das moderne Sensomotoriktraining für alle. Meyer & Meyer.

Schewe H. Die Bewegung des Menschen. Stuttgart: Thieme, 1988.

Schmidt RF (Hrsg.). Grundriss der Neurophysiologie. 6. Aufl. Berlin–Heidelberg: Springer, 1987.

Schmidt RF. Neuro- und Sinnesphysiologie. 4. Aufl. Berlin–Heidelberg: Springer, 2006.

Schoenfeld B. Is functional training really functional. ACSM Certified News, 2010; 20: 5–6.

Schurr S. Funktionelles Schlingentraining. Grundlagen und Übungskatalog. BoD Books on Demand, Norderstedt, 2011.

Stuge B et al. The efficacy of a treatment program focusing on specific stabilizing exercises for pelvic girdle pain after pregnancy: a randomized controlled trial. Spine. 2004; 29: 351–359.

ten Bruggencate G et al. (Hrsg.). Allgemeine Neurophysiologie. München–Wien–Baltimore: Urban & Schwarzenberg, 1980.

Verstegen M, Williams P. Core performance: the revolutionary workout program to transform your body & your life. 8th ed. New York: Rodale, 2010.

Vikne J et al. A randomized study of new sling exercise treatment vs traditional physiotherapy for patients with chronic whiplash-associated disorders with unsettled compensation claims. J Rehab Med. 2007; 39: 252–259.

Weineck J. Optimales Training: Leistungsphysiologische Trainingslehre unter besonderer Berücksichtigung des Kinder- und Jugendtrainings. 17. Aufl. Balingen: Spitta, 2019.

Weiss T et al. Effect of functional resistance training on muscular fitness outcomes in young adults. J Exerc Sci Fitness 2010; 8: 113–122.

Wilke C. Sensomotorische Leistungen der unteren Extremitäten – Quantifizierung und Training in der Rehabilitation. Dissertation. Deutsche Sporthochschule Köln, 2000.

Zimmer R, Circus H. Psychomotorik. Schriftenreihe zur Praxis der Leibeserziehung und des Sports. 5. Aufl. Schorndorf: Verlag Karl Hofmann, 1999.

KAPITEL

7

Ulla Schlösser

Gangschulung in der Therapie

Lerninhalte

Zielformulierung

Die hohe funktionale Komplexität des physiologischen Gehens bedarf einer komplexen Therapie nach erfolgter Analyse. Dazu ist es wichtig, die einzelnen Gangphasen und die vielen Voraussetzungen für ein fließendes und normales Gangbild zu kennen. Erst die genauen Kenntnisse der Funktionsweise des physiologischen Gehens und der physiologisch beeinflussenden Faktoren auf das Gangbild ermöglichen es dem Therapeuten, pathologische Abweichungen sicher zu erkennen und ein methodisches Vorgehen in der 1 : 1-Behandlung wie auch in der Großgruppe bei der Anleitung einer Gangschulung zu entwickeln.

Lernziele

Die Gangschulung in der Therapie erfordert vom Therapeuten:

- Tiefgehende anatomische und physiologische Kenntnisse
- Die Fähigkeit, mit dem vorhandenen Wissen Zusammenhänge zwischen einzelnen Abschnitten des Bewegungsapparats erkennen zu können
- Beobachtungskriterien kennen und anwenden
- Motivierende alltagsnahe Methodik anwenden
- Bei Nichteinsetzen des Erfolgs die Modifizierung des methodischen Vorgehens

MERKE

Das Gangbild spiegelt sehr individuell die körperliche und geistige Verfassung wider. Kenntnisse von der Biomechanik bis hin zu psychologischen Aspekten sind daher von Bedeutung.

7.1 Die Gangbewegung

7.1.1 Phaseneinteilung des Gangs

Es gibt verschiedene Möglichkeiten, das Gehen einzuteilen. Zum einen ist es möglich, die jeweils stattfindenden Gelenkbewegungen zu dokumentieren, zum anderen kann man die entsprechenden Muskelaktivitäten erfassen. Da die Veränderungen der Gelenkstellungen muskulär eingeleitet und kontrolliert sind, kann man beide Einteilungen nicht voneinander trennen.

Ausgangspunkt für die Betrachtung des Gangbilds ist der fortlaufende Gang eines Gesunden in dem für ihn typischen persönlichen Tempo. Die üblichen Beschreibungen beruhen auf der Analyse auf einem Laufband mit zeitgleicher EMG-Ableitung (➤ Kap. 11.6.6). Grundsätzlich muss jedoch bei der Bewertung eines Gangbilds das Gehen auf dem Laufband vom Gehen auf festem Untergrund im persönlich gewählten Tempo unterschieden werden.

INFO

Laufbandanalyse

Das Gehen auf dem Laufband stellt andere Rahmenbedingungen dar. Für viele Patienten ist es irritierend, sich permanent fortzubewegen, aber die Position im Raum nicht zu verändern. Das Gehen auf festem Untergrund findet automatisch im persönlichen Tempo statt. Bis dieses individuelle Tempo auf dem Laufband gefunden ist, braucht es mitunter etwas Zeit. Trotzdem ist eine Laufbandanalyse aus der Therapie nicht wegzudenken, da standardisierte Rahmenbedingungen sehr gute Möglichkeiten zur Korrektur und Hilfestellung bieten.

Der Gang ist durch einen rhythmisch-periodischen Verlauf gekennzeichnet. In jeder Periode – auch als *Gangzyklus* bezeichnet – kann eine grundlegende Unterscheidung getroffen werden zwischen *Standbeinphase* und *Spielbeinphase* (➤ Abb. 7.1). Die Standbeinphase (Stance phase) beginnt mit dem Fersenkontakt und endet im Moment des Loslösens der Zehen. Die Standbeinphase des normalen Gangs beträgt ca. 60 %, die Spielbeinphase 40 %, d. h. die Verweildauer des Fußes am Boden ist länger als die Zeit des Beins in der Luft.

Der Beginn der Standbeinphase des einen Beins überschneidet sich mit dem Ende der Standbeinphase des anderen Beins. Hier sind beide Füße für eine bestimmte Zeit gemeinsam am Boden. Die Überschneidungszeit der beiden Standbeinphasen hängt von verschiedenen Faktoren ab, insbesondere vom gewählten Gangtempo. Mit zunehmender Geschwindigkeit wird sie kürzer, d. h. es kommt zu einer prozentualen Angleichung der Stand- und Spielbeinphase. Ein Fuß hat beim Gehen aber immer Bodenkontakt. Sind auch nur für kurze Zeit beide Füße gleichzeitig in der Luft, fängt man an zu laufen.

Beginn der Standbeinphase – Aufsetzen der Ferse – Erster Kontakt (0–15 %)

Hierbei ist das *Kniegelenk* annähernd maximal gestreckt (5–7°). Das volle Bewegungsausmaß eines intakten Kniegelenks wird beim

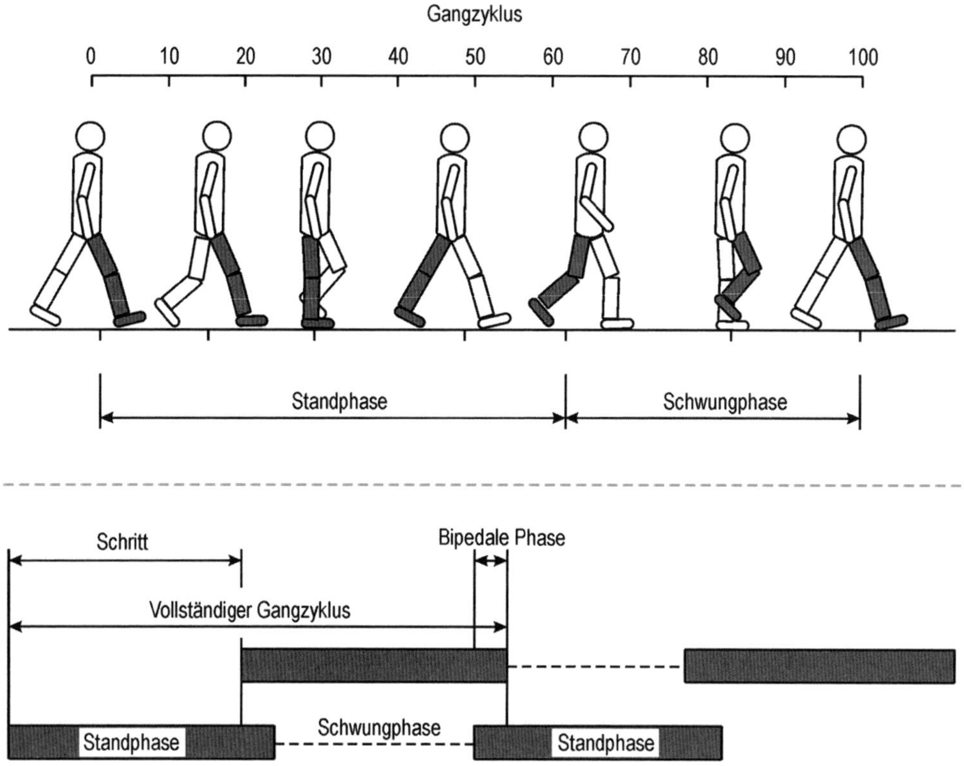

Abb. 7.1 Phaseneinteilung des Gangs (nach Beckers/Deckers 1997) [G387]

normalen Gang nicht ausgeschöpft. Beim Fersenkontakt ist keine maximale Extension notwendig, ebenso wird in der Spielbeinphase nicht die maximale Flexion abverlangt; d. h. endgradige Bewegungseinschränkungen können im Gang unauffällig bleiben. Dies gilt auch für die anderen Gelenke. Das *Sprunggelenk* befindet sich beim Aufsetzen in Neutralstellung und wird dann zum Ende dieses Abschnitts bis zu 10° plantarflektiert. Das *Hüftgelenk* befindet sich in bis zu 25° Flexion mit Außenrotation. Diese Stellung ist gekoppelt mit einer gleichseitigen Beckenrotation nach anterior.

Die *muskuläre Aktivität* im Bereich des Sprunggelenks ist gekennzeichnet von primär dynamisch-exzentrischer Arbeit der ventralen Muskeln (M. tibialis anterior, M. extensor digitorum longus, M. extensor hallucis longus), um ein Aufschlagen des Vorfußes zu verhindern und um einen physiologischen Abrollvorgang einzuleiten. Aus dem Bewegungsablauf heraus betrachtet ist darauf hinzuweisen, dass die dorsale Muskelgruppe bereits zunehmend in Vorspannung kommt, um anschließend das proximal vom Kniegelenk befindliche Gewicht exzentrisch abzubremsen bzw. gut muskulär zu führen. Im Knie ist der M. quadriceps femoris aktiv, um das Gelenk muskulär zu stabilisieren. Dies ist nur in Verbindung mit der abschließenden Aktivität der ischiokruralen Muskulatur möglich, welche eine unnötig hohe Extension im Knie verhindern. Die Hüftgelenksarbeit ist gekennzeichnet durch Aktivität der Abduktoren (M.gluteus maximus, M.gluteus medius, M.tensor fasciae latae). Die überwiegend statische Haltearbeit der Abduktoren bleibt während der gesamten Standbeinphase aufrechterhalten.

Einbeinstand (15–40 %) – Gegenseite in Spielbeinphase

Die gesamte Fußsohle kommt zum Aufliegen auf dem Untergrund. Das Sprunggelenk kommt in seine beim flachen Gehen maximal geforderte Dorsalflexion von 10°, das Kniegelenk nimmt eine Flexionsstellung von ca. 15–25° ein.

Durch den Sohlenkontakt kommt es im Bereich der dorsalen Unterschenkelmuskulatur zur Umkehrfunktion. Das bedeutet, dass über Anspannung dieser Muskeln (M. triceps surae und M. flexor hallucis longus) das Kniegelenk mit exzentrischer Aktivität geführt wird. Die mediale und laterale Unterschenkelmuskulatur stabilisiert das Sprunggelenk. Die Aktivität im M. quadriceps endet, sobald der Körperschwerpunkt den Fuß überschritten hat. Die Glutealmuskulatur arbeitet weiterhin statisch und im weiteren Verlauf exzentrisch stabilisierend im Hüftbereich.

Lösen der Ferse (40–50 %)

In Verbindung mit der zunehmenden Gewichtsverlagerung über den Fuß hinweg durch ein Vorschieben des Beckens kommt es nicht zu einer Zunahme der Dorsalflexion im Sprunggelenk, da der M. triceps surae durch die Vordehnung über Sprung- und Kniegelenk jetzt sehr effektiv das Abdrücken vom Boden ermöglicht. In der ventralen Oberschenkelmuskulatur findet sich kaum Aktivität. Die Adduktoren der Hüfte übernehmen nun in Umkehrfunktion eine stabilisierende Aufgabe zwischen Femur und Pelvis. Weiterhin ist eine exzentrische Aktivität des M. iliacus feststellbar. Dieser spielt somit eine wichtige Rolle bei Affektionen im Becken-/Hüftbereich.

Gemeinsamer Stand (50–60 %)

In dieser Phase sind beide Füße in Bodenkontakt. Es kommt zur verstärkten Abrollbewegung über das Großzehengrundgelenk und das Metatarsophalangealgelenk II.

Die Plantaraponeurose wird zunehmend gespannt. Der M.rectus femoris erhält eine zunehmende Vorspannung, durch die er in der nächsten Phase sehr effektiv arbeiten kann.

Beginn der Spielbeinphase (60–75 %)

In der Hüfte und im Knie kommt es zu einer Flexion. Das Knie erreicht seine maximale Beugestellung von 70°. Das bedeutet, dass ein freies Gangbild auch mit einer auf etwa 90° limitierten Kniegelenksbeweglichkeit möglich ist.

Durch seine Position an Hüfte und Knie wird der M. rectus femoris distal vorgedehnt und kann damit effektiv die Hüftbeugung unterstützen. Diese Funktion wird durch das Zusammenspiel mit dem M.sartorius ergänzt. Dieser Muskel unterstützt zunächst die aktive Knieflexion, um dann exzentrisch die sich anschließende Knieextension zu bremsen. Im Hüftbereich erzeugen die Adduktoren und der M.tensor fasciae latae synergistisch eine Vorspannung.

Ende der Spielbeinphase (75–100 %)

Das Spielbein ist hier in maximaler Vorwärtsbewegung, um den Fuß weit vor dem Körper aufsetzen zu können. Das Becken ist in relativer Adduktion. Dies ist in zusammenhängender Betrachtung mit der anschließenden Kontaktaufnahme am Boden sinnvoll, um den Schwerpunkt, welcher ventral des 2. Sakralsegments liegt, der Unterstützungsfläche zu nähern (➤ Kap. 7.3).

Die in der vorhergehenden Phase schon beschriebene Anspannung der dorsalen Oberschenkelmuskulatur wird zur Kontrolle des Kniegelenks fortgeführt. Dies sollte besonders im Zusammenhang mit Störungen im Bereich des Kniegelenks berücksichtigt werden (z. B. bei Patienten mit VKB-Plastik o. Ä.). Die differenzierte Muskelaktivität und das Zusammenspiel dorsaler und ventraler Muskeln beim Gehen sind in ➤ Abb. 7.2 und ➤ Abb. 7.3 dargestellt.

7.1.2 Begleitbewegungen

Diese einfache Einteilung lässt sehr viele wichtige Begleitbewegungen außer Acht, die jedoch bei der komplexen Analyse des Gangbilds unbedingt berücksichtigt werden müssen. Wichtig sind insbesondere die Kopplung der Bewegungen der unteren Extremitäten mit denen der oberen Extremitäten (u. a. Armpendel), die damit verbundene physiologische Verwringung der Wirbelsäule, horizontale, transversale und longitudinale Bewegungen.

7.2 Orientierung und Bewegungskoordination

Um sich orientiert bewegen zu können, müssen viele Informationen aus der Umgebung aufgenommen und verarbeitet werden. Man kann eine einfache Einteilung der Systeme vornehmen:

Propriozeptiv-sensorisch

Durch Reizung der entsprechenden Rezeptoren werden u. a. Veränderungen im Raum, Gelenkstellungen, Muskelspannungen und Längenveränderungen pro Zeit registriert (➤ Kap. 6.1). Unterscheiden muss man im Bereich der Tiefensensibilität die Rezeptoren, die ihre Funktion nur durch Veränderungen – also durch Bewegung – wahrnehmen können (Muskelspindel/Längen- und Sehnenrezeptoren/Spannungsrezeptoren), von den Rezeptoren, die bereits ohne große Veränderung afferente Impulse senden (Rezeptoren im Bereich der Gelenke, insbesondere der Kapsel) (➤ Kap. 6.1.2). Ihre Funktion wird daran deutlich, dass man mit geschlossenen Augen in der Lage ist, die Position der Extremitäten sehr genau zu bestimmen (*Mirror-Effekt*). Die afferenten Impulse auch dieser Rezeptoren nehmen bei Bewegung deutlich zu. Dieser Aspekt ist insbesondere bei Verletzungen im Bereich der Gelenke zu berücksichtigen.

INFO

Folgen einer Gelenkruhigstellung

Kommt es zu einer längeren Ruhigstellung im Bereich eines Gelenks, so wird dieses mit der Zeit im Bereich der kortikalen Wahrnehmung immer weniger präsent, wenn man die dazugehörigen Rezeptoren nicht sehr frühzeitig stimuliert. Zum einen, weil die dynamischen Rezeptoren nur bedingt arbeiten können, zum anderen, weil bei Ruhigstellung die afferente Entladungsrate deutlich abnimmt. Das Ausbleiben derartiger sensorischer Informationen macht sich im Gangbild eines Patienten schnell bemerkbar. Je größer ein Eingriff an einem Gelenk, desto größer die Auffälligkeit. Wird gar die Entfernung einer Gelenkkapsel notwendig, so ist eine rezeptive Ableitung aus der Kapsel aktuell nicht möglich.

Vestibulär

Ohne Gleichgewicht keine Koordination!

Wesentlich für die Orientierung im Raum ist der Vestibularapparat im Innenohr. Lage- und Stellungsänderungen werden dort registriert, reflektorische und automatisierte Bewegungen nach Verarbeitung entsprechender Afferenzen eingeleitet (➤ Kap. 6.1.4).

Optisch

Die Orientierung des Menschen ist sehr stark geprägt von optischen Eindrücken. Dies hat zur Folge, dass viele nicht mehr dazu in der Lage sind, sich zu spüren. Optische Reize überfluten die Verarbeitungszentren. Der Mensch hat Schwierigkeiten, Veränderungen an seinem Körper wahrzunehmen. Bei bewegungsgeschulten und körperbewussten Patienten ist dieser Effekt weitaus geringer (➤ Kap. 6.1.4).

7

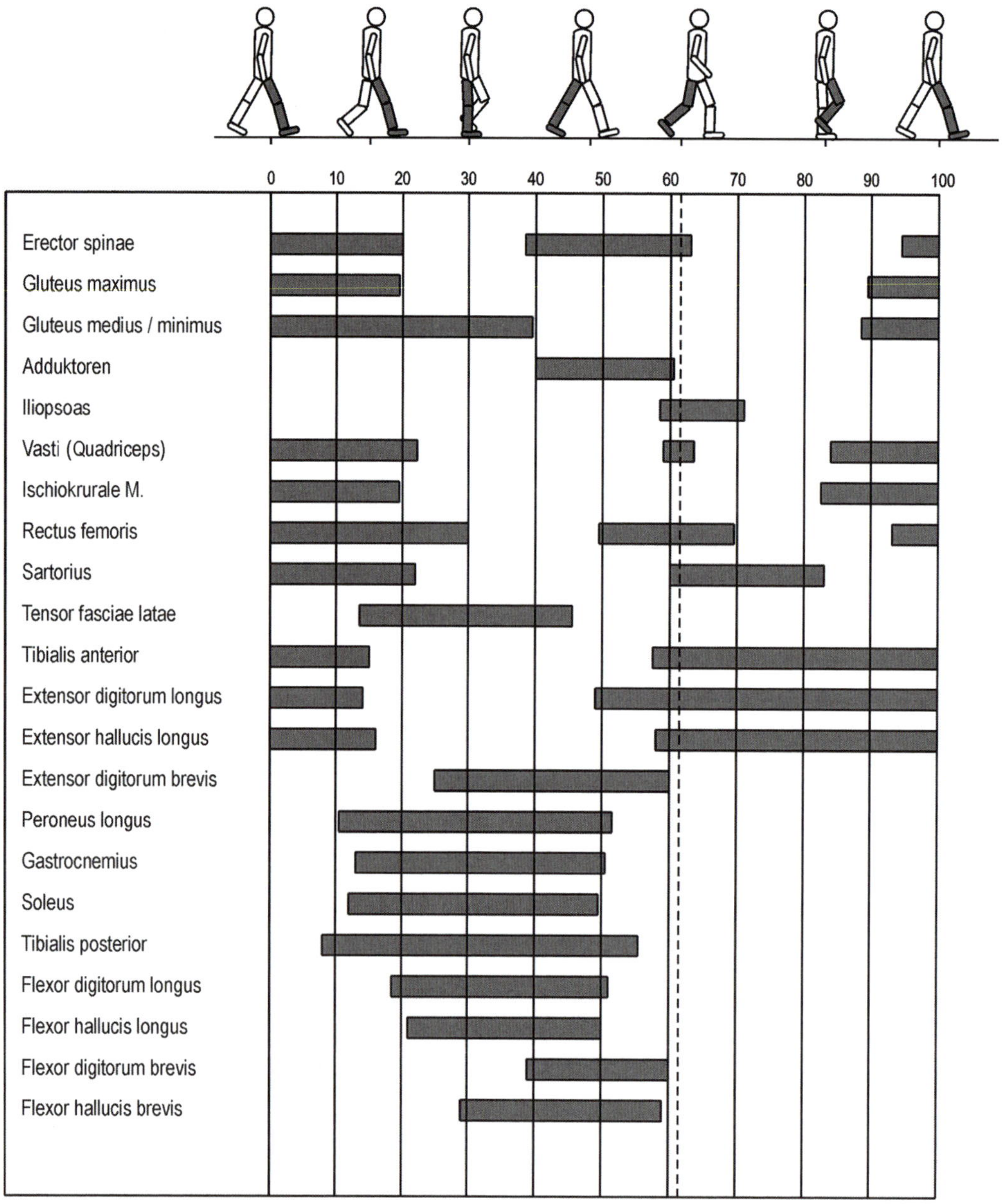

Abb. 7.2 Differenzierte Muskelaktivität des physiologischen Gangmusters (nach Beckers/Deckers 1997) [G387]

Zerebelläre Koordination

Die Informationen aus den drei genannten afferenten Bahnen (propriozeptiv-sensorisch, vestibulär, optisch) werden subkortikal verarbeitet. Die aufsteigenden Bahnen haben einen unmittelbaren Einfluss auf die zerebellär gespeicherten Bewegungsmuster und somit auch auf das Gangbild. Fällt eines der drei afferenten Systeme aus, so sind die beiden anderen Systeme in der Lage, dieses Defizit zu kompensieren. Fallen zwei afferente Systeme aus, so ist eine Kompensation schwierig (➤ Kap. 6.1).

BEISPIEL

Hüft-TEP

Bei Patienten mit gestörter propriozeptiver Leistung, z.B. nach Hüft-TEP-Operation, wird die fehlende Kompensation bei zunehmender Dunkelheit deutlich: Hier kommt es neben der verloren gegangenen kapsulären afferenten Information mit reduzierter dynamischer Tiefensensibilität zum Ausfall der kompensatorischen optischen Kontrolle.

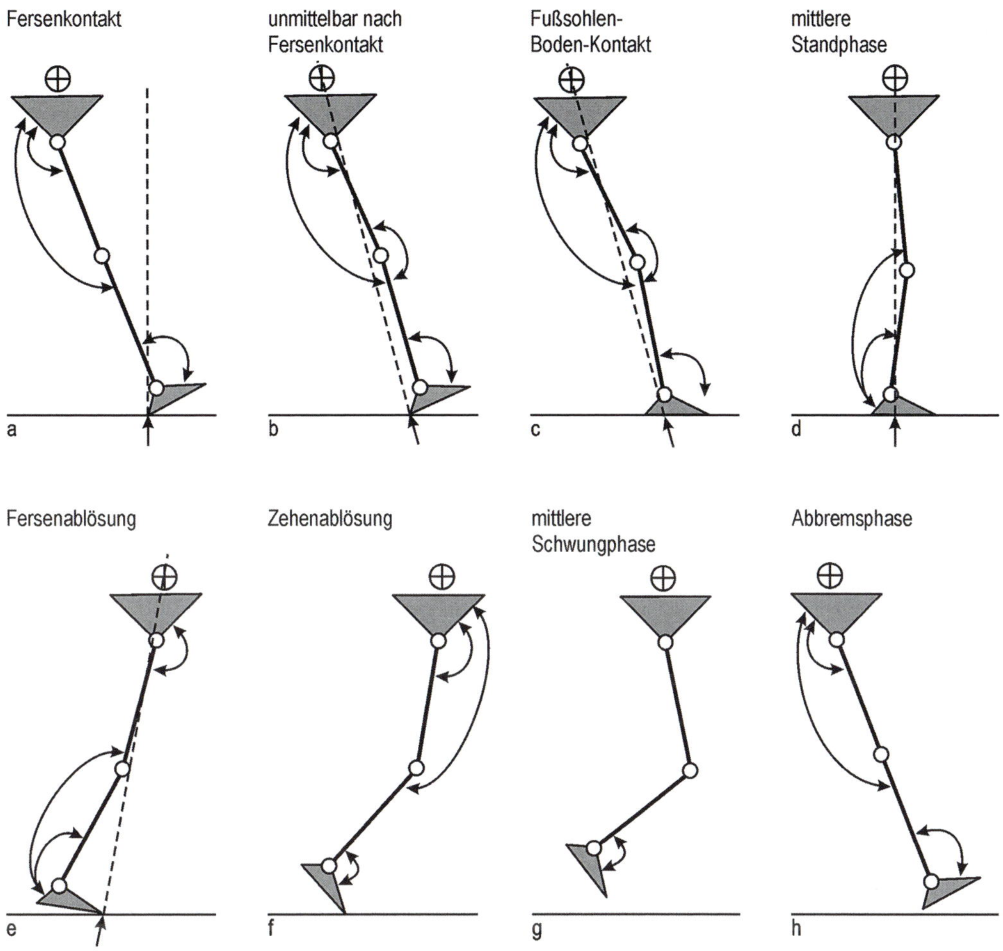

Abb. 7.3 Zusammenspiel ventraler und dorsaler Beinmuskeln während einzelner Gangphasen (nach Beckers/Deckers 1997) [G387]

Viele Patienten klagen über derartige Phänomene. Die übergeordnete kortikale Steuerung kann nur dann regulierend eingreifen, wenn dem Betroffenen bekannt ist, welche Anpassung notwendig ist. Wahrnehmungstraining und Stimulation der Rezeptoren sind wesentliche Aspekte für einen gut koordinierten Gang.

Zerebelläre Bewegungsmuster stellen abgespeicherte Komplexbewegungen dar. Das Abspeichern von Mustern erfolgt durch die permanente Wiederholung. Da es im Alltag keine häufiger wiederholte Bewegung als den Schrittzyklus gibt, ist verständlich, dass Schonmechanismen rasch zur Modifikation des gesamten Gehens führen. Ein einmal falsch eingeschliffenes Bewegungsmuster ist nur schwer zu korrigieren. Dazu ist neben dem Ausgleich vorhandener Defizite (Beweglichkeit, Kraft) eine gezielte Bewusstmachung notwendig (➤ Kap. 6.2.2).

MERKE

Gehen ist das ständige Verlieren und Wiedererlangen des Gleichgewichts über einer neuen Unterstützungsfläche.

Deshalb werden folgende Inhalte dauerhaft trainiert

- Alltagsbezogene Doppelkoordinationsaufgaben (Dual-Task-Training)
- Der scannende Blick
- Starten und Stoppen
- Variables Gangtempo
- Schutzschritte in alle Richtungen

MERKE

Durch Einflüsse von außen muss eine unerwartete Anpassung des Gangs erfolgen. Schutzschritte nach vorne oder zu beiden Seiten erfolgen über die Sprunggelenks-Strategie und/oder Schrittstrategie. Antizipatorisches und reaktives Handeln ist die Basis für einen sicheren Gang.

7.3 Physiologische Einflussfaktoren und Beobachtungskriterien

Viele Faktoren haben erheblichen Einfluss auf das Gangbild. Die Bewegungskette muss beobachtet und Abweichungen erkannt werden. In der Regel sind es immer mehrere der folgenden Aspekte, die hier zu berücksichtigen sind. Die Beobachtung des Patienten erfolgt von vorne, der Seite und von hinten. Zur Orientierung und Bewertung in der Praxis hat sich der therapeutische Gangteppich etabliert (➤ Abb. 7.4).

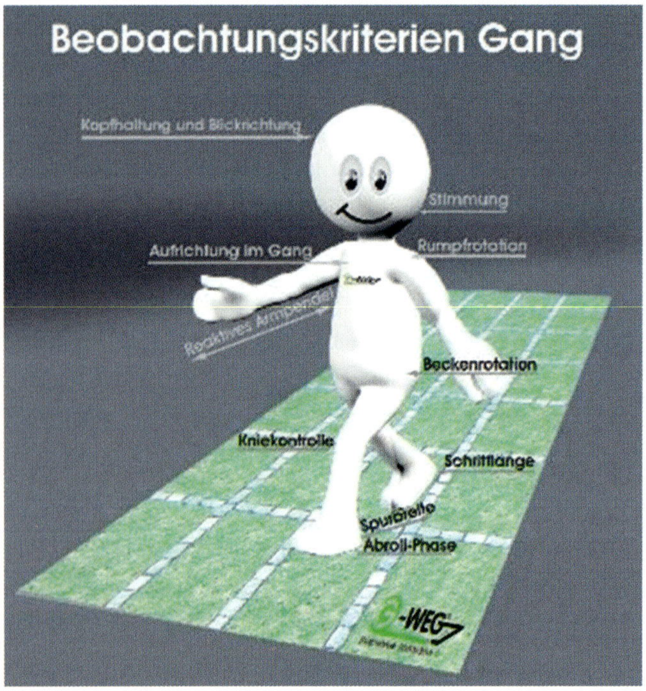

Abb. 7.4 Beobachtungskriterien Gang [V976]

Anthropometrie

Die individuell unterschiedlichen Körpermaße haben direkten Einfluss auf Parameter wie Schrittlänge und -rhythmus und beeinflussen indirekt – über die anatomischen Hebellängen (s. u.) – auch die Muskel- und Gelenkkräfte.

Hebelverhältnisse und Gewicht

Neben dem direkt oberhalb eines Gelenks liegenden Körpergewicht sind die gelenktypischen Hebelverhältnisse zu berücksichtigen. Durch Hebelwirkungen wird die Gelenkbelastung deutlich höher als das reine Körpergewicht.

BEISPIEL

Hüftgelenk

In der Standbeinphase (15–40 %) stellt das belastete Hüftgelenk einen *Gleichgewichtshebel* (Hebel 1. Ordnung) dar. Auf das Hüftgelenk wirken also in jeder Standbeinphase neben der Druckkraft des Gewichts auch noch die notwendigen Muskelkräfte ein, die das Gelenk horizontal stabilisieren. Das bedeutet für das Gelenk eine enorm hohe Belastung. Bei einem Gewicht von 70 kg bei physiologischen Hebelverhältnissen von 1 : 4 beträgt die Gesamtbelastung im Gelenk 3.500 Newton (Muskelkraft = 700 N × 4 = 2.800 N + 700 N [aufliegendes Gewicht] = 3.500 N)!

Bedenkt man noch die große Wiederholungszahl und die jeweilige Einwirkzeit dieser Belastung, so wird deutlich, dass ein Gelenk extrem belastbar sein muss. Ist die Belastbarkeit im Gelenk reduziert oder die Belastung höher als die Belastbarkeit, so kommt es zu entsprechenden Veränderungen im Gelenk. Zur Entlastung eines solchen Hüftgelenks entwickeln sich dann häufig sehr typische Hinkmechanismen (Duchenne/Trendelenburg, ➤ Kap. 7.6). Diese sind schon im Ansatz gut erkennbar, bevor das Gelenk symptomatisch geworden ist. In diesem Zusammenhang sei darauf hingewiesen, dass durch den richtigen Einsatz adäquater Hilfsmittel die Gelenkbelastung deutlich reduziert werden kann.

Die Hebelverhältnisse können durch anatomische Variationen auch den Wert von 1 : 4 übersteigen, sodass die einwirkenden Kräfte noch größer werden.

Aufrichtung im Gang

Die Aufrichtung im Gang erfolgt initial durch das Heben des Brustbeins nach vorn oben.

Bei allen Übungen gilt:

- HWS lang
- Schulterblätter tief
- Blick ist nach vorne gerichtet

Methodische Tipps:

- Eine Hand liegt auf dem Brustbein, die andere Hand auf dem Bauchnabel. Vergrößern des Abstands beider Hände, indem die obere Hand gleichzeitig mit der Einatmung etwas nach oben geführt wird.
- Der Patient stellt sich vor, dass er eine Krawatte trägt und diese keine Falten schlägt.
- Das Brustbein stellt das „3. Auge“ dar und scannt weitschauend die Umgebung.

Spurbreite

Die Spurbreite ist beim Gehen schmaler als beim Stehen. Der Verlust an physiologischer Gangspur zeigt in der Folge eine Form des Duchenne-Hinkens (➤ Kap. 7.6).

Hochbetagte und neurologisch betroffene Patienten weisen häufig eine verbreiterte Spurbreite auf. Die vergrößerte Unterstützungsfläche ist zu beobachten, wenn das Gangtempo abnimmt und die Schritte kürzer werden.

Methodische Tipps:

➤ Kap. 7.7, ➤ Tab. 7.2, Basics: Spurbreite und Schrittlänge

Beinachse und Abrollphase

Abweichungen der Fuß- und Beinachsen führen beim Gehen zur Destabilisation und zum Verlust der optimalen Stützfunktion.

Die Ferse wird bei leicht gebeugtem Kniegelenk flächig aufgesetzt. Das Abrollen erfolgt über die ganze Sohle, weiter über den Vorfuß mit Abdruck über den Großzehenballen nach vorne. Somit sind Mittel- und Vorfußknochen gleichmäßig belastet. Nicht über die Außenkante abrollen, da das gesamte Körpergewicht hier für einen kurzen Moment auf dem kleinen Zehengrundgelenk liegt!

Die Reaktivierung der Sprunggelenkstrategie steht im Vordergrund, damit die Kontrolle des Körperschwerpunkts über das obere Sprunggelenk stattfindet. Bei der Hüftgelenkstrategie finden die Muskelaktivitäten und Bewegungen initial aus dem Hüftgelenk statt.

Es gilt hier: Sprunggelenkstrategie vs. Hüftgelenkstrategie

Methodische Tipps:
- Breite Standfläche mit Gewichtsverlagerung in alle Richtungen
- Schutzschritte mit Vergrößerung der Unterstützungsfläche
- Stand mit Rotation

Kniekontrolle in der Einbeinstand-Phase

Abhängig von der Ganggeschwindigkeit ist eine Flexionsstellung im Kniegelenk von ca. 15–25° die Voraussetzung, um beim Gehen das Kniegelenk stabilisieren zu können.

Schmerzen beim Gehen führen häufig zu einer verkürzten Standbein-Phase.

Methodische Tipps:
➤ Kap. 7.7, ➤ Tab. 7.2, Basics: Beinachse und Abrollphase

Reaktives Armpendel

Bei verminderter Rumpf- und Beckenrotation ist ein harmonisches Gangbild mit abwechselndem Schwingen der Arme nicht möglich. Selektive Bewegungen der Arme können nur bei harmonischer Verwringung zwischen Rumpf und Becken stattfinden.

Das reaktive Armpendel setzt bei ca. 120 bpm ein und hilft der Gleichgewichtserhaltung. Ist dieses Tempo nicht möglich (Verletzung, Alter, neurologische Erkrankungen etc.) wird das Gangbild unsicher, das Gleichgewicht beeinträchtigt, und es treten vermehrt kompensatorische Armbewegungen zur Seite auf.

Methodische Tipps:
- Ganggeschwindigkeiten wechseln zwischen langsam und zügig
- Bewegungsvorstellung vermitteln: „Alle Zeit der Welt" und „in Eile"
- Eigenbeobachtung des Patienten auf Beginn des Armpendels richten

Schrittlänge

Die Länge der Schritte ist durch die Körpermaße vorgegeben. Bei gleicher Körpergröße sind die Beine jedoch nicht bei jedem gleich lang. Das bedeutet, dass ein „Sitzriese" kleinere Schritte macht als jemand mit relativ langen Beinen. Nicht außer Acht lassen darf man Beinlängendifferenzen. Es kann hier zu teilweise schwer erkennbaren Kompensationen, besonders in der Lenden-Becken-Hüft-Region, kommen.

Die Schrittlänge hängt weiter ab von:
- Kraft- und Gleichgewichtskontrolle
- Ausdauer
- Ziel
- Stimmung

Methodische Tipps:
➤ Kap. 7.7, ➤ Tab. 7.2, Basics: Spurbreite und Schrittlänge

Stimmung

Das Gehen selbst stellt unter Normalbedingungen keine besondere psychische Belastung dar. Zu alltäglich ist dieser gewohnte Bewegungsablauf. Ist jedoch der psychische Allgemeinzustand schlecht, so ist nachvollziehbar, dass das Gangbild nicht so dynamisch und aufrecht ist wie bei einem stolzen, ausgeglichenen Patienten. Die gesamte Körpersprache des aufrechten Gangs kann wesentliche Hinweise auf versteckte Ursachen geben, erkennbar an
- Rumpfhaltung
- Blickrichtung
- Tempo
- Fußaktivität

Methodische Tipps:
Positive Grundemotionen im Gang darstellen
- fröhlich
- stolz
- glücklich
- zufrieden

➤ Kap. 7.7, ➤ Tab 7.2, Basics: Stimmung

Tempo

Die Geschwindigkeit beeinflusst die individuellen Phasenlängen. Je höher das Tempo, desto kürzer sind die jeweiligen Phasen. Die Schrittlänge wie auch die Muskelkräfte nehmen jedoch mit dem Tempo zu. Ist es nicht möglich, ein höheres Tempo als gewöhnlich zu gehen, so kann dies auf degenerative Veränderungen, kardiopulmonale Ursachen oder neurologische Einschränkungen hinweisen. Zu bedenken ist, dass bei degenerativen Veränderungen häufig erst nach einer Belastung Beschwerden auftreten.

Methodische Tipps:
Um das Tempo variabel gestalten zu können, benötigt man
- Gleichgewichtskontrolle
- Gewichtsübernahme von einem zum anderen Bein
- Ein-Bein-Stand
- Vorwärtsbewegung des Schwungbeines
- Die Hüftstreckung des Standbeins

Rhythmus

Der Gangrhythmus ist unter normalen Bedingungen gleichmäßig. Das bedeutet, dass die Stand- und Spielbeinphase auf der rechten und linken Seite jeweils gleich lang sind, selbst geringe zeitliche Phasenabweichungen sind gut erkennbar. Die Analyse des Rhythmus gibt einen klaren Hinweis auf die betroffene Seite.

Methodische Tipps:

- Therapeut gibt Rhythmus vor, z. B. durch
  - Klatschen
  - verbale Begleitung („Schritt und Schritt und Schritt.")
- Partnerübung: synchron gehen

Gehstrecke und Ausdauer

Der Gang kann zu Beginn einer Analyse unauffällig und beschwerdefrei sein, aber mit zunehmender Strecke symptomatisch werden. Entweder liegen dann degenerative Erscheinungen vor oder die Belastbarkeit des Bewegungssystems ist nicht voll gegeben. Letzteres trifft häufig nach operativen Eingriffen oder nach längerer Immobilisation zu.

MERKE

Oft ist es notwendig, die **maximale Gehstrecke** zu bestimmen, um ein aussagekräftiges Kriterium zu definieren, welches auch zur Dokumentation der Therapie sehr sinnvoll ist.
Die kardiopulmonale Belastbarkeit und neurologische Bewegungseinschränkungen müssen spezifisch bewertet werden.

Externe Faktoren

Eine Vielzahl äußerer Faktoren wirken sich auf das Gangbild aus:

- Bodenbeschaffenheit
- Steigung oder Gefälle der Strecke
- Wind und Wetter
- Art und Qualität der Schuhe
- Ablenkung durch Lärm und visuelle Reize
- Medikamente, Psychopharmaka, Antiepileptika, Beruhigungsmittel

7.4 Ganguntersuchung

7.4.1 Analyseverfahren

In der heutigen Zeit ist es nicht mehr vorstellbar, auf *technische (objektive) Messverfahren bzw. Analysemethoden* zu verzichten. Im (trainings-)therapeutischen Alltag können diese Methoden aber nur bedingt zum Einsatz kommen. Da die geräteunterstützten Analyseverfahren enorme Anfangsinvestitionen darstellen und die komplexe Nutzung solcher Methoden mit einem sehr hohen Zeitaufwand verbunden ist, ist für die meisten Einrichtungen die Anschaffung nur schwer realisierbar.

Zu den technischen (objektiven) Analyseverfahren zählen:

- Die kinematografischen *Bewegungsanalysen*, wie z. B. Video, 3D-Kameras, Markersysteme, Ultraschall etc.
- *Isokinetik* zur Erfassung der Muskelkraftverhältnisse
- *Spirometrie* zur Untersuchung von Energieaufwand und Effizienz des Gehens
- *Elektromyografie*
- *Bodenmessplatten* zur Messung der Bodenreaktionskräfte und Vektoranalysen

Einzelheiten darüber sind in ➢ Kap. 11.6 beschrieben.

Laufbandanalyse

Im Rahmen der *subjektiven geräteunterstützten Analyse* ist die Bewertung auf dem Laufband unumgänglich.

Vorteile der Laufbandanalyse:

- Schaffung gleicher Rahmenbedingungen von Einheit zu Einheit
- Kontrollierter, direkter Einfluss auf das Gangbild
- Beeinflussung eines auffälligen Gangbilds über die Parameter Steigung, Geschwindigkeit, Vorwärts-, Rückwärts- und Seitwärtsgehen

Nachteile der Laufbandanalyse:

- Erfordert bei Unerfahrenheit eine lange Eingewöhnungszeit
- Problem der Orientierung im Raum, da man sich permanent fortbewegt, aber dennoch auf der Stelle bleibt
- Schwierigkeit, das persönlich angenehme Tempo zu finden

MERKE

Technische Analyseverfahren liefern nicht automatisch klare Befunde. Zunächst müssen die Messungen sorgfältig geplant werden und alle Messsysteme einwandfrei funktionieren. Aber auch die messtechnisch besten Untersuchungen bringen keinen Vorteil, wenn man nicht dazu in der Lage ist, aufgrund der Ergebnisse komplexe, therapeutisch relevante Schlussfolgerungen zu ziehen. Hier sei erneut auf das notwendige funktionelle Gesamtverständnis und die Beobachtungskriterien hingewiesen.

7.4.2 Klinische Untersuchung

Die klassische klinische Untersuchung wird durch Analyseverfahren niemals vollständig ersetzbar sein. Ihr besonderer Schwerpunkt liegt in der Prüfung der Gelenkmobilität, der Kraft und der Ausdauersituation (➢ Kap. 11.2, ➢ Kap. 11.3). Folgende Inhalte gehören zur klassischen klinischen Untersuchung:

- *Beweglichkeit* der einzelnen Gelenke: Eine auch nur am Bewegungsende feststellbare Einschränkung kann bereits zu Auffälligkeiten im Gangbild führen.

BEISPIEL

Eingeschränkte Knieflexion

Eine Einschränkung der Knieflexion von nur 10° kann dazu führen, dass das Gangbild ungleichmäßig ist, obwohl die vorhandene Beweglichkeit eigentlich ausreichen würde, da eine so starke Beugung beim normalen Gehen gar nicht benötigt wird. Aber die Qualität der Bewegung kann durch diese Einschränkung ursächlich verändert sein, was zu einer verlangsamten Spielbeinphase führen kann.

- Spezifische *Kraftmessungen* vermitteln ebenso wie die Betrachtung funktioneller Abläufe einen Eindruck bezüglich Kraft und Ausdauer.
- Ausschluss *koordinativer Defizite:* Nicht zu unterschätzen ist hier der Wert des gehaltenen Einbeinstands mit horizontalem Becken.

INFO

Der gehaltene Einbeinstand

Beim gehaltenen Einbeinstand wird das Festhalten an der Wand mit zwei Fingern erlaubt. Dokumentiert wird die Zeit bis zum Absenken des kontralateralen Beckens aus der Horizontalen bzw. bis zum Verlassen der Position. Der Test wird im Seitenvergleich bewertet und im Therapieverlauf wiederholt durchgeführt.

- *Neurologische Defizite:* Zeichen zerebellärer Inkoordination sowie anderer möglicher zentraler Erkrankungen sollten dem geschulten Therapeuten nicht entgehen und erfasst werden.
- *Neurale Spannung:* Eine Erhöhung findet sich häufig bei diskogenen Pathologien, aber auch postoperativ nach Eingriffen am Bewegungsapparat. Typisches Beispiel ist die scheinbare Verkürzung der ischiokruralen Muskulatur nach Eingriffen am Kniegelenk. Eine Abweichung der neuralen Spannung muss sehr gut differenziert werden, da nur die gezielte Behandlung den gewünschten Erfolg bringen kann.

Bei der klinischen Untersuchung ist zu berücksichtigen, dass bestimmte Faktoren das Gangbild des Patienten direkt beeinflussen:

- Degenerative Veränderungen des Bewegungsapparates (Arthrose)
- Traumen (konservativ versorgt): Vorgaben möglich
- Traumen (operativ versorgt): hier sind die vom Operateur vorgegebenen Belastungen zu berücksichtigen, z. B. die Entlastung bei refixiertem Meniskus oder Bewegungslimitierung
- Neurologische Erkrankungen (periphere oder zentrale Erkrankungen)
- Multimorbidität (Hochbetagte Patienten mit eingeschränkter Mobilität und reduzierten Bewegungsreizen)
- Sturzangst (Postfall-Syndrom)

Bei all diesen möglichen Ursachen kommt es zu Anpassungsvorgängen, sei es in Form von Bewegungseinschränkungen, Veränderungen von Bewegungsmustern oder durch Entwicklung von Kompensationen.

Nur das Gesamtbild des Patienten gibt die Möglichkeit zur adäquaten Behandlung. An oberster Stelle muss die Therapie darauf ausgerichtet sein, das Gehen als automatisiertes Bewegungsmuster wieder so optimal wie möglich auf das Niveau zu bringen, das vor der Verletzung bestand. Dem Patienten soll zu diesem Zweck das notwendige *Körpergefühl* vermittelt werden, um eigenständig auf die Bewegung einwirken zu können.

7.5 Hilfsmittel und deren Gangmuster

Je nach Patient und Befund können im Rahmen der Therapie verschiedene Hilfsmittel eingesetzt werden. Häufig erscheint der Patient auch mit einem notwendig gewordenen Hilfsmittel in der Therapie. Hilfsmittel dienen der Entlastung, zur *Kompensation* temporärer oder persistierender Defizite und zur Verlängerung der möglichen Gehstrecke (➤ Tab. 7.1).

Der Einsatz entlastender Hilfsmittel ist abhängig von Diagnose, Befund und Therapieziel und hilft, den Aktionsradius zu vergrößern. Die Hilfsmittel müssen funktionstüchtig und an die motorischen Fähigkeiten des Patienten angepasst sein.

MERKE

Optimal ist das *Einüben* der notwendigen Gangart *vor* einem Eingriff. Der Einsatz von Hilfsmitteln wie z. B. Unterarmgehstützen ist für den Patienten vor einem geplanten operativen Eingriff leichter erlernbar als in der postoperativen Behandlungsphase.

Unterarmgehstützen (UGS)

Das gebräuchlichste entlastende Hilfsmittel ist die Unterarmgehstütze. Dies wird bevorzugt in den folgenden typischen Gangarten eingesetzt.

Gehen mit kompletter Entlastung (Dreipunktgang)

In dieser Gangart wird die zu entlastende Extremität ohne jeglichen Bodenkontakt „durchgeschwungen".

Ausführung:

- Beide UGS vor,

Tab. 7.1 Hilfsmittel für das Gehtraining in der Therapie sowie für den Alltag [M993]

Entlastende Hilfsmittel	Therapeutische Hilfsmittel
• Unterarmgehstützen (UGS) • Achselstütze • Vierpunktstock • Rheumatikerstütze • Handstock • Rollator • Deltarad • Orthesen • Einlagen • Schuhveränderungen (Einlagen, Pads) • (Tape-)Verbände/Bandagen	• Analyseinstrumente (Feedback) • Gehbarren • Therapeutischer Gangteppich • Waagen • Spiegel • Laufband • Therapiematte • Gehparcours • Aktivierende Unterstützungsflächen (Kreisel, Wackelbrett …) • Motorschiene • EMS-Geräte

7

- komplette Spielbeinphase in der Luft vollziehen (die korrekte Ausführung der Hüftextension ist besonders wichtig, um eine Hüftbeugekontraktur zu verhindern),
- Aufsetzen und Stabilisation der nicht betroffenen Seite.

Diese Art zu gehen ist äußerst selten wirklich notwendig. Hierzu muss ein nicht belastungsstabiler Zustand vorliegen, der es notwendig macht, jeglichen Druck durch Sohlenkontakt zu vermeiden.

MERKE

Komplette Entlastung wirkt sich u.a. ungünstig auf die vaskuläre Situation, auf den Muskelstatus und auf komplexe Bewegungsmuster aus (auch ➤ Kap. 5.2.3). Sobald es der Status, die koordinativen und kognitiven Fähigkeiten des Patienten erlauben, sollte mindestens mit Abrollbelastung gegangen werden.

Gehen mit Teilbelastung im Dreipunktegang

Im Dreipunktegang wird die zu entlastende Extremität auf die gedachte Verbindungslinie zwischen den aufgesetzten UGS abgerollt. Das Gangbild ist in dieser Gangart durch die fehlende Gegenrotation zur nicht betroffenen Seite negativ beeinflusst. Dies sollte im Rahmen der Gesamttherapie berücksichtigt werden.

Ausführung:

- Beide UGS vor,
- das betroffene Bein vor, je nach Teilbelastung aufsetzen und
- dann das nicht betroffene Bein vor.

Die geringste Belastung ist die sogenannte *Abrollbelastung.* Es wird lediglich das physiologische Abrollen auf dem Untergrund eingesetzt, ohne Druck aufzubauen.

Im weiteren Verlauf oder auch schon zu Beginn einer Gangschulung sollte die Teilbelastung gesteigert werden. Meist erfolgt die Empfehlung in „Kilogramm erlaubter Belastung". Die effektiv wirksamen Kräfte im Gelenk unterscheiden sich jedoch deutlich von den über eine Waage oder über eine Druckmessplatte abgeleiteten Angaben, da die auf das Gelenk einwirkenden Muskelkräfte nicht erfasst werden (➤ Kap. 7.3, Hebelverhältnisse und Gewicht). Entscheidend ist bei der Teilbelastung die Umsetzung in ein korrektes Bewegungsmuster. Üblich sind Vorgaben wie folgt:

- Entlastung
- Abrollen
- Teilbelastung (15–20 kg)
- Teilbelastung (30–40 kg)
- Teilbelastung mit halbem Körpergewicht
- Teilbelastung im Wechselschritt (entspricht ca. ⅔ des Körpergewichts)
- Vollbelastung

Gehen im Vierpunktegang

Diese Variante wird bei Patienten mit besonders hoher Gangunsicherheit bei bestehender Vollbelastung eingesetzt, wenn schmerzbedingt viel Entlastung erforderlich ist oder Zerebralparesen und Paraplegien bestehen.

Ausführung:

- Eine UGS vor,
- den kontralateralen Fuß vor,
- die andere UGS vor,
- den anderen Fuß vor.

Für alle anderen Patienten bietet sich der Zweipunktegang an und sollte, wenn möglich, vorgezogen werden.

Gehen im Zweipunktegang

Das Gehen im Zweipunktegang bringt den meisten Patienten eine deutliche Entlastung des zuvor stark belasteten Rumpfs, da die Gegenrotation von Schulter und Becken wieder möglich ist.

Ausführung:

- Gleichzeitiges Aufsetzen von einem Fuß und der gegenseitigen UGS,
- andere UGS und anderen Fuß zusammen vor.

INFO

Der Zweipunktegang

Überraschend oft haben Patienten beim Erlernen des Zweipunktegangs Schwierigkeiten. Eine Erklärung liegt in dem langen Gebrauch der UGS im Dreipunktegang, was zum „Einschleifen" dieses Bewegungsmusters führt. Beim Zweipunktegang in korrekter Ausführung ist von einer Gelenkbelastung von ⅔ des Körpergewichts auszugehen.

Gehen mit einer UGS/mit Handstock

Bei zunehmender Belastbarkeit und verbessertem Muskelstatus (Kraft und Ausdauer) erfolgt der weitere Abbau von Hilfsmitteln.

Ausführung:

- Eine UGS auf der nicht betroffenen Seite vor,
- den nicht betroffenen Fuß vor.

Dies führt in vielen Fällen dazu, dass der Patient sich auf die Stütze fallen lässt. Das Körpergewicht wird zur Gegenseite verlagert und häufig wird die Schulter durch den zunehmenden Schub nach kranial verschoben.

MERKE

Wenn der Patient dazu in der Lage ist, sollte er auf das Gehen mit einer UGS komplett verzichten und stattdessen in den korrekten Umgang mit einem Handstock eingewiesen werden. Durch einen anatomischen Handgriff ist auch beim Handstock eine gute Druckverteilung möglich. Ein deutlich verbessertes Gangbild resultiert aus dem eingeübten Gehen mit Handstock.

Für viele Patienten mit degenerativen Veränderungen ist der temporäre Einsatz eines Handstocks sehr sinnvoll. Eine Steigerung der möglichen Gehstrecke mit Entlastung der Gelenke ist durch dauerhaften Einsatz eines Handstocks möglich.

Rollator

Gehen am und mit dem Rollator

Aufstehen mit Hilfe des Rollators
- Mit dem Schinkengang bis an die Stuhlkante bewegen. Der Schinkengang wird durch die Gewichtsverlagerung von einer Gesäßhälfte zur anderen eingeleitet. Gleichzeitig wird die entlastete Gesäßhälfte ein Stück nach vorne bewegt.
- Mit der Körperleiter in den Stand kommen und auf eine Schrittstellung achten
- Cave:
  - Rollator mit beiden Feststellbremsen sichern
  - Aufstehen aus eigener Kraft
  - Kein Hochziehen an den Rollatorgriffen

Starten im Gang mit Rollator
- Den Rollator nah an den Körper führen, die Füße sind zwischen den Rädern positioniert.
- Feststellbremsen beidseitig lösen und Hände um die Griffe schließen. Darauf achten, dass kein Handkontakt zur Bremshalterung besteht.

Der aufrechte Gang
- Wahrnehmung und Konzentration auf die Beine lenken.
- Auf gleiche Schrittlängen achten.
- Rollator nah am Körper führen und die Schritte zwischen den Reifen platzieren.
- Liegt die Konzentration zu sehr auf den Armen mit hoher Stützarbeit, besteht die Gefahr, dass der Körperschwerpunkt zu weit nach vorne verlagert ist und das Sturzrisiko steigt.
- Vorausschauend gehen, mit scannendem Blick über den Rollator nach vorne.

7.6 Exemplarische Darstellung von Auffälligkeiten im Gangbild

Die ersten Beobachtungen des Patienten beim Betreten der Therapieeinrichtung geben deutliche Hinweise auf ein verändertes Gangbild. Der Patient fühlt sich zu Beginn noch unbeobachtet und geht in der für ihn typischen Weise.

Duchenne-Zeichen

Ein typisches Gangbild ist das sogenannte Duchenne-Hinken (➤ Abb. 7.5). Es ist gekennzeichnet durch eine Schwerpunktverlagerung in der Standbeinphase zum belasteten Bein. Beim Gehen wird die Kompressionskraft der Hüfte insbesondere durch die Kraft der Hüftabduktoren bestimmt. Zur Verringerung dieser Krafteinwirkung wird der Oberkörper kompensatorisch zur betroffenen Seite geneigt. Der Kompensationsmechanismus kann in leichter Ausprägung dem Patienten unbewusst bleiben. Durch nicht akute Geschehnisse entwickelt sich dieser Hinkmechanismus schleichend. Im Laufe der Zeit kann die Ausprägung der Symptomatik dann deutlich zunehmen. Die Gesamtstatik verändert sich und führt langfristig zu Beschwerden in der Wirbelsäule und den Kniegelenken.

Ursachen der Gewichtsverlagerung zur tragenden Seite:

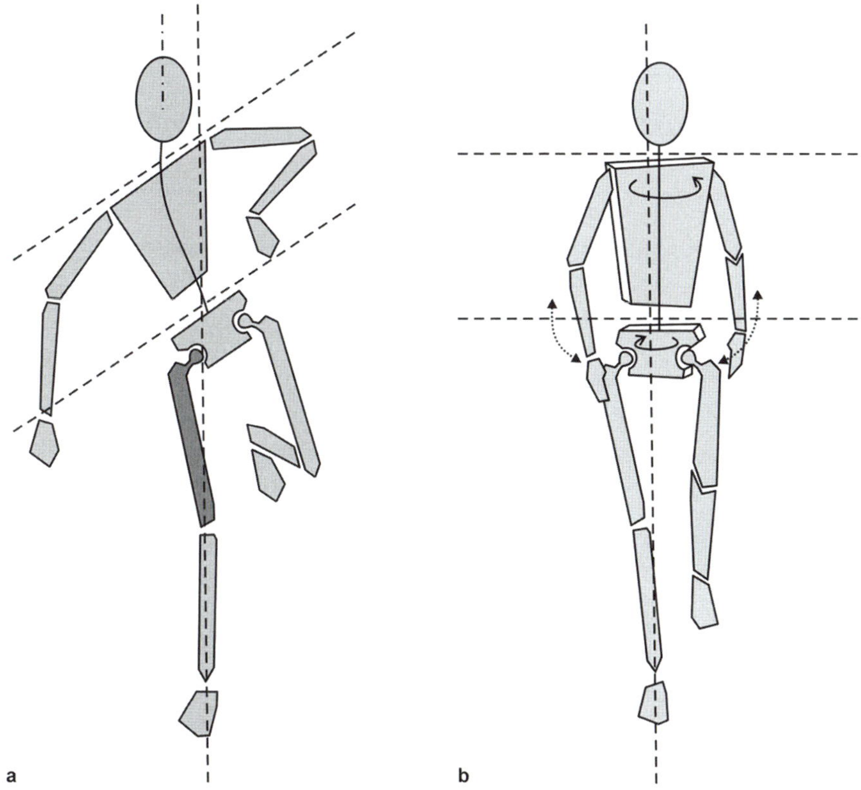

Abb. 7.5 Duchenne-Hinken: a) Deutliche Überlastung des Kniegelenks in Valgusstellung bei zentralisiertem Hüftgelenk in der Standbeinphase. Beim Duchenne-Hinken sind im Vergleich zum Normalgang Becken- und Schultergürtel deutlich zur Standbeinseite geneigt sowie Beckenrotation und Schultergürtel-Gegenrotation fast nicht vorhanden. Um den Kopf im Lot zu halten, kompensiert die Wirbelsäule durch eine Lateralflexion zur Spielbeinseite. Für eine bessere Gleichgewichtskontrolle können die Arme und das Spielbein ausladende Bewegungen machen. b) Der Normalgang ist in der Standbeinphase durch eine beginnende Beckenrotation und Schultergürtel-Gegenrotation gekennzeichnet. Schulter- und Beckenstand sind nahezu waagerecht und die Arme schwingen gegengleich mit. [L272]

- Eine zu schwache Glutealmuskulatur (insbesondere M. gluteus medius und M. gluteus minimus); die Abduktion ist nicht stark genug, um die Adduktion zu verhindern.
- Fehlstellung im Hüftgelenk (Coxa valga oder Coxa vara).
- In seltenen Fällen kann auch eine Hüftdysplasie der Grund sein.

Auswirkungen der Gewichtsverlagerung zur tragenden Seite:

- Die Hüftabduktoren werden angenähert und durch die relative Verkürzung des aktiven Hebels für den Körperschwerpunkt entlastet.
- Die Insuffizienz der Abduktoren nimmt zu, da die Muskulatur beim Gehen weniger gefordert wird. Auffällig ist dies vor allem bei der Überprüfung der Muskelkraft und Ausdauer der Abduktoren.

INFO

Duchenne-Hinken

Das Hüftgelenk wird beim Duchenne-Hinken zunehmend zentriert. Dies kann die Facies lunata des Hüftgelenks entlasten. Die Artikulationsflächen des Femurs werden hierdurch in äußeren Abschnitten belastet. Dies stellt auch eine Erklärung dar, warum das Duchenne-Hinken oft bei degenerativen Veränderungen im Bereich der Hüfte vorzufinden ist.

- Durch die Schwerpunktverlagerung kommt es im *Kniegelenk* zu einer eindeutigen Valgustendenz, sodass man auch hier eine Kausalität für dieses Gangbild ausdifferenzieren muss. Um den Schwerpunkt nicht übermäßig zur tragenden Seite zu verlagern, müssen die Adduktoren des belasteten Beines eine deutliche höhere Arbeit verrichten. Dies geschieht auch, um den erhöhten Valgusstress im Knie zu kontrollieren.
- Aufgrund der Veränderung der Gesamtstatik sind auch Zusammenhänge zur *Wirbelsäule* und zum *Fuß* zu analysieren. Im Bereich der Wirbelsäule kann der M. quadratus lumborum durch die Annäherung in seiner Spannung verändert sein. Der Muskel kann sekundär verkürzen aufgrund einer diskogen oder artikulär ausgelösten Schonhaltung. Er kann aber ebenso primär ursächlich für die Gangauffälligkeit sein.
- Es kommt zu einem erhöhten Energieverbrauch, welcher sich langfristig in den immer kürzer werden Gehstrecken widerspiegelt.

INFO

Ursache der Gangbildstörung erkennen

Die ausschließliche Korrektur des Gangbilds führt nicht automatisch zum Erfolg, wenn ein sinnvoller oder notwendiger Kompensationsmechanismus vorliegt. Basiert das Duchenne-Hinken jedoch auf degenerativen Veränderungen im Bereich des Knie- oder/und Hüftgelenks, so sind diese spezifisch zu behandeln. Liegen die Ursachen im Fuß- oder Wirbelsäulenbereich, so erfolgt die Therapie im Sinne eines kausalen Ansatzes dort. Sinnvoll ergänzt wird dies durch ein gezieltes Muskelaufbautraining.

Verkürzte Spielbeinphase

Unabhängig vom operativen Vorgehen kommt es bei Patienten mit Kreuzbandplastik im späteren Verlauf der Therapie häufig zu einer verkürzten Spielbeinphase des betroffenen Beins. Selbst nach großen anfänglichen Fortschritten in Bezug auf Beweglichkeit und Kontrolle zeigt sich langfristig die Extension im Knie eingeschränkt, die exzentrische Kontrolle der ventralen Unterschenkelmuskulatur ist gestört.

Ursachen einer verkürzten Spielbeinphase:

- Es wird meist eine abnormale neurale Spannung im Bereich des dorsalen Oberschenkels übersehen. Liegt eine solche Veränderung vor, so ist durch Mobilisation des Gelenks und durch Kräftigung allein keine Verbesserung zu erzielen.

Auswirkungen:

- Geänderter Bewegungsrhythmus
- Einseitige Belastung

MERKE

Bei neuralen Spannungszuständen müssen spezielle, *neural ausgerichtete Mobilisationen* eingesetzt werden, um bei der Erarbeitung eines funktionellen Gangbilds voranzukommen. Die gestörte exzentrische Aktivität der Dorsalflexoren des Fußes muss mit entsprechenden exzentrischen Trainingsformen angegangen werden.

Unzureichende Rumpfrotation

Ursachen einer unzureichenden Rumpfrotation:

- Vorliegen einer Schultergelenkproblematik durch ein altes Trauma, welche zwar keine Beschwerden verursacht, sich aber über die Zeit in einem nicht harmonischen Gangbild manifestiert hat.
- Bei reduziertem oder sogar fehlendem Armpendel bleibt die physiologische Verwringung der gesamten Wirbelsäule beim Gehen aus. Das reduzierte Armpendel der kontralateralen Seite ist ein eindeutiger Hinweis auf Probleme der Schulter oder auch der Wirbelsäule. Diese Symptomatik lässt sich bei größerem Tempo meist noch deutlicher feststellen.
- Fehlende segmentale Wirbelmobilität im thorakolumbalen Übergangsbereich.
- Zu niedriges Gangtempo, kleine schlurfende Schritte und eine zu große Spurbreite

Auswirkungen der unzureichenden Rumpfrotation:

- Erhöhter Energieverbrauch
- Verminderter Vorwärtsschwung
- Reduzierte Stabilität und Gangunsicherheit, insbesondere auf Unebenheiten

Verstärkte Außenrotation der Hüfte

Das physiologische Abrollen des Fußes erfolgt von der Außenseite des Kalkaneus aus bogenförmig nach vorne zum 1. bzw. 2. Zehengrundgelenk. Eine verstärkte Außenrotation im Hüftgelenk bei der Gewichtsübernahme und im Einbeinstand kann aus einem unphysiologischen Kräfteverhältnis zwischen Außen- und Innenrotatoren entstehen.

Ursachen:

- Kontraktur der Außenrotatoren

- Eingeschränkte Mobilität in der Dorsalextension und ein unzureichend aktiv oder passiv stabilisiertes mediales Längsgewölbe

Auswirkungen:

- Vergrößerte Unterstützungsfläche durch die nach außen gedrehte Fußposition.
- Absinken des Fußes nach medial, die Druckbelastung im talofibularen Bereich des Sprunggelenks nimmt zu, das Großzehengrundgelenk erfährt einen deutlichen Valgusstress. Die Abrollbewegung erfolgt nicht mehr über die Endphalangen, sondern über die mediale Seite des Großzehengrundgelenks.
- Belastung der medialen Kniegelenkstrukturen, während das Körpergewicht vorwärtsgebracht wird.

INFO

Falsche Abrollbewegung

Die Abrollbewegung über das mediale Großzehengrundgelenk führt zu einer Überbelastung dieses Gelenks und wird nicht selten von einem Duchenne-Hinken begleitet. Therapeutisch liegt der Ansatz hierfür im Fußbereich:

- Stabilisation des Fußes (aktiv/passiv)
- Mobilisation des Großzehengrundgelenks
- Muskulärer Aufbau der Hüftmuskulatur
- Integration in Komplexmuster

Die oben beschriebenen Symptome machen schon die Wichtigkeit der zusammenhängenden Betrachtungsweise deutlich. In der Regel liegt nicht eine alleinige Ursache vor, sondern aufgrund der dynamischen Veränderungen ergeben sich häufig Sekundärursachen mit weiteren Folgen.

Fehlstellung des Kopfs – Zusammenhänge mit dem Kiefergelenk

Wegen der besonderen Bedeutung für die Orientierung im Raum sei auf das automatisierte Einstellen des Kopfs hingewiesen. Sowohl für die optische Kontrolle als auch für das Zusammenspiel mit vestibulären Strukturen und der Tiefensensibilität ist der horizontale Blick von großer Bedeutung. Beispielsweise kann eine translatorische Fehlstellung des ersten Halswirbels die horizontale Ausrichtung behindern und Kompensationsmechanismen auslösen.

Auswirkungen von Fehlstellungen des Kopfs:

- Kontrakturen der Lateralflexoren
- Skoliotische Veränderungen der Wirbelsäule
- Funktionelle Beinlängendifferenzen
- Aufrichtung der Wirbelsäule im Stand und Gang
- Fehlender scannender Blick

MERKE

Ein Beinlängenausgleich im Schuh oder eine Mobilisation im Bereich des Beckens bringen bei Kopffehlstellungen keine Verbesserungen, da die Ursache nicht beseitigt wurde.

Neben der eigenständigen Störung kann eine Fehlstellung des Kopfs auch Folge einer Okklusion mit Craniomandibulärer Dysfunktion (CMD) sein. Der durch eine hochzervikale Funktionsstörung oder eine CMD unphysiologisch ausgerichtete Kopf ist die „fehlerhafte" Basis für die Aktivität der Muskulatur und führt neben einer statischen Veränderung der Kopf- und HWS-Gelenke auch zu einer Veränderung des Gangbilds.

Begleitursache:

- Schlechte zahnmedizinische/kieferorthopädische Versorgung

Auswirkung:

- Starke Überlastung der Kiefergelenke mit langfristiger Auswirkung auf die Statik der Wirbelsäule

MERKE

Die besten Ergebnisse werden durch die Kombination von Manualtherapie und einer angepassten Aufbissschiene erzielt. Durch meist längere Vorgeschichten und teilweise Fehlbehandlungen ist eine längere Therapiespanne einzuplanen.

7.7 Exemplarische Darstellung therapeutischer Übungen und methodischer Reihen mit dem therapeutischen Gangteppich

Die Korrektur eines auffälligen Gangbilds ist nicht einfach, da es durch die hohen Wiederholungszahlen zu persistierenden Bewegungsmustern gekommen ist. Durch die permanente Wiederholung korrekt ausgeführter Bewegungen besteht aber auch umgekehrt die Möglichkeit, Auffälligkeiten zu verändern. Solche therapeutischen Modifikationen sind aber nur dann erfolgreich, wenn sie sehr bewusst durchgeführt werden. Bewusste Bewegungen sind wesentlich, um die in der Therapie gewonnenen Ergebnisse in adäquaten Bewegungsmustern zu automatisieren. Hierzu finden sich auch in ➤ Kap. 6.2.2 entsprechende Hinweise.

7.7.1 Therapeutische Übungen

Treppensteigen mit Unterarmgehstützen (UGS)

Der Patient steht am Fuß einer Treppe und hält sich mit einer Hand am Treppengeländer fest; mit der anderen Hand hält er eine UGS.

Stabilisations- und Gleichgewichtsübungen in verschiedenen Fußstellungen:

- Schrittstellung mit einem Fuß auf der Stufe, abwechselnd mit dem betroffenen/nicht betroffenen Bein.
- Treppe hinaufgehen mit einer UGS und gleichzeitiger Unterstützung des schwächeren Arms durch Festhalten am Treppengeländer. Das kräftigere/nicht betroffene Bein wird zuerst auf die obere Stufe gestellt. Der Therapeut fixiert von hinten das Becken.
- Treppe hinabgehen mit einer UGS und gleichzeitiger Unterstützung des schwächeren Arms durch Festhalten am Treppengeländer. Das schwächere/betroffene Bein wird zuerst auf die untere

Stufe gestellt. Der Therapeut steht dabei hinter oder vor dem Patienten und fixiert das Becken.

Beinachse und Abrollen des Fußes

- Fußtraining zur Wiederherstellung des Längsgewölbes durch Mobilisation in Inversion und Pronation; kurzer Fuß nach Janda (➤ Kap. 6.2.3).
- Fersenschaukel im Sitzen zur Selbstmanipulation der Rotation im Kniegelenk: Bei Extension im Kniegelenk dreht der Patient die Femurkondylen nach medial (außenrotatorisch im Kniegelenk), bei der anschließenden Knieflexion drehen sich die Femurkondylen nach lateral (innenrotatorisch im Kniegelenk).
- Sitz auf einem Gymnastikball, die Arme sind verschränkt vor der Brust, Beine sind hüftbreit aufgestellt: Ball nach vorne rollen, sodass das Körpergewicht nach vorne auf den kompletten Fuß verlagert werden kann, dann den Ball nach hinten rollen, sodass das Körpergewicht nur noch auf den Fersen ruht – unter Beachtung der Hüft-Knie-Sprunggelenk-Achse!

7.7.2 Aufgabenorientiertes Training mit hohem Alltagstransfer

Durch ein verbessertes Gangbild erhöht sich die Alltagskompetenz. Ein aufgabenorientiertes Gangtraining ist immer
- zielorientiert,
- motivierend,
- differenziert durch Variantenvielfalt,
- progressiv,
- dauerhaft

und
- arbeitet mit hohen Wiederholungszahlen.

Einzelne Interventionen sind häufig unwirksam. Deshalb stehen multimodale Trainingsprogramme immer im Vordergrund. Im Folgenden werden exemplarisch therapeutische Interventionen mit dem therapeutischen Gangteppich nach Schlösser (2020) vorgestellt.

Zunächst wird die Balance im Stand trainiert. Es wird im breiten, im schmalen und im Semi-Tandem-Stand mit verschiedenen Bewegungsrichtungen geübt. In diesen drei Spurbreiten kann der Patient auf dem therapeutischen Gangteppich variieren und seine individuelle Spurbreite trainieren. Somit ist ein individuelles Training gesichert (➤ Tab. 7.2).

Tab. 7.2 Methodische Reihe mit dem therapeutischen Gangteppich (Schlösser 2020)

Übung	Ziel	Ausführung	
Spurbreite			
„Schritt für Schritt"	Die Größe der Felder einschätzen lernen und ein fließendes Gangtempo erarbeiten.	Gehen von Feld zu Feld innerhalb von zwei Reihen mit nach vorne gerichtetem (scannenden) Blick.	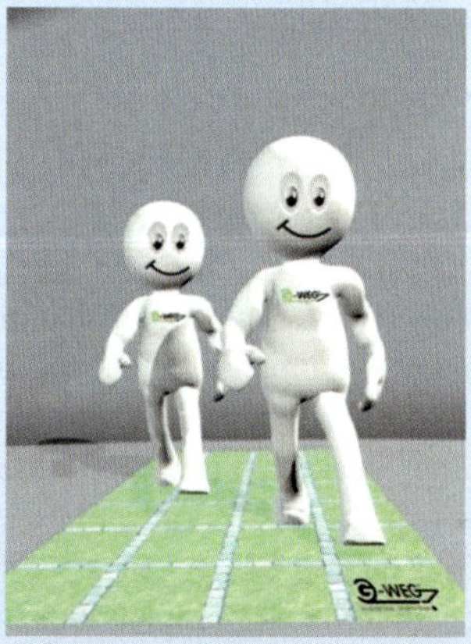 V976
„Auf dem Laufsteg"	Trainieren der schmalen Spurbreite, Gleichgewichtsreaktion anpassen.	Gehen von Feld zu Feld innerhalb einer Reihe in schmaler Spur.	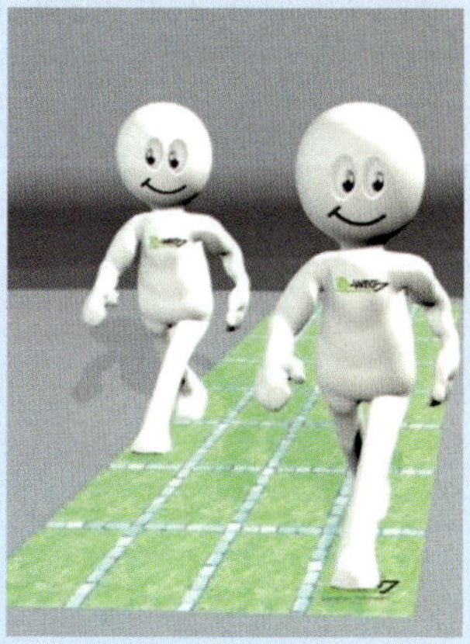 V976

Tab. 7.2 Methodische Reihe mit dem therapeutischen Gangteppich (Schlösser 2020) (*Forts*)

Übung	Ziel	Ausführung
„Tipp-Topp"	Balancieren auf schmalster Spur mit hoher Gleichgewichtsreaktion und erhöhter Konzentration; Alltagstransfer (z. B. enge Wege, auf einem Parkplatz zwischen zwei Autos entlanggehen).	Gehen von Feld zu Feld an bzw. auf der Steinkante. 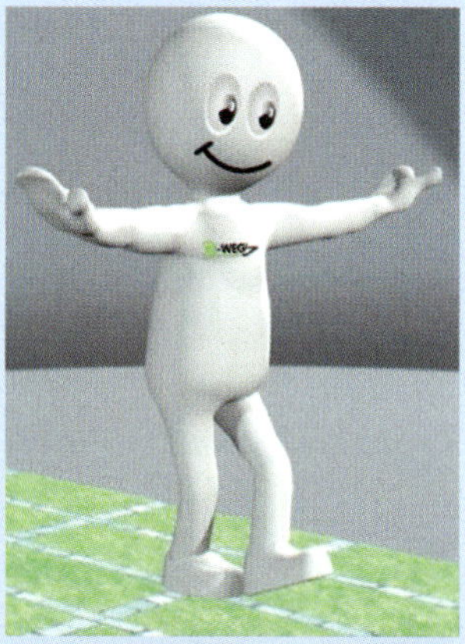 V976
Schrittlänge		
„Schnell ins Ziel"	Gleiche Schrittlänge und längere Standbeinphase trainieren.	Große Schritte über zwei Felder gehen, dabei so wenige Schritte wie möglich machen. Bewegungsvorstellung: So schnell wie möglich ans Ziel kommen. 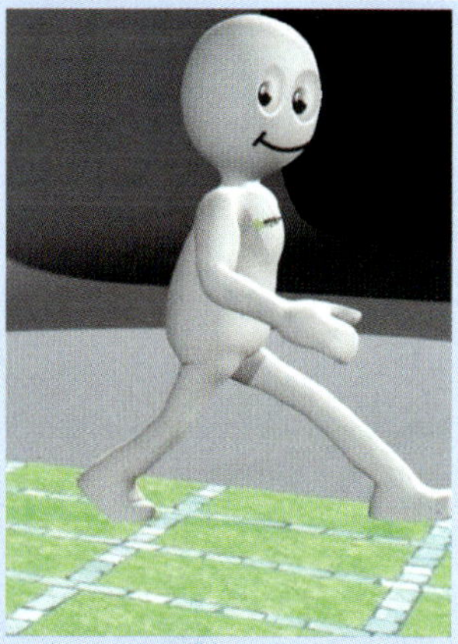 V976
Beinachse und Abrollphase		
„Mondwanderung"	Verbesserung der Standsicherheit.	Zeitlupengang vorwärts mit Zählen „21, 22, 23, …", dann den Fuß ins nächste Feld setzen. Langsam zählen und die Schrittgeschwindigkeit anpassen. 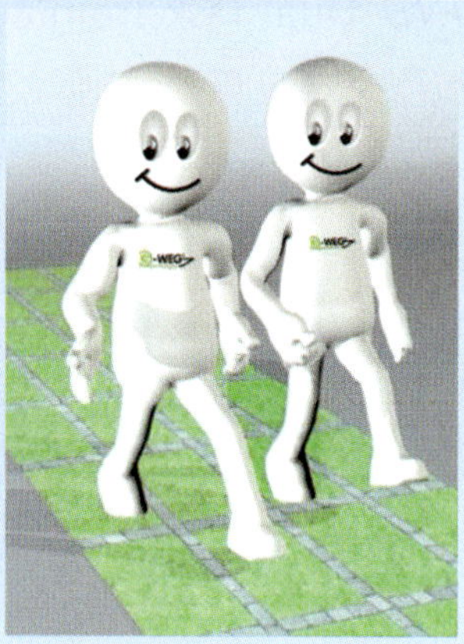 V976

Tab. 7.2 Methodische Reihe mit dem therapeutischen Gangteppich (Schlösser 2020) (*Forts.*)

Übung	Ziel	Ausführung
„Schloss-treppe"	Verbesserung der Standsicherheit durch Kniekontrolle in der Einbein-Standphase und Einsatz der Sprunggelenks-Strategie.	Eine Schlosstreppe hochgehen, dabei jede Stufe bewusst nehmen. Bewegungsvorstellung: Die Schlosstür kommt immer näher. V976 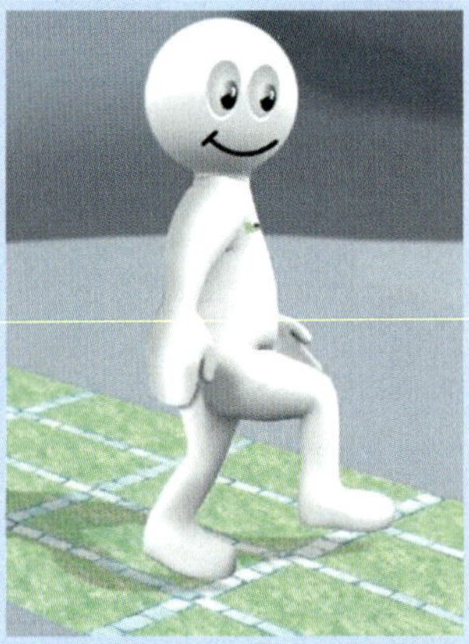
Stimmung		
„Hans guck in die Luft"	Gangsicherheit durch veränderten Blick trainieren, Schulterblick nach rechts und links üben.	Von Feld zu Feld gehen und den Blick durch den Raum schweifen lassen: Was sehen Sie? Wo ist …? V976 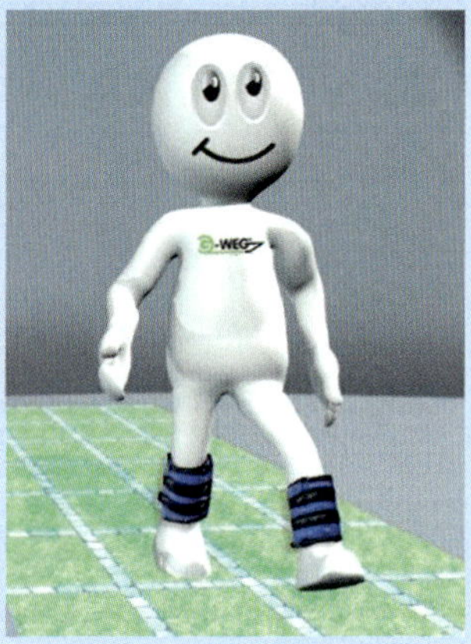

7.7.3 Dual Task Training

Dual Task Training erhöht die Qualität des Gangbildes. Das Training im Alltagskontext ist abhängig vom Krankheitsbild, Restfunktionen und Fähigkeiten. Es hat großen Erfolg, da es das funktionelle Training sichert!

Für alle Übungen auf dem therapeutischen Gangteppich gilt, dass der Therapeut die Spurbreiten ansagt (➤ Tab. 7.3):

1. Schritt für Schritt (breit)
2. Auf dem Laufsteg (schmal)
3. Tipp-Topp (Linie)

Tab. 7.3 Dual Task Training (Schlösser 2020)

Übung	Ziel	Ausführung
Einzelübung mit Gerät: alltagsbezogene Doppelkoordinations-Aufgabe		
„Transport beidseitig"	Beidseitigkeit, Kraftsteigerung und Alltagskompetenz	Gehen von Feld zu Feld, dabei Taschen auf beiden Seiten tragen. Beide Taschen sind gleich schwer gefüllt. Aufrechter Gang mit Blick auf das Ende des therapeutischen Gangteppichs. V976 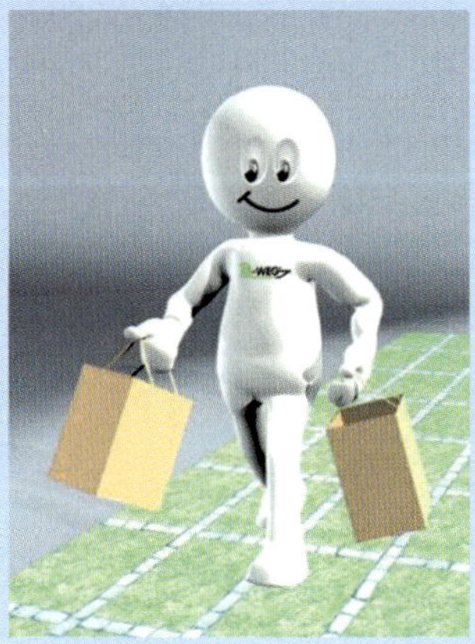

Tab. 7.3 Dual Task Training (*Forts.*)

Übung	Ziel	Ausführung	
Paarweise ohne Gerät: Bewegung und Gedächtnis			
„Grund zum Feiern"	Verbesserung des Gangbildes mit gleichzeitiger Gedächtnisleistung; Erarbeiten eines flüssigen Gangtempos	Paarweise gehen und Ereignisse, zu denen man einlädt, im Wechsel nennen (Geburtstag, Hochzeit, ...).	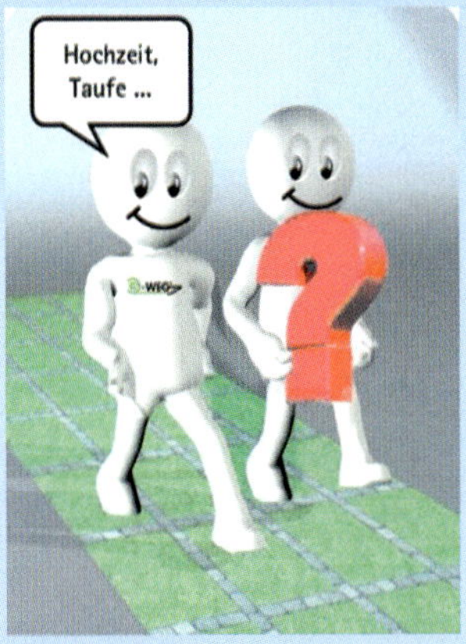 V976
Paarweise mit Gerät: alltagsbezogene Doppelkoordinations-Aufgabe			
„Tauschgeschäfte"	Anpassung an den Partner bzgl. der Schrittlänge und -geschwindigkeit; Rumpfrotation und Auge-Hand-Koordination	Paarweise gehen und Gegenstände tauschen. Die Gegenstände werden auf einem Pappteller transportiert. Ein Patient nimmt im Gehen mit Pinzettengriff (Daumen und Zeigefinger zusammenführen) einen Gegenstand vom Teller des Partners und legt ihn auf den eigenen Teller.	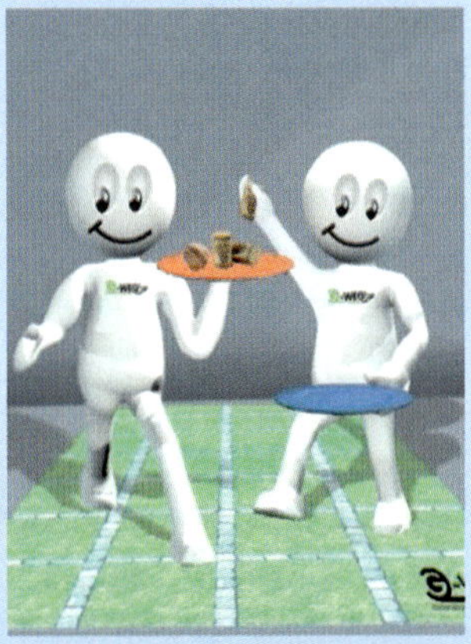 V976
Einzelübung mit Gerät: alltagsbezogene Doppelkoordinations-Aufgabe			
„Grüß Gott"	Rumpfrotation, Dual Task, Mobilisation und Sprache	Gehen von Feld zu Feld und dabei Hut auf- und absetzen, seitlich jemanden grüßen (Guten Tag, Grüß Gott, Moin moin ...). Die Außenhand bewegt den Hut, Anbahnung der Kreuzkoordination.	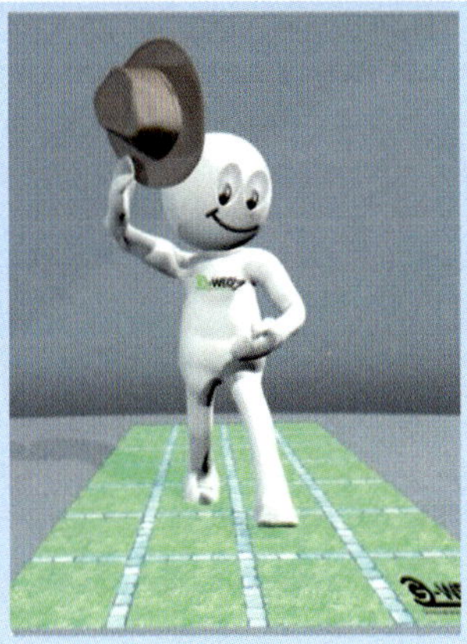 V976

Tab. 7.3 Dual Task Training (*Forts.*)

Übung	Ziel	Ausführung	
Großgruppe: gemeinsames Gangtraining			
„Geisterfahrer"	Alltagssituationen schaffen (Marktbesuch, Sommerschlussverkauf …); Antizipation	Gehen mit Gegenverkehr. Alle Patienten gehen kreuz und quer auf dem therapeutischen Gangteppich, ohne sich zu berühren. Bewegungsplanung: Der Patient sucht vorausschauend eine Lücke, indem er sein Gangtempo anpasst und nicht stehen bleibt, während er sich für ein neues freies Feld entscheidet.	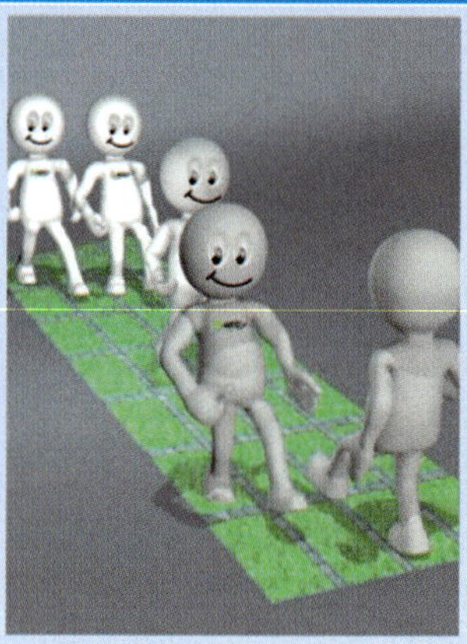 V976

BEACHTE

Trainieren zwei Patienten gleichzeitig nebeneinander auf dem therapeutischen Gangteppich, ist zu beachten:
Die Spurbreite gezielt für jeden Patienten auswählen. So kann paarweise mit einer Aufgabenstellung geübt werden, auch wenn die beiden Gangbilder qualitativ unterschiedlich sind.

Reflexionsfragen

- Physiologische Faktoren wirken sich erheblich auf das Gangbild aus. Inwieweit beeinflusst ein Abweichen aus der Körperlängsachse ein harmonisches Gangbild? Welche Aspekte müssen berücksichtigt werden?
- Warum wirkt sich eine Fehlstellung des Kopfs oder des Kiefergelenks negativ auf das Gangbild aus?
- Welche Muskulatur ist am Ende der Spielbeinphase an der Kontrolle des Kniegelenks beteiligt?
- Inwieweit ist der Einsatz von gerätegestützten Ganganalyseverfahren sinnvoll und warum ist eine beobachtende Ganganalyse im Vorfeld durchzuführen?
- Welche Beobachtungskriterien stehen dem Therapeuten zur Verfügung, um hieraus ein methodisches Vorgehen zu entwickeln?
- Welche externen Faktoren wirken sich positiv bzw. negativ auf das Gangbild aus und warum?
- Welche Zielsetzung verfolgt ein aufgabenorientiertes Gangtraining?

LITERATUR

Beckers D, Deckers J. Ganganalyse und Gangschulung. Berlin: Springer Verlag, 1997.

Brügger Al. Die Erkrankungen des Bewegungsapparates und seines Nervensystems. Stuttgart: Gustav Fischer Verlag, 1986.

Butler D. Mobilisation des Nervensystems. Berlin: Springer Verlag, 1997.

Feldenkrais M. Bewusstheit durch Bewegung. Der aufrechte Gang. Frankfurt/Main: Suhrkamp, 1995.

Götz-Neumann K. Gehen verstehen. Ganganalyse in der Physiotherapie. 4. Auflage. Stuttgart: Thieme Verlag, 2015.

Jasper-Seeländer J. Laufbandtraining in der motorischen Rehabilitation. Stuttgart: Thieme Verlag, 2001.

Keidel WD. Kurzgefasstes Lehrbuch der Physiologie. Stuttgart: Thieme Verlag, 1985.

Perry J. Ganganalyse. Norm und Pathologien des Gehens. München: Urban & Fischer Verlag, 2003.

Schlösser U. G-WEG®, Therapeutischer Gangteppich G-WEG®. Sturzprophylaxe Schritt für Schritt Methodik 1.0 (2018) und Methodik 2.0. (2020) Lippstadt: G-WEG GmbH, 2018 und 2020.

von Piekartz HJ M. Kraniofaziale Dysfunktionen und Schmerz. Stuttgart: Thieme Verlag, 2001.

von Piekartz HJ M. Kiefer-, Gesichts- und Zervikalregion. 2. Auflage. Stuttgart: Thieme Verlag, 2015.

KAPITEL

8

Torsten Alles und Gisela Nellessen-Martens

Arbeitsplatzbezogene Gestaltung von Training und medizinischer Rehabilitation

Lerninhalte

Zielformulierung

Die arbeitsplatzbezogene Gestaltung der medizinischen Rehabilitation erfolgt zur Sicherung oder Wiederherstellung der Teilhabe am Arbeitsleben. Dieses Kapitel erläutert Ursprung und Ansatz der arbeitsplatzbezogenen Gestaltung der medizinischen Rehabilitation. Es werden arbeitsplatzbezogene Rehabilitationskonzepte der Rentenversicherung und Unfallversicherung sowie Ansatzpunkte für ein teilhabe- und arbeitsplatzorientiertes Vorgehen bei Assessment, Zielvereinbarungen und Training vorgestellt.

Lernziele

Folgende Fragen werden in diesem Kapitel aufgegriffen:

- Wozu sollte die medizinische Rehabilitation arbeitsplatzbezogen gestaltet werden?
- Welche theoretischen Grundlagen sind dabei zu beachten?
- Wie können Ziele teilhabe- und arbeitsplatzorientiert formuliert werden?
- Welche trägerspezifischen teilhabe-/arbeitsplatzorientierte Konzepte gibt es?
- Wie können Trainingsinhalte und Assessments arbeitsplatzspezifisch ausgerichtet werden?

Es ist das Ziel medizinischer Rehabilitation, die Gesundheit wiederherzustellen oder wesentlich zu verbessern und die drohenden oder bereits manifesten Beeinträchtigungen der Teilhabe am Arbeitsleben und in der Gesellschaft durch frühzeitige Einleitung der gebotenen Leistungen zur Teilhabe abzuwenden, zu beseitigen, zu mindern, ihre Verschlimmerung zu verhüten oder ihre Folgen zu mildern (Bundesarbeitsgemeinschaft für Rehabilitation [BAR] 2016). Die medizinische Rehabilitation erfordert einen ganzheitlichen Ansatz. Dieser geht über den kurativen Ansatz (Erkennen, Behandeln und Heilen einer Krankheit) hinaus und schließt eine Betrachtung des Einzelfalls, der individuellen Lage des Patienten und eine umfassende Berücksichtigung der Kontextfaktoren ein (BAR 2016). Das konzeptionelle Bezugssystem der medizinischen Rehabilitation und der ICF (International Classification of Functioning, Disability and Health) ist das biopsychosoziale Modell der WHO, das Gesundheit und Krankheit als Ergebnis des Ineinandergreifens physiologischer, psychischer und sozialer Vorgänge beschreibt (BAR 2016). Wie in ➤ Kap. 1 dargelegt, veröffentlichte die WHO die ICF und das dazugehörige Modell 2001 als Nachfolgerin der ICIDH (International Classification of Impairment, Disease und Handicap), der ein Krankheitsfolge-Modell zugrunde lag. Nach dem Krankheitsfolgemodell-Ansatz führt Krankheit zu Funktionseinschränkungen und diese zu negativen Auswirkungen der Teilhabe (Disease/Disorder → Impairment → Disability → Handicap). Mit dem Wechsel von ICIDH auf das biopsychosoziale Modell der ICF und mit dem zugrundeliegenden Paradigmenwechsel wandelte sich auch der Ansatz in der medizinischen Rehabilitation – allerdings nicht von heute auf morgen.

Die Teilhabe am Arbeitsleben wird heute in der Rehabilitation unmittelbar mit den Betroffenen thematisiert, die Rehabilitation wird arbeitsplatzbezogen gestaltet, und es wird nicht mehr – wie es primär früher der Fall war – nur abgewartet, ob nach Wiederherstellung körperlicher Funktionen und Fähigkeiten eine Wiederaufnahme der beruflichen Tätigkeit folgt. Denn „sowohl zahlreiche praktische Erfahrungen als auch katamnestische Erhebungen und Studien [haben] gezeigt, dass die mehr oder minder implizite Grundannahme, eine auf die Verbesserung der körperlichen und/oder psychischen Einschränkungen der Rehabilitanden ausgerichtete Behandlung sei bereits eine hinreichende Gewähr für einen Verbleib im Erwerbsleben oder eine erfolgreiche Rückkehr an einen Arbeitsplatz, nicht zutrifft" (Müller-Fahrnow/Radoschewski 2007, S. 25).

Der o. g. Paradigmenwechsel Anfang des Jahrtausends nahm wesentlichen Einfluss auf die Entwicklungen der arbeitsplatzbezogenen Gestaltung der Rehabilitation in Deutschland. Die Weichen dafür waren schon in den 1990er-Jahren gestellt worden. Bereits 1992 war in den Empfehlungen zur Weiterentwicklung der medizinischen Rehabilitation der Reha-Kommission des Verbands Deutscher Rentenversicherungsträger (VDR) der Ausbau und die weitere Qualifizierung der Angebote zur beruflichen Eingliederung gefordert worden (VDR 1992). Nach Entwicklung erster klinischer Modellvorhaben folgte in den Jahren 1998 bis 2007 eine intensive forschungstheoretische Auseinandersetzung mit dem Themenfeld „Berufliche Orientierung“ im Rahmen des Förderschwerpunktes „Rehabilitationswissenschaften“ als erste gemeinsame Förderinitiative von Rentenversicherung und Bundesforschungsministerium, in deren Zuge verschiedene wissenschaftliche Studien die Effektivität der Modellvorhaben untersuchten (Bethge/Müller-Fahrnow 2008, Bethge 2011).

Mehrere hochwertige Studien jüngerer Zeit belegen die Wirksamkeit arbeitsplatzbezogener medizinischer Rehabilitation (u. a. Markus et al. 2018, Streibelt/Bethge 2014). Dabei zeichnet sich ab, dass insbesondere Patienten mit einer deutlichen Diskrepanz zwischen der wahrgenommenen eigenen Leistungsfähigkeit und den Anforderungen am Arbeitsplatz von arbeitsplatzbezogenen Rehabilitationsmaßnahmen profitieren (Markus et al. 2018). Für die erfolgreiche Rückkehr an den Arbeitsplatz sind die subjektive Wahrnehmung der eigenen Leistungsfähigkeit und die persönlichen Einschätzungen und Erwartungen des Betroffenen bedeutsam (➤ Kap. 1). In diesem Sinne können Erfahrungen über die eigene Leistungsfähigkeit in der Rehabilitation sowie die Auseinandersetzung mit den eigenen Fähigkeiten in Bezug auf die arbeitsplatzbezogenen Anforderungen dazu beitragen, diese Erwartungen bzgl. der arbeitsbezogenen Leistungsfähigkeit positiv zu beeinflussen.

Im Sinne des teilhabe- und arbeitsorientierten Therapieverständnisses gilt:

- Der Erfolg einer Rehabilitation wird u. a. an Kennzahlen der Teilhabe, z. B. der Arbeitsfähigkeit bemessen.
- Die Verbesserungen von Körperfunktionen wie Kraft, Ausdauer und Beweglichkeit sind primär „Mittel zum Zweck“ zur Steigerung der arbeitsbezogenen Leistungsfähigkeit, in dem Sinne, dass sie dazu beitragen, die Teilhabe am Alltag und am Arbeitsleben zu ermöglichen.
- Die Teilhabeziele für den Rehabilitanden werden subjektiv definiert. So heißt es: „Der Rehabilitand soll durch die Rehabilitation (wieder) befähigt werden, die Aktivitäten des täglichen Lebens, insbesondere die Erwerbstätigkeit, möglichst in der Art und in dem Ausmaß auszuüben, wie sie für ihn als „normal“ (für seinen Lebenskontext typisch) erachtet werden.“ (BAR 2016, S. 22).
- Die arbeitsplatzspezifische Gestaltung dient dazu, die subjektive Einschätzung zur arbeitsbezogenen Leistungsfähigkeit zu verbessern.

8.1 Theoretische Grundlagen arbeitsplatzbezogener medizinischer Rehabilitation

Zur Erlangung teilhabeorientierter Therapieziele ist die Kenntnis und Anwendung folgender theoretischer Grundlagen bedeutsam:

- Belastungs-Beanspruchungs-Konzept
- Aufgabenbezogene Definition von Leistung und Leistungsfähigkeit

8.1.1 Belastungs-Beanspruchungs-Konzept

Entscheidend für die Teilhabe am Arbeitsleben und die Rückkehr an den Arbeitsplatz ist die Frage, ob der oder die Betroffene den Anforderungen am Arbeitsplatz adäquat entsprechen kann. Die Anforderungen definieren sich durch die Tätigkeiten und/oder die Umweltbedingungen am Arbeitsplatz. Um diese Passung zu beschreiben, eignet sich das in den Arbeitswissenschaften beheimatete Belastungs-Beanspruchungs-Konzept (Bürger 1997, Rohmert/Rutenfranz 1983). Es beschreibt den Zusammenhang zwischen äußeren Belastungen (z. B. durch Arbeit) und der individuellen Beanspruchung des Menschen.

Belastung	=	die Gesamtheit aller bei einer Arbeit direkt oder indirekt entstehenden oder bestehenden Rückwirkungen auf den Menschen (Theis 1985)
Beanspruchung	=	die Wirkung der Belastung auf das Lebewesen und dessen Wechselwirkung zur Umwelt (Scheuch/Münzberger 1988)

Im Sinne des Belastungs-Beanspruchungs-Konzepts ist eine *Balance zwischen Belastung und individuellen Voraussetzungen* zu wahren, damit sich keine negativen Beanspruchungsfolgen durch starke und dauerhafte Über- oder Unterbeanspruchung einstellen. Während kurzfristige und schwache Störungen dieses Gleichgewichts in der Regel kompensiert werden können und somit das Gleichgewicht einer adäquaten Beanspruchung wiedererlangt werden kann, führt dauerhafte und starke Überbeanspruchung häufig zu physiologischen Schädigungen und psychischen Beeinträchtigungen.

➤ Abb. 8.1 zeigt eine vereinfachte Darstellung des Belastung-Beanspruchungs-Prinzips. Belastungen beziehen sich dabei sowohl auf körperliche als auch kognitive, soziale und psychische Aspekte.

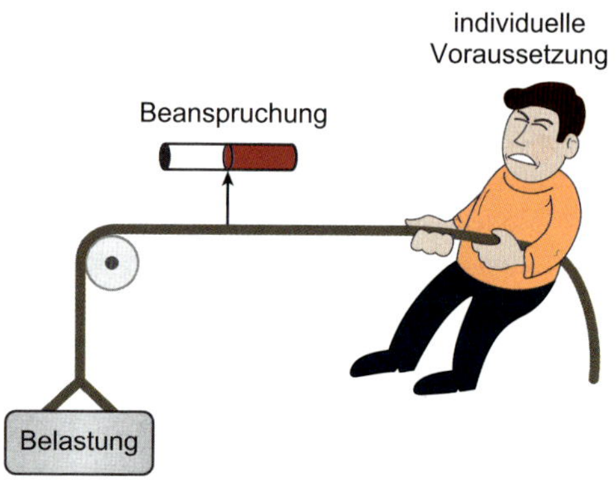

Abb. 8.1 Das Belastungs-Beanspruchungs-Prinzip [L231]

MERKE

- **Belastung** ist *unabhängig* von der Person.
- **Beanspruchung** entsteht aus der Wechselwirkung von Leistungsfähigkeit und Belastung und ist somit immer *abhängig* von der Person.
- Die Teilhabe am Arbeitsleben ist u. a. gefährdet, wenn eine Diskrepanz zwischen individuellen Voraussetzungen und Belastungen zu einer dauerhaften negativen Beanspruchung führt, die durch eine Veränderung der Umweltfaktoren und/oder der persönlichen Faktoren oder Umweltfaktoren nicht kompensiert werden kann.

Für die rehabilitative Praxis bedeutet dies, dass die *Teilhabestörung* aus einem Missverhältnis der Belastung und der individuellen Voraussetzungen heraus entstehen können. Die *Identifikation* der (chronischen) Überbeanspruchungssituation (Profilvergleich ➤ Kap. 11.5.3) und eine darauf aufbauende *Zieldefinition* (➤ Kap. 8.2) sind Voraussetzung für effektive arbeitsplatzbezogene Rehabilitationsmaßnahmen.

8.1.2 Leistung und Leistungsfähigkeit

Ein Kernziel rehabilitativer Bemühungen ist die Verbesserung von Funktionen und der körperlichen Leistungsfähigkeit. Der Begriff „Leistungsfähigkeit" ist jedoch eine abstrakte und nicht unmittelbar messbare Kategorie (Nellessen 2002). Es wird zwischen den Begriffen *„Leistungsfähigkeit"* und *„Leistung"* unterschieden; Leistungsfähigkeit kann nur in Bezug auf spezifische Anforderungen (Anforderungsbereiche) gemessen werden. Die Fähigkeit zur Erfüllung einer bestimmten Aufgabe ist immer aufgabenbezogen (Ulmer 2001), weswegen die gebräuchliche Unterscheidung in z. B. psychische und motorische Leistungsfähigkeit nicht ausreicht.

INFO

Leistung vs. Leistungsfähigkeit

- Die *Leistungsfähigkeit* beschreibt das maximale Leistungsniveau in Bezug auf eine Handlung unter idealen oder standardisierten Bedingungen.
- Die *Leistung* ist die tatsächliche Durchführung einer Handlung unter realen Bedingungen (Streibelt 2006).

Für Rehabilitanden ist die Leistungsfähigkeit in Bezug auf die arbeitsplatzbezogenen Aufgaben und Anforderungen relevant. Somit stellt in der Rehabilitation die *Verbesserung der arbeitsbezogenen Leistungsfähigkeit* eine wichtige Zielgröße dar. Arbeitsbezogene Leistungsfähigkeit kann nur über geeignete Konstrukte abgebildet werden, die den abstrakten Begriff in verschiedene Komponenten, Dimensionen und Merkmale untergliedern (Nellessen 2002). Es gibt unterschiedliche Ansätze und Ausprägungen zur Beschreibung der arbeitsbezogenen Leistungsfähigkeit (Tittor et al. 2004, United States Employment Service 1991), die es Betroffenen und Therapeuten ermöglichen, über diese zu kommunizieren. Mit dem Profil-Vergleichs-Verfahren IMBA – Integration von Menschen mit Behinderungen in die Arbeitswelt (BMA 2000; ➤ Kap. 8.4.1, ➤ Kap. 11.5.3) liegt ein Konstrukt vor, dass sowohl zur Dokumentation von Anforderungen als auch von körperlichen wie psychischen Fähigkeiten dient und sich daher in besonderer Weise auch für die arbeitsbezogene Leistungsfähigkeit eignet.

MERKE

Um arbeitsbezogene Leistungsfähigkeit beschreiben, messen und trainieren zu können, bedarf es eines Konstrukts, d. h. einer Untergliederung in verschiedenen Komponenten/Dimensionen und Merkmale des abstrakten Begriffs.

8.2 Ziele im Rahmen arbeitsplatzbezogener medizinischer Rehabilitation

Die *gemeinsame* Zielsetzung und Therapieplanung *mit* dem Patienten ist von großer Bedeutung. Untersuchungen belegen, dass es einen positiven Zusammenhang zwischen dem Setzen von Zielen und dem erreichten Ergebnis gibt (u. a. Linden/Hautzinger 1993).

Bei übergeordneter Betrachtung sind die Ziele medizinischer Rehabilitation durch die gesetzlichen Vorgaben für die Kostenträger definiert:

- *Deutsche Rentenversicherung (DRV):* Ziel jeder medizinischen Rehabilitation im Auftrag der DRV ist es, Krankheitsfolgen und ihre Auswirkungen auf die Erwerbsfähigkeit zu verringern und die Teilhabe am Arbeitsleben zu erhalten.
- *Unfallversicherung (UV):* Nach einem Arbeitsunfall, einer Berufskrankheit oder auch bei einer drohenden Berufskrankheit sichert die gesetzliche Unfallversicherung bestehende Beschäftigungsverhältnisse mit allen geeigneten Mitteln. Hierzu erbringen die Unfallversicherungsträger primär Leistungen der medizinischen Rehabilitation und, wo dies nicht ausreicht, Leistungen zur Teilhabe am Arbeitsleben.

Grundsätzlich können Ziele in der Rehabilitation sehr vielfältig sein und gemäß dem biopsychosozialen Modell auf verschiedenen Ebenen formuliert werden. Dabei können Ziele aus der Funktionsperspektive oder Teilhabeperspektive festgelegt werden (BAR 2008).

Bei einer patienten- und teilhabeorientierten Zielsetzung werden zunächst gemeinsam mit dem Patienten die *Teilhabeziele* erarbeitet. Hierzu können z. B. folgende Fragen zur Teilhabe, zu umweltbezogenen und personenbezogenen Kontextfaktoren hilfreich sein: Was möchten Sie erreichen? Was ist Ihnen wichtig? Was machen Sie gerne? Welche Hobbys haben Sie? Was befürchten Sie, nicht mehr machen zu können? Glauben Sie, wieder arbeiten zu können? Ist Ihr Arbeitgeber an einer frühen Rückkehr interessiert? Können Sie mit seiner Unterstützung rechnen?

In Bezug auf die Teilhabe am Arbeitsleben und den damit verbundenen Aktivitäten können sich im Gespräch Zielsetzungen des Patienten auf anderem Niveau herausstellen.

BEISPIEL

Teilhabeziele

Beispiele zu teilhabeorientierten Zielen bei einem Patienten mit Kreuzbandverletzung:

- *Ich möchte wieder arbeiten können.*
- *Ich möchte langfristig den Anforderungen des Arbeitsplatzes als Elektriker gewachsen sein.*

Hieraus können im Weiteren konkrete *Aktivitätsziele* formuliert werden.

BEISPIEL

Aktivitätsziele

Beispiele zu Aktivitätszielen bei einem Patienten mit Kreuzbandverletzung:
- Lasten auf unebenem Untergrund tragen können
- Autofahren können
- Über 8 Minuten am Stück hocken können
- Beladene Schubkarren über eine schmale Planke schieben können
- Befestigungslöcher für Kabelkanäle in eine Betondecke bohren können

Aus den Teilhabe- und Aktivitätszielen können anschließend die *Funktionsziele* abgeleitet werden, z. B. Wiederherstellung einer ausreichenden Kniegelenkbeweglichkeit für ein schmerzfreies Hocken und Knien, Stabilisierung des Kniegelenks.

BEISPIEL

Funktionsziele

Funktionsziele bei einem Patienten mit Kreuzbandverletzung:
- Wiederherstellung der passiven und aktiven schmerzfreien Gelenkbeweglichkeit im Knie
- Kräftigung der Beinmuskulatur

Während aus Therapeutenperspektive die Erreichung des vollen Bewegungsumfangs ein gängiges objektives Ziel ist, kann sich im gemeinsamen Zielfindungsprozess herausstellen, dass auch ein eingeschränktes Bewegungsausmaß für die subjektive Verbesserung der Funktionsfähigkeit hinreichend ist.

MERKE

Die Ziele sind nicht *für* den Patienten, sondern gemeinsam *mit* dem Patienten zu formulieren!

Im Anschluss an die Zielfindungsphase sollten die Ziel gemäß der sog. „SMART"-Regeln formuliert werden (BAR 2008). Folgende Fragestellungen unterstützen den Prozess:
- **S**pecific (passend) – Welche konkrete Leistung soll verbessert werden (z. B. in Bezug auf Funktionen oder Aktivitäten)?
- **M**easurable (messbar) – Wie kann das Ausmaß der Leistungsverbesserung gemessen werden?
- **A**chievable (erreichbar) – Ist das Ziel erreichbar?
- **R**elevant (bedeutsam) – Stimmt das formulierte Ziel mit den Wünschen des Patienten überein? Ist es auch für ihn wichtig?
- **T**imed (zeitlich bestimmt) – In welchem Zeitraum kann das Ziel erreicht werden?

Gerade in der medizinischen Rehabilitation wird häufig argumentiert, dass eine ausreichende Belastbarkeit des Patienten nicht vorhanden sei, um kurz- oder mittelfristig Arbeitsfähigkeit zu erreichen. Wichtig ist jedoch, dass unabhängig vom Zeitpunkt der Rehabilitationsphase Ziele auf der Ebene der Teilhabe formuliert werden können und diese für den Patienten „näher liegen" als Ziele wie z. B. die Verbesserung propriozeptiver Fähigkeiten. Auch wenn die Therapie auf die Verbesserung von Funktionen fokussiert ist, so können diese Inhalte in Bezug zu den Teilhabe- und Aktivitätszielen gestellt werden.

Ausgerichtet auf die Teilhabe am Arbeitsleben ist es darüber hinaus wichtig, frühzeitig Probleme zu erkennen, um entsprechende Interventionen wie die Beantragung von Leistungen zur Teilhabe am Arbeitsleben einleiten zu können. Für die Teilhabe am Arbeitsleben ist es daher bedeutsam, dass im Dialog zwischen Therapeuten und Patienten die Barrieren und Förderfaktoren der arbeitsbezogenen Umgebung ermittelt werden (➤ Kap. 8.4.1).

MERKE

Unabhängig vom Zeitpunkt der Rehabilitationsphase können Ziele auf der Ebene der Teilhabe formuliert werden. Bei einer patientenorientierten Zielfindung werden zunächst Teilhabeziele erarbeitet, von denen im Weiteren die Aktivitäts- und Funktionsziele abgeleitet werden.

Einen wichtigen Faktor stellt im Rehabilitationsprozess darüber hinaus die Einschätzung der eigenen Leistungsfähigkeit durch den Patienten dar. Ein positives Selbstkonzept ist ein wichtiger Grundstein für die Zuversicht, an den Arbeitsplatz zurückkehren zu können, und diese wiederum ist einer der wichtigsten Prädiktoren für eine tatsächliche Rückkehr (Slesina 2008).

MERKE

Ziel der Rehabilitation muss es sein, auf ein *positives Selbstkonzept* der arbeitsbezogenen Leistungsfähigkeit des Patienten hinzuwirken!

Bezeichnend ist, dass bei Patienten mit *chronischen Schmerzen* nicht die Schmerzfreiheit als primäres Behandlungsziel definiert wird. Vielmehr gilt es, trotz Schmerzen eine Funktionsverbesserung und Steigerung der Belastbarkeit zu erreichen. Klienten von arbeitsbezogenen Trainingsprogrammen geben oftmals am Schluss des Programms an, der Schmerz sei zwar noch ähnlich wie vorher, aber sie seien wesentlich leistungsfähiger geworden (Oliveri 2005).

8.3 Aktuelle Konzepte arbeitsplatzbezogener medizinischer Rehabilitation

8.3.1 Medizinisch-beruflich orientierte Rehabilitation im Auftrag der Deutschen Rentenversicherung

In Deutschland wurde die Verbreitung einer verstärkt arbeitsbezogenen Orientierung in der medizinischen Rehabilitation insbesondere durch die Initiative der Deutschen Rentenversicherung (DRV) im Jahr 2012 gefördert. Mit der Veröffentlichung des *„Anforderungsprofils zur Durchführung der Medizinisch-beruflich orientierten Rehabilitation (MBOR) im Auftrag der Deutschen Rentenversicherung"* (DRV 2015; ➤ Tab. 8.1) – in Kombination mit einem Aufruf an die Rehabilitationseinrichtungen, sich als MBOR-Einrichtung bei

8

Tab. 8.1 Zusammenfassende Darstellung der Anforderungen an die MBOR-Angebote für Rehabilitanden mit besonderer beruflicher Problemlage (aus DRV 2019) [F794]

MBOR-Angebote	Dauer/ Häufigkeit	Anzahl Teilnehmer	Sonstige Voraussetzungen	Rehabilitanden-anteil	Abbildung in der KTL
1) Berufsbezogene Diagnostik	90 min 1–3 ×	1 oder Kleingruppe bis 5	Raum zur Testung und Diagnostik	100 %	C580, E60, E61
2) Psychosoziale Beratung in der MBOR	15–45 min 2–5 ×	1 oder Kleingruppe bis 5, Gruppe bis 15	—	100 %	C580, D561, D562, D563, D569, D583, D585, D593, D595, E672, F552
3) Berufsbezogene Gruppen	45/50/60 min 4–10 ×	Kleingruppe bis 5, Gruppe bis 12/15	—	50–80 %	D581, D586, D591, D596, F571, F579, G576[2], G602[2], G605[2], H84
4) Arbeitsplatztraining	60–90 min 6 x	1 oder Kleingruppe bis 5, Gruppe bis 12/15	Vorliegen einer detaillierten Arbeitsplatz- oder Tätigkeitsbeschreibung, Raum zur Testung/zum Training tätigkeitsspezifischer Aktivitäten bzw. Modellarbeitsplätze	50–80 %	A570, A602, A654, E55, E56, E57, E58, E59
5) Spezifische Leistungen der MBOR	variabel	1 oder Kleingruppe bis 5	je nach Leistungsangebot und Ausgestaltung	Abhängig von Indikation und Berufsgruppe	E60, E61, E62, E63
Summe (ohne Nr. 5)		11–25 h 15 min pro Reha[1]			

Anmerkungen: Dauer und Häufigkeit stellen Mindestangaben dar.
[1] Angabe gilt für eine i.d.R. 3- (Somatik) bzw. 5-wöchige (Psychosomatik) Rehabilitation; Berechnung auf Basis von Dauer und Häufigkeit. Die Spannbreite ist bedingt durch die individuelle Problemlagen.
[2] nur Psychosomatik/Psychotherapie

der DRV zu bewerben – begann die Verbreitung beruflich orientierter Rehabilitationskonzepte.

Grundlage des Konzepts (nach DRV 2015) ist die Unterscheidung arbeitsbezogener Maßnahmen in drei Abstufungen (➤ Tab. 8.2):

- *Stufe A:* Alle medizinischen Rehabilitationseinrichtungen richten ihre Rehabilitationsleistungen nach § 15 SGB VI am Ziel der dauerhaften beruflichen Wiedereingliederung aus und bieten für ihre Rehabilitandinnen und Rehabilitanden beruflich orientierte *Basisangebote* an.
  Beispiele: Diagnostikbausteine (Feststellung erwerbsbezogener Problemlagen und Umsetzung in konkrete Therapieziele); Therapiebausteine (Arbeitsplatzberatung, Informationen oder niederschwellige Gruppenangebote zu sozialmedizinischen, sozialrechtlichen und anderen Themen mit Berufsbezug)
- *Stufe B:* Medizinische Rehabilitationseinrichtungen mit einem entsprechenden Schwerpunkt bieten für Rehabilitandinnen und Rehabilitanden mit sog. „besonderen beruflichen Problemlagen“ (BBPL) zusätzliche Rehabilitationselemente (*MBOR-Kernangebote*) an, die über die beruflich orientierten Basisangebote hinausgehen. Die Zielgruppe wird über ein Screening[1] (ggf. schon vor der Rehabilitation) identifiziert und kann – je nach Indikation unterschiedlich – insgesamt rund ⅓ der Rehabilitanden umfassen.
  Beispiele: Psychoedukative Gruppenangebote (z. B. Stressbewältigung am Arbeitsplatz), Arbeitsplatztraining.
- *Stufe C: Spezifische MBOR-Angebote* richten sich an die Rehabilitandinnen und Rehabilitanden, bei denen trotz einer intensivierten berufsbezogenen medizinischen Rehabilitation mit den MBOR-Kernangeboten nicht absehbar ist, dass sie ihren alten oder einen entsprechenden Arbeitsplatz wieder erfolgreich einnehmen können. Möglicherweise werden deshalb Leistungen

[1] Anerkannte Verfahren für die Identifikation von MBOR-Bedarf sind: SIMBO: Screening-Instrument zur Erkennung eines Bedarfs an Maßnahmen medizinisch-beruflicher Orientierung (Streibelt/Müller-Fahrnow 2006) SIBAR: Screening-Inventar zur Erfassung des Bedarfs an berufsbezogenen Behandlungsangeboten in der medizinischen Rehabilitation (Bürger et al. 2006) Würzburger Screening (Hillert et al. 2009)

8

Tab. 8.2 Stufenkonzept der MBOR der Deutschen Rentenversicherung (2015) [F794]

	Stufe A: MBOR-Basisangebot	Stufe B: MBOR-Kernmaßnahmen	Stufe C: Spezifische MBOR-Maßnahmen
Bedarf	Alle DRV-Rehabilitanden	MBOR-Patienten (ca. ⅓)	Einzelfälle

zur Teilhabe am Arbeitsleben (LTA[2]) erforderlich. Die spezifischen MBOR-Angebote zielen ab auf die Identifikation des weiterführenden Reha-Bedarfs, die Erarbeitung einer neuen beruflichen Perspektive sowie die Unterstützung der Einleitung ggf. folgender Leistungen zur Teilhabe am Arbeitsleben dieser Rehabilitandinnen und Rehabilitanden. Damit ist die Zielgruppe für spezifische MBOR-Angebote begrenzt auf Einzelfälle innerhalb der Gruppe der Personen mit BBPL.

Beispiel: Belastungserprobung MBOR

Die Stufen der MBOR beschreiben eine Art Intensitätsgrad beruflicher Orientierung und sind nicht als zeitlich oder inhaltlich aufeinanderfolgende Leistungen gedacht. Über zugelassene Screening-Verfahren (s. o.) werden die Patienten auf Basis ihrer Selbsteinschätzung in einem Fragebogen vielmehr direkt einer MBOR-Bedarfsgruppe zugewiesen.

Es liegt im Ermessen der Reha-Einrichtung, Patienten mit einer besonderen beruflichen Problemlage (BBPL) zu identifizieren. Diese Problemlagen sind definiert über eine deutliche Diskrepanz zwischen dem geminderten Leistungsvermögen und den Anforderungen des (alten oder angestrebten) Arbeitsplatzes. Neben der klinischen Untersuchung und der arbeits- und berufsbezogenen Anamnese kommen Screeningverfahren zum Einsatz. Identifikationskriterien sind insbesondere:

- Arbeitslosigkeit
- Längere AU-Zeiten
- Negative subjektive berufliche Prognose (z. B. Rentenbegehren)

Zu Beginn der Rehabilitation (Stufe B und C) erfolgt dann eine differenzierte arbeitsorientierte Diagnostik (Assessment, ➤ Kap. 8.4.1).

Die Behandlungsansätze in der MBOR sind generell multimodal gestaltet und erfordern daher ein multiprofessionelles Rehabilitationsteam. Gleich dem biopsychosozialen Gesundheitsmodell der ICF geht die MBOR von einem Zusammenspiel verschiedenster körperlicher und psychosozialer Faktoren aus und bedingt eine eng verzahnte Zusammenarbeit der Bewegungstherapie mit anderen therapeutischen Abteilungen. Ebenso ist eine enge Verzahnung mit Sozialleistungsträger und Arbeitgeber vorgesehen, insbesondere dann, wenn Leistungen zur Teilhabe am Arbeitsleben notwendig sind.

[2] Zu den LTA gehört ein breites Spektrum von Leistungen zur Eingliederung von Menschen mit Behinderungen oder chronischen Erkrankungen nach §§33 ff. SGBIX (neben vielen anderen, insbesondere Qualifizierungsmaßnahmen sowie Hilfen zur Erhaltung und Erlangung eines Arbeitsplatzes).

BEISPIEL

Fallbeschreibung

Werner H. (44 Jahre) ist Produktionsmitarbeiter in einem metallverarbeitenden Betrieb. Zunehmende Rückenbeschwerden sorgen immer häufiger für krankheitsbedingte Ausfallzeiten (insgesamt 16 Wochen im letzten Jahr). Herr H. glaubt derzeit nicht, dass er aufgrund seiner Rückenbeschwerden seine jetzige Tätigkeit zukünftig weiter ausführen kann. Sein Hausarzt rät ihm zu einer medizinischen Rehabilitationsmaßnahme und stellt einen Antrag bei der DRV.

Herr H. erhält einen Screening-Fragebogen von der DRV. Die Auswertung der Antworten von Herrn H. identifiziert eine besondere berufliche Problemlage und bewirkt die Zuweisung zu einer MBOR Stufe B.

Hier durchläuft Herr H. zu Reha-Beginn das multidisziplinäre Assessment, welches neben geringen verschleißbedingten Funktionsstörungen im LWS-Bereich eine ausgeprägte Selbstlimitierung körperlicher Leistung aufgrund sozialer Konflikte im beruflichen und privaten Kontext identifiziert.

Herr H. nimmt im Rahmen seiner Reha intensiv an den berufsbezogenen Gruppen teil und erhält weitergehende Angebote zur Lösung seiner sozialen Konflikte auch im privaten Kontext.

8.3.2 Arbeitsplatzbezogene muskuloskelettale Rehabilitation im Auftrag der Unfallversicherungsträger

Ebenfalls 2012 wurde seitens der Unfallversicherungsträger ein spezifisches arbeitsplatzbezogenes Rehabilitationskonzept in den Leistungskatalog aufgenommen.

Die sogenannte „Arbeitsplatzbezogene Muskuloskelettale Rehabilitation" (ABMR) kann erforderlich sein, „wenn vielmehr auch konkret benötigte arbeitsrelevante Aktivitäten in die Therapie zu integrieren sind" (DGUV 2016). Ziel ist es, mithilfe einer spezifischen Arbeitsorientierung eine ausreichende funktionelle Belastbarkeit für die möglichst unmittelbar anschließende Arbeitsfähigkeit im Sinne einer vollschichtigen Rückkehr an den (bisherigen) Arbeitsplatz zu erreichen (DGUV 2016).

Die ABMR ist nur für eine bestimmte Patientenklientel vorgesehen und (nach DGUV 2016) besonders indiziert bei:

- Menschen, die körperlich arbeiten
  oder
- Menschen mit spezifischen körperlichen Arbeitsbelastungen (einseitig, monoton und/oder koordinativ beanspruchende Tätigkeiten) im Bereich der verletzten Körperregion (wie Uhrmacher, Schreibkraft etc.)

und

- Erstarbeitsunfähigkeitsprognose > 112 Tage (16 Wochen) unter Berücksichtigung von Kontextfaktoren wie z. B. Alter, Begleiterkrankungen etc.
  oder
- Fälle mit zeitlicher Überschreitung der Erstarbeitsunfähigkeitsprognose
  oder
- Fälle, die die speziellen Kriterien zur Fallauswahl (Ziffer 2.1) des Handlungsleitfadens *„Das Reha-Management der DGUV"* erfüllen

Keine Indikation besteht in der Regel bei:

- Menschen, die weder körperlich beanspruchende noch spezifische körperliche Arbeitsbelastungen im Bereich der verletzten Körperregion ausführen

Eine Besonderheit der ABMR sind die Voraussetzungen, dass der Patient vor Beginn der Maßnahme eine für eine mindestens 3-stündige, tägliche arbeitsplatzbezogene Therapie zulässige *medizinische Grundbelastbarkeit* für die Ausführung der körperlich beanspruchenden Therapiebestandteile haben muss und dass eine positive Prognose für das *Erreichen vollschichtiger Arbeitsfähigkeit innerhalb von 4 Wochen* besteht.

Beginn und Ende der ABMR sind gekennzeichnet durch die Überprüfung der arbeitsplatzbezogenen Leistungsfähigkeit mithilfe der Functional Capacity Evaluation (FCE, ➤ Kap. 11.5.2). Neben herkömmlichen therapeutischen Interventionen sieht die ABMR ein *Praxistraining* in täglich mehrstündigem Umfang unter realen Arbeitsbedingungen vor. Inhaltliche Elemente der *Work Hardenings* (➤ Kap. 8.4.2) in Kombination mit realitätsnahen Simulationen der Arbeitsbelastung („Work Conditioning") charakterisieren die therapeutische Leistung in der ABMR.

8.4 Inhalte arbeitsplatzbezogener medizinischer Rehabilitation

8.4.1 Assessment

Ein wesentliches Merkmal arbeitsplatzbezogener medizinischer Rehabilitation ist die Durchführung eines umfangreichen Assessments zu Beginn und Ende der Rehabilitationsmaßnahme.

Operationalisiert wird dies mithilfe eines Profilvergleichs zwischen den Anforderungen der Arbeitswelt und den Fähigkeiten einer Person. Hier hat sich das Profilvergleichsverfahren IMBA (Integration von Menschen mit Behinderung in die Arbeitswelt; ➤ Kap. 11.5.3) etabliert, welches die Verhältnisse im Sinne des Belastungs-Beanspruchungs-Konzepts (➤ Kap. 8.1.1) standardisiert darstellt. Die *Identifikation der Ursache* einer beruflichen Teilhabestörung erfordert die Kenntnis der individuellen Ressourcen, Defizite und Kontextbedingungen und ist somit grundlegend für die Definition teilhabeorientierter Rehabilitationsziele und für die Planung von therapeutischen Interventionen.

Das Assessment verfolgt zeitpunktabhängig verschiedene *Ziele:*

- Zu Reha-Beginn:
  - Statusbeschreibung auf Aktivitätsebene
  - Fokussierung auf das Teilhabeziel
  - Veranschaulichung der arbeitsbezogenen Problemlage
  - Basis für die Therapieplanung
  - Erhöhung der Compliance
  - Teambildung über interdisziplinären Einsatz
- Zu Reha-Ende:
  - Outcome-Dokumentation
  - Erfolgskontrolle
  - Hilfe bei der Festlegung des Entlassungsstatus (Aktivitätsebene)
  - Ableitung der Nachsorgeempfehlungen
  - Informationsaustausch mit dem Betrieb

Für die Berufsgruppen der Sportwissenschaftler und Physiotherapeuten ist im Kontext arbeitsbezogener Assessments insbesondere die Anwendung der *Functional Capacity Evaluation* (FCE; ➤ Kap. 11.5.2) zu nennen. Diese dient der Feststellung der arbeitsbezogenen körperlichen Leistungsfähigkeit auf Ebene der Aktivitäten vor dem Hintergrund vorgegebener arbeitsbezogener Belastungen. Die Gestaltung, Durchführung, Auswertung der FCE-Tests und die Integration der Ergebnisse in den diagnostischen Gesamtprozess ist ein wesentlicher Beitrag zur Sicherung des Rehabilitationserfolgs.

MERKE

Voraussetzung für die Durchführung hochwertiger und effektiver arbeitsplatzbezogener medizinischer Rehabilitation ist die Anwendung eines geeigneten Assessments.

8.4.2 Arbeitsplatzbezogene Trainingstherapie

Bei der Analyse von existierenden Konzepten arbeitsplatzbezogener Trainingstherapie finden sich diverse Begrifflichkeiten, die eine Vergleichbarkeit erschweren.

Im Leitfaden der American Physical Therapy Association (APTA) von 2011 wurden die ehemaligen Konzepte des „Work Conditioning" und „Work Hardening" durch die Definition der „Work Rehabilitation" abgelöst. *Work Rehabilitation* beschreibt demnach ein Konzept, welches die physischen, funktionalen, behavioralen (verhaltensbezogenen) und arbeitsbezogenen Anforderungen innerhalb eines multidisziplinären Ansatzes berücksichtigt. Voraussetzung ist die Evaluation der funktionellen Leistungsfähigkeit mithilfe entsprechender Tests und das Konzept beinhaltet verschiedene therapeutische Interventionen individuell unterschiedlichen Umfangs mit Fokussierung auf die arbeitsbezogenen Aktivitäten.

In Deutschland wird zurzeit eine Vielzahl von Begrifflichkeiten verwendet, welchen häufig keine allgemeingültige Definition hinterlegt ist. Hierzu gehören u. a. „arbeitsbezogene medizinische Trainingstherapie", „berufsspezifisches Training", „arbeitsplatzbezogene Therapie", „Training in der Werkstatt", „arbeitsbezogenes Aktivitätstraining", „berufsbezogenes funktionelles Training", „Arbeitsplatztraining", „Arbeitssimulationstraining", „Praxistraining", „Arbeitstherapie". In der Gesamtschau und unter Berücksichtigung der disziplinären und ausstattungsabhängigen Möglichkeiten im Rahmen medizinischer Rehabilitation werden im Folgenden grundlegende Eigenschaften einer „arbeitsplatzbezogenen Trainingstherapie" beschrieben, die wir begrifflich auch als zielführend ansehen.

Generell ist die arbeitsplatzbezogene Trainingstherapie als Ergänzung klassischer Trainingsinterventionen zu verstehen. Aus Gründen der Berücksichtigung ausreichender Erholungszeiten im Rahmen medizinischer Rehabilitation ist ein teilweiser Ersatz klassischer Trainingsinterventionen durch arbeitsplatzspezifische Inhalte sinnvoll und daher im Therapieplanungsprozess individuell abzuwägen.

Voraussetzungen

Voraussetzung für eine effektive arbeitsplatzbezogene Trainingstherapie ist die spezifische Kenntnis der arbeitsbezogenen Problemlage. Aus ihr resultieren die detaillierten Ziele und die Verteilung der Ziele auf die unterschiedlichen Therapieangebote.

Hinsichtlich der räumlichen und ausstattungsmäßigen Voraussetzungen gibt es keine expliziten Vorgaben. In der Minimalkonfiguration ist ein großzügig ausgestatteter Raum für Trainingstherapie ausreichend.

Hilfreich sind ggf. folgende *Ausstattungen:*

- Generell:
  - multifunktionale Seilzugapparate mit verschiedensten Adaptern auch zur Arbeitssimulation (insbesondere Schulterhorn®)
  - Slingtrainer
- Standardisierte Lasten in verschiedenen Formen und Gewichten:
  - Lang-, Kurz- und Rundhanteln, Gewichtsscheiben, Gewichtsweste…
  - Alltagsgegenstände (Getränkekästen, Koffer, Taschen, Reifen…)
  - Arbeitsmaterialien (Kanister, Eimer, Kisten, Fässer, Säcke, Pflastersteine, Mauersteine, Dachziegel…)
  - einfache Arbeitsgeräte (Hammer, Schraubenschlüssel, Bohrmaschine, Farbroller, Teleskopstange…)
- Unterschiedliche Untergründe und Hindernisse:
  - Gymnastikball, Balance Pad, Therapiekreisel, Gymnastikmatten…
  - Bodenschwellen, schiefe Ebenen…
  - Stepper, Treppen…
- Arbeitsspezifische Transportmittel:
  - Hubwagen, Sackkarre, Schubschlitten…
- Regalsysteme und Vorrichtungen für Überkopfarbeit
  - Regale und Abstellflächen in verschiedenen Höhen
  - höhenverstellbare Montageplätze, Überkopfmontageplätze…

Ziele

Die Ziele arbeitsplatzbezogener Trainingstherapie (MBOR-Arbeitsplatztraining) sind laut DRV 2015:

- Neubewertung der eigenen Leistungsfähigkeit
- Verbesserung der Bewegungssicherheit
- Automatisierung von Bewegungshandlungen unter ergonomischen Gesichtspunkten
- Kräftigung der für die berufliche Tätigkeit relevanten Muskelgruppen

Insgesamt geht es um die Steigerung der Leistungsfähigkeit zur Bewältigung der physischen Anforderungen am Arbeitsplatz.

Inhalte

Zu den Inhalten arbeitsplatzbezogener Trainingstherapie gehören die funktionale Trainingstherapie, die Arbeitssimulation sowie edukative Inhalte.

Funktionstraining

Im Rahmen des Funktionstrainings werden Beweglichkeit, Kraft, Ausdauer und Koordination „klassisch" trainiert. Typisch ist, dass vermehrt Übungen im Sinne der *Selbstbehandlung* (s. u. „Organisationsformen") ausgeführt werden, z. B. aktive Dehnungsübungen. Das Funktionstraining wird durch das *Training von Aktivitäten* wie Heben, Tragen, Überkopfarbeiten ergänzt. Ferner werden an Trainingsgeräten wie dem Seilzug *arbeitsbezogene Ausgangssituationen* oder *arbeitsplatztypische Bewegungsbahnen* gewählt.

Die Übungen im Rahmen der arbeitsplatzbezogenen Trainingstherapie sollten einen möglichst hohen Grad an Funktionalität aufweisen, um die bestmögliche Vorbereitung auf die am Arbeitsplatz erforderlichen Aktivitäten zu gewährleisten („Work Conditioning"). Insbesondere das Ziel „Verbesserung arbeitsbezogener Aktivitäten" ist ein wesentliches Kriterium bei der Auswahl und der individuellen Gestaltung von Übungen.

Weiterhin bietet die Anwendung funktionaler Übungen den Vorteil, *individuelle Defizite* in Funktion und/oder Struktur in Bezug auf die Gesamtaktivität ggf. zu kompensieren.

Bei der Auswahl der Übungen ist folgende Frage handlungsleitend: „Welche Struktur- und oder Funktionsdefizite sind ursächlich für die Einschränkung der arbeitsbezogenen Aktivität (die im Rahmen der Functional Capacity Evaluation (FCE) ermittelt wird)?". Diese Auswahl an Defiziten bestimmt die Auswahl der Übungen unter der Prämisse, dass die Steigerung der Funktionsfähigkeit eine Steigerung der Aktivität im Sinne arbeitsbezogener Leistungsfähigkeit bewirkt, welche die Voraussetzung für die Sicherung der Teilhabe ist.

MERKE

Beim arbeitsbezogenen Funktionstraining werden Zusammenhänge zwischen dem Training der Funktionen und den arbeitsbezogenen Aktivitäten erläutert sowie (sofern möglich) arbeitsbezogene Ausgangspositionen und Bewegungsbahnen gewählt.

Arbeitssimulation

Idealerweise werden Arbeitsplätze in der Rehabilitation simuliert, da diese auch gute Voraussetzungen zum Training und zur Vermittlung ergonomischer und weiterer behavioraler Inhalte bietet („Work Hardening"). Gerne werden hierzu einzelne *Musterarbeitsplätze* ausgewählter Berufe präsentiert.

Allerdings erfordern die Einrichtung und der therapeutische Einsatz von Musterarbeitsplätzen nicht unerhebliche räumliche, finanzielle und personelle Ressourcen; dies sorgt in der Praxis dafür, dass nur eine sehr begrenzte Auswahl von Arbeitsplätzen vorgehalten werden kann. Vor diesem Hintergrund empfiehlt es sich, die Arbeitssimulation weniger an das Vorhandensein eines passenden Musterarbeitsplatzes zu knüpfen und die Simulation mehr über *kognitive Hilfestellungen* herzustellen. Hilfreich sind dazu eine umfangreiche Auswahl verschiedener arbeitsplatztypischer Kleinteile und Lasten sowie Fotos, die die direkte Vergleichbarkeit der Trainingsausstattung mit der Arbeitswelt bezogen auf die Aktivität verdeutlichen.

Die Schulung ergonomischer Arbeitstechniken ist ein wichtiger Bestandteil des Arbeitssimulationstrainings. Es wird darauf Wert gelegt, nicht nur die ergonomischen Bewegungsformen vorzustellen und zu erklären, sondern diese durch ausdauerndes praktisches Erproben in einem arbeitsbezogenen Kontext zu automatisieren. Zur Arbeitsergonomie zählt darüber hinaus das adäquate Strukturieren von Pausen im Berufsalltag (Oliveri 2005).

INFO

Einrichten von Musterarbeitsplätzen

Musterarbeitsplätze können von den Einrichtungen mit eigenen Mitteln, Fantasie und Improvisation selbst gestaltet werden. Darüber hinaus gibt es standardisierte, z. T. computergestützte Stationen, die von Firmen wie Work Recovery Europe (Ergos® oder Valpar® Work Samples), BTE® und Rolyan® angeboten werden. Je nach Bedarf und Möglichkeiten werden Stationen aufgebaut, die ganz konkrete arbeitsplatz- oder berufsspezifische Arbeitsvorgänge simulieren. Dabei werden, wenn möglich, die bei der Arbeit gebrauchten Materialen und Werkzeuge eingesetzt, die teilweise vom Arbeitgeber hierfür zur Verfügung gestellt werden.

Edukative Inhalte

Eine arbeitsbezogene Trainingstherapie verfolgt u. a. auch folgende Ziele:

- Förderung des Kohärenzgefühls
- Umgang mit Schmerz und Dekonditionierung
- Ergonomische Aspekte körperlicher arbeitsbezogener Aktivität
- Kompensationsübungen

Das *Kohärenzgefühl* ist nach Antonovsky (1997, S. 36) eine globale Orientierung, die ausdrückt, in welchem Ausmaß eine Person ein durchdringendes, dynamisches Gefühl des Vertrauens darauf hat, dass

- die Stimuli, die sich im Verlauf des Lebens aus der inneren und äußeren Umgebung ergeben, strukturiert, vorhersehbar und erklärbar sind;
- die Ressourcen zur Verfügung stehen, um den Anforderungen zu begegnen, die diese Stimuli stellen;
- diese Anforderungen Herausforderungen sind, die Anstrengung und Engagement lohnen.

Im Rahmen der Trainingstherapie können die Zusammenhänge von Antonovskys Modell berücksichtigt und gezielt zur Steigerung der Therapieeffekte eingesetzt werden. Hierzu gehört, das Erleben der individuellen Situation des Patienten zu respektieren und darauf einzugehen. Wesentliches Element hierbei ist die Kommunikation mit dem Patienten, die als therapeutisches Mittel eingesetzt werden soll, um die drei Komponenten des Kohärenzgefühls – Verstehbarkeit, Handhabbarkeit und Bedeutsamkeit – gezielt zu unterstützten. Konkret bedeutet dies, dass die Begründung für die einzelnen therapeutischen Maßnahmen *zusammen mit dem Patienten* zu erarbeiten ist.

MERKE

Es ist nicht so sehr die Frage, *was* vermittelt wird, sondern vielmehr *wie* und *warum*.

Da viele Patienten in arbeitsplatzbezogenen Reha-Maßnahmen chronische Schmerzpatienten sind, ist die Aufklärung über Schmerz und die Schulung im Umgang mit dem Schmerz ein wichtiges Element der Therapie. Viele Patienten mit chronischen Schmerzen haben ein Schmerzverständnis, welches dem akuten Schmerz entspricht. Schmerzen werden als gefährlich erlebt und mit Bedrohung und Schädigung assoziiert. Infolgedessen werden schmerzverursachende Aktivitäten vermieden (Oliveri 2005). Bei einer Generalisierung dieses Verhaltens werden Aktivitäten generell vermieden und es kommt zum Angst-Vermeidungs-Verhalten.

Im Rahmen der Therapie werden die Unterschiede zwischen chronischem und akutem Schmerz erklärt. Es wird vermittelt, dass es nicht gefährlich ist, sich auch mit Schmerzen zu bewegen und zu belasten. Dies ist sogar notwendig, um den Teufelskreis zu durchbrechen (➤ Abb. 8.2). Praktisch wird dies über die Anwendung quotenorientierter anstatt schmerztoleranzorientierter Trainingssteuerung erreicht; d. h. anstelle einer Steuerung der Trainingsbelastung in Abhängigkeit von der Beanspruchung durch das Training kommen festgelegte Trainingsbelastungen – überwiegend unabhängig von der Tagesform oder der Schmerzbelastung – zur Anwendung (s. u. „Belastungssteuerung" sowie ➤ Kap. 1.6.2).

MERKE

Ziel bei chronischen Schmerzpatienten ist es, *trotz* Schmerzen eine Verbesserung der Funktionsfähigkeit und Steigerung der Belastbarkeit zu erreichen!

Ein weiteres bildungsbezogenes Element des Trainings ist die Thematisierung ergonomischer Aspekte der körperlichen arbeitsbezogenen Aktivität. Grundsätzlich dient die Vermittlung ergonomischer Verhaltensweisen der Prävention künftiger Fehlbeanspruchungen. Allerdings sind im Rahmen der arbeitsbezogenen Therapie bei der Vermittlung ergonomischer Bewegungsausführungen vornehmlich die konkreten Arbeitsbedingungen zu berücksichtigen. Das bedeutet, dass der Patient individuelle Lösungen erhält, die unter Berücksichtigung ggf. nichtergonomischer Rahmenbedingungen einen bestmöglichen Kompromiss zwischen ergonomischer Idealvorstellung und realisierbarer Umsetzung darstellen.

Abhängig von der Belastungssituation am Arbeitsplatz (z. B. vollschichtiges Fahren eines Fahrzeugs oder Bedienen eines Krans) sind Fehlbeanspruchungen mitunter kaum vermeidbar. In diesen Fällen ist die Vermittlung eines individuellen und kontextspezifischen Programms mit arbeitsalltagstauglichen Ausgleichs- bzw. Kompensationsübungen ebenfalls fester Bestandteil arbeitsbezogener Therapie. Hierunter fallen z. B. an die arbeitsplatzspezifische Beanspruchung adaptierte Dehnübungen oder gezielte Kräftigungsübungen zum Ausgleich von muskulären Dysbalancen.

Die Integration edukativer Inhalte in die arbeitsbezogene Trainingstherapie steigert die Kompetenz, an Hand von Informationen gesundheitsrelevante Entscheidungen im täglichen Leben zu treffen (Health Literacy), und damit die Compliance der Patienten in der arbeitsplatzbezogenen Rehabilitation (Driesel et al. 2014).

Hinweis: Unter optimaler Ergonomie wird daher nicht eine (maximale) Belastungsreduktion verstanden, sondern eine optimale

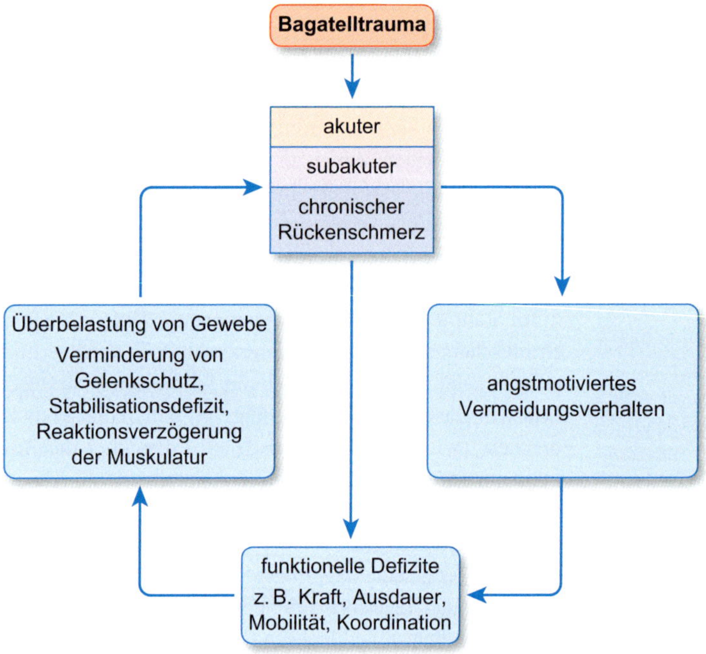

Abb. 8.2 Dekonditionierung durch Chronifizierung (Pfingsten 2005, S. 81) [F789-001]

Dosierung von Beanspruchung, die auch Raum für positive Adaptation an die Belastung zulässt.

BEISPIEL

Arbeitsbezogene Trainingstherapie

Eine lehrbuchartige, ergonomische Lastenhandhabung (Heben vom Boden auf Taillenhöhe) ist an Arbeitsplätzen wie z. B. in einem Pakettransporter nicht immer möglich. Aber auch diese Patienten benötigen Hinweise zu ergonomischen Bewegungsausführungen, um Fehlbeanspruchungen möglichst zu vermeiden.

8

Belastungssteuerung

Die Belastungssteuerung im arbeitsbezogenen Training orientiert sich grundsätzlich an den allgemeinen Prinzipien (➤ Kap. 1.6.2). Eine wesentliche Eigenschaft arbeitsplatzbezogenen Trainings ist die Ausrichtung an individuellen *Trainingsquoten* („working-to-quota plan"), um zu vermeiden, dass die Rehabilitandinnen und Rehabilitanden ihre Belastung weiter durch Schmerzvermeidung steuern („working-to-tolerance plan").

In der Praxis bedeutet die Trainingssteuerung nach Quoten insbesondere, dass sich die Belastung (inkl. Belastungssteigerungen) an vorher individuell festgelegten Plänen orientiert und *nicht* (Ausnahmen ausgenommen) an der Beanspruchungsreaktion des Patienten auf die Trainingsbelastung, die durch die allgemeine Tagesform und/oder ggf. auftretende Schmerzreaktionen starken Schwankungen unterliegen kann.

Training nach Quoten erhöht nachweislich die Leistungsfähigkeit und verringert Ängste gegenüber körperlicher Belastung (Dolce et al. 1986).

Die Trainingsziele hinsichtlich der körperlichen arbeitsbezogenen Leistungsfähigkeit sind über die Ermittlung der arbeitsplatzbezogenen Belastung definiert und müssen, sofern realistisch, innerhalb der zur Verfügung stehenden Trainingszeit erreicht werden. Hiervon sind unter Berücksichtigung der individuellen Ausgangssituation die Belastungsart und -intensität abzuleiten.

Organisationsformen

Arbeitsplatzbezogenes Training kann in unterschiedlichen Organisationsformen angeboten werden. In der Praxis haben sich unterschiedlichste Ansätze bewährt. Aus ökonomischen Gründen wird häufig die Organisation in unterschiedlich großen Gruppen gewählt. Diese können sowohl offen als auch geschlossen sein. Weiterhin bestehen gute Erfahrungen mit der Organisation sowohl in berufsbranchenspezifischen Gruppen als auch in branchenübergreifenden Gruppen. Ein weiterer effektiver Ansatz kann darin bestehen, Patienten, deren Belastungsstörungen vergleichbare körperliche Aktivitäten betreffen, in Gruppen zu organisieren, sodass z. B. die Anwendung von Trainingszirkeln möglich ist, in denen trotz einer einheitlichen Übungsauswahl individuelle arbeitsplatzbezogene Leistungsdefizite trainiert werden.

Generell erfordert ein höherer Grad an Funktionalität und die Berücksichtigung der arbeitsplatzbezogenen individuellen Bedarfslage inkl. der kognitiven Inhalte einen *hohen Betreuungsschlüssel* (z. B. 1 : 3) und ein angepasstes *Rollenverständnis* der Beteiligten:

- Patient: Eigenverantwortlich und motiviert zur Selbstbehandlung
- Therapeut: Coach, Trainer
- Reha-Team: Gemeinsame Therapieplanung und Patientenführung

Im Rahmen der arbeitsplatzbezogenen Therapie wird vom Patienten Eigenverantwortung und Selbstbehandlung erwartet. Der Patient ist für seine Behandlung verantwortlich, er wird dabei von den Therapeuten und dem Reha-Team unterstützt. (Der Begriff „Behandlung“ suggeriert eine passive Position des Patienten, die häufig von Ärzten und Therapeuten auch durch die Verordnung passiver Therapiemaßnahmen gefördert wird (➤ Kap. 1). Bei der arbeitsplatzbezogenen Rehabilitation treten passive Maßnahmen jedoch in den Hintergrund!)

MERKE

Weniger *passive* Maßnahmen, mehr *aktivierende* Maßnahmen!

Das Reha-Team plant gemeinschaftlich die Therapie und trifft sich wöchentlich, um Globalziel, Programmplanung und die jeweiligen Wochenziele festzulegen bzw. die Zielerreichung zu prüfen. Der Therapeut versteht sich als Coach oder Berater des Klienten, er ist nicht Helfer oder Heiler (➤ Kap. 1.3).

Ein Element des Coachings ist das Prinzip „Fragen statt sagen“. Voraussetzung ist die Grundeinstellung, dass der Patient in der Lage ist, das Problem selber zu lösen. Coaching ist ein dauerhafter Prozess (und kein isoliertes Gespräch), welcher eine Veränderung zum Ziel hat (Meinhardt/Weber 2006).

MERKE

„Man kann den Menschen nichts beibringen, man kann ihnen nur helfen, es in sich selbst zu entdecken.“ (Galileo Galilei)

Reflexionsfragen

- Welche Patienten profitieren von arbeitsplatzbezogener medizinischer Rehabilitation?
- Was bedeutet arbeitsplatzbezogene medizinische Rehabilitation?
- Welche Inhalte gehören zur arbeitsplatzbezogenen Therapie?
- Wo ist der Unterschied zwischen Belastung und Beanspruchung?
- Was sind die Ziele arbeitsplatzbezogener Rehabilitation?

LITERATUR

Antonovsky A. Salutogenese: Zur Entmystifizierung der Gesundheit. Deutsche, erweiterte Ausgabe von A. Franke. Tübingen: DGVT-Verlag, 1997.

American physical therapy association (2011). Guideline: Occupational health physical therapy: advanced work rehabilitation guidelines.

BAR – Bundesarbeitsgemeinschaft für Rehabilitation. Rahmenempfehlungen zur ambulanten medizinischen Rehabilitation Allgemeiner Teil. Frankfurt a. M.: BAR 2016.

BAR – Bundesarbeitsgemeinschaft für Rehabilitation. ICF-Praxisleitfaden 2. Trägerübergreifende Informationen und Anregungen für die praktische Nutzung der Internationalen Klassifikation der Funktionsfähigkeit, Behinderung und Gesundheit (ICF) in medizinischen Rehabilitationseinrichtungen. Frankfurt am Main: BAR, 2008.

Bethge M, Müller-Fahrnow W. Wirksamkeit einer intensivierten stationären Rehabilitation bei muskuloskelettalen Erkrankungen: systematischer Review und Meta-Analyse. Die Rehabilitation. 2008; 47 (4), S. 200–209. DOI: https://doi.org/10.1055/s-2008-1077091.

Bethge M. Erfolgsfaktoren medizinisch-beruflich orientierter orthopädischer Rehabilitation. Rehabilitation. 2011; 50: 145–151.

BMA – Bundesministerium für Arbeit und Sozialordnung. IMBA – Integration von Menschen mit Behinderung in die Arbeitswelt. Einführung, Definitionen, Profilbögen. 2000.

Bürger W. Arbeit, Psychosomatik und medizinische Rehabilitation. Bern: Huber, 1997.

Bürger W et al. SIBAR – Ein Fragebogen zur Erfassung des Bedarfs an berufsbezogenen Behandlungsangeboten in der Medizinischen Rehabilitation. In: Verband Deutscher Rentenversicherungsträger (Hrsg.). Rehabilitation und Arbeitswelt – Herausforderungen und Strategien. DRV-Schriften, Bd. 64: 42–43. Frankfurt: VDR, 2006.

DGUV – Deutsche Gesetzliche Unfallversicherung und Sozialversicherung für Landwirtschaft, Forsten & Gartenbau (SVLFG). ABMR Handlungsanleitung, 2016. https://www.dguv.de/medien/landesverbaende/de/med_reha/documents/hand.pdf (zuletzt abgerufen 31.01.2022).

Dolce JJ et al. Exercise quotas, anticipatory concern and self-efficacy expectancies in chronic pain: a preliminary report. Pain. 1986; 24: 365–372.

Driesel P et al. Strategien zur Vermittlung von Health Literacy (HL) in der medizinisch-beruflich orientierten Rehabilitation (MBOR): In: Deutsche Rentenversicherung Bund (Hrsg.). Arbeit - Gesundheit – Rehabilitation. 23. Rehabilitationswissenschaftliches Kolloquium: Deutscher Kongress für Rehabilitationsforschung vom 10. bis 12. März 2014 in Karlsruhe. DRV-Schriften Bd. 103. Berlin: Deutsche Rentenversicherung Bund 2014. S. 69–71.

DRV – Deutsche Rentenversicherung. Anforderungsprofil zur Durchführung der Medizinisch-beruflich orientierten Rehabilitation (MBOR) im Auftrag der Deutschen Rentenversicherung. Berlin: Deutsche Rentenversicherung Bund, Geschäftsbereich Sozialmedizin und Rehabilitation, Bereich Reha-Wissenschaften. 5. Aufl., 2019. https://www.deutsche-rentenversicherung.de/SharedDocs/Downloads/DE/Experten/infos_reha_einrichtungen/konzepte_systemfragen/konzepte/MBOR_AP_2019.html (zuletzt abgerufen 31.01.2022).

Hillert A et al. Medizinisch-beruflich orientierte Rehabilitation. Köln: Deutscher Ärzte-Verlag, 2009.

Linden M, Hautzinger M. Verhaltenstherapie. Berlin: Springer, 1993.

Markus M. et al. Das Gesundheitswesen. Wirksamkeit medizinisch-beruflich orientierter Rehabilitation in der orthopädischen Versorgungsrealität. S. 811. Stuttgart: Georg Thieme Verlag KG, 2018.

Meinhardt K, Weber H. Erfolg durch Coaching. Hamburg: Windmühle-Verlag, 2006.

Müller-Fahrnow W, Radoschewski F. Theoretische und empirische Grundlagen der medizinisch-beruflich orientierten (MBO) Rehabilitation. In Schönle, P. (Hrsg.). Integrierte medizinisch-berufliche Rehabilitation. Grundlagen – Praxis – Perspektiven. Bad Honnef: Hippocampus Verlag, 2007. S. 25–36.

Nellessen G. Leistungsdiagnostik und Leistungsprognostik – zentrale Elemente der sozialmedizinischen Begutachtung. Berlin: Mensch und Buch Verlag, 2002.

Oliveri M. Work Conditioning und Work Hardening. In: Hildebrandt J et al. (Hrsg.). Lendenwirbelsäule: Ursachen, Diagnostik und Therapie von Rückenschmerzen. München: Urban & Fischer, 2005. S. 496–525.

Pfingsten M. Multimodal – Was ist das überhaupt? Manuelle Medizin. 2005; 43: 80–84.

Rohmert W, Rutenfranz J. Praktische Arbeitsphysiologie. Stuttgart: Thieme, 1983.

Scheuch K, Münzberger E. Grundlagen der Arbeitsmedizin. Berlin: VEB Verlag Volk und Gesundheit, 1988.

Slesina W. Soziologische Aspekte der medizinischen Rehabilitation. Gesundheitswesen. 2008; 70: 329–338.

Streibelt M. Evaluation einer medizinisch-beruflich orientierten Maßnahme bei Muskel-Skelett-Erkrankungen. Berlin: Humboldt-Universität Berlin, 2006.

Streibelt M, Bethge M. Effects of intensified work-related multidisciplinary rehabilitation on occupational participation: a randomized-controlled trial in patients with chronic musculoskeletal disorders. International journal of rehabilitation research. 2014; 37 (1), S. 61–66. DOI: https://doi.org/10.1097/MRR.0000000000000031.

Streibelt M, Müller-Fahrnow W. SIMBO: Ein Screening-Instrument zur Feststellung des Bedarfs an berufsbezogenen medizinischen Rehabilitationsmaßnahmen. In: Deutsche Rentenversicherung Bund (Hrsg.). 15. Rehabilitationswissenschaftliches Kolloquium vom 13.–15.3.2006 in Bayreuth. DRV-Schriften Bd. 64. Berlin: Deutsche Rentenversicherung Bund 2006. S. 40–41.

Theis K. Fehlzeiten und psychische Beschwerden. Spardorf: Wilfer, 1985.

Tittor W et al. Die Relevanz eines Leistungsfähigkeitsmodells für eine einheitliche und standardisierte Leistungsdiagnostik. Rehabilitation. 2004; 43: 209–218.

Ulmer HV. Arbeitsphysiologische Betrachtungen zur sogenannten „körperlichen Leistungsfähigkeit" – ein überholtes Paradigma! In: Hawerth A (Hrsg.). Tagungsbericht 2000 (Verband Deutscher Betriebs- und Werksärzte e. V.). Stuttgart: Gentner, 2001. S. 245–249.

United States Employment Service. Dictionary of occupational titles. Washington, DC: U. S. Department of Labor, Employment and Training Administration, 1991.

VDR – Verband Deutscher Rentenversicherungsträger (Hrsg.). Bericht der Reha-Kommission des Verbandes Deutscher Rentenversicherungsträger – Empfehlungen zur Weiterentwicklung der medizinischen Rehabilitation in der gesetzlichen Rentenversicherung. Frankfurt am Main: VDR, 1992.

KAPITEL

9

Ulrike Renate Eckey und Gisela Nellessen-Martens

Training im Wasser

Lerninhalte

Zielformulierung

Der Leser soll entsprechend des aktuellen Forschungsstands die vielfältigen Einsatzmöglichkeiten eines Trainings im Wasser (Aquatrainings) im Rahmen der Therapie kennenlernen. Ausgehend von den speziellen Eigenschaften des Wassers werden die besonderen Vorteile eines solchen Trainings herausgestellt, die unterschiedliche Bedeutung des Aquatrainings im Rahmen eines Therapieprozesses vermittelt, aber auch die Grenzen und Kontraindikationen eines Trainings im Wasser aufgezeigt. Neben den Zielsetzungen des Aquatrainings sollen Trainingsinhalte und Methoden unter Berücksichtigung aktueller Trends vermittelt sowie praktische Hinweise zur Durchführung des Trainings gegeben werden.

Lernziele

- Kenntnis der physikalischen Eigenschaften des Wassers, ihrer Effekte auf den menschlichen Körper bei einer Immersion sowie Kompetenz zur Nutzung der speziellen Eigenschaften des Wassers im Rahmen des Aquatrainings
- Kompetenz zum zielgerichteten Einsatz des Trainings im Wasser im Rahmen eines Gesamttherapiekonzepts
- Fähigkeit zur passgenauen Auswahl von Inhalten und Methoden des Aquatrainings in Abhängigkeit von den Zielen
- Kompetenz zur angemessenen Differenzierung und Belastungsdosierung im Rahmen des Aquatrainings
- Didaktisch-methodische Kenntnisse im Bereich der Bewegungs- und Übungsvermittlung und -korrektur beim Aquatraining
- Kenntnisse über den adäquaten Aufbau einer Aquatrainingseinheit und über die notwendigen organisatorischen Rahmenbedingungen für ein Training im Wasser

Das Training im Wasser (Aquatraining) ist ein bedeutsamer Bestandteil der medizinischen Rehabilitation. Dies spiegelt sich unter anderem in den *Rahmenempfehlungen zur ambulanten Rehabilitation bei muskuloskelettalen Erkrankungen* der Bundesarbeitsgemeinschaft Rehabilitation (BAR) wider, denn hier wird das Bewegungsbad zur Grundausstattung gezählt. Können Einrichtungen dieser Forderung nicht entsprechen, so sollten entsprechende Kooperationen mit Bädern oder Therapieeinrichtungen in räumlicher Nähe sichergestellt werden (BAR 2005). Dass das Aquatraining in den letzten Jahren einen derartigen Stellenwert erreicht hat, wurde durch verschiedene Faktoren beeinflusst, die im Folgenden kurz dargestellt werden.

In der Therapie orthopädischer Erkrankungen/Verletzungen gewann das Training im Wasser als aktive Maßnahme an Bedeutung, da nach Möglichkeiten einer *frühfunktionellen*, aber *schonenden Behandlung* gesucht wurde. Die mit einer Ruhigstellung/Immobilisation einhergehenden negativen Anpassungserscheinungen des Organismus (➤ Kap. 5.2.3) können bei der Bewegungstherapie im Wasser – die unter Entlastung des Stütz- und Bewegungssystem stattfindet – reduziert bzw. verhindert werden (Huey/Forster 1997, Wessinghage et al. 2005). Über die frühfunktionelle Behandlung hinaus können auch bei *chronischen Erkrankungen* im Bereich des Bewegungssystems positive Anpassungserscheinungen erreicht werden. So wurden z. B. die positiven Effekte und Auswirkungen eines Aquatrainingsprogramms in der Therapie mit Gonarthrose-Patienten in einer umfangreichen Studie von Eckey (1996) nachgewiesen.

Durch die Entwicklung verschiedener neuer Auftriebs- und Widerstandsgeräte, Aquatrainingsgroßgeräte sowie auch Bewegungsformen (wie z. B. Aquajogging im tiefen Wasser) hat das Aquatraining sowohl im rehabilitativen als auch im präventiven Bereich zunehmend an Popularität gewonnen. Hiermit wurden nicht nur die Möglichkeiten, sondern auch die Attraktivität der Therapie bzw. des Trainings im Wasser deutlich gesteigert (Wilke 2006, Wilke 2007).

Das *Aquajogging* im tiefen Wasser ohne Bodenkontakt („Suspended Deep Water Running", SDWR), das Anfang der 1980er-Jahre in Amerika entwickelt wurde, ergänzt das Aquajogging im hüftbis brusttiefen Wasser („Water Running", WR) und wird mit einer Auftriebshilfe im tiefen Wasser durchgeführt. Die Auftriebshilfe in Form eines Gürtels oder einer Weste ermöglicht die Einnahme einer vertikalen Position sowie verschiedene andere Ausgangsstellungen im Wasser und eröffnet somit viele neue Bewegungsmöglichkeiten am Ort oder in der Fortbewegung (➤ Kap. 9.3). Ebenso können in diesem Zusammenhang zahlreiche andere Aquageräte, wie z. B. die Pool-Nudel, Aqua-Runner oder Aqua-Hanteln zum Einsatz kommen.

Zu den bewegungstherapeutischen Maßnahmen im Wasser zählen insbesondere Gymnastik, Aquajogging, Schwimmen sowie Spiele.

MERKE

Die Durchführung einer trainingstherapeutischen Einheit im Wasser setzt eine theoretische und praktische Auseinandersetzung mit den Eigenschaften des Wassers voraus.

Im Folgenden werden die theoretischen Grundlagen vorgestellt sowie praktische Hinweise für die Durchführung gegeben.

9.1 Bedeutung der physikalischen Eigenschaften des Wassers

Das Besondere des Mediums Wasser ist, dass es im Vergleich zur Luft eine 790–1.000-mal größere Dichte besitzt und durch folgende Eigenschaften gekennzeichnet ist:
- Wasserauftrieb
- Wasserwiderstand
- Wasserdruck
- Hohe Wärmeleitfähigkeit

Aus allen Eigenschaften des Wassers und deren Auswirkung auf den Körper bei einer Immersion (Eintauchen des Körpers in das Wasser) leiten sich die Vorteile eines Aquatrainings sowie spezielle trainingstherapeutische Aspekte, aber auch Kontraindikationen für ein Training im Wasser ab. Die genannten Zusammenhänge müssen bei der Planung und Durchführung eines Aquatrainings berücksichtigt werden.

9.1.1 Wirkung der Immersion auf den menschlichen Körper

Wasserauftrieb

Gemäß dem archimedischen Prinzip erfährt jeder Körper im Wasser eine sog. *statische Auftriebskraft.* Diese
- wirkt senkrecht nach oben und
- entspricht dem Betrag der Gewichtskraft der vom Körper verdrängten Flüssigkeit.

Da der menschliche Körper und das Wasser nahezu das gleiche spezifische Gewicht (d. h. Gewicht pro Volumeneinheit) haben, heben sich die Körpergewichtskraft – die senkrecht nach unten wirkt – und die Auftriebskraft bei vollständig eingetauchtem Körper (Total-/Subimmersion) nahezu auf; hierdurch entsteht ein *schwebender, „schwereloser"* Zustand.

Entscheidend für diese Gleichgewichtslage des Körpers im Wasser sind die Angriffspunkte der Körpergewichts- und der Auftriebskraft, d. h. der *Körperschwerpunkt* und der *Volumenmittelpunkt:*
- Liegen beide übereinander, so kann die Position im Wasser im Prinzip beliebig lang eingehalten werden. Dies ist in vertikaler Position des Körpers nahezu der Fall; daher ist diese Position relativ stabil und kann entsprechend gut als Ausgangsposition für Übungen genutzt werden.
- In der waagerechten Lage hingegen ist der Körperschwerpunkt meist neben dem Volumenmittelpunkt (d. h. weiter kaudal) lokalisiert, sodass ein Absinken der Beine beobachtet wird. Dieser Effekt tritt abgeschwächt bzw. z. T. auch gar nicht auf, wenn die Beine verhältnismäßig kurz sind und/oder einen hohen Anteil an Unterhautfettgewebe enthalten.

Auf das Auftriebsverhalten nimmt auch die *Ein- und Ausatmung* Einfluss, da sich bei der Einatmung der Volumenmittelpunkt in Richtung Brustkorb, d. h. nach kranial, verschiebt. Diesen Einfluss versucht man bei der Position „toter Mann" (Stabilisierung einer waagerechten Wasserlage durch flache Atmung oder Luftanhalten) so niedrig wie möglich zu halten.

Der statische Auftrieb wird bei Bewegungen des Körpers durch den *dynamischen Auftrieb* unterstützt. Dessen Bedeutung wächst,
- je größer die Bewegungsgeschwindigkeit und
- je kleiner der Anstellwinkel des Körpers zur Wasseroberfläche ist.

Bei Bewegungsformen in vertikaler Position ist er demnach zu vernachlässigen (Völker et al. 1984, Rodriguez Adami 2008, Zeitvogel 2015).

Wasserwiderstand

Da die Wasserdichte größer ist als die Luftdichte, wirkt einer Bewegung im Wasser ein höherer Widerstand entgegen als einer vergleichbaren Bewegung an Land. Die Größe des Wasserwiderstands hängt ab von:
- Der Bewegungsgeschwindigkeit des Körpers
- Der Form (Formwiderstand) des Körpers
- Der Oberflächenbeschaffenheit (Oberflächenwiderstand) des Körpers
- Den Wellenverhältnissen (Wellenwiderstand)

Den größten Einfluss auf das Ausmaß des Wasserwiderstands haben die *Bewegungsgeschwindigkeit* und der *Formwiderstand.* Dabei nimmt der Widerstand mit dem Quadrat der Geschwindigkeitserhöhung zu (Völker et al. 1984). Der Formwiderstand wird bestimmt durch die Fläche, die dem Wasser entgegengesetzt wird, sowie – im Hinblick auf entstehende Wirbelbildung – von der gesamten Körperform einschließlich verwendeter Geräte.

INFO

Variation des Formwiderstands

Variiert werden kann der Formwiderstand z. B. dadurch, dass bei einer Armbewegung entweder die Handfläche oder die Handkante in Bewegungsrichtung zeigt, dass eine Fortbewegung des gesamten Körpers in schultertiefem oder in hüfttiefem Wasser durchgeführt wird oder dadurch, dass die Bewegung eines Körperteils mit oder ohne Gerät stattfindet.

Nach dem dritten Newton'schen Axiom, welches besagt, dass Kräfte stets paarweise auftreten (kurz: zu jeder „Actio" gehört eine „Reactio", ➤ Kap. 4.2.2), kann der Wasserwiderstand für die Fortbewegung im Wasser genutzt werden. Werden z. B. die Arme in vertikaler Position des Körpers nach hinten bewegt, erfährt der Körper eine Kraft nach vorne.

Wasserdruck

Der hydrostatische Druck, der auf den gesamten Organismus wirkt, vergrößert sich mit zunehmender *Wassertiefe:* An der Wasseroberfläche beträgt er 1,0 bar und mit jedem Meter Tiefe nimmt er um 0,1 bar zu, d. h. in 1,5 m Wassertiefe beträgt er 1,15 bar.

Wahrnehmbar ist der Wasserdruck in den mit Luft gefüllten Hohlräumen des Körpers, z. B. in der Lunge und beim Untertauchen des Kopfs im Bereich der Nasennebenhöhlen und des Mittelohrs. Sein Einfluss auf das *Herz-Kreislauf-System* ist nicht direkt spürbar, aber von besonderer Bedeutung für das Training im Wasser, denn er bewirkt eine *Pulsfrequenzsenkung.* Diese entsteht durch eine Volumenverschiebung des Bluts aus der Peripherie in den Thorax- und Herzbereich. Hierzu kommt es, weil der Wasserdruck die an der Oberfläche liegenden Blutgefäße im peripheren und abdominalen Bereich komprimiert und dadurch der venöse Blutrückfluss verstärkt wird. Daraus resultieren eine erhöhte Vordehnung des rechten Vorhofs und somit eine Erhöhung des Schlagvolumens und ein Abfall der Herzfrequenz (Völker et al. 1984, Karnahl 2010).

Der *venöse Rückfluss* hängt ab von:

- Der Aktivität der Muskelpumpe
- Dem Füllungszustand des Kreislaufs
- Der Körperlage

Die *Blutvolumenverschiebung* ist in folgender Weise von der Eintauchtiefe abhängig (Meyer/Bücking 2005, Wilcock et al. 2006, Karnahl 2010):

- Bei einer Immersion bis zum Beckenkamm konnte keine signifikante Blutvolumenverschiebung nachgewiesen werden. Es zeigt sich eine Erhöhung des Schlagvolumens um 12–37 %.
- Bei einer Immersion bis zum Hals kommt es zu einer Erhöhung des zentralen Blutvolumens um bis zu 700 ml. Die Höhe des Schlagvolumens steigt um 28–95 %.
- Bei einer Immersion bis zum unteren Ende des Brustbeins (Xiphoids) werden bis zu 85 % der Erhöhung des zentralen Blutvolumens bei Immersion bis zum Hals erreicht. Das Schlagvolumen erhöht sich um 38–67 %.

Zusätzlich zu dem o. g. Grund einer Herzfrequenzsenkung kommt es aufgrund des sogenannten *Tauchreflexes* zu einer *reflektorischen Herzfrequenzsenkung.* Der Reflex ist als eine Art Sparmechanismus anzusehen und wird phylogenetisch erklärt. Da der Tauchreflex durch spezielle Hautrezeptoren ausgelöst wird, die vermutlich besonders zahlreich im Bereich des Gesichts vorhanden sind, wird er insbesondere bei einer Körperposition ausgelöst, in der das Gesicht im Wasser ist (Völker et al. 1984). Bei der durch den hydrostatischen Druck verursachten Herzfrequenzsenkung verhält es sich genau umgekehrt, da der Druck auf die Gefäße in vertikal-schwebender Position größer ist als in Schwimmlage. Verursacht durch die genannten Effekte kann es im Wasser zu einer Frequenzsenkung von 5–20 Schlägen/Minute kommen (Rost 2005, Sova 2000, Völker et al. 1984).

Wärmeleitfähigkeit

Die Wärmeleitfähigkeit des Wassers ist etwa 25- bis 30-mal so groß wie die der Luft, sodass der Körper im Wasser viel schneller Wärme abgibt. Die Wärmeabgabe erfolgt im Wasser überwiegend durch Leitung und Konvektion, an Land hingegen hauptsächlich durch Strahlung. Die Größe der Konvektion ist abhängig vom Ausmaß der Wasserbewegung.

- Befindet sich der Körper in Ruhe bzw. nur in leichter Bewegung, so verliert er vier- bis fünfmal mehr Wärme als an Land. Der – im Vergleich zur Leitfähigkeit des Wassers – relativ geringe Verlust an Wärme ist auf eine *Gegenregulation des Organismus* zurückzuführen. Diese findet, gesteuert durch ein entsprechendes Zentrum im Hypothalamus, anhand einer Engstellung der Blutgefäße in den Extremitäten statt. Ausgelöst wird dies im Sinne eines Regelkreises durch Thermorezeptoren auf der Körperoberfläche und einen direkten Einfluss der Bluttemperatur auf die Erregbarkeit der thermosensitiven Bereiche im Hypothalamus. Im Zusammenhang mit der Gefäßengstellung wird Blut von der Schale des Körpers in Richtung des Körperkerns verschoben und somit die Isolierschicht vergrößert.
- Findet bei einer Wassertemperatur von ca. 26 °C keine Bewegung statt, so reicht die Gefäßkonstriktion nicht aus, um ein Auskühlen des Körpers zu vermeiden. Vielmehr wird in einem solchen Fall zusätzlich die Wärmeproduktion gesteigert (bis auf das Vierfache des Grundumsatzes).
- Ist ein Auskühlen nicht zu vermeiden, z. B. bei Wassertemperaturen unter 20 °C, kommt es unwillkürlich zu einem Muskelzittern, welches der Wärmeerzeugung dienen soll, jedoch gleichzeitig eine hohe Kreislaufbelastung darstellt.

Ebenso wie die Wärme des Körpers an das Wasser abgegeben werden kann, ist es auch möglich, dass die Wärme des Wassers auf Körperteile übertragen wird, die kühler als das Wasser sind.

MERKE

Einfluss auf den Körper bei Immersion mit und ohne Bewegung:

- *Immersion ohne Bewegung:* hauptsächlich Einfluss der physikalischen Eigenschaften des Wassers.
- *Immersion mit Bewegung:* Mit zunehmender körperlicher Aktivität gewinnen arbeits- und sportphysiologische Effekte zunehmend Einfluss.

9.1.2 Bedeutung und Konsequenzen für das Aquatraining

9

Aus den Eigenschaften des Wassers leiten sich zahlreiche Vorteile und Möglichkeiten, aber auch einige Nachteile/Einschränkungen für das Training im Wasser ab.

Wassertemperatur

Die Bewegungsintensität und -dauer muss beim Aquatraining generell auf die Wassertemperatur abgestimmt sein. Befindet man sich z. B. in verhältnismäßig warmem Wasser (über ca. 30 °C) und führt ein intensives Training durch, so kann es durch den geringen Unterschied zwischen Körper- und Wassertemperatur zu einer Erschwerung der Wärmeabgabe und damit zu einem Wärmestau mit einer hohen Herz-Kreislauf-Belastung kommen. Für Personen mit einer

Schädigung im Herz-Kreislauf-Bereich ist generell eine Aquatherapie in zu warmem Wasser zu vermeiden (ärztliche Abklärung/ wenn möglich Schwimmtelemetrie). Allein der Aufenthalt in warmem Wasser bedingt (schon ab ca. 30 °C) eine Erhöhung der Durchblutung in der Körperschale. Die resultierende Vergrößerung der Wärmeaustauschfläche stellt eine große Herz-Kreislauf-Belastung dar und kann in Verbindung mit körperlicher Betätigung schnell zu einer gefährlichen Überbelastung werden.

Auch bei zu kühlem Wasser (ca. unter 22 °C) kann die Thermoregulation bei gering belastbaren Personen zu einer sehr hohen Herz-Kreislauf-Belastung und in Verbindung mit Bewegung zu einer Überbelastung führen. Zu kühles Wasser kann außerdem zu Muskelkrämpfen führen.

Allgemein gilt: Die Intensität des Trainings muss sich der Wasser- und Umgebungstemperatur anpassen. In verhältnismäßig warmem Wasser, das entspannend wirkt, bieten sich im Rahmen der Therapie z. B. Maßnahmen an zur

- Mobilisation,
- Regeneration und
- allgemeinen Entspannung.

MERKE

Empfehlenswert sind folgende **Wassertemperaturen** für das Aquatraining:

- 26–28 °C: intensives Training (Fitnesstraining, präventiver Bereich)
- 28–29 °C: Aquajogging (bei Leistungssportlern geringere Temperatur)
- 28–30 °C: (intensive) Wassergymnastik
- 32 °C: Bewegungsbad (ruhige Wassergymnastik: z. B. zur Mobilisation etc. und Regeneration)
- 34–36 °C: lange Entspannungs- bzw. Relaxing-Einheiten (WATSU®, WATA® etc.)

Ein positiver Effekt ist, dass die *Thermoregulation* bei regelmäßigem Aufenthalt in nicht zu warmem Wasser „trainiert" wird, was der *Erkältungsprophylaxe* dient („Abhärtung"). Dies kann durch Wechselduschen und Saunagänge unterstützt werden. Die hohe Wärmeleitfähigkeit des Wassers bewirkt ferner, dass man im Wasser „nicht ins Schwitzen kommt". Von einigen Personen wird dies als sehr angenehm empfunden, andere hingegen schließen daraus irrtümlicherweise, dass ein Training im Wasser nicht effektiv sei.

9

Auftriebskraft

Die *Entlastung des Stütz- und Bewegungssystems* durch die der Gewichtskraft entgegenwirkenden Auftriebskraft bedeutet:

- Eine Entlastung und Schonung der passiven Strukturen
- Eine reduzierte Verletzungsgefahr
- Bei Patienten mit muskuloskelettalen Problemen eine Erweiterung der Bewegungs- und Belastungsmöglichkeiten, denn Bewegungen, die an Land entgegen der Schwerkraft nur mit Schwierigkeiten ausgeführt werden können, werden durch die Auftriebskraft im Wasser erleichtert bzw. erst ermöglicht

Die entgegengesetzt wirkenden Auftriebs- und Schwerkräfte fordern aber gleichzeitig auch, dass der Körper je nach Position/Lage mehr oder weniger stark *stabilisierend arbeiten* muss. Ein Training der Rumpfstabilisatoren ist somit auch im Wasser gut möglich, jedoch muss die Übungsposition/-lage im Wasser je nach der Stabilisationsfähigkeit ausgewählt werden.

Ein weiterer Vorteil des Aufenthalts im Wasser ist, dass das Gefühl der Schwerelosigkeit und die Entlastung eine *psychische und physische Entspannung* sowie allgemein eine Steigerung des Wohlbefindens zur Folge haben können. Letzteres ist häufig damit verbunden, dass die Bewegungs- und Belastungsfähigkeit im Wasser besser ist als an Land und außerdem viele Bewegungen, die an Land schmerzhaft sind, im Wasser keine Probleme bereiten (Rodriguez Adami 2008).

Wasserwiderstand

Der Wasserwiderstand bewirkt, dass Bewegungen im Vergleich zum Land bei gleichem Krafteinsatz langsamer durchgeführt werden. Dies bietet gute Möglichkeiten zur *Bewegungsvariation* und die Zeit zur *Kontrolle* einzelner Bewegungsabläufe (z. B. Gehen) sowie zur Schulung der *Bewegungswahrnehmung.*

Des Weiteren kann der Wasserwiderstand, welcher durch die Bewegungsgeschwindigkeit und den Formwiderstand bestimmt wird, zur *Kräftigung der Muskulatur* genutzt werden, besonders der Kraftausdauerfähigkeit. Der Einfluss der Bewegungsgeschwindigkeit macht sich z. B. dadurch positiv bemerkbar, dass der wahrgenommene Wasserwiderstand nur relativ klein ist, wenn Bewegungen mit relativ geringem Krafteinsatz, d. h. relativ langsam, durchgeführt werden. Umgekehrt erfordern schnelle Bewegungen sehr hohe Kraftaufwendungen.

Im Wasser findet man im Vergleich zum Land die besondere Situation, dass man bei jeder Bewegung, d. h. in allen Richtungen, gegen einen Widerstand arbeitet.

MERKE

Bewegungen am Ort erfordern eine *aktive muskuläre Stabilisierung,* die durch die richtige *Ausgangsposition* erleichtert werden sollte. So sollten Übungen, bei denen die Arme vor- und zurückgeführt werden (Ante- und Retroversion), in Schrittstellung erfolgen. Die stabile Ausgangsposition für seitliche Armbewegungen (Ab- und Adduktion) hingegen stellt der schulterbreite Stand dar. Durch den Einsatz zusätzlicher Hilfsmittel – z. B. Auftriebshilfen, Beckenrand oder Partner als Stütze – kann die Körperstabilisierung ggf. unterstützt werden.

Wasserdruck

Der Wasserdruck bedingt einen verbesserten venösen Rücktransport des Bluts. Dies ist insbesondere bei Personen mit *Venenleiden* sehr positiv und dient der Thromboseprophylaxe.

Die aufgrund der veränderten Druckverhältnisse in der Lunge erschwerte Einatmung birgt zum einen das Problem, dass Beklemmungserscheinungen auftreten können, zum anderen hat sie aber eventuell auch einen kräftigenden Effekt auf die *Atemmuskulatur.* Um dem „Engegefühl" entgegenzuwirken, das insbesondere beim

Einstieg ins Wasser hervorgerufen wird, können zu Beginn eines Aquatrainings Atemübungen durchgeführt werden (➤ Kap. 9.4).

INFO

Patienten mit koronarer Herzkrankheit

Die oben beschriebene Herzfrequenzsenkung bedeutet für das Training im Wasser eine ökonomischere Arbeit des Herzens als bei einem vergleichbaren Training an Land. Jedoch führt die Blutvolumenverschiebung auch zu einem erhöhten *Sauerstoffbedarf* des Herzens. Bei Patienten mit koronaren Erkrankungen besteht die Gefahr, dass dieser Sauerstoffbedarf nicht gedeckt werden kann; daher sollte eine Teilnahme vorher grundsätzlich durch einen Arzt abgeklärt werden.
Bei der Personengruppe mit koronaren Erkrankungen sind auch hinsichtlich der Wärmeregulation im Wasser einige Punkte zu berücksichtigen. So kann die *Thermoregulation* bei kühlen Wassertemperaturen (geringer als 22 °C) für gering belastbare Personen bereits eine relativ hohe Herz-Kreislauf-Belastung darstellen. Bei zusätzlichen Bewegungen im Wasser kann dies dann auch zu einer Überbelastung führen. Ähnliches gilt für den Aufenthalt in zu warmem Wasser (über 30 °C), denn zur Vergrößerung der Wärmeaustauschfläche wird die Durchblutung der Körperschale gesteigert, was ebenfalls eine relativ starke Kreislaufbelastung bedeuten kann. Aber auch bei Patienten ohne koronare Erkrankungen muss bei diesen Temperaturen die durch den geringen Unterschied zwischen Körper- und Wassertemperatur deutlich erschwerte Wärmeabgabe und die somit erhöhte Herz-Kreislauf-Belastung in der Therapie berücksichtigt werden.

Indikationen/Kontraindikationen

Das Training im Wasser bietet sich bei zahlreichen *Indikationen* und Funktionsstörungen an:

- Akute Verletzungen im Bereich des Stütz- und Bewegungssystem
- Rheumatische Gelenkerkrankungen
- Künstlicher Gelenkersatz
- Degenerative Erkrankungen der Wirbelsäule
- Amputationen
- Muskel- und Bindegewebsschwächen
- Venenleiden
- Chronische Atemwegserkrankungen (z. B. Asthma bronchiale)
- Neurologische Erkrankungen (z. B. Morbus Parkinson oder Zustand nach Schlaganfall)
- Stoffwechselstörungen (z. B. Diabetes) u. a.

In allen o. g. Fällen müssen selbstverständlich indikationsspezifische Besonderheiten beachtet werden.

Kontraindikationen für die Bewegungstherapie im Wasser sind:

- Akute Infekte und Entzündungen
- Offene Wunden (wenn diese nicht wasserdicht abdeckbar sind)
- Akutes Asthma bronchiale

Bei bestimmten Erkrankungen muss die *Teilnahme ärztlich abgeklärt* werden:

- Hauterkrankungen
- Anfallsleiden
- Herz-Kreislauf-Erkrankungen

Liegt eine absolute Inkontinenz vor, können Patienten nur mit Urinal oder angemessener Bekleidung an einem Aquatraining teilnehmen.

Bei fehlender Schwimmsicherheit muss der Therapeut über diese informiert sein. Das Aquatraining sollte dann im flachen Wasser stattfinden.

MERKE

Mangelnde Schwimmsicherheit ist nicht generell eine Kontraindikation, jedoch müssen im tiefen Wasser entsprechende Sicherheitsvorkehrungen und Sonderregelungen getroffen werden (*Achtung:* ein Auftriebsgürtel fungiert nicht als Schwimmhilfe!). Bei Angst vor oder Antipathie gegen Wasser sollte der Therapeut den Patienten vorsichtig und behutsam mit dem Wasser konfrontieren. Der Patient sollte aber niemals zur Teilnahme gezwungen werden.

9.2 Realisierung spezieller Zielsetzungen beim Training im Wasser

Neben den funktionsorientierten Zielen sind im Rahmen der Therapie auch kognitive, psychophysische und psychosoziale Ziele von Interesse (➤ Kap. 1). Die Möglichkeiten und Grenzen zur Realisierung der genannten Ziele werden im Folgenden beschrieben. Dabei liegt die Konzentration auf Maßnahmen zur Verbesserung der Körperfunktionen Beweglichkeit, Ausdauer, Kraft und Koordination.

9.2.1 Mögliche Zielsetzungen

Funktionsorientierte Ziele

- Muskelkräftigung
- Verbesserungen im Bereich der Koordination/neuromuskulären Steuerung sowie Flexibilität
- Beibehaltung bzw. Erhöhung der Ausdauerleistungsfähigkeit
- Förderung des Stoffwechsels
- Erhaltung bzw. Reduktion des Körpergewichts durch Kalorienverbrauch
- Linderung von Schmerzen (z. B. durch Minderung von Verspannungen)

Kognitive Ziele

- Verbesserung von Körperwahrnehmungsprozessen
- Einschätzung der eigenen Leistungsfähigkeit
- Erlernen von Bewegungen, die der Verletzung/Erkrankung angemessen sind bzw. dieser entgegenwirken

Psychophysische Ziele

- Aktivierung/Motivation
- Förderung der Schmerzbewältigung
- Erkennen von Bewegungsmöglichkeiten und Leistungsvermögen

Psychosoziale Ziele

- Krankheitsbewältigung
- Förderung sozialer Kontakte

Diese Zielsetzungen lassen sich gut durch eine Therapie im Gruppenrahmen realisieren.

9.2.2 Verbesserung der Gelenkbeweglichkeit

Die Wassertherapie wird bereits seit Jahrzehnten zur Verbesserung der Gelenkbeweglichkeit genutzt; ihre Bedeutung steht außer Frage. Unter der Entlastung des Stütz- und Bewegungssystems und insbesondere im warmen Wasser erhöht sich das aktive Bewegungsausmaß. Dies wird von Patienten subjektiv beschrieben und konnte auch in verschiedenen Studien nachgewiesen werden (Levin 1991, Kühne 1993, Eckey 1996, Wilke 2010). Für die Therapie ist dabei die Tatsache sehr wertvoll, dass z. T. Bewegungen bzw. Bewegungsumfänge, die an Land in der Form nicht möglich oder (noch) kontraindiziert sind, im Wasser unter Nutzung des Auftriebs erfolgen können.

Zur Verbesserung der allgemeinen Beweglichkeit stehen die vom Training an Land bekannten *Dehnmethoden* zur Verfügung (➤ Kap. 5.5.3). Für ein passiv-statisches Dehnen bietet sich die Nutzung des Beckenrands an oder z. B. der dosierte Einsatz von Auftriebsgeräten, evtl. mit zusätzlicher Unterstützung durch den Therapeuten oder einen Übungspartner. Eine leichte Dehnung lässt sich aber auch dadurch erreichen, dass Körperteile in bestimmten Stellungen durch das Wasser bewegt werden. Dies ist z. B. durchzuführen, indem der rechte Arm seitlich in Schulterhöhe so weit wie möglich nach hinten geführt wird und die betroffene Person dann linksherum im Kreis läuft, was zur Dehnung der Brust- und Armmuskulatur (insbesondere des M. pectoralis) führt. Diese Dehnung unter Nutzung des Wasserwiderstands kommt auch beim Wasser-Shiatsu oder Wasser-Tanzen zum Einsatz.

Sollen gezielte Übungen zur Verbesserung der Beweglichkeit im Bereich der Schulter durchgeführt werden, ist es sinnvoll, dass sich der Schultergürtel im Wasser befindet, damit die physikalischen Eigenschaften des Wassers optimal genutzt werden können.

Im Rahmen des Beweglichkeitstrainings können neben *gymnastischen Bewegungsformen* auch verschiedene *Geh- und Laufformen* im flachen und tiefen Wasser geübt werden. Da das Bewegungstempo relativ langsam ist, ist das Einhalten von Bewegungslimitierungen bzw. die Ausschöpfung des maximalen Bewegungsausmaßes gut realisierbar – die Laufstile müssen nur entsprechend variiert und modifiziert werden.

Bei starken Muskelverkürzungen kann das Flexibilitätstraining im Wasser jedoch nicht die indizierte physiotherapeutische Behandlung an Land ersetzen.

MERKE

- *Passive Dehnmethoden,* die über die Wirkung der Schwerkraft arbeiten, haben im Wasser nur eingeschränkte Effekte, weil der Schwerkrafteinfluss durch die Auftriebswirkung verringert wird.
- *Aktiv-dynamische Dehnformen* unter Nutzung des Wasserwiderstands sind bei der Wassertherapie grundsätzlich empfehlenswert, denn sie können nach entsprechender Anleitung von den Patienten auch selbstständig durchgeführt werden.

9.2.3 Verbesserung der Ausdauerleistungsfähigkeit

Ein Ausdauertraining im Wasser kann aufgrund der Entlastung des Stütz- und Bewegungssystems schon relativ frühzeitig beginnen. Hierbei kommen verschiedene Fortbewegungsmöglichkeiten zum Einsatz, die in Abhängigkeit von ihren Anforderungen und entsprechend den Voraussetzungen des Patienten ausgewählt werden. Darüber hinaus lassen sich zahlreiche Übungen für ein Ausdauertraining verwenden, die mehr als 15% der Skelettmuskulatur beanspruchen (➤ Kap. 3.1), z. B. im Rahmen eines Zirkeltrainings. Bei der Auswahl der Übungen ist allerdings darauf zu achten, dass das Ausdauertraining nicht durch eine lokale Muskelermüdung limitiert wird.

Belastungssteuerung und -kontrolle

Generell stehen verschiedene subjektive und objektive Kriterien der Belastungssteuerung zur Verfügung (➤ Kap. 1.6.2, ➤ Kap. 3.3.2, ➤ Kap. 3.5); für eine objektive Überprüfung der Belastung kann die *Pulsfrequenz* genutzt werden.

Wie in ➤ Kap. 9.1 beschrieben, kommt es im Wasser zu einer *Pulsfrequenzsenkung,* die bei der Trainingssteuerung berücksichtigt werden muss. Diese Senkung der Pulsfrequenz fällt individuell unterschiedlich aus und beträgt zwischen 5 und 20 Schlägen pro Minute. Die vielleicht sicherste Methode, diesem Effekt Rechnung zu tragen, ist die individuelle Bestimmung der Ruhefrequenzen an Land und im Wasser, und zwar in der relevanten Bewegungsposition, denn von dieser ist die Wirkung der Volumenverschiebung und des Tauchreflexes abhängig. Durch Subtraktion kann das individuelle Ausmaß der Herzfrequenzsenkung bestimmt werden.

- Eine Orientierungshilfe für die Festlegung der richtigen *Trainingspulsfrequenz* bei einem Schwimmtraining mit Anfängern gibt ➤ Tab. 9.1 (Völker et al. 1984).
- Zur grundsätzlichen Berechnung der Trainingsherzfrequenz (THF) beim Schwimmen empfehlen Lagerstrøm und Graf (1986) die Formel THF = RHF + [(220 – Lebensalter) – RHF] × Intensität, wobei Intensität die relative Belastungsintensität (bezogen auf die maximale Leistungsfähigkeit) und RHF die Ruheherzfrequenz ist.
- Die Pulsfrequenz wird im Wasser im Allgemeinen am Handgelenk an der A. radialis bzw. am Hals an der A. carotis ertastet. Am einfachsten, besonders während der Belastung, gelingt die Pulsmessung allerdings mit Hilfe wasserdichter „Pulsuhren".

Neben der Ermittlung der Herzfrequenz können die *Wasser- bzw. Schwimmtelemetrie* und die *Laktatmessung* zur objektiven Belastungskontrolle im Wasser angewendet werden. Während Ersteres bei Patienten mit Herz-Kreislauf-Erkrankungen vor Beginn und

Tab. 9.1 Orientierende Zielwerte für die Trainingspulsfrequenz beim Schwimmtraining für Schwimmanfänger. Bei ausdauertrainierten Personen sollte die Pulsfrequenz jeweils um zehn Schläge höher sein (modifiziert nach Völker et al. 1984).

Die in der Tabelle aufgeführten Trainingspulsfrequenzen beziehen sich auf eine Trainingsintensität von 60 % der maximalen Ausdauerleistungsfähigkeit. Die „normale" Beeinflussung der Pulsfrequenz durch den Tauchreflex und das Alter ist dabei berücksichtigt.

Ruhepulsfrequenz	Alter					
	< 30	30–39	40–49	50–59	60–70	> 70
< 50	130	130	125	120	115	110
50–59	130	130	125	120	115	110
60–69	135	135	130	125	120	115
70–79	135	135	130	125	120	115
80–89	140	135	130	125	120	115
90–100	140	140	135	130	125	120
> 100	145	140	135	130	125	120

während einer Wassertherapie grundsätzlich wichtig ist, wird Letzteres im Rahmen der Therapie in der Regel nicht angewandt.

Außer einer objektiven Überprüfung der Belastung ist im Wasser, ebenso wie an Land, auch eine *subjektive* Einschätzung der eigenen Belastung durch den Patienten sinnvoll. Genutzt werden kann hierzu die *RPE-Skala* (Borg 2004; RPE = Rate of Perceived Exertion). Auf dieser Skala sind den verschiedenen subjektiven Anstrengungsgraden bestimmte RPE-Werte zugeordnet (➢ Kap. 1.6.2).

Dem Therapeuten geben nicht nur die Pulsfrequenz und die Selbsteinschätzung des Patienten Aufschluss über dessen Herz-Kreislauf-Belastung. *Anzeichen einer zu hohen Belastung* können auch äußerlich erkennbar sein. Die folgenden Veränderungen müssen deshalb unbedingt beachtet werden:

- Veränderung der Hautfarbe
- Erschwerte Atmung
- Verschlechterung der Bewegungskoordination

Belastungsmethode und -dosierung

Als *Trainingsmethode* ist in der Therapie bei nicht ausdauertrainierten Teilnehmern das extensive Intervalltraining den anderen Ausdauertrainingsmethoden vorzuziehen. Die Pausen des Intervalltrainings sind aktiv zu gestalten, indem z. B. eine leichte Bewegung der Arme und Beine in Rückenlage erfolgt. Soll in einem fortgeschrittenen Stadium einer Therapiemaßnahme die Dauermethode eingesetzt werden, so ist hierfür das Aquajogging oder das Schwimmen bei einer Eignung gemäß der o. g. Angaben nutzbar.

Eine *Dosierung der Belastungsintensität* erfolgt beim Ausdauertraining sowie beim Krafttraining über:

- Variation der Bewegungsgeschwindigkeit
- Variation der Bewegungsform
- Variation des Formwiderstands
- Variation der Bewegungsrichtung in Bezug auf den Auftrieb bzw. Auswahl der Varianten am Ort oder in der Fortbewegung und im Sog oder gegen einen Strom (auch ➢ Kap. 9.2.4, ➢ Kap. 9.2.5)
- Einsatz von Geräten (Auftriebshilfen oder Widerstandsgeräte)

9.2.4 Verbesserung neuromuskulärer Kraftqualitäten

In Orientierung an das in ➢ Kap. 5.3 vorgestellte Fünf-Stufen-Modell von Froböse/Lagerstrøm (1991) ist festzustellen, dass die über das Wasser realisierbaren Intensitäten zur Entwicklung höherer Kraftqualitäten i. d. R. nicht ausreichen. Für ein *Hypertrophie- oder Maximalkrafttraining* stehen nur begrenzte Möglichkeiten zur Verfügung. Zu beachten ist z. B., dass beim isolierten, schnellkräftigen Bewegen einer Extremität sehr viel Kraft und Energie zur Stabilisierung der Gesamtkörperposition aufgebracht werden muss. In jedem Fall ist das Krafttraining eines einzelnen Muskels an Land mittels entsprechender trainingstherapeutischer Maßnahmen, z. B. durch apparatives oder nichtapparatives Training, wesentlich besser und effektiver umzusetzen.

Exzentrische Belastungen kommen bei Bodenkontakt in Abhängigkeit von der Größe der Auftriebs- und Schwerkraft vor. Um unwillkürliche neurophysiologische Reaktionsmuster zu provozieren, sind exzentrische Belastungsformen von mindestens 40–50 % der Maximalkraft notwendig, die bei exzentrischen Kontraktionen im Wasser i. d. R. nicht erreicht werden. Trotzdem ist es durchaus sinnvoll, im Sinne eines reaktiven Trainings – d. h. mit einem Wechsel zwischen konzentrischer und exzentrischer Belastung – exzentrische Kontraktionen zu provozieren.

BEISPIEL

Exzentrische Belastungen

Exzentrische Muskelkontraktionen sind im Wasser unter anderem dadurch zu provozieren, dass eine Bewegung in Richtung des Auftriebs abgebremst wird. Dies ist z. B. möglich, indem ein mit der Hand ins Wasser gedrücktes Schwimmbrett durch Verringerung der Stütz-/Druckkraft der Hand langsam an die Wasseroberfläche schwimmt. Natürlich ist dabei die Größe der exzentrischen Belastung von der Größe der Auftriebswirkung abhängig.

Die *Kraftausdauer,* welche gerade zu Beginn des Muskeltrainings im Vordergrund steht, ist im Wasser sehr gut trainierbar. Ebenso können Übungen zur Aktivierung, Bahnung und intermuskulären Koordination ins Programm eingeflochten werden; jedoch gilt auch hier, dass die Therapie an Land eine bessere Basis bietet.

Ein positiver Effekt für Kräftigungsübungen im Wasser ist, dass sich der vom Patienten hervorgerufene Wasserwiderstand der eingesetzten Muskelkraft bzw. Bewegungsgeschwindigkeit anpasst. Hierdurch kann auch im Rahmen einer Gruppentherapie eine individuelle Belastungsdosierung ermöglicht werden, wobei ein entsprechendes Training der eigenen Belastungssteuerung vorausgehen muss.

Eine *Dosierung der Belastungsintensität* erfolgt genauso wie beim Ausdauertraining (s. o.).

MERKE

Bei der Veränderung der Bewegungsgeschwindigkeit nimmt der Widerstand mit dem Quadrat der Geschwindigkeitserhöhung zu. Wichtig für die Praxis ist dabei, dass bei einer Belastungssteigerung mittels Erhöhung der Bewegungsfrequenz die Bewegungsamplitude konstant bleibt und nicht verringert wird.

In der Gruppentherapie bestehen gute Möglichkeiten, sich im Sog oder gegen den Strom fortzubewegen. Läuft die Gruppe z. B. im Kreis, so entsteht ein Sog in Laufrichtung, in dem man sich auch treiben lassen kann. Bei plötzlicher Änderung der Laufrichtung muss dann gegen die produzierte Strömungsrichtung des Wassers angelaufen werden.

Eine Intensitätssteigerung ist auch möglich, indem man sich dem Prinzip „Actio = Reactio" widersetzt. Hierzu versucht man entweder, trotz einer Vortriebsbewegung die Position beizubehalten oder sich entgegengesetzt der Vortriebswirkung zu bewegen. Ziehen z. B. die Arme bei vertikaler Position im Wasser nach hinten, versucht man sich auch nach hinten zu bewegen.

9.2.5 Verbesserung der Bewegungskoordination, -steuerung und -kontrolle

Das Training der Bewegungskoordination sowie der Bewegungssteuerung und -kontrolle spielt von Beginn der Therapie an eine bedeutende Rolle, wobei während des Trainings der jeweiligen Belastungsfähigkeit Rechnung getragen werden muss (➤ Kap. 6.2.5).

Über das Wasser und spezielle Bewegungsaufgaben können schon recht frühzeitig entsprechende Reize gesetzt werden. Hierbei ist zu beachten: Da sich Bewegungen im Wasser „im Zeitlupentempo" vollziehen, ist die Schulung der *Wahrnehmung* sowie der *Steuerung und Kontrolle der Bewegung* erleichtert. Da die Bewegungen aber immer gegen den Wasserwiderstand erfolgen und gleichzeitig die eigene Position im Wasser ständig stabilisiert werden muss, beinhalten viele Bewegungen so komplexe Anforderungen, dass die Konzentration auf eine spezielle Teilbewegung erschwert ist.

MERKE

Die einfachsten *Bedingungen für eine kontrollierte Bewegungsausführung* herrschen im flachen Wasser bei Bodenkontakt und „Standsicherheit" oder beim Sitzen auf Treppenstufen.

Für das Üben unter dem Aspekt der Bewegungssteuerung empfehlen sich verschiedene Gehübungen im flachen Wasser, z. B. Robotergang, Storchengang, kleine Schritte, aktives Abrollen des Fußes (➤ Kap. 9.3.2). Beim Laufen im tiefen Wasser kann die Bewegungssteuerung über einen aktiven Fußeinsatz verbessert werden, denn durch eine aktive Plantarflexion und Dorsalextension kann das Bein in einer sagittalen Bewegungsebene geführt werden.

Zwar wird die *Stabilisierungsfähigkeit* im Wasser in einigen Ausgangsstellungen nahezu zwangsläufig trainiert, aber bei vielen Übungen und Bewegungsformen wird eine aktive Rumpfstabilisierung nicht von vornherein abgefordert. Beispielsweise wird bei vertikaler Position im Wasser der Rumpf oft nicht aktiv angespannt/aufgerichtet. Der Therapeut sollte hierauf achten und durch entsprechende Zusatzaufgaben oder Anweisungen eine aktive Rumpfstabilisierung bewirken.

Liegt eine Amputation vor, so muss bedacht werden, dass die Symmetrie des Körpers verändert ist und eine Störung des Gleichgewichts vorliegt. Von Bedeutung ist hier die Entwicklung eines neuen Körperschemas. Eine Kompensierung des Symmetrieverlustes und die Verbesserung des Gleichgewichtes sowie der Stabilität sind im Wasser mit seinem Auftrieb und Widerstand gut trainierbar. Alle Wasserlagen können nur unter der Voraussetzung stabil sein, dass eine entsprechende Kompensation des Symmetrieverlustes gelingt.

BEISPIEL

Rumpfstabilisierung

Besonders gut kann man die Rumpfstabilisierung z. B. fordern, indem man das Wasser durch ein Laufen der Gruppe in Bewegung bringt und dann versucht wird, in der entstandenen Strömung stabil zu stehen. Als Varianten zur Förderung der Stabilisierungsfähigkeit bieten sich auch der Einbeinstand, der Zehenspitzenstand sowie verschiedene Armbewegungen bei stabilisiertem Rumpf an.

Zur *Schulung des afferenten und efferenten Systems* (➤ Kap. 6) können beim Training im Wasser verschiedene Geräte, insbesondere Auftriebskörper, eingesetzt werden. Die Stabilisierung der Körperposition kann damit im Liegen, Sitzen, Knien oder in der aufrechten Position trainiert werden. Leichter ist es bei Letzterer zunächst, wenn sich nur unter einem Fuß ein Auftriebsköper befindet und der andere Fuß auf dem Boden steht. Als Auftriebskörper können z. B. Pull Buoys, Schwimmbretter verschiedener Größe, Pool-Nudeln oder auch Kickroller verwendet werden.

Wenn die Balance auf einem Auftriebskörper gehalten werden kann, ist eine Bewegung am Ort möglich. Beispielsweise kann bei vertikaler Position im tiefen Wasser ein Schwimmbrett während des Anziehens und Streckens der Beine unter den Füßen gehalten werden. Ebenso kann das Schwimmbrett bei gestrecktem Körper nur über die Beugung und Streckung der Fußgelenke bewegt werden. Möglich sind aber auch – sowohl im Sitz auf dem Gerät als auch in der aufrechten Position mit dem Gerät unter den Füßen – Vorwärts-, Rückwärts- und Seitwärtsbewegungen mit Unterstützung der Arme. In der aufrechten Position entstehen dabei teilweise Bewegungen, die dem Snowboarden oder auch dem Wellenreiten ähneln.

Zur Verbesserung der *allgemeinen Koordinationsfähigkeit* (➤ Kap. 6.2.4) können viele Übungen vom Land ins Wasser übertragen werden. Hierbei sind der Phantasie des Therapeuten – und der Patienten, die selbst auch Koordinationsaufgaben entwickeln können – keine Grenzen gesetzt.

BEISPIEL

Übung zur Schulung der Ganzkörperkoordination

Ausgangsposition ist die stabile Rückenlage mit 90° abduzierten Armen und leicht abduzierten Beinen. Zusammengestellt wird die *Übungsreihe aus Rotations- und Paddelbewegungen* (Flexion/Extension). Begonnen werden kann mit Fußkreisen, -paddeln, Handkreisen, -paddeln; dann sollen die Füße kreisen und die Hände paddeln bzw. die rechte Körperseite kreisen und die linke paddeln etc.

9.2.6 Umsetzung alltags-, arbeitsbezogener und freizeitspezifischer Belastungsformen

Die Umsetzung und Integration spezieller/individueller alltags-, arbeitsbezogener und freizeitspezifischer Belastungsformen kann bei der Therapie an Land in der Regel erst relativ spät, nämlich in den Phasen der Funktionsschulung und des Belastungstrainings stattfinden (➤ Kap. 1.6.3, ➤ Kap. 5.3). Im Wasser hingegen kann bereits sehr früh – je nach Fähigkeiten des Patienten in der zweiten Phase – eine Simulation von alltäglichen, arbeits- oder sportartspezifischen Bewegungen erfolgen. Diese sind zwar nicht den Belastungsformen an Land gleichzusetzen, können jedoch zur Vorbereitung der Phasen 3 und 4 sowie im Sinne einer ressourcenorientierten und motivierenden Vorgehensweise genutzt werden.

So ist eine Gangschulung im eigentlichen Sinne (➤ Kap. 7) aufgrund der physikalischen Eigenschaften des Wassers nicht möglich. Jedoch können durch ein spezielles Training im Wasser Effekte erzielt werden, die eine Gangstörung an Land reduzieren bzw. auf die Gangschule an Land vorbereiten.

MERKE

Gerade *Sportlern*, die meist besonders unter Bewegungs- und Belastungseinschränkungen „leiden", sollte beim Aquatraining die Möglichkeit geboten werden, ihre *sportartspezifischen Bewegungen* sobald als möglich durchzuführen (Rodriguez Adami 2008). Dies können z. B. für eine Tänzerin bestimmte Tanzschritte oder -kombinationen, für einen Fußballtorwart Fangübungen und für einen Leichtathleten bestimmte Wurfbewegungen sein. Hierbei muss natürlich immer bedacht werden, dass die Bewegungen im Wasser stattfinden und somit anderen als den üblichen Bedingungen an Land unterworfen sind.

9.2.7 Realisierung psychophysischer, kognitiver und psychosozialer Ziele

Zu den *psychophysischen Zielen* einer Therapiemaßnahme zählen u. a. die Schmerzbewältigung, die Aktivierung und Motivation zum eigenständigen Training und die Schulung der Selbsteinschätzung z. B. bezüglich der Leistungs- und Belastungsfähigkeit. Ebenso wichtig können für den Einzelnen die Verbesserung der Wahrnehmungs- und Handlungsfähigkeit sowie die Verbesserung sozialer Kompetenzen sein. Beim Training im Wasser bieten sich viele Möglichkeiten, auf diese Aspekte einzugehen bzw. diese zu realisieren. Mögliche Ansatzpunkte hierbei sind:

- Entspannungsübungen
- Spiele oder Spielformen
- Einsatz von Musik
- Verwendung der Selbsteinschätzung (über die Borg-Skala) im Ausdauerbereich
- Durchführung der Therapie im Zirkelbetrieb oder nach erstelltem Trainingsplan

Psychosoziale Zielsetzungen können sehr gut in der *Gruppentherapie* umgesetzt werden, denn hier treffen Patienten auf Patienten, wodurch sich ein Austausch unter gleichermaßen Betroffenen ergibt. Außerdem können durch Spiele oder Partnerübungen soziale Kompetenzen gefördert werden.

Grundsätzlich ist das Aquatraining für die Patienten etwas, das sie auch nach Abschluss der Rehabilitationsmaßnahme in Eigenregie oder in Kursen fortsetzen können. Notwendig sind hierfür (neben geeigneten Kursangeboten bzw. Nutzungsmöglichkeiten einer entsprechenden Wasserfläche) Motivation, Unterstützung durch Familie und/oder Freunde sowie entsprechende Vorbereitungen und *Unterstützung durch den Therapeuten.* Zu Letzterem zählt z. B., dass der Therapeut dem Patienten bei der Planung des Trainings hilft und ihn über die regionalen Aquatrainingsangebote sowie deren Qualität informiert. Dabei ist es auch die Aufgabe des Therapeuten, gemeinsam mit dem Patienten realitätsorientiert zu entscheiden, ob das Training in Eigenregie durchgeführt werden kann oder der Patient vielleicht besser einen Aquakurs besucht.

Die *Selbstständigkeit* des Rehabilitanden ist anzustreben und kann im Therapieverlauf realisiert werden, indem der Patient zunehmend – soweit es möglich ist – Übungen oder das gesamte Training eigenständig durchführt:

- Dies kann zunächst Teilbereiche betreffen, sodass z. B. das Dehnprogramm oder der Kräftigungsteil einer Trainingseinheit in Form eines Stationsbetriebs (bekannt aus dem „Zirkeltraining") erfolgen kann.
- Bei entsprechender Belastungsfähigkeit und Eigenständigkeit des Patienten ist es dann möglich, dass die gesamte Einheit weitestgehend selbstständig durchgeführt wird. Vor der Trainingseinheit muss der Therapeut jedoch den gesamten Trainingsplan mit dem Patienten besprechen und den weiteren Trainingsverlauf beobachten; eingreifen sollte er aber nur bei Bedarf oder bei Rückfragen des Patienten. Der Therapeut zieht sich mit zunehmender Therapiedauer langsam zurück.

9.2.8 Integration des Trainings im Wasser ins Gesamtkonzept einer Therapie

Das Aquatraining ist ein bedeutsamer *Baustein in der Gesamtkonzeption* einer trainingstherapeutischen Rehabilitationsmaßnahme. Es ist in Abhängigkeit von den Voraussetzungen und Bedingungen zu gestalten, die der Patient bzw. die Einrichtung mitbringen. Die Ziele und Inhalte, die beim Training im Wasser realisiert werden sollen, sind dabei stets mit den Zielen, Inhalten sowie Belastungsumfängen in den anderen Trainingseinheiten am Tag bzw. der Gesamtmaßnahme abzustimmen.

In den vorangegangen Abschnitten wurden die vielfältigen Einsatzmöglichkeiten und Vorteile, aber auch die Grenzen des Aquatrainings vorgestellt. In Ergänzung zum Training an Land fungiert das Training im Wasser am Ende eines Therapietags oftmals als eine Art *„Cool-down“:*

- In diesem Fall werden Belastungsintensitäten und -umfänge der Lauf- und Übungseinheiten so gering gewählt, dass sie einen aktiv-regenerierenden Effekt haben.
- Sie können durch Entspannungsübungen ergänzt werden.
- Dient das Aquaprogramm primär der Entspannung und Regeneration, ist darauf zu achten, dass die Teilnehmer nicht auskühlen (➤ Kap. 9.1.2).

Da die Teilnehmer nach der Einheit im Wasser zwangsläufig duschen müssen, wird diese oft rein aus pragmatischen Gründen am Ende des Trainingstags eingeplant. Aus verschiedenen Gründen kann sie aber auch zu Beginn oder während des Therapietags besonders sinnvoll sein. So kann z. B. bei starken Beweglichkeitseinschränkungen die krankengymnastische Mobilisationsbehandlung an Land durch ein sich unmittelbar anschließendes intensives Flexibilitätstraining im Wasser effektiv ergänzt werden.

Da beim Training im Wasser so vielfältige funktionsorientierte, kognitive, psychophysische und psychosoziale Ziele realisiert werden können, ist der Einsatz des Aquatrainings durchaus über den gesamten Therapiezeitraum sinnvoll; Inhalte und Trainingsmethoden sind dabei mit den Schwerpunkten und Zielen der Trainingseinheiten an Land abzustimmen. Das Training im Wasser über den gesamten Rehabilitationsverlauf ist insbesondere im Hinblick auf die Schaffung der Voraussetzungen für die Durchführung eines eigenständigen Aquatrainings im Anschluss an die Rehabilitationsmaßnahme zu empfehlen.

9.3 Inhalte beim Training im Wasser

Zu den verschiedenartigen Inhalten gehören z. B. Schwimmen, Aquajogging, Gymnastik und Spiele. Im Folgenden wird auf einige spezielle Aspekte bei den gymnastischen Bewegungsformen, bei den Fortbewegungsmöglichkeiten/Laufstilen im flachen bzw. tiefen Wasser und beim Schwimmen eingegangen.

9.3.1 Bewegungsformen am Ort

Für die Anforderungen und Effekte der verschiedenen Bewegungsformen ist aufgrund der besonderen Eigenschaften des Wassers bedeutsam,

- in welcher Wassertiefe,
- in welcher Körperlage und
- mit welcher Geschwindigkeit/Intensität die Bewegungen durchgeführt werden.

BEISPIEL

Der „Hampelmann"

Die Übung „Hampelmann" (beidseitige, gleichzeitige Ab- bzw. Adduktion der Arme und Beine) kann in Rückenlage, im Stand mit Bodenkontakt (hüft- bzw. brusttiefes Wasser) oder schwebend (im tiefen Wasser) durchgeführt werden. Man kann feststellen, dass an die verschiedenen Ausgangspositionen unterschiedliche Anforderungen geknüpft sind. Allgemein gilt, dass die Bewegungsformen im Wasser durch entsprechende Variationen sehr vielseitig als Flexibilitäts-, Kraft-, Koordinations-, Stabilisations-, Ausdauer-, Wahrnehmungs- oder Entspannungsübungen eingesetzt werden können. Die Hampelmann-Übung dient z. B. bei Durchführung in waagerechter Lage am Ort mit geringem Bewegungstempo der Entspannung und Lockerung. Im flachen Wasser bei vertikaler Körperposition mit kräftigem Abdruck vom Boden und hoher Bewegungsgeschwindigkeit hingegen dient sie der Kräftigung und Koordinationsschulung.

MERKE

Bei der Auswahl und Durchführung gymnastischer Bewegungen im Wasser muss beachtet werden, dass diese den Übungen an Land zwar ähneln, aber nicht gleichen. Übungen der Trockengymnastik können also nicht einfach ins Wasser übertragen werden in der Annahme, sie würden dieselben Effekte hervorrufen wie an Land.

Übungspositionen im Wasser

Im Folgenden werden einige Besonderheiten beim Üben in bestimmten Körperpositionen vorgestellt.

Die Übungen im hüft- bzw. brusttiefen Wasser können im Stand, im Sitz, in Hockstellung, in Bauch-, Seit- oder Rückenlage sowie in verschiedenen Mischformen dieser Positionen durchgeführt werden.

Stand

Bei Übungen für die oberen Extremitäten im Stand ist es i. d. R. sinnvoll, dass sich der Körper bis einschließlich des Schultergürtels im Wasser befindet:

- Der Patient kann *mangelnde Wassertiefe* ggf. durch eine Schritt- oder Grätschstellung mit leicht gebeugten Knien ausgleichen.
- Ist das *Wasser zu tief,* können die Übungen auf Stufen oder speziell gefertigten Plateaus bzw. Aquasteps durchgeführt werden.

Sitz

Eine sitzende Position im Wasser kann

- auf Treppenstufen,
- auf einem Auftriebskörper wie Schwimmbrett oder Pool-Schlange oder
- frei schwebend, d. h. unter Zuhilfenahme eines Auftriebsgürtels eingenommen werden.

Dabei ist je nach Größe und Instabilität der Unterstützungsfläche eine unterschiedlich hohe Rumpfstabilisierung erforderlich.

9

Bauchlage

Übungen in der Bauchlage werden relativ selten durchgeführt. Um nämlich eine dauerhafte Hyperextension des Kopfgelenks zu vermeiden, sollte sich der Kopf bei Übungen in Bauchlage im Wasser befinden. Dies setzt eine entsprechende Atemtechnik voraus, oder der Patient muss den Kopf seitlich drehen, sodass sich ein Ohr im Wasser befindet, wodurch die Kommunikationsmöglichkeiten mit dem Therapeuten eingeschränkt werden.

Rückenlage

In Rückenlage treten ähnliche Kommunikationsprobleme auf. Der Patient hebt häufig den Kopf, um den Therapeuten zu verstehen. Dies bewirkt jedoch ein Absinken der Beine, sodass die Ausgangsposition erneut eingenommen werden muss. Der Therapeut sollte deshalb darauf achten, vor Einnahme der entsprechenden Position die Übungsanweisung zu geben.

Vertikal im tiefen Wasser

Bei der vertikalen Position im tiefen Wasser, die z. B. mithilfe eines Auftriebsgürtels eingenommen werden kann, ist zu beachten, dass die Patienten bei Übungen oder Laufbewegungen in die horizontale Lage kippen können. Bei einigen führt dies zu hektischen, ängstlichen und uneffektiven Paddelbewegungen der Arme und Beine.

Im Rahmen der Wassergewöhnung sollte gelernt werden, dass man umgekehrt durch Anziehen der Beine (d. h. durch Hüft- und Knieflexion) sehr leicht aus der Rücken- bzw. Bauchlage in eine vertikale Position gelangen kann. Aus der Bauchlage heraus sollte man sich ggf. zuerst in die Rückenlage drehen.

MERKE

Generell gilt, dass ein *Anheben eines Körperteils aus dem Wasser* in jeder Position, die ohne Bodenkontakt gehalten wird, einen Verlust der Balance bewirkt. Je größer der Körperteil ist, umso mehr Stabilitätsverlust entsteht. Dies kann bei Stabilisierungsübungen entsprechend positiv genutzt werden.

Stabilisierende Bewegung der Hände/Arme

Zur Stabilisierung des Körpers in einer bestimmten Position können die Hände und Arme eine Art *„Achter-Wischbewegung“* ausführen. Dabei werden beide Arme abwechselnd mit leicht nach außen zeigenden Handflächen nach außen und mit leicht nach innen zeigenden Handflächen nach innen bewegt. Der Winkel zwischen Handrücken und Wasseroberfläche sollte dabei jeweils etwa 45° betragen. Insgesamt ähnelt die Bewegung derjenigen, die beim Abwischen einer Tischplatte ausgeführt wird. Diese Wischbewegung kann in unterschiedlicher Höhe durchgeführt werden, z. B.:

- An der Wasseroberfläche
- In Hüfthöhe
- Vor oder mehr seitlich am Körper

Bei der Vor-, Seit- bzw. Rückwärtsbewegung des Körpers wird die Fortbewegung durch eine entsprechende Veränderung des Anstellwinkels der Hände unterstützt.

Bewegungsvariationen

Eine Bewegungsform im Wasser kann vielseitig variiert werden, nämlich durch:

- Einnahme einer anderen Ausgangsposition
- Veränderung des Bewegungsumfangs oder der Geschwindigkeit
- Wechsel der Bewegungsrichtung
- Durchführung der Bewegung in anderen Bewegungsebenen (Frontal-/Sagittal-/Horizontalebene) oder an verschiedenen Körperseiten (dorsal, lateral, plantar, diagonal)
- Umsetzung der Bewegungsformen in Fortbewegung

Die Bewegungsausführung kann dabei unter *Betonung einer Bewegungsrichtung,* d. h. mit mehr Krafteinsatz in dieser Richtung, oder in beide Richtungen gleichmäßig schnell erfolgen. Bei Bewegungen in aufrechter Position wird meistens die durch den Auftrieb unterstützte Bewegung in Richtung Kopf betont (nach kranial) und die Bewegung fußwärts (nach kaudal) wird etwas „vernachlässigt“. Hier kann je nach Indikation oder zur Schulung der Koordination eine Umkehrung bei der Bewegungsausführung sinnvoll sein.

Sowohl bei der Bewegung am Ort als auch in der Fortbewegung stehen verschiedene *Handstellungen* zur Wahl, die je nach Bewegungsgeschwindigkeit unterschiedlich viel Krafteinsatz erfordern. Beispielsweise kann man die Hand mit der Handkante, als Faust oder zur Schaufel geformt sowie mit gespreizten Fingern durch das Wasser führen.

Spezielle *Fußstellungen,* die variiert werden können, sind gestreckter Fuß/Spitzfuß, gebeugter Fuß oder außenrotierter Fuß. Hierbei ergeben sich auch in Abhängigkeit von der Bewegungsrichtung verschiedene Wirkungen. Beispielsweise bewirkt die Außenrotation im Hüftgelenk bei der Abduktion eine verstärkte Beanspruchung der Gesäßmuskeln.

9.3.2 Fortbewegungsformen im Wasser

Im flachen Wasser/bei Bodenkontakt kann eine Fortbewegung stattfinden in Form von:

- Gehen
- Laufen
- Hüpfen/Springen
- Schwimmen

Im tiefen Wasser kommen vornehmlich Laufbewegungen oder die verschiedenen Schwimmtechniken zur Anwendung.

Laufbewegungen

Beim Stand (aufrechte Position) im Wasser und bei *Bewegungsformen mit Impulsübertragungen durch den Bodenkontakt* gilt: Je flacher das Wasser ist, umso größer ist die Ähnlichkeit mit Bewegungen an Land.

- Je geringer die Wassertiefe nämlich ist, desto weniger Körpervolumen ist im Wasser, und umso geringer ist dann die Auftriebswirkung. Die resultierende Kraft (Differenz zwischen Auftriebs- und Schwerkraft) wirkt in diesem Fall in Richtung der Schwerkraft.
- Daraus folgt, dass beim Gehen und Laufen im Wasser je nach Wassertiefe mehr oder weniger exzentrische Muskelkontraktionen auftreten: im hüfttiefen mehr als im brusttiefen Wasser und im tiefen Wasser/ohne Bodenkontakt gar keine (➤ Kap. 5.4.3 bzgl. exzentrischer Muskelkontraktionen).

INFO

Suspended Deep Water Running (SDWR)

Das *Laufen ohne Bodenkontakt,* das „Suspended Deep Water Running" (SDWR; ➤ Abb. 9.1), hat sich aus dem Laufen im flachen Wasser, dem „Water Running" (WR), entwickelt.

- Mithilfe einer Auftriebshilfe, i. d. R. in Form eines Gurts oder einer Weste, kann die vertikale Position eingenommen und ohne großen Krafteinsatz beibehalten werden, vorausgesetzt, der Auftriebskörper liegt richtig an.
- Die Grundtechnik beim Laufen ohne Bodenkontakt ist der *Jogginglauf,* welcher der Joggingbewegung an Land ähnelt. Aufgrund der fehlenden Impulsübertragung des Bodens handelt es sich aber eher um eine *„Lauf-Radfahr-Bewegung".*

Haltung und häufige Haltungsfehler

Die Oberkörperhaltung weist beim Laufen eine leichte Vorneigung auf. Auf diese korrekte Haltung sollte von Beginn an geachtet werden (➤ Abb. 9.1b). Häufig werden jedoch folgende *Fehler* gemacht:

- Zu aufrechte Körperhaltung, verbunden mit einem zu intensiven Kniehub (➤ Abb. 9.1a)
- Zu weite Körpervorlage, die mit einer zu weiten Rückführung der Beine oder einer zu starken Flexion im Hüftgelenk einhergeht (➤ Abb. 9.1c)

Auf die Einhaltung der „korrekten" Körperhaltung sollte schon deshalb großer Wert gelegt werden, weil sie für ein gutes Training der Rumpfmuskulatur sorgt. Eine ausgeprägte Vorneigung des Körpers ist außerdem zu vermeiden, da sie meist mit einer starken Lordosierung im HWS-Bereich und eventuell auch im LWS-Bereich einhergeht, was bei bestimmten Krankheitsbildern kontraindiziert sein kann.

Ein häufiger Anfängerfehler ist weiterhin, dass bei den Geh- und Laufformen die Arme nicht gegengleich zu den Beinen bewegt werden, sondern die Fortbewegung im „Passgang" erfolgt. Gerade am Anfang sollten die Teilnehmer bereits in der Ausgangsposition korrigiert werden.

INFO

Variation des Wasserwiderstands

Je *aufrechter* die Haltung, desto größer ist der *Widerstand,* den das Wasser der Bewegung entgegensetzt. Unter fortbewegungsökonomischen Aspekten (möglichst geringer Frontalwiderstand) ist also eigentlich eine Körperhaltung wie in ➤ Abb. 9.1c günstiger und wird häufig spontan eingenommen.

Daher sollte der Therapeut im Rahmen der Therapie von Beginn an darauf hinweisen, dass die Fortbewegungsgeschwindigkeit nicht entscheidend für die Qualität der Durchführung ist. Sie darf auch nicht bei der Belastungssteuerung derart eingesetzt werden, dass die Teilnehmer in einem bestimmten zeitlichen Rahmen eine möglichst weite Strecke zurücklegen sollen. Wird allerdings bei Wettrennen oder kleinen Spielen, z. B. Staffelspielen, eine hohe Fortbewegungsgeschwindigkeit gewünscht, muss eine „ideale" Körperhaltung kurzfristig vernachlässigt werden, denn diese ist mit dem Wettkampfcharakter nicht zu vereinbaren.

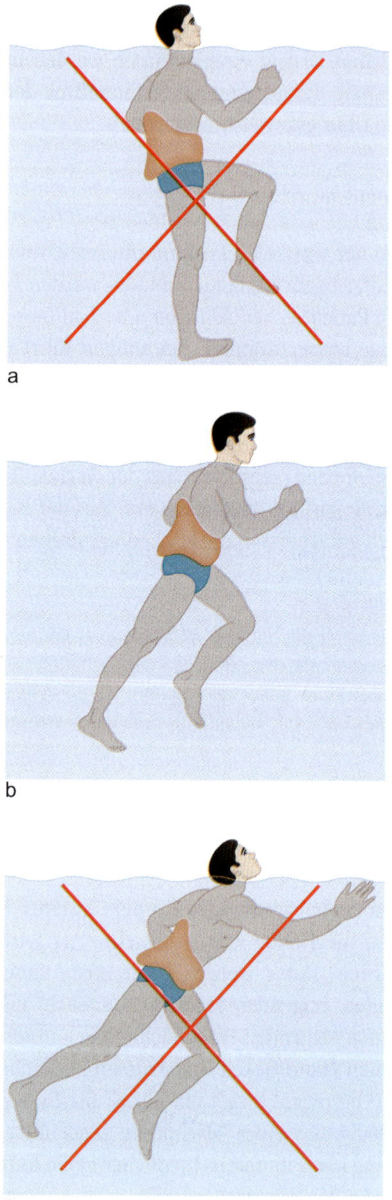

Abb. 9.1 Die richtige Laufhaltung beim SDWR (b) sowie fehlerhafte Laufhaltungen (a und c) [L231]

Varianten

Ebenso wie für die gymnastischen Übungen bieten sich auch für die Geh-, Hüpf-, Sprung- und Laufformen zahlreiche Variationsmöglichkeiten an. Im *flachen Wasser* sind dies z. B.:

- Robotergang (Gehen mit gestreckten Ellbogen-, Hand- und Kniegelenken sowie angezogener Fußspitze)
- Storchengang (Knie des Spielbeins wird mit 90° Hüftbeugung und 90° Kniebeugung angehoben, gestreckt, und dann erfolgt der Schritt und Wechsel von Stand- und Spielbein)
- Laufen mit Anfersen
- Skippinglauf (Kniehebelauf, ➤ Abb. 9.2)

Im *tiefen Wasser* sind folgende Variationen möglich:

- Jogginglauf
- Kniehebelauf
- Gleitlauf bzw. Wasserlanglauf (Eckey/Froböse 1994)

Kniehebelauf (➤ Abb. 9.2)

- Wird in einer ganz leicht nach vorn geneigten Körperhaltung durchgeführt.
- Die Knie werden im Wechsel weit in Richtung Oberkörper gezogen und das jeweilige Bein im Anschluss zuerst leicht nach vorn unten und dann ein kurzes Stück nach hinten geführt.
- Die Armbewegung erfolgt mit einer etwas größeren Beugung im Ellenbogengelenk als bei der Jogginglauftechnik und ist auch etwas mehr nach oben gerichtet.

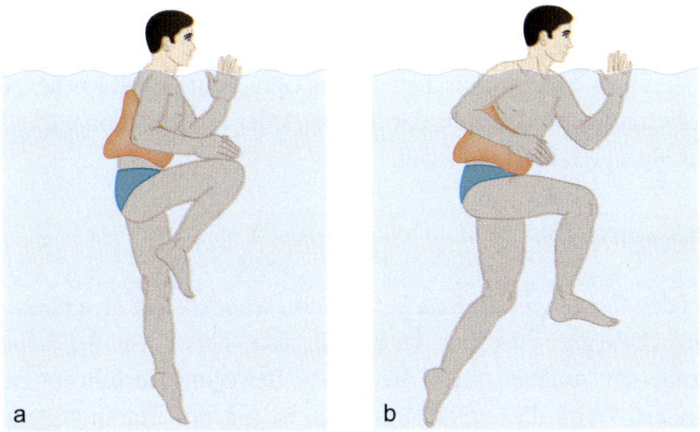

Abb. 9.2 Kniehebelauf [L231]

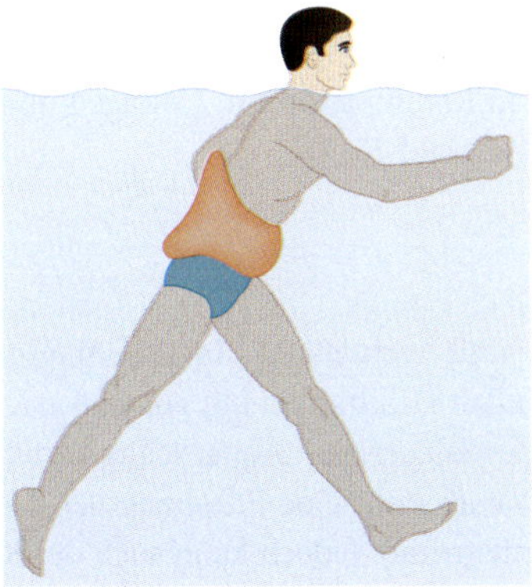

Abb. 9.3 Gleitlauf bzw. Wasserlanglauf [L231]

Gleitlauf (Wasserlanglauf) (➤ Abb. 9.3)

- Ähnelt in gewisser Weise dem Skilanglauf und zeichnet sich durch sehr weite Schritte aus.
- Das Knie leitet jeweils den Schritt ein. Im Anschluss werden der Unterschenkel und damit das gesamte Bein weit nach vorn gestreckt. Hierauf folgt ein relativ weites Rückführen des Beins im nahezu gestreckten Zustand.
- Die Arme werden bei dieser Lauftechnik gegengleich zur Beinbewegung unter der Wasseroberfläche weit nach vorn gestreckt und führen dann eine Schaufelbewegung mit nach hinten gerichteten Handflächen durch.

Scherlauf

- Es findet die gleiche Armbewegung statt wie beim Gleitlauf.
- Die Beinbewegung unterscheidet sich allerdings dahingehend, dass die Beine während der Fortbewegung im Kniegelenk möglichst gestreckt gehalten werden.
- Die Füße können zur Unterstützung der Fortbewegung abwechselnd in die Dorsalextension und -flexion bewegt werden.

Alle Fortbewegungsformen können – wie bei den gymnastischen Übungen beschrieben – z. B. mit unterschiedlicher Bewegungsamplitude und -geschwindigkeit sowie mit Betonung einer Bewegungsrichtung oder einer bestimmten Bewegungssequenz - durchgeführt werden. Insbesondere bei Verletzungen der unteren Extremitäten sollten die Bewegungen zeitweise auch mit Betonung nach kaudal in die Streckung erfolgen, denn überwiegend legen die Patienten ohne spezielle Aufforderung meist die Konzentration auf die Bewegungssequenzen in Richtung Auftrieb (kranial).

MERKE

Beim Gehen und Laufen mit Bodenkontakt ist zu beachten, dass das Abbremsen bzw. Beschleunigen und der Richtungswechsel einer Bewegung umso schwieriger sind, je größer die *Auftriebswirkung* auf einen Körper ist.

Je nach Zielsetzung können beim Laufen verschiedene *Geräte* eingesetzt werden. Schwimmbretter, eine Sprosse oder eine Pool-Nudel in den Händen geben dem Körper im tiefen Wasser Auftrieb und ermöglichen eine vermehrte Konzentration auf die Beinbewegung. Hanteln sowie andere Geräte, die durch das Wasser (und nicht nur über die Wasseroberfläche) geführt werden, fordern mehr Krafteinsatz und Koordination. Für das *Aqua Nordic Walking* gibt es speziell entwickelte Stöcke. Diese sind für das Tiefwasser deutlich kürzer als für das Flachwasser und so konstruiert, dass ein Auftreiben vermieden wird.

Für den Bereich der unteren Extremitäten können Beinschwimmer genutzt werden, die im Sprunggelenkbereich und im Bereich des Unterschenkels mit Klettverschlüssen zu befestigen sind. Sie erhöhen den Auftrieb und fordern die Stabilisation und Gesamtkoordination des Körpers sowie auch die Muskelkraft der Beine.

Schwimmen

Wie bei allen Bewegungsformen im Wasser sollten keine generellen Aussagen über die Tauglichkeit bzw. Untauglichkeit verschiedener Schwimmtechniken getroffen werden. Auch für das Schwimmen gilt: Jede Technik sollte bezüglich des Anforderungsprofils und möglicher Effekte analysiert werden, um dann in Abhängigkeit von den Voraussetzungen des Patienten (z. B. Bewegungseinschränkungen, Zielsetzungen, Belastbarkeit, individuelle Technikausführung) über eine Anwendung zu entscheiden.

In die Entscheidung sollte einfließen, ob der Patient gern und regelmäßig schwimmt. Ist dies der Fall, sollte ein Schwimmtraining durchgeführt werden, um ggf. durch entsprechende Variationen der Technik oder durch Erlernen/Verbesserung einer anderen Disziplin die Schwimmfähigkeit des Patienten zu erhalten. Ist dies nicht möglich, so sollte der Patient über das Aquajogging und die Wassergymnastik alternative Möglichkeiten kennen- und „schätzen" lernen. Das *ressourcenorientierte Vorgehen* (➤ Kap. 1) ist zur Motivierung des Patienten in diesem Fall unverzichtbar.

Da es in diesem Rahmen nicht möglich ist, alle Bewegungstechniken zu analysieren und mit ihren Variationsmöglichkeiten vorzustellen, sollen hier nur einige Beispiele angefügt werden.

BEISPIEL

Brustschwimmen

Für das Brustschwimmen gilt z. B., dass es bei korrekter Bewegungsausführung ideal zur Mobilisation der Wirbelsäule eingesetzt werden kann, insbesondere im HWS-Bereich. Fehlt Patienten jedoch die Fähigkeit der Unterwasserausatmung und wird der Kopf ständig über Wasser gehalten, so geht dieser positive Effekt der Brustschwimmtechnik verloren. Im Gegensatz dazu können dann sogar muskuläre Verspannungen auftreten.
Die Beinbewegung beim Brustschwimmen erfordert unter anderem eine hohe Beweglichkeit in den Fußgelenken und bietet sich aufgrund der Eversionsbewegung beim Anziehen der Beine insbesondere im Rahmen der Therapie nach Inversionstrauma an (Supinationstrauma).
Auch im Hüftgelenk wird bei dieser Disziplin eine hohe Beweglichkeit vorausgesetzt. Da die Bewegung auch in Außenrotation und Abduktion gegen Widerstand stattfindet, kann Brustschwimmen je nach Phase bei bestimmten Hüfterkrankungen kontraindiziert oder aber eine ideale Trainingsmöglichkeit sein.

Ein *Umlernen* ist allgemein schwierig, insbesondere wenn nur kleine Bewegungsänderungen vorgenommen werden müssen. Bezieht sich die *Modifikation einer Technik* auf eine Einschränkung des Bewegungsausmaßes – was indikationsbedingt notwendig sein kann – so bieten sich hierfür relativ gute Möglichkeiten, auch durch den Einsatz von Geräten. Beispielsweise kann die Abduktionsbewegung im Hüftgelenk beim Brustschwimmen durch Einklemmen eines Pull Buoys zwischen den Oberschenkeln limitiert werden. Im Falle einer Schulterverletzung, aufgrund derer keine Abduktion über 90° möglich ist bzw. vollzogen werden soll, kann das Rückenkraulen mit bilateralem Armzug bis in Höhe der Schulterachse durchgeführt werden. Eventuell kann die Beinbewegung dabei auch ähnlich wie beim Brustbeinschlag erfolgen.

9.3.3 Einsatz von Geräten

Kleingeräte

Um bestimmte Trainingsziele zu erreichen oder aber zur Motivation sowie bei der Durchführung von Spielen können beim Aquatraining unterschiedliche Kleingeräte eingesetzt werden. Diese lassen sich einteilen in Aquageräte (z. B. Schwimmbrett, Pull Buoy, Pool-Nudel, Schwimmflügel, Aquahanteln, Aquadisks, Beinschwimmer, Aqua Betomics), Landtrainingsgeräte (z. B. Gymnastikbälle, -reifen, -stäbe, Frisbeescheiben) und Alltagsmaterialien (z. B. Plastikflaschen, Fahrradschläuche, Handtücher).

Ein effektives Training ist hierbei durch zielgerichteten Einsatz der Geräte zur Stabilisation, Kräftigung oder Beweglichmachung möglich. Dabei lässt sich eine verstärkte Ausnutzung der Auftriebskraft oder des Wasserwiderstands erreichen (Wilke 2006).

MERKE

Ein abwechslungsreicher Einsatz der Geräte kann motivieren. Zu viele Geräte oder der unkontrollierte bzw. undifferenzierte Einsatz können aber auch überfordern bzw. demotivieren. Wichtig ist die *Kenntnis der Wirkungsweise* der Geräte im Wasser. Übungen sollten selbst erprobt sein!

Aquatrainingsgroßgeräte

Mit Aquatrainingsgroßgeräten sind Geräte gemeint, die fest auf dem Beckenboden stehen oder am Beckenrand befestigt sind und den Geräten in einem Fitnessstudio ähneln. Aus wassertauglichem Material sind hier inzwischen diverse Geräte entwickelt worden, die insbesondere ein Training der Ausdauer, der Koordination und/oder der Muskelkraft ermöglichen.

Muskeltraining

Bei den *Geräten für die Bauch-, Rücken-, Schulter- und Armmuskulatur* ist eine gute Fixierung der trainierenden Person von Bedeutung, damit der Auftrieb nicht die exakte Bewegungsausführung verhindert. Wenn dies gewährleistet ist, ist mit den Trainingsgeräten ein gezieltes Muskeltraining möglich. Die Geräte sollten individuell so einstellbar sein, dass das Training für Patienten jeder Körpergröße im *schultertiefen Wasser* stattfindet. Bei Vorhandensein von verschiedenen Aquatrainingsgroßgeräten bietet sich ein Zirkeltraining im Wasser in Kombination mit Übungen ohne Großgeräte an (Schlünz 2003, Maywald 2012).

Aquacycling

Ein inzwischen weit verbreitetes Aquatrainingsgroßgerät ist das *Aquabike*. Es handelt sich hierbei um ein stationäres Fahrrad, welches im *brusttiefen Wasser* zum Aquacycling verwendet wird. Beim Radfahren im Wasser steht eine Erhöhung der Ausdauerleistungsfähigkeit im Vordergrund. Jedoch kann auch der Körper insgesamt trainiert werden:

- Eine Verbesserung der Koordination ist z. B. bei schnellen und auch kombinierten Bewegungen möglich. So ist bei einem aufrechten Sitz die Stabilisierung des Rumpfs notwendig, und eine Bewegung der Arme stellt eine zusätzliche Anforderung an die Koordination dar.
- Neben der Muskelkraft der Beine wird bei einer Bewegung der Arme auch diejenige des Rumpfs und der Arme gefordert.

Einstellungsmöglichkeiten bei einem Aquabike (Dee Kord 2012, Kittel 2010, Maywald 2012):

- Für eine optimale Anpassung der Sitzposition muss sowohl am Sattel als auch am Lenker eine vertikale und horizontale Anpassung möglich sein.
- Für eine Modifikation der Winkel bei Hüft- oder Knieeinschränkungen bieten medizinisch geprüfte Ergometer normalerweise die Möglichkeit, an der Pedalkurbel verschieden große Radien einzustellen. Damit lässt sich die Extension und Flexion der Gelenke bei der Bewegung verändern.
- Durch verstellbare Fußteile des Bikes ist bei verschiedenen Körpergrößen eine Anpassung an die vorhandene Wassertiefe zu erreichen. Diese ist entscheidend für die Effektivität des Trainings, da keine harmonische Tretbewegung stattfinden kann, wenn der Oberschenkel aus dem Wasser kommt oder aber wenn sich die trainierende Person zu tief im Wasser und damit in einer instabilen Position befindet.

Ein Training in stabiler Position im schultertiefen Wasser ist z. B. mit einem speziell entwickelten Liegebike möglich, das über ein Schaufelradprinzip mit verstellbarer Fläche verfügt.

Laufband

Ein Trainingsgerät, welches insbesondere für den therapeutischen Bereich geeignet ist, ist das *Unterwasserlaufband:* Es ermöglicht z. B. eine Gangschulung und ein Lauftraining nach Knie- und Hüftoperationen (auch bei Gelenkersatz) oder bei Sprunggelenksverletzungen. Durch die Entlastung im Wasser können die Bewegungsabläufe in einem sehr frühen Stadium nach der Verletzung bzw. Operation durchgeführt werden (Stommel/Altmann 1996).

9.3.4 Entspannungsübungen und -methoden

Entspannung kann innerhalb einer Aquatraining-Einheit in Form von kurzen Erholungsphasen zwischen anstrengenden Phasen stattfinden oder auch am Ende der Einheit erfolgen. Wichtig ist es dabei, die Länge der Entspannungseinheiten an die Wassertemperatur anzupassen, sodass kein Auskühlen erfolgt. Zu beachten ist auch, dass man nicht aus intensiver Belastung in die absolute Ruhe kommt, sondern ein Übergang geschaffen wird. Neben ganz ruhigem Liegen im Wasser (mit oder ohne Unterstützung durch ein Gerät oder eine Person) ist eine leichte, entspannte Bewegung möglich, wie z. B. ein lockeres Bewegen der Beine in der Rückenlage oder ein sanftes Hin- und Herziehen der Arme im schulterbreiten Stand. Letzteres bietet sich bei etwas kühleren Wassertemperaturen eher an als eine ruhige Position ohne Bewegung.

Eingesetzt werden können auch Elemente des *Ai Chi.* Hierbei handelt es sich um eine Kombination von gleichmäßigen, tiefen Atemzügen mit weit ausholenden, langsamen Bewegungen im Wasser (Rodriguez Adami 2008).

BEISPIEL

Praxisbeispiele für Entspannungsübungen

Generell kann Entspannung allein, mit Partner oder in der Gruppe stattfinden.

- *Allein:* in der Rückenlage mit dem Aquajogger oder der Pool-Nudel, evtl. mit leichten Bewegungen der Arme und/oder Beine.
- *Mit Partner:* Eine Person liegt, durch zwei Nudeln (im oberen Rumpfbereich und im Bereich der Knie) unterstützt, in Rückenlage und wird vom Partner an den beiden Nudeln langsam durch das Wasser gezogen.
- *In der Gruppe:* Alle Teilnehmer stehen, durch Schwimmbretter getrennt, in einem Innenstirnkreis und fassen die jeweils neben ihnen liegenden Schwimmbretter. Nun läuft jeder Zweite in eine vorgegebene Richtung und die anderen Personen lassen sich in Päckchenhaltung oder Rückenlage durch das Wasser ziehen. Ein Richtungswechsel ist hierbei auch möglich.

Bei der Entspannung können evtl. gedämpftes Licht und auch ruhige Musik eingesetzt werden. Falls die Ohren bei der Rückenlage unter Wasser sind, ist der Einsatz von Unterwasserlautsprechern wirkungsvoll (Hahn/Hahn 2010). Findet die Entspannung in Solewasser statt, lässt sich der Körper durch die erhöhte Auftriebskraft leichter in eine entspannte Rückenlage bringen.

Neben den kurzen Entspannungsphasen innerhalb einer Aquatrainingseinheit gibt es auch die Möglichkeit kompletter Entspannungseinheiten bei einer Wassertemperatur von ca. 33–37 °C. Hierbei können unterschiedliche Methoden der aquatischen Körperarbeit wie das *Aqua-Balancing, Wasser-Shiatsu* (Watsu®) oder *Wasser-Tanzen* (Wata®) zum Einsatz kommen. Die Übungen werden zu zweit (mit dem Therapeuten oder einem Partner) durchgeführt und sollen – neben weiteren methodenspezifischen Zielsetzungen – eine intensive Entspannung und Lockerung sowie auch die Dehnung verspannter Muskulatur und Verbesserung der Beweglichkeit bewirken. Der Partner oder Therapeut bewegt den passiven Patienten jeweils mit bestimmten Techniken langsam durch das Wasser (Rodriguez Adami 2008).

9.4 Praktische Durchführung des Trainings im Wasser

9.4.1 Aufbau einer Therapieeinheit

1. Wassergewöhnung

Die Trainingseinheit sollte immer mit einer kurzen Wassergewöhnung beginnen:

- Im tiefen Wasser ist die richtige Positionierung der Auftriebshilfe wichtig.
- Zur Auftriebsgewöhnung können Atemübungen in vertikaler Position stattfinden.

2. Aufwärmen

Anschließend erfolgt eine Erwärmung zur Förderung der Durchblutung und zur Einstimmung auf das Training:
- Langsame und stetige Steigerung der Intensität.
- Integrierung des gesamten Körpers in die Übungen.
- In der Gruppentherapie sollten bereits an dieser Stelle kommunikative Elemente einfließen, insbesondere wenn die Teilnehmer sich untereinander nicht kennen.
- Im Rahmen der Erwärmung mit Anfängern ist außerdem anzuraten, die Einnahme der verschiedenen Körperpositionen und die Positionswechsel zu üben.

3. Haupttraining

In der Haupttrainingsphase kommen je nach Zielsetzungen verschiedene Methoden und Inhalte zum Tragen.
- Zu Beginn ist in der Regel eine intensive Betreuung des Patienten im Wasser notwendig.
- Diese sollte zunehmend der Selbststeuerung seitens des Patienten weichen. Der Patient muss hierzu entsprechend geschult und angehalten werden.
- Bei entsprechender Selbstständigkeit des Patienten kann das Training dann in Form eines Stationsbetriebs oder sogar nach einem vom Therapeuten vorher angefertigten Trainingsplan – dem der Patient selbstständig folgt – verlaufen.

4. Dehnen, Entspannen, Lockern

Nach der Haupttrainingsphase werden die Belastungsintensitäten reduziert. Die Inhalte müssen dabei in Abhängigkeit von dem vorausgegangenen Programm gewählt werden. In der Regel folgen Dehn-, Entspannungs- und Lockerungsübungen. Dabei ist es wichtig zu beachten, dass die Teilnehmer nicht auskühlen dürfen. Gegebenenfalls muss der Bewegungsumfang noch etwas gesteigert werden, denn die Teilnehmer sollten das Wasser „warm" verlassen.

5. Stundenausklang

Im Rahmen des Stundenausklangs oder auch in den Pausen der Haupttrainingsphase können kleine koordinative Bewegungsaufgaben oder kognitive Aufgaben eingebaut werden. Bei einer Gruppentherapie bieten sich zudem Spielformen an.

9.4.2 Bewegungsanweisungen und -korrekturen

Generell kann zwischen zwei Unterrichtsformen unterschieden werden:
- Der Therapeut hält sich im Wasser auf oder
- der Therapeut steht überwiegend am Beckenrand und betreut den Patienten.

Bei einer Gruppe steht der Therapeut i. d. R. am Beckenrand, um einen Überblick über die Gruppe zu haben. Außerdem sind Demonstrationen überwiegend nur an Land gut sichtbar durchführbar. Wird die *Therapie vom Beckenrand* aus geleitet, so sind jedoch besondere Aspekte hinsichtlich der Bewegungsanweisungen und -korrekturen zu beachten. Auf einige wird im Folgenden kurz eingegangen.

Die *Demonstration von Übungen* an Land ist eine gängige Form zur Vermittlung von Bewegungsaufgaben. Da an Land aber andere Bedingungen herrschen als im Wasser, ist eine Bewegungsdemonstration des Therapeuten am Beckenrand nie identisch mit der gewünschten Bewegungsausführung im Wasser – z. B. weil im Wasser eine Impulsübertragung über den Boden fehlt, die Bewegungen langsamer durchgeführt werden und der Körper aktiv in einer Position stabilisiert werden muss.

Für Übungen, die in der Sitzhalte durchgeführt werden sollen, empfiehlt es sich, einen Stuhl zu nutzen. Ebenso kann dieser zur Demonstration von Beinbewegungen, die in der Rückenlage durchgeführt werden sollen, Anwendung finden.

Bei den *verbalen Anweisungen* können je nach Position des Trainierenden im Wasser und je nach Geräuschpegel sowie Gruppengröße Probleme auftreten. Diese müssen durch entsprechende Maßnahmen (wie z. B. Organisationsformen und Übungsanweisung vor Einnahme der Übungsposition) vermieden werden.

Übungspositionen, bei denen die Teilnehmer guten Blickkontakt zum Therapeuten haben, sind stets zu bevorzugen. Beispielsweise sollten bei Partnerübungen beide Übende seitlich zum Therapeuten stehen, d. h. durch seitliches Kopfdrehen Blickkontakt aufnehmen können. Auf diese Weise sind Bewegungs- und Übungsanweisungen
- bei einer deutlichen Demonstration,
- verbunden mit einer gut artikulierten, lauten verbalen Anweisung,
- ggf. unterstützt durch ein Mikrofon,

in der Regel gut zu verstehen.

Hilfreich sind außerdem ergänzende *Handzeichen (Cueings),* welche z. B. die Bewegungsrichtung, den Wechsel einer Bewegungsrichtung oder auch das Tempo einer Bewegung anzeigen können. Darüber hinaus kann es sinnvoll sein, zur Vermittlung von Übungen oder Bewegungsabläufen *laminierte Zeichnungen oder Bilder* einzusetzen. Insbesondere bei einem Stationstraining bieten sich diese Medien an, da man sich damit an einer Station besser an die schon länger zurückliegende Erklärung erinnern kann.

INFO

Tipps für die Bewegungsbeobachtung

Die Bewegungsbeobachtung vom Beckenrand aus ist für den Therapeuten erschwert, weil er zum einen erhöht steht und daher Bewegungen der Füße bei vertikaler Position des Patienten nur schlecht sehen kann, und weil zum anderen das Licht durch die hohe Dichte des Wassers an der Oberfläche gebrochen und somit das Bild etwas verzerrt wird.
Ein hilfreicher Tipp für die Bewegungsbeobachtung und -korrektur beim Laufen ist, dass sich die Bewegungen der Beine in der Regel auf die der Arme projizieren und umgekehrt. So erlauben die gut sichtbaren Bewegungen der Arme häufig Rückschlüsse auf die Bewegungen der Beine, und eine Korrektur der einen Teilbewegung impliziert oft eine Verbesserung auch der anderen Teilbewegung.

Für die *Bewegungskorrekturen* nutzt der Therapeut bei Trainingsmaßnahmen an Land i. d. R. sowohl verbale als auch taktile und optische Informationen. Taktile Reizsetzungen sind für eine Korrektur im Wasser jedoch meistens nicht möglich; so ist z. B. das Auflegen der Hand am Brustbein des Patienten zur Korrektur der Haltung nicht ohne einen Sprung ins Wasser realisierbar. Alternativ sind die o. g. Informationskanäle zu nutzen.

9.4.3 Organisatorische Rahmenbedingungen

Voraussetzung für die Durchführung einer Trainingseinheit im Wasser ist ein geeignetes Wasserbecken, das ggf. auch außerhalb der Rehabilitationseinrichtung – z. B. in einem öffentlichen Schwimmbad, einer Schule oder einem Hotel – liegen kann.

Je nach Wassertiefe und Beckengröße sind Laufbewegungen mit und/oder ohne Bodenkontakt sowie Schwimmen möglich.

Die Bewegungsintensität einer Therapieeinheit muss sich den Wassertemperaturen anpassen. Ideale Voraussetzungen herrschen in Einrichtungen, die sowohl über ein Becken mit einer Wassertemperatur von 27–29 °C als auch über ein sog. „Bewegungsbad" mit Temperaturen im Bereich von 30–33 °C verfügen. Ein Aufenthalt im *Bewegungsbad* empfiehlt sich insbesondere bei starken Bewegungseinschränkungen und geringer Belastbarkeit. Aufgrund der hohen Temperaturen sind allerdings hohe Belastungsintensitäten im Bewegungsbad nur bedingt möglich. In der Regel werden daher Übungen zur Entspannung, Regeneration, Lockerung und Mobilisation im Mittelpunkt stehen. Bei Wassertemperaturen zwischen 27–29 °C hingegen kann auch ein intensives Ausdauertraining durchgeführt werden (➤ Kap. 9.1.2).

Reflexionsfragen

- Welche Aspekte sprechen für eine Therapie im Wasser (Aquatraining)?
- Welche Kontraindikationen gibt es für ein Aquatraining?
- Welche Möglichkeiten der Belastungsdosierung gibt es im Wasser?
- Welche Aspekte sind bei der Übungsvermittlung und -korrektur zu bedenken?

LITERATUR

BAR – Bundesarbeitsgemeinschaft für Rehabilitation (Hrsg.). Rahmenempfehlungen zur ambulanten Rehabilitation bei muskuloskeletalen Erkrankungen. Frankfurt am Main: BAR, 2005. www.bar-frankfurt.de/fileadmin/dateiliste/_publikationen/reha_vereinbarungen/pdfs/Rahmenempfehlung_muskuloskeletale_Erkrankung.pdf (zuletzt abgerufen 31.01.2022).

Borg G. Anstrengungsempfinden und körperliche Aktivität. Dtsch Arztebl. 2004; 101: A1016–A1021.

Dee Kord E (Hrsg.). Aquacycling. Aquafitness, Wasserfahrrad, Messe, Wien, Schwimmen. Mauritius: SOLV, 2012.

Eckey UR. Sporttherapie bei degenerativer Erkrankung des Kniegelenks – Evaluation der Effektivität eines komplexen 6-monatigen „Suspended Deep Water Running"-Programms bei einer Gonarthrose ersten oder zweiten Grades nach Wirth 1992. Dissertation aus dem Institut für Rehabilitation und Behindertensport der Deutschen Sporthochschule Köln, 1996.

Eckey UR, Froböse I. Aquajogging – eine didaktisch-methodische Konzeption für den Einsatz in der Prävention und Rehabilitation. Gesundheitssport Sportther. 1994; 10: 4–7.

Froböse I, Lagerstrøm D. Muskeltraining in Prävention und Rehabilitation nach modernen trainingswissenschaftlichen Prinzipien. Teil 1 und 2. Gesundheitssport Sportther. 1991; 1(7): 12–13 und 2(7): 9–11.

Hahn A, Hahn J. Aquatraining. 2. Auflage. Aachen: Meyer & Meyer Verlag, 2010.

Huey L, Forster R. Aquatraining. Band 2 – Aquaheilung. The complete Waterpower Workout Book. Aachen: Meyer & Meyer, 1997.

Karnahl B. Vergleichende Untersuchungen von Leistungs- und Stoffwechselparametern im ergometrischen Test an Land und im Wasser. Dissertation aus der Humanwissenschaftlichen Fakultät der Universität Potsdam, 2010.

Kittel C. Trendsport Aquacycling – eine empirische Untersuchung zur Kundenzufriedenheit. Hamburg: Diplomica Verlag, 2010.

Kühne C. Aquajogging: Neue Wege in der Rehabilitation von Kreuzbandverletzungen. Hochschulsport. 1993; 2: 32–35.

Lagerstrøm D, Graf J. Die richtige Trainingspulsfrequenz beim Ausdauersport. Herz Sport Gesundheit. 1986; 3: 21.

Levin S. Aquatic therapy – a splashing success for arthritis and injury rehabilitation. Physican Sports Med. 1991; 19: 119–126.

Maywald C. Effektives Training durch Aquaback-Kraftzirkel. AB – Archiv des Badewesens. 2012; 5: 307–309.

McWaters JG. Deep water exercise for health and fitness. Laguna Beach: Public Editions, 1988.

Meyer K, Bücking J. Wassertherapie bei Herzinsuffizienz. Dtsch Z Sportmed. 2005; 56: 403–409.

Rodriguez Adami M. Fit im Wasser. 120 Übungen, die Sie rundum in Form bringen. Deutsche Übersetzung von Christiane Burkhardt. München: Dorling Kindersley, 2008.

Rost R. Sport- und Bewegungstherapie bei inneren Krankheiten. 3. Auflage. Köln: Deutscher Ärzte-Verlag, 2005.

Schlünz U. Entwicklung neuer Trainingsformen mit Geräten im Wasser. Dissertation am Institut für Sportmedizin der Universität Potsdam, 2003.

Sova R. Aquatics. The complete reference guide for aquatic fitness professionals. 3rd Edition. Boston: Jones and Bartlett Publishers, 2000.

Stommel A, Altmann D. Neue therapeutische Perspektiven des Aquajoggings. Dtsch Z Sportmed. 1996; 47: 305–306.

Völker K et al. Fit durch Schwimmen. Mit Übungsanleitungen für Anfänger und Fortgeschrittene. Erlangen: Perimed, 1984.

Wessinghage T et al. AquaFit®. Schonendes Ganzkörpertraining für Kraft, Ausdauer, Koordination und Beweglichkeit. München: Heinrich Hugendubel Verlag, 2005.

Wilcock IM et al. Physiological response to water immersion: a method for sport recovery. Sports Med. 2006; 36: 747–765.

Wilke C. Aquafitness-Trends und ihre Umsetzung. A.B. Archiv des Badewesens 10/2006 [59. Jahrgang]. 580–584

Wilke C. Aquatraining als therapeutische Maßnahme. A.B. Archiv des Badewesens 04/2007 [60. Jahrgang]. 223–226

Wilke C. Aqua-Jogging als Vorbeugung gegen Arthrose. A.B. Archiv des Badewesens 05/2010. 296–300

Zeitvogel M. Aquatraining. Reinbek bei Hamburg: Rowohlt, 2015.

KAPITEL

10

Sven Karstens, Birgit Schulte-Frei und Ingo Froböse

Physiotherapie: Theoretischer Rahmen und Interventionen

Lerninhalte

Zielformulierung

Ein Handlungsfeld, in dem Physio- und Sporttherapeuten gemeinsam arbeiten und in dem Training eine große Rolle spielt, ist die ambulante Rehabilitation (BAR 2016). Die „persönlichen Voraussetzungen", die in diesem Kontext teilweise zur Zulassung von Einrichtungen gefordert werden, umfassen für beide Berufsgruppen unter anderem eine Weiterbildung in der Medizinischen Trainingstherapie. Für Sportwissenschaftler wird zudem eine Weiterbildung in „Krankengymnastischen Behandlungsmethoden" gefordert (DGVU/LSV-SpV 2014).

Das vorliegende Kapitel verschafft den verschiedenen an der Gesundheitsversorgung beteiligten Berufsgruppen einen Überblick über physiotherapeutische Interventionen. Es leistet damit einen Beitrag zur Förderung der interprofessionellen Zusammenarbeit.

Lernziele

Nach Bearbeitung von ➤ Kap. 10 sollte der Leser

- ein erstes Verständnis für den theoretischen Rahmen der Physiotherapie entwickelt haben und die biopsychosoziale Ausrichtung der Physiotherapie begründen können,
- die physiotherapeutische Intervention als einen Prozess mit mehreren, sich teilweise zyklisch wiederholenden Phasen beschreiben können,
- Kategorien physiotherapeutischer Behandlungsansätze erläutern können und
- anhand von Beispielen nachvollzogen haben, wie vergleichbare Behandlungsansätze in unterschiedliche physiotherapeutische Behandlungskonzepte integriert werden.

10.1 Entwicklung und theoretischer Rahmen

Die Anwendung verschiedener von Physiotherapeuten eingesetzter Maßnahmen hat eine bis in die Antike zurückreichende Tradition (Kumar 2010). Der Begriff „Physiotherapie" wurde nach Terlouw (2006) das erste Mal nachweislich im Jahr 1851 im Zusammenhang mit der therapeutischen Nutzung von Wasser, Bewegung, Strom, Wärme und Kälte in der Literatur verwendet. Als offizielle Berufsbezeichnung wurde die „Physiotherapie" in Deutschland mit der letzten Novellierung des Berufsgesetzes (Masseur- und Physiotherapeutengesetz – MPhG 1994) eingeführt und damit international angeglichen. Bis dahin wurde üblicherweise der Begriff „Krankengymnastik" verwendet (Hüter-Becker 1997).

Die Entwicklung der Physiotherapie in Deutschland wie auch international orientierte sich stark an der Medizin (Bollert et al. 2009). Entsprechend deutlich hat das (bio-)medizinische Modell die Physiotherapie wie auch deren theoretische Untermauerung geprägt (Roberts 1994). Der enge Bezug zur Medizin drückt sich u. a. durch die therapeutische Spezialisierung in Anlehnung an die medizinischen Disziplinen aus (Hüter-Becker 1997).

Ein spezifischer theoretischer Diskurs zur Physiotherapie findet etwa seit den 1970er-Jahren statt. Als theoretischem Hintergrund wird in der deutschsprachigen Literatur insbesondere auf drei Arbeiten Bezug genommen:

- Hislop (USA, 1975) beschreibt u. a. eine „Hierarchie der Systeme zum Studium und zur Analyse menschlicher Strukturen und Funktionen in Bezug auf die Physiotherapie".
- Cott et al. (Kanada, 1995) bauen auf der Arbeit von Hislop (1975) ihre „Movement Continuum Theory" auf und zeigen die Bewegung als den zentralen Gegenstand der Physiotherapie auf.
- Hüter-Becker (Deutschland, 1997) beschreibt „ein neues Denkmodell für die Physiotherapie", das sich auf die Wirkorte der Physiotherapie bezieht: das Bewegungssystem, die inneren Organe, die Bewegungsentwicklung und -kontrolle sowie Erleben und Verhalten. Das Modell löst sich damit von den medizinischen Fächern.

Die jeweiligen Arbeiten können als Theorien höherer Komplexität („Grand Theories")[1] betrachtet werden (Cott/Finch 2007, Neumann-Ponesch 2011). Die Theorie von Cott et al. wird auch international sehr verbreitet zur Beschreibung der Physiotherapie herangezogen (Cott/Finch 2007, WCPT 2017).

Die Einführung des Denkmodells von Hüter-Becker (1997) stand 1997 in Deutschland für einen Paradigmenwechsel von einer biomedizinischen zu einer biopsychosozialen Ausrichtung der Physiotherapie (Probst 2004). Das *Konzept des „Wirk-Orts"* (Hüter-Becker 1997) bietet die Möglichkeit, unabhängig von einer medizinischen

---

[1] „Theorien höherer Komplexität erheben den Anspruch allumfassender Erklärungen für die Entwicklung […] bestimmter Berufsgruppen etc." (Neumann-Ponesch 2011).

Disziplin strukturiert zu beschreiben, welches Organ- oder Funktionssystem physiotherapeutisch beeinflusst wird. Die bereits oben genannten, von Hüter-Becker als typisch beschriebenen Wirkorte sind das Bewegungssystem, die inneren Organe, die Bewegungsentwicklung und -kontrolle sowie das Erleben und Verhalten. Diese sind in ihrer Funktion eng miteinander vernetzt. Zwar werden in der Untersuchung und der Behandlung Schwerpunkte gesetzt, es sollte aber eine ganzheitliche Perspektive beibehalten werden. Die Ausführung, dass Erleben und Verhalten den anderen Systemen gegenüber gleichberechtigt sind, war 1997 ein wichtiger Anstoß für die Weiterentwicklung der Physiotherapie in Deutschland. Hüter-Becker führt dazu aus: „Die Beziehungsebene ist in diesem Modell ebenso wichtig wie die Symptomebene" (Hüter-Becker 2003).

MERKE

Die moderne Physiotherapie ist *biopsychosozial* ausgerichtet; ihr zentraler Gegenstand ist die Bewegung. Das Bewegungssystem, die inneren Organe, die Bewegungsentwicklung und -kontrolle sowie Erleben und Verhalten werden als die *Wirkorte* beschrieben.

10.2 Grundlagen physiotherapeutischer Intervention

10.2.1 Untersuchung und Zielstellungen

Um den therapeutischen Prozess näher zu beschreiben, kann dieser in verschiedene Phasen unterteilt werden. Grundlegende Phasen sind zunächst die *Untersuchung* und die *Behandlung.*

Die Untersuchungsbefunde liefern eine Grundlage für die begründete Behandlung. Allerdings überschneiden sich die Phasen teilweise stark und können sich in Zyklen wiederholen (Jones 1992). Die Untersuchung ist somit als Teil des Behandlungsprozesses zu betrachten.

Wesentliche Bestandteile der Untersuchung können sein (➢ Kap. 11.1, ➢ Kap. 11.3):

- Anamnese
- Inspektion
- Bewegungsprüfung
  - aktiv
  - passiv
  - alltagsbezogen
- Palpation

Außerdem können spezielle, strukturbezogene Tests zur Beurteilung des Nervensystems, der Muskulatur oder von Gelenken zum Einsatz kommen.

INFO

Unterschiedlichkeit von Praxiskonzepten

Verschiedene physiotherapeutische Praxiskonzepte haben, aufbauend auf ihrem jeweils spezifischen theoretischen Grundgerüst, entsprechende eigene Untersuchungsverfahren und Dokumentationsschemata entwickelt. Diese unterscheiden sich bei identischer Problemstellung technisch und hinsichtlich ihrer Interpretation teilweise deutlich.

Clinical Reasoning

Ein im Kontext von Untersuchung und Behandlung häufig verwendeter Begriff ist der des „Clinical Reasoning". Die beiden wesentlichen Clinical-Reasoning-Strategien sind das „hypothetisch-deduktive Reasoning" und die „Mustererkennung".

Als Schritte im *hypothetisch-deduktiven Reasoning* werden angeführt (Klemme/Siegmann 2014, Jensen et al. 2008):

- *Pre-assessment image:* Vorerwartungen des Therapeuten
- *Cue acquisition:* Sammeln von Informationen
- *Hypothesis generation:* Hypothesenbildung auf Grundlage der gesammelten Informationen
- *Cue interpretation:* Sammeln weiterer Informationen zur Hypothesenverifikation bzw. -falsifikation
- *Hypothesis evaluation:* Abschätzung, welche Hypothese am besten durch die vorliegenden Daten gestützt wird. Der Therapeut leitet auf dieser Grundlage eine „physiotherapeutische Diagnose" ab.

Der Clinical-Reasoning-Prozess begleitet optimalerweise den gesamten Behandlungsverlauf (Bartrow 2015).

Bei der *Mustererkennung* werden anhand „bestimmter Merkmalskonstellationen [...] vorher gespeicherte Informationen oder Erfahrungen direkt abgerufen" (Klemme/Siegmann 2014). Der Abgleich des aktuellen Falls kann dabei anhand von spezifischen anderen Fällen oder zuvor entwickelten abstrakten Schemata erfolgen (Klemme/Siegmann 2014).

Neben den diagnostisch ausgerichteten Denkprozessen werden in der Literatur eine *Vielzahl anderer Clinical-Reasoning-Formen* beschrieben, die z. B. ethische Aspekte, die Rahmenbedingungen, unter denen die Therapie stattfindet, oder die Therapeut-Patient-Beziehung einbeziehen. Dabei ist in der Praxis davon auszugehen, dass stets verschiedene Formen parallel ablaufen und in Wechselbeziehung miteinander stehen (Klemme/Siegmann 2014, Higgs et al. 2019).

MERKE

„Unter Clinical Reasoning sind die Denkvorgänge und die Entscheidungsfindungen des Therapeuten während der Untersuchung und Behandlung eines Patienten zu verstehen" (Jones 1997, zitiert in Klemme/Siegmann 2014). Die beiden wesentlichen Clinical-Reasoning-Strategien sind das „hypothetisch-deduktive Reasoning" und die „Mustererkennung".

Therapieziele

Therapieziele sollten entsprechend dem psychosozialen Ansatz der Physiotherapie gemeinsam mit dem Patienten und unter Berücksichtigung der persönlichen wie auch der Umweltfaktoren definiert werden (Charles et al. 1997, Bollert/Geuter 2007, ➢ Kap. 1.6.1, ➢ Kap. 8.2). Ein günstiger Zeitpunkt für eine erste Absprache der Therapieziele ist der Abschluss der Anamnese (Bartrow 2015). Die Ziele sollten aber im weiteren Behandlungsverlauf bzw. im Zuge des Clinical-Reasoning-Prozesses wiederholt überprüft und ggf. in Absprache mit dem Patienten angepasst werden.

Allgemein betrachtet zielt die Physiotherapie darauf ab, einer Verringerung der Bewegungsfähigkeit vorzubeugen, d. h. die aktuelle Bewegungsfähigkeit aufrechtzuerhalten oder diese zu steigern. Cott et al. (1995) führen dazu weiter aus: „Der Fokus der Physiotherapie liegt dabei auf der Minimierung einer potenziellen und/oder bestehenden Differenz zwischen bevorzugtem und aktuellem Bewegungspotenzial." „Bewegung" wird von Cott et al. nicht ausschließlich als die Bewegung des Körpers oder die Bewegung von Körperteilen im Raum betrachtet. Auch Bewegungen von der molekularen bis hin zur sozialen Ebene sind gemeint. Explizit benannt werden:

- die molekulare Ebene,
- die subzelluläre Ebene,
- die zelluläre Ebene,
- die Gewebeebene,
- die Organsystemebene,
- die Körperteile,
- der Körper,
- die Person in ihrer Umgebung sowie
- die Person in der Gesellschaft.

Als besonders relevant für die Physiotherapie werden von Cott et al. (1995) die Bereiche vom Gewebe bis zur Bewegung des Individuums in seinem Umfeld hervorgehoben.

BEISPIEL

Gonarthrose

Unter Bezugnahme auf die ICF (➤ Kap. 1.1.1) kann ein mögliches Therapieziel im Bereich der Körperstrukturen und -funktionen für einen Patienten mit degenerativen Veränderungen des Kniegelenks eine Muskelhypertrophie und damit verbunden die Steigerung der Kraft im Bereich der unteren Extremität sein, um auf diesem Wege das Ziel zu erreichen, Beschwerden beim Treppensteigen zu reduzieren. Die Aktivität „Treppensteigen" kann wiederum Voraussetzung sein für das Erreichen des Therapieziels der Teilhabe an gesellschaftlichen Ereignissen in öffentlichen Räumlichkeiten, die nur über eine Treppe zugänglich sind.

Das Gonarthrose-Beispiel (siehe Kasten) verdeutlicht, wie Ziele unterschiedlicher Ebenen in Zusammenhang zueinander stehen können. Im Kontext der Rehabilitation wird dazu angeführt, dass in der frühen Phase eher *Körperfunktionen und -strukturen* im Fokus stehen, während in den folgenden Phasen *Aktivitäten* und *Teilhabe* zunehmend an Bedeutung gewinnen (Rauch et al. 2008). Die partizipative Entscheidungsfindung („shared decision making") begünstigt diese Verschiebung des Schwerpunkts (Bollert/Geuter 2007, Weinhold/Karstens 2009).

10.2.2 Physiotherapeutische Behandlungsstrategien

Ein physiotherapeutisches Ziel kann durch unterschiedliche Behandlungsansätze bedient werden – umgekehrt können die einzelnen Ansätze verschiedene Ziele bedienen. So kann ein Gelenk z. B. durch aktive Übungen oder durch eine manuelle Technik (➤ Kap. 10.5) mobilisiert werden. Zugleich können sich die unterschiedlichen Ansätze auf die Schmerzwahrnehmung des Patienten auswirken. In der Praxis werden auch in einzelnen Behandlungseinheiten zumeist mehrere Ansätze miteinander kombiniert (Hayden et al. 2005, Karstens 2012).

Nach Cott et al. (1995) kann grob zwischen *drei Vorgehensweisen* unterschieden werden, wie Physiotherapeuten Bewegung beeinflussen:

1. Der Therapeut bewegt.
2. Der Therapeut fördert Bewegung unter Einsatz seines Körpers.
3. Der Therapeut leitet Bewegung an bzw. begleitet den Patienten bei der Umsetzung.

Im Therapieverlauf sollte es das Ziel des Physiotherapeuten sein, zunehmend die Rolle eines Begleiters einzunehmen und damit einhergehend die Übernahme von *Verantwortung durch den Patienten* zu fördern.

INFO

Kategorisierung physiotherapeutischer Interventionen

Allgemein betrachtet können verschiedene Ansätze zur Kategorisierung physiotherapeutischer Interventionen verfolgt werden:

- Es können in regulativen oder legislativen Dokumenten beschriebene Systematiken herangezogen werden (z. B. der Heilmittelkatalog [G-BA 2019] oder die Ausbildungs- und Prüfungsverordnung für Physiotherapeuten, PhysTh-APrV).
- Es kann auf theoretische Modelle zurückgegriffen werden (Hall/Patel 2013).
- Es können internationale Klassifikationen verwendet werden (z. B. Canadian Institute for Health Information 2006).
- Einen wichtigen Aspekt stellen in diesem Zusammenhang zudem die mit der Intervention verbundenen Zielstellungen dar (Cieza et al. 2002).

All diese Ansätze haben Einfluss auf die folgenden Ausführungen zu physiotherapeutischen Interventionen genommen.

10.3 Therapeutische Übungen

Übungen sind zentraler Bestandteil der meisten physiotherapeutischen Behandlungskonzepte. Dabei ist zu beachten, dass sich die mit den Übungen verbundenen Zielstellungen und damit die Art, wie diese in die Konzepte integriert werden, teilweise deutlich unterscheiden.

Nach Hall und Patel (2013) sind therapeutische Übungen die „Anwendung willkürlicher Muskelkontraktionen und/oder körperlicher Bewegung mit dem spezifischen Ziel, Symptome zu verringern und Funktionen zu verbessern, um die Gesundheit zu verbessern bzw. aufrechtzuerhalten oder eine Verschlechterung des Gesundheitszustands zu verlangsamen". Klassischerweise haben Bewegungsübungen Zielstellungen auf Ebene der Körperfunktionen:

- Muskelkraft
- Beweglichkeit
- Propriozeption bzw. neuromuskuläre Kontrolle
- Ausdauer
- Neurale Mobilität
- Aktivitäten des täglichen Lebens

➤ Abb. 10.1 und ➤ Abb. 10.2 zeigen eine mobilisierende Übung aus der Funktionellen Bewegungslehre nach Klein-Vogelbach (1992) sowie eine Übung zur Zentralisierung von in die untere Extremität ausstrahlenden Beschwerden nach McKenzie (1986).

Entsprechend den im vorherigen Abschnitt beschriebenen allgemeinen Vorgehensweisen kann der Therapeut die Durchführung von Übungen durch Einsatz seines Körpers fördern (assistiv, führend oder resistiv) oder sie anleiten bzw. die Umsetzung begleiten.

Zur Ausdifferenzierung von Trainingsprogrammen greifen Physiotherapeuten u.a. auf Erkenntnisse aus der Sportwissenschaft zurück (Bollert et al. 2009). Kleingeräte wie z.B. Gymnastikbälle oder elastische Bänder werden in der Therapie genutzt, um einen Widerstand zu setzen oder den koordinativen Anspruch zu erhöhen. Weiterhin hat der im Kontext dieses Buchs besonders hervorzuhebende Einsatz von Sequenztrainingsgeräten in der Physiotherapie eine lange Tradition (Kreck 1990).

Um teilhabeorientierte Ziele zu bedienen, sind die Schulung von Aktivitäten des täglichen Lebens bzw. alltagsorientierte Übungen, z.B. zum Heben oder zur Verrichtung von Tätigkeiten unter ungünstigen Rahmenbedingungen, von besonderer Bedeutung.

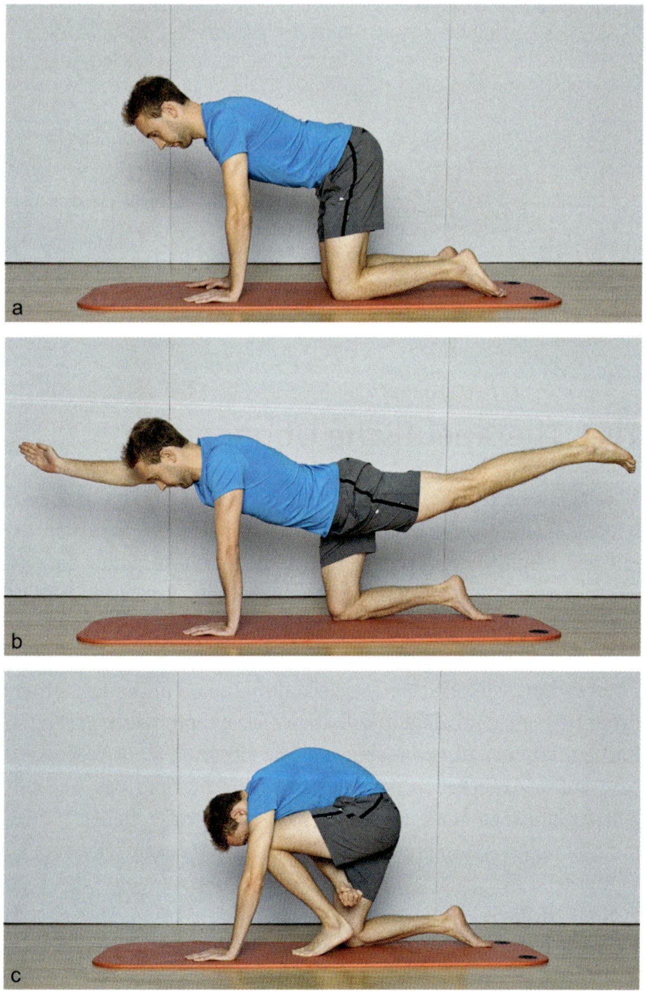

Abb. 10.1 Mobilisierender Vierfüßler nach Klein-Vogelbach (1992) aus der Bankstellung heraus: a) Ausgangsstellung, b) Endstellung in Extension, c) Endstellung in Flexion [L231]

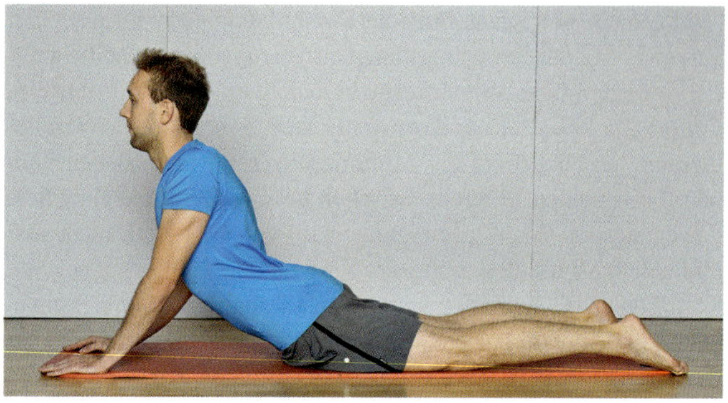

Abb. 10.2 Übung zur Zentralisierung von in die untere Extremität ausstrahlenden Beschwerden bei bevorzugter Bewegungsrichtung Extension (nach McKenzie 1986) [K359]

Vor dem Hintergrund der Förderung der Nachhaltigkeit ist die Erarbeitung eines Eigenübungsprogramms, also eines Sets von Übungen, die der Patient z.B. zu Hause selbstständig durchführen kann, wichtig. Um den Patienten aktiv einzubinden, ist es notwendig, ihn zu informieren und zu schulen (Hall/Patel 2013). Beides ist zudem von großer Bedeutung, um z.B. Ängste des Patienten im Zusammenhang mit seinen Beschwerden abzubauen (Leeuw et al. 2007, Hill et al. 2011).

INFO

Der Nutzen von physiotherapeutischen Übungen

In „Best-Evidence"-Übersichtsarbeiten wird dem Einsatz von Übungen in der Physiotherapie breitflächig ein Effekt zugesprochen, u.a. bei muskuloskelettalen, kardiologischen, pulmonologischen und neurologischen Beschwerden (Taylor et al. 2007), und auch für andere Bereiche wie der Gynäkologie liegen Effektivitätsnachweise vor (Dumoulin/Hay-Smith 2010). Empfehlungen zugunsten einer bestimmten Übungsform auszusprechen ist dabei schwierig (Airaksinen et al. 2004, Booth et al. 2020).

Das Brügger-Konzept als Beispiel für einen haltungs- und bewegungsorientierten Ansatz

Übungen und Haltungsschulung sind, wie bereits angeführt, zentrale Elemente vieler physiotherapeutischer Konzepte. Die Brügger-Therapie soll an dieser Stelle als ein Beispiel vorgestellt werden. Sie ist auf die Untersuchung und Behandlung von Beschwerden im Bereich des Bewegungssystems ausgerichtet. Zum Konzept wurde von *Brügger* eine umfassende spezifische Terminologie entwickelt, wobei die nähere Betrachtung eine deutliche biomedizinische Prägung zeigt. Dabei werden insbesondere neurophysiologische und biomechanische Erkenntnisse interpretiert. In wissenschaftlichen Untersuchungen im Sinne von randomisiert-kontrollierten Studien fand das Brügger-Konzept bislang kaum Berücksichtigung.

Nach Brügger sind *unphysiologische Haltungs- und Bewegungsmuster* die Hauptursache für Störungen der aktiven und passiven Strukturen des Bewegungssystems. Folglich wird die Haltungskor-

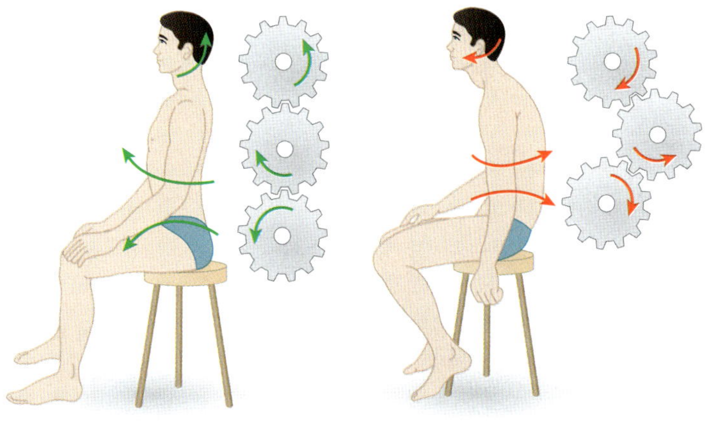

Abb. 10.3 a) Entlastungshaltung und b) Belastungshaltung am Zahnradmodell (Brügger 1996) [L231]

rektur als der zentrale Ansatz in Therapie und Prävention postuliert. Brügger unterscheidet die aufrechte „Entlastungshaltung" (aufrechte Haltung) von der krummen „Belastungshaltung". Die Entlastungshaltung ist gekennzeichnet durch die *Primärbewegungen*

- Nackenstreckung,
- Thoraxhebung,
- Beckenkippung

und wird abstrakt anhand des Zahnradmodells veranschaulicht (➤ Abb. 10.3).

Als mögliche Folge einer Belastungshaltung werden Kontrakturen der Muskulatur oder eine Kompression innerer Organe beschrieben. Solche Störfaktoren können sich nach Brügger nicht nur lokal, sondern auch von der Ursprungsstelle entfernt auswirken. Die Störfaktoren werden durch Nozi- und Mechanorezeptoren erfasst und im zentralen Nervensystem verarbeitet. Bei starker Rezeptoraktivität werden Schutzmechanismen aktiviert. Bewegungsabläufe werden dahingehend verändert, dass es zu einer Schonung der ursächlichen Struktur kommt – der sog. nozizeptive somatomotorische Blockierungseffekt (NSB). Muskeln, deren Kontraktion zur Entlastung der Funktionsstörung führt, werden hyperton und Muskeln, die im entspannten Zustand den Störfaktor schonen, werden hypoton geschaltet. Durch die Nozizeptorenaktivität bei Dekontraktion hypertoner Muskulatur und Kontraktion hypotoner Muskulatur werden die Schutzreaktionen aufrechterhalten (Brügger 1996).

Die Betrachtung des therapeutischen Prozesses nach Brügger verdeutlicht den bereits allgemein beschriebenen, aufeinander aufbauenden Zusammenhang von Untersuchung und Behandlung. Zu Behandlungsbeginn erfolgt eine systematische *Identifikation von Störfaktoren.* Zentrale Zielstellungen in der Brügger-Therapie sind:

- Beseitigung von Störfaktoren
- Korrektur von Fehlhaltungen – insbesondere auch im Alltag
- Setzen von physiologischen Belastungsreizen

Je nach Stärke und Ausprägung der Störung setzt sich die dem theoretischen Konzept folgende Behandlung aus verschiedenen *Maßnahmen* zusammen:

- Erarbeitung der „aufrechten Körperhaltung".
- Zur Erweiterung eines durch mangelnde Entspannungsfähigkeit der Antagonisten verursachten eingeschränkten Bewegungsausmaßes kommen Techniken zur „Dekontraktion" zum Einsatz, z. B. agonistisch-exzentrische Kontraktionen: Der Patient führt aktiv eine Bewegung bis an das Bewegungsende aus und wird unter Widerstand durch den Therapeuten bei exzentrischer Kontraktion des Agonisten in die Ausgangsstellung zurückgeführt. Durch die Dekontraktion soll eine reflektorische Hemmung der antagonistischen Muskulatur und eine damit einhergehende Vergrößerung des Bewegungsausmaßes erreicht werden.
- Insbesondere elastische Übungsbänder in verschiedenen Stärken werden als Kleingeräte in der Brügger-Therapie eingesetzt. Sie ermöglichen dem Patienten die Durchführung von ex- und konzentrischen Bewegungsübungen auch im Rahmen eines Eigenübungsprogramms (➤ Abb. 10.4) (Rock/Petak-Krueger 2000).
- ADL-Training (Activities of daily living): Zur Integration der aufrechten Körperhaltung in den Alltag wird die Durchführung häufig vom Patienten ausgeführter Bewegungen in „aufrechter Körperhaltung" erarbeitet.

Wie von Hüter-Becker (1997) allgemein für die Physiotherapie beschrieben, kommen physikalische Maßnahmen in der Brügger-Therapie ergänzend zum Einsatz, insbesondere Wärmeanwendungen, z. B. in Form von Packungen oder einer heißen Rolle[2] (Koch-Remmele/Kreutzer 2007).

10.4 Traditionelle neurophysiologische Behandlungskonzepte und Motor-Relearning-Konzepte

Die traditionellen neurophysiologischen Behandlungskonzepte basieren auf einem gemeinsamen neurophysiologischen Grundgedanken. „Kerngedanke aller neurophysiologischen Konzepte ist

[2] Trichterförmig zusammengerollte und mit heißem Wasser getränkte Frotteetücher.

10

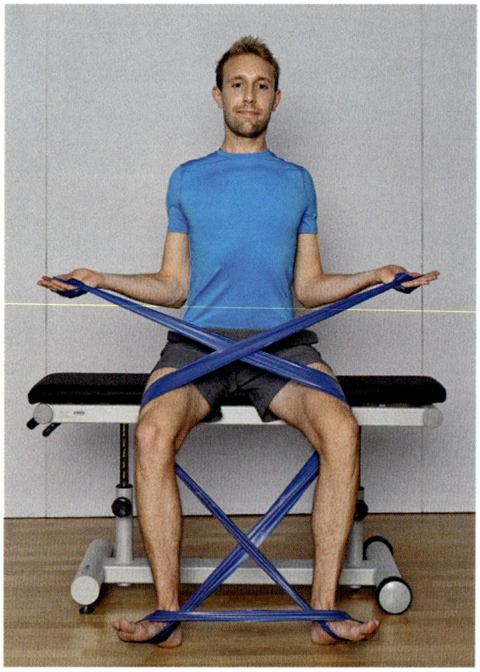

Abb. 10.4 Übung mit einem elastischen Band zur Förderung einer aufrechten Haltung (nach Rock/Petak-Krueger 2000) [K359]

die Förderung des somato-sensiblen Inputs zur Erzielung eines erwünschten motorischen Outputs" (Fries/Freivogel 2010). Das zentrale Nervensystem wird gezielt beeinflusst. Besondere *Zielstellungen* betreffen:

- Die Bahnung physiologischer Bewegungsabläufe bzw. den Abbau pathologischer Muster
- Die Normalisierung des Muskeltonus
- Die Verbesserung der Koordination und Wahrnehmung

Übergeordnet zielt die Behandlung auf die Teilhabe des Patienten ab.

Der Input wird durch den Therapeuten gegeben, der auf diese Weise Bewegungsmuster bahnt. Das *Bobath-Konzept* (s. u.), die *Vojta-Therapie* und die *Propriozeptive Neuromuskuläre Fazilitation* (PNF) sind verbreitete neurophysiologische Behandlungskonzepte.

Aktuelle neurophysiologische Erkenntnisse führten zur Entwicklung neuer Behandlungskonzepte, die insbesondere durch die aktuellen Kenntnisse zum motorischen Lernen beeinflusst wurden. Diese Konzepte werden als *aufgaben-/taskorientierte, systemorientierte* oder *Motor-Relearning-Konzepte* bezeichnet. Im Gegensatz zu den traditionellen Konzepten wurden sie nicht von Einzelpersonen entwickelt, sondern basieren auf wissenschaftlichen Erkenntnissen, die aus Studien verschiedener Forschergruppen hervorgegangen sind und eine entsprechende Dynamik zeigen.

Der zentrale Ansatz liegt im repetitiven Üben von motorischen Fertigkeiten. Besonderer Wert wird darauf gelegt, dass der Patient die Bewegungen aktiv ausführt. Auch wenn eine Unterstützung durch den Physiotherapeuten teilweise sinnvoll ist, können Motor-Relearning-Konzepte als „Hands-off"-Konzepte betrachtet werden. Der Therapeut bahnt die Bewegungsmuster nicht an, sondern stellt kontinuierlich steigende Anforderungen (Fries/Freivogel 2010).

Auch Großgeräte wie z. B. Laufbänder werden zum aufgabenorientierten Training eingesetzt. Ein besonderer Ansatz ist die *Spiegeltherapie*, die z. B. nach Schlaganfall oder Amputationen zum Einsatz kommt. Der Input ist hier visuell. In der Therapie wird ein Spiegel so platziert, dass er Bewegungen der nicht paretischen bzw. gesunden Seite so spiegelt, als würden sie von der betroffenen Seite ausgeführt (Rothgangel 2019).

INFO

Motor-Relearning-Konzepte und Spiegeltherapie

Insbesondere zu den *Motor-Relearning-Konzepten* liegen ihrer Entwicklung entsprechend wissenschaftliche Untersuchungen auch im Sinne *randomisiert-kontrollierter Studien* vor. Der Stichprobenumfang ist dabei aber häufig klein (Sirtori et al. 2009, Thieme et al. 2018).

Für die *Spiegeltherapie* nach einem Schlaganfall sind die Effekte teilweise auch sechs Monate nach Therapie stabil (Thieme et al. 2018). Während Pollock et al. (2007) in ihrer Arbeit zu physiotherapeutischen Interventionen nach einem Schlaganfall feststellen, dass die Evidenzlage nicht ausreicht, um zu schlussfolgern, ob irgendeine Therapieform effektiver zur Förderung der Funktion der unteren Extremität oder der posturalen Kontrolle ist als die anderen, regen Fries und Freivogel (2010) an, dass der aufgabenorientierte Ansatz aufgrund der vorliegenden Ergebnisse zu seiner Effektivität bei bestimmten Problemstellungen zunehmend Berücksichtigung in der Behandlung finden sollte.

BEISPIEL

Das Bobath-Konzept – ein traditionelles neurophysiologisches Behandlungskonzept im Wandel

Das Bobath-Konzept wurde von dem Ehepaar *Bobath* zur Therapie von Erwachsenen mit Hemiplegie entwickelt und soll hier als Beispiel für ein traditionelles neurophysiologisches Behandlungskonzept angeführt werden. Dabei ist zu beachten, dass diese Konzepte zwar alle eine gemeinsame neurophysiologische Basis teilen, aber im praktischen Vorgehen teilweise deutlich voneinander abweichen. Zudem wurden gerade in den letzten Jahren aktuelle wissenschaftliche Erkenntnisse im Zuge der Weiterentwicklung des Bobath Konzepts berücksichtigt. „Die Prinzipien motorischen Lernens und die für die Beeinflussung der motorischen Funktionserholung wichtigsten Kernelemente sind inzwischen vollständig und nahtlos in das Bobath-Konzept integriert" (nach Hummelsheim, zitiert in Haarer-Becker 2010). Zielorientierte Aufgaben wurden in ihrer Bedeutung gestärkt und aktive und reflektierte Mitarbeit des Patienten wird als wichtiger Erfolgsfaktor betrachtet (Haarer-Becker 2010).

Wie allgemein für die Physiotherapie beschrieben, ist auch im Bobath-Konzept eine (konzeptspezifische) Befunderhebung Voraussetzung für die Behandlung. Dieser wird in einer modernen Umsetzung die ICF (➤ Kap. 1; WHO 2005) zugrunde gelegt. Insbesondere die noch vorhandenen Fähigkeiten sowie die vorliegenden Defizite werden ermittelt. Ausgehend von dieser Basis werden die individuellen Behandlungsziele und -maßnahmen abgeleitet.

Übergeordnetes Behandlungsziel ist die Wiedererlangung bzw. Verbesserung der Bewegungskontrolle, um die Fähigkeiten auf Aktivitätsniveau zu steigern und einen Transfer hin zur Teilhabe zu leisten. Der Patient soll möglichst früh aktiv das Therapieprogramm umsetzen.

Die alltagsnahe Zielformulierung soll dies unterstützen, indem sie die Relevanz für den Patienten nachvollziehbar macht und damit das motorische Lernen fördert. Der Reduktion der Minussymptomatik (Fazilitation bzw. Aktivierung/Stimulation physiologischer Bewegung) wird besondere Aufmerksamkeit geschenkt, um der Ausbildung einer Plussymptomatik (Inhibition abnormer Haltungs- und Bewegungsmuster) vorzubeugen. Als Techniken werden in der Arbeit mit Patienten mit Minussymptomatik u.a. Positionierung, Vertikalisierung, Hautstimulation oder Kompression eingesetzt. Auch mit der nicht paretischen Seite wird gearbeitet, um z.B. kompensatorische Strategien zu beeinflussen, und es kann am Gang oder an anderen Aktivitäten des täglichen Lebens wie dem Ein- und Aussteigen in ein Auto gearbeitet werden. Angehörige werden von Bobath-Therapeuten z.B. in der Unterstützung entsprechender Transfers angeleitet. Im Sinne eines „24-Stunden-Konzepts" werden die Intervalle zwischen den Therapieeinheiten z.B. durch spezielle Lagerung des Patienten, die Zimmergestaltung oder das Eigentraining beeinflusst. Die interprofessionelle Zusammenarbeit spielt hier eine besonders wichtige Rolle (Bobath-Instruktoren [IBITA] 2010).

10.5 Techniken der manuellen Therapie

Basis der manuellen Therapie sind sog. *Hands-on-Techniken* (lat. *manus* für „Hand"), die eingesetzt werden, um Beschwerden im Bereich der Wirbelsäulen- und Extremitätengelenke zu untersuchen und zu behandeln. Moderne manualtherapeutische Konzepte gehen deutlich darüber hinaus, indem sie den gesamten Behandlungsprozess ansprechen. Traditionell liefert die Biomechanik wichtige Grundlagen für die manuelle Therapie, die Neurophysiologie spielt aber heute eine ebenso bedeutsame Rolle. In der Praxis kommen manuelle Techniken insbesondere bei Beschwerden am Bewegungssystem zum Einsatz, zudem bei neurologischen oder internistischen Problemstellungen.

Die in Deutschland verbreiteten manualtherapeutischen Konzepte sind jene nach Kaltenborn und Evjenth (s.u.), Maitland sowie Cyriax. Auch das Mulligan-Konzept wird der manuellen Therapie zugeschrieben. Dieses zeichnet sich durch die Kombination manueller Techniken mit Bewegungsübungen aus („Mobilisation with Movement", Vicenzino et al. 2011).

Ein zentrales, mit den Techniken verknüpftes Ziel ist es, *Störungen des Gelenkspiels* zu diagnostizieren und zu beheben. Unterschieden wird (nach Kaltenborn 1992, Frisch 2001) zwischen

- Hypomobilität (eingeschränkter Beweglichkeit),
- Hypermobilität (vermehrter Gelenkbeweglichkeit) und
- Instabilität (pathologisch vermehrter Gelenkbeweglichkeit).

Wird eine Einschränkung festgestellt, werden manuelle Techniken zur Behandlung eingesetzt. Dabei werden im Wesentlichen zwei Vorgehensweisen unterschieden: die Mobilisation und die Manipulation.

MERKE

- **Mobilisation:** Wiederholte, ans Ende der eingeschränkten Gelenkbeweglichkeit geführte Traktions- oder Gleitbewegungen zur Beseitigung einer Bewegungseinschränkung, Blockierung bzw. abnormen Gelenkstellung
- **Manipulation:** Technik zur Wiederherstellung der Gelenkbeweglichkeit durch kurze, schnelle Impulse am Ende der Bewegung

Zur Gelenkmobilisation z.B. im Bereich der Extremitäten fixiert der Therapeut das Gelenk proximal gelenknah, über den – ebenfalls gelenknah gegriffenen – distalen Gelenkpartner wird das Gelenk mobilisiert. Auch die Behandlung von umliegenden Weichteilen zur Mobilisation spielt im manualtherapeutischen Behandlungsaufbau eine wichtige Rolle, hier kommen insbesondere Massagetechniken (➤ Kap. 10.6) zum Einsatz (van den Berg/Wolf 2018). Für die Manipulationsbehandlung betonen van den Berg und Wolf besonders, dass diese nur nach Ausschluss aller infrage kommender Kontraindikationen durchgeführt werden darf.

Bei einer vermehrten Gelenkbeweglichkeit werden ggf. umgebende hypomobile Gelenke mobilisiert und es werden andere aktive oder passive Behandlungsansätze zur Stabilisation empfohlen.

INFO

Effektivität der manuellen Therapie

Die Effektivität der manuellen Therapie wurde für verschiedenste orthopädische Indikationen untersucht. Die Studien erfüllen dabei teilweise hohe methodische Ansprüche. Wie in der Praxis wird die manuelle Therapie in den Untersuchungen häufig mit anderen Ansätzen wie therapeutischen Übungen kombiniert. Besonders für Beschwerden im Bereich der Wirbelsäule dominieren Untersuchungen zu manipulativen Techniken die Literatur.
Systematische Übersichtsarbeiten wurden u.a. für Beschwerden im Bereich der Hals- oder Lendenwirbelsäule, der Knie- und Hüftgelenke sowie der Schultern erstellt. Sie zeigen teilweise geringe bis moderate Effekte unterschiedlicher Dauer für Schmerzintensität und Alltagsbeeinträchtigung auf. Die Belastbarkeit der Ergebnisse ist häufig aufgrund einer niedrigen bis moderaten Güte der aufgenommenen Studien eingeschränkt (Beumer et al. 2016, Coulter et al. 2019, Ho et al. 2009, French et al. 2011, Rubinstein et al. 2019, 2012). Weitere Studien sind entsprechend breitflächig erforderlich.
Auch im Falle internistischer Problemstellungen kommt manuelle Therapie vereinzelt zum Einsatz. Hondras et al. (2005) und Mangum et al. (2012) konnten für diesen Einsatzbereich keine eindeutigen Aussagen zum Effekt von Manipulationen im Bereich der Wirbelsäule treffen.

Exkurs: Die Konvex-konkav-Regel als biomechanische Grundlage der manuellen Therapie nach Kaltenborn und Evjenth

Das Konzept nach Kaltenborn und Evjenth wurde für einen Exkurs ausgewählt, da es in Deutschland eine lange Tradition hat und entsprechend verbreitet ist. Es wurde ursprünglich besonders durch die Biomechanik geprägt. Eine besondere Rolle spielt folglich die Konvex-konkav-Regel. Konvexe und konkave Gelenkflächen erfordern bei einer normalen Bewegung eine Kombination aus Rollen und Gleiten (Rollgleiten). Somit sind in einem Bewegungsvorgang sowohl rotatorische als auch translatorische Komponenten enthalten. Die Richtung des Gleitens wird durch die Oberflächenform des bewegten Gelenkpartners vorgegeben. Die *Konvex-konkav-Regel* nach Kaltenborn besagt: Wird der konkave Gelenkpartner bewegt, verlaufen Roll- und Gleitbewegungen in die gleiche Richtung. Hingegen kommt es bei den Bewegungen von konvexen Gelenkpartnern zu einem Gleiten entgegengesetzt der Rollbewegung (Kaltenborn 1992) (➤ Abb. 10.5).

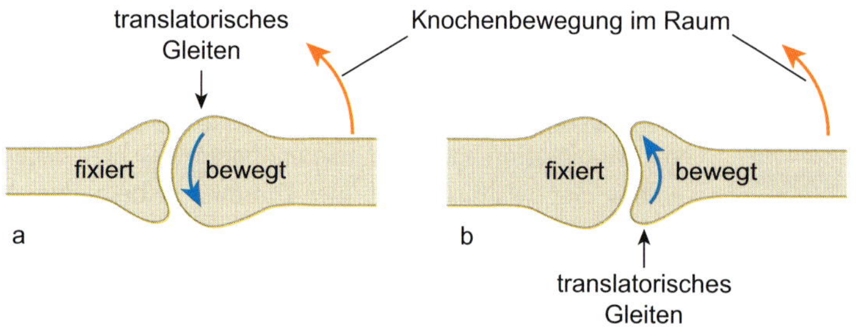

Abb. 10.5 Das Rollgleiten bei konvexem (a) und konkavem (b) bewegten Gelenkpartner (Kaltenborn 1992, Frisch 2001) [L231]

Ein weiteres wichtiges Konzept ist das *Gelenkspiel* („Joint play": minimale Gleitfähigkeit und leichte Abhebbarkeit der Gelenkflächen).

Zur *Gelenkmobilisation* dienen Techniken, die das Gleiten im Gelenk und somit die aktive Bewegung bzw. das Rollgleiten wiederherstellen. Dies geschieht unter Anwendung von passiver Traktion und unterstützender Gleitbewegung zur Dehnung der umliegenden Weichteilstrukturen, insbesondere der Kapsel. Die Ausgangsstellung für die Behandlung bei eingeschränktem Gelenkspiel ist der Endpunkt des aktiven Bewegungsausmaßes oder die Ruhestellung eines Gelenks. In dieser Position fixiert der Therapeut den proximalen Gelenkpartner nahe dem Gelenkspalt, während der distale mobilisiert wird. Die Techniken der Gelenkmobilisation werden durch senkrechten Zug (Traktion) bzw. Schub parallel zur Behandlungsebene (Gleiten) des mobilen Gelenkpartners in differenzierten Stufen durchgeführt. Für die Traktionsmobilisation werden im Konzept z. B. die in ➤ Abb. 10.6 aufgezeigten Stufen definiert:

1. Lösen: Leichte Traktion, minimale Druckminderung im Gelenk („Pikkolo-Traktion").
2. Straffen: Durch verstärkten Zug werden Weichteile, insbesondere die Kapsel, um das Gelenk gestrafft („Slack" herausnehmen).
3. Dehnen: Es wird mehr Kraft angewendet, um verkürzte Weichteile zu dehnen (Mobilisation).

In ähnlicher Form werden die Stufen für die Gleitmobilisation definiert (Kaltenborn 1992).

In Studien zur Effektivität der manuellen Therapie wird vornehmlich zwischen der Anwendung von Manipulationen bzw. Mobilisationen unterschieden, weniger zwischen verschiedenen Konzepten.

10.6 Physikalische Therapie

Physikalische Therapie ist ein Überbegriff für verschiedene medizinische Maßnahmen, die sich physikalische Reize zunutze machen. Es handelt sich vornehmlich um passive Maßnahmen. Klassische Vertreter sind die *Massage*, die *Elektrotherapie* sowie die *Thermotherapie*.

Insbesondere im Bereich der Rehabilitation ist außerdem die *Hydro- und Balneotherapie* von Bedeutung. Nach Hüter-Becker (1997) dienen Maßnahmen aus dem Bereich der physikalischen Therapie in erster Linie der Vorbereitung, Begleitung oder Ergänzung der Bewegungstherapie.

Massage

Zentraler Aspekt der Massage ist die Berührung des Patienten mit dem Ziel der Weichteilbeeinflussung. Beeinflusst werden sollen:

- Schmerzen
- Tonus
- Durchblutung
- Lymphzirkulation
- Sympathische Reflexaktivität
- Mobilität verschiedener Gewebeschichten und Strukturen

Dabei kommen Dehnungs-, Zug-, Druck- und Vibrationsreize zum Einsatz. Durch Massage kann mechanisch, biochemisch und reflektorisch sowie immunmodulierend Einfluss genommen werden, außerdem wird der Massage ein psychogener Einfluss zugesprochen. Eine besondere Form der Massage ist die manuelle Lymphdrainage, sie wird zur Behandlung von Ödemen angewandt (Kolster 2010).

10

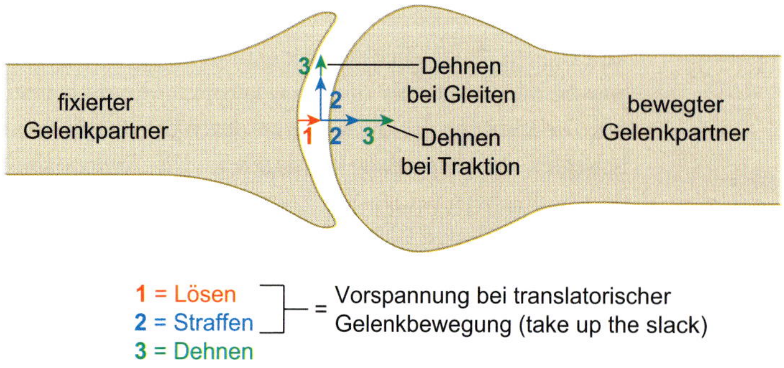

Abb. 10.6 Stufen der Traktions- und Gleitmobilisation (nach Frisch 1993) [L231]

Querfriktion

Die Querfriktion ist eine tiefenwirksame Massage, die auf die Auflösung von lokalen Adhäsionen und Verklebungen abzielt. Insbesondere folgende Gewebe eignen sich für die Querfriktion:

- Muskelbauch
- Sehne
- Muskel-Sehnen-Übergang
- Sehnen-Knochen-Übergang (Insertion)
- Sehnenscheide
- Ligamente und Kapseln (Kolster 2010).

Drei Wirkungsweisen der Querfriktion, die quer zum Faserverlauf der entsprechenden Struktur durchgeführt wird, lassen sich unterscheiden:

- *Mechanisch:* Bestehende Adhäsionen werden durch mechanische Reizungen vermindert.
- *Neuroreflektorisch:* Die Mechanorezeptoren werden stimuliert und somit der Sympathikotonus sowie bestehende Schmerzen reduziert.
- *Biochemisch:* Durch die mechanische Reizung wird eine gesteigerte Histaminfreisetzung der im Gewebe befindlichen Mastzellen bewirkt, wodurch die lokale Durchblutung durch Weitstellung kleiner Gefäße verbessert wird (Kolster 2010).

Elektrotherapie und Ultraschall

In der Elektrotherapie werden nach Edel (1991) drei Frequenzbereiche unterschieden: Niederfrequenz (0–1.000 Hz; inkl. Gleichstrom), Mittelfrequenz (> 1.000 Hz) und Hochfrequenz (> 1 MHz). Allgemein für die Elektrotherapie angeführte Wirkungen sind:

- Schmerzhemmung
- Durchblutungsförderung
- Entzündungshemmung
- Muskelstimulation
- Resorptionsförderung
- Detonisierung
- Stimulation des Zellstoffwechsels

Auch Ultraschall kann therapeutisch eingesetzt werden (Wenk 2012).

Thermotherapie

Bei der Thermotherapie wird insbesondere zwischen der Anwendung von Wärme, Hitze und Kälte unterschieden. Je nach Reizform kann dabei beeinflusst werden (Robertson et al. 2006):

- Durchblutung
- Muskeltonus
- Atmung
- Nozizeption
- Lymphbildung und Lymphabfluss

In der *Wärmetherapie* werden z. B. Fangopackungen, Warmwasser oder Rotlicht eingesetzt, in der *Kältetherapie* (Kryotherapie) Eispackung, Kältegel, Kaltwasser oder Eisstäbe.

Reflexionsfragen

- Welche Bedeutung hat Bewegung für die Physiotherapie?
- Was ist unter dem Paradigmenwechsel hin zu einer biopsychosozialen Physiotherapie zu verstehen?
- Welche Phasen können für den therapeutischen Prozess bzw. den Prozess der klinischen Urteilsfindung beschrieben werden?
- Wie beeinflussen Physiotherapeuten Bewegung?
- Wie lassen sich physiotherapeutische Behandlungsansätze kategorisieren?

LITERATUR

Airaksinen O et al., on behalf of the COST B13 Working Group on Guidelines for Chronic Low Back Pain. European guidelines for the management of chronic non-specific low back pain. November 2004 (Amended version June 14th 2005). https://pubmed.ncbi.nlm.nih.gov/16550448 (zuletzt abgerufen 31.01.2022).

BAR – Bundesarbeitsgemeinschaft für Rehabilitation (Hrsg.). Rahmenempfehlungen zur ambulanten medizinischen Rehabilitation. Allgemeiner Teil; Frankfurt am Main 2016.

Bartrow K. Untersuchen und Befunden in der Physiotherapie: Untersuchungstechniken und Diagnoseinstrumente. Berlin–Heidelberg: Springer, 2015.

Beumer L et al. Effects of exercise and manual therapy on pain associated with hip osteoarthritis: a systematic review and meta-analysis. Br J Sports Med. 2016; 50: 458–63.

Bobath-Instruktoren (IBITA). Konsenspapier zum Upper Motor Neuron Syndrome, 2012. www.thieme-connect.com/media/physiopraxis/20100708/supmat/supmat-10-1055-s-0030-1263262.pdf (zuletzt abgerufen 31.01.2022).

Bollert G et al. Bezugswissenschaften der Physiotherapie: Medizin und Sportwissenschaft. physioscience. 2009; 5: 76–85.

Bollert G, Geuter G. Shared Decision Making. Therapieentscheidungen mit Patienten gemeinsam treffen. pt – Z Physiotherapeuten. 2007; 59: 892–897.

Booth J et al. Exercise for chronic musculoskeletal pain: A biopsychosocial approach. Musculoskeletal care. 2017; 15: 413–421.

Brügger A. Gesunde Haltung und Bewegung im Alltag. Zürich: A. Brügger, 1996.

Canadian Institute for Health Information. Canadian Classification of Health Interventions, 2006. www.cihi.ca/en/submit-data-and-view-standards/codes-and-classifications (zuletzt abgerufen 31.01.2022).

Charles C et al. Shared decision-making in the medical encounter: What does it mean? (or it takes at least two to tango). Soc Sci Med. 1997; 44: 681–692.

Cieza A et al. Linking health-status measurements to the international classification of functioning, disability and health. J Rehabil Med. 2002; 34: 205–210.

Cott CA et al. The movement continuum theory of physical therapy. Physiother Can. 1995; 47: 87–95.

Cott CA, Finch E. Invited commentary on the movement continuum special series. Phys Ther. 2007; 87: 925–926.

Coulter ID et al. Manipulation and Mobilization for Treating Chronic Nonspecific Neck Pain: A Systematic Review and Meta-Analysis for an Appropriateness Panel. Pain Physician. 2019; 22: E55-e70.

DGVU/LSV-SpV – Deutsche Gesetzliche Unfallversicherung/Spitzenverband der landwirtschaftlichen Sozialversicherung. Anforderungen der gesetzlichen Unfallversicherungsträger für die Beteiligung von Einrichtungen an der Erweiterten Ambulanten Physiotherapie (EAP) (in der Fassung vom 1. Juli 2014). www.dguv.de/medien/landesverbaende/de/med_reha/documents/eap1.pdf (zuletzt abgerufen 31.01.2022).

Dumoulin C, Hay-Smith J. Pelvic floor muscle training versus no treatment, or inactive control treatments, for urinary incontinence in women. Cochrane Database Syst Rev. 2010; (1): CD005654.

Edel H et al. Fibel der Elektrodiagnostik und Elektrotherapie. München: Müller und Steinicke, 1991.

French HP et al. Manual therapy for osteoarthritis of the hip or knee – a systematic review. Man Ther. 2011; 16: 109–117.

Fries W, Freivogel S. Motorische Rehabilitation. In: Frommelt P, Lösslein H (Hrsg.). NeuroRehabilitation: Ein Praxisbuch für interdisziplinäre Teams. Berlin–Heidelberg: Springer, 2010. S. 225–266.

Frisch H. Programmierte Untersuchung des Bewegungsapparates. Berlin–Heidelberg: Springer, 1993.

Frisch H. Programmierte Untersuchung des Bewegungsapparates: Chirodiagnostik. Berlin–Heidelberg: Springer, 2001.

G-BA – Gemeinsamer Bundesausschuss. Heilmittel-Richtlinie. Änderungen der Heilmittel-Richtlinie einschließlich des Heilmittelkatalogs. Anhang 2: Heilmittelkatalog 2019 [Zugriff: 02.12.2019. www.g-ba.de/downloads/40-268-6162/2019-09-19_HeilM-RL_Ueberarbeitung-HeilM-RL-HMK_Anhang-2_WZ.pdf (zuletzt abgerufen 31.01.2022).

Haarer-Becker R. Bobath-Instruktoren und Reha-Wissenschaftler arbeiten zusammen – Das Bobath-Konzept im Umbruch. physiopraxis 2010; 8(07/08): 10–11.

Hall A, Patel AD. Therapeutic exercise. In: Wyss JF, Patel A (eds.). Therapeutic programs for musculoskeletal disorders. New York: Demos Medical Publishing, 2013. pp. 23–28.

Hayden JA et al. Systematic review: strategies for using exercise therapy to improve outcomes in chronic low back pain. Ann Intern Med. 2005; 142: 776–785.

Higgs J et al. Clinical reasoning in the health professions. Philadelphia: Elsevier, 2019.

Hill JC et al. Comparison of stratified primary care management for low back pain with current best practice (STarT Back): a randomised controlled trial. Lancet. 2011; 378: 1560–1571.

Hislop HJ. Tenth Mary McMillan lecture. The not-so-impossible dream. Phys Ther. 1975; 55: 1069–1080.

Ho CY et al. The effectiveness of manual therapy in the management of musculoskeletal disorders of the shoulder: a systematic review. Man Ther. 2009; 14: 463–474.

Hondras MA et al. Manual therapy for asthma. Cochrane Database Syst Rev. 2005; (2): CD001002.

Hüter-Becker A. Ein neues Denkmodell für die Physiotherapie. Krankengymnastik 1997; 49: 565–569.

Hüter-Becker A. Integrative Physiotherapie – Was ist das eigentlich? Krankengymnastik – Z Physiotherapeuten. 2003; 55: 2118.

Jensen G et al. Expertise and clinical reasoning. In: Higgs J, et al. (eds.). Clinical reasoning in the health professions. Philadelphia: Elsevier, 2008.

Jones MA. Clinical reasoning in manual therapy. Phys Ther. 1992; 72: 875–884.

Jones MA. Clinical Reasoning: Fundament der klinischen Praxis und Brücke zwischen den Ansätzen der Manuellen Therapie, Teil 1. Man Ther. 1997; 1: 3–9.

Kaltenborn FM. Manuelle Mobilisation der Extremitätengelenke. Oslo: Olaf Norlis Bokhandel, 1992.

Karstens S. Bedarfsgerechte Heilmittelverordnung bei Rücken- und Kniebeschwerden. Prognose unter ambulanter physiotherapeutischer Behandlung. Berlin: Winter Industries, 2012.

Klein-Vogelbach S. Therapeutische Übungen zur funktionellen Bewegungslehre, Berlin–Heidelberg: Springer, 1992.

Klemme B, Siegmann G. Clinical Reasoning: Therapeutische Denkprozesse lernen. Stuttgart: Thieme, 2014.

Koch-Remmele C, Kreutzer R. Funktionskrankheiten des Bewegungssystems nach Brügger: Diagnostik Therapie Eigentherapie. Berlin–Heidelberg: Springer, 2007.

Kolster BC. Massage: Klassische Massage, Querfriktionen, Funktionsmassage. Berlin–Heidelberg: Springer, 2010.

Kreck HC. Die medico-mechanische Therapie Gustav Zanders in Deutschland – Ein Beitrag zur Geschichte der Krankengymnastik im Wilhelminischen Kaiserreich. Teil 1. Krankengymnastik. 1990; 42: 40–46.

Kumar SP. Physical therapy: past, present and future – a paradigm shift. J Phys Ther. 2010; 1: 58–67.

Leeuw M et al. The fear-avoidance model of musculoskeletal pain: current state of scientific evidence. J Behav Med. 2007; 30: 77–94.

Lin I et al. What does best practice care for musculoskeletal pain look like? Eleven consistent recommendations from high-quality clinical practice guidelines: systematic review. Br J Sports Med. 2020; 54: 79–86.

Mangum K et al. Spinal manipulation for the treatment of hypertension: a systematic qualitative literature review. J Manipul Physiol Ther. 2012; 35: 235–243.

McKenzie R. Die lumbale Wirbelsäule: mechanische Diagnose und Therapie. Lower Hutt: Spinal Publications, 1986.

Neumann-Ponesch S. Modelle und Theorien in der Pflege. Wien: Facultas, 2011.

Pollock A et al. Physiotherapy treatment approaches for the recovery of postural control and lower limb function following stroke. Cochrane Database Syst Rev. 2007; (1): CD001920.

Probst A. Mehr als graue Theorie. physiopraxis. 2004; 2(02): 34–37.

Rauch A et al. How to apply the International Classification of Functioning, Disability and Health (ICF) for rehabilitation management in clinical practice. Eur J Phys Rehabil Med. 2008; 44: 329–342.

Roberts P. Theoretical models of physiotherapy. Physiotherapy. 1994; 80: 361–366.

Robertson VJ et al. Electrotherapy explained: principles and practice. Oxford: Elsevier Butterworth-Heinemann, 2006.

Rock CM, Petak-Krueger S. Thera-Band-Grundübungen. Zürich: Dr. Brügger-Institut, 2000.

Rothgangel A. 2019. Treating phantom limb pain following amputation. The potential role of a traditional and teletreatment approach to mirror therapy. Dissertation, Universität Maastricht

Rubinstein SM et al. Benefits and harms of spinal manipulative therapy for the treatment of chronic low back pain: systematic review and meta-analysis of randomised controlled trials. BMJ. 2019; 364: l689.

Rubinstein SM et al. Spinal manipulative therapy for acute low-back pain. Cochrane Database Syst Rev. 2012; 9: CD008880.

Sirtori V et al. Constraint-induced movement therapy for upper extremities in stroke patients. Cochrane Database Syst Rev. 2009; (4): CD004433.

Taylor NF et al. Therapeutic exercise in physiotherapy practice is beneficial: a summary of systematic reviews 2002–2005. Aust J Physiother. 2007; 53: 7–16.

Terlouw TJA. The origin of the term 'physiotherapy'. Physiother Res Int. 2006; 11: 56–57.

Thieme H et al. Mirror therapy for improving motor function after stroke. Cochrane Database Syst Rev. 2018; (7): CD008449.

Van den Berg F, Wolf U. Manuelle Therapie - Sichere und effektive Manipulationstechniken. Berlin: KVM, 2018.

Vicenzino B et al. Mobilisation with Movement: the art and the science. London: Elsevier Churchill Livingstone, 2011.

Weinhold W, Karstens S. Verknüpfung patientenzentrierter Therapieziele aus der ambulanten Physiotherapie mit der ICF. physioscience. 2009; 5: 151–156.

Wenk W. Elektrotherapie. Berlin–Heidelberg: Springer, 2012.

WHO – World Health Organisation. International classification of functioning, disability and health (ICF). Genf: World Health Organisation, 2001. Deutsche Übersetzung vom Deutschen Institut für Medizinische Dokumentation und Information (DIMDI): Internationale Klassifikation der Funktionsfähigkeit, Behinderung und Gesundheit (ICF), 2005.

WPCT – World Confederation for Physical Therapy. Policy Statement: Description of physical therapy, 2017. www.wcpt.org/policy/ps-descriptionPT (zuletzt abgerufen 31.01.2022).

KAPITEL

11 Testverfahren

Christiane Wilke, Torsten Alles, Boris Feodoroff, Nina Heimann und Marc Wonneberger

Lerninhalte

Zielformulierung

Das vorliegende Kapitel gibt einen Überblick über die Befunderhebung und ausgewählte Testverfahren, die in der Therapie zum Einsatz kommen. Ziel der Verfahren ist es, den jeweiligen Status der Funktionen und Strukturen (z. B. Kraft und Beweglichkeit oder auch Strukturveränderungen im Gelenk), der Aktivitäten (z. B. Fortbewegung) und der Teilhabe am sozialen und beruflichen Umfeld im Sinne der ICF zu erfassen (➤ Kap. 1). Sie sind Grundlage für die Therapieplanung und -dokumentation und damit die Basis für die Qualitätssicherung in der Therapie.

Lernziele

- Erlernen einer strukturierten Befunderhebung
- Kennenlernen relevanter therapeutischer Messmethoden ausgewählter Körperregionen und der Bereiche Kraft, Beweglichkeit, Ausdauer und Koordination/Bewegungsanalyse
- Kennenlernen von Testverfahren zur Wiedereingliederung in die sportliche Aktivität und den Beruf
- Kennenlernen ausgewählter technischer Messverfahren

11.1 Befunderhebung

Der Befund ist ein von den Kostenträgern und Berufsverbänden geforderter Bestandteil der therapeutischen Arbeit und Grundlage für jede physio- und sporttherapeutische Maßnahme. Er dient der *Diagnostik, Kontrolle, Dokumentation und Objektivierung* des Behandlungsverlaufs. Durch systematische und zielgerichtete Begutachtung des menschlichen Körpers zur Beurteilung seines Zustands, seiner Aktivitäten im Alltag sowie seiner Teilhabe an Lebenssituationen und -bereichen soll das *Ausmaß der vom Arzt diagnostizierten Verletzung/Erkrankung* herausgearbeitet werden. Es muss beachtet werden, dass klinische Untersuchungsverfahren zum Teil der subjektiven Betrachtungsweise des Therapeuten unterliegen.

Die im Befund erhobenen Daten müssen abschließend zusammengefasst und analysiert werden. Daraus können dann die Behandlungsziele formuliert und die Therapieintervention eingeleitet werden. In den weiteren Therapiesitzungen muss eine *fortlaufende Überprüfung der gebildeten Arbeitshypothese* stattfinden.

MERKE

Der *therapeutische Befund* ist von einer *Diagnose* abzugrenzen: Die Diagnose ist das Ergebnis einer ärztlichen Untersuchung, die grundsätzlich vor jeder therapeutischen Maßnahme steht, um die Erkrankung/Verletzung erkennen und benennen zu können. Damit ist die Indikation zur Behandlung Teil der ärztlich verantworteten Diagnostik und Therapie und steht vor jeder therapeutischen Befunderhebung.

11.1.1 Zielsetzung und Funktion der Befunderhebung

Primäres Ziel der Befunderhebung ist es, die für das Krankheitsbild typischen Veränderungen herauszuarbeiten und in eine strukturierte Reihenfolge zu bringen. Dies sollte anhand eines systematischen und festgelegten Untersuchungsaufbaus – bestehend aus *Patientenbefragung, Beobachtungen, Tests und Messungen* – geschehen, um in der täglichen Routine nichts zu übersehen und sämtliche infrage kommenden Körperregionen und Strukturen in der zur Verfügung stehenden Zeit untersuchen zu können. Im Anschluss an die Patientenbefragung erstellt der Therapeut seine Arbeitshypothese. Diese wird durch die körperliche Untersuchung überprüft und bestätigt oder aber revidiert. In einem weiteren Schritt können dann die Therapieinterventionen geplant und durchgeführt werden (➤ Kap. 10.2.1).

11.1.2 Befundaufbau

Nach Kaltenborn/Evjenth (1999) lässt sich ein möglicher Befundaufbau in eine orientierende Untersuchung und in eine spezifische Untersuchung aufteilen. Dieses Dokumentationsschema ist schwerpunktmäßig für Störungen am Bewegungssystem ausgelegt.

Ziel der *orientierenden Untersuchung* ist es, mit möglichst geringem Zeitaufwand die betroffene Struktur ausfindig zu machen. Dabei werden zunächst alle denkbaren Befunde sinnbildlich in einen *Trichter* geworfen. Der Therapeut kann sich daraufhin mithilfe einer gezielten Anamnese, der anschließenden Inspektion sowie aktiver und passiver Bewegungsüberprüfungen eine Orientierung

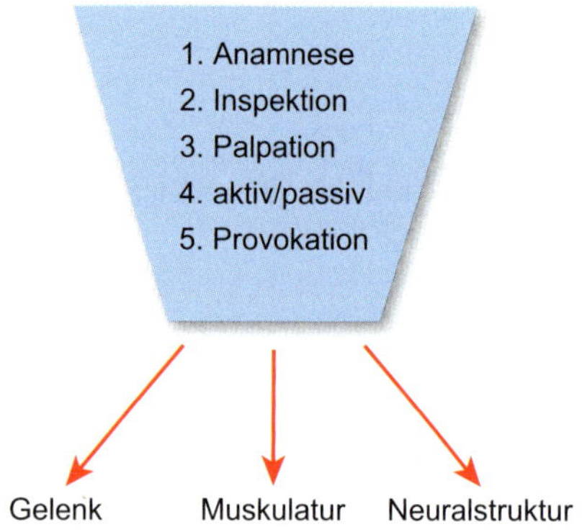

Abb. 11.1 Trichterförmiger Befundaufbau nach Dahl und Rößler (2006) [L231]

verschaffen und das Problem auf eine Struktur/Region/Organsystem begrenzen. Diese wird anschließend in einer *spezifischen Untersuchung* analysiert (➤ Abb. 11.1).

Anamnese

Die Anamnese ist eine systematische Befragung des Patienten. Mit ihrer Hilfe möchte der Therapeut möglichst umfassende Informationen über den Patienten und seine Beschwerden – Schmerz, Einschränkungen in Bewegung und Alltag usw. – erlangen. Nach Abschluss der Anamnese kann eine spezifische, weiterführende körperliche Untersuchung durchgeführt werden.

Sowohl für die Therapieplanung als auch für die Auswahl der Maßnahmen ist es wichtig, das bzw. die Leitsymptom(e) zu erkennen, um herauszufinden, was den Patienten am stärksten in seiner Lebensführung oder im Alltag einschränkt.

Folgende Bereiche sollten in der Anamnese erfasst werden:

Persönliche Daten

- Name
- Geburtsdatum
- Beruf
- Arbeitsunfähigkeit (Ja/Nein)
- Diagnose
- Unfalldatum
- Befunddatum

Patientenerfassung nach dem ICF-Modell

Struktur
- Schmerzlokalisation
- Schmerzintensität (VAS)
- Schmerzcharakteristika
- Schwellung

Funktion
- Bewegungseinschränkung
- Was erleichtert/verstärkt die Beschwerden?
- Sensibilität
- Bewusstseinslage des Patienten

Aktivität
- Allgemeinzustand (z. B. Körperpflege)
- Ernährungszustand
- Selbstständigkeit, Mobilität
- Familiäre/berufliche Situation
- Physische Aktivität (Sport/Hobbys)
- Umgang mit Hilfsmitteln
- Kommunikationsbereitschaft
- Kooperationsbereitschaft

Partizipation/Teilhabe
- Soziales Umfeld, Lebensraum
- Bildung, Beruf, Erziehung

Krankheitsverlauf und Therapien

- Art
- Dauer
- Resultat der bisher angewandten Therapie (durch Arzt, Physiotherapeut, Sporttherapeut, Osteopath, Masseur usw.)

Sonstige Erkrankungen, Medikation, Risikofaktoren

- *„Red flags"* erkennen (z. B. ungewollter Gewichtsverlust, Fieber, anhaltende starke nächtliche Schmerzen usw.)
- Therapierelevante Medikation: Acetylsalicylsäure, gerinnungshemmende Medikamente, Analgetika, Kortikoide
- Risikofaktoren, z. B. Osteoporose, Rheuma, Diabetes, Krebserkrankungen usw.

Ziele und Erwartung des Patienten

- z. B. Wiedererlangung der Arbeits-, Sportfähigkeit

Inspektion

Das Wort „Inspektion" kommt aus dem Lateinischen (*inspicere, inspectum*) und bedeutet so viel wie „hin(ein)schauen", „besichtigen". Im Sichtbefund werden Haltungsabweichungen, Deformitäten und Veränderungen an der Körperoberfläche beurteilt. Es gibt zwei Formen der Inspektion:

Direkte Inspektion

Hierbei werden die lokalen und angrenzende Strukturen im Symptomgebiet sowie gezielt einzelne Körperhaltungen inspiziert. Die direkte Inspektion beinhaltet:
- Beurteilung der Körperhaltung/-statik aus verschiedenen Perspektiven mit Bezug zur Problematik des Patienten
- Beurteilung der Körperproportionen und -symmetrie
- Prüfung der Funktionen im Stand, Sitz oder Liegen

Indirekte Inspektion

Die indirekte Inspektion ist die unauffällige Beobachtung des Patienten bei der Ausübung alltäglicher Aktivitäten (Begrüßung, Anziehen, Ausziehen, Gehen) sowie die Beobachtung des allgemeinen Bewegungsverhaltens. Es wird geachtet auf:

- Körperhaltung
- Schonhaltung(en)
- Ausweichbewegungen

MERKE

Um den Patienten bei der Befunderhebung nicht zu verunsichern, ist es wichtig, immer zu verbalisieren, was und warum etwas gemacht wird!

Inspektion lokaler Strukturen

Haut

- Farbe/Verfärbung (Blässe, Rötung etc.)
- Hämatome
- Beschaffenheit (Hautspannung, Schwellungen, Gefäßzeichnung)
- Narben/Verletzungen

Knochen

- Achsabweichungen
- Längensymmetrie
- Verformungen
- Exostosen
- Fehlbildungen

Gelenke

- Schwellungen
- Stellung der Gelenke
- Deformitäten
- Funktionalität
- Verfärbungen

Muskulatur

- Atrophie/Hypertrophie
- Ausprägung des Muskelreliefs
- Symmetrie

Haltungsinspektion

Bei der Haltungsinspektion wird von einer symmetrischen Körperhaltung ohne Abweichungen ausgegangen, eine eindeutig symmetrische Körperhaltung ist in der Praxis jedoch fast nicht anzutreffen. *Asymmetrien* haben erst dann Therapierelevanz, wenn es zu *strukturellen und funktionellen Einschränkungen* kommt.

Die Körperhaltung, eventuelle Abweichungen und Defizite werden von vorne, hinten und seitlich betrachtet. Gute Orientierungshilfen bieten dabei eine gedachte Medianlinie sowie Querverbindungen zwischen wichtigen Orientierungspunkten des Körpers (➤ Abb. 11.2). Diese können wie ein Raster auf den menschlichen Körper projiziert werden. Kopfschiefhaltungen, einseitiger Schulter- und Beckenhochstand, Wirbelsäulendeformitäten sowie Abweichungen der Fußstellung können damit leichter erkannt werden.

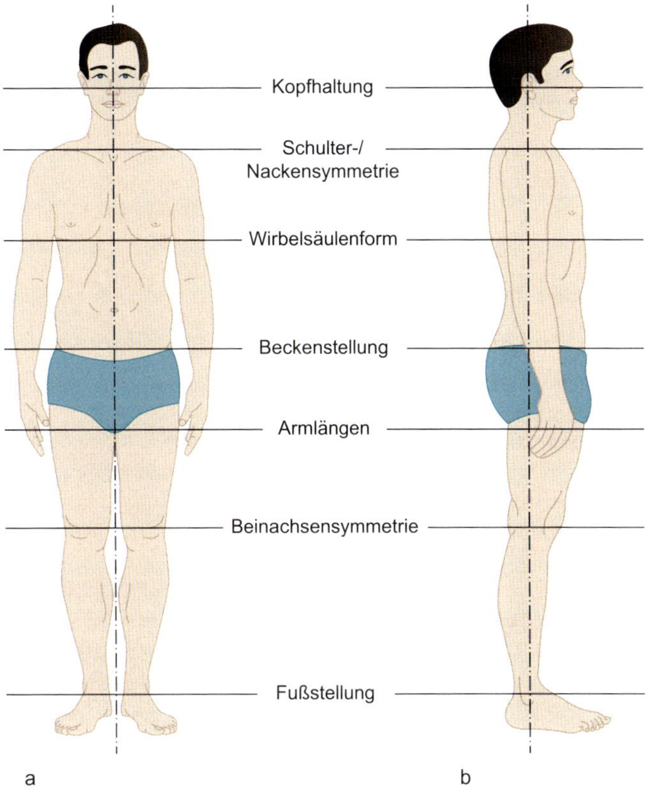

Abb. 11.2 Haltungsinspektion a) in der Frontalebene, b) in der Sagittalebene [L231]

So wird zur Beurteilung von Beinachsenabweichungen zusätzlich die *Mikulicz-Linie* (auch Traglinie des Beins) als Hilfe hinzugezogen. Sie ist eine gedachte Linie, die in der Mitte der Leistenbeuge (am Hüftkopf) beginnt, physiologischerweise die Mitte des Kniegelenks schneidet und mittig an der Malleolengabel endet. Weicht das Kniegelenk von der Mikulicz-Linie nach lateral ab, wird dies als „Genu varum" bezeichnet, ein Abweichen nach medial als „Genu valgum".

MERKE

Die Inspektion erfordert viel *Übung und Erfahrung.* So ist sie zwar ein wichtiger Teil der körperlichen Untersuchung, allerdings immer eine subjektive Untersuchungsmethode und im Vergleich zu z. B. Videoanalysen und der Optimetrie relativ ungenau.

Palpation

Die Palpation beinhaltet die manuelle Abtastung von Strukturen wie Haut, Bindegewebe, Muskeln, Sehnen, Bändern, Knochen und Gelenken (➤ Tab. 11.1). Anatomische Strukturen wie Ursprung, Ansatz und Verlauf von Muskeln und Bändern können durch den Tastbefund differenziert werden. Pathologische Veränderungen in den unterschiedlichen Geweben (z. B. bezüglich Konsistenz, Spannung) können erkannt und beurteilt werden.

Tab. 11.1 Wichtige zu palpierende Strukturen und deren Beurteilungskriterien [M993]

Körpergewebe	Beurteilung
Haut	• Temperatur • Schweißsekretion • Hautkonsistenz • Verschieblichkeit und Spannung • Abhebbarkeit • Reizlosigkeit von Narben
Muskuläre Strukturen	• Tonussituation • Druckempfindlichkeit • Schmerzhaftigkeit • Konsistenz
Ligamentäre und kapsuläre Strukturen	• Form • Lage • Ausdehnung • Schwellung/Erguss
Knöcherne Strukturen	• Form • Lage • Knochenvorsprünge/Muskelansatzpunkte
Neurale Strukturen	• Verschieblichkeit • Mechanosensitivität (Empfindlichkeit gegenüber mechanischen Reizen wie Druck, Vibration usw.)
Blutgefäße	• Pulsation • Füllung
Lymphknoten	• Schwellung • Verschieblichkeit

Aktive/passive Bewegung

Bei der aktiven Beweglichkeitsprüfung sollte der Patient die in der Anamnese angegebene *schmerzhafte und/oder eingeschränkte Bewegung aktiv durchführen.* Daraufhin kann eine Beurteilung folgender Punkte erfolgen:

- Maximal möglicher Bewegungsumfang
- Schmerzlokalisation bzw. -intensität
- Ausweichbewegungen
- Bewegungsmotivation des Patienten

Im Befund werden die Bewegungsumfänge in Winkelgraden nach der *Neutral-Null-Methode* angegeben (➤ Kap. 11.2.3).

Die *passive Beweglichkeitsprüfung* dient im Anschluss dazu, das Bewegungsausmaß und das Schmerzverhalten ins Verhältnis zur aktiven Beweglichkeit zu setzen (➤ Tab. 11.2). Der Untersuchende beurteilt dabei das *Endgefühl* (➤ Kap. 5.5.2, ➤ Tab. 5.2) bzw. die *Bewegungsqualität* über das gesamte Bewegungsausmaß in einem Gelenk. Passive Bewegungen werden vom Therapeuten durchgeführt, um in erster Linie nichtkontraktile Strukturen wie Ligamente, Kapseln, Bursae usw. zu untersuchen. Je nach Gelenk ist ein definiertes Endgefühl zu erwarten, pathologische Abweichungen können daher beurteilt werden.

INFO

Das Endgefühl bei der Gelenkbewegung

Das Endgefühl ist der Gewebewiderstand, den ein Untersucher am Ende einer Gelenkbewegung verspürt. Es gibt drei physiologische Endgefühle: Wenn Weichteile und Muskulatur die Bewegung begrenzen, entsteht ein *weich-elastisches* Endgefühl; ein *fest-elastisches* Endgefühl ist hingegen bei Limitierungen durch die Gelenkkapsel und ligamentäre Strukturen zu spüren. Wenn Knorpel und knöcherne Strukturen die Bewegung beenden, liegt ein *hart-elastisches* Endgefühl vor.

Jedes Gelenk weist ein typisches Endgefühl auf: So hat das (gesunde) extendierte Knie ein anderes Endgefühl (weich-elastisch) als der extendierte Ellbogen (hart-elastisch) (➤ Tab. 5.2).

Spezifische Untersuchung

Die *Provokation betroffener Strukturen* (Gelenk, Muskel, Nerv) stellt die spezifische Untersuchung dar. Sie gehört zum Aufgabenspektrum der Physio- und Manualtherapeuten. Als Provokationsreize können Kompression, Zug oder Kontraktion angewendet werden. Durch Reproduktion der Beschwerden in der betroffenen Region werden die in der orientierenden Untersuchung herausgestellten beschwerdeverursachenden Strukturen bestätigt und genauer lokalisiert. Je nach Struktur werden unterschiedliche Untersuchungsschritte eingeleitet (➤ Tab. 11.3).

MERKE

Die spezifische Untersuchung ist vor allem dann wichtig, wenn die Diagnose allgemein gehalten ist und z. B. „HWS-Syndrom" oder „LWS-Syndrom" lautet. Um hier als Therapeut möglichst gezielt behandeln zu können, ist es nötig, das betroffene Gelenk, die betroffene Muskulatur oder Neuralstruktur durch die spezifische Provokation genau zu bestimmen.

Tab. 11.2 Vergleich der aktiven und passiven Bewegung [M993]

Befund	Interpretation
Passives und aktives Bewegungsausmaß sind gleichermaßen eingeschränkt.	Störung des Gelenks
Das passives Bewegungsausmaß ist deutlich größer als das aktive; der Schmerz ist passiv geringer.	Störung der aktiven Strukturen
Passives und aktives Bewegungsausmaß sind gleich; das Endgefühl kann aufgrund der Gegenspannung nicht getestet werden.	Störung der neuralen Strukturen

Tab. 11.3 Strukturen und dazugehörige Provokationsreize bei der spezifischen Untersuchung [M993]

Struktur	Provokationsreiz
Muskel	• Längentest • Palpation/Druckpalpation • Widerstandstest
Gelenk	• Bewegungspalpation • Gelenkspieltest
Neuralstruktur	• Überprüfung der Kennmuskulatur • Sensibilitätstest • Testung der Reflexe

11.2 Messung von Strukturen

Zur Komplettierung des Befundes können objektive Verfahren wie Längen-, Umfang- und Winkelmessungen angewandt werden. Bei der Messung sollten folgende Grundprinzipien beachtet werden:

- Es empfiehlt sich, Messungen jeweils dreimal hintereinander auszuführen und einen *Mittelwert* zu bilden.
- Messwerte werden *auf 5° bzw. 0,5 cm genau* angegeben (kleinere Unterschiede sind nicht relevant).
- Messungen müssen stets im *Seitenvergleich* durchgeführt werden. Zuerst wird die nicht betroffene Seite untersucht, um einen Eindruck von der „normalen" Beweglichkeit des Patienten zu bekommen.
- Messungen werden *im Regelfall aktiv durchgeführt* und dokumentiert. Bestehen Unterschiede zur passiven Beweglichkeit (z. B. aufgrund Schmerzen), werden diese zusätzlich notiert.
- Bei Längen-, Umfang- und Beweglichkeitsmessungen wird von der *Neutral-Null-Stellung* ausgegangen (➤ Kap. 11.2.3).

11.2.1 Längenmessungen

Längenmessungen können vor allem dann hilfreich sein, wenn eine *Aussage zur Körpersymmetrie* getroffen werden muss. Besonders nach Verletzungen (z. B. Frakturfolge) oder Operationen (z. B. Knie- oder Hüftgelenkersatz) kann es zu Längendifferenzen der Extremitäten kommen.

Extremitäten

Im Gegensatz zur oberen Extremität kann eine Längendifferenz der unteren Extremität enorme Auswirkungen auf die statisch-funktionelle Belastung der Hüft-, Knie- und Sprunggelenke haben sowie die Haltung und Form der Wirbelsäule negativ beeinflussen. Bei der Beinlänge wird zwischen der anatomischen und der funktionellen Beinlänge unterschieden:

- Die *anatomische Beinlänge* setzt sich aus der Oberschenkellänge (Messpunkte: Trochanter major bis lateraler Kniegelenkspalt) und der Unterschenkellänge (Messpunkte: lateraler Kniegelenkspalt bis zur Unterkante des lateralen Malleolus) zusammen. Sie wird in Rückenlage gemessen.
- Die *funktionelle Beinlänge* wird im Stand (unter Belastung) gemessen (Messpunkte: Spina iliaca anterior superior bis zur Unterkante des medialen Malleolus). Mögliche Ursachen von funktionellen Beinlängendifferenzen können u. a. Kontrakturen, Muskelverkürzungen, Blockaden im LWS- und ISG-Bereich oder Dysbalancen der Beckenligamente sein.

Wirbelsäule

Auch an der Wirbelsäule können Längenmessungen durchgeführt werden. Sie geben Auskunft über die Wirbelsäulenbeweglichkeit in den unterschiedlichen Abschnitten (➤ Abb. 11.3).

- Zur Einschätzung der Gesamtbeweglichkeit von Lendenwirbelsäule, Hüftgelenken, Nervensystem und ischiokruraler Muskulatur eignet sich der *Finger-Boden-Abstand (FBA)*. Bei maximaler Flexion des Rumpfs mit gestreckten Knien wird der verbleibende Abstand zwischen dem rechten Zeigefinger und dem Boden gemessen. Liegt der FBA zwischen 0 und 15 cm, spricht man von einer Normbeweglichkeit.
- Die Beweglichkeit bzw. Entfaltbarkeit der BWS in Flexion und Extension kann mit der *Messung nach Ott* beurteilt werden. Ausgehend von C7 wird nach kaudal eine Strecke von 30 cm abgemessen und markiert. Der Patient führt eine maximale Rumpfflexion aus. Man spricht von einer normalen Beweglichkeit, wenn sich der Abstand zwischen C7 und dem Zielpunkt um 3–4 cm vergrößert. Bei der maximalen Extension sollte sich der Abstand zwischen den beiden Punkten um 1–2 cm verringern.
- Zur Prüfung der Beweglichkeit im Lendenwirbelbereich wird die *Messung nach Schober* angewandt. Markiert wird der 1. Sakralwirbel, um von dort aus 10 cm nach kranial die zweite Markierung zu setzen. Bewegt sich der Patient jetzt maximal in

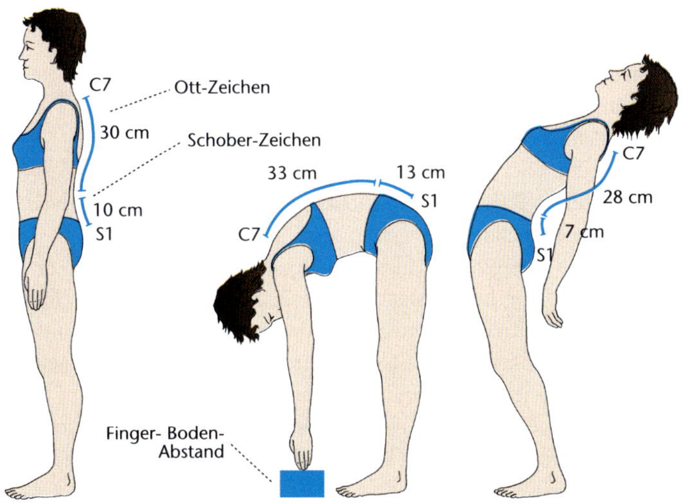

Abb. 11.3 Messung nach Ott/Schober und Finger-Boden-Abstand (FBA) [L190]

die Rumpfflexion, sollte sich der Abstand bei einer normalen Beweglichkeit um 3–5 cm verlängern. Bei der Gegenbewegung in die Extension sollte sich der Abstand hingegen um 3 cm verringern.

11.2.2 Umfangsmessungen

Umfangsmessungen der Extremitäten können Aufschluss über *Gelenkschwellungen, Ödeme und Muskelatrophien* geben.

Gemessen wird der Umfang an eindeutig gekennzeichneten Stellen (➤ Tab. 11.4). Die Ergebnisse sind immer im Seitenvergleich zur nicht betroffenen Seite zu interpretieren. Bei Schwellungen im Bereich des Sprung- und Handgelenks hat sich die Figure-of-Eight-Methode bewährt. Dabei wird das Maßband in einer Achtertour um das Sprung- oder Handgelenk gelegt.

Tab. 11.4 Bezugspunkte bei der Umfangsmessung [M993]

Untere Extremität	Obere Extremität
• 10 cm und 20 cm oberhalb des medialen Kniegelenkspalts • Auf Höhe des medialen Kniegelenksspalts • 15 cm unterhalb des medialen Kniegelenkspalts • Über dem Malleolus lateralis • Über dem Kahnbein • Fußrist	• 15 cm oberhalb des lateralen Epikondylus • Ellenbogengelenk • 10 cm unterhalb des lateralen Epikondylus • Handgelenk • Mittelhand, ohne Daumen

MERKE

Zwar stellen Umfangmessungen eine zuverlässige Methode dar, Muskelatrophien und Ödeme zu befunden, sie eignen sich allerdings nicht zur Beurteilung von Kraftdefiziten, da auch subkutanes und intramuskuläres Fett, Knochen und andere Strukturen in die Messung mit einbezogen werden.

11.2.3 Winkelmessung nach der Neutral-Null-Methode

Die Messung des Bewegungsausmaßes der Gelenke erfolgt mit dem Winkelmesser (auch: Goniometer) nach der sog. Neutral-Null-Methode oder Null-Durchgangsmethode (Hepp/Debrunner 2014). Ausgangsstellung der Messung ist die *Neutral-Null-Position,* die folgendermaßen definiert wird:

- Aufrechter Stand, Blick nach vorn
- Handflächen zeigen Richtung Oberschenkel, Daumen nach vorn
- Füße hüftbreit auseinander und parallel gestellt

Wenn nicht anders angegeben, finden alle Messungen aus dieser standardisierten Stellung heraus statt. Physiologische Bewegungsumfänge ausgewählter Gelenke sind in ➤ Abb. 11.4 zusammengefasst. Die Beweglichkeit eines Gelenks wird mit drei Zahlen dokumentiert, welche jeweils die Endstellungen des Gelenks sowie die Nullposition angeben. Eine Kniegelenkbeweglichkeit könnte beispielsweise dokumentiert werden als: „EXT/FLEX 10/0/130“. Die Werte stehen für eine Beweglichkeit von 10° Extension (oder Überstreckung) und 130° Flexion des Kniegelenks.

- Die Zahl *vor der Null* steht also für alle Bewegungen *vom Körper weg* (körperfern): Extension, Abduktion und Außenrotation.
- Die Zahl *hinter der Null* steht wiederum für alle Bewegungen *zum Körper hin* (körpernah): Flexion, Adduktion, Innenrotation.

Ist eine Extension über die Nullstellung hinaus im Gelenk nicht möglich (keine Überstreckbarkeit im Kniegelenk), muss dies dokumentiert werden als: „EXT/FLEX 0/0/130“.

Kann die Nullstellung (z. B. aufgrund einer Beugekontraktur) erst gar nicht erreicht werden, sodass ein Streckdefizit von z. B. 20° vorliegt, wird dies dementsprechend dokumentiert als: „EXT/FLEX 0/20/130“.

Bei *Bewegungen der Wirbelsäule* in die Lateralflexion oder Rotation bezeichnet die Zahl *vor der Null* die Bewegung *nach links* und die Zahl *nach der Null* die Bewegung *nach rechts.* So könnte eine Dokumentation der HWS-Rotationsbeweglichkeit folgendermaßen aussehen: „ROT 70/0/40“ (= 70° nach links, 40° nach rechts).

Bei der Durchführung der Messung ist darauf zu achten, dass der Drehpunkt des Winkelmessers an die Bewegungsachse des Gelenks gehalten wird.

11.2.4 Messinstrumente

Zur Gestaltung einer effektiven und kontrollierbaren Therapie sind messbare Befunde erforderlich, die je nach Struktur und Region unterschiedliche Messgeräte voraussetzen:

Standardgoniometer (Winkelmesser):	Beweglichkeitsmessung von Schulter, Ellenbogen, Hand, Hüftgelenk, Kniegelenk, Fuß
Fingergoniometer:	Alle Fingergelenke
Inklinometer:	Alle großen Gelenke, Hand, Wirbelsäule (einschließlich Kopfbewegung)
Standard-Maßband:	Umfangsmessungen, Längenmessungen, Handbeweglichkeit, Fingerbeweglichkeit
Umfangmaßband:	Handumfang, Fingerumfangsmessung, Fußumfangsmessung

11.3 Messung von Funktionen

11.3.1 Flexibilitätstests bei ausgewählten Muskelgruppen

Zur Durchführung der Tests ist als Hilfsmittel lediglich eine Bank (Massagebank o. Ä.) erforderlich. Die Tests bzw. Re-Tests müssen unter standardisierten Testbedingungen stattfinden und sollen einheitlich im nicht aufgewärmten Zustand der Muskulatur erfolgen.

Die nachfolgende Zusammenstellung berücksichtigt wesentliche zur Verkürzung neigende Muskelgruppen. Es empfiehlt sich, die vorgegebene Reihenfolge der Tests einzuhalten.

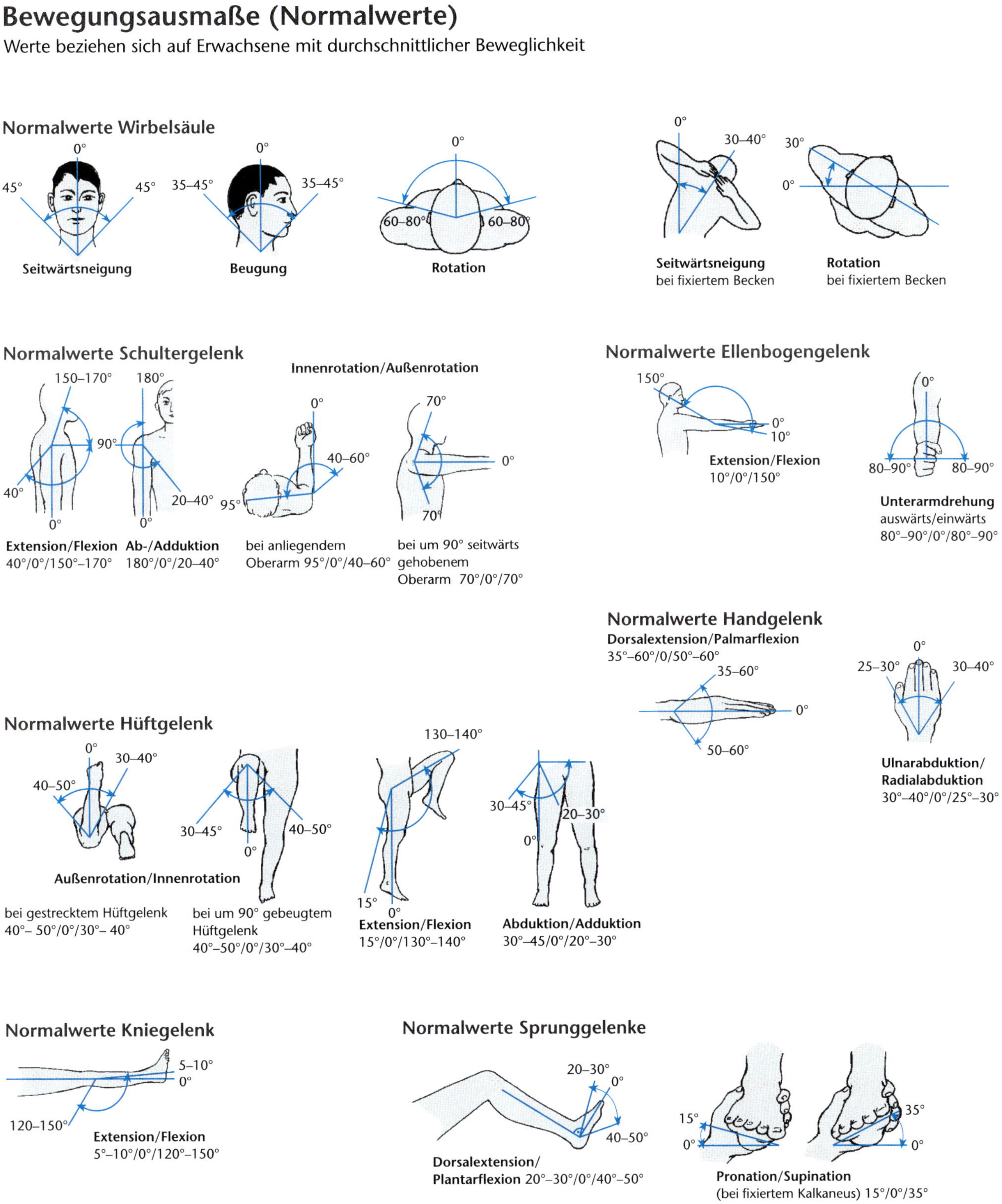

Abb. 11.4 Bewegungsausmaße [L157]

- *Hüftbeuger (M. iliopsoas):* Rückenlage, Gesäß auf Höhe der unteren Bankkante, das nicht zu testende Knie zur Brust führen (ca. 135°), das zu testende Bein muss frei über das Bankende herabhängen können. Als Normalbereich gilt die waagerechte Position des Oberschenkels (OS) in Verlängerung der Körperlängsachse (KLA, ➤ Abb. 11.5).
- *Gerader Oberschenkelmuskel (M. rectus femoris):* Rückenlage, Gesäß auf Höhe der unteren Bankkante, das nicht zu testende Knie zur Brust führen (ca. 135°), das zu testende Bein muss frei über das Bankende herabhängen können. Als Normalbereich gilt der rechte Winkel zwischen Oberschenkel (OS) und Unterschenkel (US).
- *Kniebeugemuskulatur (ischiokrurale Muskulatur):* Rückenlage, das zu testende Bein gestreckt bis zum deutlichen Widerstand anheben. Das andere Bein auf der Unterlage fixieren. Als Normalbereich gilt ein Winkelbereich von ca. 80–90° zwischen dem angehobenen Bein und der Körperlängsachse (➤ Abb. 11.6).
- *Brustmuskulatur (M. pectoralis):* Rückenlage, beide Beine angewinkelt, den gestreckten Arm neben der Auflagefläche mit dem Handrücken nach oben/außen führen (Winkel in der Frontalebene ca. 135°). Als Normalbereich gilt die waagerechte Position des angehobenen Arms in Verlängerung der Körperlängsachse, entsprechend ca. 180°.
- *Adduktoren (Mm. adductores):* Rückenlage, ein Bein gestreckt nach außen führen, dabei den Beckenkamm (Crista iliaca anterior) der gleichen Seite tasten. Als Normalbereich gilt der Winkel von ca. 40–45° zwischen dem abgespreizten Bein und der Körperlängsachse, ohne dass eine Mitbewegung des Beckens stattfindet.
- *Rückenstrecker (M. erector spinae):* Sitz auf der Bank, Knie aneinander, Stirn nach vorne gerichtet, mit der Ausatmung den Oberkörper aktiv maximal „einrollen“. Als Normalbereich gilt ein Abstand zwischen Stirn und Knie von ca. 5 cm.
- *Wadenmuskulatur (M. soleus):* Bauchlage, zu testende Seite im Kniegelenk 90° angewinkelt. Der Untersucher führt eine Dorsalextension im oberen Sprunggelenk durch. Als Normalbereich gilt der Winkel von ca. 10–20° (➤ Abb. 11.7).
- *Wadenmuskulatur (M. gastrocnemius und M. soleus):* Langsitz, beide Kniegelenke gestreckt. Dorsalextension im oberen Sprunggelenk, Normalbereich: 10–20° (➤ Abb. 11.8).

Die Bewertung der Testergebnisse wird in drei Stufen als „unterhalb“, „innerhalb“ oder „oberhalb des Normbereichs“ angegeben.

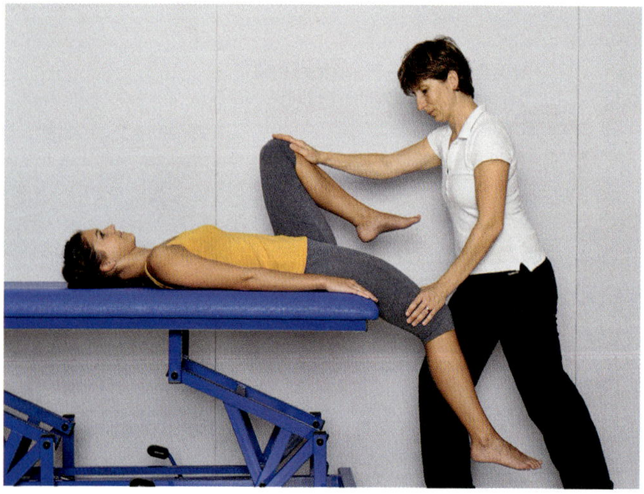

Abb. 11.5 Prüfung der Dehnfähigkeit der Hüftbeugemuskulatur [K359]

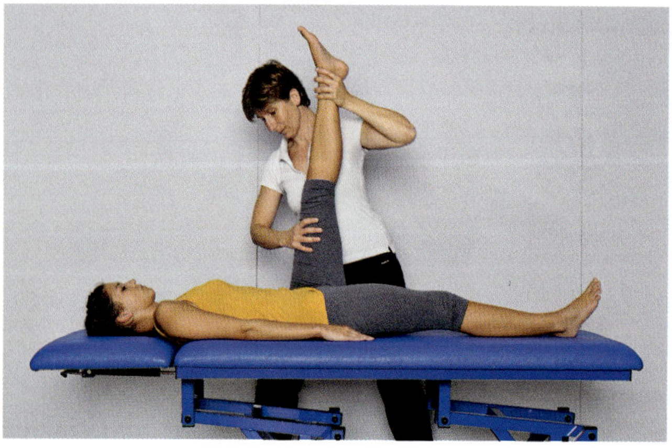

Abb. 11.6 Prüfung der Dehnfähigkeit der Kniebeugemuskulatur [K359]

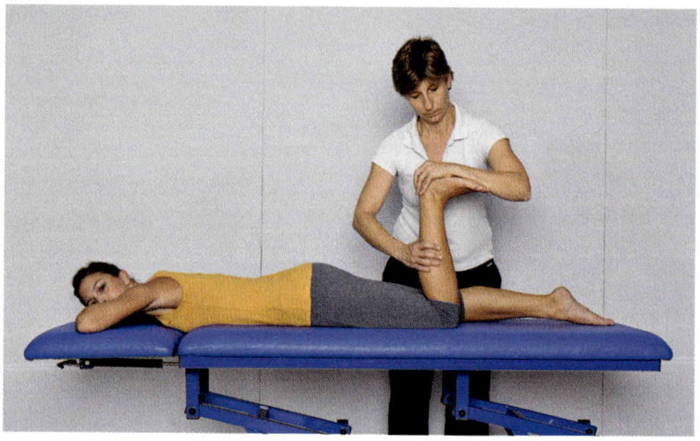

Abb. 11.7 Prüfung der Dehnfähigkeit des M. soleus bei einem 90°-Kniewinkel [K359]

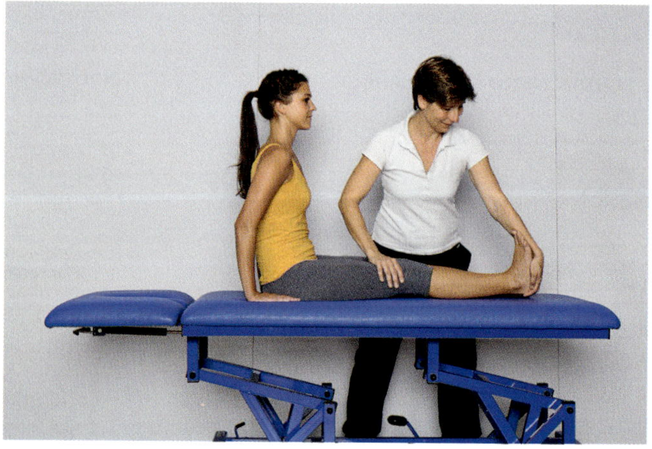

Abb. 11.8 Prüfung der Dehnfähigkeit der Wadenmuskulatur bei gestrecktem Knie (M. soleus, M. gastrocnemius) [K359]

11

Es ist auch möglich, die effektiv erreichte Winkelposition nach der Neutral-Null-Methode anzugeben.

Die aufgeführten Flexibilitätstests stellen eine Hilfe zur Bewertung der Beweglichkeit sowie zur Identifizierung von Muskelverkürzungen/Muskeldysbalancen dar. Die Ergebnisse der einzelnen Tests dienen ausschließlich dem Zweck der Trainingsplanung, insbesondere zur *individuellen Gestaltung des Muskeltrainings* (Dehnungsübungen, Kräftigungsübungen).

11.3.2 Kraft

Der Begriff „Krafttestung" wird meist gleichgesetzt mit der Durchführung von Maximalkrafttests, wie sie in der leistungssportlichen Trainingssteuerung üblich sind. Im therapeutischen Kontext aber werden verständlicherweise Bedenken gegen solche „Ausbelastungen" geäußert. Es gibt deshalb eine Reihe von Möglichkeiten – beginnend bei Funktionstests bis hin zur eigentlichen maximalen Anspannungsfähigkeit der Muskulatur –, die alternativ zur Anwendung gelangen können. Je nach Testmöglichkeit stehen die nachfolgend aufgeführten Systeme zur Verfügung:

- Manueller Widerstand (Muskelfunktionsprüfung)
- Schwerkraft/Körpergewicht
- Freie Gewichte
- Seilzuggeräte
- Achsengeführte Gewichte (Trainingsgeräte)
- Isometrische/isokinetische Belastungssituationen (➤ Kap. 11.6.1, ➤ Kap. 11.6.2)

Die Zielsetzung der Krafttestung bestimmt das einzusetzende Kraftmessverfahren. Die adäquate Reizintensität im Muskeltraining orientiert sich in der Regel an der individuellen Maximalkraft des Patienten/Sportlers. Diese individuelle Maximalkraft kann durch verschiedene Messmethoden ermittelt werden.

Manuelle Krafttestung – Muskelfunktionsprüfung

Die wohl am weitesten verbreitete Methode ist hier die Muskelfunktionsprüfung nach Janda/Sachse (2009) und Daniels/Worthingham (1985), ergänzt durch Wieben/Falkenberg (2012) (Beispiel: Kniegelenkextensoren, ➤ Abb. 11.9). Diese Methode erlaubt eine Aussage über die Muskelkraft/-schwäche während einer *Bewegung gegen (manuellen) Widerstand.* Die Bestimmung erfolgt nach der Skalierung:

- 5 = volles Bewegungsausmaß (Range of Motion, ROM) gegen maximalen Widerstand
- 4 = volle ROM gegen submaximalen Widerstand
- 3 = volle ROM gegen die Schwerkraft
- 2 = volle ROM unter Aufhebung der Schwerkraft
- 1 = sichtbare oder tastbare Muskelkontraktion
- 0 = keine palpierbare oder sichtbare Kontraktion

Diese Skalierung wird von Wieben/Falkenberg (2012) durch eine Stufe 6 erweitert, um eine Aussage über die muskuläre *Ausdauer bei maximaler Kraftentfaltung* zu erhalten. Dabei wird die Bewegung gegen maximalen Widerstand zehnmal wiederholt.

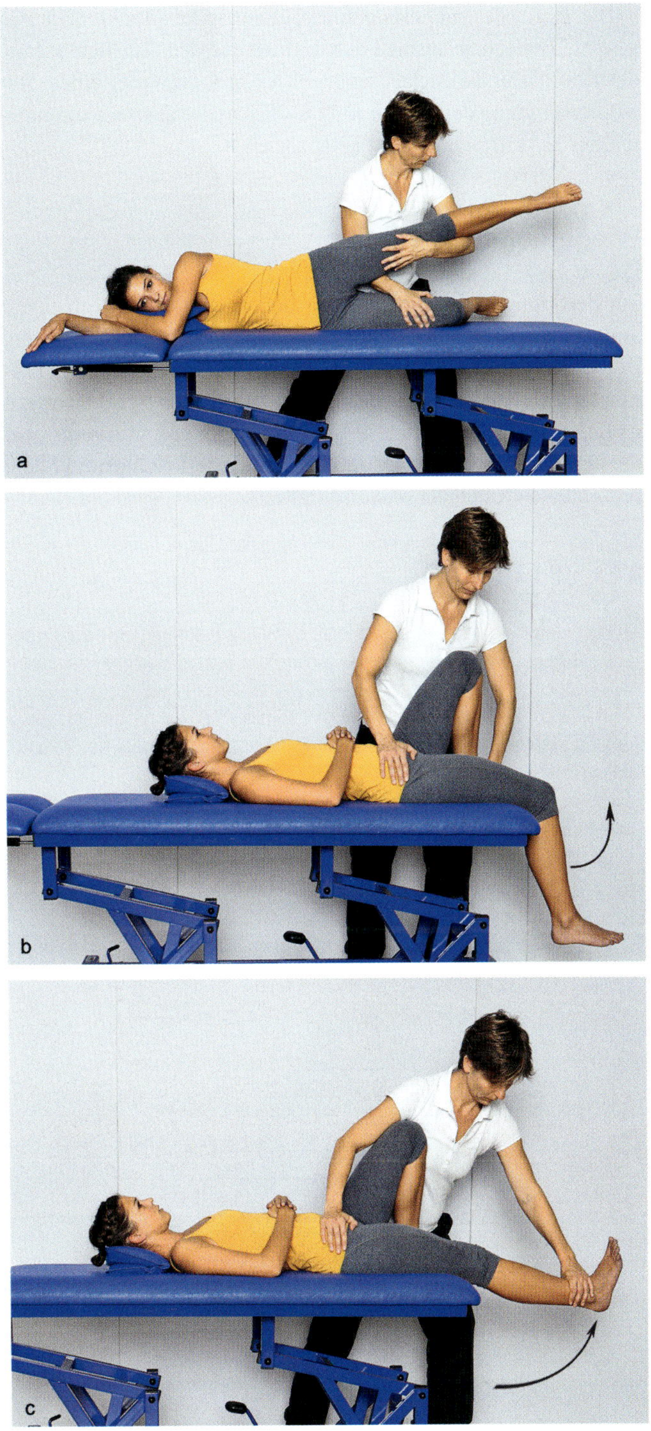

Abb. 11.9 Muskelfunktionsprüfung der Kniegelenkextensoren: a) unter Aufhebung der Schwerkraft, b) gegen die Schwerkraft und c) gegen manuellen Widerstand [K359]

Eine relative Aussagekraft ist dann gegeben, wenn dieses Verfahren standardisiert durchgeführt wird, d. h. die Ausgangsposition und die Fixierung der Extremität gewährleistet sind. Außerdem müssen sowohl die Größe des Widerstands als auch die Hebellänge vergleichbar sein, was bei diesem Verfahren aber objektiv nur eingeschränkt möglich ist.

Die manuelle Muskelfunktionsprüfung sollte immer über das gesamte Bewegungsausmaß durchgeführt werden. Zur Beurteilung der Kraftleistungsfähigkeit empfiehlt es sich, entweder einen Test zur Bestimmung der *lokalen Kraftausdauer* oder aber zur submaximalen *Kraftleistungsfähigkeit* heranzuziehen.

Wiederholungsmethode

Zur Bestimmung der maximalen Widerstandsgröße (z. B. an einem Trainingsgerät) wird häufig die Wiederholungsmethode eingesetzt. Der Patient/Sportler übt mit einem Gewicht (Widerstand am Trainingsgerät), welches er voraussichtlich mindestens 1-mal bis maximal 25-mal bewegen kann. ➤ Abb. 11.10 gibt grob Auskunft über die Beziehung zwischen der Anzahl der Wiederholungen und dem prozentualen Anteil der Maximalkraft.

BEISPIEL

Ein Patient kann ein Gewicht von 30 kg 15-mal über den gesamten Bewegungsbereich bewegen. Nach diesen 15 Wiederholungen ist er so weit ausgelastet, dass die Bewegungen nicht mehr korrekt durchgeführt werden können, Schmerzen auftreten, das Bewegungsausmaß eingeschränkt wird – d. h. die Übung nicht mehr in optimaler Bewegungsqualität ausgeführt werden kann. ➤ Abb. 11.10 ist zu entnehmen, dass der Patient mit ca. 65 % seines Maximums gearbeitet hat.

Auch wenn diese Methode die maximale Kraft wissenschaftlich nicht exakt definiert, bietet sie dennoch einen ersten Anhaltspunkt für die Trainingssteuerung. Zu beachten ist dabei besonders, dass individuelle Ausprägungen, der Trainingszustand etc. durch dieses Verfahren nur bedingt berücksichtigt werden.

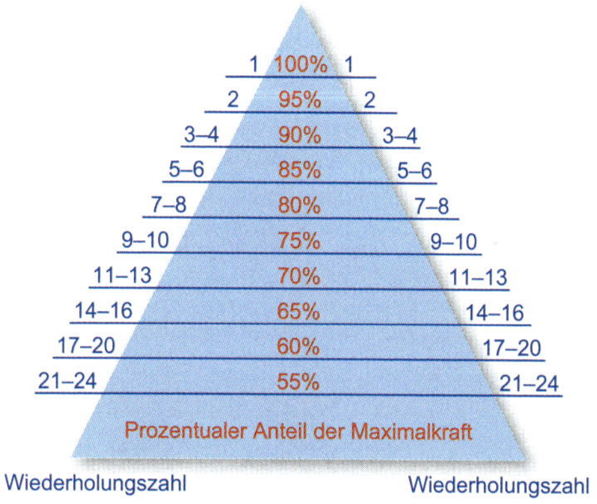

Abb. 11.10 Bestimmung der Maximalkraft mittels der Wiederholungsmethode [M993]

Subjektive Einstufung der eingesetzten Muskelkraft

Bei dieser Form der Einstufung wird der Patient aufgefordert, sein subjektives Belastungsempfinden bei einer definierten Last einer vorgegebenen Skalierung zuzuordnen. Das wohl bekannteste Verfahren ist dabei die RPE-Skala nach Borg (2004), die ursprünglich ausschließlich für Herz-Kreislauf-Belastungen entwickelt wurde (➤ Kap. 11.3.3). RPE ist die Abkürzung für „Rate of perceived exertion", d. h. den subjektiv empfundenen Anstrengungsgrad.

Eine Modifizierung der RPE-Skala nach Borg für den Bereich des Krafttrainings wurde bereits in ➤ Kap. 1.6.2 beschrieben. Mithilfe einer Tabelle (Original Borg oder modifiziert nach Fiehn/Schulte-Frei 1995; ➤ Tab. 1.2) kann der Patient/Sportler in einer bestimmten Trainingssituation die Belastung (z. B. Widerstand am Trainingsgerät) einem entsprechenden Punktewert zuordnen.

11.3.3 Ausdauertestungen

Eine (krankheitsbedingte) körperliche Inaktivität und die damit einhergehende verminderte aerobe Ausdauerleistungsfähigkeit stellt einen Hauptrisikofaktor bei der Entstehung von kardiovaskulären und metabolischen Erkrankungen dar. Die Diagnostik der *aeroben Ausdauerleistungsfähigkeit* kann damit innerhalb der Sporttherapie einen wichtigen Beitrag zum gezielten Auf- und Ausbau vorhandener Ausdauerressourcen liefern.

Ausgewählte Parameter der Ausdauerleistungsdiagnostik

Eine Vielzahl möglicher Parameter findet in der Ausdauerleistungsdiagnostik Anwendung. Es sollen hier vor allem die gebräuchlichsten Parameter einführend vorgestellt werden. Sie stellen die Grundlage dar, um ein geeignetes Testverfahren auswählen und darauffolgend die Testergebnisse einordnen zu können. Die angegebenen Normwerte und Faustformeln sollen dabei als Anhaltspunkte verstanden und immer im Kontext ihrer Erhebung betrachten werden. Eine uneingeschränkte Übertragung auf andere Patientengruppen als die, die der ursprünglichen Erhebung zugrunde liegen, ist ohne Weiteres nicht immer möglich.

Herzfrequenz (➤ Kap. 3.3.2)

Die Herzfrequenz kann auf einfachste Weise – ohne Hilfsmittel – über den Radialispuls abgeleitet werden. Zur Festlegung von herzfrequenzbasierten Trainingsvorgaben wird häufig die *maximale Herzfrequenz (HFmax)* herangezogen. Eine ausreichende Belastbarkeit vorausgesetzt, kann die HFmax mittels einer Ergometrie bestimmt werden. Da die hierzu erforderliche Ausbelastung des Patienten nicht immer möglich ist, kommt häufiger die rechnerische Bestimmung der HFmax über Faustformeln zum Einsatz. Diese können jedoch interindividuelle Schwankungen von bis zu 15 Schläge/Minute aufweisen und sind daher nur mit Einschränkungen zu empfehlen (Robergs/Landwehr 2002). Eine Anpassung der Formeln unter Einbeziehung weiterer Faktoren – wie z. B. des Geschlechts – nahmen u. a. Gulati et al. 2010, Whyte et al. 2008 und Roecker et al. 2002 vor.

Für einen breiten Populationsbereich anwendbar ist die Formel HFmax = 208–0,7 × Alter in Jahren (Tanaka et al. 2001).

Zur rechnerischen Ableitung einer *Trainingsherzfrequenz* (THF) anhand der HFmax wird unter Einbeziehung der Ruheherzfrequenz

(RHF) häufig die Formel nach Hottenrott/Neumann (2008; ➤ Kap. 3.3.2) oder die Karvonen-Formel verwendet.

INFO

Karvonen-Formel

THF = (HFmax – RHF) × Faktor + RHF

Faktoren: 0,8 für intensives, 0,6 für extensives Ausdauertraining, 0,5 für Untrainierte

Zu beachten ist, dass die Herzfrequenz einer Vielzahl von Einflüssen unterliegen kann, die bei der Beurteilung der diagnostizierten Testergebnisse oder im Rahmen der Trainingssteuerung Berücksichtigung finden sollten: u. a. Medikamente (z. B. Betablocker), die Art der Belastungsform (z. B. Laufband vs. Liegeergometer), äußere Bedingungen (z. B. Temperatur, Luftfeuchtigkeit) und zirkadiane Schwankungen (Stresszustand, Zeitpunkt der Nahrungsaufnahme).

Leistung

Die physikalische Größe *Leistung* (Maßeinheit: Watt) kann häufig von den in der Therapieeinrichtung vorhandenen Radergometer ausgegeben und als objektive Messgröße betrachtet werden. Dabei ist zu beachten, dass die aufzubringende mechanische Leistung – aufgrund eines Wirkungsgrads von ca. 25 Prozent –unter der physiologischen Leistung liegt.

INFO

Kilojoule und Kilokalorien

Häufig findet sich auf Radergometern die Angabe des Energieverbrauchs in *Kilojoule*. Diese Angabe ist ein Maß der geleisteten Arbeit und ergibt sich aus der Leistung (Joule pro Sekunde) und dem Zeitraum, über den diese erbracht wurde. So liegt die mechanisch aufzubringende Energie bei zum Beispiel 10 Minuten Training mit 150 Watt bei 90 kJ (600 Sekunden × 150 J/s = 90 kJ).
Die Radergometer-Angabe in Kilojoule kann mit einer sehr geringen – und hinzunehmenden – Ungenauigkeit als *Kilokalorienangabe* übernommen werden (sofern dies nicht ohnehin schon durch die Ergometer-Software vorgenommen wurde). Denn der Umrechnungsfaktor von kJ auf kcal (ca. 0,24) und der Wirkungsgrad beim Radfahren (ca. 25 %) heben sich mit geringer Abweichung praktisch auf.

Da der Wirkungsgrad innerhalb einer Radergometrie nahezu konstant ist, steht die geforderte bzw. aufgebrachte Leistung in einem direkten, linearen Zusammenhang mit der Sauerstoffaufnahme (VO_2). Die VO_2 des Patienten kann daher über die erbrachte Leistung mittels folgender Formel abgeschätzt werden (Haber 2018):

$$VO_2 = \text{Körpergewicht} \times 6{,}3 + 10{,}2 \times \text{Leistung}\ [\text{W}]$$

Zur besseren individuellen Vergleichbarkeit wird die absolute Leistungsfähigkeit meist *relativ zum Körpergewicht* in Watt/kg angegeben und kann dann in Bezug zu Normwerten gesetzt werden. Je nach Testverfahren müssen unterschiedliche Normwerte herangezogen werden.

INFO

Normwerte

Normwerte für Untrainierte bei maximaler Radergometer-Testung: 3,0 W/kg für Männer und ca. 2,5 W/kg für Frauen.
Der altersbedingte Leistungsabbau ab dem 30. Lebensjahr beträgt etwa 1 % pro Lebensjahr.

Blutlaktatkonzentration (➤ Kap. 3.1)

Die Blutlaktatkonzentration wird in der Leistungsdiagnostik zumeist über eine Entnahme von Kapillarblut aus dem Ohrläppchen, seltener aus der Fingerbeere, bestimmt. Die gemessene Laktatkonzentration ist das Resultat aus der aktuellen Laktatproduktion und Laktatelimination. Da bei zunehmender Belastungsintensität die anfallenden H^+-Ionen nicht in ausreichendem Maße auf das Oxidationsmittel NAD^+ übertragen werden können, erfolgt hilfsweise eine Pufferung durch Reduktion von Pyruvat zu Laktat und damit einhergehend eine Zunahme der Laktatkonzentration. Bei akuten oder sprunghaften Belastungswechseln spielen auch weitere Faktoren wie die Dichte der Monocarboxylat-Transporter (MCT) bei der anschließend gemessenen Laktatkonzentration eine Rolle. Der Füllungsgrad der Glykogenspeicher der Arbeitsmuskulatur beeinflusst ebenfalls die Blutlaktatkonzentration auf gegebener Belastungsstufe.

Ventilatorische Parameter

Zur Aufrechterhaltung der Energieproduktion mittels ATP benötigt der menschliche Organismus Sauerstoff. Dabei entspricht die Sauerstoffaufnahme nach dem *Fick'schen Prinzip* dem vom Organismus entnommenen Sauerstoff ($C_{a\text{-}v}O_2$ = arterio-venöse Sauerstoffdifferenz), multipliziert mit dem kardialen Auswurf (HMW = Herzminutenvolumen):

$$VO_2 = HMW \times (C_{a\text{-}v}O_2)$$

Die *maximal erreichbare Sauerstoffaufnahme* (VO_2max) beschreibt die maximale kardiopulmonale Leistungsfähigkeit. Um einen individuellen Vergleich zu ermöglichen, wird die VO_2max in der Regel relativ zum Körpergewicht angegeben (ml O_2/min/kg) und kann dann mit entsprechenden Normwerten bzw. Perzentilen abgeglichen werden. Im Rahmen einer Studie, basierend auf der FRIEND[1]-Registerdatenbank (Kaminsky et al. 2017), konnte anhand einer umfangreichen Kohorte Perzentile für die maximale Sauerstoffaufnahme im Rahmen einer Radergometrie ermittelt werden (➤ Tab. 11.5). Analoge Perzentile für die Laufbandergometrie finden sich bei Rossi Neto et al. 2019 und Kaminsky et al. 2015.

Ursprünglich wurde die *VO_2max* als höchste gemessene Sauerstoffaufnahme unter maximaler Ausbelastung bestimmt. Gerade bei Patienten mit z. B. kardialen Beschwerden ist jedoch häufig keine maximale Ausbelastung möglich. Es wird daher zumeist die Angabe *VO_2peak* verwendet, welcher die bei Testabbruch höchste gemessene Sauerstoffaufnahme beschreibt.

[1] Fitness Registry and the Importance of Exercise National Database.

Tab. 11.5 Altersentsprechende Perzentile der relativen VO_2max (ml O_2/min/kg) basierend auf Radergometrien (Kaminsky et al. 2017)

Perzentile	Altersgruppe					
	20–29	30–39	40–49	50–59	60–69	70–79
Männer						
90	55,5	41,7	37,1	34,0	29,9	28,1
80	51,4	36,2	34,2	30,7	26,7	24,5
70	47,9	33,9	30,4	28,2	24,5	21,9
60	44,5	31,1	28,6	26,3	23,2	20,4
50	41,9	30,1	27,1	24,8	22,4	19,5
40	38,3	28,1	25,4	23,6	21,4	18,5
30	36,2	26,9	24,0	22,6	20,2	17,5
20	33,2	25,4	22,2	21,5	19,0	16,7
10	29,5	21,8	20,6	20,4	17,3	15,8
Frauen						
90	42,6	30,0	26,2	22,6	20,5	18,0
80	38,8	26,0	23,4	20,7	18,8	16,9
70	35,6	24,2	22,0	19,3	17,8	16,1
60	33,6	22,5	20,7	18,2	16,7	15,4
50	31,0	21,6	19,4	17,3	16,0	14,8
40	28,1	20,1	18,4	16,6	15,4	14,2
30	25,6	18,8	17,1	15,7	14,7	13,6
20	21,6	17,0	15,8	14,9	14,0	12,8
10	19,3	20,9	14,6	13,7	13,0	12,0

Als weitere ventilatorische Parameter sind vor allem (1) die *ventilatorische Schwelle* (ventilatory anaerobic threshold, VAT; häufig auch VT1 genannt) und (2) der *respiratorische Kompensationspunkt* (RCP; häufig auch VT2 genannt) zu nennen.

Bei zunehmender Belastung innerhalb einer Ergometrie kommt es ab einem bestimmten Punkt zu einer ersten Erhöhung der Laktatkonzentration und infolgedessen zu einer vermehrten Pufferung von H^+-Ionen über Bikarbonat. Das hierbei entstehende zusätzliche CO_2 wird abgeatmet und führt zu einem ersten erkennbaren, überproportionalen Anstieg der CO_2-Abgabe. Zur Bestimmung der VAT sei an dieser Stelle auf die häufig angewendete V-Slope-Methode nach Beaver et al. (1986) verwiesen. Eine objektive Bestimmung der VAT anhand der erhobenen Messdaten ist zudem über mathematische Verfahren möglich (Nishijima 2019). Eine weitere überproportionale Steigerung der Ventilation gegenüber der CO_2-Abatmung (V_E/VCO_2) kennzeichnet den respiratorischen Kompensationspunkt.

RPE-Skala

Die RPE-Skala (engl. rate of perceived exertion) nach Gunnar Borg (z. B. Borg 1970, Borg 2004) ist ein einfach anzuwendendes Messinstrument für das subjektive Anstrengungsempfinden. Es kann sowohl zur Feststellung des aktuellen Anstrengungsempfindens während einer Belastungsergometrie als auch zur Trainingssteuerung eingesetzt werden.[2] Über eine mehrstufige Skala wird hierbei – nach vorheriger Einweisung – das Belastungsempfinden kurz vor Ende einer Belastungsstufe bzw. während einer Trainingseinheit durch den Patienten benannt. Ebenfalls ist die RPE-Skala ein probates Verfahren zur Belastungssteuerung für Patienten mit veränderter Herzfrequenzreaktion (z. B. Einnahme von Betablockern) (Eston/Connolly 1996).

Referenzwerte in Bezug zur Sauerstoffaufnahme und zur Leistungsfähigkeit (Watt) finden sich bei Löllgen (2004) sowie Löllgen und Fahrenkrog (2009).

Allgemein wird unter gesundheitlichen Aspekten eine Belastungsvorgabe von 9–13 Punkten auf der RPE-Skala empfohlen. Herzgesunden und Herzpatienten nach erfolgreicher Rehabilitation wird ein Bereich von 11–13 mit einer dosierten Steigerung von 11 auf 13 – entsprechend ca. 50–75 % der VO_2max – empfohlen (Borg 2004, Löllgen 2004, Dickhuth/Löllgen 1996, Schönle 2004).

[2] Die Skala mit den dazugehörigen Anwendungshinweisen ist bei Dr. Gunnar Borg erhältlich (www.borgperception.se).

Absolute und relative Kontraindikationen und Abbruchkriterien für Testverfahren zur Erfassung der Ausdauerleistungsfähigkeit

Im Rahmen einer Rehabilitation steht die Therapie des Patienten im Vordergrund. Ein Testverfahren zur Ermittlung der Ausdauerleistungsfähigkeit sollte daher nur zur Anwendung kommen, wenn eine entsprechende Indikation besteht. Dies kann aus ärztlicher Sicht z. B. die Abklärung des Schweregrads einer Erkrankung und/oder die Feststellung der Belastbarkeit eines Patienten bzw. aus (sport-) therapeutischer Sicht die Festlegung von Belastungsintensitäten und/oder Beurteilung von Therapiemaßnahmen sein. Zu beachten sind in jedem Fall die Kontraindikationen, bei denen eine Testung unterlassen werden muss bzw. nur mit Einschränkung durchgeführt werden darf (➤ Tab. 11.6).

Während der Durchführung eines Testverfahrens ist zudem auf bestimmte Anzeichen des Patienten zu achten, die eventuell einen vorzeitigen Testabbruch bedingen (➤ Tab. 11.7).

Tab. 11.6 Absolute und relative Kontraindikationen für die Belastungsergometrie (nach Wonisch et al. 2008) [F795-001]

Absolute Kontraindikationen	Relative Kontraindikationen
Akutes Koronarsyndrom	Hauptstammstenose
Symptomatische Herzrhythmusstörung und/oder eingeschränkte Hämodynamik	Klappenerkrankungen mäßigen Schweregrads
Symptomatische hochgradige Aortenstenose	Bekannte Elektrolytstörungen
Dekompensierte Herzinsuffizienz	Arterielle Hypertonie (RR > 180/100 mmHg)
Akute Lungenembolie	Tachyarrhythmie oder Bradyarrhythmie
Akute Karditis (Endo-, Myo-, Perikarditis)	Hypertrophe obstruktive Kardiomyopathie
Akute Aortendissektion	Höhergradige AV-Blockierungen
Fieberhafte Infekte	Anämie
Akute Phlebothrombose der unteren Extremität	Physische und/oder psychische Beeinträchtigungen

11

Tab. 11.7 Absolute und relative Abbruchkriterien für die Belastungsergometrie (angelehnt an Steinberg/Löllgen 2009, Gibbons et al. 2002, Steinacker et al. 2002)

Absolute Abbruchkriterien	Relative Abbruchkriterien
• Erschöpfung • Mäßige bis starke und typische Angina pectoris • Starke sonstige Symptome (Dyspnoe, Schwindel, Unsicherheit) • Abfall des arteriellen Blutdrucks um > 10 mmHg unter den Ausgangswert mit Ischämiezeichen • Leistung kann nicht gehalten werden • Periphere Minderperfusion (Zyanose)	• Leichtes Unwohlsein • Leichte Angina pectoris • Atmung: leichtes Giemen und Pfeifen • Systolischer Blutdruck > 250 mmHg und/oder diastolisch Blutdruck > 115 mmHg • Fehlender arterieller Blutdruckanstieg oder Blutdruckabfall bei Belastung

Bei der Anwendung von (maximalen) Testverfahren zeigen unter anderem folgende objektive Kriterien die Ausbelastung des Patienten an:

- „Leveling-off" der Sauerstoffaufnahme
- Atemäquivalent > 35
- Respiratorischer Quotient > 1,15

Verfahren zur Kategorisierung und Bestandsaufnahme der Ausdauerleistungsfähigkeit

Sechs-Minuten-Gehtest

Der Sechs-Minuten-Gehtest findet als alltagsnaher Test häufig bei Patienten mit Herzinsuffizienz und chronischen Lungenerkrankungen Anwendung. Bis auf eine vermessene Gehstrecke und eine Stoppuhr sind keine weiteren Materialien zur Durchführung nötig. Der Test eignet sich zur Bestandsaufnahme der Leistungsfähigkeit und zur Dokumentation des Therapieerfolgs.

In der Regel wird der Test auf einem Korridor oder einer anderen ebenen Strecke ohne Hindernisse durchgeführt (ca. 30–50 Meter). Der Patient erhält nach Teststart in regelmäßigen Abständen (z. B. 1 Minute) verbale Unterstützung nach folgendem Muster: *„Das machen Sie sehr gut. Es sind noch 5 Minuten zu absolvieren. – Das machen Sie sehr gut. Sie haben die Hälfte des Tests absolviert."* Empfehlungen zur Standardisierung finden sich in den Richtlinien der ATS zur Durchführung des Sechs-Minuten-Gehtests (ATS Committee 2002). Nach sechs Minuten wird der Patient gebeten, am momentan erreichten Ort stehen zu bleiben, und daraufhin wird die zurückgelegte Wegstrecke gemessen.

Gesunde Personen erreichen ca. 400–700 m Gehstrecke. Dieser Wert ist jedoch von den Faktoren Geschlecht, Alter und Körpermasse-Index (BMI) abhängig. Über entsprechende Regressionsgleichungen (Enright/Sherill 1998) kann die theoretische „Normalstrecke", die dem Gesunden entspricht, mit dem erreichten Wert verglichen werden (s. Info-Kasten).

Bei Verlaufskontrollen können Zunahmen der Gehstrecke von ca. 70 m als klinisch relevant angesehen werden (Enright 2003). Zu berücksichtigen ist, dass je nach Patientenpopulation klinisch relevante Veränderungen unterschiedlich in ihrer Höhe ausfallen können und diese damit auch bereits bei geringeren Streckenzunahmen bedeutsam sein können (Bohnnon/Crouch 2017).

INFO

Normalwerte für die Sechs-Minuten-Gehstrecke

Frauen:
Berechnete Strecke = (2,11 × Größe [cm]) – (2,29 × Gewicht [kg]) – (5,78 × Alter [Jahre]) + 667 m

Männer:
Berechnete Strecke = (7,57 × Größe [cm]) – (5,02 × Gewicht [kg]) – (1,76 × Alter [Jahre]) – 309 m

Drei-Minuten-Stufentest

Der ursprünglich von Kasch et al. (1965) entwickelte Drei-Minuten-Stufentest ist ein Screening-Verfahren zur Abschätzung der körperlichen Leistungsfähigkeit eines Patienten. Daneben kann er auch zur Verlaufskontrolle eingesetzt werden.

Bei dem Test muss der Patient drei Minuten lang eine Stufe von 30 cm Höhe auf- und absteigen. Dies erfolgt im Viererrhythmus (rechts auf – links auf – rechts ab – links ab) in einer vorgegebenen Frequenz (24/min). Bei anderen Stufenhöhen als 30 cm muss die Schrittfrequenz nach der Formel „24 × 30/Stufenhöhe" angepasst werden. Nach dem Test misst der Testleiter oder der Patient die Pulsfrequenz über 60 Sekunden; das Ergebnis (ermittelte Pulsfrequenz) kann mit Referenzwerten verglichen werden (➤ Tab. 11.8). Dieser Test ist nicht geeignet für Patienten, die – z. B. durch Betablocker-Einnahme – eine geänderte Herzfrequenzreaktion auf Belastung zeigen. Weiter ist zu berücksichtigen, dass der Drei-Minuten-Stufentest im Vergleich zum Sechs-Minuten-Gehtest häufiger zu Testabbrüchen führt, da dieser als belastender durch den Patienten empfunden wird (Bohannon et al. 2015).

Alternativ sei hier noch auf den ebenfalls verbreiteten *Harvard-Step-Test* verwiesen (Fox et al. 1973). Ebenso auf die Möglichkeit, die Sauerstoffaufnahme bei Belastung über eine Formel abzuschätzen und somit die Leistungsfähigkeit des Patienten weiter zu quantifizieren (Latin et al. 2001).

PWC-Test

Beim PWC-Test (Physical Working Capacity) wird die erbrachte Leistung (Watt) bei Erreichen einer definierten Herzfrequenz ermittelt und kann folgend mit Normwerten verglichen werden. Der Test eignet sich zur Bestandsaufnahme der Leistungsfähigkeit und zur Dokumentation des Therapieerfolgs. Durch die Wahl der Herzfrequenz als fixe Bezugsgröße können die oben im Abschnitt *„Herzfrequenz"* bereits genannten Einflussfaktoren das Messergebnis beeinflussen. Hierauf sollte insbesondere bei Verlaufskontrollen geachtet werden (z. B. veränderte Medikation im Verlauf der Therapie).

Tab. 11.8 Referenzwerte für den 3-Minuten-Stufentest in Abhängigkeit von Alter und Geschlecht (Spring 2008) [G224]

Leistungsklasse	Alter [Jahre]					
	18–25	26–35	36–45	46–55	56–65	>65
Frauen						
Ausgezeichnet	<92	<92	<92	<92	<92	<92
Gut	94–112	94–112	94–112	94–116	94–114	94–118
Genügend	110–124	114–124	114–122	118–122	116–122	120–122
Schwach	126–140	126–140	124–140	124–136	124–136	124–134
Sehr schwach	>142	>142	>142	>138	>138	>136
Männer						
Ausgezeichnet	<85	<85	<90	<93	<93	<92
Gut	88–101	88–101	94–105	96–109	97–105	95–104
Genügend	102–110	104–114	108–116	113–120	109–116	109–116
Schwach	114–126	116–126	118–128	121–130	118–128	119–128
Sehr schwach	>130	>130	>132	>135	>131	>133

INFO

Festlegung der Zielherzfrequenz

- PWC130 (Zielherzfrequenz 130/min) – geeignet für ältere und leistungsschwächere Personen
- PWC150 (Zielherzfrequenz 150/min) – geeignet für untrainierte, gesunde Personen
- PWC170 (Zielherzfrequenz 170/min) – geeignet für trainierte, jüngere und leistungsstarke Personen

Wird die Zielherzfrequenz nicht punktgenau am Ende einer Belastungsstufe erreicht (dies entspricht eher einem Zufall), muss die Leistung (Watt) nach der folgenden Formel extrapoliert werden:

$$PWC = P_1 + (P_2 - P_1) \cdot \frac{HF_{Ziel} - HF_1}{HF_2 - HF_1}$$

P_1 = Leistung (Watt) vor Erreichen der Zielherzfrequenz; P_2 = Leistung (Watt) nach Erreichen der Zielherzfrequenz; HF_{Ziel} = festgelegte Zielherzfrequenz (z. B. 150/min beim PWC_{150}); HF_1 = Herzfrequenz (min^{-1}) vor Erreichen der Zielherzfrequenz; HF_2 = Herzfrequenz (min^{-1}) nach Erreichen der Zielherzfrequenz.

Zu Beginn des Tests werden die Zielherzfrequenz (siehe Info-Kasten) und das Belastungsschema festgelegt. In der Regel wird das von der WHO vorgeschlagene Belastungsschema verwendet (25 Watt Eingangsbelastung, Belastungsinkrement 25 Watt/2 min). Bei Sportlern und sehr leistungsfähigen Personen kann auch das BAL[3]-Belastungsschema zum Einsatz kommen (50/100 Watt Eingangsbelastung, Belastungsinkrement 50 Watt/3 min). Bei Erreichen der Zielherzfrequenz wird die noch begonnene Belastungsstufe vollendet, anschließend die gemessene Herzfrequenz notiert und entsprechend die Leistung (Watt) extrapoliert. Die so ermittelte Leistung (Watt) wird in Relation zum Körpergewicht gesetzt und kann mit Normwerten abgeglichen werden (➤ Tab. 11.9).

[3] BAL = Bundesausschuss Leistungssport.

Tab. 11.9 Normwerte des PWC-Tests für untrainierte Personen (Siegenthaler/Blum 2018) [G225]

PWC-Test	Normleistung Männer (Watt/kg)	Normleistung Frauen (Watt/kg)
PWC130	1,5	1,25
PWC150	2,0	1,60
PWC170	2,5	2,00

Verfahren zur Beurteilung der Ausdauerleistungsfähigkeit und Ableitung von Trainingsbereichen

Die im Folgenden genannten Verfahren ermöglichen eine objektive Beurteilung der Ausdauerleistungsfähigkeit und darüber hinaus eine Ableitung von Trainingsbereichen, die für den Patienten als sicher in der Durchführung angesehen werden können.

Spiroergometrie

Anhand ventilatorischer Schwellenkonzepte lassen sich durch die Bestimmung von Sauerstoffaufnahme und Kohlendioxidabgabe charakteristische Punkte innerhalb einer Spiroergometrie ermitteln (s. o. Abschnitt „Ventilatorische Parameter"; ➤ Abb. 11.11).

Da eine Ermittlung der VO_2max eine maximale Ausbelastung des Patienten voraussetzt, ist die Ermittlung von submaximalen ventilatorischen Schwellen eine häufig durchgeführte Methode innerhalb der Spiroergometrie. Durch rampenförmige Testprotokolle wird die Belastungsintensität kontinuierlich bis zum Erreichen der VO_2max gesteigert. Kommt es bereits vor Erreichen der VO_2max zu einem Testabbruch, lassen sich zumeist der RCP (VT 1) und in der Regel immer die VAT (VT 2) bestimmen.

Die beiden so ermittelten charakteristischen Schwellen (VAT/VT 1, RCP/VT 2) können dann für eine Einteilung in Trainingsbereiche herangezogen werden: Eine Belastung unterhalb der VAT/VT 1 entspricht einem regenerativen, eine Belastung zwischen VAT und RCP einem extensiven bis intensiven Training.

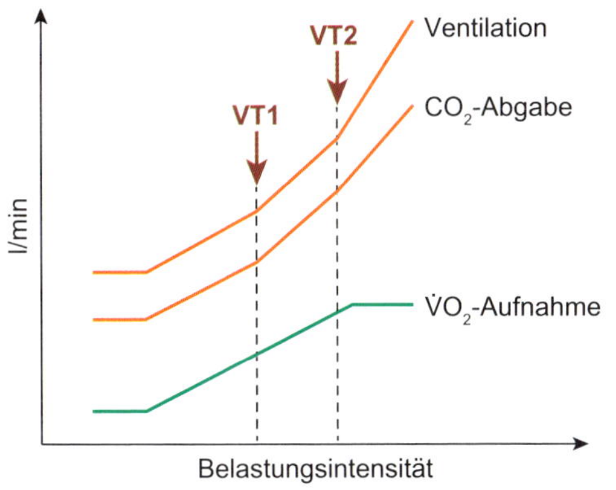

Abb. 11.11 Schematische Darstellung der ventilatorischen Parameter VAT (VT 1), RCP (VT 2) und VO_2 bei einer ansteigenden kontinuierlichen Belastung (modifiziert nach Maeyer, de et al. 2013) [L231]

Bei der Festlegung von Trainingsvorgaben anhand einer Leistung (Watt) oder Herzfrequenzen (min^{-1}) ist die Zeitverzögerung der ventilatorischen Parameter zu berücksichtigen (Meyer et al. 2005, Scharhag-Rosenberg 2010, Westhoff et al. 2013).

Über die Borg-RPE-Skala® ist eine Vorgabe der Intensität, die den ventilatorischen Schwellen entspricht, ebenfalls möglich (Abschnitt „RPE-Skala"); entsprechend kann auch diese Skala als einfaches Mittel zur Trainingssteuerung verwendet werden.

Laktatstufentest

Bei einem Laktatstufentest findet in definierten Zeitabständen (meist 3–5 Minuten) ein sprunghafter Belastungsanstieg (meist um 25–50 Watt auf dem Radergometer bzw. um 1–2 km/h auf dem Laufband) statt. Begonnen wird der Test im aeroben Bereich mit geringeren Intensitäten. Durch die stufenweise Erhöhung der Leistung bzw. Geschwindigkeit und der sich wiederholenden Blutentnahme zur Bestimmung der Laktatkonzentation kann eine sog. Laktat-Leistungs-Kurve bzw. Laktat-Geschwindigkeits-Kurve erstellt werden. Anhand verschiedener Konzepte wird versucht mithilfe dieser „Laktatkurve" die anaerobe Schwelle zu bestimmen. In den vergangenen Jahrzehnten wurde eine Vielzahl von Laktatschwellenkonzepten, beruhend auf empirischen Untersuchungen und teils mathematischen Modellierungen, entwickelt und zur Trainingssteuerung und/oder Trainingsverlaufskontrolle eingesetzt (eine Übersicht findet sich bei Heck/Beneke 2008). Die Möglichkeiten der Laktatschwellenkonzepte (basierend auf der gemessenen Laktatkonzentration, als Resultat einer Vielzahl von physiologisch ineinandergreifenden und sich überlagernden Prozessen) hinsichtlich ihrer Anwendbarkeit im Rahmen einer Trainingssteuerung werden jedoch kritisch hinterfragt (Wahl et al. 2009).

Im Rahmen der Sporttherapie sollte bei ausreichender Belastbarkeit des Patienten möglichst ein etabliertes Testprotokoll, entsprechend dem zugehörigen validierten Laktatschwellenkonzept, zur Anwendung kommen.

IPN-Test

Der IPN[4]-Test ist ein submaximaler Ausdauertest, der aufgrund der erzielten Watt-Leistung und Herzfrequenz eine Beurteilung der *Leistungsfähigkeit* anhand eines *individuellen Abbruchkriteriums* ermöglicht. Darüber hinaus kann nach Testdurchführung eine *Trainingsherzfrequenz* festgelegt werden.

Als Abbruchkriterium wird das Erreichen einer Zielherzfrequenz definiert, die sich aus Alter, Ruheherzfrequenz (RHF) und Fitnesszustand des Patienten ergibt und frühestens nach zehn Minuten Belastungsdauer erreicht werden soll. Nach der Festlegung der Zielherzfrequenz erfolgt die Auswahl eines entsprechenden Belastungsprotokolls. Eine detaillierte Vorgehensweise zur Wahl des geeigneten Belastungsprotokolls und zur Testdurchführung findet sich bei Trunz-Carlisi (2004).

Anhand entsprechender Normwerttabellen kann das Ergebnis des Tests zudem verglichen und ein individueller Intensitätsfaktor zur Bestimmung der Trainingsherzfrequenz abgeleitet werden.

Verfahren zur rechnerischen Ableitung der Ausdauerleistungsfähigkeit

Rechnerische Abschätzungen können die individuellen Begebenheiten eines Patienten nicht ausreichend berücksichtigen und sollten daher nur ergänzend zu objektiven Ausdauerleistungstests eingesetzt werden. Da – mangels Belastbarkeit des Patienten – innerhalb einer Therapie nicht immer die (maximale) Leistungsfähigkeit durch einen Belastungstest ermittelt werden kann, haben Formeln zur näherungsweisen Bestimmung dennoch ihre Berechtigung.

Berechnung der VO_2max mithilfe eines Laufbandtests

Um die aerobe Leistungsfähigkeit eines Patienten auch ohne Messgerät abschätzen zu können, kann die maximale Sauerstoffaufnahme mit Formeln näherungsweise bestimmt werden (➤ Tab. 11.10). Die hier aufgeführten Formeln nach Foster et al. 1996 sind unabhängig vom Testprotokoll und berücksichtigen ebenfalls ein

Tab. 11.10 ACSM-Formel mit Differenzierung nach Foster et al. (1996) [F792-001]

ACSM-Formel:
$VO_2 max = 0{,}1 \cdot v + 1{,}8 \cdot v \cdot m + 3{,}5$
Formeln nach Foster et al. 1996:
$VO_2 max = 0{,}869 \cdot ACSM - 0{,}07$ (ohne Abstützen des Patienten am Laufband)
$VO_2 max = 0{,}694 \cdot ACSM + 3{,}33$ (mit Abstützen des Patienten am Laufband)
VO_2max = Sauerstoffaufnahme in ml/kg/min, v = Geschwindigkeit in m/min, m = Laufbandsteigung in %/100, ACSM = Ergebniswert der ACSM-Formel

[4] IPN = Institut für Prävention und Nachsorge Köln

11

mögliches Abstützen des Patienten am Geländer des Laufbands. Die Foster-Formeln basieren auf einer Formel des ACSM[5] (Franklin et al. 2017), bieten jedoch eine höhere Genauigkeit (Peterson et al. 2003). Zur Berechnung werden die auf der letzten Stufe eines Laufbandtests erreichte Geschwindigkeit und Steigung verwendet. Der Testabbruch sollte dabei nach objektiven Kriterien erfolgen (➤ Tab. 11.7).

Single-Stage-Tests mittels Rad- und Laufbandergometrie

Der *Single-Stage-Walking-Test* nach Ebbeling et al. 1991 ist ein Ein-Stufen-Test zur rechnerischen Bestimmung der körpergewichtsbezogenen VO_2max (ml/min/kg). Zu Beginn des Tests wird die altersbezogene maximale Herzfrequenz (HFmax) berechnet[6]. Darauffolgend wird innerhalb einer vierminütigen Stufendauer (0 % Steigung) eine Geschwindigkeit auf dem Laufband eingestellt, welche mindestens 50 % und maximal 70 % der rechnerisch ermittelten HFmax des Patienten entspricht. Es ist durch den Testleiter darauf zu achten, dass der Patient nach Möglichkeit nicht in den Randbereichen der Herzfrequenzvorgabe belastet wird (Waddoups et al. 2008). Nach diesen vier Minuten wird die Laufbandsteigung auf 5 % erhöht und der Patient absolviert weitere vier Minuten. Die gleichbleibende Herzfrequenz auf den letzten zwei Minuten dieser Stufe wird notiert und in die folgende Formel eingesetzt. Danach erfolgt für zirka drei Minuten das Abwärmen des Patienten.

$$VO_2max = 15{,}1 + 584{,}73 \cdot v - 0{,}327 \cdot HF - 27{,}09 \cdot v \cdot a + 0{,}00504 \cdot HF \cdot a + 5{,}98 \cdot GF$$

(VO_2max in ml/min/kg, v = Geschwindigkeit in m/min, HF = Herzfrequenz in min^{-1}, a = Alter in Jahren, GF = Geschlechtsfaktor: weiblich =0/männlich =1)

Ein entsprechender Ein-Stufen-Test auf dem Radergometer ist der *Astrand-Ryhming-Ergometer-Test* (Astrand/Ryhming 1954). Durch eine sechsminütige Belastung, bei der eine Herzfrequenz im Bereich von 125–170/min erreicht werden soll, kann über ein entsprechendes Nomogramm die absolute VO_2max (ml/min) anhand der Herzfrequenz und der Wattleistung abgeschätzt werden. Eine Anpassung der ermittelten Sauerstoffaufnahme sollte daraufhin altersbezogen erfolgen (Astrand 1960, Muster/Zielinski 2006).

[5] ACSM = American College of Sports Medicine

[6] Bei der Entwicklung des Testprotokolls verwendeten die Autoren hierzu die Formel: HFmax = 220 – Lebensalter in Jahren.

11.4 Koordinations-/Gleichgewichts-/Funktionelle Tests

11.4.1 Koordination und Gleichgewicht

Koordination (Bewegung, Gleichgewicht) ist eine komplexe Leistung des Körpers (➤ Kap. 6), die als reine „Funktion" nicht zu messen ist. Daher handelt es sich bei Koordinations- und Gleichgewichtstests nicht immer um eine reine Funktionsdiagnostik, sondern in der Regel eher um eine Fähigkeitsanalyse oder Aktivitätsdiagnostik, die fast immer auch von den motorischen Komponenten Kraft und Ausdauer bestimmt/beeinflusst wird. Von den zahlreichen Testverfahren, die Komponenten der Koordination abbilden, sollen hier nur einige exemplarisch aufgeführt werden.

Test „Einbeinstand"

Bei dem Test „Einbeinstand" wird unter statischen Bedingungen die Gleichgewichtsfähigkeit geprüft. Die Aufgabe ist der Einbeinstand auf dem dominanten Bein, wobei das kontralaterale Bein locker auf der Wade des Standbeins aufliegt. Die Arme können zur Stabilisation des Stands eingesetzt werden, der Einsatz des Spielbeins – besonders das Aufsetzen auf dem Boden – führt zum Testabbruch. Der Test wird in fünf Schwierigkeitsstufen barfuß durchgeführt (➤ Tab. 11.11). Die Einteilung der Ergebnisse erfolgt in die Kategorien „schlecht" bis „hervorragend", wobei es eine altersspezifische Auswertung für Personen im Alter bis bzw. ab 45 Jahren gibt.

Tab. 11.11 Beurteilung der Koordinationsfähigkeit beim Einbeinstand: X = bewältigt, – = nicht bewältigt [M993]

	Schwierigkeitsstufe					Beurteilung der koordinativen Leistungsfähigkeit
	I	II	III	IV	V	
Ergebnisse (Alter < 45 J.)	X	–	–	–	–	Schlecht
	X	X	–	–	–	Zu gering
	X	X	X	–	–	Durchschnittlich/ausreichend
	X	X	X	X	–	Gut
	X	X	X	X	X	Sehr gut
Ergebnisse (Alter ≥ 45 J.)	–	–	–	–	–	Schlecht
	X	–	–	–	–	Zu gering
	X	X	–	–	–	Durchschnittlich/ausreichend
	X	X	X	–	–	Gut
	X	X	X	X	–	Sehr gut
	X	X	X	X	X	Hervorragend

Schwierigkeitsstufen: I= beidbeiniger Stand mit geschlossenen Augen über 10Sekunden, II= Einbeinstand mit offenen Augen über 10Sekunden, III= Einbeinstand mit geschlossenen Augen über 10Sekunden, IV= einbeiniger Zehenstand mit offenen Augen über 10Sekunden, V= einbeiniger Zehenstand mit geschlossenen Augen über 10Sekunden.

11.4.2 Funktionelle Testungen

Functional Movement Screen (FMS)™

Der Functional Movement Screen (FMS)™ wurde von Gray Cook und Kollegen Ende der 1990er-Jahre entwickelt. Er überprüft grundlegende natürliche Bewegungsmuster des Menschen (z. B. Kopf- und Rumpfkontrolle, Stützfunktion, Sitzen, Gleichgewicht) (Cook und Burton 2010, Schmidtlein et al. 2013, Cook et al. 2014 a&b). Der FMS™ beinhaltet insgesamt sieben Bewegungsmuster (➤ Abb. 11.12). Zur Durchführung des Tests werden drei Stäbe, ein Brett und ein Gummiband benötigt. In der Testdurchführung wird jedes Bewegungsmuster bis zu dreimal wiederholt und je nach Bewegungsausführung ein Wert von 0 bis 3 Punkten vergeben. Bei Bewegungen, die links und rechts separat ausführbar sind, wird für beide Seiten ein Wert vergeben, wobei bei gegebener Wertdifferenz der geringere Wert in die Errechnung der Gesamtsumme einfließt. Es wird nach den folgenden Kriterien bewertet:

- 0 = die Bewegung war schmerzhaft
- 1 = Ausführung des Bewegungsmusters nicht möglich
- 2 = Ausführung des Bewegungsmusters mit Kompensationsbewegung
- 3 = uneingeschränkte, exakte Durchführung des Bewegungsmusters

Erweist sich ein Bewegungsmuster im Test als schmerzhaft, sollte die Person an einen Therapeuten oder Arzt verwiesen werden. Insgesamt liefern die Ergebnisse Befunde, keine Diagnose! Die Befunde zeigen Defizite in den Bewegungsmustern auf, die in der Trainingsplanung zu berücksichtigen sind. Insbesondere Bewegungsmuster mit dem Wert 1, sowie Seitendifferenzen bei einseitiger Testung sind bedeutsam. Zur Korrektur der Defizite empfiehlt sich ein Funktionelles Training (➤ Kap. 6.2.6, ➤ Kap. 6.2.7), durch das zunächst Mobilität und Propriozeption, dann statische und anschließend dynamische Stabilität/Kraft und neuronale Ansteuerung verbessert werden. Zur Überprüfung des Trainingserfolges sollte der Test am Ende einer Trainingsphase erneut durchgeführt werden (Cook und Burton 2010, Klingenberg 2019).

Fundamental Screen

Einen vergleichbaren Ansatz wie der FMS hat der Fundamental Screen. Er basiert auf den fundamentalen, in der Kindheit angelegten Bewegungen Hüpfen, Rollen, Stützen, Drehen, Krabbeln, Laufen, Stehen und Federn (Froböse 2018). Je nach Bewegungsausführung werden 0 bis 3 Punkte vergeben. Die Kriterien der Punktevergabe sind ähnlich zu jenen des FMS, wobei für jede der Bewegungen eine differenzierte Bewertungstabelle vorliegt. Er umfasst die folgenden Übungen:

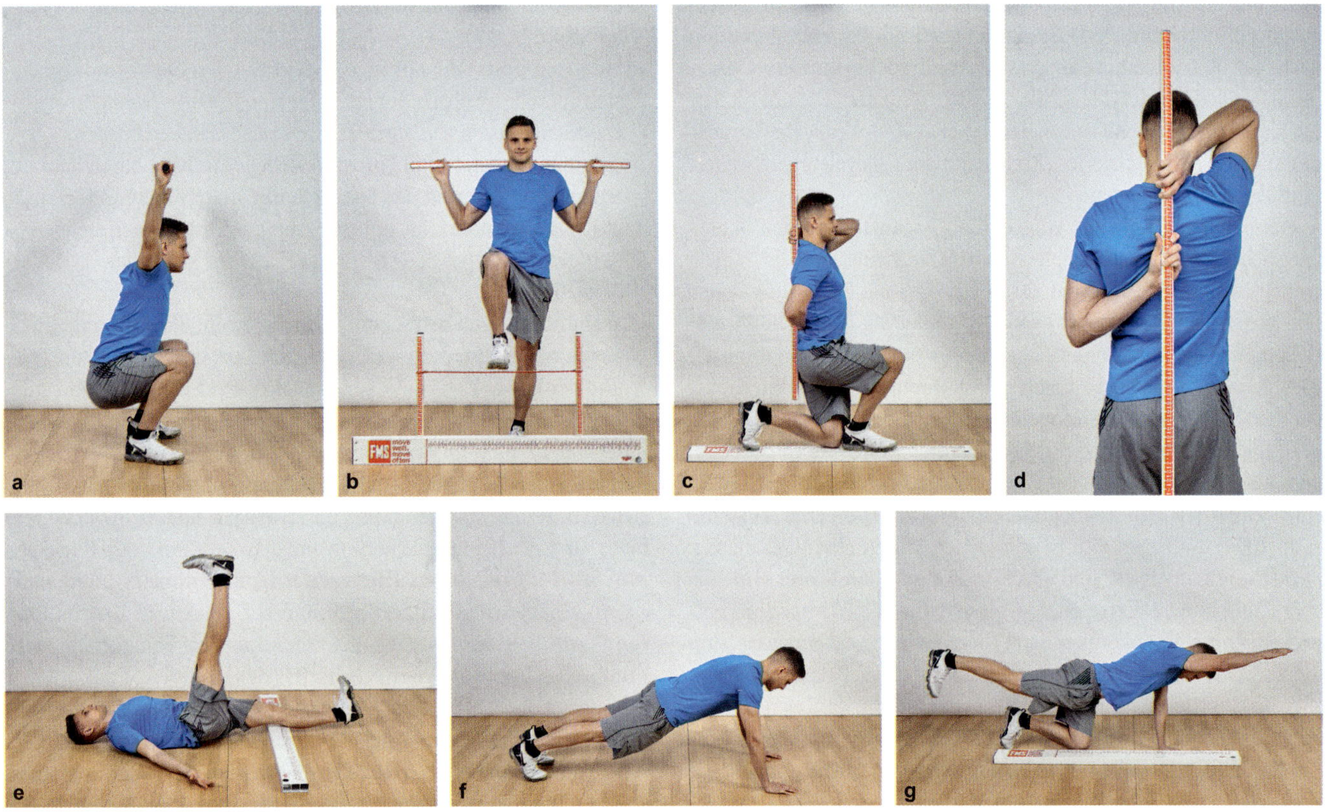

Abb. 11.12 Die sieben Bewegungsmuster des Functional Movement Screen : **a** Deep Squat, **b** Hurdle Step, **c** In-Line Lung, **d** Shoulder Mobility, **e** Active Straight Leg Raise, **f** Trunk Stability Push-Up, **e** Rotary Stability [W1185/L143]

- Kniebeugen
- Kontrolliertes Krabbeln
- Kontrolliertes Rollen vorwärts
- Rollen um die Längsachse
- Sicher in den Stütz
- Sprint mir Richtungswechsel
- Bewusstes Fußfedern
- Niedersprunglandung mit exzentrischer Kontrolle
- Ganzkörperstütz statisch und dynamisch
- Weitsprunglandung mit Selbsteinschätzung.

11.4.3 Back-to-Activity-Testungen

„Wann kann ich wieder spielen?" ist wohl die erste und häufigste Frage, die Sport- und Physiotherapeuten in ihrem Arbeitsalltag gestellt bekommen. So oft diese Frage auftaucht, so schwierig erscheint es, eine Antwort darauf zu finden, wann ein Sportler die Voraussetzungen für das sportartspezifische Training wieder erfüllt. Dies hat zur Folge, dass Ärzte und Therapeuten einem breiten Spektrum unterschiedlicher Studien und Algorithmen gegenüberstehen, die eine mögliche Antwort geben sollen.

Wird die Entscheidung in gängigen Behandlungskonzepten noch auf die Zeitdauer der erfolgten Rehabilitation (mit dem klassischen Stufenplan 6 Wochen – 3 Monate – 6 Monate – 1 Jahr) gegründet, scheint eine rein kalendarisch orientierte Rehabilitation heute nicht mehr ausreichend zu sein (Kalberer et al. 2013). Vielmehr geht es darum, die funktionelle Leistungsfähigkeit des Patienten/Sportlers nach der Rehabilitation zu erfassen und zu objektivieren. Dazu bedarf es jedoch der Messinstrumente, Testbatterien und Skalen, die klassische klinische Parameter wie etwa Zeit, Kraft, Bewegungsumfang und anteroposteriore Translation im Kniegelenk um weitere Einflussgrößen ergänzen.

Wenngleich ein solches Vorgehen als Ergänzung zu den aktuellen Nachbehandlungskonzepten sinnvoll erscheint, ist es doch nicht einheitlich geregelt. Dies hat zur Folge, dass die Entlassungszeiten sehr unterschiedlich sind. So konnten Andersson et al. (2009) feststellen, dass die durchschnittliche Zeit bis zur Wiederaufnahme der sportlichen Aktivität bei Patienten nach Ruptur des vorderen Kreuzbands zwischen 4 und 18 Monaten variierte.

Aktuelle Empfehlungen gehen dahin, Kraft, Rumpfstabilität und neuromuskuläre Defizite zu erfassen, zu bearbeiten und in einer funktionellen Reintegrationsphase zu trainieren (Paterno et al. 2004). So haben sich in den letzten Jahren eine Vielzahl sog. Back-to-Activity-Tests und Back-to-Competition-Scores für die obere und untere Extremität wie auch für die Wirbelsäule entwickelt. Diese Tests können dem Therapeuten zwar Hinweise zum Rehabilitationsfortschritt und zur Dosierung der Belastung geben; allerdings weisen Vavken et al. (2012) darauf hin, dass es noch keine ausreichende Evidenz gibt, um die Rückkehr zum Sport bzw. die Erlaubnis zur vollen sportlichen Belastung allein anhand der Back-to-Activity-Testungen zu treffen.

Die Testungen sollten an die Sportart bzw. das Aktivitätsniveau des Patienten angepasst werden. Keller et al. (2012), Kalberer et al. (2013) sowie Vavken et al. (2012) bieten mögliche Vorgehensweisen und Algorithmen für die Spätphase der Rehabilitation an. Es können folgende Testungen für die untere Extremität zur Anwendung kommen:

- One Leg Squat Test (McGovern et al. 2018, Ressman et al. 2019) und Step Down Test (Park et al. 2013, Herman et al. 2016) zur Überprüfung der *Gleichgewichtsfähigkeit im Einbeinstand* unter rein statischen Bedingungen. Es wird die Bewegungsqualität für die korrekte Ausrichtung der Gelenkachsen von Rumpf, Becken, Knie und Fußgelenk bei der Ausführung der sportmotorischen Aufgabe bewertet.
- Y-Balance Test™ bzw. Star Excursion Balance Test (SEBT) (Plisky et al. 2006, 2009) zur Überprüfung der *dynamischen Gleichgewichtsfähigkeit im Einbeinstand.* Es wird die Reichweite in Zentimetern gemessen und als „Composite Score" in Relation zur Beinlänge ermittelt.
- Single-Hop-Tests: Der Counter Movement Jump Test misst die *Sprunghöhe* und damit die *Sprungkraft.* Er ist der einfachste der Sprungtests (Bosco et al. 1983, Fernandez-Santos et al. 2015). Die Tests Single Hop Test for Distance, 6-m Timed Hop, Triple Hop for Distance, Crossover Hop for Distance sind Einbeinsprünge in der Sagittalebene mit einer höheren Belastung und damit die Voraussetzung für Anforderungen wie z. B. Joggen. Zur Erhöhung des Schwierigkeitsgrades kann der Drop Jump Test durchgeführt werden, bei dem nach einem Niedersprung von einem Kasten sofort so hoch wie möglich gesprungen werden soll. Er dient der Messung der unilateralen/bilateralen explosiven und reaktiven Beinmuskelkraft (Bishop et al. 2019) (➤ Kap. 11.6.3).
- Side-Hop-Tests sind Sprünge in der frontalen Ebene und eignen sich zur Überprüfung der *lateralen Stabilität der Beinachsen.*
- Die *Kombination von Sprungtests in verschiedenen Ebenen* (Sagittal-, Frontal- und Transversalebene) werden durch den Square Hop Test und den Speedy Jump Test (Hildebrandt et al. 2015) repräsentiert, die hohe Leistungsanforderungen stellen und den vorletzten Schritt vor der Rückkehr zur vollen Aktivität darstellen.
- Sprint- und Agilitätstests mit mehrdimensionalem Charakter bieten der T-Test, der Hexagon Agility Test, der Shuttle Run Test und der Lower Extremity Functional Test (LEFT) (Brumitt et al. 2013). Diese Belastungstestungen können grundlegende *Voraussetzung für Stop-and-Go-Sportarten* sein.

Bei einseitigen Tests wird in der Rehabilitation der Rechts--/Linksvergleich (bzw. der Vergleich zwischen verletztem und nicht verletztem Bein) als Entscheidungskriterium für den Zeitpunkt zur Rückkehr zum Sport hinzugezogen. Hier gilt der Limb Symmetry Index (LSI) als ein reliables und valides Kriterium zur objektiven Bestimmung von Asymmetrien zwischen den funktionellen Fähigkeiten (z. B. Kraft, Gleichgewicht, Beweglichkeit) der unteren Extremitäten (Abrams et al. 2014). Ist die Übereinstimmung zwischen rechts und links ≥ 90 % kann die sportliche Aktivität wiederaufgenommen werden (Steidl-Müller et al. 2018). Der LSI wird berechnet, indem man den Durchschnitt (oder den besten) aller Testergebnisse der verletzen Extremität nimmt, durch den Wert der nicht verletzen Extremität dividiert und mit 100 multipliziert, um eine prozentuale Differenz zwischen den Extremitäten zu erhalten (Wellsandt et al. 2017):

11

$$LSI = \frac{\text{Ergebnis verletzte Extremität}}{\text{Ergebnis nicht verletzte Extremität)}} \times 100$$

Zusätzlich kann der LSI als Referenz verwendet werden, um das Risiko einer Verletzung oder erneuten Verletzung der unteren Extremitäten, auch im Sinne einer Pre-Injury-Testung, im Sport anzugeben (Lawrance et al. 2017).

Zur weiteren Vertiefung s. a. Reiman et al. (2009) und Wilke et al. (2018).

11.4.4 Bewegungsanalyse/Bewegungsbeobachtung

Die wesentliche Komponente bei der Beurteilung von Bewegungsleistungen und koordinativen Fähigkeiten ist die Bewegungsanalyse und -beobachtung.

- *Bewegungsanalyse* insgesamt bezeichnet Verfahren zur Beschreibung und Erforschung von Bewegungsphänomenen.
- Voraussetzung für eine Analyse ist die gezielte visuelle Wahrnehmung von Bewegungen, die *Bewegungsbeobachtung.* Auf der Basis der Bewegungsbeobachtung können Rückschlüsse auf intern ablaufende Prozesse gezogen werden.
- Wird auf der Basis einer Bewegungsbeobachtung eine Bewegung beurteilt, handelt es sich um eine *Bewegungsbeurteilung.*

Bewegungsbeobachtung

Man berücksichtigt bei der Bewegungsbeobachtung quantitative und qualitative Bewegungsmerkmale. *Quantitative Bewegungsmerkmale* beziehen sich auf Raum-Zeit-Verhältnisse, sie umfassen kinematische Eigenschaften (Länge, Winkel, Geschwindigkeiten usw.) und dynamische Eigenschaften (Kräfte, Drehmomente, Kraftstöße, Impulse, Beschleunigungen etc.) und werden in der Regel durch apparative Verfahren erfasst (➤ Kap. 11.6). *Qualitative Bewegungsmerkmale* unterliegen eher der Bewegungsbeobachtung, sie sind subjektzentriert und beinhalten Bewegungsrhythmus, -kopplung, -fluss, -präzision, -konstanz, -umfang, -tempo und -stärke. Eine nähere Beschreibung der qualitativen Merkmale findet sich in ➤ Tab. 11.12.

Bewegungsbeurteilung

Die Beurteilung einer Bewegung erfolgt immer im Hinblick auf das Bewegungsziel bzw. die Bewegungsaufgabe mit der Fragestellung: Wie wurde das Bewegungsziel erreicht bzw. wie wurde die Bewegungsaufgabe gelöst?

Grundsätzlich unterscheidet man zwei Beobachtungsstrategien: Die Bewegung kann *ganzheitlich betrachtet* werden mit dem Ziel, einen Gesamteindruck von der Bewegung zu erhalten. Dagegen geht man der *Beobachtung von Teilbewegungen* von dem Grundsatz aus, dass sich alle Bewegungen in eine Vielzahl von Teilbewegungen zerlegen lassen, die jeweils eine bestimmte Aufgabe zur Erreichung des Bewegungsziels erfüllen sollen. Dazu wird der Bewegungsablauf in unterschiedliche Bewegungsphasen (wie Vorbereitungsphase, Hauptphase, Endphase) aufgeteilt. Bei zyklischen Bewegungen, z. B. Gehen und Radfahren, verschmelzen End- und Vorbereitungsphase; bei azyklischen Bewegungen, z. B. Heben und Reichen, sind sie deutlich voneinander zu trennen.

Tab. 11.12 Qualitative Bewegungsmerkmale [M993]

Qualitative Bewegungsmerkmale	Nähere Beschreibung
Komplexe/strukturelle Bewegungsmerkmale	
Rhythmus	Ordnung einer Bewegung in räumlicher, zeitlicher und dynamischer Sicht
Kopplung	Übertragung von Teilbewegungen auf die Gesamtbewegung
Elementare Bewegungsmerkmale	
Tempo	Bewegungsschnelligkeit und Bewegungsfrequenz
Umfang	Räumliche Ausdehnung der Bewegung
Konstanz	Grad der Übereinstimmung von Bewegungswiederholungen
Präzision	Grad der Übereinstimmung von Bewegungsziel und -handlung
Kontinuität	Verlauf der Teilbewegungen in der Gesamtbewegung
Stärke	Maß des Einsatzes von Muskelkraft

Bei Patienten mit orthopädisch-traumatologischen Störungen findet man häufig eine „Phasenverschiebung“, das heißt, dass z. B. die Hauptphase einer Bewegung länger ist als bei gesunden Personen.

Allerdings liegt die Schwierigkeit bei diesem Aspekt der Bewegungsbeobachtung darin, die „Norm“ einer Bewegung festzulegen. Es gibt keine „Norm“ als solche; Bewegungsausführungen sind stets individuell. Richtungweisend kann hier aber die Ausführung der Bewegung mit der kontralateralen/gesunden Seite sein (Baumann/Reim 1994, Neumaier/Jendrusch 1998). Insgesamt ist bei der Ausführung von Bewegungsaufgaben immer die Bewegungsqualität entscheidend.

Als analytische Verfahren zur Durchführung und Auswertung von „Back-to-Activity-Testungen“, Gleichgewichtstests wie dem Einbeinstand sowie Gang- und Bewegungsanalysen sind kinetische und kinematische Messverfahren sowie die Elektromyografie gut geeignet (➤ Kap. 11.4.3, ➤ Kap. 11.6).

11.5 Assessment von Aktivität und Teilhabe

11.5.1 Assessment in der medizinischen Rehabilitation

Assessment und Diagnose

Ergänzend zu den diagnostischen Möglichkeiten zur Identifikation von Zuständen körperlicher Funktion und Struktur ermöglichen Assessments von Aktivität und Teilhabe eine ganzheitliche

Einschätzung des Gesundheitsproblems im Sinne des biopsychosozialen Modells der ICF (➤ Kap. 1). Dabei beschränkt sich der folgende Inhalt bewusst auf den Einsatzbereich der medizinischen Rehabilitation.

Assessment bezeichnet allgemein den Prozess der Einschätzung und Beurteilung. Es dient als Grundlage zur Analyse eines Zustands, zur Prozessgestaltung und ebenso zur Evaluation und Qualitätssicherung.

Die Begriffe „Assessment" und „Diagnose" werden teilweise synonym verwendet, da beide einen relativ weiten und ähnlichen Bedeutungshorizont haben. Im medizinischen Sinne dient die Diagnostik primär dem Erkennen und Benennen einer Krankheit, während beim Assessment die umfassende Einschätzung und Beurteilung der Person oder Situation (Ist-Analyse) im Vordergrund steht (Hansmeier 2006).

Ein Assessment bedient sich unterschiedlichster qualitativer und quantitativer Erhebungsmethoden, wie z. B. Tests, Fragebögen, Aktenanalysen, Beobachtungen oder Explorationen (iqpr 2004). Die Mittel und Tests zur Durchführung der gewählten Methode werden als *Assessment-Instrumente* bezeichnet. Assessment stellt eine übergeordnete und damit multifaktorielle Form der Diagnostik mit Sammlung, Analyse und Weitergabe von Informationen über Gesundheitszustände und Gesundheitsrisiken dar (Huber 2004).

MERKE

Für das Assessment in der Rehabilitation können unterschiedliche Verfahren und Untersuchungsschemata eingesetzt werden, um die Rückwirkung einer Erkrankung auf die betroffene Person und ihre Aktivitäten und Teilhabe am gesellschaftlichen Leben zu erfassen. Entscheidend ist, dass die Ergebnisse das Rehabilitationsteam in die Lage versetzen, die Behandlung *individuell und bedarfsgerecht* zu planen und zu steuern.

Die Anforderungen an ein Assessment

Bei der Bemessung der Qualität eines Assessments und insbesondere der eingesetzten Assessment-Instrumente wird häufig die Erfüllung von Testgütekriterien[7] an die erste Stelle gestellt (iqpr 2004). Testgütekriterien repräsentieren jedoch nur einen Teil der an ein Assessment zu stellenden Anforderungen. Betrachtet man das Assessment als einen übergeordneten Prozess, der sich verschiedener Erhebungsinstrumente bedient, dann sind über die instrumentenbezogenen Testgütekriterien hinaus weitere prinzipielle Anforderungen zu stellen:

- Standardisierung und Individualisierung
- Mehrdimensionalität und Ganzheitlichkeit
- Zielorientierung
- Ressourcenorientierung
- Ökonomie
- Dialogorientierung (Patientenorientierung) mit Feedback

[7] Neben den Haupt-Testgütekriterien Objektivität, Reliabilität und Validität existieren weitere Neben-Testgütekriterien, wie die Normierung oder Vergleichbarkeit (Lienert/Raatz 1998).

Prozesshafte Gestaltung von Assessment

Um ein Assessment unter Berücksichtigung der oben genannten Anforderungen zu gestalten, sollte es grundsätzlich in einen Prozess eingebettet werden. Die prozesshafte Gestaltung des Assessments ermöglicht die flexible Anpassung an die Fragestellung, den Kontext und die zu untersuchende Person. Hierzu eignet sich das durch das Institut für Qualitätssicherung in Prävention und Rehabilitation an der Deutschen Sporthochschule Köln (iqpr) definierte Prinzip der *Assessment-Prozedur,* die in sechs (Leitlinien-)Schritte eingeteilt wird (Alles/Begerow 2007):

- Schritt 1 – Konkretisierung der Fragestellung und Definition des Ziels
- Schritt 2 – Auswahl geeigneter Assessment-Instrumente und -Methoden
- Schritt 3 – Auswertung der einzelnen Test-/Untersuchungsergebnisse
- Schritt 4 – Datenintegration und Gesamtbeurteilung
- Schritt 5 – Ergebnisdokumentation
- Schritt 6 – Ergebnisevaluation

11.5.2 Functional Capacity Evaluation (FCE)

Die FCE ist derzeit das am häufigsten eingesetzte Assessment-Verfahren zur Einschätzung der körperlichen Aktivität im Kontext arbeitsbezogener Fragestellungen. Dabei wird die individuelle Fähigkeit, eine körperliche Anforderung (sicher) zu erfüllen, ermittelt, indem arbeitstypische, standardisierte Belastungssituationen bzw. Aktivitäten mithilfe spezieller Teststationen und über mehrere Stunden bis hin zu zwei Tagen simuliert werden.

Die American Physical Therapy Association (APTA) benennt in ihren 2011 herausgegebenen *Guidelines for Evaluating Functional Capacity* 24 funktionelle Aktivitäten, die in einer FCE enthalten sein sollten: „balancing, carrying, climbing, crawling, crouching, far vision, feeling, finger dexterity, fingering, handling, hearing, kneeling, lifting, manual dexterity, motor coordination, near acuity, pulling, pushing, reaching, sitting, standing, stooping, talking, walking" (APTA 1998). Diese orientieren sich an dem US-amerikanischen *Occupational Information Network (O*NET),* in dem die Anforderungen der Berufe mithilfe vorgegebener Items und nach festgelegten Beurteilungsschlüsseln beschrieben werden (O*NET 2019).

Die mit der FCE getesteten Aktivitäten sind den folgenden Testgruppen zuzuordnen:

- Lasten bewegen/hantieren
- Mobilität und Ausdauer
- Haltungstoleranz
- Gleichgewicht und Koordination
- Hand-/Fingerkraft und -geschicklichkeit

Ziel der FCE ist es, bei Personen mit muskuloskelettalen Einschränkungen die arbeitsbezogene körperliche Leistungsfähigkeit zu ermitteln, um diese mit der beruflichen Anforderung zu vergleichen („job match").

Wie die FCE in das Modell der ICF und die sich gegenseitig beeinflussenden Beziehungen zwischen Schädigung, Aktivität und Teilhabe eingeordnet werden kann, zeigt ➤ Abb. 11.13.

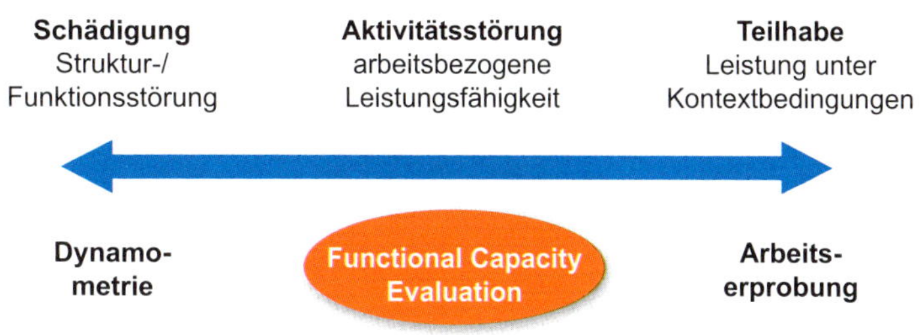

Abb. 11.13 Work Assessment Continuum (nach Gibson/Strong 2003) [F790-001/L231]

Der *Einsatzbereich* der FCE ist vielfältig:

- Feststellung der Alltagsbewältigung
- Arbeitsvermittlung, Arbeitsfindungsprozesse
- Feststellung des Ausprägungsgrads von Krankheitsfolgen oder Behinderung
- Feststellung von Therapiebedürftigkeit
- Therapieplanung
- Evaluation des Therapieerfolgs und Rehabilitationsprozesses
- Gutachterliche Stellungnahmen (z. B. bei richterlichen Fragen zur Arbeitsfähigkeit)
- Sozialmedizinische Beurteilung zur Leistungsfähigkeit im Erwerbsleben (Cibis/Schian 2005)

Es gibt verschiedene Anbieter von FCE-Verfahren. Die einzelnen Verfahren unterscheiden sich insbesondere durch den Grad der Standardisierung und Objektivität, die Möglichkeit zur Modularisierung und Anpassung der Tests an die Anforderungen der Fragestellung, den zeitlichen Aufwand für die Durchführung sowie den finanziellen Aufwand für Anschaffung, Schulung, Betrieb und Anwendung.

Zu den *FCE-Verfahren* mit der größten Verbreitung in Deutschland gehören:

- Einschätzung körperlicher Leistungsfähigkeiten bei arbeitsbezogenen Aktivitäten (ELA)
- Evaluation funktioneller Leistungsfähigkeit nach Isernhagen (EFL)
- Arbeitstherapeutische Leistungsanalyse nach Wolters und Sohns (Ala®)

Daneben sind noch weitere Verfahren in der Anwendung, wie Ergos® II™ Work Simulator, Sapphire™ Work Assessment System, BTE™ Work Simulator oder Arcon™ FCE System.

Trotz des Einsatzes der FCE bleibt die Aussage darüber, ob ein Mensch eine bestimmte Aktivität über einen ganzen Arbeitstag ausführen kann, mit einer gewissen Unsicherheit behaftet. Dennoch ist ein Einsatz sinnvoll, denn Alternativen im Bereich der Aktivitätsdiagnostik existieren kaum und die Ergebnisse der Funktions- und Strukturdiagnostik lassen nur bedingt Rückschlüsse auf die Aktivitätsdimension zu. Betont werden muss ferner auch der positive „Nebeneffekt" für die Patienten. Diese profitieren von der Aktivitätsdiagnostik, weil sie dabei ihre eigene Leistungsfähigkeit wahrnehmen/erfahren, denn die Unsicherheit über das eigene Leistungsvermögen hat Einfluss auf die Rückkehr an den Arbeitsplatz (Slesina 2008).

MERKE

Die FCE ist ein Assessment-Verfahren, welches der Ermittlung der *arbeitsbezogenen körperlichen Leistungsfähigkeit* dient.

11.5.3 Profilvergleichsverfahren IMBA

Die Einschätzung der Fähigkeit zur Teilhabe einer Person am Arbeitsleben setzt die vergleichende Betrachtung der Anforderungen der Arbeitswelt mit den Ressourcen und Fähigkeiten des Individuums voraus. Diese Aufgabe kann mithilfe des in Deutschland etablierten Dokumentations- und Profilvergleichsverfahrens IMBA erledigt werden (➤ Abb. 11.14). IMBA steht für *Integration von Menschen mit Behinderung in die Arbeitswelt* und stellt zurzeit den Standard im Kontext Rehabilitation und Arbeitswelt dar.

IMBA ist ein Fremdbeurteilungsverfahren zur Dokumentation relevanter arbeitsbezogener Merkmale aus den Bereichen:

- Körperhaltung
- Körperfortbewegung
- Körperteilbewegung
- Information
- Komplexe Merkmale
- Umgebungseinflüsse
- Arbeitsorganisation
- Schlüsselqualifikationen (d. h. psychische Merkmale)

Bei IMBA schätzen ein oder mehrere entsprechend geschulte Experten auf Grundlage von IMBA-spezifischen Definitionen und Beurteilungshilfen die Fähigkeiten und die Anforderungen in entsprechenden Profilen ein und führen diese im sogenannten *Profilvergleich* zusammen. Die Grundlage für die Einschätzung ist nicht festgelegt; es kann sowohl ein Test oder eine Beobachtung als auch eine Aktenanalyse oder eine Befragung sein.

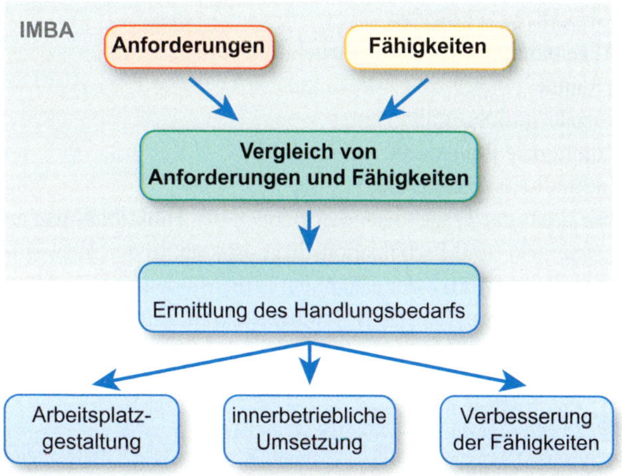

Abb. 11.14 Das IMBA-Prinzip [L231]

Der Profilvergleich mit IMBA ermöglicht die Berücksichtigung von Ressourcen und Defiziten gleichermaßen und hilft – bei entsprechender fachlicher Interpretation – die arbeitsbezogene Beanspruchungssituation detailliert zu erfassen, um sowohl Rehabilitationsmaßnahmen zielorientiert zu planen als auch den Erfolg dieser Maßnahmen zu prüfen und zu dokumentieren.

IMBA ist dabei weder auf eine Indikation noch auf eine Berufsbranche eingeschränkt und wird darüber hinaus in vielfältigsten Anwendungsbereichen auch außerhalb der medizinischen Rehabilitation eingesetzt. In der praktischen Anwendung kann das Verfahren sowohl mit „Papier und Bleistift" als auch mittels der Software MARIE (Matching abilities and requirements to increase evidence) angewendet werden (weitere Informationen zu IMBA und MARIE unter www.imba.info).

11.5.4 Selbsteinschätzungsverfahren

Um die Teilhabe an den verschiedenen Lebensbereichen zu erfassen, werden neben den Assessment-Verfahren auch Fragebögen in der Rehabilitation eingesetzt. In diesem Abschnitt werden ausgewählte Fragebogen-Instrumente zur Erfassung der Teilhabe am Alltags- und Arbeitsleben vorgestellt. Eine umfassende Auswahl sowie die genaue Beschreibung ist der weiterführenden Literatur zu entnehmen (s. a. Assessment-Datenbank des iqpr, www.assessment-info.de).

Fragebogen zum Gesundheitszustand (SF-36, SF-12, SF-8)

Der Short Form Health Survey Fragebogen zum Gesundheitsstatus ist ein krankheitsübergreifendes Messinstrument, das die gesundheitsbezogene Lebensqualität von Menschen erfasst (Bullinger/Kirchberger 2011). Der Fragebogen liegt in einer Langform (SF-36®) und in zwei Kurzformen (SF-12®, SF-8™[8]) vor. Es sind Fragen zu folgenden Dimensionen zu beantworten:

- Körperliche Funktionsfähigkeit
- Körperliche Rollenfunktion
- Körperliche Schmerzen
- Allgemeine Gesundheitswahrnehmung
- Vitalität
- Soziale Funktionsfähigkeit
- Emotionale Rollenfunktion
- Gesundheitsveränderung

Damit greift der Fragebogen den Bereich der Funktions- wie auch der Aktivitäts- und Partizipationsdiagnostik ab. In der Auswertung werden die Antworten der genannten Dimensionen zu einer körperlichen und einer psychischen Summenskala zusammengerechnet.

Der SF wird bei einem Großteil der rehabilitativen Evaluationsstudien eingesetzt und ist eines der meistverwendeten Verfahren in diesem Bereich.

Fragebogen Alltagsleben (FAL)

Der FAL erfasst die verhaltensnahe, krankheitsspezifische Lebensqualität mit insgesamt 42 Fragen (Bullinger et al. 2000). Das zugrunde liegende Konzept der Lebensqualität umfasst körperliche, emotionale, mentale, soziale und verhaltensbezogene Komponenten des Wohlbefindens. Das Verfahren erfasst die Dimensionen:

- Psychische Verfassung (9 Items)
- Körperliches Wohlbefinden (9 Items)
- Sozialleben (9 Items)
- Funktionsfähigkeit im Alltag (9 Items)
- Lebensfreude (3 Items)
- Medizinische Versorgung (3 Items)

Die Beurteilung erfolgt auf einer Skala von 1 bis 5 (gar nicht, nur mit Mühe, halbwegs, ganz gut, problemlos).

Modified Spinal Function Sort (M-SFS)

Der M-SFS (Modified Spinal Function Sort) (Janssen et al. 2015) modifiziert nach PACT (Performance Assessment Capacity Testing) (Matheson/Matheson 1989) ist ein Instrument zur Einschätzung der subjektiv wahrgenommenen Einschränkung bei berufsnahen körperlichen Belastungen. Der M-SFS ist leicht verständlich, da alle 20 Fragen zusätzlich in Bildern dargestellt sind. Der Test beinhaltet eine Konsistenzprüfung des Antwortverhaltens. Die Auswertung besteht in einer Einordnung in ein Arbeitsbelastungsniveau nach dem *Dictionary of Occupational Titles* (DOT): „sitzend", „leicht", „mittel", „schwer", „sehr schwer".

Das FCE-Verfahren ELA beispielsweise wird durch den M-SFS ergänzt, um der Fremdeinschätzung beim FCE eine Selbsteinschätzung gegenüberstellen zu können.

Indikatoren des Reha-Status (IRES)

Der IRES-Fragebogen basiert auf dem Konzept der ICF und gehört zu den am häufigsten verwendeten Assessment-Instrumenten zur Erfassung des subjektiven Gesundheitszustands.

IRES ist ein generischer, mehrdimensionaler und standardisierter Patientenfragebogen und untersucht sowohl somatische Symptome und Funktionen als auch das psychische Befinden, Bewältigungsfaktoren und die berufsbezogene Funktionsfähigkeit (Bührlen et al. 2002). Er liegt in drei Versionen vor (Reha-Beginn, Reha-Ende und Nachbefragung) und kommt zur Anwendung im Bereich der Rehabilitationsforschung zur Erfassung des Reha-Status und zur Erfolgskontrolle des Reha-Verfahrens sowie für Vergleiche verschiedener Therapieformen.

Die acht Dimensionen des IRES sind:

- Somatische Gesundheit
- Schmerzen
- Gesundheitsverhalten
- Körperliche Funktionsfähigkeit
- Berufliche Funktionsfähigkeit
- Psychisches Befinden

[8] Die Kurzform SF-8 bildet nicht alle Dimensionen der Langform ab.

- Krankheitsbewältigung
- Soziale Integration

Arbeitsbewältigungsindex, Work Ability Index (ABI, WAI)

Der Arbeitsbewältigungsindex (ABI) ist die deutsche Übersetzung des Work Ability Index (WAI). Er dient der Erfassung der Selbsteinschätzung der Arbeitsfähigkeit von Arbeitnehmern (Tuomi et al. 2001). Mit zehn Fragen werden sieben Dimensionen abgedeckt:

- Derzeitige Arbeitsfähigkeit im Vergleich zu der besten je erreichten Arbeitsfähigkeit
- Arbeitsfähigkeit in Relation zu den Arbeitsanforderungen
- Anzahl der aktuellen vom Arzt diagnostizierten Krankheiten
- Geschätzte Beeinträchtigung der Arbeitsleistung durch die Krankheiten
- Krankenstandstage im vergangenen Jahr
- Einschätzung der eigenen Arbeitsfähigkeit in zwei Jahren
- Psychische Leistungsreserven/mentale Ressourcen

Anhand eines ermittelten Punktwerts aus den Antworten erfolgt eine Kategorisierung der Arbeitsfähigkeit von „schlecht" bis „sehr gut".

Arbeitsbezogenes Verhaltens- und Erlebensmuster (AVEM)

Der AVEM (Schaarschmidt/Fischer 1996) ist ein mehrdimensionales persönlichkeitsdiagnostisches Verfahren zur Erfassung relativ stabiler Verhaltens- und Erlebensmerkmale, die als persönliche Ressourcen in die Auseinandersetzung mit den beruflichen Anforderungen eingehen. Von den abgefragten Dimensionen hängt es in hohem Grad ab, wie die beruflichen Belastungen durch die Person verarbeitet werden. Das Ergebnis erlaubt somit Aussagen über gesundheitsförderliche bzw. -gefährdende Verhaltens- und Erlebensmuster bei der Bewältigung von Arbeits- und Berufsanforderungen. Der AVEM ist auch in einer Kurzversion (AVEM-44) verfügbar (Schaarschmidt & Fischer 2008).

Die 66 Items des AVEM und die 44 Items des AVEM-44 repräsentieren folgende Dimensionen:

- Subjektive Bedeutsamkeit der Arbeit (Stellenwert der Arbeit im persönlichen Leben)
- Beruflicher Ehrgeiz (Streben nach beruflichem Aufstieg)
- Verausgabungsbereitschaft (Bereitschaft, die persönliche Kraft für die Erfüllung der Arbeitsaufgabe einzusetzen)
- Perfektionsstreben (Anspruch bezüglich Güte und Zuverlässigkeit der eigenen Arbeitsleistung)
- Distanzierungsfähigkeit (Fähigkeit zur psychischen Erholung von der Arbeit)
- Resignationstendenz bei Misserfolg (Neigung, sich mit Misserfolgen abzufinden und leicht aufzugeben)
- Offensive Problembewältigung (aktive und optimistische Haltung gegenüber Herausforderungen und auftretenden Problemen)
- Innere Ruhe und Ausgeglichenheit (Erleben psychischer Stabilität und inneren Gleichgewichts)
- Erfolgserleben im Beruf (Zufriedenheit mit dem beruflich Erreichten)
- Lebenszufriedenheit (Zufriedenheit mit der gesamten, auch über die Arbeit hinausgehenden Lebenssituation)
- Erleben sozialer Unterstützung (Vertrauen in die Unterstützung durch nahestehende Menschen, Gefühl der sozialen Geborgenheit)

11.6 Technische Messverfahren

Neben den in ➤ Kap. 11.3.2, ➤ Kap. 11.4 und ➤ Kap. 11.5 beschriebenen Testverfahren lassen sich Kraft und Bewegungsfähigkeiten mithilfe technischer Verfahren objektiv bestimmen.

11.6.1 Isometrische Kraftmessung

Bei der *isometrischen oder statischen Kraft* handelt es sich um die Spannung, die ein Muskel oder eine Muskelgruppe in einer bestimmten Position willkürlich gegen einen fixierten Widerstand auszuüben vermag. Die *maximale statische Kraft* kann durch folgende Faktoren beeinflusst werden (➤ Kap. 5.2):

- Muskelfaserquerschnitt und Muskelfaserzahl
- Muskelfaserzusammensetzung
- Muskelfaserlänge mit dem dazugehörigen Zugwinkel
- Gelenkwinkelstellung
- Koordination und Motivation

Methoden der isometrischen Kraftmessung

Bei den isometrischen Kraftmessungen kann man die subjektive von der objektiven Methode unterscheiden. *Subjektive Methoden* (manuelle Krafttestung) wurden bereits in ➤ Kap. 11.3.2 angesprochen; es handelt sich hierbei um die Palpation der Muskulatur oder die Bestimmung der (maximalen) Kraftentfaltung gegen einen manuellen Widerstand.

Zu den *objektiven Methoden* zählt u. a. das isometrische Kraftmessverfahren unter Einsatz eines Kraftsensors (oder einer „Kraftmessdose"). Die in diesen Kraftsensor eingebaute Messbrücke (Dehnungsmessstreifen) erzeugt unter Zug eine elektrische Spannungsänderung, die optisch als Kraftwert in Newton oder Newtonmeter dargestellt wird (➤ Abb. 11.15).

Kraftmessdosen können auch in andere Messvorrichtungen eingebaut werden, z. B. zur Messung des sog. „Grip", also der (maximalen) Greifkraft der Hand. Es gibt unterschiedliche Systeme kommerzieller Anbieter, mit denen durch die Vielzahl von möglichen Messpositionen alle größeren Muskelgruppen auf ihre Maximalkraft getestet werden können.

Zur Bestimmung des *Kraftmaximums* reicht in der Regel eine Messung von 3–6 Sekunden aus. Üblicherweise werden Maximalkraftmessungen zweimal durchgeführt (der bessere Wert gilt). Zur

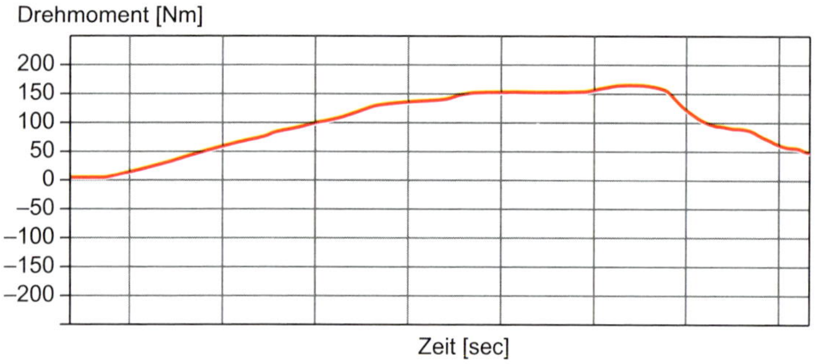

Abb. 11.15 Grafische Darstellung der isometrischen Kraftentfaltung über die Zeit (6 Sekunden) [L231]

Bestimmung der statischen *Kraftausdauerfähigkeit* findet die Messung über einen längeren Zeitraum statt. So kann bei einer isometrischen Rumpfkraftmessung die Ausdauerbestimmung 30 Sekunden und länger dauern. Eine Messwiederholung gibt es hierbei in der Regel nicht.

Wie bei vielen anderen physiologischen Parametern wird die Kraft und die Kraftausdauer durch das Geschlecht, das Alter, die Sportart, den Trainingszustand und anderes beeinflusst. Die Differenz zwischen der Maximalkraft der Rücken- und Bauchmuskulatur sollte nicht mehr als 10 % betragen. Es können hier unter Umständen sportartspezifische Unterschiede auftreten.

Vor- und Nachteile isometrischer Kraftmessungen

Vorteile:

- Es können in verschiedenen Gelenkpositionen die jeweiligen isometrischen maximalen Kraftwerte ermittelt werden.
- Das Messverfahren ist einfach in der Handhabung.
- Die Kosten sind relativ niedrig.

  Allerdings gilt:
- Bei der maximalen isometrischen Kraftmessung kommt es unter Umständen zu großen lokalen Belastungsspitzen im Knochen-Knorpel-Gewebe, welche im ungünstigsten Fall zu lokalen Reizerscheinungen führen können.
- Eine isometrische Kraftmessung sagt in der Regel nichts über die Kräfte bei einer „dynamischen“ Bewegung aus.
- Die koordinative Fähigkeit des Muskel-Skelett-Systems wird dabei vernachlässigt.

11.6.2 Isokinetische Testung

Wenn unter dynamischen Bedingungen die Kraft gemessen werden soll, bedarf es in der Regel aufwendigerer Geräte. Eine Methode ist die isokinetische Kraftmessung (Isokinetik: auch ➤ Kap. 5.8). Die Zielsetzungen einer isokinetisch durchgeführten Testreihe in der Therapie lassen sich wie folgt zusammenfassen:

- Ermittlung von funktionellen Störungen der Gelenkmechanik und muskulären Defiziten/Ressourcen über die Erfassung von Drehmomentkurven
- Objektivierung von (schmerzbedingten) Funktionseinschränkungen
- Beurteilung, Steuerung und Dokumentation von Therapie- und Trainingsbelastungen bzw. -ergebnissen

Hierzu werden üblicherweise Primärtests (Agonist/Antagonist, rechts/links) sowie Vergleichs- oder Verlaufstests (Test/Re-Test) oder Tests zur umfangreicheren Längsschnittbeurteilung durchgeführt. Die Testungen der verschiedenen Gelenke sollten aus Gründen der Reproduzierbarkeit in definierten Geschwindigkeiten und unter annähernd gleichen Testbedingungen bezüglich des Geräte- und Testaufbaus erfolgen.

Bei der visuellen Beurteilung von *Drehmomentkurven* (➤ Abb. 11.16) wird auf ein annähernd identisches Kurvenbild geachtet. Ein harmonischer Kurvenverlauf bzw. Dellen, Einbrüche und Zackenbildungen werden in Art und Lokalisation beschrieben. Ein kontinuierlicher Abfall der Drehmomentmaxima im Verlauf einer Krafttestung entspricht einer physiologischen Ermüdung.

Letztendlich sollte auch das *Bewegungsausmaß im Seitenvergleich* beachtet werden. Falls das Bewegungsausmaß links und rechts unterschiedlich ist, wird neben dem Drehmomentmaximum unter anderem der Arbeitswert (in Joule) beeinflusst, d. h., ein Vergleich von Parametern ist nur dann sinnvoll, wenn das Bewegungsausmaß gleich groß ist.

Für valide und reliable Ergebnisse muss bei der Messung auch die *Schwerkraft* beachtet werden. So muss z. B. in sitzender Position bei dem Bewegungsmuster Extension/Flexion des Kniegelenks die Quadrizepsmuskulatur entgegen der Schwerkraft arbeiten; die ischiokrurale Muskulatur (Hamstrings) hingegen wird bei der Beugung des Kniegelenks von der Schwerkraft unterstützt, sodass das gemessene Drehmoment um einen Betrag „x“ zu groß ist.

MERKE

Es wird empfohlen, konsequent *mit Schwerkraftkorrektur* zu testen. Sollte dies nicht möglich sein, muss dies protokolliert und dokumentiert werden.

Üblicherweise vergleicht man bei einem Bewegungsmuster das Verhältnis zwischen Agonist und Antagonist. Bei der Extension/Flexion des Kniegelenks beträgt das Verhältnis bei 60°/s mit Schwerkraftkorrektur bei Gesunden ca. 0,7. Das bedeutet, dass die Hamstrings bei dieser häufig gewählten Testposition und -geschwindigkeit ca. 70 % des Kraftmaximums der Quadrizepsmukulatur aufbringen können. Bei höheren Geschwindigkeiten erhöht sich der Quotient aufgrund des geringeren relativen Kraftverlusts der Hamstrings. Weitere Beispiele für Kraftverhältnisse sind ➤ Tab. 11.13 zu entnehmen.

Bei Tests mit mehreren Wiederholungen ist ein stetiger Abfall der Drehmoment- bzw. Arbeitswerte über den Testverlauf erkennbar.

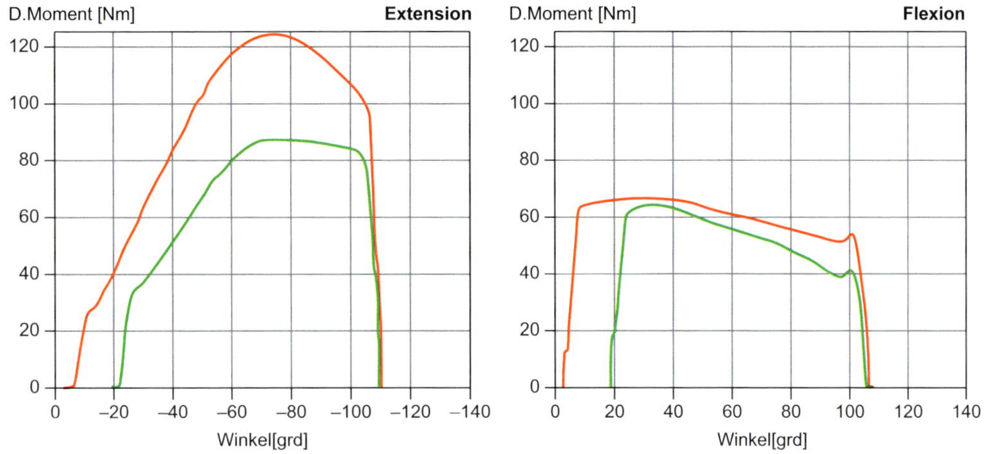

Abb. 11.16 Über sechs Wiederholungen gemittelte und gefilterte maximale Drehmomentkurven des Kniegelenks bei 60°/s, konzentrisch/konzentrisch, Extension und Flexion der nicht operierten (rot) und operierten (grün) Seite [L231]

Tab. 11.13 Agonist/Antagonist-Verhältnisse bei Gesunden (mod. nach Kunz 2003) [M993]

Gelenk	Bewegung	Ungefähres Verhältnis
Schulter	Abduktion/Adduktion Außenrotation/Innenrotation	1:2 1:2
Hüftgelenk	Flexion/Extension Abduktion/Adduktion	1:2 1:2
Knie	Extension/Flexion	1:0,65–0,75
Sprunggelenk	Flexion/Extension Supination/Pronation	3,5:1 1:1
Rumpf	Flexion/Extension	1:1,1–1,2
Ellenbogen	Flexion/Extension	1:1–1,1

Hieraus können auch Rückschlüsse auf die lokale dynamische Muskelkraftausdauer gezogen werden.

Die *Reliabilität* isokinetischer Testverfahren wird von mehreren Untersuchungen als hinreichend angesehen. Voraussetzung bei isokinetischen Tests ist allerdings die Motivation eines Probanden, seine Maximalkraft (mehrmals) aufzubringen.

Es sei an dieser Stelle angemerkt, dass die Auswahl geeigneter Tests sowie deren Durchführung und Auswertung einer hohen Kompetenz bedarf. Es liegt in der Verantwortung des Untersuchers,

- *Kontraindikationen* wie eine allgemein oder lokal eingeschränkte Belastbarkeit zu beachten (z. B. bei einer aktivierten Arthrose),
- die kardiopulmonale Belastbarkeit vor einem Test abzuklären,
- ungeeignete Tests als solche zu erkennen und zu verwerfen (z. B. bei Simulation eines Defizits oder einer schmerzhaften Einschränkung),
- in der frühen Phase nach Rekonstruktionsoperationen eine Extrembelastung der betroffenen Gelenkanteile durch geeignete Schutzmaßnahmen zu umgehen – z. B. mit dem Johnson-Anti-Shear-System für das Knie (Johnson 1982).

Insbesondere in der Rehabilitation erscheinen begleitende Leistungstests sowohl zur Beurteilung der betroffenen Gelenkeinheit an sich als auch zum Vergleich mit der nicht betroffenen Gegenseite sinnvoll.

Ein isokinetisches Test- und Trainingssystem sollte das Testen und Trainieren folgender Bewegungsmuster erlauben:

- Extremitätensysteme (Mindestausstattung):
  - Hüftgelenk (Flexion/Extension, Innenrotation/Außenrotation, Abduktion/Adduktion)
  - Kniegelenk (Extension/Flexion, Innenrotation/Außenrotation)
  - Sprunggelenk (Flexion/Extension, Inversion/Eversion)
  - Schultergelenk (Abduktion/Adduktion, Ante-/Retroversion, Innen-/Außenrotation in 90° Abduktion, Innen-/Außenrotation in 90° Flexion sowie in Neutralstellung)
  - Ellenbogengelenk (Extension/Flexion, Pronation/Supination)
  - Handgelenk (Extension/Flexion, Ulnar-/Radialabduktion)
- Rumpfsysteme (nur als Ergänzung): Wirbelsäule (Extension/Flexion, ggf. Lateralflexion und Rotation)
- Andere Systeme mit Kombinationen von Bewegungsabläufen, z. B. arbeitsspezifische Vorgänge (nur als Ergänzung)

BEISPIEL

Beispiel 1 (➤ Abb. 11.16) Beurteilung: Einschränkung des Bewegungsumfangs und Drehmomentverlaufs des operierten Beins (grün) sowohl in der Extension als auch in der Flexion. Deutliche Plateaubildung im letzten Drittel der Drehmomententwicklung der stark atrophierten, aber schmerzfreien Kniestreckmuskulatur des operierten Beins.

Beispiel 2 (➤ Abb. 11.17) Beispiel für ein Verlaufsprotokoll eines Drehmomentprofils: deutlich reduziertes Drehmoment bei den vier getesteten Winkelgeschwindigkeiten der Quadrizepsmuskulatur des operierten Beins im Vergleich zum nicht operierten Bein bei der ersten Maximalkrafttestung (vier Monate nach der Operation). Nach vierwöchiger Fortführung der Rehabilitation konnte eine deutliche Steigerung der Drehmomente erreicht werden.

Beispiel 3 (➤ Abb. 11.18) Isokinetische Kraftausdauertestung bei 180°/s zum Abschluss der Rehabilitation. Die Drehmomentwerte für 100 %, 60 % und 50 % der Kraft bei Extension und Flexion werden jeweils angegeben. Adäquater Verlauf des Kraftverlusts über die 40 Wiederholungen. Eine Möglichkeit zum Vergleich mit der gesunden Seite bietet u. a. das Auszählen der Wiederholungen bis zur 60 %-Grenze (Ext.: 27, Flex.: 26) und/oder 50 %-Grenze (Ext.: 36, Flex.: 33).

11.6.3 Testung koordinativer Fähigkeiten

Für die analytische Gang- bzw. Bewegungsanalyse bieten sich diverse Messmethoden an. Weitere Hinweise enthalten die nachfolgenden Abschnitte über Kinetik (➤ Kap. 11.6.4), Kinematik (➤ Kap. 11.6.5) und Elektromyografie (➤ Kap. 11.6.6).

Standardisierte *Sprungtests* liefern Informationen über allgemeine motorische Fähigkeiten wie Koordination, Kraft und Schnelligkeit. Spezifische Sprungtests sind in ihrer Durchführung an die in der jeweiligen Sportart üblichen Bewegungsabläufe angenähert (➤ Kap. 11.4.3).

Das *Flugzeitverfahren* ist das einfachste objektive Verfahren und basiert auf der Messung der Verweildauer des Probanden in der Luft. Die technische Realisierung erfolgt über eine Kontaktplatte oder -matte und ein ausreichend schnelles Zeitmesssystem.

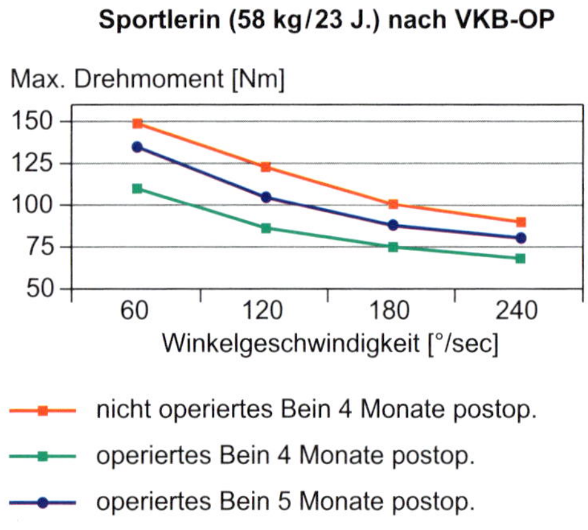

Abb. 11.17 Verlaufsprotokoll eines Drehmomentprofils der Quadrizepsmuskulatur über vier Winkelgeschwindigkeiten, konzentrisch, des Kniegelenks der operierten Seite nach schwerem Kniegelenktrauma [L231]

Zwei verbreitete allgemeine Sprungtests sollen exemplarisch vorgestellt werden:

- *Squat* Jump : beidbeiniger Vertikalsprung ohne Ausholbewegung des Körpers. In der Ausgangsposition sind die Knie ca. 90° angewinkelt, der Blick geht horizontal (Bosco et al. 1983, Markovic et al. 2004, Fernandez-Santos et al. 2015, Van Hooren et al. 2017).
- *Drop Jump* (auch Tief-Hochsprung bzw. Tiefsprung genannt): beidbeiniger Vertikalsprung von einem Kasten (je nach Körpergröße 40 bis 90 cm hoch) zum Testen der reaktiven Kraftfähigkeit. In der Ausgangsposition ist der Körper gestreckt und der Blick horizontal (Bishop et al. 2019).

Alle Sprungarten werden ohne Hilfe der Arme durchgeführt; diese bleiben während der gesamten Messung im Hüftstütz. Es werden in der Regel zwei bis drei Versuche durchgeführt, wovon der beste Versuch gewertet wird.

Ein weiterer Sprungtest ist der *Jump-and-Reach-Test.* Bei diesem wird die Differenz zwischen Reich- und Sprunghöhe an einer Wand als Wert der Sprunghöhe angenommen (Muehlbauer et al. 2017, Brooks et al. 2018). Dieser Wert ist jedoch sehr vom „Geschick" der Probanden abhängig und damit weniger valide.

11.6.4 Kinetische Messverfahren

Als analytisches Verfahren zur Durchführung und Auswertung von *Gleichgewichtstests* wie z. B. dem Einbeinstand sind kinetische Messverfahren gut geeignet.

Kinetische Messmethoden basieren auf der Messung von *Kräften.* Im Folgenden soll die Messung von *Bodenreaktionskräften* betrachtet werden, die beim Stehen, Gehen, Laufen oder Springen auf Bodenplatten übertragen werden. Die Messplatten bestehen üblicherweise aus Metall und sind an ihren vier Ecken an Kraftsensoren aufgehängt.

Die *Kraftsensoren* sind meist Dehnmessstreifen bzw. Piezokristalle. Während Dehnmessstreifen genauere Ergebnisse bei geringen Belastungen und Langzeitmessungen (z. B. Gleichgewichtsmessungen) liefern, sind Sensoren auf der Basis von Piezokristallen in der Lage, hochfrequente, schnelle Vorgänge präziser zu erfassen.

Der *Ablauf* einer Messung ist wie folgt: Der Proband steht ohne Schuhe einbeinig im freien Stand über einen definierten Zeitraum (z. B. 20 s) auf der Bodenplatte. Während des Tests soll er geradeaus auf eine Wandmarkierung schauen; die Haltung des angehobenen

11

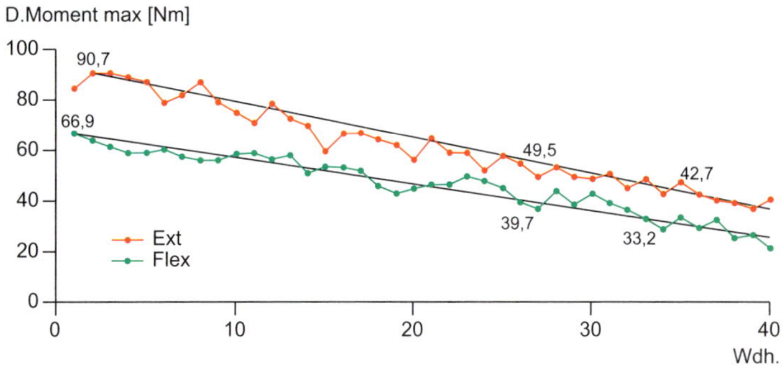

Abb. 11.18 Kraftausdauertestung mit Drehmomentverlauf bei der Extension und Flexion des operierten Kniegelenks bei 180°/s, konzentrisch/konzentrisch, zum Abschluss der Rehabilitation [L231]

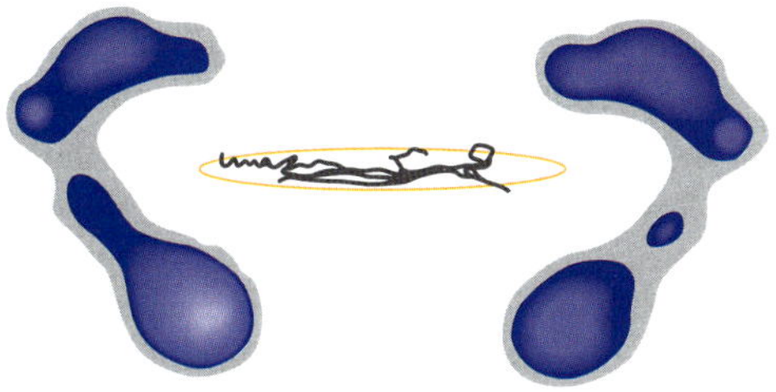

Abb. 11.19 Koordinations-/Stabilitätsanalyse: Bewegung des Kraftangriffspunkts (Bildmitte) [L231]

Fußes und der Arme sollte standardisiert werden. Bei unsicheren Probanden sollten die Messungen zur Absicherung mit einem Gehbock durchgeführt werden.

Die Kräfte entstehen durch die Reaktion auf das Schwanken des Körperschwerpunkts. Die Abweichung des Kraftangriffspunkts (➤ Abb. 11.19) ist ein direktes Maß zur Beurteilung der Bewegung des Körperschwerpunkts.

INFO

Darstellung der Kräfte

Die gemessenen Kräfte und die daraus abgeleiteten Drehmomente entstehen als Reaktion auf die durch den Fuß einwirkende Kraft nach dem physikalischen Grundprinzip *Actio = Reactio.* Die Kraft wird als Vektor (anschaulich als Pfeil) dargestellt und durch ihre drei „Eigenschaften" Angriffspunkt, Richtung und Betrag charakterisiert (auch ➤ Kap. 4.2.2). Durch Zerlegung in die drei räumlichen Dimensionen erhält man drei eindimensionale Einzelkräfte (➤ Abb. 11.20). Die drei Richtungen (Ebenen) werden mit X, Y und Z bezeichnet, die Kräfte analog mit F_x, F_y und F_z. Die Wirkrichtung der Kräfte wird den Körperebenen üblicherweise folgendermaßen zugeordnet:

- F_x: von medial nach lateral
- F_y: von dorsal nach ventral
- F_z: von kaudal nach kranial

Für Gleichgewichtsmessungen müssen die einzelnen Kraftsensoren lediglich die vertikale Kraft F_z erfassen.

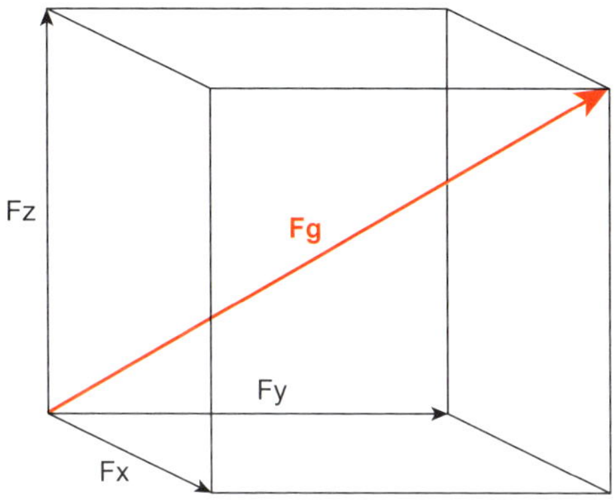

Abb. 11.20 Definition der Kräfte: Kraftvektor F_g und seine Komponenten F_x, F_y und F_z [L231]

Beim Einsatz der Bodenreaktionskraftplatten zur *Ganganalyse* (➤ Abb. 11.21) ist die Größe der Platte ein nicht zu unterschätzendes Qualitätsmerkmal des eingesetzten Messsystems. Einzelne kleine Platten werden nur noch selten verwendet. Kraftverteilungsmessplatten und Laufbandergometer mit integrierter Drucksensorik haben sich aufgrund von Handling, geringem Aufwand und hoher Messgenauigkeit in der Praxis bewährt.

Die Standardmessungen erfolgen ohne Schuhe. Soll das Schuhwerk oder z. B. eine Einlagenversorgung beurteilt werden, erfolgen anschließend Messungen mit Schuhen bzw. mit und ohne Einlagenversorgung.

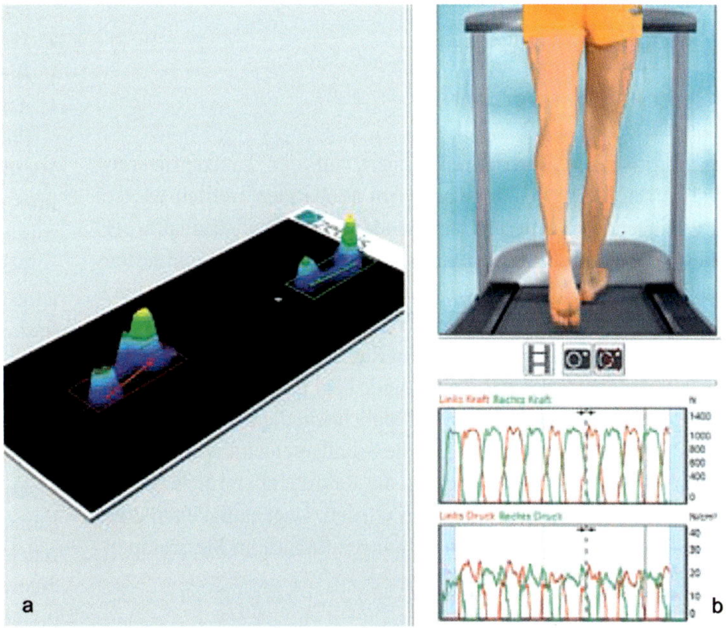

Abb. 11.21 Bodenreaktionskraftmessung: Gang- und Laufanalyse: a) Kraftverteilungsmessplatte, b) Laufbandergometer mit integrierter Drucksensorik [V644]

Für standardisierte Ganganalysen reichen im Allgemeinen Messungen von 20 Sekunden Dauer aus. Zur Beurteilung werden Mittelwerte aller vollständigen Schrittzyklen während dieses Zeitraums berechnet.

Neben der visuellen Beurteilung der Kraft- und Druckkurven werden aus ihnen diverse Parameter errechnet. Kraftwerte werden hierbei in der Regel auf das Körpergewicht normiert, d. h. durch die Körpergewichtskraft dividiert. Da das Körpergewicht einen großen Einfluss auf nahezu alle Ergebnisse der Bodenreaktionskraftmessung hat, ermöglicht die Normierung interindividuelle Vergleiche. Eine sehr gute Übersicht über Norm und Pathologie des Gehens findet sich in der „Ganganalyse" von Perry (2003).

Die Darstellung aller Messergebnisse erfolgt in der Regel in Echtzeit auf dem angeschlossenen Computer. Falls erforderlich, ist es somit auch möglich, den Patienten bzw. Probanden ein visuelles Feedback zu geben. Die meisten Systeme erlauben heute zusätzlich die Synchronisation mit angeschlossenen Video-, EMG- und Winkeldaten.

MERKE

Optimale Bedingungen herrschen dann vor, wenn *kinetische* Messverfahren mit *kinematischen* Messverfahren gekoppelt und synchronisiert werden können.

11.6.5 Kinematische Messverfahren

Kinematische Ganganalysesysteme erfassen die *Bewegung* ausgewählter Körperabschnitte objektiv. Neben Gang- und Laufanalysen können sportartspezifische und (berufs-)alltägliche Bewegungen aufgenommen und beurteilt werden. Außerdem sind die Überprüfung und Justierung von therapeutischen Hilfsmitteln, z. B. von Orthesen oder Prothesen, möglich. Zur Realisierung werden unterschiedlichste technische Verfahren eingesetzt. Dadurch ergeben sich z. T. sehr große Unterschiede im Hinblick auf Handhabung, Genauigkeit und Kosten.

Ultraschallmessverfahren

Das Ultraschallmessverfahren basiert auf der Laufzeitmessung von kurzen Ultraschallimpulsen. Am Probanden werden an den zu verfolgenden Körperpunkten Sender (Ultraschall-Lautsprecher) befestigt. Aus den Laufzeiten eines Ultraschallsignals zu mindestens drei Empfängern (Mikrofonen) ergibt sich (anhand der bekannten Schallgeschwindigkeit) der jeweilige Abstand und aus den drei Abständen lässt sich die Position im Raum einfach bestimmen. Die wesentliche Stärke dieser Messmethode liegt in der Berechnung der Koordinaten. Daraus gibt sich die Möglichkeit, die Daten in Echtzeit auszuwerten und anzuzeigen. Da die Schallgeschwindigkeit temperaturabhängig ist, muss allerdings die Raumtemperatur gemessen und in die Berechnung einbezogen werden. Ungenauigkeiten ergeben sich weiterhin durch Luftbewegungen (Wind) im Messraum.

Einschränkungen und Nachteile:

- Leider besitzen Ultraschallsysteme eine relativ geringe Dynamik und sind dadurch nicht in der Lage, schnelle Bewegungen ausreichend zu erfassen. Dies gilt insbesondere, wenn die Anzahl der zu messenden Körperpunkte hoch ist, da sich die Abtastfrequenz üblicherweise durch die Anzahl der Körperpunkte teilt. Sollen z. B. bei einer bilateralen Ganganalyse zehn Körperpunkte erfasst werden, reduziert sich die Abtastfrequenz (z. B. 100 Hz = 100 Messungen pro Sekunde) auf ein Zehntel und würde dann nur noch 10 Hz betragen.
- Messwerte verschiedener Körperpunkte werden meist nicht exakt zeitgleich (synchron) gemessen, sondern nacheinander (sequenziell), abhängig vom Aussendezeitpunkt des Ultraschallsignals und dem Abstand des Senders von der Messvorrichtung.
- Aufwendig ist auch das Verlegen der Anschlussleitungen zu den Ultraschallsendern.
- Die Messgenauigkeit ist im Vergleich zu optischen Systemen geringer.

Optische Bewegungsanalyse

Das bekannteste Verfahren der optischen Bewegungsdokumentation ist die einfache *Videoanalyse.* Diese bedient sich herkömmlicher Videotechnik aus dem Heimbereich. Mittels handelsüblicher Geräte, wie Camcorder, Digitalkamera oder Smartphone, werden Bewegungen aufgezeichnet und anschließend im Standbild oder in Zeitlupe auf einem Monitor betrachtet.

In vielen Sportschuhgeschäften wird diese Methode zur Auswahl eines geeigneten Laufschuhs eingesetzt. Hier gilt das Augenmerk hauptsächlich dem Supinations- und Pronationsverhalten des Fußes.

Durch das Aufmalen von Markierungen an definierten Punkten des Unterschenkels und des Fußes lässt sich die Methode zur Bestimmung von Winkeln optimieren. Die Kennzeichnung erfolgt analog zur Vorgehensweise von Nigg (1986) (➤ Abb. 11.22).

Durch Auswertung der Markierungen erhält man drei Winkel:

- *Unterschenkelwinkel* – charakteristisch für den Laufstil
- *Fersenbeinwinkel* – charakteristisch für den Schuh
- *Achillessehnenwinkel* – charakteristisch für das Supinations-/Pronationsverhalten des unteren Sprunggelenks

Hierüber können das (pathologische) Gangbild/Laufbild, der Einfluss des Schuhwerks und auch die Effektivität einer Einlagenversorgung bestimmt werden (Krabbe 1994).

Wenn eine differenzierte biomechanische Betrachtung notwendig ist, eignen sich EDV-gestützte Systeme zur Datenauswertung. Spezifische optische Bewegungsanalyse-Systeme basieren i. A. auf dem Einsatz von CCD-Videokameras. In Bezug auf die Handhabung sind Systeme mit Reflektoren vorzuziehen, weil hier das „Verkabeln" des Probanden entfällt.

Für eine optische *zweidimensionale Bewegungsanalyse* mit hoher Messgenauigkeit gibt es EDV-Systeme, welche mit High-Speed-Kameras automatisiertes Winkel- und Marker-Tracking durch reflektierende Marker ermöglichen (➤ Abb. 11.23). Dies erlaubt eine viel detailliertere Beurteilung der aufgezeichneten Daten (z. B.

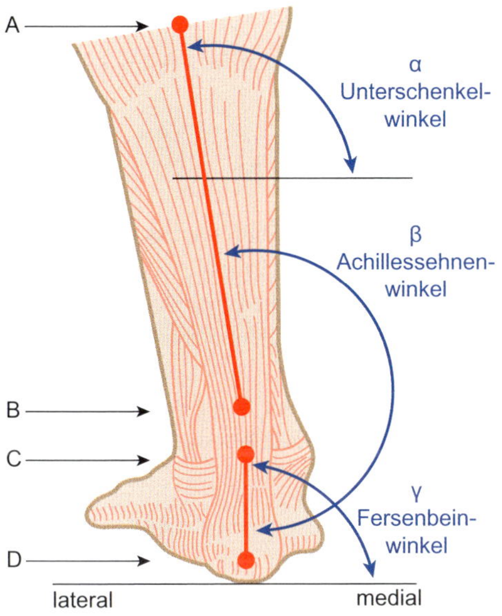

Abb. 11.22 Markierungen und Winkeldefinitionen (Nigg 1986): A) barfuß stehend in der Mitte einer Horizontalen durch den Unterschenkel, 15 cm oberhalb von Marker B; B) auf der Achillessehne (wobei zu beachten ist, dass beim Test mit Schuhwerk die Fersenkappe diesen Marker nicht verdeckt); C) auf der Fersenkappe bei Testung mit Schuhwerk, senkrecht über Marker D; D) Mittelpunkt am rückwärtigen Fersenbein, beidbeinig stehend [L231]

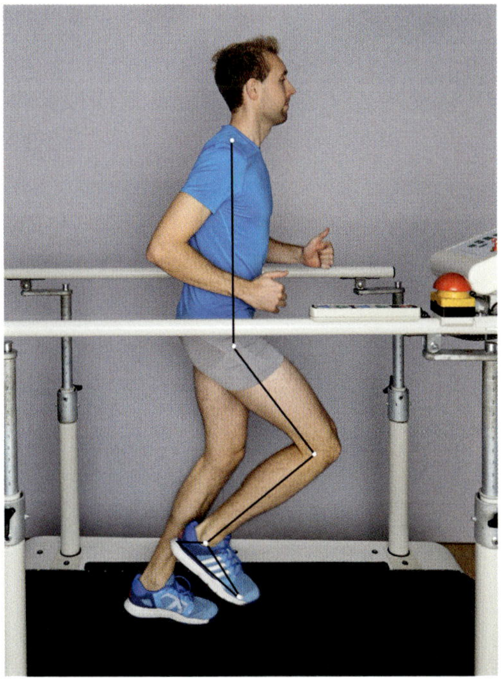

Abb. 11.23 Automatisiertes Winkel- und Marker-Tracking [K359]

Bewegungsumfänge, Neigungswinkel, Winkelgeschwindigkeit, Abstände, usw.) als eine einfache Videoanalyse.

Die Marker bestehen aus einer Folie mit speziellen Reflexionseigenschaften und werden dadurch im Videobild überdeutlich hervorgehoben. An den Kameras befinden sich hierzu Lichtquellen, welche idealerweise im Infrarotbereich arbeiten, um den Probanden nicht zu blenden und um den Kontrast zur Raumbeleuchtung zu erhöhen. Durch das „Pulsen" dieser Beleuchtung, d. h. das Aussenden kurzer Lichtimpulse, wird ein Verwischen des Videobilds bei schnellen Bewegungen vermieden.

Bei den meisten Messungen im Therapiealltag ist solch eine zweidimensionale Betrachtung der Körperabschnitte ausreichend. Die relevanten Daten werden in der Regel in übersichtlichen Ganganalyse-Protokollen zusammengefasst und direkt im Anschluss an die Messungen dargestellt.

Um komplexe *dreidimensionale Marker-Koordinaten* zu erhalten, müssen mindestens zwei Videokameras eingesetzt werden. Bei klinischen und wissenschaftlichen Fragestellungen stellt die Visualisierung und Auswertung von Bewegungsdaten durch die 3D-Bewegungsanalyse („motion capturing"; ➤ Abb. 11.24) zurzeit die präziseste Messmethode dar. Die bei jeder Neupositionierung der Kameras erforderliche Kalibrierung ist jedoch zeitaufwendig. Beim regelmäßigen Einsatz von dreidimensionalen Messungen sollten die Kameras fest installiert werden, z. B. an der Wand oder an der Decke.

Zum standardisierten Ablauf verschiedener Bewegungsanalysen sowie deren Auswertung und Interpretation sei auch auf Enoka 2015 und Winter 2009 verwiesen.

11.6.6 Elektromyografische Messverfahren

Mit der Elektromyografie (EMG) kann über die Messung elektrischer Muskelaktionspotenziale die Aktivität eines Muskels oder einer Muskelgruppe bestimmt werden. Elektromyografische Systeme werden eingesetzt zur Bestimmung der Funktion und Koordination von Muskeln. Bewegungsabläufe können so untersucht und geschult

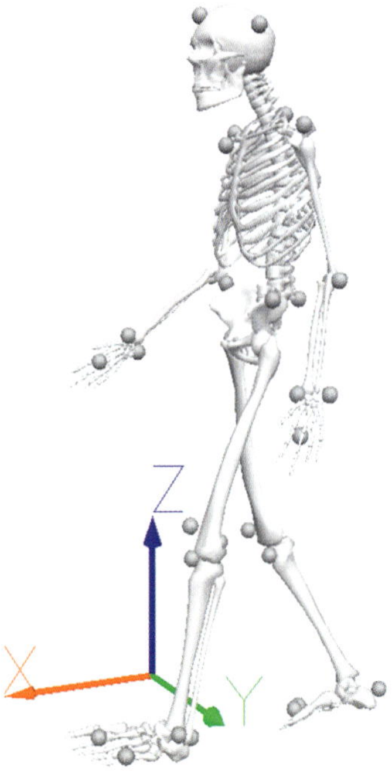

Abb. 11.24 Beispiel für eine 3D-Bewegungsanalyse [P1204]

sowie die Effektivität einzelner Muskeln oder Muskelgruppen bei definierten Bewegungsabläufen bestimmt werden. Angewandte Therapien, wie z. B. PNF-Bewegungsmuster (propriozeptive neuromuskuläre Fazilitation), können auf ihre Zielwirksamkeit überprüft werden. Ko-Kontraktionen werden erkannt und die Innervation kann, insbesondere über Biofeedback-Verfahren, geschult werden (Basmajian/Deluca 1985).

Die elektrischen Effekte der aktivierten motorischen Einheiten unter der Ableitelektrode werden aufsummiert gemessen. Daher

- ergibt sich eine hohe Variabilität des EMG-Signals,
- können einzelne Spannungsimpulse einer motorischen Einheit nicht differenziert werden und
- sind Spannungsspitzen des EMG-Signals nicht reproduzierbar.

Die Amplitudenwerte der Messungen benötigen eine Normierung (z. B. über die isometrische Maximalkontraktion), um inter- und intraindividuell vergleichbar zu sein. Die Spannung zum Zeitpunkt der maximalen isometrischen Kontraktion (MVC: maximum voluntary contraction) wird als Bezugsgröße zur Beurteilung der nachfolgenden Messungen herangezogen und die EMG-Werte werden entsprechend in Prozent vom Referenzwert angegeben.

Die Bearbeitung des EMG-Rohsignals (➤ Abb. 11.25) durch Filterung (üblicherweise Tiefpassfilter und Quantifizierungsfilter), Frequenzanalyse oder Integration ermöglicht tiefergehende qualitative Aussagen. Die Erkennung von Artefakten (Störsignalen) durch Probleme der Messtechnik ist eine wichtige Voraussetzung für valide Testergebnisse (Winter 2009).

Zur Ableitung der geringen elektrischen Spannung im Bereich von 1/1.000 Volt werden Oberflächen- oder Nadelelektroden eingesetzt.

Oberflächenelektroden

Oberflächenelektroden werden auf die gereinigte Haut aufgeklebt.

Vorteile:

- Nichtinvasives Verfahren
- Dynamische Messungen möglich

Nachteile:

- Signal durch Isolierschicht (Haut, Bindegewebe etc.) verändert, d. h. abgeschwächt/geringere Bandbreite.
- Beim Messen von Muskeln, die von anderen Muskeln oder Muskelgruppen überlagert sind, kommt es zu einem Cross Talk der Signale.
- Es besteht die Gefahr, dass der zu messende Muskel bei Bewegungen unter der auf der Haut befestigten Elektrode wegwandert.

Nadelelektroden

Nadelelektroden oder auch Dünndrahtelektroden werden in den Muskel eingestochen.

Vorteile:

- Selektive Auswahl eines Muskels/Muskelanteils
- Höhere Signalgüte (größere Bandbreite)

Nachteile:

- Invasives Verfahren
- Dynamische Messungen nicht oder nur bedingt möglich

Eine sehr gute, praxisorientierte Einführung in die kinesiologische Elektromyografie bietet die „EMG-Fibel" von Konrad (2011).

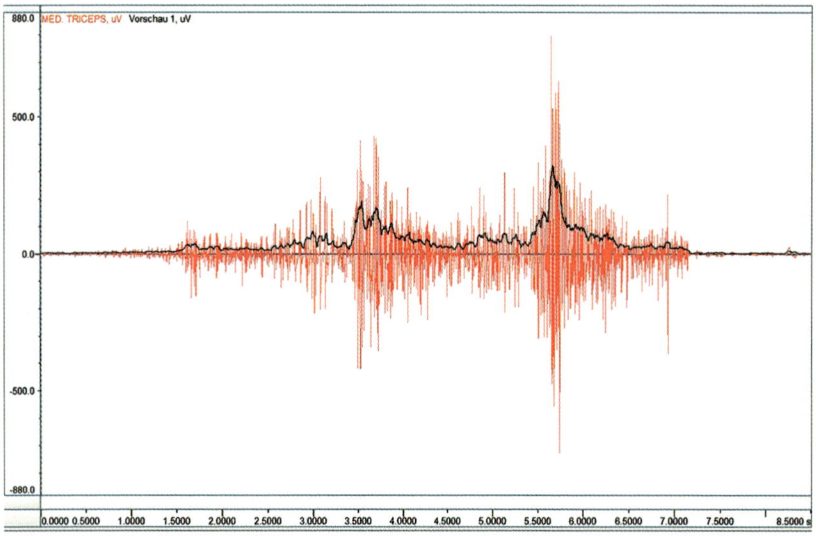

Abb. 11.25 EMG-Rohsignal-Bearbeitung (Gleichrichtung und Glättung) [P1204]

Reflexionsfragen

- Rekapitulieren Sie einen Untersuchungsgang an einem selbstgewählten Patientenbeispiel. Versuchen Sie den systematischen Untersuchungsaufbau beizubehalten.
- Welche Einflussfaktoren müssen bei der Interpretation einer Herzfrequenzreaktion auf eine Belastung Berücksichtigung finden?
- Wann muss eine Belastungsergometrie sofort abgebrochen werden?
- Welche Testverfahren lassen sich auch bei Patienten mit veränderter Herzfrequenzreaktion – entsprechende Belastbarkeit vorausgesetzt – zur Einschätzung einer Leistungsfähigkeit einsetzen?
- Was bedeutet Assessment und was muss man bei der Gestaltung beachten?
- Mit welchem Verfahren kann ich die Anforderungen der Arbeit mit den Fähigkeiten einer Person vergleichen?
- Welche Vor- und Nachteile ergeben sich jeweils bei technischen Messverfahren?

LITERATUR

Abrams GD, Harris JD, Gupta AK, McCormick FM, Bush-Joseph CA, Verma NN, Cole BJ, Bach BR Jr. Functional Performance Testing After Anterior Cruciate Ligament Reconstruction: A Systematic Review. Orthopaedic journal of sports medicine, 2014. 2(1), 2325967113518305. https://doi.org/doi.org/10.1177/2325967113518305.

Alles T, Begerow B. Assessmentprozedur. In: Institut für Qualitätssicherung in Prävention und Rehabilitation GmbH an der Deutschen Sporthochschule Köln (Hrsg.). iqpr Forschungsbericht Nr. 1/2007: Assessment im Kontext der Teilhabe am Arbeitsleben. Köln: iqpr. S. 7–44.

Andersson D et al. Treatment of anterior cruciate ligament injuries with special reference to surgical technique and rehabilitation: an assessment of randomized controlled trials. Arthroscopy. 2009; 25: 653–685.

APTA – American Physical Therapy Association. Occupational Health Physical Therapy: Evaluating Functional Capacity Guidelines. 2011. www.orthopt.org/uploads/content_files/OHSIG_Guidelines/OHSIG_guidelines_2/Occupational_Hlth_PT_Evaluating_Functional_Capacity_040610__2_.pdf (zuletzt abgerufen 31.01.2022).

Astrand PO, Ryhming I. A nomogram for calculation of aerobic capacity (physical fitness) from pulse rate during sub-maximal work. J Appl Physiol. 1954; 7: 218–221.

Astrand I. Aerobic work capacity in men and women with special reference to age. Acta Physiol Scand Suppl. 1960; 49:1–92.

ATS Committee on Proficiency Standards for Clinical Pulmonary Function Laboratories. ATS statement: guidelines for the six-minute walk test. Am J Respir Crit Care Med. 2002; 166: 111–117.

Bartow K. Untersuchen und Befunden in der Physiotherapie. 3. Auflage. Berlin–Heidelberg: Springer, 2019.

Basmajian JV, Deluca C. Muscles alive. Their function revealed in electromyography. 5th ed. Baltimore: Williams & Wilkins, 1985.

Baumann H, Reim H. Bewegungslehre. 3. Aufl. Frankfurt a. M.: Verlag Moritz Diesterweg, 1994.

Beaver WL et al. A new method for detecting anaerobic threshold by gas exchange. J Appl Physiol. 1986; 60: 2020–2027.

Bishop C, Read P, Chavda S, Jarvis P, Turner A. Using Unilateral Strength, Power and Reactive Strength Tests to Detect the Magnitude and Direction of Asymmetry: A Test-Retest Design. Sports (Basel, Switzerland), 7(3), 2019. 58. doi.org/10.3390/sports7030058.

Bohannon RW et al. Six-minute Walk Test versus Three-minute Step Test for Measuring Functional Endurance (Alternative Measures of Functional Endurance). J Strength Cond Res. 2015; 29: 3240–3244.

Bohannon RW, Crouch R. Minimal clinically important difference for change in 6-minute walk test distance of adults with pathology: a systematic review. J Eval Clin Pract. 2017; 23: 377–381.

Borg G. Perceived exertion as an indicator of somatic stress. Scand J Rehabil Med. 1970; 2: 92–98.

Borg G. Anstrengungsempfinden und körperliche Aktivität. Dtsch Arztebl. 2004; 101: A1016–A1021.

Bosco C, Luhtanen P, Komi PV. A simple method for measurement of mechanical power in jumping. Eur. J. Appl. Physiol. Occup. Physiol. 50, 1983. 273–282. doi: https://doi.org/10.1007/bf00422166

Brooks ER, Benson AC, Bruce LM. Novel Technologies Found to be Valid and Reliable for the Measurement of Vertical Jump Height With Jump-and-Reach Testing. J Strength Cond Res. 2018; 32(10):2838–2845. doi:https://doi.org/10.1519/JSC.0000000000002790

Brumitt J, Heiderscheit BC, Manske RC, Niemuth PE, Rauh MJ. Lower extremity functional tests and risk of injury in division iii collegiate athletes. International journal of sports physical therapy, 8(3), 2013. 216–227.

Buckup K. Klinische Tests an Knochen, Gelenken und Muskeln. 6. Auflage. Stuttgart: Thieme, 2018.

Bührlen B et al. Indikatoren des Reha-Status (IRES). Bad Säckingen: Hochrhein Institut für Rehabilitationsforschung, 2002.

Bullinger M et al. Die Münchner-Lebensqualitäts-Dimensionen-Liste (MLDL) und der Fragebogen „Alltagsleben". In: Ravens-Sieberer U, Cieza A (Hrsg.). Lebensqualität und Gesundheitsökonomie. Konzepte, Methoden, Anwendung. Landsberg: ecomed, 2000. S. 111–123.

Bullinger M, Kirchberger I. SF-36, Fragebogen zum Gesundheitszustand. 2. Auflage. Göttingen: Hogrefe, 2011.

Cibis W, Schian HM. Sozialmedizinische Begutachtung einschließlich Assessment-Verfahren. In: Bundesarbeitsgemeinschaft für Rehabilitation (Hrsg.). Rehabilitation und Teilhabe. Köln: Deutscher Ärzte Verlag, 2005. S. 75–89.

Cook G, Burton L. Movement. Functional movement systems; screening, assessment and corrective strategies. Santa Cruz, Calif.: On Target Publications. 2010

Cook G, Burton L, Hoogenboom BJ, Voight M. Functional Movement Screening: The Use of Fundamental Movements as an Assessment of Function – Part 1. In: International Journal of Sports Physical Therapy 9 (3), 2014a, S. 396–409.

Cook G, Burton L, Hoogenboom BJ, Voight M. Functional Movement Screening: The Use of Fundamental Movements as an Assessment of Function-Part 2. In: International Journal of Sports Physical Therapy 9 (4), 2014b, S. 549–563.

Dahl H, Rößler A. Grundlagen der Manuellen Therapie (Fortbildungsskript). Wremen, 2006.

Daniels L, Worthingham C. Muskelfunktionsprüfung. Stuttgart: Fischer Verlag, 1985.

Dickhuth HH, Löllgen H. Trainingsberatung für Sporttreibende. Dtsch Arztebl. 1996; 93: A1192–A1198.

Dickhuth H et al. Individual anaerobic threshold for evaluation of competitive athletes and patients with left ventricular dysfunction. In: Bachl N, et al. (Hrsg.). Advances in ergometry. Berlin–Heidelberg: Springer, 1991. pp. 173–179.

Dickhuth HH et al. Ventilatory, lactate-derived and catecholamine thresholds during incremental treadmill running: relationship and reproducibility. Int J Sports Med. 1999; 20: 122–127.

Ebbeling CB et al. Development of a single-stage submaximal treadmill walking test. Med Sci Sports Exerc. 1991; 23: 966–973.

Enoka RM. Neuromechanical basis of kinesiology. 5th ed. Champaign, IL: Human Kinetics, 2015.

Enright PL. The six-minute walk test. Respir Care. 2003; 48: 783–785.

Enright PL, Sherrill DL. Reference equations for the six-minute walk in healthy adults. Am J Respir Crit Care Med. 1998; 158: 1384–1387.

Eston R, Connolly D. The use of ratings of perceived exertion for exercise prescription in patients receiving beta-blocker therapy. Sports Med. 1996; 21: 176–190.

Fernandez-Santos, J. R., Ruiz, J. R., Cohen, D. D., Gonzalez-Montesinos, J. L., and Castro-Pinero, J. (2015). Reliability and validity of tests to assess lower-body muscular power in children. J. Strength Cond. Res. 29, 2277–2285. doi: https://doi.org/10.1519/Jsc.0000000000000864 PubMed Abstract | CrossRef Full Text | Google Scholar

Fiehn R, Schulte-Frei B. TherapieMaster-System – ein neues und ganzheitliches Trainings- und Therapiekonzept. Z Gesundheitssport Sportther. 1995; 5: 15–17.

Foster C et al. Predicting functional capacity during treadmill testing independent of exercise protocol. Med Sci Sports Exerc. 1996; 28: 752–756.

Fox EL et al. Fitness standards for male college students. Int Z Angew Physiol Arbeitsphysiol. 1973; 31: 231–236.

Franklin BA et al. ACSM's guidelines for exercise testing and prescription. 10th ed. Philadelphia: Lippincott Williams & Wilkins, 2017.

Froböse I. Fundamental Screen. In: Froböse I. Leistung messen und steigern. München, Gräfe und Unzer. 2018. 47–52

Gibbons RJ et al. ACC/AHA 2002 guideline update for exercise testing: summary article. A report of the American College of Cardiology/American Heart Association Task Force on Practice Guidelines (Committee to Update the 1997 Exercise Testing Guidelines). J Am Coll Cardiol. 2002; 40: 1531–1540.

Gibson L, Strong J. A conceptual framework of functional capacity evaluation for occupational therapy in work rehabilitation. Aust Occup Ther J. 2003; 50: 64–71.

Gulati M et al. Heart rate response to exercise stress testing in asymptomatic women: the St. James women take heart project. Circulation. 2010; 122: 130–137.

Haber P (Hrsg.). Leitfaden zur medizinischen Trainingsberatung. 4. Auflage. Wien: Springer, 2018.

Hansmeier T. Assessments und Interventionen der medizinisch-beruflich orientierten Rehabilitation aus wissenschaftlicher Sicht. In: Müller-Fahrnow W et al. (Hrsg.). Wissenschaftliche Grundlagen der medizinisch-beruflich orientierten Rehabilitation: Assessments, Interventionen, Ergebnisse. Lengerich: Pabst Science Publishers, 2006. S. 77–87.

Heck H, Beneke R. 30 Jahre Laktatschwellen – was bleibt zu tun? Dtsch Z Sportmed. 2008; 59: 297–302.

Hepp WR, Debrunner HU. Orthopädisches Diagnostikum. 8. Aufl. Stuttgart: Thieme, 2014.

Herman G, Nakdimon O, Levinger P, Springer S. (2016). Agreement of an Evaluation of the Forward-Step-Down Test by a Broad Cohort of Clinicians With That of an Expert Panel. Journal of sport rehabilitation, 25(3), 227–232. https://doi.org/doi.org/10.1123/jsr.2014-0319.

Hildebrandt C, Müller L, Zisch B, Huber R, Fink C, Raschner C. (2015). Functional assessments for decision-making regarding return to sports following ACL reconstruction. Part I: development of a new test battery. Knee surgery, sports traumatology, arthroscopy: official journal of the ESSKA, 23(5), 1273–1281. doi.https://doi.org/org/10.1007/s00167-015-3529-4.

Hollmann W, Hettinger T. Sportmedizin: Grundlagen für Arbeit, Training und Präventivmedizin. 4. Aufl. Stuttgart: Schattauer, 2009.

Hottenrott K, Neumann G. Methodik des Ausdauertrainings. Beiträge zur Lehre und Forschung im Sport; Bd. 165. Schorndorf: Hofmann, 2008.

Huber G. Diagnostik. In: Schüle K, Huber G (Hrsg.). Grundlagen der Sporttherapie. München: Urban & Fischer, 2004.

Igpr (Institut für Qualitätssicherung in Prävention und Rehabilitation GmbH an der Deutschen Sporthochschule Köln). Prävention und Rehabilitation zur Verhinderung von Erwerbsminderung. Köln: iqpr, 2004.

Inbar O et al. Normal cardiopulmonary responses during incremental exercise in 20- to 70-yr-old men. Med Sci Sports Exerc. 1994; 26: 538–546.

Janda V, Sachse J. Manuelle Muskelfunktionsdiagnostik. 4. Aufl. München: Urban & Fischer, 2009.

Janssen S. et al. Entwicklung einer Kurzversion des Spinal Function Sort (M-SFS): Ein Mixed-Method-Ansatz. Physioscience. 2015; 12 (03), S. 110–118. DOI: https://doi.org/10.1055/s-0035-1567112.

Johnson D. Controlling anterior shear during isokinetic knee extension exercise. J Orthop Sports Phys Ther. 1982; 4: 23–30.

Kalberer L et al. Einsatz eines neuen, multifaktoriellen „Return to Competition Score" für Athleten nach einer vorderen Kreuzbandruptur. Schweiz Z Sportmed Sporttraumatol. 2013; 61: 31–34.

Kaltenborn FM, Evjenth O. Manuelle Therapie nach Kaltenborn. 10. Aufl. Oslo: Norlis Bokhandel, 1999.

Kaminsky LA et al. Reference Standards for Cardiorespiratory Fitness Measured with Cardiopulmonary Exercise Testing: Data from the Fitness Registry and the Importance of Exercise National Database. Mayo Clin Proc. 2015; 90: 1515–1523.

Kaminsky LA et al. Reference Standards for Cardiorespiratory Fitness Measured with Cardiopulmonary Exercise Testing Using Cycle Ergometry: Data from the Fitness Registry and the Importance of Exercise National Database (FRIEND) Registry. 2017; 92: 228–233.

Kasch FW et al. Maximum work capacity in middle-aged males by a step test method. J Sports Med Phys Fitness. 1965; 5: 198–202.

Keller M et al. Return to Activity Testing – Bedeutung funktioneller Tests für die Rehabilitation. Knorpelkurs 23./24.03.2012. München: OS Institut, 2012.

Kindermann W. Anaerobe Schwelle. Dtsch Z Sportmed. 2004; 55: 161–162.

Klingenberg M. Return-to-Sport. Funktionelles Training nach Sportverletzungen: Leitfaden für den erfolgreichen Wiedereinstieg in den Sport. 2. überarbeitete Auflage. München: Pflaum Verlag. 2019

Konrad P. EMG-Fibel. Eine praxisorientierte Einführung in die kinesiologische Elektromyographie. Köln: Velamed Medizintechnik GmbH, 2005.

Krabbe B. Zur Belastung des Bewegungsapparates beim Laufen. Einfluß von Laufschuh und Lauftechnik. Berichte aus der Biomechanik. Aachen: Shaker Verlag, 1994.

Kunz M. Medizinisches Aufbautraining. Erfolg durch MAT in Prävention und Rehabilitation. München: Urban & Fischer, 2003.

Latin RW et al. The accuracy of the ACSM stair-stepping equation. Med Sci Sports Exerc. 2001; 33: 1785–1788.

Lawrance S, Killian C, Rundquist P, et al.: Measures of Limb Symmetry used for Injury Risk Identification: What is normal? British Journal of Sports Medicine 2017; 51:347.

Lienert GA, Raatz U. Testaufbau und Testanalyse. Weinheim: Beltz, Psychologie Verlagsunion, 1998.

Löllgen H. Das Anstrengungsempfinden (RPE, Borg-Skala). Dtsch Z Sportmed. 2004; 55: 299–300.

Löllgen H, Fahrenkrog U. Allgemeine Aspekte ergometrischer Messgrößen. In: Löllgen H et al. (Hrsg.). Ergometrie. Belastungsuntersuchungen in Klinik und Praxis. 3. Aufl. Berlin: Springer, 2009. S. 61–84.

Mader A et al. Zur Beurteilung der sportartspezifischen Ausdauerleistungsfähigkeit im Labor. Sportarzt Sportmed. 1976; 27: 80–88, 109–112.

Maeyer de C et al. Exercise training in chronic heart failure. Ther Adv Chronic Dis. 2013; 4: 105–117.

Markovic, G., Dizdar, D., Jukic, I., & Cardinale, M. (2004). Reliability and factorial validity of squat and countermovement jump tests. *Journal of strength and conditioning research, 18*(3), 551–555. doi.https://doi.org/org/10.1519/1533-4287(2004)18<551:RAFVOS>2.0.CO;2.

Matheson LN, Matheson M L. Spinal function sort: Rating of perceived capacity. Test booklet and examiners manual. Rancho Santa Margarita/CA: Performance Assessment and Capacity Testing (PACT), 1989.

McGovern RP, Martin RL, Christoforetti JJ, Kivlan BR. (2018). Evidence-based procedures for performing the single leg squat and step-down tests in evaluation of non-arthritic hip pain: A literature review. International journal of sports physical therapy, 13(3), 526–536.

Meyer T et al. A conceptual framework for performance diagnosis and training prescription from submaximal gas exchange parameters – theory and application. Int J Sports Med. 2005; 26(Suppl 1): S38–S48.

Muehlbauer T, Pabst J, Granacher U, Büsch D. Validity of the Jump-and-Reach Test in Subelite Adolescent Handball Players. J Strength Cond Res. 2017;31(5):1282–1289. doi:https://doi.org/10.1519/JSC.0000000000001607

Müller-Wohlfahrt HW, Ueblacker, P, Hänsel, L (Hrsg.). Muskelverletzungen im Sport. 3. Auflage, Stuttgart: Thieme-Verlag, 2018.

Muster M, Zielinski R. Bewegung und Gesundheit: Gesicherte Effekte von körperlicher Aktivität und Ausdauertraining. Darmstadt: Steinkopff, 2006.

Neumaier A, Jendrusch G. Aktuelle Positionen zum Bewegungssehen im Sport. In: Krug J, Hartmann C (Hrsg.). Praxisorientierte Bewegungslehre als angewandte Sportmotorik. Symposiumbericht Kurt-Meinel-Symposium. Sankt Augustin: Academia Verlag, 1998. S. 128–141.

Nigg B. Biomechanics of running shoes. Illinois: Human Kinetics, 1986. O*Net OnLine. 2019.

Nishijima H et al. New method for the mathematical derivation of the ventilatory anaerobic threshold: a retrospective study. BMC Sports Sci Med Rehabil. 2019; 11:10: eCollection.

Park KM, Cynn HS, Choung SD. Musculoskeletal predictors of movement quality for the forward step-down test in asymptomatic women. The Journal of orthopaedic and sports physical therapy, 2013. 43(7), 504–510. https://doi.org/doi.org/10.2519/jospt.2013.4073

Paterno MV et al. Neuromuscular training improves single-limb stability in young female athletes. J Orthopaed Sports Phys Ther. 2004; 34: 305–316.

Paterno MV et al. Biomechanical measures during landing and postural stability predict second anterior cruciate ligament injury after anterior cruciate ligament reconstruction and return to sport. Am J Sports Med. 2010: 38: 1968–1978.

Perry J. Ganganalyse. Norm und Pathologie des Gehens. München: Urban & Fischer, 2003.

Petersen W et al. Verletzungen des vorderen Kreuzbandes: Von der Prävention zur Therapie. OUP – Orthopäd Unfallchirurg Praxis. 2012; 1(6): 232–243.

Peterson MJ et al. Accuracy of VO2(max) prediction equations in older adults. Med Sci Sports Exerc. 2003; 35: 145–149.

Plisky PJ et al. Star Excursion Balance Test as a predictor of lower extremity injury in high school basketball players. J Orthop Sports Phys Ther. 2006; 36: 911–919.

Plisky PJ et al. The reliability of an instrumented device for measuring components of the star excursion balance test. N Am Sports Phys Ther. 2009; 4: 92–99.

Reiman MP, Manske RC. Functional testing in human performance. Leeds: Human Kinetics, 2009.

Reimann S. Befunderhebung – Grundlagenwissen für Physiotherapeuten und Masseure. München–Jena: Urban & Fischer, 2019.

Ressman J, Grooten W, Rasmussen Barr E. Visual assessment of movement quality in the single leg squat test: a review and meta-analysis of inter-rater and intrarater reliability. BMJ open sport & exercise medicine, 2019. 5(1), e000541. doi.https://doi.org/org/10.1136/bmjsem-2019-000541

Robergs R, Landwehr R. The surprising history of the "HRmax=220-age" equation. J Exerc Physiol online. 2002; 5: 1–10. www.asep.org/asep/asep/Robergs2.pdf (zuletzt abgerufen 31.01.2022).

Roecker K et al. Heart rate prescriptions from performance and anthropometrical characteristics. Med Sci Sports Exerc. 2002; 34: 881–887.

Rossi Neto JM et al. Cardiorespiratory fitness data from 18,189 participants who underwent treadmill cardiopulmonary exercise testing in a Brazilian population. 2019; 14: e0209897.

Schaarschmidt U, Fischer AW. AVEM – Arbeitsbezogenes Verhaltens- und Erlebensmuster. Frankfurt/M.: Harcourt Test Services, 1996.

Schaarschmidt U, Fischer AW. AVEM – Arbeitsbezogenes Verhaltens- und Erlebensmuster. AVEM (Standardform) AVEM-44 (Kurzform). Frankfurt/M.: Harcourt Test Services, 2008.

Scharhag-Rosenberg F. Spiroergometrie zur Ausdauerleistungsdiagnostik. Dtsch Z Sportmed. 2010; 61: 146–147.

Schmidtlein O, Keller M, Kurz E. Functional Movement Screen Teil 1: Testbatterie für Aktive. Physiopraxis 2013; 4(11): 26–29.

Schönbeck J. Physiotherapie Schulter – Konservative und postoperative Rehabilitation. München: Urban & Fischer, 2012.

Schönle C. Rehabilitation. 1. Aufl. Stuttgart–New York: Thieme, 2004.

Seidenspinner D. Training in der Physiotherapie. KVM – Der Medizinverlag, 2016.

Siegenthaler W, Blum H E. Klinische Pathophysiologie. 10. Aufl. Stuttgart: Thieme, 2018.

Slesina W. Soziologische Aspekte der medizinischen Rehabilitation. Gesundheitswesen. 2008; 70: 329–338.

Spring H. Theorie und Praxis der Trainingstherapie: Beweglichkeit, Kraft, Ausdauer, Koordination. 3. Aufl. Stuttgart–New York: Thieme, 2008.

Stegmann H et al. Lactate kinetics and individual anaerobic threshold. Int J Sports Med. 1981; 2: 160–165.

Steidl-Müller L, Hildebrandt C, Müller E, Fink C, Raschner C. Limb symmetry index in competitive alpine ski racers: Reference values and injury risk identification according to age-related performance levels. Journal of sport and health science, 2018. 7(4), 2018. 405–415. doi.https://doi.org/org/10.1016/j.jshs.2018.09.002.

Steinacker JM et al. Abbruchkriterien bei der Ergometrie. Dtsch Z Sportmed. 2002; 53: 228–229.

Steinberg T, Löllgen H. Durchführung der Ergometrie: Indikationen, Kontraindikationen, Abbruchkriterien. In: Löllgen H et al. (Hrsg.). Ergometrie. Belastungsuntersuchungen in Klinik und Praxis. 3. Aufl. Berlin: Springer, 2009. S. 51–58.

Tanaka H et al. Age-predicted maximal heart rate revisited. J Am Coll Cardiol. 2001; 37: 153–156.

Trunz-Carlisi E. IPN-Test® – Ausdauertest für den Fitness- und Gesundheitssport. Köln: Institut für Prävention und Nachsorge, 2004.

Tuomi K et al. Arbeitsbewältigungsindex, Work Ability Index (ABI, WAI). Bremerhaven: Wirtschaftsverlag NW Verlag für neue Wissenschaft GmbH, 2001.

Van Hooren B, Zolotarjova J. The Difference Between Countermovement and Squat Jump Performances: A Review of Underlying Mechanisms With Practical Applications. *Journal of strength and conditioning research*, *31*(7), 2017. 2011–2020. doi.https://doi.org/org/10.1519/JSC.0000000000001913.

Vavken P et al. Nachbehandlungsschema und Return to Sports nach Kreuzbandplastik. Schweiz Z Sportmed Sporttraumatol. 2012; 60: 83–87.

Waddoups L et al. Validation of a single-stage submaximal treadmill walking test. J Sports Sci. 2008; 26: 491–497.

Wahl P et al. Moderne Betrachtungsweisen des Laktats: Laktat ein überschätztes und zugleich unterschätztes Molekül. Schweiz Z Sportmed Sporttraumatol. 2009; 57: 100–107.

Wellsandt E, Failla MJ, Snyder-Mackler L. Limb Symmetry Indexes Can Overestimate Knee Function After Anterior Cruciate Ligament Injury. The Journal of orthopaedic and sports physical therapy 2017; 47(5):334–338. DOI: https://doi.org/10.2519/jospt.2017.7285

Westhoff M, Lehnigk B, Rühle KH, Greiwing A, Schomaker R, Eschenbacher H, Siepmann M. Positionspapier der AG-Spiroergometrie zu ventilatorischen und Laktatschwellen. Dtsch Med Wochenschr 2013; 138(06): 275–280

Whyte G et al. Training induced changes in maximum heart rate. Int J Sports Med. 2008; 29: 129–133.

Wieben K, Falkenberg B. Muskelfunktion: Prüfung und klinische Bedeutung. 6. Aufl. Stuttgart–New York: Thieme: 2012.

Wilke C, Grimm L, Hoffmann B, Froböse I. Funktionelle Tests als Entscheidungskriterium für die Rückkehr von Spielsportlern nach einer Ruptur des vorderen Kreuzbandes. *Sportverletzung Sportschaden; 32*(3), 2018. 171–186.

Winter DA. Biomechanics and motor control of human movement. 4. Aufl. Hoboken, NJ: Wiley, 2009.

Wonisch M et al. Praxisleitlinien Ergometrie. Aust J Cardiol. 2008; 15: 3–17.

II Trainingstherapie in der Praxis

KAPITEL

12

Michael Kunz und Birgit Schulte-Frei

Erkrankungen des Stütz- und Bewegungssystems

12.1 Therapierichtlinien bei Osteoporose

Der im Folgenden dargestellte Leitfaden umfasst die Behandlung bei:
- Osteoporose

Die WHO (1994) definiert Osteoporose als eine systemische Skeletterkrankung, die durch eine niedrige Knochenmasse und eine mikroarchitektonische Verschlechterung des Knochengewebes charakterisiert ist und einher geht mit einem konsekutiven Anstieg der Knochenfragilität und der Neigung zu Frakturen.

Sind bereits osteoporosebedingte Frakturen aufgetreten, wird von einer **manifesten Osteoporose** gesprochen (Consensus Development Conference 1993); sind noch keine osteoporosetypischen Frakturen aufgetreten, wird bei Vorliegen entsprechender Osteoporose-Anzeichen von einer **präklinischen Osteoporose** gesprochen. Klinisch bedeutsam ist also letztendlich das Auftreten von Frakturen und deren Folgen. Die häufigsten durch Osteoporose bedingten Frakturen betreffen den Oberschenkelhals und die Wirbelkörper. Die klinische Diagnose der Osteoporose stützt sich dabei weitgehend auf eine nachweislich niedrige Knochendichte als eine wesentliche Komponente der Osteoporose. Die eigentlichen, einer Fraktur vorausgehenden, klinischen Symptome sind in Bezug auf eine kausale Beziehung dabei nicht sicher belegt (Wilson 2012, AWMF 2017).

Eine exakte Beschreibung des Krankheitsbildes ist der weiterführenden Literatur zu entnehmen (Diemer et al. 2017, Kapitel 18.3.7, Ebelt-Paprotny et al. 2017, Kapitel 4.15.1).

Versorgung

Konservativ

Bei Osteoporose wird i. d. R. ein konservativer Behandlungsansatz verfolgt. Bei osteoporotischen Frakturen kann eine operative Versorgung indiziert sein.

Operativ

Hinsichtlich osteoporotischer **Frakturen der Extremitäten** wird auf die i. d. R. operativen Verfahren in den entsprechenden Kapiteln verwiesen (➤ Kap. 18.4 Oberschenkelhalsfrakturen). Hier kommen die typischen, für die jeweiligen Extremitäten üblichen Operationsverfahren zur Anwendung. Zu nennen sind hier vor allem:
- Osteosynthesen
- Endoprothetik

Bei den **Wirbelkörperfrakturen** kommen hauptsächlich folgende Operationstechniken zum Einsatz:
- Vertebroplastie
- Kyphoplastie

Bei der **Vertebroplastie** wird Knochenzement in den frakturierten Wirbelkörper injiziert. Das Ziel ist es, eine Schmerzreduktion bzw. Schmerzfreiheit zu erzielen. Die Indikation hierzu besteht bei:
- Frischen und bis zu 6 Monate alten schmerzhaften osteoporotischen Wirbelkörperkompressionsfrakturen ohne Hinterkantenbeteiligung
- Keiner (operativen) Anstrebung der Wirbelkörperaufrichtung

Die Vertebroplastie ist daher eine interventionelle Schmerztherapie bei osteoporotischen Wirbelkörperfrakturen. Die Vorteile dieser Versorgung sind:
- Zerstörung von Schmerzfasern (Schmerztherapie)
- Stabilisierung des Wirbelkörpers
- Schneller Wirkeintritt

Die Nachteile sind:
- Anwendbar nur bei „frischen" Frakturen
- Gefahr der Anschlussfraktur
- Keine operative Korrekturmöglichkeit

Die **Kyphoplastie** ist die hydraulische Aufrichtung eines kompressionsfrakturierten Wirbelkörpers. Die Indikationen zu dieser Operationstechnik bestehen bei den folgenden Ausgangssituationen:
- Osteoporotische Wirbelkörperfrakturen (≤ 6 Wochen)
- Zunehmende Kyphosierung
- Hinterkantenbeteiligung

Beide Operationsverfahren tragen mögliche Komplikationen in sich:
- Extraossäre Zementverschleppung
- Radikulopathien (sensibel/motorisch)
- Querschnittsymptomatik
- Infektionen, Embolien und Blutungen

Biomechanische Voraussetzungen

Durch das Überwiegen des Knochenabbaus gegenüber dem Knochenaufbau kommt es zu einem generellen Verlust an Festigkeit, Struktur und Masse des Knochens und damit zu einer erhöhten Anfälligkeit für Frakturen. Dieser Vorgang läuft meist wie folgt ab:
- Vor allem die inneren Knochenbälkchen der Spongiosa (Trabekel) sind vom Abbau betroffen (erhöhte **Osteoklasten**- gegenüber der **Osteoblasten**tätigkeit)

- Daher brechen i. d. R. trabekelreiche Knochen zuerst (Oberschenkelhals oder Wirbelkörper)
- Die Spongiosaausdünnung erfolgt schleichend über eine Osteopenie hin zur Osteoporose und kann letztendlich zur
- Manifesten Osteoporose (mit Frakturen) führen.

Insofern bilden alle knochenwachstumsfördernden (Trainings-)Reize die Therapie der Wahl und sind eine wesentliche, biomechanische Grundvoraussetzung einer erfolgreichen Osteoporosetherapie. Aus diesem Grund bilden lineare Druck- und Zugbeanspruchungen in der Physio- und Sporttherapie als auch in der Alltagsverrichtung ein wesentliches Interventionsinstrument.

Funktioneller Status

Der funktionelle Status ist bei der präklinischen Erkrankung (Osteomalzie, Osteopenie) in der Regel recht hoch, da es sich um kein akutes Ereignis handelt und die Osteoporose damit symptomlos bleibt. Damit sind/waren Betroffene bis zum Verletzungs-/Frakturereignis aktiv. Bei der manifesten Form gilt es, die typischen postoperativen bzw. posttraumatischen Verlaufskriterien der in Rede stehenden Frakturen zu berücksichtigen (Crotty et al. 2010). Hierzu wird auf die entsprechenden strukturrelevanten Einzelkapitel (➤ Kap. 18.4) verwiesen.

Beweglichkeit/Mobilität

Die Mobilität ist durch eine Osteoporose generell erst einmal nicht eingeschränkt. Sollten frakturbedingte Immobilisationen und/oder Teilimmobilisationen erfolgen, können Einschränkungen auftreten.

Muskuläre Leistungsfähigkeit

Die muskuläre Leistungsfähigkeit ist nur bei Frakturereignissen eingeschränkt: Es können dann Inaktivitätsatrophien entstehen. Die präklinische Osteoporose verursacht keinerlei muskuläre Leistungseinschränkungen. Bei manifester Osteoporose kann die muskuläre Leistungsfähigkeit eingeschränkt sein, weil hohe Intensitäten muskulärer Aktionen zu erhöhtem Frakturrisiko führen können.

Ausdauerleistungsfähigkeit

Die allgemeine Ausdauerleistungsfähigkeit wird durch die Erkrankung nicht beeinträchtigt und kann durch geeignetes Training komplett erhalten werden. Allerdings sind i. d. R. ältere Menschen betroffen, die aufgrund von Begleiterkrankungen eingeschränkt sein können.

Sensomotorik/Koordination/neuromuskuläre Ausgangssituation

Beeinträchtigungen der Gleichgewichtsfähigkeit und damit verbunden ein erhöhtes Sturzrisiko gilt es zu vermeiden bzw. zu reduzieren. Ein gezieltes Koordinations-, Gleichgewichts- und Stabilisationstraining ist daher dringend indiziert.

Sekundärerkrankungen

Häufig liegen Sekundärerkrankungen im Bereich der Allgemeinerkrankungen vor, welche durch Bewegungseinschränkung weiter verstärkt werden, wie kardiovaskuläre Probleme oder Erkrankungen wie Diabetes mellitus, Hypertonie und Übergewicht.

Hinweise zu Aktivität, Partizipation und Kontextfaktoren

Die mit der Erkrankung einhergehenden Aktivitäts- und Partizipationseinschränkungen können individuell und in Abhängigkeit vom Ausmaß der Schädigungen sehr unterschiedlich sein. Betroffen können sein:

- Allgemeine Aufgaben und Anforderungen
- Mobilität
- Selbstversorgung
- Häusliches Leben

Bedeutende Lebensbereiche sind Beruf, Familie und Freizeitsport.

Die Erkrankung ereilt alle Altersgruppen; es sind junge, sportlich aktive und berufstätige Menschen genauso betroffen wie ältere Menschen. Da diese Patienten meist wieder ihrer beruflichen und sportlichen Betätigung nachgehen wollen und sollen, müssen entsprechende Inhalte und Anforderungen in der Therapie intensive Beachtung finden.

Kontraindikationen

Scherbelastungen sind in der (Trainings-)Therapie bei präklinischen Osteoporosen relative Kontraindikationen; bei manifesten Osteoporosen wachsen diese zu absoluten Kontraindikationen an.

Therapeutische Konsequenz

- Druck- und Zugbeanspruchungen fördern den Heilungsprozess bei Knochenbrüchen und die Belastbarkeit des osteoporotischen Knochens. Die operativen Verfahren ermöglichen bereits früh eine dosierte Druck- und Zugbelastung.
- Ein wichtiger therapeutischer Schwerpunkt liegt in der Verbesserung der Kraft und Ausdauer der gesamten Rumpf- und Beinmuskulatur, solange oder – bei Frakturen - sobald die Beanspruchungsfähigkeit dies zulässt.
- Die Reduktion des Sturzrisikos und die Verbesserung der Gleichgewichtsfähigkeit sind wichtige therapeutische Konsequenzen (Papaioannou 2003).
- Zur Steigerung bzw. zum Erhalt der Festigkeit der betroffenen Knochen sowie zur entsprechenden Ausrichtung der Spongiosa-

strukturen ist eine dosierte lineare Belastung der betroffenen Bereiche notwendig. Dazu eignen sich Bewegungsformen mit (leichtem) Impact wie zum Beispiel Walken, Nordic Walking, leichtes Laufen, leichte Sprünge und gezielt eingesetztes Vibrationstraining.

MERKE

Die drei Säulen der Osteoporosetherapie sind:
- Bewegung
- Ernährung
- Medikamente

Alle drei Säulen müssen synergistisch ineinandergreifen.
Antiresorptiva sind die Mittel der Wahl in der medikamentösen Therapie.

MERKE

Die wesentlichen Maßnahmen bei Frakturen sind:
- Kräftigung der Muskulatur, besonders der betroffenen Regionen, sowie Sturzprophylaxe und Gleichgewichtsschulung (sensomotorisches Training)
- Dreipunkt-Mieder oder Lindemann-Mieder bei Frakturen im Bereich der Wirbelsäule
- Vertebro- oder Kyphoplastie als operative Verfahren für die Wirbelsäule
- Osteosynthesen und Endoprothetik als operative Verfahren für die Extremitäten
- Beseitigung bzw. Reduktion von Sturzursachen

Prävention/Sekundärprävention

Ein aktiver Lebensstil ist die beste Osteoporoseprophylaxe. Durch Bewegung bzw. sportliche Aktivität wird der Knochenstoffwechsel angeregt und die Knochendichte erhöht. Eine ausgewogene Ernährung (kalziumreiche Kost) und der regelmäßige Aufenthalt im Freien (Vitamin D) tragen ebenfalls zum Erhalt der Knochenfestigkeit bei. Nach Absprache mit dem Arzt können ggf. Nahrungsergänzungsmittel (Kalzium, Vitamin D) eingenommen werden.

12.2 Therapierichtlinien bei Arthrose

Der im Folgenden dargestellte Leitfaden umfasst die Behandlung bei:
- Arthrose

Nach AWMF (2018) sind unter „Arthrose" alle degenerativen Gelenkerkrankungen zu verstehen, die durch eine progressive Zerstörung des Gelenkknorpels unter Mitbeteiligung der Gelenkstrukturen wie Bänder, Knochen, synovialer und fibröser Gelenkkapsel sowie periartikulärer Muskulatur gekennzeichnet sind.

Klinisch lässt sich die Erkrankung in entzündliche (Arthritis) und nicht entzündlichen Phasen unterteilen. Nur ein Teil der Patienten mit radiologischen Veränderungen hat Funktionsstörungen oder Schmerzen.

Eine exakte Beschreibung des Krankheitsbildes ist der weiterführenden Literatur sowie den Literaturhinweisen in ➤ Kap. 19.7 (Kniegelenksarthrose) zu entnehmen (AWMF 2018, Diemer et al. 2017, Kapitel 10.5.2, 11.5.3, 13.5.1, 15.5.2, 16.6.1, 17.3.4, 18.3.4, 19.3.4; Ebelt-Paprotny et al. 2017, Kapitel 4.3.13, 4.9.10).

Versorgung

Konservativ

Die konservative Therapie ist die Therapieform der Wahl für alle arthrotischen Erkrankungen und Stadien (AWMF 2018).

Eine Heilung der Arthrose ist nicht möglich, das konservative Vorgehen im Allgemeinen symptomatisch erfolgreich bzw. lindernd. In der Akutphase erfolgt neben der Belastungsreduktion meist eine begleitende medikamentöse Behandlung (NSAR u. a.) und physiotherapeutische/physikalische Maßnahmen. Diese Therapie kann ein Abklingen bzw. eine Reduktion der durch die unspezifische Gelenkentzündung (aktivierte Arthrose) ablaufenden Symptome bewirken. Als gut wirksame konservative Maßnahmen sind medikamentöse Verfahren, physiotherapeutische und physikalische Maßnahmen, Sport- und Trainingstherapie (Bewegungstherapie) und z. T. auch alternative Behandlungsverfahren beschrieben (AWMF 2018).

Hohe Wirksamkeiten und Evidenzen zeigen:
- Physiotherapie
  - Aktive Bewegungstherapie
  - Manuelle Therapie/Traktion
  - Elektrotherapie/TENS
  - Thermoanwendungen/Fango/Schlamm u. a.
  - Lasertherapie
  - Kurz- und Mikrowelle
  - Stoßwelle
- Medikamentation
  - NSAR
  - Kortikosteroide
  - Hyaloron/Glukosamine
  - Chondroitinsulfat
  - evtl. Opioide
- Sport- und Trainingstherapie
  - Ausdauer
  - Kraft
  - Beweglichkeit
  - Koordination/Sensomotorik
  - Aquatraining

  Für die Sport- und Bewegungstherapie sind hohe Evidenzen beschrieben (AWMF 2018).
- Orthopädietechnische Versorgung (manchmal eine Therapieoption)
  - Orthesen
  - Bandagen
- Ergotherapie
- Naturheilkundliche Verfahren (Akupunktur)

Diese Therapien bewirken oft ein Abklingen bzw. eine Reduktion der entwickelten unspezifischen Gelenkentzündung in den betroffenen Gelenken. Nach Abklingen der akuten Schmerzsymptomatik (oft 1–2 Wochen) kommt der individuell dosierten Trainingstherapie die Hauptrolle zu. Die therapeutische Prognose durch die konservative Vorgehensweise ist sehr gut.

Operativ

„Die Indikation zur Operation ist eine individuelle Entscheidung. Sie muss gemeinsam mit dem Patienten, unter Berücksichtigung aller patientenspezifischen und krankheitsspezifischen Faktoren und auf Basis der derzeitigen wissenschaftlichen Erkenntnisse getroffen werden. Diese müssen dem Patienten in einer für ihn verständlichen Art und Weise dargelegt werden, um ihm eine informierte Entscheidung zu ermöglichen. In Abhängigkeit vom Stadium der Erkrankung und dem Leidensdruck des Patienten sollte die Operation erst erwogen werden, wenn die konservative Therapie die Schmerzfreiheit und Beweglichkeit nicht ausreichend wiederherstellen kann" (AWMF 2018).

Es kann bei den angewendeten Operationsverfahren unterschieden werden in „gelenkerhaltende" und „gelenkersetzende" Verfahren. *Gelenkerhaltende* Operationsverfahren am Beispiel des Kniegelenks sind:

- Arthroskopische Lavage, Debridement
- Arthroskopische Meniskuschirurgie
- Arthroskopische Knorpelersatzverfahren
- Osteotomien.

Gelenkersetzende Verfahren sind (➤ Kap. 19.7):

- Endoprothese
  - Uni- und bikondyläre Verfahren
  - Ungekoppelte oder gekoppelte Totalendoprothese
  - Arthrodese (Gelenkversteifung)

BEACHTE

Im Falle des Gelenkersatzes muss die Indikation besonders kritisch gestellt sein, da die Resektion der Gelenkoberflächen unumkehrbar ist. In Abhängigkeit vom Alter des Patienten bei der Primärimplantation können später Wechseloperationen notwendig werden, die bei den dann älter werdenden Patienten hinsichtlich ihrer Machbarkeit/Verträglichkeit abgewogen sein wollen.

„Die Indikation zu einem Gelenkersatz darf in der Regel nur bei einer fortgeschrittenen Arthrose des [Knie]Gelenkes (Grad 3 und 4 nach K&L) oder Osteonekrose gestellt werden. Bei geringeren Schweregraden muss eine konservative Therapie von mindestens 6 Monaten ohne ausreichenden Erfolg geblieben sein. Im Zweifel sollte eine Zweitmeinung eines erfahrenen Chirurgen (EndoProthesenZentrum) eingeholt werden" (AWMF 2018).

Biomechanische Voraussetzungen

Die biomechanischen Verhältnisse gilt es bei allen durchzuführenden *operativen Verfahren* exakt abzuklären und zu berücksichtigen. So werden präoperativ sehr detaillierte Planungen anhand bildgebender Verfahren für eine individuelle biomechanische Versorgung durchgeführt und operativ umgesetzt. Hierbei kommen den biomechanischen Achsvermessungen und ossären Krafteinleitungen eine große Bedeutung zu.

Bei den *konservativen Therapieverfahren* sind die biomechanischen Gesichtspunkte hinsichtlich der Gelenkbelastungen in ein- und/oder mehrgelenkigen Trainingssystemen von Bedeutung. So gilt es hier immer abzuwägen, welches Verfahren einzusetzen ist:

- Gezielte muskuläre Ansprache ohne wesentliche (muskuläre) Kompensationsmöglichkeiten mit reduzierten Gelenkbeanspruchungen in eingelenkigen Beanspruchungssystemen
- Eher unspezifische muskuläre Beanspruchung mit wesentlichen (muskulären) Kompensationsmöglichkeiten mit erhöhter Gelenkbeanspruchung in mehrgelenkigen Beanspruchungssystemen (➤ Kap. 5.4.1)

Für eine optimale Gelenkstabilisierung und Gelenkmobilisation sind die anzustrebenden biomechanischen muskulären Kraftverhältnisse eine wesentliche Grundgröße, die es in der Trainingstherapie zu beachten gilt. Dabei kommt einem physiologischen Verhältnis der Muskelkräfte von Agonisten und Antagonisten eine wesentliche Bedeutung zu. Diese (Kraft-)Verhältnisse sind physiologisch oft nicht gleich, sondern i. d. R. sehr unterschiedlich (➤ Tab. 11.13, ➤ Kap. 11.6.2).

Funktioneller Status

Der funktionelle Status ist stadienabhängig. Bei aktivierten, akuten Arthrosen sind alle klassischen Entzündungszeichen deutlich ausgeprägt und der funktionelle Status ist entsprechend schlecht. So sind Schmerzen, Bewegungseinschränkungen und Schwellungen stark beeinträchtigend. Bei den chronisch-degenerativ Betroffenen mit stabilen Stadien können noch gute funktionelle Ausgangssituationen bestehen. Allerdings liegt nahezu immer eine reduzierte Belastbarkeit vor, da schon vorher längere Zeit erhebliche Einschränkungen der Belastungen vorliegen und entsprechende Kraft- und Leistungsreduktionen bestehen.

Beweglichkeit/Mobilität

Die Gelenkbeweglichkeit in betroffenen Gelenken kann in fortgeschrittenen Stadien aufgehoben bzw. erheblich reduziert sein; dadurch ist oft die Gesamtmobilität entsprechend eingeschränkt.

Muskuläre Leistungsfähigkeit

Die muskuläre Leistungsfähigkeit ist bei chronisch-degenerativ bedingten Vorerkrankungen aufgrund des bestehenden Schonverhaltens deutlich reduziert. Bei der akut aktivierten Arthrose kommt es zur Entstehung von Inaktivitätsatrophien der gesamten gelenkumspannenden Muskulatur.

Ausdauerleistungsfähigkeit

Die allgemeine Ausdauerleistungsfähigkeit befindet sich in der Regel auf sehr unterschiedlichem, individuell beeinflussbarem Niveau. Aktive Menschen wenden sich entsprechenden Sportarten zu, die auch mit arthrotisch betroffenen Gelenken gut durchführbar sind (Schwimmen, Oberkörperergometer, Fahrrad usw.).

Sensomotorik/Koordination/neuromuskuläre Ausgangssituation

Die neuromuskuläre Situation ist bei Betroffenheit der Gelenke der unteren Extremität durch die oft sehr lange Immobilisation, reduzierte Mobilisation oder Entlastung besonders kritisch. Es können sich Beeinträchtigungen der Gleichgewichtsfähigkeit, der statischen und dynamischen Stabilität sowie der Bewegungskoordination zeigen. Eine ständige Reizung der Nozizeptoren aufgrund der bestehenden Pathomechanismen haben häufig eine Überhöhung der Sympatikusaktivität zur Folge. Infolge der längeren Teilmobilisation können deutliche Probleme in der Wahrnehmung und Sensorik auftreten.

Durch die Zerstörung von Rezeptoren bei operativen Versorgungsverfahren kommt es zu einer Beeinträchtigung des afferenten und efferenten Systems (➤ Kap. 6.1.3).

Sekundärerkrankungen

Durch die muskuläre Situation (Inaktivitätsatrophie, s. o.; optimal ➤ Tab. 11.13) können zusätzliche, benachbarte Gelenke und andere Strukturen, wie z. B. Nerven, Gefäße und Knorpel (weitere Gelenkbeteiligungen z. B. bei Tibiakopffrakturen) beeinträchtigt werden. Zusätzlich bestehende systemische Grunderkrankungen gehören ebenfalls zu den Sekundärerkrankungen.

Hinweise zu Aktivität, Partizipation und Kontextfaktoren

Die mit den arthrotischen Veränderungen einhergehenden Aktivitäts- und Partizipationseinschränkungen können individuell und in Abhängigkeit vom Ausmaß der Schädigungen sehr unterschiedlich sein. Betroffen können sein:

- Allgemeine Aufgaben und Anforderungen
- Mobilität
- Selbstversorgung
- Häusliches Leben und bedeutende Lebensbereiche: Beruf, Familie, Freizeitsport

Die Erkrankung kann alle Altersgruppen ereilen; es sind oft jedoch ältere Menschen. Deutlich mehr Betroffene sind > 40 Jahre, aber auch junge, sportlich aktive und berufstätige Menschen. Da diese Patienten meist wieder ihrer beruflichen und sportlichen Betätigung nachgehen wollen und sollen, müssen entsprechende Inhalte und Anforderungen in der Therapie intensive Beachtung finden

Kontraindikationen

Die aktive, frühfunktionelle Behandlung spielt bei postoperativer und bei konservativer Versorgung die Hauptrolle. Ein Training ist einerseits an die nur sehr bedingt anpassungsfähigen „passiven", bradytrophen Gelenkstrukturen (Knorpel) zu orientieren; zum anderen ist es lediglich auf kontraindikative Begleiterkrankungen anzupassen. Diese sind nach aktuellen Erkenntnissen nahezu nicht vorhanden.

Therapeutische Konsequenz

Ein wichtiger therapeutischer Schwerpunkt liegt in der Verbesserung der Kraft und Ausdauer der gesamten, betroffenen Gelenke umspannenden Muskulatur, sobald die Beanspruchungsfähigkeit dies zulässt.

Die Belastungsdosierung richtet sich nach den Stadien der Arthrose und den Phasen der Wundheilung nach Operationen.

Grundsätzlich empfehlen sich zyklische Bewegungsformen mit mittlerem Impact, um eine optimale Knorpelernährung zu fördern. Belastungsspitzen sollten vermieden werden.

Da die Krankheitsursachen bei Arthrosen nicht verletzungsbedingt sind, ist die Zuordnung von Inhalten und Maßnahmen der Therapie anhand der Wundheilungsphasen an dieser Stelle irreführend. Daher orientieren sich die Hinweise zur Trainingsgestaltung und -steuerung an den Stufen der Verhaltensänderung nach dem Transtheoretischen Modell (TTM ➤ Kap. 1.5, ➤ Abb. 1.7).

Stufe 1, 2 und 3 Absichtslosigkeit, Absichtsbildung und Vorbereitung

Die Therapie beginnt mit der Feststellung des Funktions- und Fähigkeitsstatus. Die isokinetische Kraftmessung empfiehlt sich – wenn überhaupt - in dieser Phase im assistiven oder isometrischen Modus.

Zu Therapiebeginn werden zunächst die **bestehenden, degenerativ bedingten Schmerzen** des Patienten (Anlauf-, Ruhe-, Belastungs-, Dauerschmerz) behandelt mit

- Physiotherapie (➤ Kap. 10) und/oder
- Physikalischer Therapie (➤ Kap. 10.6)

Durch intermittierende manuelle Traktionen in unterschiedlichen Rhythmen werden direkte Entlastungen im Gelenk hervorgerufen. Große Vorsicht ist bei selbstständigen Traktionen geboten, z. B. mit Hilfe des Seilzuges oder Gewichtsbelastungen bei Pendelübungen z. B. auch mit einem Skischuh oder Gewichtsmanschetten. Sie müssen zuvor unter therapeutischer Anleitung erlernt werden.

Die Verbesserung der lokalen und allgemeinen Durchblutung erfolgt in dieser Phase durch leichte Anspannungsübungen für den gesamten Körper und durch dosierte Belastung auf dem Fahrradergometer sowie im Wasser (➤ Kap. 9).

Das Wasser eignet sich in dieser Phase der Therapie aufgrund seiner positiven Eigenschaften besonders gut: Die Wiedererlangung der aktiven und passiven Beweglichkeit stellt zunächst den funktionellen Schwerpunkt der Therapie dar (➤ Kap. 9).

Die passive Mobilisation muss mit manualtherapeutischen Techniken in allen Gelenken durchgeführt werden (➤ Kap. 10.5). Apparativ bietet sich im Anschluss auch die Isokinetik-Anlage im assistiven Modus an (➤ Kap. 5.8).

Zur Wiedererlangung bzw. der Erhalt der **aktiven Gelenkbeweglichkeit** ist für die Entwicklung der muskulären Leistungsfähigkeit entscheidend. In diesen Phasen stehen innervationsfördernde Übungen für die gesamte Bein- und Fußmuskulatur im Mittelpunkt.

Das allgemeine **Ausdauertraining** kann in diesen Phasen zunächst nur bedingt durch das Fahrradergometer, allerdings sehr gut im Wasser durchgeführt werden (➤ Kap. 3, ➤ Kap. 9). Im Verlauf der Therapie wird es insoweit gesteigert, dass es auch auf dem Fahrradergometer durchgeführt wird. Zur Verbesserung der lokalen Ausdauerleistungsfähigkeit kann zu Beginn auch das Oberarmergometer eingesetzt werden.

Übungen zur **Verbesserung der Propriozeption und Sensorik** können mit zunehmender Belastung durch höhere Wiederholungszahlen oder auch in anderen Umgebungen umgesetzt werden, z. B. im Wasser. Hier kann in relativ gesicherten Ausgangsstellungen allgemeines Gleichgewichts- und Stabilisationstraining durchgeführt werden (➤ Kap. 6, ➤ Kap. 9).

Zur **Verbesserung der muskulären Leistungsfähigkeit** der verletzten Extremität wird die Intensität insoweit gesteigert, dass Belastungen im Kraftausdauerbereich möglich sind (➤ Kap. 5.3). Hierzu bieten sich das isokinetische Training (➤ Kap. 5.8) sowie auch das Sequenztraining (➤ Kap. 5.6) aufgrund der sicheren Ausgangsstellung und der guten Trainingssteuerung an. Die Intensitäten sollten im unteren Bereich liegen, da eine Überbelastung in jedem Falle zu vermeiden ist (➤ Kap. 5).

Stufe 4, 5 + 6 Handlung, Aufrechterhaltung und Stabilisierung

Auch in dieser Phase werden noch **endgradige Mobilisationen (Beweglichkeit)** der beteiligten Gelenkstrukturen nötig sein.

Sensomotorisches Training und Gleichgewichtstraining werden entsprechend der individuellen Zielsetzung intensiviert. Die Übungen sollten auch die individuelle Alltagssituation und die jeweiligen sportmotorischen Erfahrungen des Patienten berücksichtigen. Es ist in diesem Zusammenhang ratsam, die erlernten Übungen alltagsrelevant zu variieren und in ihrer Komplexität zu steigern (➤ Kap. 6).

Das **Krafttraining** wird nur bis zum Ausgleich von bestehenden muskulären Atrophien soweit wie möglich im Bereich des Muskelaufbautrainings durchgeführt. Die Intensitäten werden im unteren Bereich der 3. Stufe des Fünf-Stufen Modells gewählt, z. B. bei ca. 40–60 % der Maximalkraft (➤ Kap. 5.3). Eine muskuläre Ausbelastung wird über die Serien- und Wiederholungszahl gewährleistet.

Die Entlassung des Patienten aus der Therapie mit **Beanspruchungen in Alltag, Beruf und Sport** rückt zum Ende dieser Phase in den Mittelpunkt der Therapie. Daher wird in dieser Phase auch häufig eine Erhebung des Aktivitätsstatus durchgeführt (➤ Kap. 11.4, ➤ Kap. 11.5). Situationsabhängige Beanspruchungen in Form konkreter beruflicher Haltungen und Bewegungen und situationsunabhängige Beanspruchungen auch aus unerwarteten Situationen heraus, müssen geübt werden. Die jeweilige Lebenssituation des Patienten ist hier therapieleitend.

- Es muss versucht werden, die Gelenkbeweglichkeit in allen beteiligten Strukturen wiederherzustellen. Eventuell kann eine physiotherapeutische Nachbehandlung noch notwendig sein.
- Für viele Patienten stellt eine sekundär-präventive Maßnahme eine Überleitung in den Alltag dar, da die körperlichen Anpassungsprozesse die mögliche Therapiezeit überdauern.
- Zum Ende der Therapie sollte ein Heimtrainingsplan mit den wichtigsten Übungen ausgehändigt werden.

Ein Abschlusstest gibt Aufschluss über das Therapieergebnis und stellt die Anpassungen dar.

Prävention/Sekundärprävention

Ein sensomotorisches Training für die allgemeine Gelenkstabilität sollte dauerhaft als prophylaktische Maßnahme begleitend in sport- oder alltagsspezifische Trainingsprogramme integriert werden. Ein allgemeines Training kann gute präventive Wirkungen zeigen.

12.3 Therapierichtlinien bei rheumatischen und rheumatoiden Krankheiten

Der im Folgenden dargestellte Leitfaden umfasst die Behandlung bei:

- Rheuma

Die im Volksmund pauschal als „Rheuma“ bezeichneten Krankheiten subsummieren sich auf insgesamt über einhundert verschiedene Erkrankungen. Daher werden in diesem Kapitel nur die häufigsten rheumatischen und rheumatoiden Krankheiten behandelt. Im Einzelnen sind dies:

- Rheumatische/rheumatoide Arthritis (RA) (früher auch als chronische Polyarthritis bezeichnet)
- Juvenile Arthritis
- Fibromyalgie

Allen Erkrankungen ist gemeinsam, dass bis heute keine Ursachen für diese Krankheiten benannt werden können (Rheuma-Liga 2020). Es gibt jedoch eine Fülle an belegten generellen Faktoren, die die Krankheitsentwicklungen rheumatischer und rheumatoider Krankheiten begünstigen (AWMF 2019):

- Genetische Dispositionen (z. B. Rheumafaktoren, Antikörper gegen citrullinierte Peptide/Proteine)
- Umwelteinflüsse
- Rauchen
- Übergewicht (insb. RA)

Eine jeweilige Prognoseeinschätzung bei der Diagnosestellung ist individuell sehr unterschiedlich und daher schwierig.

MERKE

Es gibt keine sicheren Ursachen für die Entwicklungen rheumatischer und rheumatoider Krankheiten; eine genetische Disposition scheint immer eine Rolle zu spielen.

12.3.1 Rheumatische oder rheumatoide Arthritis

Die rheumatische oder rheumatoide Arthritis (RA; früher auch chronische Polyarthritis genannt) ist gekennzeichnet durch mehr als vier zeitgleich chronisch entzündete Gelenke (Baenkler et al. 2018 – ein Gelenk ist die Monoarthritis, zwei bis vier Gelenke die Oligoarthritis und ab fünf die Polyarthritis; Ebert-Paprotny et al. 2017, ➤ Kapitel 4.16.3).

Die RA ist dabei gekennzeichnet durch Gelenkentzündungen, die schmerzhafte und geschwollene Gelenke und Funktionseinschränkungen nach sich ziehen und – unzureichend behandelt – letztendlich zu einer fortschreitenden Gelenkzerstörung führt. Das Ausmaß der Entzündung ist prognostisch für den Verlauf der RA entscheidend; einerseits hinsichtlich des Erhalts der körperlichen Funktionen, andererseits auch hinsichtlich möglicher Komorbiditäten und Mortalität (Combe et al. 2017).

Die Entzündungsprozesse werden als autoimmunologisch angesehen; eine Ursache ist bei RA nicht bekannt. Die Entzündung bei der RA befällt vorwiegend die Innenhaut von Gelenken (Membrana synovialis), Sehnenscheiden und Schleimbeutel.

Bei Diagnosestellung einer RA ist die individuelle Prognoseeinschätzung nur begrenzt möglich. Es gibt selbstlimitierende, persistierende und milde Verläufe; es gibt jedoch auch schwere Verläufe.

„Etwa die Hälfte der Patienten mit noch undifferenzierter Arthritis und ⅔ aller Patienten mit einer frühen RA entwickeln im Verlauf von fünf Jahren eine wesentliche Funktionseinschränkung, die übrigen Patienten haben einen milden Verlauf" (AWMF 2019). Für die Krankheitsentwicklung ungünstige Faktoren sind:

- Höheres Alter bei Beginn der Krankheit (älter als 60)
- Weibliches Geschlecht
- Fehlende soziale Bezugssysteme
- Schlechte ökonomische Bedingungen
- Niedriger Bildungsstatus
- Rauchen
- Positiver Rheumafaktor und/oder Antikörper gegen citrullinierte Peptide/Proteine (s. o. genetische Faktoren)
- Bereits eingetretene knöcherne Destruktionen (Erosionen/Knochenödem)
- Verzögerte/verspätete medikamentöse, basistherapeutische Behandlung (DMARDs)

BEACHTE

Die Gelenksteifen und Anlaufschmerzen der „Arthritis" sind von denen der „Arthrose" gut zu differenzieren. Im Gegensatz zu den rezidivierenden Gelenksteifen und Anlaufschmerzen nach – auch – kurzen Ruhepausen bei der Arthrose, kehren diese Beschwerden bei der Arthritis nach Abklingen über den Tag hinweg nicht mehr zurück. Eine Arthritis bereitet typischerweise auch in Ruhe Beschwerden, bei der Arthrose sind diese vorwiegend belastungs- und bewegungsabhängig.

Die Gelenkentzündung (Arthritis) zeigt sich als Schwellung, meist begleitet von Schmerzen bei Druck bzw. Prüfung der maximalen Beweglichkeit. Prädilektionsgelenke der RA sind die Hand-, Fingergrund- und Fingermittelgelenke sowie die Zehengrundgelenke (außer MTP I, CMC I & DIPs). Die Gelenkschwellung ist als „prall-elastische" Weichteilschwellung der Gelenkkapsel zu palpieren, die durch Erguss und/oder entzündliche Verdickung der Gelenkschleimhaut (Synovialitis) bedingt ist. Auch auf weitere Entzündungszeichen wie Rötung und Überwärmung ist zu achten. Im Bereich der Fingergrund- und Zehengrundgelenke ist oft ein sog. Querdruckschmerz (seitliches Zusammendrücken der Gelenke mittels der Untersucherhand) festzustellen. Demgegenüber finden sich bei der Arthrose eine Deformierung und eine „knochenharte" Auftreibung des Gelenkes (Osteophyten), die auf Druck nicht nachgibt. Im Bereich der Hände ist diese besonders leicht zu erkennen an den Fingerend- (sog. Heberden-Arthrose) oder -mittelgelenken (sog. Bouchard-Arthrose). Bei einer „aktivierten" Arthrose entstehen durch Überbeanspruchung der Gelenke (z. B. bei Gonarthrose nach langem Gehen) auch „Reizergüsse", die sich bei Schonung innerhalb weniger Tage wieder resorbieren. Die Ergussbildung bei der Arthritis ist hingegen weitgehend unabhängig von der Belastung.

Zu beachten ist, dass auch in der frühen Phase bereits große Gelenke durchaus betroffen sein können. Gelenkveränderungen der Fingerendgelenke, Daumensattelgelenke und Großzehengrundgelenke sind meist auch arthrotisch bedingt, weshalb diese Gelenke bei der Beurteilung nach den neuen Klassifikationskriterien der RA (ACR-EULAR, s. o.) ausdrücklich nicht berücksichtigt werden.

Eine exakte Beschreibung des Krankheitsbildes ist der weiterführenden Literatur zu entnehmen (ACR 201, Alethaha et al. 2010, Baenkler et al. 2018, Combe et al. 2017, Ebelt-Paprotny et al. 2017, ➤ Kapitel 4.16.3, EULAR 2010).

Versorgung

Konservativ

Die konservative Therapie ist die Therapieform der Wahl für alle rheumatischen Erkrankungen und Stadien (AWMF 2019). Eine Heilung der RA ist nicht möglich; das konservative Vorgehen ist im Allgemeinen symptomatisch erfolgreich bzw. lindernd. Bei der frühen RA kann mit einer medikamentösen Versorgung als „Überbrückungstherapie" durch NSAR (Nichtsteroidale Antirheumatika) eine symptomatische, medikamentöse Therapie zum raschen Einstieg gestartet werden, die die Beschwerden deutlich lindern kann.

Nach der sicheren Diagnosestellung erfolgt dann regelmäßig eine multidisziplinäre Versorgung. Das oberste Therapieziel ist eine „Remission", also eine Rückführung der Symptomatik. Die Therapie zielt darauf ab,

- Schmerzen zu lindern,
- Entzündungen und Schäden an den Gelenken zu stoppen,
- Beweglichkeit zu erhalten.

Als Maßstab für eine erfolgreiche Therapie gilt immer der Erhalt der Lebensqualität und die Möglichkeit, einer normalen, selbstständigen Alltagsverrichtung. Die wesentlichen, obligatorischen Säulen der Therapie sind:

- Medikamentöse Basistherapie mit DMARD (Disease-modifying Anti-rheumatic Drug); in der frühen Therapie NSAR und Glukokortikoide (GC, auch intraartikuläre Injektionen)
- Bewegungstherapie

Die Chancen auf einen optimalen Therapieerfolg sinken unweigerlich mit länger dauernden Entzündungsprozessen und späterem Beginn einer gezielten Therapie der RA mit Basismedikamenten und anderen begleitenden Maßnahmen. Die neuen, multimodalen Therapiemethoden und -strategien können im günstigsten Fall die Symptome der RA vollständig unterdrücken, die entzündlichen Gelenkerosionen verlangsamen und oft gänzlich verhindern. Das „therapeutische Fenster" für einen optimalen Therapiebeginn ist jedoch nur 12 bis 16 Wochen nach Krankheitsbeginn „offen", sodass eine frühe Diagnosestellung für die Prognose und Perspektive Betroffener extrem wichtig ist (Reuter 2010).

Nach der Diagnosestellung muss für eine optimale Therapie daher schnellstmöglich die „koordinierte Versorgung" in einem multidisziplinären Team starten. Im Einzelnen beinhaltet diese:

- Rheumatologische und hausärztliche Betreuung
  Medikamentöse Einstellung mit DMARD, NSAR, GC, Radiosynoviorthese (RSO)
- Physiotherapie
  Bewegungstherapie, Thermotherapie, Elektrotherapie, Balneotherapie, Hydrotherapie, Bestrahlungen u. a.
- Sporttherapie
  Ausdauer, Kraft, Flexibilität, Koordination, Aquatraining
- Ergotherapie
  Arbeitstherapie, Funktionsgymnastik, Alltagshandlungen
- Sozialarbeit
  Sozialrechtliche Begleitungen, Beruf, Familie, Freizeitaktivitäten u. a.
- Psychologische Betreuung
  Umgang mit Schmerz, Einschränkungen und Lebensgefühl, Compliance, Coping-Strategien
- Pflegekräfte
  Alltagsverrichtungen, Entlastung von Angehörigen u. a.
- Orthopädietechnik
  Bandagen und Orthesen, Schuhversorgungen u. a.
- Patienteninformation, Patientenschulung, Selbsthilfegruppen

RA-Betroffene profitieren nachweislich erheblich von der Betreuung durch ein multidisziplinäres Team (Tijhuis et al. 2002, Helewa 1989).

BEACHTE

Die bedarfsgerechte Behandlung in Form einer koordinierten, multidisziplinären Versorgung bildet das Optimum der Therapie der RA. Selbsthilfegruppen und andere Beratungsinstitutionen sind hilfreich.

Das Ziel der Therapie ist immer die möglichst vollständige Rückbildung der Krankheitsaktivität (*Remission*), die Verhinderung der Gelenkzerstörung und des Funktionsverlustes. Zahlreiche Studien belegen mittlerweile die Effektivität der zielgerichteten multidisziplinären Therapie (Tread-to-target); sie ist heute das Therapiekonzept der Wahl (AWMF 2019).

„Für eine Anwendung spezieller komplementärer Verfahren (Akupunktur, traditionelle chinesische und indische Medizin, Diäten, Phytotherapie, Homöopathie, Mind-Body-Medizin) kann aufgrund mangelnder Evidenz keine Empfehlung ausgesprochen werden" (AWMF 2019).

Operativ

„Die Indikation zur Operation ist eine individuelle Entscheidung. Sie muss gemeinsam mit dem Patienten, unter Berücksichtigung aller patientenspezifischen und krankheitsspezifischen Faktoren und auf Basis der derzeitigen wissenschaftlichen Erkenntnisse getroffen werden. Diese müssen dem Patienten in einer für ihn verständlichen Art und Weise dargelegt werden, um ihm eine informierte Entscheidung zu ermöglichen. In Abhängigkeit vom Stadium der Erkrankung (Destruktionsgrad betroffener Gelenke) und dem Leidensdruck des Patienten sollte die Operation erst erwogen werden, wenn die konservative Therapie die Schmerzfreiheit und Beweglichkeit nicht ausreichend wiederherstellen kann" (AWMF 2018).

Es kann bei den angewendeten Operationsverfahren unterschieden werden in „gelenkerhaltende" und „gelenkersetzende" Verfahren. Die häufigsten durchgeführten *gelenkerhaltenden* Operationsverfahren sind:

- Die Synovektomie (arthroskopisch oder offen) – partiell oder total
- Gelenkresektion – Arthroplastik
- Umstellungsosteotomien (➤ Kap. 12.2 „Arthrose")

Bei der Synovektomie wird die entzündete Gelenkschleimhaut (Synovialis) abgetragen/entfernt. Bei der Gelenkresektion werden zerstörte Gelenkanteile entfernt und die verbleibenden Gelenkflächen neu geformt und durch autologes Gewebe (körpereigenes) ersetzt (Plastik); dieses Verfahren ist jedoch nicht für tragende Gelenke (Hüfte, Knie) geeignet!

Gelenkersetzende Verfahren ergeben sich durch eine Endoprothese. Im Falle des Gelenkersatzes muss die Indikation besonders kritisch gestellt sein, da die Resektion der Gelenkoberflächen unumkehrbar ist (➤ Kap. 12.2 „Arthrose")

Biomechanische Voraussetzungen

Die biomechanischen Verhältnisse gilt es bei allen durchzuführenden operativen und konservativen aktiven (Trainings-)Verfahren exakt abzuklären und zu berücksichtigen. So werden präoperativ sehr detaillierte Planungen anhand bildgebender Verfahren für eine individuelle, biomechanische Versorgung durchgeführt und operativ umgesetzt. Hierbei kommen den biomechanischen Achsvermessungen und ossären Krafteinleitungen eine große Bedeutung zu.

Bei den konservativen Therapieverfahren sind die biomechanischen Gesichtspunkte hinsichtlich der Gelenkbelastungen in ein- und/oder mehrgelenkigen Trainingssystemen wichtig. Hierbei wird auf die Ausführungen in ➤ Kap. 12.2 (Arthrose) verwiesen.

Funktioneller Status

Der funktionelle Status ist stadienabhängig, je nachdem also, ob die Arthritis gerade entzündlich aktiviert oder ruhig ist. Bei aktivierter, akuter Phase sind alle klassischen Entzündungszeichen deutlich ausgeprägt und der funktionelle Status ist entsprechend schlecht. So sind Schmerzen, Bewegungseinschränkungen und Schwellungen stark beeinträchtigend. Bei den „gut eingestellten", entzündungsreduzierten Betroffenen mit stabilen Stadien (Remission) können noch gute funktionelle Ausgangssituationen bestehen. Allerdings liegt nahezu immer eine reduzierte Belastbarkeit vor, da schon vorher längere Zeit erhebliche Einschränkungen der Belastungen vorlagen und entsprechende Kraft- und andere motorischen Leistungsreduktionen bestehen.

Mobilität/Flexibilität

Beweglichkeitseinschränkungen liegen i. d. R. bei den betroffenen Gelenken in alle Richtungen vor und sind abhängig vom Entzündungsausmaß, von der Destruktion der Gelenke und der Entzündungsdauer.

➢ Kap. 12.2 (Arthrose)

Muskuläre Leistungsfähigkeit

Sie ist bei RA und evtl. vorliegenden Begleiterkrankungen aufgrund des bestehenden Schonverhaltens deutlich reduziert. Bei der akut aktivierten Arthritis kommt es zur Entstehung von Inaktivitätsatrophien der gesamten gelenkumspannenden Muskulatur.

Ausdauerleistungsfähigkeit

Die allgemeine Ausdauerleistungsfähigkeit befindet sich in der Regel auf sehr unterschiedlichem, individuell beeinflussbarem Niveau. Aktive Menschen in entzündungsfeien Stadien, die medikamentös sehr gut eingestellt sind, wenden sich Sportarten zu, die gut durchführbar sind (Schwimmen, Oberkörperergometer, Fahrrad usw.). Dann befindet sich die allgemeine Ausdauerleistungsfähigkeit in der Regel auf einem relativ guten/hohem Niveau und kann durch geeignetes Training komplett erhalten oder verbessert werden.

Bei entzündlich aktivierter Arthritis ist aufgrund der reaktiven Inaktivität mit großen Einschränkungen zu rechnen.

Sensomotorik/Koordination/neuromuskuläre Ausgangssituation

Sind Gelenke der unteren Extremität betroffen, ist die neuromuskuläre Situation durch die oft sehr lang reduzierte Mobilisation aufgrund von Schmerzen oder Entlastungsbemühungen besonders kritisch. Es können sich Beeinträchtigungen der Gleichgewichtsfähigkeit, der statischen und dynamischen Stabilität sowie der Bewegungskoordination zeigen. Eine ständige Reizung der Nozizeptoren aufgrund der bestehenden Pathomechanismen haben häufig eine Überhöhung der Sympatikusaktivität zur Folge. Infolge der längeren Teilmobilisation können deutlich Probleme in der Wahrnehmung und Sensorik auftreten.

Durch die Zerstörung von Rezeptoren bei operativen Versorgungsverfahren kommt es zu einer Beeinträchtigung des afferenten und efferenten Systems (➢ Kap. 6.1.3).

Sekundärerkrankungen

Die RA geht nachweislich häufig einher mit einer Reihe von Komorbiditäten/Sekundärerkrankungen (AWMF 2019). Im Einzelnen sind zu nennen:

- Arterielle Hypertonie (36 %)
- Degenerative Gelenkerkrankungen (23 %)
- Degenerative Wirbelsäulenerkrankungen (18 %)
- Osteoporose (18 %)
- Schilddrüsenerkrankungen (13 %)
- Herzerkrankungen (12 %)
- Diabetes mellitus (11 %)
- Fettstoffwechselstörungen (10 %)
- Atemwegs- und Lungenerkrankungen (10 %)
- Gastritis- und Ulkusanamnese (9 %)
- Nierenerkrankungen (7 %)
- Malignome (6 %)
- Depression (6 %)

Kardiovaskuläre Sekundärerkrankungen sind bei RA am häufigsten; das Risiko einer Herzinsuffizienz ist verdoppelt. Kardiovaskuläre Krankheiten sind damit auch die zweihäufigste Todesursache bei RA-Betroffenen. Das Risiko für diese Folgeerkrankungen ist an die Schwere der Erkrankung und an die Kontrolle der Krankheitsaktivität gekoppelt (AWMF 2019).

Hinweise zu Aktivität, Partizipation und Kontextfaktoren

Die mit den arthritischen Veränderungen einhergehenden Aktivitäts- und Partizipationseinschränkungen können individuell und in Abhängigkeit vom Ausmaß der Schädigungen sehr unterschiedlich sein. Gemäß ICF können die folgenden Aktivitäten bei RA eingeschränkt sein (Kelley 2011, Mayoux 2007, Metsios et al. 2008):

- Hausarbeiten verrichten
- Mobilität (Gehen u. a.)
- Gegenstände transportieren

Bei den personenbezogenen Faktoren sind zu beachten:

- Depressivität und Distress
- schmerzbezogene Kognition
- Schmerzverhalten

Bei den arbeitsbezogenen Faktoren sind wichtig:

- Arbeitsart und -belastung
- Zufriedenheit im Beruf
- Berufliche Qualifikation
- Arbeitskonflikte und Arbeitsverlustängste

BEACHTE

Schonung und Ruhe haben mehr negative als positive Folgen für die meisten Patienten mit RA und können zu zunehmender Schwäche und funktioneller Beeinträchtigung führen. Bei einer RA besteht die Notwendigkeit zur Bewegung!

Kontraindikationen

Es bestehen keine Kontraindikationen für therapeutische Interventionen. In Abhängigkeit vom Entzündungsstadium sind die jeweiligen Vorgehensweisen dosiert abzustimmen. Zu beachten sind die wichtigen Grundsatzhinweise im Kasten oben („Beachte").

Therapeutische Konsequenz

Bei Remission der RA ist die Zielsetzung der kombinierten, multidisziplinären Therapie eine vollständige funktionelle Wiederherstellung ohne Teilhabebeeinträchtigungen. Diese Sichtweise betrifft damit alle biopsychosozialen Aspekte (ICF) einschließlich der personalen und Umweltfaktoren (➤ Kap. 1). Für dieses Gesamtziel ist in Abhängigkeit und Beachtung der Ausprägung der Symptomatik die Förderung eines aktiven Lebensstils die objektive Zielsetzung. Dafür ist eine hohe Adhärenz der Betroffenen erforderlich. Das TTM mit dem Zielverhalten „regelmäßige Sportaktivität" (➤ Abb. 1.7) bietet hier einen guten Ansatz.

Da die Krankheitsursache bei rheumatischen Erkrankungen nicht verletzungsbedingt ist, ist die Zuordnung von Inhalten und Maßnahmen der Therapie anhand der Wundheilungsphasen an dieser Stelle irreführend. Die Hinweise zur Trainingsgestaltung und -steuerung orientieren sich daher an den Stufen der Verhaltensänderung nach dem Transtheoretischen Modell (TTM ➤ Kap. 1.5 „Therapeutische Konsequenz", ➤ Abb. 1.7).

Stufe 1, 2 und 3 Absichtslosigkeit, Absichtsbildung und Vorbereitung

Bei hoher Krankheitsaktivität stehen die passiven physikalischen und physiotherapeutischen Maßnahmen im Vordergrund; bei nachlassender Krankheitsaktivität – Reduktion der Symptomatik – treten zunehmend die aktiven Therapieanteile in den Fokus der durchzuführenden Maßnahmen. Maßgeblich für die durchzuführenden therapeutischen Maßnahmen sind:

- Krankheitsaktivität
- Krankheitsstadium
- Ausmaß der körperlichen Einschränkungen
- Prognose

Im akuten, entzündlichen Stadium sind trainingstherapeutische Maßnahmen und aktive Bewegungstherapie oft nur mit einer entsprechenden medikamentösen Vorbereitung und/oder nach bzw. zeitgleich mit konventionellen therapeutischen Maßnahmen möglich, die die Entzündungssymptome reduzieren und so eine Bewegungstherapie ermöglichen. Im Einzelnen sind hier zu nennen:

- Medikamente (hohe Evidenzen)
  - DMARD
  - NSAR
  - GC
- Physikalische Maßnahmen (➤ Kap. 10.6)
  Ziel: Reduktion von Schmerzen und Schwellung (geringe Evidenzen)
  - Thermoanwendungen (Kältetherapie)
  - Elektrotherapie
  - Balneotherapie
  - Massagen/Lymphdrainagen
  - Bestrahlungen (Kurz-, Mittel- oder Langwelle) → phasenabhängig (2. Phase)
  - Hydrotherapie (Kneipp)
- Physiotherapie (➤ Kap. 10)
  Ziel: Reduktion von Schmerz und Schwellung, Gelenkmobilisation, Steigerung von Kraft und Ausdauer, Lebensqualität steigern (hohe Evidenzen für die aktiven Maßnahmen, geringe Evidenzen für die passiven Maßnahmen)
  - Manuelle Therapie (Traktionen und [vorsichtige] Mobilisation)
  - Bewegung (aktiv und passiv) in „Kältekammern"
- Sport- und Trainingstherapie
  Ziel: Reduktion von Schmerz und Schwellung, Gelenkmobilisation, Steigerung von Kraft, Ausdauer, Flexibilität u. a., Lebensqualität steigern (hohe Evidenzen)
  - Aquagymnastik/Übungen im Bewegungsbad (höhere Compliance!) (➤ Kap. 9)
  - Individualisierte aktive Bewegungstherapie (Kraft [➤ Kap. 5], Ausdauer [➤ Kap. 3] und Flexibilität [➤ Kap. 5.5])
  - Fitness-Angebote
  - Vereinssport
  - Individualsport

Zu Therapiebeginn werden zunächst die bestehenden, entzündungsbedingten Schmerzen (➤ Kap. 2) (Anlauf-, Ruhe-, Belastungs-, Dauerschmerz) behandelt.

BEACHTE

RA-Betroffene sollten regelmäßig dynamische Bewegungsübungen und individuell abgestimmtes Training (Kraft, Ausdauer usw.) durchführen. Die Förderung und Motivation zu sportlicher Aktivität und Bewegung ist eine wesentliche Säule; Einschränkungen in Bezug auf bestimmte Sportarten sind NICHT erforderlich (de Jong Z 2003, AWMF 2019).

Alle durchgeführten Aktivitäten helfen bei der Krankheitsbewältigung.

Stufe 4, 5 + 6 Handlung, Aufrechterhaltung und Stabilisierung

Ist eine Remission der Krankheit gelungen, so gibt es für die Betroffenen keine Beschränkungen in den sportlichen und trainingsmethodischen Durchführungen.

Prävention/Sekundärprävention

Sport und Bewegung sind als prophylaktische Maßnahmen therapeutisch und präventiv anerkannt und durchzuführen. Ein allgemeines Training kann gute präventive Wirkungen auf die Symptomausprägungen zeigen.

12.3.2 Juvenile (idiopathische) Arthritis (JIA)

Die juvenile idiopathische Arthritis (JIA) ist die häufigste chronische entzündlich-rheumatische Krankheit im Kindes- und Jugendalter. Nach Petty et al. (2004) fasst die IALR (International League of Associations for Rheumatology) definitorisch alle auftretenden Arthritiden mit einer längeren Dauer als sechs Wochen und unklarer Ursache bei Kindern und Jugendlichen vor dem vollendeten 16. Lebensjahr als JIA zusammen. Die JIA ist – wie die RA -- eine chronische Erkrankung mit potenziell schwerwiegenden klinischen und extraartikulären Manifestationen; sie ist mit einem hohen Risiko für (Co-)Morbidität verbunden. Die Erkrankung geht einher (AWMF 2019) mit:

- Funktionsverlust im Alltag (Gelenkdestruktionen)
- Einschränkung der Lebensqualität
- Einschränkung der Teilhabe
- Verkürzung der Lebenserwartung
- Hohe direkte und indirekte Krankheitskosten

Hinsichtlich weiterer, tiefer gehender Informationen wird auf die einführenden Ausführungen zur RA (➤ Kap. 12.3.1) verwiesen. Die JIA ist demnach ebenfalls durch chronisch entzündete Gelenke gekennzeichnet (Baenkler et al. 2018 – ein Gelenk ist die Monoarthritis, zwei bis vier Gelenke die Oligoarthritis und ab fünf Polyarthritis). Wie die RA (➤ Kap. 12.3.1) ist die JIA definiert durch Gelenkentzündungen, die schmerzhafte und geschwollene Gelenke und Funktionseinschränkungen nach sich ziehen und – unzureichend behandelt – letztendlich zu einer fortschreitenden Gelenkzerstörung führen. Das Ausmaß der Entzündung ist prognostisch für den Verlauf entscheidend; einerseits hinsichtlich des Erhalts der körperlichen Funktionen, andererseits auch hinsichtlich möglicher Komorbiditäten und Mortalität (Combe et al. 2017).

Die Entzündungsprozesse werden auch hier als autoimmunologisch angesehen; eine Ursache ist nicht bekannt. Die Entzündung bei der JIA befällt – wie bei der RA -- vorwiegend die Innenhaut von Gelenken (Membrana Synovialis), Sehnenscheiden und Schleimbeutel.

Versorgung

Konservativ

➤ Kap. 12.3.1

Eine inaktive Erkrankung bzw. Remission ist inzwischen das angestrebte Therapieziel und wird von der Mehrheit der Patienten (70–95 %) in den ersten Behandlungsjahren erreicht (AWMF 2019). Die Chancen auf einen optimalen Therapieerfolg sinken unweigerlich mit länger dauernden Entzündungsprozessen und späterem Beginn einer gezielten Therapie der JIA mit Basismedikamenten (Sengler et al. 2015) und anderen begleitenden Maßnahmen. Die neuen, multimodalen Therapiemethoden und -strategien können günstigstenfalls die Symptome vollständig unterdrücken, die entzündlichen Gelenkerosionen verlangsamen und oft gänzlich vollständig verhindern. Das „therapeutische Fenster" für einen optimalen Therapiebeginn ist jedoch nur 12 bis 16 Wochen nach Krankheitsbeginn „offen", so dass eine frühe Diagnosestellung für die Prognose und Perspektive Betroffener extrem wichtig ist (Reuter 2010).

Nach der Diagnosestellung muss für eine optimale Therapie daher schnellstmöglich die „koordinierte Versorgung" in einem multidisziplinären Team starten. Die JIA hat psychosoziale Einflüsse auf die Betroffenen und deren Familien. Gleichzeitig ist das Wissen um die Krankheit und ihre Therapiemöglichkeiten ein relevanter Faktor der Adhärenz (AWMF 2019). Patientenschulungen, die das Selbstmanagement schulen, nehmen daher eine wichtige Rolle ein. Die Maßnahmen können ambulant oder stationär durchgeführt werden.

BEACHTE

Die bedarfsgerechte Behandlung in Form einer koordinierten, multidisziplinären Versorgung bildet das Optimum der Therapie der JIA. Selbsthilfegruppen und andere Beratungsinstitutionen sind hilfreich.

Eine frühzeitige Kontrolle der entzündlichen Aktivität sollte erreicht werden, um das Risiko für Folgeerkrankungen möglichst gering zu halten.

Das Ziel der Therapie ist immer die möglichst vollständige Rückbildung der Krankheitsaktivität (Remission), die Verhinderung der Gelenkzerstörung und des Funktionsverlustes. Zahlreiche Studien belegen mittlerweile die Effektivität der zielgerichteten multidisziplinären Therapie (Tread-to-target); sie ist heute das Therapiekonzept der Wahl (AWMF 2019).

„Für eine Anwendung spezieller komplementärer Verfahren (Akupunktur, traditionelle chinesische und indische Medizin, Diäten, Phytotherapie, Homöopathie, Mind-Body-Medizin) kann aufgrund mangelnder Evidenz keine Empfehlung ausgesprochen werden" (AWMF 2019).

Operativ

➤ Kap. 12.3.1

Biomechanische Voraussetzungen

Hier wird auf die Ausführungen im ➤ Kap. 12.3.1 verwiesen.

Funktioneller Status:

➤ Kap. 12.3.1

Mobilität/Flexibilität

➤ Kap. 12.3.1

Muskuläre Leistungsfähigkeit

➤ Kap. 12.3.1

Sie ist auch durch evtl. vorliegenden Begleiterkrankungen aufgrund des bestehenden Schonverhaltens deutlich reduziert. Bei der akut aktivierten Arthritis kommt es zur Entstehung von Inaktivitätsatrophien der gesamten gelenkumspannenden Muskulatur.

Ausdauerleistungsfähigkeit

➤ Kap. 12.3.1

Die allgemeine Ausdauerleistungsfähigkeit befindet sich i. d. R. auf sehr unterschiedlichem, individuell beeinflussbarem Niveau. Aktive Kinder und Jugendliche in entzündungsfreien Stadien, die medikamentös sehr gut eingestellt sind, wenden sich entsprechenden Sportarten zu, die auch mit den betroffenen Gelenken gut durchführbar sind. Dann ist die allgemeine Ausdauerleistungsfähigkeit in der Regel relativ gut und kann durch geeignetes Training komplett erhalten oder verbessert werden.

Ist die Arthritis jedoch entzündlich aktiviert, ist aufgrund der reaktiven Inaktivität mit großen Einschränkungen zu rechnen.

Sensomotorik/Koordination/neuromuskuläre Ausgangssituation

➤ Kap. 12.3.1

Sekundärerkrankungen

Das Risiko für diverse Folgeerkrankungen ist an die Schwere der Erkrankung und an die Kontrolle der Krankheitsaktivität gekoppelt (AWMF 2019).

Hinweise zu Aktivität, Partizipation und Kontextfaktoren

Die mit den arthritischen Veränderungen einhergehenden Aktivitäts- und Partizipationseinschränkungen können individuell und in Abhängigkeit vom Ausmaß der Schädigungen sehr unterschiedlich sein. Gemäß ICF können wie bei der RA die folgenden, wesentlichen, problematischen Handlungen bei JIA betroffen sein (➤ Kap. 12.3.1; Kelley 2011, Mayoux 2007, Metsios et al. 2008).

Bei Kindern und Jugendlichen sind auch die schulischen und freizeitbezogenen Faktoren wichtig:

- Freizeitart und -belastung
- Zufriedenheit in der Schule
- Berufliche/schulische Qualifikation
- Schul- und Arbeitskonflikte sowie Verlustängste

BEACHTE

Schonung und Ruhe haben mehr negative als positive Folgen für die meisten Patienten und können zu zunehmender Schwäche und funktioneller Beeinträchtigung führen. Bei einer JIA besteht – wie bei der RA - die Notwendigkeit zur Bewegung!

Kontraindikationen

➤ Kap. 12.3.1

Es bestehen keine Kontraindikationen für therapeutische Interventionen. In Abhängigkeit vom Entzündungsstadium sind die jeweiligen Vorgehensweisen dosiert abzustimmen. Zu beachten sind die wichtigen Grundsatzhinweise im Kasten oben („Beachte).

Therapeutische Konsequenz

➤ Kap. 12.3.1

Prävention/Sekundärprävention

➤ Kap. 12.3.1

12.3.3 Fibromyalgie/Fibromyalgiesyndrom

Die wörtliche Übersetzung des Begriffs „Fibromyalgie“ setzt sich aus drei Begriffen zusammen: „fibra“ (lat.) = Faser, „mys“ (griech.) = Muskel und „algos“ (griech.) = Schmerz. Die „Myalgie“ ist demnach der Muskelschmerz und die „Fibromyalgie“ ist der „Faser-Muskel-Schmerz“. Es handelt sich um ein Schmerzsyndrom, welches i. d. R. Muskulatur und deren bindegewebigen Übergänge zu den knöchernen Verankerungen, die Sehnen-Knochen-Übergänge, und (dabei) gleichzeitig mehrere Körperregionen betrifft (Ebelt-Paprotny et al. 2017, ➤ Kapitel 4.17). Aktuell gebräuchlicher ist der Begriff „Fibromyalgiesyndrom“ (FMS), der den verschiedenartigen möglichen Ursachen Rechnung trägt. Das FMS ist keine entzündliche Erkrankung, es ist als eigenständige Erkrankung des „Muskel-Skelett-Systems und des Bindegewebes“ klassifiziert und anerkannt (ICD-10-Code M79.7).

Die Auffassung, es handle sich bei der Fibromyalgie um eine „psychiatrische bzw. psychosomatische Krankheit", ist umstritten und kann als pauschale Behauptung nicht bestätigt werden (AWMF 2017). Da die Entwicklung eines FMS gelegentlich in einem zeitlichen Zusammenhang mit anhaltendem Stress (Familie, Beruf u. a.) gebracht wird, findet sich auch die Einordnung als „anhaltende somatoforme Schmerzstörung". Eine somatoforme Störung liegt definitorisch dann vor, wenn eine oder mehrere Körperbeschwerden, für die es keine hinreichenden somatischen Ursachen gibt, über mindestens sechs Monate bestehen und zu einer erheblichen Funktionsbeeinträchtigung im Alltag führen.

Die Kernsymptome einer FMS (AWMF 2017, Wolfe et al. 2011) sind:

- Chronische, über mindestens drei Monate anhaltende Schmerzen in mehreren Körperregionen, d. h. Nacken, oberer, mittlerer Rücken oder Kreuz und Brustkorb und mindestens einen Schmerzort in beiden Armen und beiden Beinen
- Schlafstörungen (Ein- und Durchschlafstörungen bzw. das Gefühl, morgens nicht ausgeschlafen zu sein)
- Müdigkeit bzw. Erschöpfungsneigung (vermehrte körperliche und geistige Erschöpfung)

Die exakte Beschreibung des Krankheitsbildes ist der weiterführenden Literatur zu entnehmen (American Psychiatric Association 2013, AWMF 2017, Ebelt-Paprotny et al. 2017, ➤ Kapitel 4.17, Häuser 2012, Häuser 2014).

Versorgung

Konservativ

Ein FMS ist nicht heilbar und wird immer konservativ behandelt. Als Leitlinienempfehlungen für die Therapie sind ausschließlich aktive Verfahren gelistet (AWMF 2017). Die Ziele der angewendeten Verfahren sind:

- Erhalt und Verbesserung der Funktionsfähigkeit
- Erhalt und Verbesserung der Lebensqualität
- Linderung der Beschwerden (Schmerzen)

Die körperliche und psychosoziale Aktivierung ist das „Therapeutikum" der Wahl. In der nachfolgenden Aufstellung der aktiven Bewegungsmaßnahmen sind physio- und sporttherapeutische Verfahren synonym verwendet, weil eine inhaltliche Betrachtung im Sinne einer internationalen Professionsdefinition gefolgt wird. Im Einzelnen sind zu nennen:

- Sport- und Trainingstherapie
- Physiotherapie (aktive Verfahren – zeitlich befristet!)
- Funktionstraining und Rehabilitationssport
- Allgemeiner Sport und Bewegung (individualisiert oder [besser noch] in Gruppen)
- Bewegungsbad/Schwimmen

Ergänzt werden diese aktiven, bewegungsindizierten Therapieprozesse durch

- Geistige und psychosoziale Beanspruchungen
- Hobbies
- Soziale Kontaktpflege
- Psychotherapie (kognitive Verhaltenstherapie)

Bei mittelschwerer und schwerer Krankheitsausprägung wird empfohlen:

- Multimodale Verfahren (= mindestens ein körperlich aktivierendes Verfahren mit mindestens einem psychotherapeutischen Verfahren)
  - Physiotherapie
  - Sport- und Trainingstherapie
  - Ergotherapie
  - Psychotherapie (Bernardy 2013)
    - kognitive Verhaltenstherapie
    - Biofeedback
    - Hypnose und geleitete Imagination
    - Entspannungsverfahren
- Eine befristete medikamentöse Therapie (Schmerzmedikamente und/oder Antidepressiva längstens 6 Monate)
  - Amitryptilin (Schmerzen)
  - Duloxitin (Depression)
  - Pregabalin (Angststörung)
  - Serotonin-Wiederaufnahmehemmer (SSRI) (depressive Angststörungen)

Als Langzeittherapie wird im Sinne eines Selbstmanagements empfohlen (AWMF 2017):

- Ausdauertraining (➤ Kap. 3)
- Krafttraining (➤ Kap. 5)
- Wassergymnastik (➤ Kap. 9)
- Beweglichkeitstraining/Stretching (➤ Kap. 5.5)
- Wärmeapplikationen (➤ Kap. 10.6)

BEACHTE

Bewegung und Aktivierung (körperlich, geistig, seelisch und sozial) sind das A und O der Behandlung!

Es gibt keine Hinweise darauf, dass eine Nicht-Behandlung des FMS negative gesundheitliche Folgen (z. B. kürzere Lebenserwartung, schlechtere Lebensqualität) für den Betroffenen hat.

Operativ

Es können keine operativen Verfahren empfohlen werden.

Biomechanische Voraussetzungen

Bei den konservativen Therapieverfahren kommen den biomechanischen Gesichtspunkten hinsichtlich der Gelenkbelastungen in ein- und/oder mehrgelenkigen Trainingssystemen eine wichtige Bedeutung zu (➤ Kap. 5.4.1). Hierbei wird auch auf die Ausführungen in ➤ Kap. 12.2 (Arthrose) verwiesen. Darüber hinaus sind die grundsätzlichen biomechanischen Gesichtspunkte körperlicher Aktivitäten zu berücksichtigen.

Funktioneller Status

Der funktionelle Status ist in allen Bereichen von der jeweiligen Phase der Krankheitsausprägung abhängig und reicht von stark eingeschränkt bis gar nicht eingeschränkt.

Sekundärerkrankungen

Es gibt Hinweise, dass eine erhöhte Komorbidität des FMS besonders besteht mit:
- Rheumatischer Arthritis (RA, ➤ Kap. 12.3.1)
- Systematischer Lupus erythematodes
- Primärem Sjögren-Syndrom
- (selten) Spondylarthrosen

Hinweise zu Aktivität, Partizipation und Kontextfaktoren

Die mit FMS einhergehenden Aktivitäts- und Partizipationseinschränkungen sind individuell und können in Abhängigkeit vom Ausmaß sehr unterschiedlich sein.

Kontraindikationen

Es bestehen *keine* Kontraindikationen insbesondere für aktive und aktivierende therapeutische Interventionen. In Abhängigkeit der Krankheitsausprägung sind die jeweiligen Vorgehensweisen dosiert abzustimmen.

Therapeutische Konsequenz

Eine lebenslange aktive Auseinandersetzung und eine hohe Adhärenz mit der Krankheit sind erforderlich, weil sie nicht heilbar ist.

Da die Krankheit nicht verletzungsbedingt ist, ist eine Zuordnung von Inhalten und Maßnahmen zur Behandlung anhand von Wundheilungsphasen nicht indiziert. Die Therapie orientiert sich vielmehr an den Stufen der Verhaltensänderung nach dem TTM (➤ Kap. 1.5).

Bezüglich der Verbesserung und des Erhalts der Beweglichkeit wird zusätzlich zum TTM ein Dehntraining zu absolvieren sein. Dabei sollte anfangs wegen des oftmals fehlenden „Körpergefühls" bzw. der reduzierten Körperwahrnehmung statisches Dehnen (Stretching) bevorzugt werden, das ein höheres „Sicherheitsgefühl" beinhaltet (Kunz/Karanikas 2016).

Stufe 1 + 2–Absichtslosigkeit und Absichtsbildung
- (Vorsichtiges) Aktives (Sporttherapie) und passives (Physiotherapie) statisches Dehnen (➤ Kap. 5.5)
- Lange Dehnreize setzen

Stufe 3 + 4–Vorbereitung und Handlung
- Statisches Dehnen (Stretching oder Dauerdehnen)
- (Vorsichtiges) Aktives dynamisches Dehnen (➤ Kap. 5.5)

Stufe 5 + 6–Aufrechterhaltung und Stabilisierung
- Statisches und dynamisches Dehnen (passiv und aktiv – alle Varianten) (➤ Kap. 5.5)

Prävention/Sekundärprävention

Sport und Bewegung sind als prophylaktische Maßnahmen therapeutisch und präventiv anerkannt und durchzuführen. Ein allgemeines Training kann gute präventive Wirkungen auf die Symptomausprägungen zeigen (Tertiärprävention). Daneben sollte Beachtung finden:
- Erarbeitung von (bewegungsbezogenen) Bewältigungsstrategien
- Bewegungs- und Haltungsanalysen zur Vermeidung von Fehl- und Überbelastungen

12.4 Trainingstherapie bei Erkrankungen des Stütz- und Bewegungssystems

Da die Krankheitsursachen bei den hier in Rede stehenden chronischen Erkrankungen nicht verletzungsbedingt sind, wird auf die in ➤ Kap. 1.5 beschriebenen und zur Anwendung kommenden Inhalte und Maßnahmen des „Transtheoretischen Modells" verwiesen. Eine Orientierung an den Wundheilungsphasen ist nicht indiziert.

BEACHTE

Chronische Krankheiten sind hinsichtlich der Inhalte und Maßnahmen nicht den Wundheilungsphasen oder akut entzündlichen Krankheiten der Therapie zuordenbar!

Besonderheiten des Ausdauertrainings

Stufe 1 + 2
- Bewegungsformen im volumenorientierten, aeroben Stoffwechselbereich (➤ Kap. 3.5)
- Vorsichtige und geringe Belastungserhöhung unter Beachtung der individuellen Belastbarkeiten
- Die niedriger intensive Dauermethode ist der höherintensiven Intervallmethode vorzuziehen (➤ Kap. 3.3.1). Vermehrte Schmerzen während der Belastung sind Indikatoren für Reduktion der Belastung (Intensität oder Dauer)

Stufe 3 + 4
- Beanspruchungsformen im intensiven, aeroben Bereich (➤ Kap. 3.5).
- Sukzessive Steigerung der Belastung bis an die aerob-anaerobe Schwelle (wenn Belastungstoleranz!)
- Zahl der Freiheitsgrade erhöhen

Stufe 5 + 6
- Gegebenenfalls Mischformen anbieten (z. B. HIT oder HIIT, ➤ Kap. 3.3.1, ➤ Kap. 3.5)
- Es gibt keine Ausschlusskriterien für irgendwelche Ausdauerbeanspruchungsformen

Besonderheiten des sensomotorischen Trainings

Stufe 1 + 2
- Schulung der allgemeinen und speziellen Körperwahrnehmung (➤ Kap. 6)
- Mentale und autogene Trainingsformen
- Evtl. alternative Bewegungsmodifikationen erarbeiten

Stufe 3 + 4
- Stufenweiser Kompensationsstrategieabbau
- Aktivierung durch Bewegungsaufgaben mit Bezug zur individuellen Problematik
- Sukzessive Steigerung externer Stressoren
- Wechselnde und auch unbekannte Bewegungsanforderungen integrieren

Stufe 5 + 6
- Keine Limitationen oder Kontraindikationen für sensomotorisches Training (➤ Kap. 6.2)
- Evtl. Training der Antizipationsfähigkeiten
- Sturzprophylaxetraining
- ADL und arbeitsplatzbezogenes Training (➤ Kap. 8.4.2)

Besonderheiten des Krafttrainings

Stufe 1 + 2
- Stufe 1, Fünf-Stufen-Modell (➤ Kap. 5.3.1) als Belastungsgewöhnung
- Submaximale isometrische Übungen (➤ Kap. 5.4.2)
- Evtl. niedrigintensive Kraftausdauertraining (Stufe 2, Fünf-Stufen-Modell, ➤ Kap. 5.3.1)

Stufe 3 + 4
- Verbesserung der Kraftausdauerfähigkeiten der regional betroffenen Muskelgruppen (Stufe 2, Fünf-Stufen-Modell, ➤ Kap. 5.3.1).
- Ganzkörpertraining im Kraftausdauerbereich und im Hypertrophiebereich (Stufe 3, Fünf-Stufen-Modell, ➤ Kap. 5.3.1)

Stufe 5 + 6
- Intramuskuläres Koordinationstraining (Stufe 4, Fünf-Stufen-Modell, ➤ Kap. 5.3.1), wenn toleriert – spezifische Muskelgruppen und Ganzkörperübungen
- Variationen von Intensitäten, Belastungsdauer und Bewegungsgeschwindigkeiten konzentrischer und exzentrischer Bewegungsabfolgen (➤ Kap. 1.6.2, ➤ Kap. 5.4.3)

Besonderheiten des Flexibilitätstrainings

Stufe 1 + 2
- Statische Eigendehnung (➤ Kap. 5.5)
- Vorsichtige dynamische Eigendehnung
- Postisometrisches Relaxationsdehnen/Stretching

Stufe 3 + 4
- Dynamisches Eigendehnen auch zur Verbesserung der Körperwahrnehmung
- Vorsichtiges Fremddehnen
- Postisometrisches Dehnen

Stufe 5 + 6
- Alle Dehntechniken können durchgeführt werden, unter Berücksichtigung der individuellen Wahrnehmung des Dehneffektes/Dehnungsschmerz

Prävention/Sekundärprävention

Aufgrund einer positiven Selbstbewertung der Trainingseffekte durch die Betroffenen sollte ein weiterführendes Training zur Rückfallprävention (Tertiärprävention) empfohlen werden:
- Training aller motorischen Hauptbeanspruchungsformen
- Auch unspezifisches Training in Gruppen für weiterhin wichtige psychologische und pädagogische Effekte zur Krankheitsbewältigung
- Einstieg in zeitlich unbefristete strukturierte und unstrukturierte Bewegungsprogramme

12.5 Exemplarischer Rahmentherapieplan bei Verletzungen des Stütz- und Bewegungssystems

Der folgende Rahmentherapieplan (➤ Tab. 12.1) beschreibt die Inhalte der unterschiedlichen multidisziplinären Therapieformen, die auf Patienten einwirken. Es werden die Aspekte Ausdauer, Sensomotorik und Kraft auf den Ebenen der ICF (Funktion, Aktivität, Partizipation) hervorgehoben und mit Übungsformen beschrieben.

Bei allen Übungsformen sollten dem Patienten im gesamten Rehabilitationsprozess zahlreiche Varianten, Alternativen und neue Bewegungsmöglichkeiten geboten werden, um das Bewegungsspektrum zu erweitern. Ziel ist die Bewegungssicherheit auf somatischer und psychischer Ebene und der Abbau von Belastungsängsten im Alltag und Beruf.

Dieser Rahmentrainingsplan orientiert sich an den Stufen der Verhaltensänderung nach dem TTM (➤ Kap. 1.5), weil eine Einteilung in die Maßnahmen nach Wundheilungsphasen bei den hier in Rede stehenden Erkrankungen nicht möglich bzw. sinnvoll ist. Die objektive Zielsetzung der Therapie insgesamt liegt auf der Förderung eines aktiven Lebensstils.

Tab. 12.1 Exemplarischer Rahmentherapieplan bei Verletzungen des Stütz- und Bewegungssystems

Ziel	ICF-Orientierung Funktionen/Aktivitäten (Partizipation)	Therapeutische Methode/Maßnahme	Inhalte (Realisierung)
• Umfangssteigerung der körperlichen Aktivität im Alltag (Lebensstiländerung)	• Funktionale Gesundheit	• Aktivierende Therapie/Trainings- und Sporttherapie • Rehabilitationssport • T-RENA • Allgemeines Eigentraining	• Methoden zur – Edukation – Motivation – Leistungssteigerung • ➤ Kap. 1
1. Absichtslosigkeit und Absichtsbildung (= Entzündungsphase bei akuten Erkrankungen und Verletzungen)			
Ausdauer (➤ Kap. 3): • Steigerung der Grundlagenausdauer (GA 1 extensiv)	Funktionen: • Funktionen des kardiovaskulären Systems • Funktionen des Atmungssystems • Funktionen des kardiovaskulären, hämatologischen, Immun- und Atmungssystems • Funktionen im Zusammenhang mit dem Stoffwechsel- und dem endokrinen System • Funktionen der Gelenke und Knochen • Funktionen der Muskeln • Funktionen des Immunsystems Aktivitäten und Partizipation: • Mobilität • Auf die eigene Gesundheit achten • Arbeit und Beschäftigung • Erholung und Freizeit	• Extensives, aerobes Ausdauertraining (➤ Kap. 3.3) → Vorzugsweise Dauermethode → Das Ausdauertraining hat bei Osteoporose (Rundrücken) eine besonders hohe Bedeutung (drohende Verringerung der Vitalkapazität) • Bei sehr reduzierter Belastbarkeit auch erst einmal in Intervallen (z. B. Gehen/Laufen)	• Crosstrainer • Fahrradergometer • Liegefahrrad • Oberkörperergometer • Kanuergometer/Rudergerät • Aquajogging/Aquatherapie (➤ Kap. 9) → Variation in Abhängigkeit von der Belastungstoleranz und Präferenzen des Patienten Begleitende PT/ST: • Edukation zur Gesundheitswirksamkeit körperlicher Aktivität bei milder bis moderater Belastung • **Bei Osteoporose:** Edukation zur Haltung und Belastung im Alltag mit Bezug zur Pathologie • **Bei Fibromyalgie:** Edukation und Information über Belastung beim Training in der Therapie • **Bei rheumatischen Erkrankungen und Arthrose:** – Physikalische Therapie – Thermoanwendungen (➤ Kap. 10) – Manuelle Therapie (➤ Kap. 10.5)

Tab. 12.1 Exemplarischer Rahmentherapieplan bei Verletzungen des Stütz- und Bewegungssystems *(Forts.)*

Ziel	ICF-Orientierung Funktionen/Aktivitäten (Partizipation)	Therapeutische Methode/Maßnahme	Inhalte (Realisierung)
Sensomotorik (➤ Kap. 6): • Schulung der allgemeinen Körperwahrnehmung • **Bei Rheuma und Fibromyalgie:** Schmerzlinderung • **Bei Osteoporose:** – Wiedererlernen der Alltagsaktivitäten bei rückengerechtem Verhalten – Normalisieren der muskulären Balance – Sturzprävention • **Bei Arthrose:** – Koordinationsverbesserung – Gleichgewicht	Funktionen: • Globale mentale Funktionen • Spezifische mentale Funktionen • Sinnesfunktionen und Schmerz • Neuromuskuloskeletale und bewegungsbezogene Funktionen Aktivitäten und Partizipation: • Bewusste sinnliche Wahrnehmungen • Allgemeine Aufgaben und Anforderungen • Interpersonelle Interaktionen und Beziehungen • Erziehung/Bildung • Allgemeine soziale Teilhabe • Religion und Spiritualität	• Aktivierung/Bahnung der Rumpfmuskulatur (Stufe 1, Fünf-Stufen-Modell, ➤ Kap. 5.3.1) • (EMG-)Biofeedbacktraining (➤ Kap. 11.6.6) • Bewegungsvorstellungstraining • Training der statischen Balance mit externem Aufmerksamkeitsfokus (➤ Kap. 6.2, ➤ Kap. 6.2.3) • **Bei Osteoporose:** Übungen unter Einbezug der Atmung	• ÜK 93–110 • **Bei Rheuma und Osteoporose:** Automobilisationsübungen (z. B. ÜK 7, 50, 51, 52, 82, 83, 84) Begleitende PT/ST: • Edukation zur Schmerzwahrnehmung und -bewertung • Schulung der willkürlichen Aktivierungsfähigkeit • Widerlagernde Mobilisation nach Klein-Vogelbach • **Bei allen Bewegungssystemerkrankungen:** – Haltungsschulung – Kontrolliertes Bewegen der betroffenen Gelenke und Regionen – Sensomotorisches Training (➤ Kap. 6.2) – Entspannungstechniken – Mentales Training
Kraft (➤ Kap. 5): • Kräftigung der Rumpfmuskulatur • Kräftigung der Beinmuskulatur • **Bei Arthrose:** – Kräftigung der jeweiligen gelenksumspannenden Muskulatur – Atrophieprophylaxe – Metabolische Adaptionen und Vorbereitung betroffener Strukturen auf höher intensives Krafttraining (Kreatinphosphat, Glykogen, Knorpelstoffwechsel bzw. Stoffwechsel bradytropher Gewebe)	Funktionen: • Funktionen der Muskeln • Neuromuskuloskeletale und bewegungsbezogene Funktionen Aktivitäten und Partizipation: • Gegenstände tragen, bewegen und handhaben • Gehen und sich fortbewegen	• **Bei Rheuma und Fibromyalgie:** – Isometrisches Krafttraining (➤ Kap. 5.4.2) – Dynamisches Kraftausdauertraining (Stufe 2, Fünf-Stufen-Modell, ➤ Kap. 5.3.1) – Anleitung zu Eigenübungen • **Bei Arthrose:** – Dynamisches Kraftausdauertraining (Stufe 2, Fünf-Stufen-Modell, ➤ Kap. 5.3.1) • **Bei Osteoporose:** – Aktivierung/Bahnung der Rumpfmuskulatur (Stufe 1, Fünf-Stufen-Modell, ➤ Kap. 5.3.1) – Aktivierung/Bahnung der Beinmuskulatur • Aquatherapie (➤ Kap. 9)	• ÜK 93–111 • ÜK 53–54 • Lumbaltrainer, WS-Extension, (➤ Kap. 5.6.3, ➤ Abb. 5.9, ➤ Abb. 5.10) • Funktionsstemme (➤ Kap. 5.6.3, ➤ Abb. 5.15) • **Bei Rheuma und Fibromyalgie:** Möglich sind alle Übungen aus ÜK sowie aus ➤ Kap. 5.6 auf die jeweilige Region abgestimmt • **Bei Arthrose:** Der gesamte ÜK sowie das apparative Training (➤ Kap. 5.6) ist anwendbar; Einzelübungen unter Bezug zum betroffenen Gelenk auswählen • **Bei Osteoporose** Auf axiale Beanspruchung (axiale ossäre Krafteinleitung) achten; Scherkräfte vermeiden → Unter Berücksichtigung der Belastungstoleranz der Betroffenen ist es empfehlenswert, die RPE- und Schmerz-Skala zur Anwendung zu bringen (➤ Kap. 1.6.3, ➤ Tab. 1.2)

Tab. 12.1 Exemplarischer Rahmentherapieplan bei Verletzungen des Stütz- und Bewegungssystems *(Forts.)*

Ziel	ICF-Orientierung Funktionen/Aktivitäten (Partizipation)	Therapeutische Methode/Maßnahme	Inhalte (Realisierung)
Beweglichkeit (➤ Kap. 5.5): • Beweglichkeitssteigerung in allen und insbesondere den betroffenen Gelenken • Unterstützung zur Haltungskompetenz (Sensomotorik) • **Bei rheumatischen Erkrankungen:** Versuch des Ausgleichs von Asymmetrien im Seitenvergleich in allen 3 Körperebenen	Funktionen: • Funktionen der Gelenke und Knochen • Funktionen der Bewegung Aktivitäten und Partizipation • Die Körperposition ändern und aufrechterhalten • Teilhabe am Alltag	• Beweglichkeitstraining (➤ Kap. 5.5.3) - Anspannungs-Entspannungs-Dehnen des Agonisten (CHRS) - Reziproke Hemmung (Anspannung des Antagonisten) - Stretching am Ende der Trainingseinheit • **Bei WS-Osteoporose („Witwenbuckel"):** - Atemtherapie auch in Dehnposition	• ÜK 1–6, 44, 82, 83, 127, 128 - Schmerzadaptiert bei funktionellen Einschränkungen - Entzündliche Prozesse bei rheumatischen Krankheiten berücksichtigen • **Bei allen Bewegungssystemerkrankungen:** Übungen nach ÜK ohne Einschränkungen, aber evtl. mit Modifikationen - Aquatherapie/Wassergymnastik (➤ Kap. 9)
			Begleitende PT/ST: • Erarbeitung alternativer Bewegungsstrategien zur Kompensation schmerzhafter Aktivitäten • Manuelle Therapie zur Gelenksmobilisation (➤ Kap. 10.5) • **Physikalische Therapie und Thermoanwendungen** (➤ Kap. 10.6) - Kälte/Wärme - Manuelle Therapie
2. Vorbereitung (= Proliferationsphase bei einer Wundheilungsorientierung) → Aufgrund des (häufigen) Fehlens einer somatischen Kausalität sollte das Training zum einen zwar auf die Problemregionen abzielen, zum anderen jedoch grundsätzlich im Sinne eines Aufbautrainings/Gesamtkörpertrainings gestaltet sein. Teilweise können die Maßnahmen in dieser Phase auch schon der „Handlungsphase" (Phase 4) des TTM zugeordnet werden. Die Betroffenen sollten bei der Auswahl und Gestaltung des Trainings und der Therapie mit einbezogen sein, um die Motivation zur eigenständigen Beibehaltung der Bewegungsprogramme hochzuhalten.			
Ausdauer (➤ Kap. 3): • Steigerung der Grundlagenausdauer (GA 1 intensiv)	s. o.	• Intensiv, aerobes Ausdauertraining (➤ Kap. 3.3) → Vorzugsweise Dauermethode	• Crosstrainer bei SPL und BSV • Kanuergometer • Laufband • Alle üblichen Ausdauerbeanspruchungen/keine Einschränkungen → Variation in Abhängigkeit von der Belastungstoleranz und Präferenzen des Patienten.
			Begleitende PT/ST: • **Bei Fibromyalgie:** Edukation zur Bedeutung der Ausdauerfähigkeiten und Funktionserhalt, Motivationsstrategien

Tab. 12.1 Exemplarischer Rahmentherapieplan bei Verletzungen des Stütz- und Bewegungssystems *(Forts.)*

Ziel	ICF-Orientierung Funktionen/Aktivitäten (Partizipation)	Therapeutische Methode/Maßnahme	Inhalte (Realisierung)
Sensomotorik (➢ Kap. 6): s. o. • Verbesserung der Haltungskoordination, • Verbesserung der allgemeinen sensomotorischen/koordinativen Fähigkeiten	s. o.	• u. a. Übungsformen zur Differenzierungsfähigkeit, Kopplungsfähigkeit, Umstellungsfähigkeit, Reaktionsfähigkeit, Rhythmisierungsfähigkeit (➢ Kap. 6.2.4) • **Bei Fibromyalgie:** Haltungsschulung der (weitestgehend) physiologischen WS-Haltung, • **Bei Osteoporose:** Stabilisation des Rumpfes und Kräftigung der Beinmuskulatur	• Üben der dynamischen Balance mit Differenzierung durch Veränderung der Bewegungsamplitude und -geschwindigkeit (➢ Kap. 6.2), Setzen von Widerständen • Bei rheumatischen Erkrankungen • Übungen unter Beachtung der Schmerzintensitäten • Aquatherapie (➢ Kap. 9) • **Bei Fibromyalgie:** Ganzkörpertraining in verschiedenen Ausgangsstellungen (ÜK 93–110) • **Bei Arthrose:** Übungen nach Übungskatalog für alle Köperabschnitte und ➢ Kap. 5.6, keine Einschränkungen, evtl. individuell modifiziert • **Bei Osteoporose:** ÜK alle Rumpfübungen und Übungen für die untere Extremität (ÜK 10, 18, 22, 24, 25, 34, 38, 93, 94, 95, 96, 97, 98, 99, 101, 102, 104, 107, 110, 114, 115, 117, 118, 119, 122, (➢ Kap. 21.1, ➢ Kap. 21.1.3, ➢ Kap. 21.2.7, ➢ Kap. 21.2.8, ➢ Kap. 21.2.10, ➢ Kap. 5.6) → schmerzadaptiert → orientiert an den beeinträchtigten Aktivitäten Begleitende PT (➢ Kap. 10): • Schmerztherapie • Thermoanwendungen
Kraft (➢ Kap. 5): • Kräftigung der Rumpfmuskulatur • Kräftigung der Beinmuskulatur • Kräftigung der Armmuskulatur • **Bei Fibromyalgie:** Kräftigung mit höheren Intensitäten vorsichtig justieren und Verträglichkeit testen **Insgesamt wird angestrebt:** Morphologische, muskuläre Adaptionen und Vorbereitung betroffener Strukturen auf höher intensives Krafttraining (Hypertrophie, Hyperplasie, Knorpelstoffwechsel bzw. Stoffwechsel bradytropher Gewebe)	s. o.	• **Bei Osteoporose:** - Lokales Kraftausdauertraining der ventralen und dorsalen Rumpfmuskeln (Stufe 2, Fünf-Stufen-Modell, ➢ Kap. 5.3.1; 50 % der Max.Kraft, 15–20 Wdh., 2–3 Serien, ca. 1 Min. Pausenzeit) - Hypertrophietraining der Bein- und Rückenmuskulatur (Stufe 3, Fünf-Stufen-Modell, ➢ Kap. 5.3.1; ca. 70 % der Max.kraft, 8–12 Wdh., 2–3 Serien, ca. 2 Min. Pausenzeit) • **Bei Fibromyalgie:** - Kraftausdauertraining der Schultergürtel- und Armmuskulatur (Stufe 2, Fünf-Stufen-Modell, ➢ Kap. 5.3.1; 50 % der Max.Kraft, 15–20 Wdh., 2–3 Serien, ca. 1 Min. Pausenzeit) • **Bei Arthrose** - Hypertrophietraining (Stufe 3, Fünf-Stufen-Modell, ➢ Kap. 5.3.1), insbesondere der gelenkumspannenden Muskulatur betroffener Gelenke - Aquatraining (➢ Kap. 9)	• ÜK 82–104 • Kurzhantel Kniebeugen (ÜK 34) • Sequenztrainingsgeräte (➢ Kap. 5.6) Übungen des Übungskatalogs und ➢ Kap. 5.6 sind komplett anwendbar, aber: individuelle und indikationsspezifische Einschränkungen/Modifikationen vornehmen → Unter Berücksichtigung der Belastungstoleranz des Patienten bei Anwendung der RPE- und Schmerz-Skala (➢ Kap. 1.6.3, ➢ Tab 1.2) • **Bei Osteoporose** Auf axiale Krafteinlenkung achten; Scherkräfte möglichst vermeiden

12

Tab. 12.1 Exemplarischer Rahmentherapieplan bei Verletzungen des Stütz- und Bewegungssystems *(Forts)*

Ziel	ICF-Orientierung Funktionen/Aktivitäten (Partizipation)	Therapeutische Methode/Maßnahme	Inhalte (Realisierung)
Beweglichkeit (➤ Kap. 5.5): s. o.	s. o.	• Beweglichkeitstraining (➤ Kap. 5.5.3) - Anspannungs- Entspannungsdehnen des Agonisten (CR) - Reziproke Hemmung (Anspannung des Antagonisten) - Stretching am Ende der Trainingseinheit • **Bei Osteoporose-Deformität (Witwenbuckel):** - Atemtherapie Atemlenkung	• **Bei allen Bewegungssystemerkrankungen:** ÜK 1–6, 44–49, 82, 83, 127, 128 Schmerzadaptiert individuelle und indikationsspezifische Einschränkungen/Modifikationen vornehmen • **Bei Fibromyalgie:** Schmerzreduzierte/schmerzfreie Durchführung Begleitende PT/ST: • Manuelle Therapie zur Gelenkmobilisation (nur bei Bedarf, ➤ Kap. 10.5) • Sukzessive Erarbeitung physiologischer Haltung und Bewegungsabläufe → Unter Berücksichtigung der momentanen motorischen Fähigkeiten des Patienten (v. a. Sensomotorik und Beweglichkeit)
3. Handlung, Aufrechterhaltung und/oder Stabilisierung (= Reorganisationsphase bei einer Orientierung an den – hier nicht möglichen – Wundheilungsphasen) → Eine Verhaltensänderung ist eingeleitet; ein Zielverhalten bzw. eine Verhaltensänderung ist erkennbar. Der besondere Fokus liegt – unter Berücksichtigung evtl. noch defizitärer Funktionen – vor allem auf der Aufrechterhaltung und die Stabilisierung des Verhaltens (s. a. ➤ Kap. 1.5)			
Ausdauer (➤ Kap. 3): • Steigerung der Grundlagenausdauer (GA 1 intensiv)	s. o.	• Ausdauertraining im aerob-anaeroben Stoffwechselbereich (➤ Kap. 3.3) - Wahlweise Dauermethode oder intensive Intervallmethoden (HIT oder HIIT)	• Laufband, Fahrradergometer, Crosstrainer und Kanuergometer u. a. • Bewegungsmischformen (z. B. HIIT) → Variation in Abhängigkeit von der Belastungstoleranz und Präferenzen des Patienten
Sensomotorik (➤ Kap. 6): • Integration von Alltagsaktivitäten/Wahrnehmung • Automatisierung der segmentalen Stabilisation bei patientenrelevanten ADLs	s. o. • Mit Stress und anderen psychischen Anforderungen umgehen	• Verhaltenstraining: Förderung der kognitiven und affektiven Bereiche • **Bei WS-Deformitäten (Osteoporose):** - Haltungsschulung der (weitestgehend) physiologischen WS-Haltung in verschiedenen Ausgangsstellungen	• Simulation/Modifikation von (beeinträchtigten) Alltagssituationen unter Variation der Informationsanforderungen und Druckbedingungen → Orientiert an den beeinträchtigten Aktivitäten Begleitende PT/ST: • Edukation zur Ergonomie in Beruf und Alltag • Edukation zu Stress und Stressbewältigung mit Bezug zur Motorik • Autogenes Training • Schmerzreduktion (z. B. Thermoanwendungen)

Tab. 12.1 Exemplarischer Rahmentherapieplan bei Verletzungen des Stütz- und Bewegungssystems *(Forts)*

Ziel	ICF-Orientierung Funktionen/Aktivitäten (Partizipation)	Therapeutische Methode/Maßnahme	Inhalte (Realisierung)
Kraft (➢ Kap. 5): • Aufbautraining/Ganzkörpertraining • Aufbau von Kraftqualitäten – Reaktivkraft – Startkraft – Maximalkraft – Schnellkraft • **Ganzkörperstabilität** **Insgesamt wird angestrebt:** • Funktionell-neuronale Adaptionen mit Verbesserung der jeweils angestrebten Kraftqualität, Krafttraining (s. o.) mit – Verbesserung Intramuskuläre Koordination – Verbesserung neuronaler Verschaltungen	s. o.	• Training am Zugsystem (➢ Kap. 5.7) – Hypertrophietraining der großen Muskelgruppen (Stufe 3, Fünf-Stufen-Modell, ➢ Kap. 5.3.1) – Training der intramuskulären Koordination (Stufe 4, Fünf-Stufen-Modell, ➢ Kap. 5.3.1) – Statisches Kraftausdauertraining der stabilisierenden Mm. (➢ Kap. 5.4.2) – Training intermuskulären Koordination (Stufe 2, Fünf-Stufen-Modell, ➢ Kap. 5.3.1) • Reaktivkrafttraining der Bein-, Arm- und Rumpfmuskulatur (➢ Kap. 5.4.3) – Training im kurzen Dehnungs-Verkürzungs-Zyklus (DVZ) mit eigenem Körpergewicht mit oder ohne Zusatzlasten • **Bei Fibromyalgie:** An Training mit höchsten Intensitäten langsam „herantasten" (Stufe 3, Fünf-Stufen-Modell, ➢ Kap. 5.3.1; 100 % der Max. Kraft, 15–8 Wdh., 3–5 Serien, ca. 6–8 Min. Pausenzeit)	• Kurz- und Langhantelübungen • Apparatives Training (➢ Kap. 5.6) • Eigenkörperübungen mit oder ohne Zusatzlasten (ÜK 93–110) • Kurzhantel Kniebeugen/im Ausfallschritt (ÜK 34, 36, 38, 39) • Übungen im kurzen DVZ der Bein- und Rumpfmuskulatur (ÜK 41, 99, 114, 118, ➢ Abb. 5.9, ➢ Kap. 21.2.8) → Unter Berücksichtigung der Belastungstoleranz des Patienten bei Anwendung der RPE- und Schmerz-Skala (➢ Kap. 1.6.3, ➢ Tab 1.2) → **Bei Osteoporose-Übungen mit möglichst axialer Krafteinlenkung!**
Beweglichkeit (➢ Kap. 5.5): • Beweglichkeitssteigerung des gesamten Körpers, insbesondere unter Berücksichtigung betroffener Regionen/Körperabschnitte • Steigerung der globalen Flexibilität	s. o.	• Beweglichkeitstraining – Allgemeines Beweglichkeitstraining in Form von Dehnen oder auch Orientierung an Übungen aus dem Yoga-Konzept oder Movement Preparations – Faszientraining	• ÜK 1–6, 82, 83 • Cobra, Skorpion, Adler • **Bei HWS betroffenen Fibromyalgie:** ÜK 127, 128
HIT = Hochintensives Training, HWS = Halswirbelsäule, ISG = Iliosakralgelenk, LWS = Lendenwirbelsäule, PT = Physiotherapie			

Reflexionsfragen

- Auf welchen drei Säulen ruht die konservative Osteoporosetherapie?
- Wodurch ist der wesentliche Reiz der Bewegungs- und Sporttherapie auf den Knochen bei der Intervention bei Osteoporose gekennzeichnet?
- Welche Therapieform ist die Therapie der Wahl für alle Arthrosen?
- Wie lauten die wichtigsten Therapieziele bei der konservativ behandelten Arthrose?
- Welche Zielsetzungen sind mit Sport und Bewegung bei einer Rheumatischen Arthritis verbunden?
- Wann sollte Sport und Bewegung in die Therapie integriert werden?
- Welche Komorbiditäten/Begleiterkrankungen begleiten oft eine Rheumatische Arthritis?
- Welche Zielsetzungen sind mit Sport und Bewegung beim FMS verbunden und wodurch unterscheiden sie sich von Training und Therapie bei akuten/entzündlichen Schmerzen (z. B. RA)?
- Wann und warum sollte Sport und Bewegung in die Therapie integriert werden?
- Welche Komorbiditäten/Begleiterkrankungen begleiten oft ein FMS?
- Welche Zielsetzungen sind mit Sport und Bewegung bei JIA verbunden?
- Wann sollte Sport und Bewegung in die Therapie integriert werden?
- Wie kann auf die wichtige Adhärenz bei Betroffenen und Angehörigen Einfluss genommen werden?

LITERATUR

ACR (2010). American College for Rheumatology.

Aletaha D, Neogi T, Silman AJ et al. (2010). Rheumatoid arthritis classification criteria: An american college of rheumatology/european league against rheumatism collaborative initiative. Annals of the rheumatic diseases 2010; 69: 1580–8.

American Psychiatric Association (2013). Diagnostic and statistical manual of mental disorders. 5th ed. American Psychiatric Publishing.

AWMF (2017a). Deutsche Schmerzgesellschaft. Definition, Pathophysiologie, Diagnostik und Therapie des Fibromyalgiesyndroms. www.awmf.org/leitlinien/detail/ll/145-004.html (abgerufen 03.02.2022).

AWMF (2017b). Prophylaxe, Diagnostik und Therapie der OSTEOPOROSE bei postmenopausalen Frauen und Männern. Leitlinie des Dachverbands der Deutschsprachigen Wissenschaftlichen Osteologischen Gesellschaften e. V. (DVO).

AWMF (2018). Arbeitsgemeinschaft der Wissenschaftlichen Medizinischen Fachgesellschaften e. V. (2018): S2 K-Leitlinie. Gonarthrose.

AWMF (2019). Management der frühen rheumatoiden Arthritis. 2019.

Baenkler HW et al. (2018). Kurzlehrbuch Innere Medizin. Heidelberg: Thieme, 2018.

Bartl R (2010). Osteoporose. 4. Aufl. Heidelberg: Thieme, 2010.

Bernardy K, Klose P, Busch AJ, Choy EH, Häuser W (2013). Cognitive behavioural therapies for fibromyalgia. Cochrane Database Syst Rev 9:CD009796.

Cockerill W, Lunt M et al. (2004). Health-related quality of life and radiographic vertebral fracture. Osteoporos Int. 2004; Feb;15(2):113–9.

Combe B, Landewe R, Daien CI, Hua C, Aletaha D, Álvaro-Gracia JM et al. (2016). Update of the eular recommendations for the management of early arthritis. Annals of the rheumatic diseases 2017; 76: 948–59.

Consensus Development Conference (1994). Diagnosis, prophylaxis and treatment of osteoporosis. Am J Med. 94, 1993: 646–650.

Crotty M, Unroe K et al. (2010). Rehabilitation interventions for improving physical and psychosocial functioning after hip fracture in older people. Cochrane Database Syst Rev. 2010; Jan 20;(1):CD007624. doi: https://doi.org/10.1002/14651858.CD007624.pub3.

De Jong Z, Munneke M et al. (2003). Is a long-term high-intensity exercise program effective and safe in patients with rheumatoid arthritis? Results of a randomized controlled trial. Arthritis and rheumatism 2003; 48: 2415–24.

Diemer F, Lowak H, Sutor V. Leitfaden Physiotherapie in der Orthopädie und Traumatologie. 3. Aufl. München: Elsevier, 2017.

Ebelt-Paprotny G, Taxhet G, Wappelhorst U. Leitfaden Physiotherapie. 7. Aufl. München: Elsevier, 2017.

EULAR (2010). European League Against Rheumatism.

Genant et al. (1999). Interim report and recommendations of the World Health Organisation Task-Force for Osteoporosis. Osteoporosis Int. 1999; 10: 259–264.

Häuser W, Henningsen P (2014). Fibromyalgia syndrome: a somatoform disorder? Eur J Pain 18: 1052–9.

Häuser W, Jung E, Erbslöh-Möller B, Gesmann M, Kühn-Becker H, Petermann F, Langhorst J, Weiss T, Winkelmann A, Wolfe F (2012). Validation of the Fibromyalgia Survey Questionnaire within a cross-sectional survey. PLoS One 7:e37504.

Häuser W, Zimmer C, Felde E, Köllner V (2008). What are the key symptoms of fibromyalgia? Results of a survey of the German Fibromyalgia Association. Schmerz. 22: 176–83.

Helewa A, Bombardier C et al. (1989). Cost-effectiveness of inpatient and intensive outpatient treatment of rheumatoid arthritis. A randomized, controlled trial. Arthritis and rheumatism 1989; 32: 1505–14.

ICRS (International Cartilage Regeneration and Joint Preservation Society). www.cartilage.org (abgerufen 03.02.2022).

Kelley GA, Kelley KS et al. (2011). Effects of community-deliverable exercise on pain and physical function in adults with arthritis and other rheumatic diseases: A meta-analysis (structured abstract). Journal [serial on the Internet]. 2011 Date; 63(1): 79–93. doi.org/10.1002/acr.20347.

Kunz M, Karanikas K. Medizinisches Aufbautraining. München: Elsevier, 2016.

Lewiecki EM (2011). Safety of long-term bisphosphonate therapy for the management of osteoporosis. Drugs. 2011 Apr 16;71(6):791–814. doi: https://doi.org/10.2165/11585470.

Longo UG, Loppini M (2012). Conservative management of patients with an osteoporotic vertebral fracture: a review of the literature. J Bone Joint Surg Br. 2012; Feb; 94(2): 152–7.

Mayoux Benhamou MA (2007). Reconditioning in patients with rheumatoid arthritis. Ann Readapt Med Phys 2007; 50: 382–5, 77–81.

Metsios GS, Stavropoulos-Kalinoglou A et al. (2008). Rheumatoid arthritis, cardiovascular disease and physical exercise: A systematic review. Rheumatology (Oxford, England) 2008; 47: 239–48.

Papaioannou A, Adachi JD et al. (2003). Efficacy of home-based exercise for improving quality of life among elderly women with symptomatic osteoporosis-related vertebral fractures. Osteporos Int 2003; 14(8): 677–82.

Petty RE, Southwood TR, Manners P, Baum J, Glass DN, Goldenberg J, He X, Maldonado-Cocco J, Orozco-Alcala J, Prieur AM, Suarez-Almazor ME, Woo P, International League of Associations for Rheumatology (2004). International League of Associations for Rheumatology classification of juvenile idiopathic arthritis: second revision, Edmonton, 2001. *The Journal of rheumatology, 31*(2), 390–392.

Proschaska JO, DiClemente CC (1983). Stages and processes of self-change of smoking: toward an integrative model change. Jour. Of consulting and clinical psychology. 51(3), 390.

Radner H, Neogi T, Smolen JS, Aletaha D (2014). Performance of the 2010 acr/eular classification criteria for rheumatoid arthritis: A systematic literature review. Annals of the rheumatic diseases 2014; 73: 114–23.

Reuter H, Schramm M. Neue Klassifikationskriterien für die rheumatoide Arthritis. DAZ 2010, Nr. 34, S. 64, 26.08.2010.

Rheuma-Liga (2020). www.rheuma-liga.de (abgerufen 03.02.2022).

Sengler, C., Klotsche, J., Niewerth, M., Liedmann, I., Föll, D., Heiligenhaus, A., Ganser, G., Horneff, G., Haas, J. P., & Minden, K. (2015). The majority of newly diagnosed patients with juvenile idiopathic arthritis reach an inactive disease state within the first year of specialised care: data from a German inception cohort. *RMD open, 1*(1), e000074. doi.org/10.1136/rmdopen-2015-000074

Tijhuis GJ, Zwinderman AH et al. (2002). A randomized comparison of care provided by a clinical nurse specialist, an inpatient team, and a day patient team in rheumatoid arthritis. Arthritis and rheumatism 2002; 47: 525–31.

WHO (1994), Kanis JA on behalf of the World Health Organization Scientific Group. Assessment of osteoporosis at the primary health-care level. Technical Report. World Health Organization Collaborating Centre for Metabolic Bone Diseases, University of Sheffield, UK. 2007: Printed by the University of Sheffield. World Health Organization: Assessment of fracture risk and its application to screening for postmenopausal osteoporosis. Technical Report Series 843, Geneva: WHO 1994.

Wilson S, Sharp CA, Davie MWJ (2012). Health-related quality of life in patients with osteoporosis in the absence of vertebral fracture: a systematic review. Osteoporos Int. 2012; Dec;23(12):2749–68. doi: https://doi.org/10.1007/s00198-012-2050-6. Epub 2012 Jul 20.

Wolfe F, Clauw DJ, Fitzcharles MA, Goldenberg DL, Häuser W, Katz RS, Mease P, Russell AS, Russell IJ, Winfield JB (2011). Fibromyalgia Criteria and Severity Scales for Clinical and Epidemiological Studies: A Modification of the ACR Preliminary Diagnostic Criteria for Fibromyalgia. J Rheumatol 38:1113–22.

KAPITEL

13

Michael Kunz

Sehnen-, Muskel- und Muskel-Sehnen-Verletzungen

13.1 Therapierichtlinien bei Muskelverletzungen

Der im Folgenden dargestellte Leitfaden umfasst die Behandlung von:

- Muskelverletzungen

Es gibt diverse Muskelverletzungen, die von leichtem Muskelkater bis zu einem kompletten Muskelabriss reichen können. Muskelverletzungen machen 31 % aller Sportverletzungen im Profisport aus. Im Durchschnitt muss eine europäische Fußballmannschaft bei einer Kadergröße von 25 Spielern 15 Muskelverletzungen pro Saison hinnehmen (Ekstrand 2011). Prinzipiell wird unterschieden zwischen akut traumatischen Muskelverletzungen, die durch Makrotraumen (plötzliche Einwirkung großer Kräfte) entstehen, und Überlastungsverletzungen, die durch Mikrotraumen (wiederholte Überlastungssyndrome) entstehen.

Diese Überlastungssyndrome sind als „chronische Überschreitung der Belastungstoleranz der sportlich beanspruchten, funktionell-anatomischen Strukturen des Bewegungssystems, seiner Steuerorgane (Hormon-, Nervensystem) und gelegentlich sogar des Immunsystems definiert" (Plesch et al. 2016).

Aktuell den größten Expertenkonsens bezüglich der Einteilung und Klassifikation findet das Modell von Müller-Wohlfahrt (➤ Abb. 13.1), welches sich bislang gut bewährt hat (Müller-Wohlfahrt et al. 2018).

Die exakte Beschreibung der Krankheitsbilder ist der weiterführenden Literatur zu entnehmen (Ebelt-Paprotny et al. 2017, ➤ Kapitel 5.2.4, ➤ 5.2.10, Müller-Wohlfahrt et al. 2018, Enneper et al. 2016, Dueweke et al. 2017, Kieb et al. 2010, Kunz et al. 2016, Mauch et al. 2017, Ott et al. 2017, Hodler et al. 2021).

Versorgung

Konservativ

Das konservative Vorgehen ist bei den allermeisten Muskelverletzungen die Therapieform der Wahl. Neben einer (meist) schmerzbedingten Belastungsreduktion werden frühzeitig (unmittelbar, direkt nach der Verletzung) aktive und passive Maßnahmen verabreicht (Van den Berg & Cabri 1999):

- Physiotherapie (manuelle Techniken und Dehnen)
- Elektrotherapie, Laser und physikalische Therapie
- Lymphdrainagen
- Thermoanwendungen (i. d. R. Kälte, intermittierendes Kühlen mit Natureis bzw. in Eiswasser getränkte Schwämme/Mullbinden)
- Sport- und Trainingstherapie (Ausdauer, Flexibilität, Koordination) direkt nach dem Trauma je nach Belastbarkeit
- Hydrotherapie/Aquajogging u. a.

Bereits ab der ersten, inflammatorischen bzw. vaskulären Phase kommen die genannten Verfahren zum Einsatz (s. u. „Therapeutische Konsequenz") und variieren phasenabhängig hinsichtlich ihrer detaillierten und methodischen Anwendungen. Aktive Verfahren sind ab dem zweiten posttraumatischen Tag bei größeren Muskeldefekten mit Einblutungen (Zerrungen und Faserrisse) indiziert und führen durch die insgesamt bessere Stoffwechselförderung zu schnelleren Wiederherstellungsprozessen.

Operativ

Operative Verfahren kommen zur Anwendung, wenn sehr große muskuläre Defekte mit immensen Einblutungen vorliegen. Hier kann es sinnvoll sein, das entstandene Hämatom auszuräumen, um die Wundheilung zu forcieren (s. „Therapeutische Konsequenz").

- Hämatom-Ausräumung
- Muskelnaht (selten)

Biomechanische Voraussetzungen

Meist werden Muskelverletzungen (Verspannung/Hypertonus, Zerrungen, Faserrisse) durch ein nicht ausreichendes Aufwärmen erklärt bzw. in Zusammenhang gebracht. Dafür liegen jedoch keine ausreichenden Evidenzen vor. Vielmehr scheinen biomechanische und koordinative Aspekte das Auftreten von Muskelverletzungen zu erklären. Ein einziger (spindelförmiger) Muskel besitzt etwa 10^7 Freiheitsgrade in der Kraftentwicklungsfähigkeit, also etwa 1 Millionen Möglichkeiten, Kraft(-Vektoren) zu bilden. Durch Training/Üben entwickelt sich daher ein Muskelanteil entsprechend des absolvierten Trainings zu einer größeren Belastbarkeit und Leistungsfähigkeit. Tritt nun etwa aufgrund von Ermüdung oder anderer (äußerer) Faktoren eine Beanspruchung in einem durch das Training nicht so gut ausgebildeten Muskelanteil auf, so tritt durch diese Fehl- oder Überbelastung der muskuläre Defekt ein. Ein „multisportiv" ausgebildeter Muskel scheint daher biomechanisch besser geschützt vor Muskelverletzungen.

Entsprechende nervale Irradiationen und damit verbundene muskulär/biomechanisch andere Beanspruchungen erklären daher auch das vermehrte Auftreten von Muskelverletzungen mit zunehmender

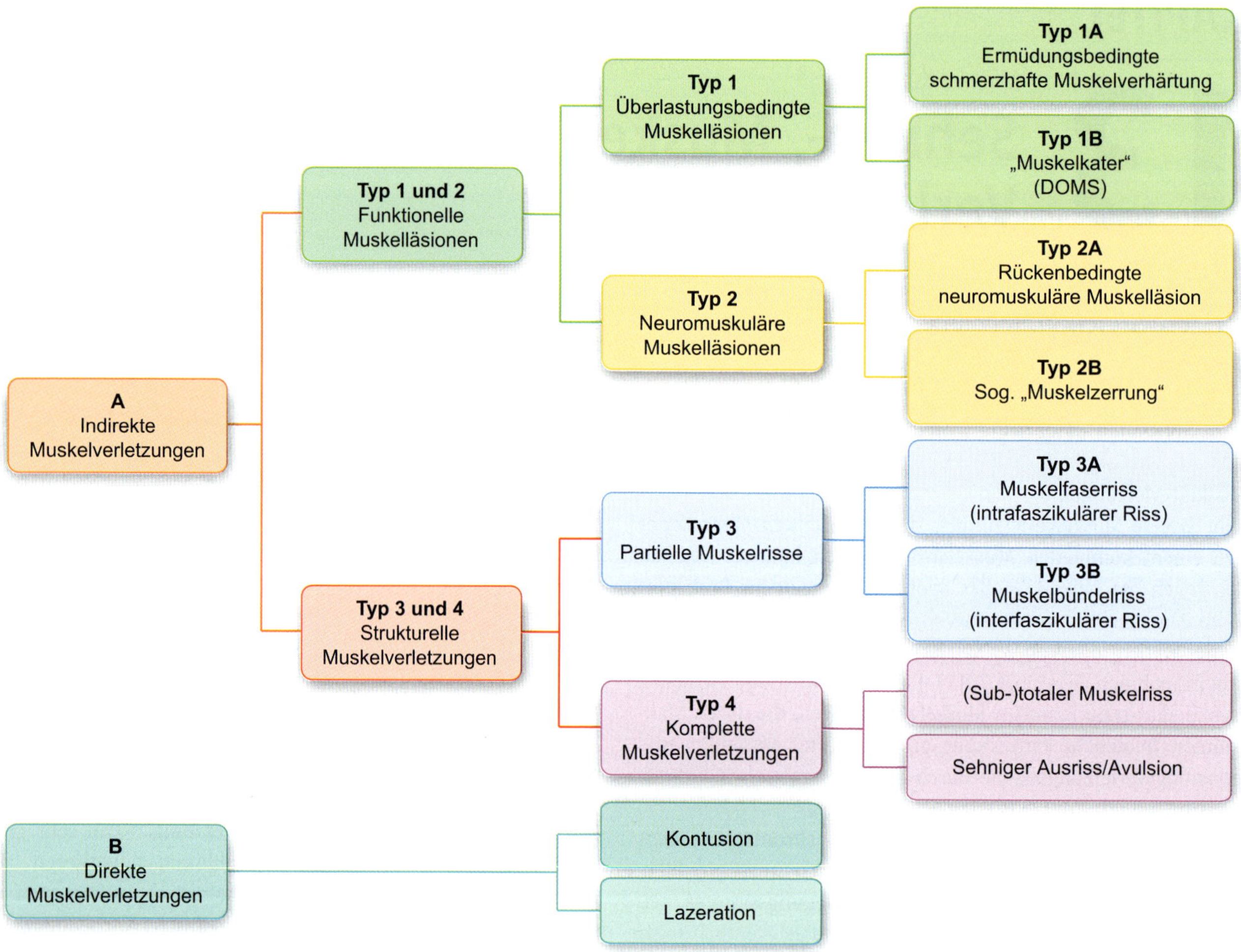

Abb. 13.1 Schematische Darstellung der neuen Klassifikation von Muskelverletzungen [G1134/H262-001]

Ermüdung. Hierbei kann es sich um eine regionale, muskuläre, oder um eine zentrale generelle, neuronale Ermüdung handeln, die diese Muskelfehlbeanspruchungen auslösen.

MERKE

Viele Muskelverletzungen sind wahrscheinlich einfach Pech, denn sie werden oft durch die Beanspruchung eines durch Training nicht gut ausgebildeten Muskelanteils verursacht.
Andere (medizinische) Ursachen müssen jedoch ausgeschlossen werden (z. B. nervale, biochemische (Elektrolyte), koordinative Probleme).

Funktioneller Status

Hinsichtlich der detaillierten Vorgehensweisen zur Wiederherstellung des kompletten individuellen funktionellen Status wird auf das Teilkapitel „Therapeutische Konsequenz“ verwiesen. Funktionelle Beeinträchtigungen gehen mit allen Muskelverletzungen einher, sind jedoch je nach Schwere und Ausmaß individuell sehr unterschiedlich ausgeprägt hinsichtlich Intensität, zeitlicher Länge und Funktionsstatus.

Beweglichkeit/Mobilität

Bei muskulären „Bagatellverletzungen“ kann die Beweglichkeit in einem oder mehreren Gelenken beeinträchtigt sein, die durch die betroffene Muskulatur überspannt sind. Grundsätzlich ist daher „Dehnung“ zur Wiedererlangung der „alten“ Muskellänge indiziert. Die Dehnung selbst soll im schmerzfreien/schmerzarmen Bereich absolviert werden. Ziel ist, die serielle Sarkomeradaption durch Dehnreize frühzeitig zu setzen. Zur Durchführung können alle bekannten Dehntechniken angewendet werden (➤ Kap. 5.5):

- Aktives und passives Dehnen
- Dynamisches und statisches Dehnen
- Fremd- und Eigendehnen

Muskuläre Leistungsfähigkeit/Kraft

Die Muskelkraft ist akut posttraumatisch reduziert. Hierfür sind zum einen die durch die Muskelverletzung verursachten Schmerzen verantwortlich, die zu nervalen Inhibitionen führen. Zum anderen führt das Ausmaß des Muskeldefektes selbst zu einer Wundheilung, die eine erhöhte Kraftbeanspruchung nicht zulässt. Hierfür können freie Nervenendigungen verantwortlich sein. Die Beeinträchtigung kann sehr unterschiedlich lange dauern.

Ausdauerleistungsfähigkeit

Die Ausdauerfähigkeit ist beeinträchtigt. Ausdauerbeanspruchungen werden jedoch in der Entzündungsphase (Zelluläre Phase) ab dem 2.–3. Tag posttraumatisch bereits schon wieder durchgeführt; insofern sind die Ausdauerbeeinträchtigungen i. d. R. nicht gravierend (s. u. „Therapeutische Konsequenz").

Sensomotorik/Koordination/neuromuskuläre Ausgangssituation

Die koordinative Leistungsfähigkeit ist durch die Verletzung beeinträchtigt; je nach Schweregrad kann der Zeitraum erheblich variieren.

Sekundärerkrankungen

Mögliche Sekundärerkrankungen bzw. Strukturschäden oder Substratmängel gilt es im Hinblick auf mögliche pathophysiologische Ursachen für (insbesondere rezidivierende) Muskelverletzungen abzuklären. Zu nennen sind vor allem:

- Biomechanische Besonderheiten
  - Beinlängendifferenzen (echte oder funktionelle)
  - Beckenschiefstände (funktionell oder anatomisch)
  - „falsche" koordinative Durchführung von Bewegungen (z. B. durch Ermüdung)
  - Wirbelsäulendeformitäten
- Neuronale Läsionen/Irritationen eines motorischen Nervs (2. Neuron), die zu „Fehlinnervationen" führen können durch
  - Bandscheibenschäden (Prolaps, Protrusion)
  - Osteochondrosen und andere degenerative Veränderungen im Bereich der Wirbelsäule
  - Irritationen/Läsionen eines peripheren Nervs in seinem Gesamtverlauf
- Biochemische Besonderheiten
  - Elektrolytdefizite (Kalium Natrium, Magnesium u. a.)
  - Dehydration
  - Vitaminmangel (einzelne Fraktionen)

Bei den biochemischen Ursachen müssen grundsätzlich Unterversorgungen als Ursache von Muskelverletzungen vorliegen. Meist ist das nicht der Fall – außer in Ausnahmefällen in Extremsportsituationen (Leistungs- und Profisport). Hier sind dann entsprechende Substitutionen notwendig. Hierbei sollte beachtet werden, dass ein Teil der Substitutionen bei Überdosierung ebenfalls wieder schädliche Prozesse produzieren können.

MERKE

Viel hilft nicht (immer) viel! Substitutionen sollten immer mit Bedacht und Augenmaß zur Anwendung kommen. Einfache (selbstgemixte) Fruchtschorlen liefern für die allermeisten sportlichen Beanspruchungen alle notwendigen Substanzen, um Muskelverletzungen aus biochemischen Mangelsituationen zu vermeiden.

Hinweise zu Aktivität, Partizipation und Kontextfaktoren

Bei funktionellen Muskelverletzungen (Typ 1 und 2) gibt es keine nennenswerte Aktivitäts- und Partizipationsbeeinträchtigungen. Bei den strukturellen Muskelläsionen (Typ 3 und 4) können die Beeinträchtigungen hingegen je nach Schwere der Verletzung sehr gravierend sein und von einigen Wochen bis zu einigen Monaten dauern. Bei den direkten Muskelverletzungen (Kontusionen und Lazerationen) ist die Bandbreite der Einschränkungen im Aktivitäts- und Teilhabebereich groß und kann nicht eindeutig festgelegt werden. Sie kann von einem Tag bis zu einigen Monaten dauern.

Kontraindikationen

Massagen sind kontraindiziert bei allen strukturellen Muskelverletzungen (Typ 3 und 4) und bei nahezu allen Kontusionen und Lazerationen (außer bei Muskelverhärtungen)

Therapeutische Konsequenz

Die therapeutischen Konsequenzen ergeben sich aus der Schwere der Muskelverletzung, den entsprechenden Wundheilungsphasen, der durchzuführenden Belastung und den daraus resultierenden individuellen therapeutischen Konsequenzen für den einzelnen Betroffenen. Bei Hochleistungs- und Leistungssportler wird eher eine „Gratwanderung" an den Grenzen der Belastbarkeit der betroffenen Strukturen stattfinden, während bei Breiten- und Freizeitsportlern ein vorsichtiger Weg beschritten wird. Grundsätzlich gilt jedoch für alle die gleiche „Physiologie", sodass auch bei Breiten- und Freizeitsportlern unter Beachtung der individuellen Belastbarkeit der betroffenen Strukturen gleiche Ergebnisse erzielt werden wie beim Spitzensportler.

Die bekannten drei, respektive vier, Phasen sind auch bei den Nachbehandlungsprozessen von Muskelverletzungen zu beachten (➤ Kap. 2.3, Dueweke et al. 2017, Kunz et al. 2016, Maibaum et al. 2001, Kenyon & Kenyon 2009, Van den Berg 1999):

- Entzündungsphase/Vaskuläre Phase 0.–2. Tag
- Zelluläre Phase 2.–5. Tag
- Proliferationsphase 5.–21. Tag
- Konsolidierungsphase 22.–60. Tag
- Remodellierungsphase 21. Tag bis 360. Tag (➤ Kap. 2.3)

Insgesamt bleibt festzuhalten, dass zu den zeitlichen Längen und den empfohlenen Therapiemaßnahmen nur geringe Evidenzen vorliegen und sich auch keine Evidenz bezüglich der Genesungszeit bei verschiedenen Schweregraden findet. Wie sich die Wundheilungszeit bei Teilrissen oder kleinen Faserrissen verhält, ist daher vollkommen unklar.

Phase 1 Entzündungsphase

Entzündungsphase 1 – Vaskuläre Phase In der Entzündungsphase 1 sollte keine Belastung stattfinden. Aufgrund der Verletzung kommt es zur Bildung eines Hämatoms. In den ersten 48 Stunden strömen Makrophagen und Leukozyten in das Verletzungsgebiet ein. Die Makrophagen aktivieren die Fibroblasten, welche sich teilen und zu Myofibroblasten differenzieren. Die Kollagensynthese beginnt und es wird Kollagen Typ III (retikuläre Fasern) gebildet. Dieses Kollagen Typ III ist eine wichtige Vorstufe für den Kollagentyp I, welcher maßgebend für die Strukturbildung und mechanische Festigkeit ist. Kollagen Typ III ist hauptsächlich für die bindegewebige Umschließung der Wunde zuständig (Van den Berg & Cabri 1999).

Entzündungsphase 2 – Zelluläre Phase Hier soll durch Mobilisation die Neubildung von Fibroblasten bzw. Myofibroblasten unterstützt werden. Über die Myofibroblasten kommt es zur vermehrten Bildung von Kollagen Typ III. Die Myofibroblasten und die retikulären Fasern bilden ein Übergangsgewebe. Da in dieser Phase aber noch kaum Proteoglykane und Glykosaminoglykane synthetisiert werden, ist das neue Gewebe kaum belastbar. Das geschädigte Gewebe wird wieder neu aufgebaut. Daher sollte in dieser Phase das Wundgebiet im schmerzfreien Bereich beansprucht, aber nicht belastet werden, damit sich die Kollagenstrukturen wieder korrekt restrukturieren können (Van den Berg & Cabri 1999, Dueweke et al. 2017). Eine Immobilisation würde das Gegenteil bewirken. Die Aktivierung der Mechanozeptoren (➤ Kap. 6.1.2, ➤ Tab. 6.1) wirkt schmerzlindernd und die Bewegung fördert die Durchblutung im Gewebe, welche den Heilungsprozess fördert. Die Entzündungsphase ist aber auch von entsprechenden einzuplanenden Ruhephasen geprägt (Ploke 2003). Hier wird das Thema „Kühlen", etwa mit Eis, sehr kontrovers betrachtet. Eine andauernde Vasokonstriktion könnte zu einem verminderten Blutfluss und somit zu einer gestörten Wundheilung führen (Ploke, 2003, van den Berg & Cabri 1999).

Der Einsatz von entzündungshemmenden Medikamenten, welche die Prostaglandinsynthese hemmen und die Schmerzen unterdrücken, kann im Einzelfall sinnvoll sein.

Ein „rehabilitatives Vortraining" in dieser Phase kann sich gut eignen (Kunz et al. 2016). Passend dazu liefern auch Kenyon & Kenyon (2009) wichtige Eckdaten, die das rehabilitative Vortraining unterstützen. So kommt es zu einer Abnahme des physiologischen Querschnitts durch Abnahme des Muskelfaserdurchmessers, der nach drei Tagen um 14 %–17 % verringert ist (Kenyon & Kenyon 2009) Es muss also bereits in den ersten Tagen von einer Atrophie ausgegangen werden. Dieser Atrophie soll durch eine entsprechende individuelle Belastung entgegengewirkt werden. Folgende Trainingsparameter werden vorgeschlagen (Stufe 1–2, Fünf-Stufen-Modell, ➤ Kap. 5.3.1):

- Sehr geringe Intensitäten (unter 40 % maximalen Krafteinsatzes)
- Wiederholungen bis zu etwa einer Minute
- Zwei bis vier Serien (Kunz et al. 2016)

Phase 2 Proliferationsphase

In der Proliferationsphase werden die Entzündungszellen langsam abgebaut. Hauptmerkmal dieser Phase ist die Bildung von neuem Kollagengewebe über erhöhte Fibroblastenaktivität. (Kenyon & Kenyon 2009, Ploke 2003). Um eine korrekte Anordnung der Kollagenfasern zu fördern, sind physiologische Belastungsreize wichtig (Ploke 2003). Gleichzeitig mit der Heilung des Bindegewebes beginnt die Regeneration des Muskelgewebes. Satellitenzellen bewegen sich aus der Basalmembran in Richtung des geschädigten Muskelgewebes. Diese wandeln sich dort in Myoblasten um und sind in der Lage, alle Komponenten, die für die Reparatur wichtig sind, zu synthetisieren. Auch dieses Gewebe benötigt funktionelle Reize für seine Wiederherstellung. Um eine reine Bindegewebseinlagerung zu verhindern, sollte also mehr belastet werden (Van den Berg & Cabri 1999). Die Produktion der Grundsubstanz ist immer noch gering. Das Gewebe ist deshalb wenig elastisch und belastbar (Van den Berg & Cabri 1999, Dueweke et al. 2017).

In der Proliferationsphase macht es Sinn, die Belastung langsam zu steigern und die intermuskuläre Koordination zu fördern. Empfohlene Belastungssteigerung bei therapeutischem Training (Stufe 2, Fünf-Stufen-Modell, ➤ Kap. 5.3.1):

- ca. 40–60 % Maximalkrafteinsatz
- 15–30 und mehr Wiederholungen
- 3–6 Serien
- 4–7 Einheiten pro Woche (Kunz et al. 2016)

Aktive Mobilisation der beteiligten Muskulatur und sensomotorisches Training eignen sich in dieser Phase besonders. Weitere Informationen sind dem Rahmentherapieplan (➤ Kap. 13.3 , ➤ Tab. 13.1) zu entnehmen.

Phase 3 Reorganisationsphase

Fibroblasten beginnen nun zunehmend, Grundsubstanz zu synthetisieren. Kollagen Typ III wird umgebaut in Kollagen Typ I. Dadurch wird das Gewebe elastischer und belastbarer (Van den Berg 1999). Die Myoblasten fusionieren zu mehrkernigen Fasern, den Myotuben, welche sich mit den verbleibenden Myofibrillen der jeweiligen Enden verbinden (Järvinen et al. 2014). Aufgrund der zunehmenden Elastizität und Stabilität macht es Sinn, das medizinisch indizierte Training weiter zu forcieren. Dieses beinhaltet nun folgende Trainingsparameter (Stufe 3, Fünf-Stufen-Modell, ➤ Kap. 5.3.1):

- 60–80 % Maximalkrafteinsatz
- 10–15 Wiederholungen
- 3–5 Serien
- 2–3 Einheiten pro Woche (Kunz et al. 2016)

Im Kontext der Wundheilungsphasen sollte noch auf lokale Wundheilungsfaktoren eingegangen werden. Wichtige zeitlich beeinflussende Faktoren sind Sauerstoff und stattfindende Infektionen. Beide Faktoren können die Dauer der einzelnen beschriebenen Phasen beeinflussen (Guo/DiPietro 2010, Järvinen et al. 2014, Kunz et al. 2016, Enneper/Ueblacker 2016, Kieb et al. 2010, Kieb et al. 2010, Dueweke et al. 2017, Maibaum et al. 2001).

Prävention/Sekundärprävention

Eine „multisportive" bzw. vielseitige muskuläre Beanspruchung in allen spezifischen motorisch notwendigen Eigenschaften bilden die beste Prävention gegen muskuläre Verletzungen.

MERKE

- Muskelverletzungen können in vielfältiger Form auftreten – von „Bagatellverletzungen" wie Muskelkater bis hin zu kompletten Muskelrissen.
- Die bildgebenden Verfahren Sonographie/Ultraschall und MRT zeigen das Ausmaß des Strukturdefektes in betroffenen Muskelarealen.
- Eine Immobilisation nach einer Muskelverletzung sollte vermieden werden.
- Schonung und Ruhe sind nicht gut; in jeder Wundheilungsphase ist eine dosierte Bewegung sinnvoll.
- Eine kollagene Ausrichtung nach einer Verletzung ist frühzeitig anzustreben.

13.2 Therapierichtlinien bei Verletzungen und Schädigungen der Sehne und des Muskel-Sehnen-Komplexes

Der im Folgenden dargestellte Leitfaden umfasst die Behandlung von:

- Verletzungen des Muskel-Sehnen-Komplexes

Akute traumatische und chronische, überlastungs- oder fehlbelastungsbedingte Verletzungen dieser Funktionsbereiche sind sehr häufig. Jüngere Menschen, welche im Berufsleben stehen und sportlich aktiv sind, erleiden sie in großer Anzahl genauso wie ältere Menschen, die sich im Alltag verletzen. Muskelrisse und Sehnenabrisse sind die häufigsten Verletzungen im Sport, die ohne ein vorausgegangenes Trauma eintreten. 30 % der Sportverletzungen sind Muskelsehnenrisse beziehungsweise Sehnenabrisse.

Weitere Informationen zur Sehnenbeschaffenheit und zu den Krankheitsbildern finden sich u. a. bei Ebelt-Paprotny et al. 2017, 5.2.10, Gerstle 2017, Leumann 2015, Lippert 2003, Milz 2009, Schünke 2000, Ringel 2017, Waldner-Nilsson 2019, Wörtler 2014.

Versorgung

Für das genaue Vorgehen bei der Versorgung wird beispielhaft auf die Ausführungen in ➤ Kap. 19.6 (Patella- und Quadrizepssehnenrupturen) und ➤ Kap. 20.3 (Achillessehnenruptur) verwiesen.

Konservativ

Inkomplette Sehnenrupturen können gut auch konservativ behandelt werden. Die Ergebnisse sind meistens funktionell sehr gut.

Operativ

Bei allen *kompletten* Sehnenrupturen wird die operative Versorgung empfohlen. Ausnahmen gibt es bei Betroffenen, die auf Grund anderer gesundheitlicher Probleme nicht gut operabel sind. Die Ergebnisse sind meist sehr gut.

Biomechanische Voraussetzungen

Bei Rekonstruktionen von chronischen Defekten kann die Defektstrecke für eine konventionelle, operative Verschlusstechnik zu lang sein. In einem solchen Fall kann der Defekt mit einer (autogenen) Sehnenplastik in Form einer Umkehrplastik versorgt werden.

Die chronischen Defekte gehen neben systemischen Vorerkrankungen (Adipositas, Gicht, rheumatische Erkrankungen u. a.) oft einher mit einer langjährigen systemischen Glukokortikoidtherapie und Anabolikamissbrauch im Sport. Letztere führt die Literatur als systemische Ursachen an (Dobbs et al. 2005).

Funktioneller Status

Der funktionelle Status ist davon abhängig, ob vor einer Akutverletzung bereits chronisch-degenerativ bedingte Probleme bestanden haben. In diesem Fall wäre die Belastbarkeit schon vorher länger reduziert und es liegen entsprechende Kraft- und Leistungsreduktionen vor. Sollte die Verletzung ohne vorausgegangene Veränderungen, also akut stattgefunden haben, ist der funktionelle Zustand nicht reduziert.

Sekundärerkrankungen

Sekundärerkrankungen können durch zusätzlich verletzte Strukturen, wie z. B. Nerven, Gefäße und Knorpel bestehen. In schweren Fällen kann es zur Entwicklung eines komplexen regionalen Schmerzsyndroms (= CRPS) kommen (Schattschneider et al. 2006). Zusätzlich bestehende systemische Grunderkrankungen gehören ebenfalls zu den Sekundärerkrankungen. Die in der Therapie zu berücksichtigenden Sekundärerkrankungen resultieren einerseits hauptsächlich aus kompensatorischen Mehrbelastungen der Nachbarstrukturen, andererseits aus der Mitverletzung benachbarter Strukturen.

Hinweise zu Aktivität, Partizipation und Kontextfaktoren

Die mit den Verletzungen einhergehenden Aktivitäts- und Partizipationseinschränkungen können individuell und in Abhängigkeit vom Ausmaß der Schädigungen sehr unterschiedlich sein:

- Allgemeine Aufgaben und Anforderungen
- Mobilität
- Bedeutende Lebensbereiche: Beruf, Familie, Sport

Die Verletzung ereilt alle Altersgruppen; es sind oft junge, sportlich aktive und berufstätige, aber auch ältere Menschen betroffen. Da diese Patienten meist wieder ihrer beruflichen und sportlichen Betätigung nachgehen wollen und sollen, müssen entsprechende Inhalte und Anforderungen in der Therapie intensive Beachtung finden.

Kontraindikationen

Die Kontraindikationen hängen vom Stadium und ggf. den Heilungsphasen ab. In den akuten Phasen sind Zugbelastungen auf die Sehne nur sehr „minimal dosiert" zu verabreichen.

13

Therapeutische Konsequenz

Die Rehabilitationszeit einer Verletzung des Muskel-Sehnen-Übergangs dauert deutlich länger als z. B. die Ruhigstellung der traumatisch betroffenen Sehne. Bis heute ist noch nicht geklärt, ob die Folgen, die an einer Sehne aufgrund der Immobilisation entstehen, reversibel sind. Es ist unklar, ob die Sehne mit ihren Übergängen im Rehabilitationsprozess wieder mit Hypertrophie reagieren kann. Bewiesen ist jedoch, dass es nach einem abgeschlossenen Rehabilitationsprozess selten zu Rezidiven an derselben Stelle kommt. Grundsätzlich sind Rehabilitations- und Trainingsmaßnahmen auf die Wundheilungsphasen abzustimmen (bei Rupturen und operativer Versorgung ➤ Kap. 20.3).

Begonnen wird mit isometrischen Übungen, da hierbei keine hohen, sondern gut dosierbare Druck- und Zugbelastungen auf den Muskel-Sehnen-Komplex wirken (➤ Kap. 5.4.2).

Auxotonische Übungen werden erst genutzt, wenn der Schmerz auf einer Skala von 0 bis 10 (VAS, Schmerz aufsteigend) bei ca. 3 liegt und durch die veränderte Muskellänge während des Bewegungsablaufs keine erneuten Schmerzen auftreten (Cook 2018). Das Ziel der ersten Trainingseinheiten soll es sein, dass der Schmerz nach einem Kraftausdauertraining (Stufe 2, Fünf-Stufen-Modell, ➤ Kap. 5.3.1) nicht auftritt. Auch soll dieselbe Trainingseinheit in den folgenden 24 Stunden erneut problemlos und ohne Schmerzen durchführbar sein. Die weitere Therapie sollte einen ausgeglichenen Wechsel zwischen konzentrischem und exzentrischem Training darstellen (➤ Kap. 5.4.3, Herman 2012). Die intensitätsgesteigerte Therapie wird auf hohe Belastungen und langsame Ausführung der Bewegungen ausgerichtet. Hierbei spielen wechselnde Bewegungen von Konzentrik und Exzentrik eine wichtige Rolle (Medina-Porqueres 2011).

Es werden für die hier in Rede stehenden Verletzungen in der Literatur vier Behandlungsmethoden/Verfahren empfohlen:

- Ultraschall (➤ Kap. 10.6)
  zur Schmerzlinderung und zur Unterstützung der Selbstheilungskräfte (Ringel 2017).
- Querfriktionen (➤ Kap. 10.6)
  zur Verbesserung der lokalen Durchblutung, Reduzierung des Muskeltonus und Beeinflussung der Schmerzwahrnehmung (Ringel 2017).
- Exzentrisches Training (➤ Kap. 5.4.3)
  Bestes Outcome in Bezug auf Schmerz und Funktion, vom Patienten gut selbstständig umzusetzen (Ringel 2017).
- Heavy Slow Resistance Training (➤ Kap. 5.4.4)
  Training mit hohen Widerständen bei geringer Wiederholungszahl zur Reduzierung der Sehnenschwellung und Verbesserung der Neovaskularisation (Ringel 2017).

Prävention/Sekundärprävention

- Umfassende Aufwärmprogramme, die das Bewegungssystem und alle Muskelgruppen langsam auf die bevorstehende Belastung vorbereiten
- Ausführliche Dehnungsprogramme *vor* der Aktivität führen zu einer erhöhten Zugfestigkeit der Sehnen (➤ Kap. 5.5)
- Sensomotorisches Training schult die Aktivität beziehungsweise das Zusammenspiel von Muskel und Sehne (➤ Kap. 6)
- Exzentrische Muskelarbeit (aktiviert den Dehnungs-Verkürzungs-Zyklus, ➤ Kap. 5.4.3)

(Nonnenmacher 2019, Medina-Porqueres 2011).

MERKE

- Akute traumatische und chronische Überlastungen oder fehlbelastungsbedingte Situationen sind die Ursachen für Sehnen- und Muskel-Sehnen-Verletzungen.
- Der myotendinöse Übergang ist besonders gefährdet für Verletzungen.
- Eine klinische Vermutung einer solchen Verletzung wird über Ultraschall oder MRT gesichert.
- Schonung und Ruhe bei Verletzungen des myotendinösen Übergangs sind nicht gut; in jeder Wundheilungsphase ist eine dosierte Bewegung sinnvoll. Sehnenverletzungen hingegen erfordern zwingend (!) eine vorübergehende Immobilisation.
- Für eine möglichst rasche kollagene Ausrichtung nach einer Verletzung ist frühzeitig dosierte Zugbelastung als wichtiger Stimulus anzustreben.

13.3 Exemplarischer Rahmentherapieplan bei Muskelverletzungen und Verletzungen des Muskel-Sehnen-Komplexes

Die folgenden beiden Rahmentherapiepläne (➤ Tab. 13.1, ➤ Tab. 13.2) beschreiben die Inhalte der unterschiedlichen multidisziplinären Therapieformen, die auf Patienten einwirken. Es werden die Aspekte Ausdauer, Sensomotorik und Kraft auf den Ebenen der ICF (Funktion, Aktivität, Partizipation) hervorgehoben und mit Übungsformen beschrieben.

Bei allen Übungsformen sollten dem Patienten im gesamten Rehabilitationsprozess zahlreiche Varianten, Alternativen und neue Bewegungsmöglichkeiten geboten werden, um das Bewegungsspektrum zu erweitern. Ziel ist die Bewegungssicherheit auf somatischer und psychischer Ebene und der Abbau von Belastungsängsten im Alltag und Beruf.

Tab. 13.1 Rahmentrainingsplan für Muskelverletzungen der Klassifikation Typ 1 und 2 (Müller-Wohlfahrt 2014/2018, 2021) bzw. Grad 0–1 der klinischen Definition – ermüdungsbedingte schmerzhafte Muskelverhärtung (1a), „Muskelkater" (1b), „rückenbedingte" neuromuskuläre Muskelläsion (2a) und sog. „Muskelzerrung" (2b)

Ziel	ICF-Orientierung Funktionen/Aktivitäten (Partizipation)	Therapeutische Methode/Maßnahme	Inhalte (Realisierung)
1. Entzündungsphase = Verletzungstag			
• Erfassung von Informationen über Funktions- und Fähigkeitsstatus	• Funktionen/Aktivitäten zeigen minimale Kraftminderung und die Fortsetzungen sport- und alltagsspezifischer Bewegungen sind möglich • Keine nennenswerten Teilhabestörungen in der Sport- oder Alltagsverrichtung	• Inspektion (keine Auffälligkeiten!)	• ➤ Kap. 11.1.2 • Zum Ausschluss von Strukturschäden MRT oder Ultraschall
		• Palpation (Muskeltonus/Muskelverhärtung, Druckschmerz u. a.)	• ➤ Kap. 11.1.2
		• Flexibilitätserfassung/Gelenkbeweglichkeit • Funktions- und Fähigkeitsuntersuchungen (➤ Kap. 11.2 und ➤ Kap. 11.3)	• Methoden der Manuellen Therapie (➤ Kap. 10.5) • Neutral-Null-Methode (➤ Kap. 11.2.3) • Muskelfunktionstests nach Janda (➤ Kap. 11.3.2)
		• Gang- bzw. Laufanalyse (Teilbelastung bis Vollbelastung) bei Betroffenheit der unteren Extremitäten	• Kinematische Analyse (➤ Kap. 11.6.5) • Visuelle Kontrolle (➤ Kap. 7.3, ➤ Kap. 7.4, ➤ Kap. 11.4.4) • Belastungswahrnehmung bei Teilbelastungsvorgaben
		• Bestimmung des Verletzungsausmaßes • Typisierung der Verletzung (1a bis maximal 2a und b) nach Müller-Wohlfahrt	• Keine Strukturschäden, allerdings ermüdungsbedingte oder neurogene Muskeltonuserhöhung (Muskelverhärtung oder Muskelkontusion), schmerzhafte Muskelverhärtung (Hypertonus) und keine Strukturschädigung
Maßnahmen bei Muskelverletzungen der Klassifikation Typ 1 und 2 bzw. Grad 0–1 der klinischen Definition			
• Schmerzfreiheit bzw. -reduktion • Schwellung möglichst gering halten • Stoffwechselförderung • Muskeltonusregulierung	• Strukturschadensbeseitigung (Wundheilung, Abschwellung, Narbenbildung); • Funktions- und Aktivitätswiederherstellung (Pathophysiologischer und salutogenetischer Ansatz)	• Thermoanwendungen	• Kälte/Wärme: Heiß oder kalt – je nach Zielsetzung (➤ Kap. 10.6)
		• Aktive Regeneration • (PECH-Schema* ist nur bedingt erforderlich! Die PECH-Regel ist hinsichtlich ihrer Effekte nur unzureichend untersucht!)	• „Hot Ice" • Aktive Regeneration (muskuläre Aktivität)
• Förderung der allgemeinen und lokalen Trophik/Durchblutung • (Metabolismus/Stoffwechsel) • Erhalt der Kraftausdauer • Funktions- und Aktivitätsnormalisierung		• Physikalische Therapie (➤ Kap. 10.6)	• Kryotherapie • Ultraschall • Elektrotherapie
		• Ausdauertraining (➤ Kap. 3)	• Sport- bzw. sportartspezifisches Ausdauertraining (➤ Kap. 3) • Ergometertraining
		• Krafttraining („Isometrie" (➤ Kap. 5.4.2) und dynamisches Training) • Innervationstraining (Stufe 1, Fünf-Stufen-Modell, ➤ Kap. 5.3.1) • Kraftausdauer (Stufe 2, Fünf-Stufen-Modell, ➤ Kap. 5.3.1)	• Sport- bzw. sportartspezifisches Krafttraining (➤ Kap. 5.3, ➤ Kap. 5.4)
		• Flexibilitäts- und Sensomotorisches Training (➤ Kap. 5.5, ➤ Kap. 6.2)	• Sport- und sportartspezifische Methodik (➤ Kap. 5.5, ➤ Kap. 6.2)

Tab. 13.1 Rahmentrainingsplan für Muskelverletzungen der Klassifikation Typ 1 und 2 (Müller-Wohlfahrt 2014/2018, 2021) bzw. Grad 0–1 der klinischen Definition – ermüdungsbedingte schmerzhafte Muskelverhärtung (1a), „Muskelkater" (1b), „rückenbedingte" neuromuskuläre Muskelläsion (2a) und sog. „Muskelzerrung" (2b) *(Forts.)*

Ziel	ICF-Orientierung Funktionen/Aktivitäten (Partizipation)	Therapeutische Methode/Maßnahme	Inhalte (Realisierung)
Wiederherstellung physiologischer Funktionen und Aktivitäten **Bemerkung:** Bei den hier in Rede stehenden Typ 1 und 2 Verletzungen kann direkt mit erneuten Aktivitäten und funktionellen Beanspruchungen gestartet werden!			
• Erhalt aller konditionellen Eigenschaften	• Erhalt des Aktivitätsstatus aller motorischen Hauptbeanspruchungsformen • Förderung der Teilhabe an Alltag und Beruf	• Sport- bzw. sportartspezifische Übungen	• Alle konditionellen Eigenschaften werden angesprochen
2. Proliferationsphase = Ab dem 1. posttraumatischen Tag (12–24 Stunden nach der Verletzung)			
• Entwicklung aller vorherigen motorischen Eigenschaften • Hypertrophietraining • Ausrichtung der Kollagenfasern • Erhalt bzw. (Wieder-) Herstellung der kompletten Funktionsfähigkeit		• Physikalische Therapie (➤ Kap. 10.6)	• Kryotherapie • Ultraschall • Elektrotherapie
		• Sport-, sportart- bzw. alltagsspezifisches Training • Kraft: Hypertrophietraining (Stufe 3, Fünf-Stufen-Modell, ➤ Kap. 5.3.1) • Sensomotorisches Training (➤ Kap. 6.2)	• KEINE Einschränkungen in der Übungsauswahl! • Auch apparatives Training (➤ Kap. 5.6)
		• Alle aktiven Maßnahmen sind besser geeignet als passive!!	• Niedrige bis moderate Aktivitäten sind indiziert und erzeugen bessere Ergebnisse als passive Behandlungen!
Wiederherstellung/Verbesserung/Stabilisierung der „alten", allgemeinen motorischen Leistungsfähigkeit und Belastbarkeit			
• Kein Funktions- bzw. Leistungsverlust	• Volle Sport- bzw. Alltagstauglichkeit	• ALLE Trainingsmaßnahmen sind gestattet	• ALLE Methoden sind durchführbar, bzw. möglich
3. Organisationsphase/Remodulierung = Ab 2. (spätestens 3.) Posttraumatischer Tag			
• Volle Beanspruchungsfähigkeit	• Sport-, Alltags- und Berufsteilhabefähigkeit	• Reaktive Kraftqualitäten (➤ Kap. 5.4.3) • Intramuskuläre Koordination und unabhängige Kraftqualitäten (Stufe 4 und 5, Fünf-Stufen-Modell, ➤ Kap. 5.3.1) • Sensomotorisches Training (➤ Kap. 6.2) • Training von komplexen, individuellen Bewegungsabläufen • Sportartspezifisches Training • Alle Trainings- und Wettkampfbeanspruchungen sind statthaft und problemlos möglich	• KEINE Einschränkungen
Hinsichtlich der inhaltlich-methodischen Gestaltung der Trainingseinheiten können alle spezifischen und unspezifischen Beanspruchungsformen durchgeführt werden. Ein Wiedereinstieg in den Sport ist nach ca. 4–5 Tagen anzustreben und physiologisch möglich/unbedenklich! Back-to-Activity-Testungen und Return-to-Sport-Testungen (➤ Kap. 11.4.3).			
*Pech-Schema = **P**ause – **E**is – **C**ompression – **H**ochlagern			

Tab. 13.2 Rahmentrainingsplan für Muskelverletzungen der Klassifikation Typ 3 und 4 (Müller-Wohlfahrt 2014, 2018 und 2021) bzw. Grad 3–4 der klinischen Definition – Partielle Muskelrisse als Muskelfaserrisse (Typ 3a = Intrafaszikulärer Riss) oder Muskelbündelrisse (Typ 3b = Interfaszikulärer Riss), komplette Muskelverletzungen (Typ 4) als (sub)totaler Muskelriss oder sehniger Ausriss/Avulsion sowie direkte Muskelverletzungen als Kontusion oder Lazeration

Ziel	ICF-Orientierung Struktur/Funktionen/Aktivitäten (Partizipation)	Therapeutische Methode/Maßnahme	Inhalte (Realisierung)
1. Entzündungsphase = bis ca. 4.Tag nach Verletzungstag Im Vordergrund dieser Phase steht die Vermeidung bzw. Reduktion der intramuskulären Blutung, damit verbunden die Vermeidung einer posttraumatischen Schwellung und eine Schmerzlinderung!			
• Informationen über Funktions- und Fähigkeitsstatus • Information über die sichere Typisierung (3 bis 4) nach Müller-Wohlfahrt • Informationen über das Verletzungsausmaß mit strukturellen Muskelverletzungen oder Kontusionen, schmerzhafter Muskelverhärtung (Hypertonus) • Stoffwechselförderung	• Muskuläre Strukturschädigung (MRT); Muskelverhärtung und/oder Muskelkontusion • Funktionen/Aktivitäten zeigen deutliche bis erhebliche Kraftminderung und die Fortsetzung von sport- und alltagsspezifischer Bewegung sind nicht möglich • Klarer Kontraktionsverlust • Erhebliche Beeinträchtigungen und Teilhabestörung in der Sport- oder Alltagsverrichtung	• Inspektion	• ➤ Kap. 11.1.2
		• Palpation (Muskeltonus/Muskelverhärtung, Druckschmerz u. a.)	• ➤ Kap. 11.1.2
		• Funktionserfassung bzw. -analyse/ Gelenkbeweglichkeit • Funktions- und Fähigkeitsuntersuchungen (➤ Kap. 11.2 und ➤ Kap. 11.3)	• Methoden der Manuellen Therapie (➤ Kap. 10.5) • Neutral-Null-Methode (➤ Kap. 11.2.3) • Muskelfunktionstests nach Janda (➤ Kap. 11.3.2)
		• Gang- bzw. Laufanalyse (Teilbelastung bis Vollbelastung) bei Betroffenheit der unteren Extremitäten	• Kinematische Analyse (➤ Kap. 11.6.5) • Visuelle Kontrolle (➤ Kap. 7.3, 7.4, ➤ Kap. 11.4.4) • Belastungswahrnehmung bei Teilbelastungsvorgaben
		• Bildgebende Verfahren (sollte unbedingt erfolgen!)	• Ultraschall und MRT (sollte unbedingt durchgeführt werden!)
Sofortige Maßnahmen bei Muskelverletzungen der Klassifikation Typ 3 und 4 bzw. Grad 3 bis 4 der klinischen Definition			
• Schmerzfreiheit bzw. -reduktion • Reduktion intramuskulärer Blutung • Stoffwechselförderung • Muskeltonusregulierung	• Funktions- und Aktivitätswiederherstellung • Schmerzreduktion bzw. -beseitigung (Pathophysiologischer und salutogenetischer Ansatz)	• PECH-/RICE-Schema* (Das PECH-Schema ist hier hinsichtlich der Effekte von Kälte/Eis nur unzureichend untersucht bzw. gibt es nur unzureichend evidenzbasierte klinische Daten)!	• Die größten Evidenzen liegen vor für Kompression, Pause und Hochlagern! • „Hot Ice" • Pause – Regeneration (muskuläre Aktivität) • Druckverband, venösen Rückfluss fördern (hoch lagern)
		• Physikalische Therapie (➤ Kap. 10.6)	• Thermoanwendungen (Kälte/Wärme)
• Förderung der allgemeinen und lokalen Trophik/Durchblutung (Metabolismus/Stoffwechsel) • Tonusregulierung	• Funktions- und Aktivitätsnormalisierung • Strukturschadensbeseitigung (Wundheilung, Abschwellung, Narbenbildung)	• Physikalische Therapie (➤ Kap. 10.6)	• Thermoanwendungen (Heiß oder kalt – je nach Zielsetzung) • Wärme und Kälte – Hot Ice, „milde" Kälte • Fango u. a.
		• Medikamente (oral oder injiziert)	• Traumeel, Actovegin, ACS/BCS – Autologes conditioniertes Serum, Meaverin
		• Evtl. Reduktion der Einblutung	• Punktion
		• Allgemeines Ausdauertraining der nicht verletzten Muskulatur (➤ Kap. 3)	• Ergometertraining

Tab. 13.2 Rahmentrainingsplan für Muskelverletzungen der Klassifikation Typ 3 und 4 (Müller-Wohlfahrt 2014, 2018 und 2021) bzw. Grad 3–4 der klinischen Definition – Partielle Muskelrisse als Muskelfaserrisse (Typ 3a = Intrafaszikulärer Riss) oder Muskelbündelrisse (Typ 3b = Interfaszikulärer Riss), komplette Muskelverletzungen (Typ 4) als (sub)totaler Muskelriss oder sehniger Ausriss/Avulsion sowie direkte Muskelverletzungen als Kontusion oder Lazeration *(Forts.)*

Ziel	ICF-Orientierung Struktur/Funktionen/Aktivitäten (Partizipation)	Therapeutische Methode/Maßnahme	Inhalte (Realisierung)
Wiederherstellung physiologischer Funktionen und Aktivitäten **Bemerkung:** Bei den hier in Rede stehenden Typ 3 und 4 Verletzungen sollte mit erneuten Aktivitäten und funktionellen Beanspruchungen des betroffenen Muskels erst mit Ende der Entzündungsphase VORSICHTIG wieder gestartet werden!			
• Erhalt bzw. Wiederherstellung aller konditioneller Eigenschaften	• Erhalt des Aktivitätsstatus aller motorischen Hauptbeanspruchungsformen, Förderung der Teilhabe an Alltag und Beruf	• Sport- bzw. sportartspezifische Übungen zur Förderung einer schnelleren und umfangreicheren Kapillarisierung (intermuskuläre Koordination. Kraftausdauertraining, Stufe 2, Fünf-Stufen-Modell, ➤ Kap. 5.3.1) als Vorbereitung für eine schnellere Wiedererlangung der „alten" Muskelkraft bzw. Reduktion von Atrophie. • CAVE! Keine einheitliche Studienlage – Die Nutzung der Muskulatur in den ersten 3–5 Tagen zeigen teilweise eine größere Narbenbildung und eine höhere Rezidivrate!	• Alle konditionellen Eigenschaften werden angesprochen unter Schonung bzw. Belastungsreduktion des betroffenen Muskels, um eine Verschlimmerung der Verletzung zu vermeiden. Eine zu lange Reduktion und insbesondere eine Immobilisation sollten vermieden werden!
2. Proliferationsphase = Ab etwa dem 5. bis etwa 21. (3. Woche posttraumatisch) posttraumatischen Tag			
• Entwicklung aller vorherigen motorischen Eigenschaften	• Erhalt bzw. (Wieder-) Herstellung der kompletten Funktionsfähigkeit	• Sport-, sportart- bzw. alltagsspezifisches Training mit stufenweiser Belastungssteigerung der betroffenen muskulären Strukturen. Alle aktiven Maßnahmen sind besser geeignet als passive!	• KEINE Einschränkungen in der Übungsauswahl! • Niedrige bis moderate Aktivitäten sind indiziert und erzeugen bessere Ergebnisse als passive Behandlungen!
		• Physiotherapie (➤ Kap. 10) • Physikalische Therapie (➤ Kap. 10.6) • Funktionsverbände • Schmerzlinderung • Durchblutungsförderung • Tonusregulierung • Entzündungshemmung • (alle Maßnahmen mit wenig effizienten Nachweisen für Effektivität!!)	• Ultraschall • Kinesiotape und klassisches Tape
Wiederherstellung/Verbesserung/Stabilisierung der „alten", allgemeinen motorischen Leistungsfähigkeit und Belastbarkeit			
• Kein Funktions- bzw. Leistungsverlust am Ende der Phase!	• Volle Sport- bzw. Alltagstauglichkeit	• ALLE Trainingsmaßnahmen sind gestattet	• ALLE Methoden sind durchführbar, bzw. möglich
3. Organisationsphase/Remodulierung = Ab 3. (spätestens 4.) Woche posttraumatischer Woche			
• Volle Beanspruchungsfähigkeit	• Sport-, Alltags- und Berufsteilhabefähigkeit	• Reaktive Kraftqualitäten (➤ Kap. 5.4.3) • Intramuskuläre Koordination und unabhängige Kraftqualitäten (Stufe 4 und 5, Fünf-Stufen-Modell, ➤ Kap. 5.3.1) • Sensomotorisches Training (➤ Kap. 6.2) • Training von komplexen, individuellen Bewegungsabläufen • Sportartspezifisches Training • Alle Trainings- und Wettkampfbeanspruchungen sind statthaft und problemlos möglich	• KEINE Einschränkungen
Hinsichtlich der inhaltlich-methodischen Gestaltung der Trainingseinheiten können alle spezifischen und unspezifischen Beanspruchungsformen durchgeführt werden. Ein Wiedereinstieg in den Sport ist nach ca. 4–5 Wochen (je nach Ausmaß der Verletzung auch länger, z. B. Muskelbündelrisse und Muskelkomplettabrisse!!) anzustreben und physiologisch möglich/unbedenklich! Back-to-Activity-Testungen und Return-to-Sport-Testungen (➤ Kap. 11.4.3).			
*Pech-Schema = **P**ause – **E**is – **C**ompression – **H**ochlagern; RICE-Schema = **R**est – **I**ce – **C**ompression – **E**levation			

Reflexionsfragen

- Wie werden Muskelverletzungen kategorisiert und diagnostiziert?
- Welche Zielsetzungen sind mit Bewegungstherapie in den einzelnen Wundheilungsphasen verbunden?
- Wann steht ein „Return to Sports" nach Muskelverletzungen an?
- Welche Zielsetzungen sind mit Bewegungstherapie in den einzelnen Wundheilungsphasen verbunden?

LITERATUR

Bula P, Bonnaire F (27. Oktober 2011). Schwierige Weichteilverhältnisse. Trauma und Berufskrankheit 13, 12–19. https://link.springer.com/article/10.1007/s10039-010-1641-8 (abgerufen 01.01.2022).

Cook S, Docking S, Girdwood M, Bonello Ch, Hannington M, Rio E (2018). Optimale Belastung während der Rehabilitation nach einer Patellatendinopathie: eine Fallstudie. Sportphysio 2018; 06(05):217–225. DOI: https://doi.org/10.1055/a-0751-2317

Dueweke JJ, Awan TM, Mendias CL (2017). Regeneration of Skeletal Muscle After Eccentric Injury. *Journal of sport rehabilitation, 26*(2), 171–179. https://doi.org/doi.org/10.1123/jsr.2016-0107

Diemer F, Lowak H, Sutor V. Leitfaden Physiotherapie in der Orthopädie und Traumatologie. 3.A. München: Elsevier, 2017.

Dobbs RE, Hanssen AD, Lewallen DG, Pagnano MW (2005). Quadriceps tendon rupture after total knee arthroplasty. Prevalence, complications, and outcomes. *The Journal of bone and joint surgery. American volume, 87*(1), 37–45. https://doi.org/doi.org/10.2106/JBJS.D.01910

Ebelt-Paptrotny G, Taxhet G, Wappelhorst U (Hrsg.). Leitfaden Physiotherapie. 7.A. München: Elsevier, 2017.

Ekstrand J, Hägglund M, Waldén M (2011). Epidemiology of muscle injuries in professional football. www.ncbi.nlm.nih.gov/pubmed/21335353 (abgerufen 01.01.2022).

Enneper J, Ueblacker P (2016). Muskelverletzungen im Spitzensport. Sportärztezeitung 01/2016, 6–13.

Ganderton Ch, Docking S, Rio E (2014). Therapeutische Schlüsselkonzepte für Patienten mit Achillessehnentendinopathie. Sportphysio 02(03):112–117. DOI: https://doi.org/10.1055/s-0034-1387915.

Garlich Ch, Maier-Lenz M (2017). Training bei Tendinopathien – Sehnenstress. Physiopraxis 2017; 15(01): 31–35. DOI: https://doi.org/10.1055/s-0042-119497.

Gerstle L (2017). Sehneninsertion Sehne Muskel-Sehnen-Übergang MSÜ Epicondylitis lateralis humeri. https://docplayer.org/20977138-5-1-1-sehneninsertion-72-5-1-2-sehne-73-5-1-3-muskel-sehnen-uebergang-msue-73-5-2- epicondylitis-lateralis-humeri-tennisellenbogen-74.html (abgerufen 01.01.2022).

Guo S, Dipietro LA (2010). Factors Affecting Wound Healing. Journal of Dental Research 2010 Mar; 89(3):219–29. DOI: https://doi.org/10.1177/0022034509359125.

Herman K, Barton Ch, Malliaras P, Morrissey D (2012). The effectiveness of neuromuscular warm-up strategies, that require no additional equipment, for preventing lower limb injuries during sports participation: a systematic review. BMC Med. 2012 Jul 19; 10:75. doi: https://doi.org/10.1186/1741-7015-10-75.

Heuck A, Scheidler J (2007). Sportbedingte Verletzungen der Muskel-Sehnen-Knochen-Einheit. (2007). RöFo 2007; 179 – RK_402_1. DOI: https://doi.org/10.1055/s-2007-976682.

Hodler J, Kubik-Huch RA, von Schulthess GK (Eds.). (2021). Musculoskeletal Diseases 2021–2024: Diagnostic Imaging. Springer.

Hotfiel T et al. (2020): Ausgewählte klinische und physiologische Aspekte zur Behandlung von Muskelverletzungen. Sports Orthopaedics and Traumatolgy 36; 105–114.

Järvinen T, Järvinen M, Kalimo H (2014). Regeneration of injured skeletal muscle after the injury. Muscles Ligaments Tendons J. 2014 Feb 24; 3(4): 337–45. https://pubmed.ncbi.nlm.nih.gov/24596699/(abgerufen 01.01.2022).

Kenyon K, Kenyon J (2009). Praxiswissen Physiotherapie. München: Urban & Fischer.

Kieb M, Lorbach O, Engelhardt M (April 2010). Muskelverletzungen: Diagnostik und Behandlungen. Von Universitätsklinikum des Saarlandes. Orthopäde 2010, 39:1098–1107, DOI https://doi.org/10.1007/s00132-010-1693-2, www.uks.eu/fileadmin/UKS/Einrichtungen/Kliniken_und_Institute/Orthopaedie/Orthopaedie/PDF-Files/Muskelverletzungen_-_Diagnostik_und_Behandlungen.pdf (abgerufen 26.04.2020).

Kunz M, Karanikas K (2016). Medizinisches Aufbautraining: Grundlagen, Indikationen, Klinische Anwendungen. München: Urban & Fischer.

Leumann A (2015). Sehnen – Morphologie, Biologie und Biomechanik. Schweizerische Zeitschrift für Sportmedizin und Sporttraumatologie 63, S. 6–10.

Lippert H (2003). Lehrbuch Anatomie. 6. Auflage, S. 49–50. München: Urban & Fischer.

Maibaum S, Braun M, Jagomast B, Kucera K (2001). Therapielexikon der Sportmedizin. Berlin Heidelberg: Springer.

Mauch F, Drews B, Best R (November 2017). Bildgebende Verfahren zur Diagnostik von Muskelverletzungen. OUP 2017; 2: 075–081 DOI 10.3238/oup.2016.0075–0081.

Medina-Porqueres, I (2011). Tendon and muscle injury prevention. University of Malaga.

Milz S, Ockert B, Putz R (2009). Tenozyten und extrazelluläre Matrix in der Orthopädie. Der Orthopäde 11/2009, 1071–1079.

Müller-Wohlfahrt HW, Ueblacker P, Binder A, Hänsel L (2014). Muskelverletzungen im Sport. Stuttgart: Thieme.

Müller-Wohlfahrt HW, Ueblacker P, Hänsel L (2018). Muskelverletzungen im Sport. Stuttgart: Thieme.

Müller-Wohlfahrt HW (2021). Update Muskelverletzungen. Diagnostik und Therapie von neurogenen Muskelverhärtungen, Muskelzerrungen, Muskelfaser- und Muskelbündelrissen. Stuttgart: Thieme.

Nonnenmacher A (27. Januar 2019). medilexi. Dehnungs-Verkürzungs-Zyklus, medizinische Qualitätssicherung: https://medlexi.de/Dehnungs-Verkürzungs-Zyklus (abgerufen 20.04.2020).

Ott H, Hirschmüller A, Weisskopf L (2017). Epidemiologie, Diagnostik und Klassifikation von Muskelverletzungen. OUP 2017; 2: 69–74. DOI 10.3238/oup.2017.0069–0074.

Plesch C, Sieven R, Trzolek D (2016). Handbuch Sportverletzungen. Aachen: Meyer & Meyer.

Ploke C (2003). Wundheilungsphasen und ihre Bedeutung für die physiotherapeutische Behandlung. Physiotherapie med 1/2003, S. 23–30.

Riepenhof, H., et al. (2018). Muscle injuries in professional football. treatment and rehabilitation. Unfallchirurg 2018; 121(6):441–449. doi: https://doi.org/10.1007/s00113-018-0501-z

Ringel S, Kraus J (Juni 2017). Physiotherapie bei Tendinopathien der unteren Extremität. pt Zeitschrift für Physiotherapeuten, S. 77–84.

Schattschneider J, Hartung K, Stengel M, Ludwig J, Binder A, Wasner G, Baron R (2006). Endothelial dysfunction in cold type complex regional pain Syndrome. *Neurology, 67*(4), 673–675. doi.org/10.1212/01.wnl.0000229931.40631.31

Schünke M (2000). Funktionelle Anatomie: Topographie und Funktion des Bewegungssystems. Stuttgart: Thieme.

Synovia. https://flexikon.doccheck.com/de/Synovia (abgerufen 27.04.2020).

Van den Berg F, Cabri J (1999). Angewandte Physiologie; 1 Das Bindegewebe des Bewegungsapparates verstehen und beeinflussen; Georg Thieme Verlag; Stuttgart, New York

Waldner-Nilsson B (2019). Handrehabilitation für Ergotherapeuten. Heidelberg: Springer.

Wörtler K (2014). MRT von Muskelverletzungen. Radiologie up2date 4/2014. doi.org/10.1055/s-0034-1390704.

KAPITEL

14 Erkrankungen und Verletzungen der Wirbelsäule

Dieter Welsink, Maximilian Bauer und Rüdiger Hübbers

14.1 Therapierichtlinien bei chronischem unspezifischem Rückenschmerz

Der im Folgenden dargestellte Leitfaden umfasst die Behandlung bei:

- Chronisch unspezifischem Rückenschmerz (nLBP, Non-specific Low Back Pain).

Genauer liegt der Fokus auf dem Bereich des Rückens unterhalb des Rippenbogens und oberhalb der Gesäßfalten. Diese sog. Kreuzschmerzen sind weit verbreitet und haben daher höchste gesellschaftliche Relevanz. Chronische Schmerzsyndrome in anderen Bereichen des Rückens werden analog zu den dargestellten Inhalten behandelt. Denn die Besonderheit bei chronischen, unspezifischen Schmerzsyndromen ist, dass kein somatischer Befund vorliegt, welcher die Beschwerden der Klienten ausreichend erklärt. Folglich ist es auch nicht möglich, eine somatisch-kausale Therapie anzubieten. Bei der Klassifikation von Kreuzschmerzen müssen zwingend und in Gänze die folgenden Faktoren berücksichtigt werden:

- Ursache (spezifisch ↔ nicht-spezifisch)
- Dauer (akut ↔ chronisch)
- Schweregrad (0–IV, anhand von Schmerzintensität und funktionalen Einschränkungen)
- Chronifizierungsstadium (Chronifizierungsrisiko ↔ tatsächliches Stadium)

Eine rein biomedizinische Betrachtungsweise ist nicht ausreichend, um Kreuzschmerzen adäquat zu therapieren. Psychosoziale Faktoren müssen bei der Diagnosestellung, Befundaufnahme und in der Therapie zwingend einbezogen werden, da diese zur Entwicklung und Aufrechterhaltung einer Chronifizierung im Besonderen verantwortlich sind (➤ Kap. 2.1.3). Als psychosoziale Faktoren werden solche Merkmale bezeichnet, die sich auf die Kognition, Emotion und das Verhalten einer Person beziehen. Da bestimmte Ausprägungen dieser Parameter erheblichen Einfluss auf den Krankheitsverlauf nehmen und die Entwicklung sowie das Fortbestehen einer Chronifizierung begünstigen können, ist in der Medizin von psychosozialen *Risiko*faktoren („yellow flags") die Rede.

Die exakte Beschreibung des Krankheitsbildes ist der weiterführenden Literatur zu entnehmen (BÄK, KBV und AWMF 2017, Diemer et al. 2017, Kapitel 19.2, Ebelt-Paprotny et al. 2017, Kapitel 1.5).

MERKE

Die Ursache(n) für chronisch unspezifische Schmerzsyndrome liegen in den psycho-sozialen Aspekten der ganzheitlichen Betrachtung des Kontinuums von Krankheit und Gesundheit. In der ICF sind diese Merkmale als *Kontextfaktoren* beschrieben (➤ Kap. 1). Diese sind unterteilt in:

- Personenbezogene Faktoren
- Umweltfaktoren

Versorgung

Konservativ

Die Besonderheit bei der konservativen Versorgung ist, dass die Therapie zu Beginn nicht zwingend auf eine Steigerung der körperlichen Leistungsfähigkeit ausgerichtet ist. Emotionale Aspekte körperlicher Aktivität treten in den Vordergrund. Das übergeordnete Ziel der Therapie ist eine überdauernde Verhaltensänderung, die einen Lernprozess voraussetzt.

BEACHTE

„Ergebnisse der internationalen Literatur zeigen, dass sowohl das Verhalten als auch das Erleben von Patienten mit Rückenschmerzen durch die Erwartung von Schmerz beeinflusst ist und diese auf die Erwartung einer Schmerzzunahme mit Vermeidung reagieren. Dieses *gelernte Vermeidungsverhalten* ist über die Initiierung eines Immobilisierungskreislaufes für das Fortschreiten des Krankheitsprozesses verantwortlich …" (Pfingsten 2003)

Das Vermeidungsverhalten von Patienten mit chronischen Rückenschmerzen weist Merkmale einer Phobie auf. Phobien gelten in der Verhaltenspsychologie und -therapie als erlernt und können daher auch wieder „verlernt" werden. Ziel des Lernprozesses in der Therapie ist es also, die gelernten Phobien wieder zu „verlernen". Um dieses Ziel zu erreichen, werden Konfrontationsverfahren eingesetzt. Diese zeichnen sich aus durch:

- Direkte und wiederholte Konfrontation mit den angstauslösenden Reizen (in diesem Fall Bewegung und Belastung)
- Lange und wiederholte Darbietung der Reize
- Weitestgehende Verhinderung der Vermeidungsreaktion

Hierdurch werden Löschungsprozesse der vorher ängstlichen (phobischen) Reaktion eingeleitet (Pfingsten 2003).

Die Konsequenz für die Behandlung ist die Durchführung eines therapeutischen Bewegungs- und Belastungstrainings. Die Steigerung der Kraft-, Beweglichkeits- und Ausdauerleistungen treten in diesem Fall in den Hintergrund, um die schrittweise „Löschung" des problematischen Vermeidungsverhaltens hervorzuheben. Um dieser Anforderung gerecht zu werden, müssen vor allem Methoden zur Anwendung kommen, welche die Selbstwirksamkeitserwartung (SWE) positiv beeinflussen. Der Begriff der SWE beschreibt nach Bandura (1977) die kognitiven Überzeugungen, aufgrund eigener Kompetenzen ein bestimmtes Verhalten erfolgreich ausführen zu können. Erfolgreich bedeutet im Falle des Trainings in der Therapie entweder eine schmerzfreie Bewältigung der (modifizierten) Bewegungsaufgabe oder aber auch die Erfahrung, dass trotz erlebter Schmerzen im Training keine Verschlechterung des eigenen Zustandes eintritt.

Es wird deutlich, dass die erfolgreiche Therapie von Patienten chronisch-unspezifischer Rückenschmerzen in ihrem Schwerpunkt psychomotorische Faktoren berücksichtigt. Der einer Verhaltensänderung zugrundeliegende Lernprozess setzt Akzeptanz und Motivation der Person voraus. Aufgrund der nicht ausreichenden biomedizinischen Begründung orientieren sich die Inhalte des Trainings nicht an den Wundheilungsphasen der Gewebe, sondern werden in diesem Kapitel den Stufen der Verhaltensänderung nach dem Transtheoretischen Modell (TTM, Prochaska und DiClemente 1983) zugeordnet (s. u. „Therapeutische Konsequenz").

MERKE

Bei der Wahl der Therapieinhalte und Festlegung der Belastungsdosierung sind immer die folgenden Faktoren zu berücksichtigen:
- Yellow flags (v. a. Katastrophisierungs- und Vermeidungsverhalten)
- Blue flags (arbeitsplatzbezogene Faktoren/physische und psychische Stressoren)
- Gesundheitskompetenz (der Person sowie des Umfeldes)
- Phase der Verhaltensänderung/Handlungsphasen
- Erfolgreiche Bewegungsausführung

Operativ

Von einer operativen Versorgung ist im Fall des unspezifischen Rückenschmerzes abzusehen (fehlende Kausalität).

Biomechanische Voraussetzungen

Allgemein ist von einem degenerativen Zustand der Körperstrukturen im (betroffenen) Bereich der Wirbelsäule (WS) im Sinne eines Disuse-Syndroms (Bortz 1984, van Wilgen et al. 2009) auszugehen. Die Strukturen der WS lassen sich im Wesentlichen unterteilen in:
- Wirbelkörper
  - Abhängig von der Dauer der Erkrankung herabgesetzte Knochendichte bei ausgeprägtem Vermeidungsverhalten (Immobilisation, ➤ Kap. 5.2.3)
- Bandscheiben
  - Herabgesetzte viskoelastische Eigenschaften durch Veränderungen der Zusammensetzung der extrazellulären Matrix (Hadjipavlou et al. 2008)
  - Entartete Ausrichtung der Kollagenfasern im Anulus fibrosus, dadurch allgemein herabgesetzte Belastbarkeit (Hadjipavlou et al. 2008)
  - Ggf. verminderte Bandscheibenhöhe und erhöhter intradiskaler Druck
- Wirbelbogengelenke
  - Divergenz- und/oder Konvergenzproblematik bei Beuge-, Streck- und Rotationsbewegungen
- Kapsel- und Bandapparat
  - Verringerte Zugfestigkeit und Dehnbarkeit v. a. der Gewebe mit hohem Anteil an Kollagenfasern

Funktioneller Status

Beweglichkeit/Mobilität

- Endgradige Einschränkung der Gelenkbeweglichkeit bei degenerativem Zustand der Gewebe; zurückzuführen auf bionegative Änderungen der extrazellulären Matrix und der Kollagenfasern (Hadjipavlou et al. 2008, Vergroesen et al. 2015)
- Muskuläre Einschränkung der Beweglichkeit, z. B. infolge eingeschränkter Flexibilität wegen einseitiger Aktivitätsmuster im Alltag (Klee et al. 2012)
- Erhöhter Anteil des intramuskulären Bindegewebes bei ausgeprägter Immobilisation (Josza et al. 1990), mit der Folge gesteigerter Rückstellkräfte (= reduzierte Dehnbarkeit der Muskulatur)

Die genaue Identifikation limitierender Körperstrukturen erfolgt über eine therapeutische Untersuchung des aktiven wie passiven Bewegungsausmaßes (Range of Motion, ROM) sowie des Gelenkspiels (➤ Kap. 11.1, ➤ Kap. 11.2).

Muskuläre Leistungsfähigkeit/Kraft

Da keine Schädigung von Körperstrukturen vorliegt, ist nicht zwingend von einer eingeschränkten Funktion der Muskulatur auszugehen. Mögliche Befunde können sein:
- Belastungsinduzierte Dysbalancen (Klee 1995, ➤ Kap. 5.2.4)
- Myogelosen
- Altersentsprechend herabgesetzte Kraftfähigkeit (immobilisationsbedingt)

Ausdauerleistungsfähigkeit

- Ggf. kann (altersentsprechend) eine reduzierte Grundlagenausdauer vorliegen

Sensomotorik/Koordination/neuromuskuläre Ausgangssituation

- Aufmerksamkeitszentrierung auf interozeptive Prozesse (➤ Kap. 6.1.2) und allgemeine körperliche Beschwerden
- Verstärkte Schmerzwahrnehmung und ggf. Antizipationen von Schmerz

(Pfingsten 2003)

Sekundärerkrankungen

- Depressionen
- Bei Divergenzstörungen im Wirbelbogengelenk des betroffenen Segments kann sich ein Facettensyndrom ausbilden

Hinweise zu Aktivität, Partizipation und Kontextfaktoren

Im Folgenden werden gemäß der ICF (➤ Kap. 1) die (wesentlichen) problematischen Handlungen bei lumbalem Rückenschmerz genannt (Kirschneck et al. 2007, Kirschneck et al. 2011, Weinhold et al. 2009):

- Mit Stress und anderen psychischen Anforderungen umgehen
- Gegenstände anheben und tragen
- Gehen
- Hausarbeiten erledigen
- Arbeit und Beschäftigung
- Gemeinschaftsleben
- Erholung und Freizeit

In den personenbezogenen Faktoren bleibt zu beachten (AWMF 2018):

- Depressivität, Distress (negativer Stress, vor allem berufs-/arbeitsplatzbezogen)
- Schmerzbezogene Kognitionen: z. B. Katastrophisieren, Hilf-/Hoffnungslosigkeit, Angstvermeidungs-Überzeugungen (Fear-Avoidance-Beliefs)
- Passives Schmerzverhalten: z. B. ausgeprägtes Schon- und Angstvermeidungsverhalten
- Überaktives Schmerzverhalten: beharrliche Arbeitsamkeit (Task Persistence)
- Suppressives Schmerzverhalten
- Schmerzbezogene Kognitionen: Gedankenunterdrückung (Thought Suppression)
- Neigung zur Somatisierung

Zu den arbeitsplatzbezogenen Risikofaktoren (blue flags) zählen (BÄK, KBV und AWMF 2017, AWMF 2018):

- Monotone Arbeit
- Hohe Arbeitsbelastung
- Vibrationsexposition
- Geringe berufliche Qualifikation
- Berufliche Unzufriedenheit
- Verlust des Arbeitsplatzes
- Kränkungsverhältnisse am Arbeitsplatz
- Chronischer Arbeitskonflikt (Mobbing)

Kontraindikation

Es bestehen keine biomedizinisch begründeten Kontraindikationen. Abhängig von der Ausprägung eines Angstvermeidungsverhaltens, fortgeschrittener Dekonditionierung und der Phase der Therapie sind starke Schmerz- und Angstzustände zu vermeiden, um eine möglichst hohe Adhärenz zu erzielen.

Therapeutische Konsequenz

Zu Beginn der Therapie wird zunächst der Funktions- und Fähigkeitsstatus erhoben (➤ Kap. 11). Die objektive Zielsetzung liegt in der Therapie auf der Förderung eines aktiven Lebensstils. Dies kann erreicht werden, indem die Motivation zu körperlicher Aktivität nachhaltig gesteigert wird und Belastungsängste abgebaut werden.

Da die Krankheitsursache bei chronisch unspezifischem (Rücken-)Schmerz nicht verletzungsbedingt ist, ist die Zuordnung von Inhalten und Maßnahmen der Therapie anhand der Wundheilungsphasen an dieser Stelle nicht zielführend. Die Empfehlungen zu den unterschiedlichen Phasen des Trainings orientieren sich daher an den Stufen der Verhaltensänderung des TTM (➤ Kap. 1.5).

Stufe 1 + 2 Absichtslosigkeit, Absichtsbildung

Das Therapie- und Trainingsprogramm richtet sich bezüglich des zeitlichen Ablaufes und der Übungsintensität stark nach:

- dem subjektiven Befinden,
- der momentanen Beschwerdesymptomatik,
- dem Alter des Patienten und seiner individuellen Belastungstoleranz, sowie
- den Vorgaben des behandelnden Orthopäden.

Ein einheitlicher zeitlicher Ablauf innerhalb des Rahmentrainingsplanes kann dadurch nur schwer aufgestellt werden.

Stufe 3 + 4 Vorbereitung, Handlung

In Stufe 3 erfolgt eine Fortführung und Steigerung der Therapie der Stufen 1–2. Der zeitliche Einstieg in die Stufe 3 erfolgt individuell. Als Parameter zum Übergang in die Stufe 3 gelten:

- Wesentliche Schmerzfreiheit (im noch limitierten Bewegungsausmaß)
- Weitestgehendes Ausbleiben von Nozireaktionen, die zu funktionellen Blockierungen im Segment führen
- Sofern schmerzfrei einnehmbar, sollte innerhalb dieser Stufe auf die stabilisierte, physiologische Lordose geachtet werden
- Steigerung der Bewegungsamplitude zum physiologischen Bewegungsausmaß
- Integration der umliegenden Gelenke bei stabilisierter LWS empfehlenswert, um eine Erhöhung der Wirbelsäulenbelastbarkeit und Stabilität hinsichtlich der Alltagsbewegungen zu erreichen
- Keine Kontraindikationen zur Mobilisation, Kräftigung mehr zu berücksichtigen
- Im Vordergrund steht das Training berufsspezifischer und alltagsspezifischer Bewegungsabläufe mit Hilfe dreidimensionaler Übungsformen am Zugsystem und mit freien Gewichten
- Steigerung der individuellen Belastungstoleranz bzw. Kompensationsmechanismen finden

Prävention/Sekundärprävention

- Fortschreiten der Chronifizierung vermeiden
- Erarbeiten von (bewegungsbezogenen) Bewältigungsstrategien in Situationen mit hohen Druckbedingungen (Rückfallprävention)
- Bewegungs- und Haltungsanalysen vornehmen, um eventuelle Fehlbelastungen zu korrigieren
- Bei Adipositas Gewichtsreduktion anstreben

14.2 Therapierichtlinien bei chronischen degenerativen Erkrankungen der Wirbelsäule

Der im Folgenden dargestellte Leitfaden umfasst die Behandlung der Erkrankungen:
- Spinalkanalstenose
- Lumboischialgie/Ischialgie
- Spondylolyse/Spondylolisthesis
- Skoliose
- Morbus Scheuermann
- Morbus Bechterew

14.2.1 Spinalkanalstenose, Lumboischialgie, Ischialgie

„Unter lumbaler Spinalkanalstenose wird eine umschriebene, knöchern-diskoligamentäre Einengung des Spinalkanals verstanden, die mit einem klinischen Beschwerdekomplex aus Rückenschmerz und belastungsabhängigen Symptomen in den Beinen (Claudicatio) verbunden ist" (Schulte et al. 2006). Die SKS tritt zumeist als degenerative Form auf und resultiert aus hohem Alter, Operationen oder Infektionen (Zaina et al. 2016). Infolge des demografischen Wandels in Deutschland erfährt sie somit eine zunehmende gesellschaftliche Bedeutung. Eine SKS kann
- mono- oder multisegmental,
- ein- oder beidseitig

vorliegen.
Die lumbale Spinalkanalstenose (SKS) ist eine mögliche Ursache für eine Ischialgie bzw. eine Lumboischialgie. Unter Ischialgie versteht man ausstrahlende Schmerzen in einem oder mehreren lumbalen (Lumboischialgie) oder sakralen Dermatomen (Ebelt-Paprotny et al. 2017, ➤ Kapitel 4.10.7). Weitere mögliche Ursachen einer Ischialgie sind lumbale Bandscheibenvorfälle (➤ Kap. 14.3) oder eine Spondylolisthesis (➤ Kap. 14.2.2). Auch eine periphere Weichteilkompression des N. ischiadicus (z. B. Piriformis-Syndrom) kann Symptome auslösen, die einer Ischialgie gleichen (Fernandez et al. 2015). Liegen die Ursachen in Strukturen der Lendenwirbelsäule, ist im Allgemeinen von der Lumboischialgie die Rede. Treten ausstrahlende Schmerzen belastungsabhängig auf (z. B. beim Gehen), ist von der Claudicatio spinalis die Rede. Aufgrund der gemeinsamen Ursache und des Schmerzcharakters ist in der Literatur von der Neurogenen Claudicatio die Rede, welche das resultierende klinische Syndrom der SKS ist (AWMF 2018).

Die Therapierichtlinien für Ischialgie/Lumboischialgie werden je nach Ursache bei den Bandscheibenvorfällen (➤ Kap. 14.3), bei der Spondylolisthesis (➤ Kap. 14.2.2) bzw. bei den chronischen Schmerzsyndromen (➤ Kap. 14.1) behandelt. Spezifische Maßnahmen der Therapie (konservativ wie operativ) sind immer an die Ursache geknüpft. In der Literatur ist keine Beschreibung für die Behandlung einer Ischialgie zu finden, welche unabhängig von der Ursache zu einer Symptomlinderung oder Problemverbesserung führt. Die allgemeinen Empfehlungen in der Literatur zum Umgang mit Ischialgien entsprechen denen bei chronischen degenerativen Erkrankungen (aktiv bleiben, keine Bettruhe) (Fernandez et al. 2015).

Die exakte Beschreibung der SKS ist der weiterführenden Literatur zu entnehmen (Zaina et al. 2016, Schulte et al. 2006, AWMF 2018, Diemer et al. 2017, Kapitel 19.3.3, Ebelt-Paprotny et al. 2017, Kapitel 4.10.8).

Versorgung

Konservativ

Bei der konservativen Behandlung von Patienten mit SKS sollte die Linderung der Schmerzsymptomatik sowie die Vermeidung der Schmerzursachen in den Vordergrund gestellt werden. Die Patienten mit SKS geben meist in entlordosierter Stellung Beschwerdelinderung an, sodass krankengymnastische Methoden nach z. B. Brügger oder McKenzie wenig Erfolg zeigen.

In diesem Sinne verhält sich auch das Ergebnis der Befunde, das bei Patienten mit SKS oft sehr unterschiedlich ausfällt. Zu berücksichtigen ist der Zeitpunkt der Untersuchung. Wird der Patient in der Ruhephase bzw. schmerzfreien Phase und in entlordosierter Stellung untersucht, so ist in der Regel keine neurologische Symptomatik zu finden, der Lasegue- bzw. SLR-Test als Zeichen der Wurzelkompression ist negativ und die Reflexaktivität ist unauffällig. Erfolgt die Untersuchung jedoch in der Beschwerdephase, so können durchaus eine neurologische Symptomatik, Reflexdifferenzen und -ausfall sowie ein positiver Lasegue/SLR-Test festgestellt werden. Der Trainingsplan für Patienten mit SKS sollte sich somit an den unterschiedlichen und aktuellen Schmerzsymptomatiken orientieren (AWMF 2018).

Die konservative Therapie stellt das primäre Mittel der Wahl dar, auch weil schwere neurologische Ausfälle (Operationsindikation) selten sind. Misserfolg der konservativen Therapie, hoher subjektiver Leidensdruck, Einschränkungen in ADLs und in der gesundheitsbezogenen Lebensqualität stellen die häufigsten relativen OP-Indikationen dar.

Die konservative Therapie setzt sich zusammen aus (AWMF 2018):
- Medikamente (niedrige Evidenzen)
- Epidurale Injektionen (auch steroidale Infiltrationen)
  - Placebobehandlung mit Kochsalzlösung (Wirkung über Endorphinausschüttung zu erklären)

- Physiotherapie/Sporttherapie
  - Entlordosierende Krankengymnastik
  - Anleitung zur Dehnung von
    - M. iliopsoas
    - Adduktoren
    - M. rectus femoris
    - Lange Rückenstrecker
- Orthesen zur Entlordosierung

Grundsätzlich sollten die Patienten aufgrund der Komplexität und der breit gefächerten, klinischen Symptomatik in multimodale Versorgungskonzepte eingesteuert werden.

Operativ

Die Indikation zur Operation wird dann gestellt, wenn (Schulte et al. 2006)
- konservative Maßnahmen über einen Zeitraum von mindestens 12 Wochen keine befriedigenden Ergebnisse liefern,
- keine Kontraindikationen vorliegen und
- die beklagten Beschwerden mit den Ergebnissen der Bildgebung, Anamnese, klinischem Bild und Zusatzuntersuchungen übereinstimmen.

Die eingesetzten Verfahren sind in höchstem Maße befundabhängig und gliedern sich in (Schulte et al. 2006):
- Dekompression (mit und ohne Fusion der Wirbelkörper)
- Implantation eines interspinösen Implantates

Es bleibt kritisch anzumerken, dass die Komplikationsraten der operativen Versorgung mitunter sehr hoch sind und die Evidenzlage erhebliche Cross-over-Raten zeigt. Ergänzende Stabilisierungen über Fusionsoperationen werden nicht empfohlen (Schulte et al. 2006, Zaina et al. 2016, AWMF 2018).

Biomechanische Voraussetzungen

Allgemein ist von einem degenerativen Zustand der Körperstrukturen im (betroffenen) Bereich der WS auszugehen. Befunde, welche eine herabgesetzte Belastbarkeit der Körperstrukturen nach sich ziehen, können sein (Schulte et al. 2006, Zaina et al. 2016, AWMF 2018):
- Wirbelkörper
  - Osteoporose bei hohem Lebensalter
  - Osteophyten bei fortgeschrittener Degeneration der Bandscheibe
- Bandscheiben
  - Verminderte Bandscheibenhöhe und erhöhter intradiskaler Druck
  - Bandscheibenprotrusion
- Wirbelbogengelenke und Interartikularportion
  - Spondylose
  - Spondylarthrose
  - Spondylolisthesis (➤ Kap. 14.2.2)
- Kapsel- und Bandapparat
  - Band-/Kapselhypertrophie
  - Hypertrophie des Lig. flava
  - Verlust elastischer Fasern, Fibrosierung, Verkalkungen, Zystenbildungen

Funktioneller Status

Beweglichkeit/Mobilität

- Instabilität/Hypermobilität (mono-/multisegmental)
- Reduzierte Dehnbarkeit von
  - M. iliopsoas
  - Adduktoren
  - M. rectus femoris
  - Lange Rückenstrecker
- Gebeugte Körperhaltung

Muskuläre Leistungsfähigkeit/Kraft

Da keine unmittelbare Schädigung der Muskulatur vorliegt, ist nicht zwingend von einer eingeschränkten Funktion auszugehen. Mögliche Befunde können sein:
- Belastungsinduzierte Dysbalancen (Klee 1995, ➤ Kap. 5.2.4)
- Myogelosen
- Altersentsprechend herabgesetzte Kraftfähigkeit (immobilisationsbedingt)
- Bei lumbaler Instabilität kann es zu überlastungsbedingten Insuffizienzen der segmental stabilisierenden Muskeln kommen
- Ggf. Hypertonus des M. piriformis (bei Ischialgie = Piriformis-Syndrom)

Ausdauerleistungsfähigkeit

- Ggf. kann (altersentsprechend) eine reduzierte Grundlagenausdauer vorliegen
- Fahrradfahren kann meist wegen der entlordosierten Stellung über lange Dauer beschwerdefrei durchgeführt werden (AWMF 2018)

Sensomotorik/Koordination/neuromuskuläre Ausgangssituation

- Diffuse Schmerzen in der unteren Extremität aufgrund der Kompression des Nervengewebes
- Schmerzen im Verlauf des N. ischiadicus
- Ggf. sensible Ausfallerscheinungen (mono- oder multisegmental)
- Kraftminderung bei Kompression der hinteren Nervenwurzel (Myotome)

Sekundärerkrankungen

- Depressionen
- Ggf. Facettensyndrom im Falle von Divergenzstörungen im Wirbelbogengelenk des betroffenen Segments
- Claudicatio spinalis

Hinweise zu Aktivität, Partizipation und Kontextfaktoren

➤ Kap. 14.1

Kontraindikation

Relative Kontraindikationen sind gegeben durch:
- Schmerz am Bewegungsende (v. a. Extensionsbewegungen der LWS und Hüfte)
- Axiale Impulsbelastungen

Absolute Kontraindikationen:
- Kaudasyndrom

Therapeutische Konsequenz

Wegen nur selten vorliegenden absoluten Operationsindikationen sowie wegen des Mangels an Kenntnissen über den natürlichen Krankheitsverlauf und an evidenzbasierten Therapieempfehlungen ist die konservative Therapie in der initialen Phase stets vorzuziehen. Die objektiven Ziele der Behandlung sind die Schmerzlinderung und Gehstreckenerweiterung. Diese können erreicht werden durch (Schulte et al. 2006):
- Rumpf-Flexions-Übungen
- Distraktion
- Neurale Mobilisation
- (Relative) Entlastung der betroffenen Segmente
- (Rumpf-)Stabilisierende Übungen
- Steigerung der allgemeinen Fitness
- Aufklärung über die Risikoarmut körperlicher Aktivität und über die Nachteile der Immobilisation

Weiteren Aufschluss zu Inhalten des Trainings in der Therapie kann nach Schulte et al. (2006) das Verhältnis der *Kreuzschmerzkomponente* zur *Beinschmerzkomponente* geben. Überwiegt die Kreuzschmerzkomponente, kann dies als Zeichen der Segmentinstabilität gedeutet werden und die Maßnahmen adressieren Strukturen der LWS. Sind die Beinschmerzen die dominante Komponente der Beschwerden sollten die Maßnahmen eher ein Alignment der unteren Extremitäten ansteuern (z. B. Normotonus und neurale Beweglichkeit).

Stufe 1 + 2 Absichtslosigkeit, Absichtsbildung

Zu Beginn der Therapie wird zunächst der Funktions- und Fähigkeitsstatus erhoben (➤ Kap. 11). Da dem Krankheitsgeschehen keine akute Verletzung zugrunde liegt, ist die Orientierung an den Wundheilungsphasen bei chronisch, degenerativen Erkrankungen nicht sinnvoll. Die übergeordneten Ziele sind die Förderung eines aktiven, selbstbestimmten Lebensstils und das Erlernen von bewegungsbezogener Handlungskompetenz. Die Empfehlungen zu den unterschiedlichen Phasen des Trainings orientieren sich daher an den Stufen der Verhaltensänderung des TTM (➤ Kap. 1.5).

Das Therapie- und Trainingsprogramm richtet sich bezüglich des zeitlichen Ablaufes und der Übungsintensität stark nach
- dem subjektiven Befinden,
- der momentanen Beschwerdesymptomatik,
- dem Alter des Patienten und seiner individuellen Belastungstoleranz, sowie
- den Vorgaben des behandelnden Orthopäden.

Ein einheitlicher zeitlicher Ablauf innerhalb des Rahmentrainingsplanes kann dadurch nur schwer aufgestellt werden.

Der Zeitpunkt für den Einsatz der Trainingstherapie zur Funktionsverbesserung ist gerade bei der Behandlung von Patienten mit SKS stark abhängig von der Belastungstoleranz des Patienten. Je nach Verlauf der Beschwerdesymptomatik kann die Trainingstherapie sofort eingesetzt werden. Die Zeichen der Überlastung sollten jedoch bei dieser Indikation als wichtige Parameter der Belastungssteuerung gelten:
- Schmerz zu Beginn, während oder nach der Belastung
- Steifigkeit nach Belastung
- Ruheschmerz bei statischer Belastung

Stufe 3 + 4 Vorbereitung, Handlung

In Stufe 3 erfolgt eine Fortführung und Steigerung der Therapie der Stufen 1–2. Der zeitliche Einstieg in die Stufe 3 erfolgt individuell und kann aufgrund der sehr unterschiedlichen Belastungstoleranz von Patienten mit SKS in kein einheitliches, zeitliches Konzept gefasst werden. Als Parameter zum Übergang in die Stufe 3 gelten:
- Wesentliche Schmerzfreiheit (im noch limitierten Bewegungsausmaß)
- Weitestgehendes Ausbleiben von Nozireaktionen, die zu funktionellen Blockierungen im Segment führen
- Sofern schmerzfrei einnehmbar, sollte innerhalb dieser Stufe auf die stabilisierte, physiologische Lordose geachtet werden
- Steigerung der Bewegungsamplitude zum physiologischen Bewegungsausmaß
- Integration der umliegenden Gelenke bei stabilisierter LWS empfehlenswert, um eine Erhöhung der Wirbelsäulenbelastbarkeit und Stabilität hinsichtlich der Alltagsbewegungen zu erreichen (z. B. ÜK 114, 117, 118, 122)
- Keine Kontraindikationen zur Mobilisation und Kräftigung mehr zu berücksichtigen
- Im Vordergrund steht das Training berufsspezifischer und alltagsspezifischer Bewegungsabläufe mit Hilfe dreidimensionaler Übungsformen am Zugsystem und mit freien Gewichten (z. B. ➤ Abb. 5.27, ÜK 115, 119, 120, 125, 126)
- Steigerung der individuellen Belastungstoleranz bzw. Kompensationsmechanismen finden

Prävention/Sekundärprävention

- Chronifizierung von Schmerzen vermeiden
- Erarbeiten von (bewegungsbezogenen) Bewältigungsstrategien (Handlungskompetenz)

- Bewegungs- und Haltungsanalysen vornehmen, um eventuelle Fehlbelastungen zu korrigieren
- Bei Adipositas Gewichtsreduktion anstreben

14.2.2 Spondylose/Spondylolisthesis

Spondylolyse bezeichnet den ein- oder beidseitg auftretenden Defektzustand der Pars interarticularis am Wirbelbogen (Isthmus). Dies begünstigt ein Wirbelgleiten des zugehörigen Wirbelkörpers gegenüber dem kaudal liegenden Wirbel und gilt daher als Vorstufe der Spondylolisthesis.

Spondylolisthesis bezeichnet ein Abgleiten des betroffenen Wirbelkörpers in ventral-kaudale Richtung (in Relation zum angrenzenden, kaudalen Wirbel).

Die konservative Behandlung von Patienten mit Spondylolisthesis (SPL) ist gekennzeichnet durch die Vielschichtigkeit von:

- Beschwerdesymptomatik
- Neurologischer Symptomatik
- Sekundärproblematiken
- Individuelle muskuläre Dysbalancen

Am häufigsten ist das Segment L4/L5 betroffen, die höchsten Prävalenzen liegen bei der degenerativen SPL, weswegen die Inhalte dieses Kapitels auf diese Form Bezug nehmen. Anzumerken sei hierbei, dass das Ausmaß der objektivierbaren Degeneration in keinem Zusammenhang mit der klinischen Symptomatik steht. Die exakte Beschreibung der Krankheitsbilder ist der weiterführenden Literatur zu entnehmen (AWMF 2018, Aoki et al. 2020, Diemer et al. 2017, Kapitel 19.3.2, Ebelt-Paprotny et al. 2017, Kapitel 4.10.14).

Versorgung

Konservativ

Grundsätzlich werden Patienten mit SPL nur dann in eine Therapie überführt, wenn sie sich mit Symptomen präsentieren. Zufallsbefunde ohne Symptomatik bedürfen keiner Therapie. Die meisten Patienten sind mit konservativen Therapiemaßnahmen gut und erfolgreich behandelbar. Daher stellt die konservative Behandlung das erste Mittel der Wahl dar (Kalichman et al. 2007, NASS 2020, AWMF 2018).

Eine globale Empfehlung zu Inhalten des Trainings in der Therapie kann an dieser Stelle nicht gegeben werden. Beispielsweise gelten (Berufs-)Tätigkeiten mit repetitiver Flexion des Rumpfes als Risikofaktor für eine Progression des Gleitvorgangs. Gleichzeitig gelten Aktivitäten in endgradiger Extension der LWS, endgradige Extensionbewegungen der Hüfte sowie Impulsbelastung als symptomverstärkende Faktoren. Hierbei ist anzumerken, dass bei der degenerativen Form der SPL bei fortgeschrittenem Verlust an intervertebralem Abstand (> 80 %) kein Gleiten mehr erfolgt. Die konservative Versorgung von Personen mit SPL besteht aus der persönlich angepassten Kombination aus (AWMF 2018):

- Schmerzmedikation
- Ggf. Infiltrationen
- Reduktion der mechanischen Belastung des betroffenen Segmentes (z. B. durch Korsett, Sportpause)
- Anpassung der täglichen Belastungen des Segmentes
- Physiotherapie
- Sporttherapie
- Rumpfstabilisierende Übungen in Eigenregie
- Ergotherapie
- Physikalische Therapie
- Informative Aufklärung

MERKE

- Erst eine symptomatische SPL bedarf einer Behandlung. Eine operative Therapie kommt nur in Frage, wenn die konservativen Maßnahmen über drei Monate keine zufriedenstellende Lebensqualität erzielen!

Operativ

Für die Indikation zur Operation sowie verschiedene Operationstechniken liegen keine belastbaren Evidenzen vor. Daher gelten die folgenden Kriterien zur Entscheidungsfindung (Kalichman et al. 2007, NASS 2020, AWMF 2018):

- Persistierende und rezidivierende Rücken- und/oder Beinschmerzen (neurogene Claudicatio), welche zu signifikanten Einbußen der Lebensqualität führen
- Erfolglose konservative Therapie über mindestens 3 Monate (respektive 12 Wochen) (Gagnet et al. (2018) berichten in Ihrer Übersichtsarbeit von sechs Monaten konservativer Therapie, bevor die operative Versorgung in Frage kommt. Die Angaben beziehen sich jedoch auf Kinder und Jugendliche).
- Progressive neurologische Defizite
- Funktionsstörungen von Blase und/oder Mastdarm

Die Operationstechniken haben die Dekompression zum Ziel und entsprechen denen der SKS (➤ Kap. 14.2.1). Anders als bei der SKS werden Spondylodesen und Fusionsoperationen schneller in Betracht gezogen, da sie eine Stabilisierung des Segments erlauben, ohne eine Öffnung des Spinalkanals zu erfordern.

Grundsätzlich kann keine eindeutige Überlegenheit der operativen oder konservativen Versorgung festgestellt werden. Die Evidenzlage gibt Hinweise, dass im kurz- und mittelfristigen Follow-up eine Überlegenheit der operativen Therapie vorliegt. Diese Effekte sind jedoch in langfristigen Zeiträumen nicht mehr vorhanden (NASS 2020, AWMF 2018).

Biomechanische Voraussetzungen

➤ Kap. 14.2.1

Funktioneller Status

Beweglichkeit/Mobilität

Klinisch präsentieren sich die Patienten häufig mit einer auffälligen Hyperlordose der LWS (Sprungschanzenphänomen) und äußern schmerzhaft limitierte Bewegungseinschränkung bei LWS-Extension. Die Beugefähigkeit der LWS kann ebenfalls eingeschränkt sein, wenn dabei Druck auf die ventralen Anteile des Gleitwirbels entsteht (Gagnet et al. 2018).

Muskuläre Leistungsfähigkeit/Kraft

➢ Kap. 14.2.1

Ausdauerleistungsfähigkeit

➢ Kap. 14.2.1

Sensomotorik/Koordination/neuromuskuläre Ausgangssituation

Selten (!) kommt es zu dermatom- oder myotomgebundenen Ausfällen durch Kompression der Nervenwurzel.

Sekundärerkrankungen

➢ Kap. 14.2.1

Hinweise zu Aktivität, Partizipation und Kontextfaktoren

➢ Kap. 14.1

Kontraindikation

Es bestehen keine absoluten, biomedizinisch begründeten Kontraindikationen. Relative Kontraindikationen sind durch die Extensionsbewegungen der LWS, Hyperextensionsbewegungen der Hüfte und starke bzw. wiederkehrende Impulsbelastungen gegeben.

Therapeutische Konsequenz

Die konservative Therapie ist das Mittel der Wahl bei SPL. Ziel ist die Progressionshemmung des Wirbelgleitens. Aus biomechanischer Sicht lässt sich ableiten, dass eine Erhöhung der intraabdominellen Spannung (bei gleichzeitiger Entlastung der unteren Extremität bzw. LWS-Traktion) der strukturellen Ursache entgegenwirkt.

Stufe 1 + 2 Absichtslosigkeit, Absichtsbildung

In der Literatur finden sich Empfehlungen zu rumpfstabilisierenden Übungen (Nava-Bringas et al. 2014).
In der frühen Phase des Trainings sind folgende Übungen geeignet:
- Willkürliche Kontrolle der lokal, segmental stabilisierenden Muskeln in neutraler Position der LWS (z. B. M. transversus abdominis, Mm. multifidi, autochthone Rückenmuskulatur) (z. B. ÜK 95, 98, 99, ➢ Kap. 21.2.8), Kräftigung der ventralen Kette (M. rectus abdominis, M. obliquus externus und internus, M. transversus) (z. B. ÜK 93, 94, 104, 107, 110)
- Übungen zur Mobilisation der angrenzenden Bewegungssegmente (BWS + Hüfte, z. B. ÜK 82, 83, 84) (Mohanty et al. 2016)
- Eigentraktion der LWS
- Progression: Eigentraktion LWS bei gehaltener Rumpfspannung
- Gleichgewichtstraining (➢ Kap. 6.2)

Stufe 2:
- Steigerung der Komplexität über Erhöhung der Freiheitsgrade der Extremitäten bei willkürlich gehaltener Stabilisierung der LWS (widerlagernde Mobilisation) mit Bezug zur Alltagsproblematik

Stufe 3 + 4 Vorbereitung, Handlung

- Ganzkörpertraining
- ADL-spezifisches Training; bei gegebener Belastungstoleranz bieten sich auch Trainingsmethoden zur Steigerung der Reaktivkraftfähigkeiten der Rumpfmuskulatur an (➢ Kap. 21.2.8)

Prävention/Sekundärprävention

- Chronifizierung von Schmerzen vermeiden
- Progression des Wirbelgleitens verhindern
- Erarbeiten von (bewegungsbezogenen) Bewältigungsstrategien (Handlungskompetenz)
- Bei Adipositas Gewichtsreduktion anstreben

14.2.3 Skoliose, Kyphose/Morbus Scheuermann, Morbus Bechterew

Skoliose ist eine dreidimensionale deformative Anomalie der Wirbelsäule.
Das Ausmaß der Deformation wird bestimmt durch:
- Cobb-Winkel in der frontalen Ebene
- Wirbelrotationsstellungen in der Transversalebene
- Hypokyphose in der Sagittalebene

Diese Anomalien in der Wirbelsäule, in den Kostovertebralgelenken und im Brustkorb erzeugen einen konvexen und konkaven Hemithorax.

Skoliose ist die häufigste Wirbelsäulenerkrankung bei Kindern und Jugendlichen, wobei die Adoleszente idiopathische Skoliose (AIS) die höchste Prävalenz aufweist und daher als Bezug für die Inhalte dieses Kapitels dient (Negrini et al. 2012).

Die genaue Beschreibung des Krankheitsbildes ist der weiterführenden Literatur zu entnehmen (ISICO 2007, Negrini et al. 2012, Diemer et al. 2017, Kapitel 18.3.5, Ebelt-Paprotny et al. 2017, Kapitel 4.10.6, 10.4.4).

Morbus Scheuermann ist die häufigste Ursache für die Hyperkyphose der thorakalen und thorakolumbalen Wirbelsäule im Jugendalter. Meist sind Jungen im Alter von 12–15 Jahren betroffen. Die Krankheit ist charakterisiert durch:

- Bildung von Keilwirbeln
- Wachstumsstörungen der vertebralen Endplatten, verringerte Wachstumsrate der anterioren Anteile der Wirbelkörper
- Schmorl'sche Knoten
- Stenose der Bandscheibe, vorzeitige Degeneration der Bandscheibe

Die genaue Beschreibung des Krankheitsbildes ist der weiterführenden Literatur zu entnehmen (De Mauroy et al. 2010, Bezalel et al. 2014, Diemer et al. 2017, Kapitel 18.3.6, Ebelt-Paprotny et al. 2017, Kapitel 4.10.10, 10.4.3).

Morbus Bechterew (Spondylitis ankylosans, SA) ist die häufigste Form der axialen chronisch, entzündlichen Arthritis (Spondylarthritiden) und zählt zu den Erkrankungen des rheumatischen Formenkreises (➤ Kap. 12.3). Die Erkrankung ist definiert durch:

- Rückenschmerzen (entzündlich)
- Sakroiliitis (meist das erste Symptom der SA)
- Allgemein Enthesiopathien vorrangig in der unteren Extremität
- Übermäßiges spinales Knochenwachstum
- Osteopenie
- Progressive Steifheit der Wirbelsäule
- Fatique-Symptomatik
- Hohe Prävalenz von HLA-B27

Der Krankheitsverlauf wird allgemein als schubförmig und progredient beschrieben, wobei die Ausprägung der klinischen Symptome sehr variabel und durch eine hohe Dynamik/Wechselhaftigkeit geprägt ist (Kiltz et al. 2019).

Die genaue Beschreibung des Krankheitsbildes ist der weiterführenden Literatur zu entnehmen (Diemer et al. 2017, Kapitel 17.5, 18.5.1, 19.3.6).

Versorgung

Konservativ

Bei allen in diesem Unterkapitel beschriebenen Erkrankungen gilt, dass die konservative Therapie der operativen vorzuziehen ist. Die Prognose hängt dabei stets vom Grad der Deformierung ab. Allen Therapien der Wirbelsäulendeformitäten liegen zunächst die gleichen Ziele zugrunde:

- Hemmung, Stoppen oder Rückbildung der Krümmung(en)
- Verbesserung der gesundheitsbezogenen Lebensqualität
  - Psychologisches Wohlbefinden (Ästhetik)
  - Positives Selbstbild
- Schmerzlinderung, Reduktion der Medikamenteneinnahme (v. a. bei SA)
- Erhalt oder Herstellung der funktionalen Gesundheit

Die Progression der Skoliose führt im Verlauf zu einer Thoraxdeformierung mit einhergehender Beeinträchtigung der Herz-Lungen-Funktion. Daher ist die Progressionsminderung das oberste Ziel in der Therapie von Skoliosepatienten. In der Therapie kommt eine Kombination von Korsettbehandlung (bei Cobb-Winkel > 20° in der frontalen Ebene) und Bewegungstherapie zum Einsatz, wobei das Korsett während des Trainings abgelegt wird (Negrini et al. 2008, Negrini et al. 2012).

Gleiches gilt für die Therapie von Personen mit Morbus Scheuermann. Der kritische Wert der thorakalen Krümmung (in der sagittalen Ebene) zur Korsettbehandlung beträgt hier 40°.

Beim Morbus Bechterew wird keine Korsettversorgung empfohlen. Die Bedeutung der pharmakologischen Therapie (NSAR) ist wegen des inflammatorischen Geschehens in den Schubphasen (aktivierte SA) von entscheidender Bedeutung (Kiltz et al. 2019).

Die Inhalte der konservativen Therapie bei Wirbelsäulendeformitäten sind:

- Spezifische Bewegungsübungen zur Mobilisation und Kräftigung
- Stationäre Rehabilitationsprogramme
- Korsettbehandlung (nicht bei SA)
- Medikamentöse Behandlung mit NSAR (v. a. bei SA)

Operativ

Die meisten Operationen werden im Adoleszentenalter durchgeführt, wobei neuere Methoden auch zu guten Ergebnissen im jungen Erwachsenenalter führen. Ziele der chirurgischen Behandlung sind, die Progression zu verhindern und die physiologische Aufrichtung der Wirbelsäule sowie ein Belastungsgleichgewicht (Equilibrium) zu erreichen. Die Aufrichtung der Wirbelsäule in den unterschiedlichen Körperebenen wird erzielt durch:

- Osteotomien
- Verstrebungen
- Kombination der Verfahren (De Mauroy et al. 2010, Kiltz et al. 2019, Negrini et al. 2012, Zhu et al. 2019)

Aufgrund der Diversität der Operationsverfahren lassen sich keine allgemeingültigen Empfehlungen zu Nachbehandlungsschemata geben. Die postoperative Versorgung ist zeit- und kriterienbasiert (Wundheilungsphasen und Schmerzverhalten, ➤ Kap. 2) und sollte vom Operateur vorgegeben werden.

MERKE

Die operative Versorgung erzielt sehr gute Ergebnisse in biomedizinischen wie auch patientenbezogenen Outcomes. Jedoch sind die Patienten meist weiterhin medikamentenbedürftig und zu regelmäßiger körperlicher Aktivität aufgefordert, um die Ergebnisse langfristig zu sichern.

Biomechanische Voraussetzungen

Die betroffenen Strukturen der Wirbelsäule lassen sich im Wesentlichen unterteilen in:

- Wirbelkörper
  - M. Scheuermann
    - Keil- und Fischwirbel
    - Schmorl'sche Knoten
  - Skoliose
    - Rotations- und Keilwirbel
  - Morbus Bechterew (SA)
    - Sakroiliitis (initiales Stadium)
    - Granulationsgewebe unterhalb des Gelenkknorpels
    - Verknöcherung des Knochenmarks (im fortgeschrittenen Stadium)
    - Syndesmophyten bei SA (im fortgeschrittenen Stadium)
    - Knöcherne Spondylodesen (im finalen Stadium)
- Bandscheiben
  - Entartete Ausrichtung der Kollagenfasern im Anulus fibrosus, dadurch allgemein herabgesetzte Belastbarkeit (Hadjipavlou et al. 2008)
  - Ggf. verminderte Bandscheibenhöhe und erhöhter intradiskaler Druck
- Wirbelbogengelenke
  - Divergenz- und/oder Konvergenzproblematik bei Beuge-, Streck- und Rotationsbewegungen
- Kostovertebralgelenke
  - Divergenz- und/oder Konvergenzproblematik bei (Atem-) Bewegungen des Thorax (nur bei Skoliose)
- Kapsel- und Bandapparat
  - Verringerte Zugfestigkeit und Dehnbarkeit v. a. der Gewebe mit hohem Anteil an Kollagenfasern
  - Entzündung des Sehnen- und Kapselgewebes von WS und Becken bei SA

Funktioneller Status

Beweglichkeit/Mobilität

Beweglichkeitslimitierungen liegen in sagittaler, frontaler und transversaler Ebene vor und sind abhängig von der Zahl und dem Ausmaß der vorhandenen Krümmungen und Rotationswinkeln der Wirbelkörper.

Muskuläre Leistungsfähigkeit/Kraft

➤ Kap. 14.2

Ausdauerleistungsfähigkeit

- Bei bereits vorhandener Thoraxasymmetrie kann eine reduzierte Grundlagenausdauer vorliegen.
- Die Steigerung der aeroben Ausdauer ist neben der Beweglichkeitsförderung zentraler Bestandteil der Therapie (v. a. bei Skoliose), um einem Verlust an Lungenfunktion entgegenzuwirken.

Sensomotorik/Koordination/neuromuskuläre Ausgangssituation

- Bei fortgeschrittener Deformität können Kompressionen der Nervenwurzel in den betroffenen Segmenten auftreten.

Sekundärerkrankungen

- Skoliose (Beeinträchtigung der respiratorischen Funktion [bei fortgeschritten-progredienter Skoliose])
- Morbus Bechterew (Beeinträchtigung der respiratorischen Funktion, höhere Infektionsanfälligkeit während aktivierter SA)
- Immobilisationsbedingt entsteht für alle beschriebenen Erkrankungen ein erhöhtes Risiko für die Entwicklung weiterer Degeneration und resultierender reduzierter Belastbarkeit.

Hinweise zu Aktivität, Partizipation und Kontextfaktoren

➤ Kap. 14.1

Kontraindikation

Es bestehen keine absoluten biomedizinisch begründeten Kontraindikationen. Abhängig von den Ergebnissen der Beweglichkeitsuntersuchung sollten endgradige Bewegungen unter Belastung (auch Zwangslagen) im Training vermieden werden.

Bei aktivierter SA (relative Kontraindikation) sollte die Belastungsintensität im Training der eines Kraftausdauertrainings bzw. im Ausdauertraining dem extensiv-aeroben Stoffwechselbereich angepasst werden.

Therapeutische Konsequenz

Physiotherapie und Korsettversorgung werden verwendet, um mildere Formen der Kyphose sowie Skoliose zu versorgen und chirurgische Eingriffe zu vermeiden. Bei SA erfolgt keine Korsettversorgung, wobei die medikamentöse Behandlung eine höhere Gewichtung als bei AIS und Morbus Scheuermann einnimmt.

Die Übungen, die für die beschriebenen deformativen Anomalien empfohlen werden, sind in der Literatur ausführlich beschrieben. Die Zahl der Publikationen zu wissenschaftlichen Untersuchungen dieser Übungskonzepte ist in der letzten Dekade stark gestiegen. Die Ergebnisse belegen die Wirksamkeit bzgl. der Progressionsminderung (teilweise auch Stopp und Rückbildung des Verlaufs), Schmerzreduktion und Operationsvermeidung (Romano et al. 2015, Berdishevsky et al. 2016, Millner et al. 2016, Zão et al. 2017, Pécourneau et al. 2018, Bezalel et al. 2019).

Die Übungen nutzen vorwiegend das Prinzip der Automobilisation und verfolgen die Ziele:

- Haltungskorrektur
- Sensomotorisches Training (➤ Kap. 6)
- Gleichgewichtsförderung
- Verbesserung der Ergonomie
- Steigerung der Kraftausdauer/Haltungsstabilisierung
- Verbesserung der neuromuskulären Ansteuerung der Rumpfmuskulatur
- Erhöhung der ROM
- Atemkapazität steigern

Für SA lassen sich zusätzlich auch Übungen im Bewegungsbad empfehlen. Die Automobilisationsübungen bei Skoliose und Morbus Scheuermann sind zwar nicht für SA untersucht, jedoch erfüllen sie diese wesentlichen Prinzipien:

- Hubarme Belastung der adressierten Strukturen
- Submaximalen Auslastung im Training
- Hoher Belastungsumfang und -häufigkeit

In der Literatur werden aufgrund des typischen Krankheitsalters (Jugendliche bei Skoliose und Scheuermann) bzw. der Irritierbarkeit der Gewebe (SA) im Allgemeinen Trainingsformen zur lokalen Kraftausdauer empfohlen (Fünf-Stufen-Modell – Stufe 2, ➤ Kap. 5.3). Dies schließt grundsätzlich weder Hypertrophietraining (Fünf-Stufen-Modell – Stufe 3, ➤ Kap. 5.3) noch Training der Reaktivkraftfähigkeiten (➤ Kap. 5.4.3) aus, jedoch gilt über alle Stufen:

- Skoliose/Scheuermann:
  - Bei Kräftigungsübungen stets auf die (weitestgehende) seitensymmetrische Bewegungsausführung achten
  - Bei muskulären Dysbalancen die hypotone Seite initial mit mehr Umfang trainieren (Empfehlung der Autoren)
- Morbus Bechterew:
  - Bei Steigerung der Belastungsintensität stets die Gewebsreaktion/Belastungsantwort in der Regenerationsphase abwarten und ggf. Anpassungen treffen

Grundsätzlich wird in der Literatur eine multimodale Versorgung empfohlen, um die erforderliche Nachhaltigkeit (überdauernder aktiver Lebensstil) zu erreichen.

Stufe 1 + 2 Absichtslosigkeit + Absichtsbildung

In der initialen Phase der Therapie werden die folgenden Inhalte abgebildet:

- Edukation zu Haltung und Belastung im Alltag (Ergonomie) mit spezifischem Krankheitsbezug
- Edukation zur Wirksamkeit der Bewegungstherapie und regelmäßiger, körperlicher Aktivität
- Automobilisationsübungen mit großer Unterstützungsfläche und wenigen Freiheitsgraden (geringe Komplexität, z. B. ÜK 82, 83, ➤ Kap. 5.7.3)
- Segmentale Stabilisation der verschiedenen WS-Abschnitte in liegender Ausgangsstellung (➤ Kap. 21.2.8)
  - Skoliose: Kräftigung der Muskulatur der konvexen Seite über asymmetrische Übungen, Dehnung der Muskulatur der konkaven Seite (z. B. auch ÜK 85–92)
  - Morbus Scheuermann/Morbus Bechterew: Kräftigung der wirbelsäulenaufrichtenden Muskulatur (M. latissimus, M. rhomboideus) (➤ Abb. 5.12, ➤ Abb. 5.16, ÜK 53, 54, 114), Dehnung der ventralen Muskulatur (M. pectoralis, ÜK 44)
- Lokales Kraftausdauertraining der Rückenmuskulatur (Fünf-Stufen-Modell – Stufe 2, ➤ Kap. 5.3.1), auch Bein und Schultergürtelmuskulatur, sofern seitensymmetrische Ausführung weitestgehend möglich
- Verbesserung der allgemeinen Körperwahrnehmung

Stufe 3 Vorbereitung

Unter zunehmendem Bezug auf die individuellen Alltagsaktivitäten wird der Trainingsplan schrittweise erweitert bzw. der Anspruch an die motorischen Fähigkeiten (v. a. Sensomotorik und Beweglichkeit) steigt.

- Edukation zur Bedeutung der Ausdauerfähigkeiten und Funktionserhalt der Atmung (bei Skoliose und Bechterew)
- Automobilisationsübungen mit zunehmendem Komplexitätsgrad (z. B. ÜK 84, auch ➤ Kap. 5.7.3), adaptiert an die Fähigkeiten und Fertigkeiten der Person
- Schulung der segmentalen Stabilisation der verschiedenen WS-Abschnitte (➤ Kap. 21.2.8)
- Hypertrophietraining der Rücken- und Beinmuskulatur (Fünf-Stufen-Modell – Stufe 3, ➤ Kap. 5.3),
  - Auch Ganzkörpertraining ist möglich, sofern Seitensymmetrie in der Bewegungsausführung gegeben ist
  - Bei SA zunächst Belastungsdauer geringhalten und über 2–3 Trainingseinheiten beobachten (Gefahr der erhöhten Irritierbarkeit) (Empfehlung der Autoren)
- Verbesserung der spezifischen Körperwahrnehmung, Haltungsschulung (➤ Kap. 6)
- Übungsformen zur Schulung der koordinativen Fähigkeiten (➤ Kap. 6.2.4)

Stufe 4 Handlung

In der Stufe der Handlung sollte bereits unter hohem Alltagsbezug entsprechend den Präferenzen der Patienten trainiert werden.

- Individuelle Beratung zu sportlichen Aktivitäten und Motivation zu regelmäßiger körperlicher Aktivität
- Automobilisationsübungen mit hohem Komplexitätsgrad (z. B. ÜK 82–84 mit Variationen, auch ➤ Kap. 5.7.3), adaptiert an die Bedürfnisse der Person
- Schulung der segmentalen Stabilisation der verschiedenen WS-Abschnitte in dynamischen Bewegungsaufgaben (➤ Kap. 21.2.8)
- Training der Reaktivkraftfähigkeit für Rumpf- und Beinmuskulatur (➤ Kap. 5.4.3)
  - Auch Ganzkörpertraining am Seilzug, auf Seitensymmetrie achten (ÜK 114, 115, 117, 118, 122)
  - Bei SA zunächst Belastungsdauer geringhalten und über 2–3 Trainingseinheiten beobachten (Gefahr der erhöhten Irritierbarkeit) (Empfehlung der Autoren)

14

- Verbesserung der spezifischen Körperwahrnehmung, bei verbleibenden Haltungsabweichungen sollten Kompensationsstrategien über die angrenzen WS-Abschnitte erarbeitet werden
- Bewegungsaufgaben mit Alltagsbezug unter Zunahme der koordinativen Fähigkeiten, Informationsanforderungen und Druckbedingungen (➤ Kap. 6.2.3, ➤ Kap. 6.2.4) bei gleichzeitiger segmentaler Stabilisierung verschiedener WS-Abschnitte

Prävention/Sekundärprävention

- Progression vermeiden
- Atemfunktion erhalten
- Bewegungs- und Haltungsanalysen vornehmen, um eventuelle Fehlbelastungen zu korrigieren
- Bei Adipositas Gewichtsreduktion anstreben

14.3 Therapierichtlinien bei Bandscheibenprotrusion/-prolaps

Der im Folgenden dargestellte Leitfaden umfasst die Behandlung bei:

- Bandscheibenprotrusion/-prolaps (auch: Bandscheibenvorfall/BSV, chronisch degenerativ)

Die Schmerzen im Bereich der Wirbelsäule stehen im Vordergrund. Allerdings haben nur 10 % aller Rückenschmerzen eine eindeutige organische Ursache. Der häufige degenerative Bandscheibenschaden stellt kein eigenes Krankheitsbild dar, kann jedoch Ursache für ein akutes bis chronisches Rückenschmerzsyndrom sein (➤ Kap. 14.1). Bei den Betroffenen – ca. 90 % – kommen die Rückenschmerzen von der Muskulatur, Bändern, Gefügestörungen der kleinen Wirbelgelenke und Reizung der Gelenkkapseln derselben sowie Entzündungserscheinungen. Erst eine diagnostizierte radikuläre Symptomatik weist auf den Bandscheibenprolaps hin (Froböse 2006, Becker 2003).

Die exakte Beschreibung des Krankheitsbildes ist der weiterführenden Literatur zu entnehmen (Diemer et al. 2017, ➕ Kapitel 19.3.1, Ebelt-Paprotny et al. 2017, Kapitel 4.10.12).

Versorgung

Konservativ

Das Nachbehandlungsschema richtet sich bezüglich des zeitlichen Ablaufes und der Übungsintensität stark nach dem subjektiven Befinden, dem Alter des Patienten sowie nach den Vorgaben des behandelnden Orthopäden und kann somit sehr unterschiedlich ausfallen. Im Allgemeinen wird von einer Entlastung von ca. 48 Std. kombiniert mit einer Schmerzmedikation nach WHO-Schema (Mayer und Heider 2016) ausgegangen. Anschließend beginnt die Mobilisation in Abhängigkeit von der Belastungstoleranz des Patienten.

Objektiv ist die Therapieplanung in hohem Maß von der aktuellen Irritierbarkeit der Körperstrukturen geprägt, welche wiederum – bei adäquater Adhärenz des Patienten – einem zeitlichen Verlauf (Wundheilungsphasen) unterworfen ist.

Die Abläufe und Inhalte der Versorgung sind somit zeit- und kriterienbasiert. Eine Vorplanung lässt sich auf zeitbasierten Faktoren festlegen. Zu jeder Therapieeinheit müssen dann bestimmte Kriterien (z. B. Schmerzquantität und -qualität) erfasst und dokumentiert werden, um eine (objektiv) induzierte Anpassung des Therapieplans vornehmen zu können.

Jede Änderung muss mit dem Patienten abgestimmt werden, insbesondere die subjektive Situationsbewertung, um einen Verlust an Adhärenz zu verhindern und chronifizierende Faktoren abzubauen.

MERKE

Bei der Wahl der Therapieinhalte und Festlegung der Belastungsdosierung sind immer die folgenden Faktoren zu berücksichtigen:

- Aktuelle Phase der Wundheilung (zeitbasiert)
- Irritierbarkeit der Gewebe (kriterienbasiert, z. B. Schmerzquantität und -qualität)
- Subjektives Situationsempfinden (personenzentriert)

Operativ

Im Vergleich zu der konservativen Behandlung von Bandscheibenpatienten besteht bei bandscheibenoperierten Patienten keine Bedrängung der Nervenwurzel mehr. Trotzdem auftretende Kompressionssyndrome sind meist auf Ödembildungen im Operationsgebiet zurückzuführen.

Die postoperative Behandlung von Patienten mit Bandscheibenprolaps richtet sich nach den Vorgaben des Operateurs. Die individuelle aktive Therapie zielt darauf ab, die Ursachen des Bandscheibenvorfalles bezüglich muskulärer Instabilität und invariabler Bewegungsmuster zu behandeln und somit Rezidiven vorzubeugen.

Sofern keine Spezifikationen zur postoperativen Behandlung durch den Operateur getroffen wurden, gilt die folgende Vorgehensweise (Mayer et al. 2016, Bredow et al. 2019):

- Die *Erstmobilisation* erfolgt schmerzadaptiert nach Abklingen der Allgemeinanästhesie und adressiert Aspekte der Mobilität (Liegen, Sitzen, Stehen und Gehen)
- Die *Ruhigstellung* kann über weiche Lumbalmieder für 4–6 Wochen erfolgen (umstritten!)
  - Drehbewegungen sowie axiale Belastungen > 5 kg sind über einen Zeitraum von ca. 6 Wochen kontraindiziert (Faserring verheilt)
  - Bei lumbalen Fusionsoperationen (PLIF) erfolgt keine Ruhigstellung mit Miedern
  - Generell sind bei Fusionsoperationen die Rehabilitationsmaßnahmen nach 2–3 Monaten möglich
- Die *sukzessive Belastungssteigerung* beginnt mit dem Wundverschluss und erstreckt sich über ca. 6 Wochen
  - Radfahren und Schwimmen sind bereits 2 Wochen nach OP erlaubt
  - Schweres Heben sollte in den ersten 6–8 Wochen vermieden werden

- Bei lumbalen Fusionsoperationen erfolgt der gezielte Muskelaufbau erst 2–3 Monate postoperativ (Sport erst nach 6 Monaten)
- Die *Arbeitsfähigkeit* ist für sitzend Tätige i. d. R. nach 2 Wochen postoperativ gegeben, bei schwerer körperlicher Arbeit wird eine stufenweise Wiedereingliederung ab der 7. Woche postoperativ empfohlen (➤ Kap. 8.3)

Biomechanische Voraussetzungen

Die individuelle Ausgangssituation des Bandscheibenpatienten hinsichtlich biomechanischer Verhältnisse ergibt sich nach Brinckmann et al. (2000) aus
- der verminderten Bandscheibenhöhe,
- dem verminderten intradiskalen Druck,
- der vermehrten radialen Auswölbung.

Eine Druckerhöhung durch erhöhte Biege- oder Rotationsbelastung sollte in der Frühphase vermieden werden.

Funktioneller Status

Beweglichkeit/Mobilität

Hinsichtlich der Beweglichkeit der Wirbelsäule spielt vor allem die Bewegungseinschränkung im betroffenen Segment eine Rolle.

Besondere Beachtung gilt der schmerzhaft eingeschränkten Bewegung bei:
- Flexionsbewegungen der Wirbelsäule (Verschiebungen des Nucleus pulposus nach dorsal zu erwarten → Druckerhöhung auf die beteiligten Strukturen und damit eine Schmerzsensation)
- Rotationsbewegungen (Einengung des Foramen intervertebrale)

Zudem kann die Beweglichkeit durch ein mechanisch verändertes Gelenkspiel beeinträchtigt sein:
- Strukturelle und/oder funktionale Instabilität im betroffenen Segment der Wirbelsäule

Muskuläre Leistungsfähigkeit/Kraft

In engem Zusammenhang mit der Beweglichkeit steht die Muskulatur, die Atrophien der folgenden Muskeln aufweisen kann:
- Tiefliegender medialer Anteil des M. erector spinae
- Gluteal- und Abdominalmuskulatur

Myofasziale und schmerzreflektorische Bewegungseinschränkungen sind meist verursacht durch schmerzinduzierte Hypertonie von
- langen Rückenstreckern (M. longissimus),
- Hüftgelenkstrecker und -beuger,
- Abdominalmuskulatur.

Aufgrund der temporären motorischen Teillähmung der segmentalen Kennmuskeln (Myotome, Diemer et al. Tab. 17.20, Tab. 19.10, Ebelt-Paprotny et al. 2017, Tab. 4.25, Tab. 4.26) sind in Abhängigkeit des betroffenen Wirbelsäulenabschnitts bestimmte Muskeln in ihrer Kraftfähigkeit vermindert. Je länger das Ereignis bei Beginn der Therapie zurück liegt, desto stärker rückt das Ziel der Hypertrophie neben einer verbesserten Innervation in den Fokus der Trainingstherapie.

Wegen des zusätzlichen Gelenkspiels können lokal verringerte Kraftausdauerfähigkeiten der stabilisierenden Muskeln auftreten. Ebenfalls nimmt die Zeit der Immobilisation des Patienten auf die allgemeinen Kraftausdauerfähigkeiten bionegativen Einfluss.

Ausdauerleistungsfähigkeit

- Die Ausdauerleistungsfähigkeit kann bzgl. der Belastungsdauer, wegen vorzeitiger Ermüdung der lokal stabilisierenden Muskeln, limitiert sein. Auch die Dauer der Erkrankung und die damit verbundene körperliche Schonung hat eine negative Wirkung auf die Ausdauerleistungsfähigkeit.
- Ausdauerleistungen im anaeroben Stoffwechselbereich (➤ Kap. 3.1.1) sind aufgrund ihrer hohen Belastungsintensität erst in der späten Phase der Rehabilitation zu erwägen.
- Einen unmittelbaren Einfluss auf das kardio-respiratorische System und seine Funktionen haben Bandscheibenvorfälle, wenn sie im Bereich der Brustwirbelsäule auftreten. Wegen der hohen Stabilität des knöchernen Thorax ist dies jedoch selten der Fall.

Sensomotorik/Koordination/neuromuskuläre Ausgangssituation

Grundsätzlich ist beim Bandscheibenvorfall zu beachten:
- Die dermatomgebundenen sensiblen Ausfälle verändern die Wahrnehmung des Patienten und dadurch (möglicherweise) die motorische Steuerung und Kontrolle.
- Die weitreichendste Bedeutung kommt in der Therapie den motorischen Ausfallerscheinungen der Kennmuskeln (Myotome) zu.

Sekundärerkrankungen

- Psychische Veränderungen im Sinne eines chronischen Schmerzsyndroms mit depressiven Phasen.
- Bei Divergenzstörungen im Wirbelbogengelenk des betroffenen Segments kann sich ein Facettensyndrom ausbilden.

Hinweise zu Aktivität, Partizipation und Kontextfaktoren

Im Folgenden werden gemäß der ICF die (wesentlichen) problematischen Handlungen bei Bandscheibenvorfällen genannt:
- Beugen
- Dinge vom Boden aufheben
- Schnelle Rotationsbewegungen in großer Bewegungsamplitude
- Lange in sitzender Position verbleiben
- Eingeschränkte Arbeitsfähigkeit

Hinweis: Wechselwirkung zu Vermeidungsverhalten (personenbezogene Faktoren) und ggf. dadurch Einschränkungen der Teilhabe.

Kontraindikation

- Kontraindiziert sind Übungen, die (distal) ausstrahlende Schmerzen verursachen (häufig Beugebewegungen oder hohe Druck- und Impulsbelastungen).
- Relative Kontraindikationen sind lokale (nicht distal ausstrahlende) Schmerzen. Die Grenzintensität ist durch die Toleranz des Patienten bestimmt.

Therapeutische Konsequenz

- Belastungen, die zu Überbelastungen oder Schmerzintensivierung führen, vermeiden
- Schmerzen zu Beginn einer Belastung, Belastungsschmerzen, Schmerzen und/oder Steifigkeit nach einer Belastung voneinander unterscheiden (➤ Kap. 2.1)
- Wichtiger Meilenstein zur Belastungsprogression sind nachlassend ausstrahlende Schmerzen. Lokal begrenzte Schmerzen deuten auf eine Abnahme der Irritierbarkeit und auf eine bessere Belastbarkeit der Gewebe hin
- Individuelle Alltagsbewegungen und -belastungen durch symptomatische Therapie mit Training verbessern
- Übungen unter Entlastung und Traktion eignen sich gut in der frühen Phase der Rehabilitation

Phase 1 + 2 Entzündungsphase, Proliferationsphase

- Weitestgehende Vermeidung von Druckbelastungen auf das dorsal prolabierte Nukleusmaterial und von Zugstress auf die verletzten kollagenen Fasern durch Flexionsübungen
- In der Frühphase ist auf ein limitiertes Training der Abdominalmuskulatur zu achten (Erhöhung intraabdomineller Druck)
- Erhalt von Körperfunktionen, insbesondere denen der betroffenen Körperstrukturen
- Submaximale isometrische Anspannungsübungen (➤ Kap. 5.4.2) in hubarmer Ausgangslage unter Einbezug der betroffenen Strukturen, immer unter Berücksichtigung der individuellen Toleranz und Akzeptanz seitens des Patienten (z. B. ÜK 93 Variation, 112)
- Übungen zum Erhalt der Beweglichkeit sollten ebenfalls unter geringer Schwerkraftwirkung und nur im schmerzfreien Bewegungsausmaß stattfinden
- Übungen zur Körperwahrnehmung (beispielsweise die selektive An- und Entspannung einzelner Muskeln und Muskelgruppen); eine besondere Bedeutung kommt hier der willkürlichen Aktivierungsfähigkeit des M. transversus abdominis zu
- Auch verschiedene Formen des mentalen Trainings (z. B. Bewegungsvorstellungstraining/Motor Imagery) können gefahrlos eingesetzt werden und einem Verlust an koordinativen und damit motorischen Fähigkeiten entgegenwirken
- Krafttraining der nicht betroffenen Extremität (kontralateraler Transfereffekt, Crossing-over-Effekt, ➤ Kap. 6.1.3)
  Diese Belastungsform kann sehr gut in Kombination mit mentalem Training erfolgen und verspricht stärkere Effekte als die jeweiligen Trainingsformen allein
- Ein extensiv aerobes Ausdauertraining (➤ Kap. 3.1.1) unter Entlastung des betroffenen WS-Abschnitts (z. B. Oberarm-Ergometer bei Bandscheibenvorfall der LWS oder auch Fahrrad-Ergometer mit Rückenlehne)
- Die Zeichen der Überlastung gelten als wichtiger Parameter der Belastungssteuerung
- Der Aufklärung des Patienten über das zu erwartende Schmerzverhalten und dessen Bewertung. In der Proliferationsphase liegt der Fokus auf der Lokalisation und Schmerzqualität. Ausstrahlende Schmerzen, v. a. im Bereich der betroffenen Dermatome, sollen nicht auftreten, wohingegen lokale Schmerzen in geringem Maß als tolerabel (VAS ≤ 4) gelten
- Anbahnung von physiologischen Bewegungsmustern
- Mechanotransduktion der Körpergewebe nutzen
- Problematische Bewegungen nur in kleiner Amplitude und langsamer Bewegungsgeschwindigkeit bis an die (temporäre) individuelle Schmerzgrenze
- Die „gesunde" Achtsamkeit (Awareness) des Patienten bzgl. seiner Schmerzen darf nicht in Angst übergehen, welche ggf. ein Vermeidungsverhalten auslöst

Phase 3 Reorganisationsphase

- Übungen zur Stabilisierung der LWS bei jeglichen Belastungen im physiologischen Bewegungsausmaß sowie mit Zusatzgewicht (z. B. ➤ Kap. 21.2.7). Wichtiger Meilenstein ist die wesentliche Schmerzfreiheit
- Komplexe zwei- bzw. dreidimensionale Bewegungen bzw. mehrgelenkiges Training mit alltags- und berufsspezifischem Bezug anwenden (z. B. ÜK 125)
- Fokus auf der Automatisierung der segmentalen Stabilisation von LWS und Beckenregion bei patientenrelevanten ALSs (➤ Kap. 21.2.8)
- Erneute Erhebung des Aktivitätsstatus (➤ Kap. 11.5)
- Vielfältigkeit der Übungsformen und die Erweiterung des Angebots an Bewegungsmöglichkeiten. Dies gilt v. a. bei Bewegungen, für die eine hohe Bewegungserfahrung anzunehmen ist (z. B. Gehen)
- Beratung und Edukation zum Verhalten im Alltag vermehrt in die Therapie integrieren
- Die Eigenverantwortlichkeit zum Erhalt und weiteren Steigerung der funktionalen Gesundheit muss dem Patienten gegenüber klar und verständlich kommuniziert werden

Prävention/Sekundärprävention

- Chronifizierung vermeiden
- Ganganalyse vornehmen, um eventuelle Fehlbelastungen zu korrigieren (z. B. Seitendifferenz im „pelvic drop", ➤ Kap. 7.4, ➤ Kap. 7.6)
- Bei Adipositas Gewichtsreduktion anstreben
- Umfang an körperlicher Aktivität im Alltag steigern

14.4 Therapierichtlinien bei Verletzungen von HWS, BWS und ISG

Verletzungen der HWS

Der im Folgenden dargestellte Leitfaden umfasst die Behandlung von Verletzungen:

- der HWS
- der BWS
- des ISG

Die Behandlung von Patienten mit HWS-Verletzungen, wie beispielsweise die HWS-Distorsion oder Frakturen/Dislokation, zeichnet sich durch ihre breitgefächerte klinische Erscheinung und hohe Schmerzintensität aus (Diemer et al. 2017, Kapitel 17.1, 17.2, 17.3.1, 17.3.5).

Die überwiegende Mehrheit von HWS-Verletzungen resultiert in einer akuten Halssteife mit Instabilität. Die Klassifikation wird anhand der verletzten Strukturen sowie des Verletzungsmechanismus getroffen (Cusick et al. 2002):

- Axiale Kompression
  → Resultiert in Impressionsfrakturen der Wirbelkörper
  – Flexionstraumata (Hyperflexion teilweise in Kombination mit Rotations-, Kompressions- und Scherkräften)
  → Kompression (Stauchung) der vorderen Anteile des Colum vertebrae mit begleitender Distraktion (Überdehnung/Zerrung) der dorsalen Strukturen (v. a. Ligamente)
- Extensionstraumata (Hyperextension teilweise in Kombination mit Rotations-, Kompressions- und Scherkräften)
  → Kompression der hinteren Anteile des Colum vertebrae (Procc. spinosi und Facettengelenke) mit begleitender Distraktion der ventralen Strukturen (Bandscheiben und Lig. longitudinale anterior [LLA])

Die häufigste Verletzung im Bereich der Halswirbelsäule ist das Schleudertrauma (Distorsionstrauma), wobei der größte Teil der Fälle ohne neurologische Symptome und Frakturen einhergeht (Rebbeck 2017, Badke 2018, Diemer et al. 2017, Kapitel 17.6, Ebelt-Paprotny et al. 2017, Kapitel 4.10.15).

Die Angaben zur HWS in diesem Kapitel beziehen sich daher auf das HWS-Distorsionstrauma, sind jedoch auf alle stabilen bzw. operativ stabilisierten HWS-Verletzungen anwendbar.

Verletzungen der BWS

Die traumatischen Verletzungen der BWS (und LWS) sind zumeist Impressionsfrakturen der Wirbelkörper und lassen sich im Wesentlichen unterteilen in:

- Stabile Frakturen
  – Physiologisch einwirkende Belastungen können ohne Deformität der Wirbelsäule getragen werden
  – Keine Gefährdung von Rückenmark (RM) und Spinalnerven (SV)
  – Allenfalls nur leicht verletzte Bandscheibe
  – Konservativ therapierbar
- Instabile Frakturen
  – Operationspflichtig

Operativ stabilisierte Frakturen werden identisch zu den stabilen Frakturen versorgt. Die Empfehlungen zur Rehabilitation beziehen sich in diesem Kapitel daher auf beide Arten der Versorgung (Bork/DGOOC 2016, Bork et al. 2018, Diemer et al. 2017, Kapitel 18.1, 18.2, Ebelt-Paprotny et al. 2017, Kapitel 4.10.17).

Verletzungen des ISG

Traumatische Verletzungen des ISG sind zumeist durch Dislokationen in der frontalen Ebene gegeben, infolge exzessiver Krafteinwirkung. Verletzungen der fixierenden Kapsel-Band-Strukturen mit einem Verlust an Gelenkstabilität sind die Folge. Dislokationen, welche auf geringe Krafteinwirkungen zurückzuführen sind, werden als Folge von repetitiven Mikrotraumata betrachtet, wie z. B. einseitiger Belastung in Sport, Freizeit oder Beruf. Weitere Gründe einer Dislokation können durch Schwangerschaft (physiologische Veränderung des Bindegewebes) oder auch nach lumbosakralen Fusionen (fehlende Stoßdämpfung durch lumbale Bandscheiben) gegeben sein (Le Huec et al. 2015, Diemer et al. 2017, Kapitel 13.1–13.5, 13.8, Ebelt-Paprotny et al. 2017, Kapitel 4.6.5).

Iliosakrale Dysfunktion

Unter der iliosakralen Dysfunktion (ISD) werden biomechanische Beeinträchtigungen der Funktion des Gelenkes zwischen dem Os sacrum und dem Os ilium des Beckens verstanden, welche unter Belastung Schmerzen auslösen. Die Schmerzen sind im Bereich der ipsilateralen Gesäßhälfte sowie dem Leistenbereich lokalisiert (Al-Subhabi et al. 2017, Nejati et al. 2019). Die Ätiologie des ISD ist weitestgehend unbekannt, jedoch werden traumatische Ursachen ausgeschlossen.

Versorgung

Konservativ

Verletzungen der HWS

Bezugnehmend auf klinische Leitlinien, systematische Reviews und randomisiert kontrollierte Studien liegt die Empfehlung zur Versorgung auf (Rebbeck 2017):

- Bewegungstherapie (Schlüsselrolle v. a. bei chronischen Beschwerden)
- Edukation der Patienten
- Verhaltenstherapeutische Ansätze

Dies gilt sowohl im akuten als auch im chronischen Stadium. Das objektive, übergeordnete Ziel ist die Vermeidung einer Chronifizierung. Die wesentlichen Prinzipien der Bewegungs- und Verhaltenstherapie (begleitend zur Edukation des Patienten) sind:

- Aktiv bleiben und die üblichen Alltagsaktivitäten wieder/weiter ausführen
- Information über den (natürlichen) Verlauf der Verletzung
- Aufklärung zu Bewältigungsstrategien und ungünstige Überzeugungen (insb. Katastrophisierung)
- Neurophysiologie des Schmerzes bzw. der schmerzverarbeitenden Systeme

Die Bewegungstherapie beinhaltet Übungen zur:

- Aktiven Beweglichkeitserweiterung
- Schmerzreduktion (bei starken Schmerzen sollte keine Schmerzprovokation auftreten)
- Verbesserung der zervikalen Propriozeption
- Ausdauertraining
- Funktionellen Kräftigung abgeschwächter, zervikaler Muskeln
- Bei Schwindel:
  - Umlagerungsübungen
  - Übungen mit Blickzentrierung
  - Ausdauertraining

BEACHTE

Passive Interventionen werden weder bei akuten noch bei chronischen Verletzungen und Beschwerden der HWS empfohlen.

Verletzungen der BWS

Die Therapie/Rehabilitation sollte so früh wie möglich beginnen und die Wiedereingliederung in Beruf und Freizeit adressieren. Bei schweren (Poly-)Traumata wird bereits während der akutstationären Phase eine Frührehabilitation empfohlen. Übergeordnete Ziele der Versorgung sind (Bork et al. 2018):

- Besserung der funktionalen Gesundheit
- Wiederherstellung der ursprünglichen Teilhabefähigkeit (➤ Kap. 1)
- Wiederherstellung der Arbeits- und Leistungsfähigkeit (➤ Kap. 8)

Das Training in der Therapie kann gemäß der ICF (➤ Kap. 1) in drei Zielbereiche gegliedert werden:

- Struktur und Funktion
  - Wiederherstellung der physischen Belastbarkeit und Leistungsfähigkeit
- Aktivitäten
  - Aufbau von individuellen Handlungskompetenzen
- Partizipation
  - Hinführung zu einem körperlich aktiven Lebensstil
  - Wiederaufnahme von sozialen Aktivitäten und Berufstätigkeit
  - Steigerung der gesundheitsbezogenen Lebensqualität

Verletzungen des ISG

Es existieren keine Arbeiten, welche die Überlegenheit der konservativen Versorgung von traumatischen ISG-Verletzungen belegen (Le Huec et al. 2015, Dengler et al. 2017, Wu et al. 2018, Dengler et al. 2019).

Dies ist einerseits darauf zurückzuführen, dass keine hochwertigen Behandlungsprotokolle vorliegen und die Ergebnisse aus randomisierten kontrollierten Studien (RCT) daher sehr heterogen sind. Andererseits ist die Begründung in der Anatomie und Biomechanik des ISG zu finden:

- Die Stabilisierung des Gelenks ist nahezu ausschließlich über Sehnen, Kapseln und Bänder gegeben (passive Strukturen). Eine Verletzung oder Degeneration dieser Strukturen, wie sie bei ISG-Problematiken zu finden ist, zieht eine dauerhafte Beeinträchtigung nach sich.
- Die Tiefenmuskeln, welche unmittelbar gelenkübergreifend verlaufen, können die einwirkenden Kräfte nicht kompensieren.

Eine weitere Möglichkeit bei Degeneration der passiven Strukturen ist durch die Proliferationstherapie (Prolotherapie) gegeben. Diese wird jedoch in der Literatur kontrovers diskutiert und starke Evidenzen fehlen.

Die Möglichkeit einer rein symptomatischen Therapie ist mittels kortikoider Injektion gegeben, welche aber nicht zum langfristigen Einsatz geeignet ist (Le Huec et al. 2015).

Iliosakrale Dysfunktion

Die ISD wird ausschließlich konservativ versorgt. Evidenzbasierte Maßnahmen mit hohem Empfehlungsgrad lassen sich aus der Literatur nur bedingt ableiten. Vorhandene Reviews und RCTs empfehlen eine initiale manualtherapeutische Intervention bei Fehlstellungen und Hypobeweglichkeiten mit anschließendem Training zur weiteren Verbesserung und Konsolidierung der Therapieergebnisse. Die Belastbarkeit der Ergebnisse ist jedoch aufgrund heterogener Studiendesigns und geringer Probandenzahlen limitiert (Al-Suhabi et al. 2017, Nejati et al. 2019). Die Inhalte des Trainings in der Therapie adressieren folgende Ziele:

- Beweglichkeitssteigerung der angrenzen Körpersegmente (Hüfte und LWS)
- Erreichen der (automatisierten) muskulären Stabilisationsfähigkeit des Beckenrings sowie der sakrumübergreifenden Muskelzüge (insb. Mm. multifidi)
- Maximalkrafttraining der glutealen Muskulatur sowie des M. latissimus dorsi
- Kraftausdauertraining der Rumpfmuskulatur

Operativ

HWS

Im Bereich der HWS sind Fusionsoperationen und Spondylodesen die am häufigsten eingesetzten Verfahren. Im Bereich der oberen HWS kommen, insbesondere bei Frakturen des Zahnfortsatzes, Verschraubungen zum Einsatz.

Für alle Operationsverfahren gilt, dass die Indikation zur OP v. a. durch sensorische und motorische Ausfälle gegeben ist und die Frakturen als instabil eingestuft werden (Oberst et al. 2001, Nothwang et al. 2015, Schimmele 2016).

BEACHTE

Bei Fusionsoperationen und Spondylodesen ist die Wiederherstellung des physiologischen Bewegungsausmaßes aufgrund der Versteifung von Gelenkpartnern nicht mehr zu erreichen.

BWS
Impressionsfrakturen werden, unabhängig von ihrer Lokalisation, meist mittels einer Vertebroplastik versorgt. Ziel des Eingriffs ist die Erweiterung des intervertebralen Raums sowie die Wiederherstellung einer physiologischen Stellung des betroffenen WS-Abschnitts. Bei dem Verfahren wird Füllmaterial (zumeist Knochenzement) in den Spongiosaraum des Wirbelkörpers apparativ eingeführt. Eine besondere Form der Vertebroplastik ist die Kyphoplastik, bei der vor dem Zuführen von Füllmaterial ein Raum mittels eines Ballons geschaffen wird (Dewar 2015).

ISG
Die operative Fixation des Gelenks durch Schrauben ist das häufigste Mittel der Wahl. Die postoperativen Therapieziele unterscheiden sich nicht von denen anderer WS-Verletzungen.

Biomechanische Voraussetzungen

Allgemein ist für die Dauer der Wundheilung eine herabgesetzte Belastbarkeit der verletzten Strukturen gegeben. Die Folge von traumatischen Verletzungen der Wirbelsäule sind häufig Instabilitäten im betroffenen Segment (Bork et al. 2018, Nothwang et al. 2015, Cusick et al. 2002):

- Wirbelkörper
  - Verringerte axiale Belastbarkeit bei Impressionsfrakturen
  - Eventuell verbleibende Keilwirbel
- Bandscheiben
  - Ggf. leichte Verletzungen des Anulus fibrosus
- Wirbelbogengelenke
  - Bilaterale oder unilaterale Dislokation bei Kombinationstraumata aus Flexion-Distraktion bzw. Flexion-Rotation (HWS)
- Kapsel- und Bandapparat
  - Hypertrophie und Reizzustände (HWS) (insb. Ligg. Flava, Lig. longitudinale anterior sowie Lig. nuchae)
- ISG
  - Funktionale Instabilität bei Überdehnung bzw. Rupturen der passiven gelenkumgebenden Strukturen
  - Überdauernde Unbeweglichkeit in allen Bewegungsebenen nach operativer Arthrodese
  - Iliosakrale Dysfunktion
    - Seiten-Asymmetrien in der frontalen, sagittalen und/oder transversalen Ebene
    - Hyper- oder Hypobeweglichkeit (v. a. in der sagittalen Ebene)
    - Einseitige Überlastungen durch Scher- oder Torsionskräfte

Funktioneller Status

Beweglichkeit/Mobilität

- HWS-Distorsion (konservativ versorgt):
  Instabilität/Hypermobilität (mono-/multisegmental)
- ISG (operativ versorgt):

Keine Beweglichkeit zwischen Os sacrum und Os ilium mehr gegeben

Muskuläre Leistungsfähigkeit/Kraft

Da keine unmittelbare Schädigung der Muskulatur vorliegt, ist nicht zwingend von einer eingeschränkten Funktion auszugehen. Mögliche Befunde können sein:

- Herabgesetzte Kraftfähigkeiten insb. der segmental stabilisierenden Muskeln
- Bei (temporär) bestehender Radikulopathie motorische Ausfälle der Myotome

Ausdauerleistungsfähigkeit

- Ggf. kann immobilisationsbedingt eine reduzierte Grundlagenausdauer vorliegen

Sensomotorik/Koordination/neuromuskuläre Ausgangssituation

- Abhängig von der Schwere der Verletzung hohe Irritierbarkeit der Gewebe mit starken Schmerzsensationen
  Zu beachten: Hohe Rezeptorendichte in den passiven Strukturen des ISG (Le Huec et al.2015)
- Verminderte Propriozeption
- Ggf. sensible Ausfallerscheinungen (mono- oder multisegmental)

Sekundärerkrankungen

- Depressionen
- Bei Divergenzstörungen im Wirbelbogengelenk des betroffenen Segments kann sich ein Facettensyndrom ausbilden
- Chronische Schmerzsyndrome

Hinweise zu Aktivität, Partizipation und Kontextfaktoren

➤ Kap. 14.2

Kontraindikation

Relative Kontraindikationen sind gegeben durch:

- Starke, nicht den Wundheilungsphasen entsprechende Schmerzzustände
- Axiale Impulsbelastungen in der Entzündungsphase und (frühen) Proliferationsphase
- Endgradige Bewegungen unter Belastung bei Spondylodese (mögliche Instabilitäten der angrenzenden Segmente)
- Zwangslagen

- Bewegungsbad
  - Kardiopulmonale Dekompensation
  - Herzrhythmusstörungen
  - Allergien
  - Infektionen

Absolute Kontraindikationen:
- Progrediente neurologische Symptomatik

Therapeutische Konsequenz

In den frühen Phasen der Therapie steht die Schmerzlinderung unter Einsatz von entlastenden und analgesierenden Maßnahmen der physikalischen Therapie im Vordergrund (s. Rahmentherapieplan).

Bezüglich der Verletzungen im Bereich der **BWS (und LWS) sowie ISG** sind bewegungstherapeutische Maßnahmen in der Entzündungsphase nicht empfohlen. Ausnahmen bilden die akutstationäre Frühmobilisation unter Zunahme von Hilfsmitteln und die Schulung von WS-entlastenden Körpertransferen (DGOOC 2016, Bork et al. 2018).

Bei **HWS**-Verletzungen sind die Schwere der diagnostischen Befunde und subjektiven Beschwerden des Patienten entscheidend für den Zeitpunkt des Einsatzes von Trainingsmaßnahmen. Aufgrund des hohen Risikos einer Chronifizierung von Schmerzen wird die Ruhigstellung der HWS weitestgehend vermieden und frühestmöglich mit Übungsbehandlungen begonnen. Selbst unter Ruhigstellung der HWS können, unter enger Absprache zwischen Arzt und Therapeut, bereits Kräftigungsübungen des Schultergürtels appliziert werden, um einer Atrophie der Muskulatur entgegenzuwirken (Rebbeck 2017, Badke 2018). Die Auswahl der Übungen sollte dabei auf zwei Faktoren beruhen (Rebbeck 2017):

1. Den bestehenden, spezifischen, körperlichen Beeinträchtigungen
2. Die Empfindlichkeit der Symptome als Belastungsantwort auf die Übungen

Bei allen Verletzungen der Wirbelsäule werden multimodale Versorgungskonzepte empfohlen, welche beinhalten:
- Früher Einsatz einer funktionell-bewegungsorientierten Therapie
- Bewegungstherapie (kommt zum Einsatz bei Physio-, Sport-, Ergotherapie)
- Vermittlung gesundheitsfördernder Verhaltensweisen
- Patientenedukation

Phase 1 Entzündungsphase

Nur bei der konservativen Versorgung der HWS-Distorsion wird bereits in der Entzündungsphase mit Trainingsinterventionen begonnen. Die Therapie sollte entsprechend den Empfehlungen aus internationalen Leitlinien beinhalten (Rebbeck 2017):

- Beweglichkeitstraining des Nackens bzw. der oberflächlichen HWS-umgebenden Muskulatur (z. B. ÜK 127, 128)
- Gering dosierte isometrische Anspannungsübungen der Halsmuskulatur (z. B. ÜK 129–131)
- Posturale Haltungskontrolle (➤ Kap. 6)
- Kräftigungsübungen der Nackenmuskulatur (ÜK 132–137), ➤ Kap. 21.2.9, methodische Reihe HWS, geringe Intensitäten, Kraftausdauertraining (Stufe 1 und 2 des Fünf-Stufen-Modells (➤ Kap. 5.3))
- Bei Schwindel sollten spezifische Übungen zum Einsatz kommen, wie beispielsweise (Han et al. 2007):
  - Blickzentrierung
  - Förderung der Augenbewegungen
  - Körperschwingungen unter Einsatz der Sprunggelenks- und Hüftstrategie (➤ Kap. 7.3)

BEACHTE

Alle Übungen des Trainings in der Therapie in der Entzündungsphase bei HWS-Distorsion finden schmerzadaptiert und unter strenger Beobachtung der Reaktion auf das Training statt. Schmerzen und Angstzustände in den Übungen sind zu vermeiden und eine Zunahme der Beschwerden infolge des Trainings stellen Zeichen der Überlastung dar.

Phase 2 Proliferationsphase + Reorganisationsphase

Bei traumatischen Verletzungen der HWS/BWS/ISG gelten die Empfehlungen zum Nachbehandlungsschema nach Bork et al. (2008) (➤ Tab. 14.1).

Für Patienten mit HWS-Distorsionstrauma gelten keine unmittelbaren zeitlichen Rahmenempfehlungen. Die Entscheidung zur Progression in den Trainingsübungen sollte analog zur Therapie von Personen mit Bandscheibenvorfällen an den folgenden Kriterien erfolgen:
- Aktuelle Phase der Wundheilung (zeitbasiert)
- Irritierbarkeit der Gewebe (kriterienbasiert, z. B. Schmerzquantität und -qualität)
- Subjektives Situationsempfinden (personenzentriert)

Prävention/Sekundärprävention

- Chronifizierung von Schmerzen vermeiden
- Erarbeiten von (bewegungsbezogenen) Bewältigungsstrategien
- Bewegungs- und Haltungsanalysen vornehmen, um eventuelle Fehlbelastungen zu korrigieren

Tab. 14.1 Behandlungsempfehlungen nach Frakturen der BWS und LWS (ohne neurologische Ausfälle) im zeitlichen Verlauf (Bork et al. 2018, S. 5)

Behandlungsphasen	Behandlungsziele	Heilmittel	Behandlungsmaßnahmen	Bemerkungen
Phase der Bewegungsstabilität (1.–6. Woche)	• Schmerzreduktion bzw. -freiheit • Vertikalisation so früh wie möglich • Normalisierung der muskulären Balance • Wiedererlernen der Alltagsaktivitäten bei rückengerechtem Verhalten • ggf. Erkennen einer PTBS und Traumaverarbeitung	• Krankengymnastik • Bewegungsbad • Physikalische Therapie • Ergotherapie • Sozialberatung, ggf. Einleitung von Nachsorge/ berufliche Umorientierung	• Atemtherapie • Gangschulung • Treppensteigen • Haltungs- und Rückenschule • Kontrolliertes Bewegen der LWS/BWS • Gleichgewichtstraining • Sturzprävention • Anleitung zu Eigenübungen • Entspannungstechniken • Edukation (Rückenschule, Schmerzverarbeitung) • ADL-Beratung/Training	• Orthesenversorgung selten indiziert, da man von funktioneller Stabilität ausgeht • Anfangs Vermeiden von tief sitzender Position, Hockstellung, Rumpfbeuge und Rotation • Hüftflexion bei stabiler LWS schmerzadaptiert frei • Hilfsmittel: ggf. Strumpfanziehhilfe und/oder Greifzange, Gehwagen, UAG • Verhaltensmaßnahmen erläutern (Drehen en bloc, Aufstehen, Gehen, Sitzen, Bücken etc.) • Screening auf psychosoziale Risikofaktoren/PTBS bei Bedarf (z. B. Polytraumata) ggf. Schmerzpsycho-/Traumatherapie
Phase der Belastungsstabilität (7.–8. Woche)	• Verbesserung von Beweglichkeit, Kraft, Stabilität und Koordination sowie Ausdauer • Beherrschen der Alltagsaktivitäten • ggf. Erkennen PTBS	• Krankengymnastik (auch am Gerät) • Ergotherapie • Bewegungsbad • Physikalische Therapie • MTT • Sporttherapie • Sozialberatung, ggf. Einleitung von Nachsorge/ berufliche Umorientierung	• s. o., entsprechend noch bestehender Defizite • Krafttraining • Ausdauertraining • Koordinationstraining • Aquajogging	• Keine forcierte Rotation (nicht endgradig, nicht gegen max. Widerstände) • Normales Sitzen erlaubt • Steigerung des Bewegungsausmaßes • Ggf. Weiterführung einer eingeleiteten Schmerzpsychotherapie bzw. Traumatherapie
Phase der Belastungsstabilität (9.–12. Woche)	• Verbesserung der Ausdauer • Erreichen der früheren physischen und psychischen Belastbarkeit • Erkennen von psychosozialen Faktoren der Schmerzchronifizierung sowie einer PTBS • Arbeitsfähigkeit	• Krankengymnastik • Krankengymnastik am Gerät • MTT • Sporttherapie • Ergotherapie • Sozialberatung, ggf. Einleitung von Nachsorge/ berufliche Umorientierung	• An Tätigkeitsanforderungen orientierte Therapie • Ausdauertraining • Nordic Walking • Krafttraining • Stabilisationstraining • Rücken/Bauch • Erarbeiten komplexer Bewegungsmuster	• Ggf. ergonomische Ausstattung des Arbeitsplatzes • Ggf. Weiterführung einer eingeleiteten Schmerzpsychotherapie bzw. psychologische Traumatherapie
Phase der Trainingsstabilität (ab 13. Woche)	• Arbeitsfähigkeit bei körperlich anspruchsvollen Tätigkeiten oder spezifischer Belastung im Bereich der verletzten Körperregion	• Krankengymnastik am Gerät • MTT • Sporttherapie • Ergotherapie (arbeitsplatzorientierte Therapie) • Sozialberatung, ggf. Einleitung von Nachsorge/ berufliche Umorientierung	• Arbeitsplatzbezogene MTT • Sportspezifisches Training • Ggf. im Rahmen einer ambulanten oder stationären medizinisch-beruflich orientierten Rehabilitation	• Ggf. Beurteilung der Arbeitsfähigkeit unter Einsatz von FCE-Screenings und/oder Wiedereingliederung in das Erwerbsleben • Sportfähigkeit für Kontaktsportarten erst nach gesicherter knöcherner Konsolidierung (früh. nach 7. Monat) • Ggf. Weiterführung einer eingeleiteten Schmerzpsychotherapie bzw. Traumatherapie

Kommentar der Autoren: Der Begriff "Heilmittel" darf an dieser Stelle nicht als Maßnahmen nach dem Heilmittelkatalog verstanden werden. Diese dürfen nur von ausgewiesenen Heilmittelerbringern (Physiotherapeuten, Ergotherapeuten, Logopäden und Podologen) erbracht werden. Ferner sind Maßnahmen der MTT, Sporttherapie, Sozialberatung keine Heilmittel nach dem Heilmittelkatalog. Somit ist der Begriff Heilmittel hier im weiteren Sinne als "therapeutische Mittel" zu verstehen.

14.5 Trainingstherapie bei Erkrankungen und Verletzungen der Wirbelsäule

Grundsätzlich sollten starke Schmerzzustände im Training vermieden werden.

Besonderheiten des Ausdauertrainings

Phase 1:
- Bewegungsformen im extensiv-aeroben Stoffwechselbereich zum Beispiel als Aufwärmübung, ggf. Zahl der Freiheitsgrade geringhalten (➤ Kap. 3.5)
- Sukzessive Belastungssteigerung unter Berücksichtigung der individuellen Belastungstoleranz und Krankheitsüberzeugung des Patienten
- Bei gegebener Toleranz des Patienten ist die Dauermethode der Intervallmethode vorzuziehen (➤ Kap. 3.3.1, ➤ Kap. 3.5); treten hierbei Schmerzen auf, sind diese als Indikation zur Pause zu betrachten und es ist eine extensive Intervallmethode zu wählen

Phase 2 + 3:
- Bewegungsformen im intensiv-aeroben Stoffwechselbereich
- Sukzessive Belastungssteigerung zur aerob-anaeroben Schwelle (➤ Kap. 3.1.1, ➤ Kap. 3.5) unter Berücksichtigung der individuellen Belastungstoleranz und Krankheitsüberzeugung des Patienten
- Zahl der Freiheitsgrade erweitern

Besonderheiten des sensomotorischen Trainings

Phase 1:
- Schulung der allgemeinen Körperwahrnehmung (z. B. selektive, aktive Stabilisierung des Beckens während Bewegungen der unteren Extremität) (➤ Kap. 6.2)
- Bewegungsvorstellungstraining
- Sofern erforderlich, alternative Bewegungsstrategien erarbeiten zur vorübergehenden Kompensation der problematischen Handlung im Alltag
- Übungen zur Förderung der Neurodynamik bei bestehender neurologischer Restsymptomatik

Phase 2:
- Stufenweiser Abbau der Kompensationsstrategien bei zunehmender Sicherheit und (Selbst-)Vertrauen des Patienten

Phase 3:
- Keine Limitationen oder Kontraindikationen im sensomotorischen Training vorhanden (➤ Tab. 6.5)
- Ggf. Training der Antizipationsfähigkeiten

Besonderheiten des Krafttrainings

Stufe 1:
- Belastungsgewöhnung über Aktivierung/Innervationsschulung (Fünf-Stufen-Modell – Stufe 1, ➤ Kap. 5.3)
- Sofern angezeigt, sollte die willkürliche Aktivierungsfähigkeit des M. transversus abdominis sowie der Mm. multifidi geschult werden
- Submaximale isometrische Anspannungsübungen der Rumpfmuskulatur (➤ Kap. 5.4.2, z. B. ÜK 93, 111, 112)

Stufe 2:
- Verbesserung der Kraftausdauerfähigkeiten der Rumpfmuskulatur (z. B. Abdominal Bracing) (Fünf-Stufen-Modell – Stufe 2, ➤ Kap. 5.3)
- Aktivierung der segmental stabilisierenden Muskeln bei Bewegungsaufgaben mit Bezug zur individuellen Problematik in Aktivitäten und Partizipation (➤ Kap. 21.2.8)
- Schmerzadaptiertes Ganzkörpertraining im Kraftausdauerbereich (Fünf-Stufen-Modell – Stufe 2, ➤ Kap. 5.3)

Stufe 3:
- Ggf. Maximalkrafttraining (Ganzkörper) (Fünf-Stufen-Modell – Stufe 4, ➤ Kap. 5.3)
- Variation der zeitlichen Abfolge von konzentrischen und exzentrischen Bewegungsphasen
- Steigerung der Freiheitsgrade in der Bewegungsausführung
- ADL- und arbeitsplatzspezifisches Training (➤ Kap. 8.4)

Prävention/Sekundärprävention

Basierend auf einer Selbstbewertung des Patienten sollte ein Training zur Rückfallprävention empfohlen werden:
- Neuromuskuläres (Ganzkörper-)Training insbesondere mit Kräftigung der Rumpfmuskulatur
- Plyometrische Trainingsmethoden für die Rumpfmuskulatur (z. B. ÜK 118, 122)
- Aufbautraining zur Vorbereitung des (Wieder-) Einstiegs in strukturierte und unstrukturierte Bewegungsprogramme
- Regelmäßige körperliche Aktivität zur Konsolidierung und Stabilisierung der Therapieergebnisse; weitere Dekonditionierung vermeiden („stay active")

14.6 Exemplarischer Rahmentherapieplan bei Erkrankungen und Verletzungen der Wirbelsäule

Der Rahmentherapieplan (➤ Tab. 14.2) beschreibt die Inhalte der unterschiedlichen multidisziplinären Therapieformen, die auf Patienten einwirken. Es werden die Aspekte Ausdauer, Sensomotorik und Kraft auf den Ebenen der ICF (Funktion, Aktivität, Partizipation) hervorgehoben und mit Übungsformen beschrieben.

Bei allen Übungsformen sollten dem Patienten im gesamten Rehabilitationsprozess zahlreiche Varianten, Alternativen und neue Bewegungsmöglichkeiten geboten werden, um das Bewegungsspektrum zu erweitern. Ziel ist die Bewegungssicherheit auf somatischer und psychischer Ebene und der Abbau von Belastungsängsten im Alltag und Beruf.

Tab. 14.2 Rahmentrainingsplan für Patienten mit Verletzungen und Erkrankungen der Wirbelsäule

Ziel	ICF-Orientierung Funktionen/Aktivitäten (Partizipation)	Therapeutische Methode/ Maßnahme	Inhalte (Realisierung)
• Umfangssteigerung der körperlichen Aktivität im Alltag (Lebensstiländerung)	• Funktionale Gesundheit	• Aktivierende Therapie	• Methoden zur – Edukation – Motivation – Leistungssteigerung (➤ Kap. 1)
1. Absichtslosigkeit und Absichtsbildung (= Entzündungsphase bei BSV oder traumatischen Verletzungen der WS)			
Ausdauer (➤ Kap. 3): • Steigerung der Grundlagenausdauer (GA 1 extensiv) → **Keine Empfehlung zum Ausdauer- und Krafttraining in der Entzündungsphase bei operativ versorgten Verletzungen (= OP) der BWS, LWS und ISG**	Funktionen: • Funktionen des kardiovaskulären Systems • Funktionen des Atmungssystems • Funktionen des kardiovaskulären, hämatologischen, Immun- und Atmungssystems • Funktionen im Zusammenhang mit dem Stoffwechsel- und dem endokrinen System • Funktionen der Gelenke und Knochen • Funktionen der Muskeln Aktivitäten und Partizipation: • Mobilität • Auf die eigene Gesundheit achten • Arbeit und Beschäftigung • Erholung und Freizeit	• Extensives, aerobes Ausdauertraining (➤ Kap. 3.3) → Vorzugsweise Dauermethode → Das Ausdauertraining hat bei Skoliose eine besonders hohe Bedeutung (drohende Verringerung der Vitalkapazität) • **Bei OP oder HWS-Distorsion:** – Vertikalisation	• Crosstrainer bei SPL, WS-Deformitäten und nLBP • Fahrradergometer bei SKS • Liegefahrrad bei BSV • Kanuergometer → Variation in Abhängigkeit von Belastungstoleranz und Präferenzen des Patienten Begleitende PT/ST: • Edukation zur Gesundheitswirksamkeit körperlicher Aktivität bei milder bis moderater Belastung • **Bei SKS/SPL/WS-Deformitäten:** Edukation zur Haltung und Belastung im Alltag mit Bezug zur Pathologie • **Bei BSV/OP:** Edukation zu Wundheilungsphasen und Belastung beim Training in der Therapie • **Bei OP oder HWS-Distorsion:** – Treppen steigen – Gangschulung (➤ Kap. 7) – Atemtherapie
Sensomotorik (➤ Kap. 6): • Schulung der allgemeinen Körperwahrnehmung • **Bei BSV:** Schmerzlinderung • **Bei OP oder HWS-Distorsion:** – Wiedererlernen der Alltagsaktivitäten bei rückengerechtem Verhalten – Normalisieren der muskulären Balance – ggf. Erkennen einer PTBS und Traumaverarbeitung – Sturzprävention → **Bei WS-Deformitäten liegt der Hauptfokus auf der Wahrnehmung zur Haltungskontrolle in Kombination mit Beweglichkeitstraining**	Funktionen: • Globale mentale Funktionen • Spezifische mentale Funktionen • Sinnesfunktionen und Schmerz • Neuromuskuloskeletale und bewegungsbezogene Funktionen Aktivitäten und Partizipation: • Bewusste sinnliche Wahrnehmungen • Allgemeine Aufgaben und Anforderungen • Interpersonelle Interaktionen und Beziehungen • Erziehung/Bildung • Religion und Spiritualität	• Aktivierung/Bahnung der Rumpfmuskulatur (Stufe 1, Fünf-Stufen-Modell, ➤ Kap. 5.3.1) • (EMG-)Biofeedbacktraining (➤ Kap. 11.6.6) • Bewegungsvorstellungstraining • Training der statischen Balance mit externem Aufmerksamkeitsfokus (➤ Kap. 6.2.3, ➤ Kap. 6.2.7, ➤ Kap. 6.2.9) • **Bei WS-Deformitäten:** Übungen unter Einbezug der Atmung (z. B. ÜK 85–92)	• ÜK 101, 111, 112 • **Bei WS-Deformitäten:** Automobilisationsübungen (z. B. ÜK 85, 86, 87, 88, 89) Begleitende PT/ST: • Edukation zur Schmerzwahrnehmung und -bewertung • Schulung der willkürlichen Aktivierungsfähigkeit der Mm. transversus abdominis u. multifidii (iliosakral u. sakrolumbal) über Abdominal Hollowing oder EMG-Biofeedback (➤ Kap. 11.6.6) • Widerlagernde Mobilisation nach Klein-Vogelbach • **Bei OP oder HWS-Distorsion:** – Haltungsschule – Kontrolliertes Bewegen der HWS/LWS/BWS – Sensomotorisches Training – Entspannungstechniken – Mentales Training

Tab. 14.2 Rahmentrainingsplan für Patienten mit Verletzungen und Erkrankungen der Wirbelsäule *(Forts.)*

Ziel	ICF-Orientierung Funktionen/Aktivitäten (Partizipation)	Therapeutische Methode/ Maßnahme	Inhalte (Realisierung)
Kraft: • Kräftigung der Rumpfmuskulatur • Kräftigung der Beinmuskulatur • **Bei WS-Deformitäten:** Kräftigung der Schultergürtel- und Armmuskulatur • **Bei HWS-Distorsion:** Atrophieprophylaxe → **Keine Empfehlung zum Ausdauer- und Krafttraining in der Entzündungsphase bei operativ versorgten Verletzungen (= OP) der BWS, LWS und ISG**	Funktionen: • Funktionen der Muskeln • Neuromuskuloskeletale und bewegungsbezogene Funktionen Aktivitäten und Partizipation: • Gegenstände tragen, bewegen und handhaben • Gehen und sich fortbewegen	• **Bei BSV:** - Aktivierung/Bahnung der Rumpfmuskulatur (Stufe 1, Fünf-Stufen-Modell, ➤ Kap. 5.3.1) - Aktivierung/Bahnung der Beinmuskulatur • **Bei HWS-Distorsion:** - Isometrisches Krafttraining der Halsmuskulatur (➤ Kap. 5.4.2) - Dynamisches Kraftausdauertraining der Schulter-Nacken-Muskulatur (Stufe 2, Fünf-Stufen-Modell, ➤ Kap. 5.3.1) - Anleitung zu Eigenübungen • Lokales Kraftausdauertraining der ventralen und dorsalen Rumpfmuskeln (Stufe 2, Fünf-Stufen-Modell, ➤ Kap. 5.3.1; 50 % der Fmax, 15–20 Wdh., 2–3 Serien, ca. 1 Min. Pausenzeit) • Kraftausdauertraining der Beinmuskulatur (Stufe 2, Fünf-Stufen-Modell, ➤ Kap. 5.3.1; 50 % der Fmax, 15–20 Wdh., 2–3 Serien, ca. 1 Min. Pausenzeit) • **Bei WS-Deformitäten:** Kraftausdauertraining der Schultergürtel- und Armmuskulatur (Stufe 2, Fünf-Stufen-Modell, ➤ Kap. 5.3.1; 50 % der Fmax, 15–20 Wdh., 2–3 Serien, ca. 1 Min. Pausenzeit)	• ÜK 93, 101, 102 • ÜK 53 • Lumbaltrainer, WS-Extension (➤ Kap. 5.6.3, Abb. 5.9, Abb. 5.10) • Funktionsstemme (➤ Kap. 5.6.3, ➤ Abb. 5.15) • **Bei BSV:** - ÜK 10, 13, 16 - Funktionsstemme, einbeinig auf der nicht betroffenen Seite (➤ Kap. 5.6.3, ➤ Abb. 5.15, ÜK 33, stabiler Untergrund) - Latzug zur Eigentraktion der LWS im Sitz (➤ Kap. 5.6.3, ➤ Abb. 5.16) - ➤ Kap. 21.2.7 • **Bei HWS-Distorsion:** - ÜK 53, 67, 81 - ÜK 129, 130 ➤ Kap. 21.2.9 → Unter Berücksichtigung der Belastungstoleranz des Patienten bei Anwendung der RPE- und Schmerz-Skala (➤ Kap. 1.6.3, ➤ Tab. 1.2) • **Bei WS-Deformitäten:** Auf die seitensymmetrische Ausführung achten. Weiterhin kann die Ausführung einseitig erfolgen zugunsten der schwächeren Seite. Es sollen grundsätzlich keine starken Verspannungsgefühle der multisegmentalen Mm. (WS) entstehen.
Beweglichkeit: • Beweglichkeitssteigerung angrenzender Körperabschnitte • Unterstützung zur Haltungskompetenz (Sensomotorik) • **Bei Skoliose:** Ausgleich von Asymmetrien im Seitenvergleich in allen drei Körperebenen	Funktionen: • Funktionen der Gelenke und Knochen • Funktionen der Bewegung Aktivitäten und Partizipation • Die Körperposition ändern und aufrechterhalten	• Beweglichkeitstraining (➤ Kap. 5.5.3) - Anspannungs-/Entspannungsdehnen des Agonisten (CR) - Reziproke Hemmung (Anspannung des Antagonisten) - Stretching am Ende der Trainingseinheit • **Bei WS-Deformitäten:** - Atemtherapie : Atemlenkung v. a. thorakal in die konkave (= zu dehnende) Seite, auch in Dehnungsposition	• ÜK 1–4, 82, 83 - Schmerzadaptiert bei SKS, SPL und BSV - Hypomobile Seite > hyper-/normomobile Seite (bzgl. Umfang) bei Skoliose • **Bei WS-Deformitäten:** - ÜK 85, 86, 87, 88 Begleitende PT/ST: • Manuelle Therapie zur Gelenksmobilisation LWS/Becken/ISG (nur bei Bedarf) • Erarbeitung alternativer Bewegungsstrategien zur Kompensation schmerzhafter Aktivitäten • **Bei HWS-Distorsion:** - ÜK 127, 128 - ÜK 44 - ➤ Kap. 21.2.9 - ÜK 129–137

Tab. 14.2 Rahmentrainingsplan für Patienten mit Verletzungen und Erkrankungen der Wirbelsäule *(Forts.)*

Ziel	ICF-Orientierung Funktionen/Aktivitäten (Partizipation)	Therapeutische Methode/ Maßnahme	Inhalte (Realisierung)
2. Vorbereitung (= Proliferationsphase bei BSV oder traumatischen Verletzungen der WS) → Phasenversatz bei OP. Postoperativ erfolgt der Beginn des Trainings in der Therapie in der Proliferationsphase. Die Empfehlungen zum Einstieg in die Trainingstherapie sind identisch zu den Inhalten unter Stufe 1 und 2 Absichtslosigkeit und Absichtsbildung/Entzündungsphase.			
Ausdauer: • Steigerung der Grundlagenausdauer (GA 1 intensiv)	s. Stufe 1 + 2	• Intensives, aerobes Ausdauertraining (➤ Kap. 3.3) → Vorzugsweise Dauermethode	• Crosstrainer bei SPL und BSV • Kanuergometer • Laufband → Variation in Abhängigkeit von Belastungstoleranz und Präferenzen des Patienten • **Bei OP:** – Keine forcierte Rotation (nicht endgradig, nicht gegen maximale Widerstände)
			Begleitende PT/ST: • **Bei Skoliose:** – Edukation zur Bedeutung der Ausdauerfähigkeiten und Funktionserhalt der Atmung
Sensomotorik (➤ Kap. 6): s. Stufe 1 + 2 • Verbesserung der Haltungskoordination • Verbesserung der allgemeinen sensomotorischen/ koordinativen Fähigkeiten	s. Stufe 1 + 2	• u. a. Übungsformen zur Differenzierungs-, Kopplungs-, Umstellungs-, Reaktions- und Rhythmusfähigkeit (➤ Kap. 6.2, ➤ Kap. 6.2.4) • **Bei WS-Deformitäten:** – Haltungsschulung der (weitestgehend) physiologischen WS-Haltung in verschiedenen Ausgangsstellungen • **Bei BSV:** – Stabilisation des Rumpfes	• Üben der dynamischen Balance mit Differenzierung durch Veränderung der Bewegungsamplitude und -geschwindigkeit, Setzen von Widerständen • Beckenbodentraining • **Bei WS-Deformitäten:** – ÜK 85, 86, 87, 88 • **Bei BSV:** – ÜK 98, 101 (schmerzadaptiert) • **Bei OP:** – ÜK 101, 111, 112 – Keine forcierte Rotation (nicht endgradig, nicht gegen maximale Widerstände) → orientiert an den beeinträchtigten Aktivitäten
			Begleitende PT/ST: • Schulung der willkürlichen Aktivierungsfähigkeit der segmental stabilisierenden Mm. während der beeinträchtigten Aktivitäten (auch ➤ Kap. 21.2.8)
Kraft: • Kräftigung der Rumpfmuskulatur • Kräftigung der Beinmuskulatur • **Bei BSV:** – Myotome • **Bei WS-Deformitäten:** – Kräftigung der Schultergürtel- und Armmuskulatur • **Bei HWS-Distorsion:** – Kräftigung der Schultergürtel- und Armmuskulatur	s. Stufe 1 + 2	• Lokales Kraftausdauertraining der ventralen und dorsalen Rumpfmuskeln (Stufe 2, Fünf-Stufen-Modell, ➤ Kap. 5.3.1; 50 % der Fmax, 15–20 Wdh., 2–3 Serien, ca. 1 Min. Pausenzeit) • Hypertrophietraining der Bein- und Rückenmuskulatur (Stufe 3, Fünf-Stufen-Modell, ➤ Kap. 5.3.1; 70 % der Fmax, 8–12 Wdh., 2–3 Serien, ca. 2 Min. Pausenzeit) • **Bei WS-Deformitäten/HWS-Distorsion:** – Kraftausdauertraining der Schultergürtel- und Armmuskulatur (Stufe 2, Fünf-Stufen-Modell, ➤ Kap. 5.3.1; 50 % der Fmax, 15–20 Wdh., 2–3 Serien, ca. 1 Min. Pausenzeit)	• ÜK 93, 94, 104 • ÜK 98, 122 • ÜK 67, 71 • ÜK 34 • auch ➤ Kap. 21.2.1, 21.2.7, 21.2.8, 21.2.10 • **Bei Scheuermann/SA:** – ÜK 84, 97 • **Bei HWS-Distorsion:** – ÜK 130, 131, 54, 115, ➤ Kap. 21.2.9 → Unter Berücksichtigung der Belastungstoleranz des Patienten bei Anwendung der RPE- und Schmerz-Skala (➤ Kap. 1.6.3, ➤ Tab 1.2) • **Bei WS-Deformitäten:** – Auf die seitensymmetrische Ausführung achten. Weiterhin kann die Ausführung einseitig erfolgen zugunsten der schwächeren Seite. Es sollen grundsätzlich keine starken Verspannungsgefühle der multisegmentalen Mm. der WS entstehen. (ÜK 85–92) • **HWS-Distorsion:** – Besonderer Fokus auf die Stabilisierung der HWS während der Ausführung sowie Blickfixierung

Tab. 14.2 Rahmentrainingsplan für Patienten mit Verletzungen und Erkrankungen der Wirbelsäule *(Forts.)*

Ziel	ICF-Orientierung Funktionen/Aktivitäten (Partizipation)	Therapeutische Methode/ Maßnahme	Inhalte (Realisierung)
Beweglichkeit (➤ Kap. 5.5): s. Stufe 1 + 2 • **Bei BSV:** - Verbesserung der neuralen Gleitfähigkeit	s. Stufe 1 + 2	• Beweglichkeitstraining (➤ Kap. 5.5.3) - Anspannungs-/Entspannungsdehnen des Agonisten (CR) - Reziproke Hemmung (Anspannung des Antagonisten) - Stretching am Ende der Trainingseinheit • **Bei WS-Deformitäten:** - Atemtherapiee: Atemlenkung v. a. thorakal in die konkave (= zu dehnende) Seite, auch in der Dehnposition • **Bei BSV/neurologischer Symptomatik:** - Förderung der Neurodynamik	• ÜK 1–4, 82 + 83 - Schmerzadaptiert - Hypomobile Seite > hyper-/normomobile Seite (bzgl. Umfang) bei Skoliose • **Bei WS-Deformitäten:** - ÜK 85, 86, 87, 88 • **Bei BSV/neurologischer Symptomatik:** - Aktive Neuroslider Begleitende PT/ST: • Manuelle Therapie (➤ Kap. 10.5) zur Gelenksmobilisation LWS/Becken/ISG (nur bei Bedarf) • Sukzessive Erarbeitung physiologischer Haltung und Bewegungsabläufe → Unter Berücksichtigung der momentanen motorischen Fähigkeiten des Patienten (v. a. Sensomotorik und Beweglichkeit)
3. Handlung (= Reorganisationsphase bei BSV oder traumatischen Verletzungen der WS) → Phasenversatz bei OP. Postoperativ erfolgt der Beginn des Trainings in der Therapie in der Proliferationsphase. Die Empfehlungen zur Progression der Trainingstherapie sind identisch zu den Inhalten unter 2. Vorbereitung/Proliferationsphase.			
Ausdauer (➤ Kap. 3): • Steigerung der Grundlagenausdauer (GA 1 intensiv)	s. Stufe 1 + 2	• Ausdauertraining im aerob-anaeroben Stoffwechselbereich (➤ Kap. 3.3) - Wahlweise Dauermethode oder intensive Intervallmethode	• Laufband, Fahrradergometer, Crosstrainer und Kanuergometer • Bewegungsmischformen (z. B. HIIT, ➤ Kap. 3.3.1) → Variation in Abhängigkeit von der Belastungstoleranz und Präferenzen des Patienten • **Bei SPL:** Vorsicht bei wiederkehrenden Hyperextensions- und Impulsbelastungen von Hüfte bzw. LWS
Sensomotorik (➤ Kap. 6): • Integration von Alltagsaktivitäten/Wahrnehmung • Automatisierung der segmentalen Stabilisation bei patientenrelevanten ADLs	s. Stufe 1 + 2 • Mit Stress und anderen psychischen Anforderungen umgehen	• Verhaltenstraining: Förderung der kognitiven und affektiven Bereiche im Sinne von Sensibilisierung des Wirbelsäulenverhaltens im Alltag • **Bei WS-Deformitäten:** Haltungsschulung der (weitestgehend) physiologischen WS-Haltung in verschiedenen Ausgangsstellungen	• Simulation/Modifikation von (beeinträchtigten) Alltagssituationen unter Variation der Informationsanforderungen und Druckbedingungen (➤ Kap. 6.2, ➤ Tab 6.5) → orientiert an den beeinträchtigten Aktivitäten • Begleitende PT/ST • Edukation zur Ergonomie in Beruf und Alltag • Edukation zu Stress und Stressbewältigung mit Bezug zur Motorik • Autogenes Training

Tab. 14.2 Rahmentrainingsplan für Patienten mit Verletzungen und Erkrankungen der Wirbelsäule *(Forts.)*

Ziel	ICF-Orientierung Funktionen/Aktivitäten (Partizipation)	Therapeutische Methode/ Maßnahme	Inhalte (Realisierung)
Kraft: • Aufbautraining/Ganzkörpertraining • **Bei HWS-Distorsion:** – Kräftigung der Schultergürtel- und Armmuskulatur • **Bei ISG-Verletzung:** – Kräftigung Mm. gluteus maximus, latissimus dorsi und piriformis	s. Stufe 1 + 2	• Training am Zugsystem (➤ Kap. 5.7) – Hypertrophietraining der großen Muskelgruppen (Stufe 3, Fünf-Stufen-Modell, ➤ Kap. 5.3.1) – Training der intramuskulären Koordination (Stufe 4, Fünf-Stufen-Modell, ➤ Kap. 5.3.1) – Statisches Kraftausdauertraining der stabilisierenden Mm. (➤ Kap. 5.4.2) – Training intermuskulären Koordination (Stufe 2, Fünf-Stufen-Modell, ➤ Kap. 5.3.1) • Reaktivkrafttraining der Bein- und Rumpfmuskulatur (➤ Kap. 5.4.3) • Training im kurzen Dehnungs-Verkürzungszyklus (DVZ) mit eigenem Körpergewicht • **Bei HWS-Distorsion:** – Hypertrophietraining der Schultergürtel- und Armmuskulatur (Stufe 3, Fünf-Stufen-Modell, ➤ Kap. 5.3.1; 50 % der Fmax, 15–20 Wdh., 2–3 Serien, ca. 1 Min. Pausenzeit)	• ÜK 119, 121, 122, 125, 126, • ÜK 102, 118, 119, 125 + Rumpfbeugung und Rotation • ÜK 33, 41 • ÜK 34, 35, 36, 37, 38, 39 • Übungen im kurzen DVZ der Bein- und Rumpfmuskulatur (➤ Kap. 21.2.8) • **Bei HWS-Distorsion:** – ÜK 132, 133, 107, 115, 119, ➤ Kap. 21.2.9 → Unter Berücksichtigung der Belastungstoleranz des Patienten bei Anwendung der RPE- und Schmerz-Skala (➤ Kap. 1.6.3, ➤ Tab 1.2) → Besonderer Fokus auf die Stabilisierung der HWS während der Ausführung sowie Blickfixierung.
Beweglichkeit (➤ Kap. 5.5): • Beweglichkeitssteigerung der LWS und angrenzender Körperabschnitte • Steigerung der globalen Flexibilität	s. Stufe 1 + 2	• Beweglichkeitstraining – In Orientierung an Übungen aus dem Yoga-Konzept oder Movement Preparations – Faszientraining	• ÜK 1–4, 82 + 83 • Cobra, Skorpion, Adler • **Bei HWS-Distorsion:** ÜK 127, 128 • **Bei BSV/neurologischer Symptomatik:** Aktive Neuroslider

Die Angaben unter „Inhalte (Realisierung)" stellen eine Empfehlung der Autoren dar und sind nicht in vollem Umfang anzubringen.

Reflexionsfragen

- Warum ist dem Patienten in allen Prozessen der Entscheidungsfindung ein wesentliches Mitspracherecht einzuräumen?
- Wie unterscheiden sich die Zielsetzungen in Training und Therapie bei chronischen Schmerzsyndromen im Gegensatz zu akuten/entzündlichen Schmerzen?
- Warum ist das Ziel des Erreichens einer physiologischen Lordose in der LWS für Patienten mit einer SKS kritisch zu betrachten?
- Welche Kriterien sollten erfüllt sein, um in die Stufe 3 des Trainings in der Therapie bei SKS überzugehen?
- Warum ist die Erwartung einer vollständigen Rückbildung der Problematik bei SKS unwahrscheinlich?
- Warum nimmt die Kontrollfähigkeit des Beckenbodens eine besondere Rolle ein in der Therapie von Personen mit SPL?
- Welche Muskeln unterstützen den M. rectus abdominis in der Aufrichtung des Beckens in mehrgelenkiger Muskelkette?
- Warum sind die betroffenen Segmente bei spezifischen Rückenbeschwerden meist im Bereich der Lumbalwirbelsäule zu suchen?
- Wie unterscheiden sich die Schmerzen bzgl. der Art, Lokalisation und Intensität in den einzelnen Wundheilungsphasen bei einem Bandscheibenprolaps?
- Warum ist die Trainingstherapie unter dem Aspekt der Nachhaltigkeit der manuellen Therapie vorzuziehen?
- Warum ist das Ziel, ein physiologisches Bewegungsausmaß der Hüfte für Patienten mit operativ versteiftem ISG zu erreichen, kritisch zu betrachten?
- Welche Kriterien sollten erfüllt sein, um in die Phase 3 des Trainings in der Therapie bei (operativ) stabilisierten Wirbelkörperfrakturen überzugehen?
- Welchen Einfluss haben Fehlstellungen der Wirbelsäule auf die Gleichgewichtsfähigkeiten einer Person?
- Wo sehen Sie Schnittstellen zwischen ISG-Problematiken und einem Morbus Bechterew?

LITERATUR

Adames V, Tomczak M (2012). Mentaltraining in der orthopädischen Rehabilitation. *physioscience, 8*(02), 68–75.

Akeson WH, Woo S LY, Amiel D, Frank CB (1984). The chemical basis of tissue repair. In: Hunter, L. Y.; Funk, F. J. (Hrsg.): Rehabilitation of the injured knee. St. Louis, Toronto, Princeton: C. V. Mosby company, 93–148.

Akeson WH, Frank CB, Amiel D, Woo SLY (1985). Ligament biology and biomechanics. In: Finerman, G. (Hrsg.): American academy of orthopaedic surgeons – symposium on sports medicine: the knee. St. Louis, Toronto, Princeton: C. V. Mosby company, 113–151.

Akeson WH, Amiel D, Woo SLY (1996). Cartilage and ligament: Physiology and repair processes. In Nicholas, J. A.; Hershman, E. B. (Hrsg.): The lower extremity and spine in sports medicine. St. Louis, Toronto, Princeton: C. V. Mosby company, 3–41.

Al-Subahi M, Alayat M, Alshehri MA, Helal O, Alhasan H, Alalawi A, …, Alfaqeh A (2017). The effectiveness of physiotherapy interventions for sacroiliac joint dysfunction: a systematic review. Journal of physical therapy science, 29(9), 1689–1694.

Anwer S, Alghadir A, Abu Shaphe M, Anwar D (2015). Effects of exercise on spinal deformities and quality of life in patients with adolescent idiopathic scoliosis. BioMed research international, 2015.

Aoki Y, Takahashi H, Nakajima A, Kubota G, Watanabe A, Nakajima T, …, Nakagawa K (2020). prevalence of lumbar spondylolysis and spondylolisthesis in patients with degenerative spinal disease. Scientific Reports, 10(1), 1–4.

Arbeitsgemeinschaft der Wissenschaftlichen Medizinischen Fachgesellschaften (AWMF), Bundesärztekammer (BÄK), Kassenärztliche Bundesvereinigung (KBV), Bundesvereinigung (KBV) (2017). Nationale Versorgungsleitlinie Nicht-spezifischer Kreuzschmerz – Kurzfassung, 2. Auflage. Version 2017. DOI: https://doi.org/10.6101/AZQ/000377. www.kreuzschmerz.versorgungsleitlinien.de (abgerufen 03.02.2022I.

AWMF: Fachgesellschaften, A. D. W. M. (2018). S2k-Leitlinie: Spezifischer Kreuzschmerz. AWMF-Registernummer 033–051

Badke A (2018). Konservative Therapie von Verletzungen der Halswirbelsäule. OP-JOURNAL, 34(02), 134–137.

Bandura A. (1977). Self-efficacy: toward a unifying theory of behavioral change. *Psychological review, 84*(2), 191–215. https://doi.org/doi.org/10.1037//0033-295x.84.2.191.

Becker, E., Hussla, B., Irle, H., Knorr, I., Korsukéwitz, C., Pottins, I., Rohwetter, M., Schuhknecht, P. & Timner, K. (2003). Leitlinien zur sozialmedizinischen Leistungsbeurteilung bei Bandscheiben- und bandscheibenassoziierten Erkrankungen. *Gesundheitswesen, 65,* 19–39. https://doi.org/10.1055/s-2003-36915.

Berdishevsky H, Lebel VA, Bettany-Saltikov J, Rigo M, Lebel A, Hennes A, …, de Mauroy JC (2016). Physiotherapy scoliosis-specific exercises–a comprehensive review of seven major schools. Scoliosis and spinal disorders, 11(1), 20.

Bezalel T, Carmeli E, Been E, Kalichman L (2014). Scheuermann's disease: current diagnosis and treatment approach. Journal of Back and Musculoskeletal Rehabilitation, 27(4), 383–390.

Bork H, Simmel S, Böhle E et al. (2016). S2 k-Leitlinie „Rehabilitation nach traumatischen Frakturen d. Brust- u. Lendenwirbelsäule ohne neurologische Ausfälle" Registriernummer: 033–043.

Bork H, Simmel S, Böhle E, Ernst U, Fischer K, Fromm B, …, Pullwitt V (2018). Rehabilitation nach traumatischen Frakturen der Brust- und Lendenwirbelsäule. Zeitschrift für Orthopädie und Unfallchirurgie, 156(05), 533–540.

Bortz WM II (1984). The disuse syndrome. Western Journal of Medicine, 141(5), 691.

Bredow J, Eysel P, Oikonomidis S (2020). Postoperatives Management der Belastung und Rehabilitation nach lumbalen Wirbelsäulenoperationen. Der Orthopäde, 49(3), 201–210.

Brinckmann P, Frobin W, Leivseth G (2000): Orthopädische Biomechanik. Stuttgart: Thieme Verlag.

Budniok A (1997). Verschiedenartige Gewebszustände als Ursachen unterschiedlicher Schmerzarten. Physikalische Medizin, Rehabilitationsmedizin, Kurortmedizin, 7(05), 231–238.

Bundesärztekammer (BÄK), Kassenärztliche Bundesvereinigung (KBV), Arbeitsgemeinschaft der Wissenschaftlichen Medizinischen Fachgesellschaften (AWMF). Nationale VersorgungsLeitlinie (NVL) Nicht-spezifischer Kreuzschmerz – Kurzfassung, 2. Auflage. Version 2017. DOI:https://doi.org/ 10.6101/AZQ/000377. www.kreuzschmerz.versorgungsleitlinien.de (abgerufen 03.02.2022).

Chatagny MD, Schmid C (2019). Cross Education: wie sich unilaterales, exzentrisches Krafttraining des M. quadriceps femoris auf die kontralaterale Seite auswirkt.

Cusick JF, Yoganandan N (2002). Biomechanics of the cervical spine 4: major injuries. Clinical Biomechanics, 17(1), 1–20.

De Mauroy J, Weiss H, Aulisa A, Aulisa L, Brox J, Durmala J, …, Le Blay G (2010). Conservative treatment of idiopathic & Scheuermann's kyphosis. 7th SOSORT consensus paper. Scoliosis, 5(9).

Dengler J, Duhon B, Whang P, Frank C, Glaser J, Sturesson B, …, Polly D (2017). Predictors of outcome in conservative and minimally invasive surgical management of pain originating from the sacroiliac joint: a pooled analysis. Spine, 42(21), 1664.

Dengler J, Kools D, Pflugmacher R, Gasbarrini A, Prestamburgo D, Gaetani P, …, Sturesson B (2019). Randomized trial of sacroiliac joint arthrodesis compared with conservative management for chronic low back pain attributed to the sacroiliac joint. The Journal of bone and joint surgery. American volume, 101(5), 400.

Dewar C (2015). Diagnosis and treatment of vertebral compression fractures. Radiologic Technology, 86(3), 301–323.

DGOOC (2016). S2k-Leitlinie „Rehabilitation nach traumatischen Frakturen der Brust- und Lendenwirbelsäule ohne neurologische Ausfälle".

Diemer F, Lowak H, Sutor V. Leitfaden Physiotherapie in der Orthopädie und Traumatologie. 3.A. München: Elsevier, 2017.

Diemer F, Sutor V (2007). Praxis der medizinischen Trainingstherapie (Vol. 1). Georg Thieme Verlag.

Ebelt-Paprotny G, Taxhet G, Wappelhorst U (Hrsg.). Leitfaden Physiotherapie. 7.A. München: Elsevier, 2017.

Fernandez M, Ferreira ML, Refshauge KM, Hartvigsen J, Silva IR, Maher CG, …, Ferreira PH (2016). Surgery or physical activity in the management of sciatica: a systematic review and meta-analysis. European Spine Journal, 25(11), 3495–3512.

Frazer AK, Pearce AJ, Howatson G, Thomas K, Goodall S, Kidgell DJ (2018). Determining the potential sites of neural adaptation to cross-education: implications for the cross-education of muscle strength. European journal of applied physiology, 118(9), 1751–1772.

Froböse, I. (2006). Das neue Rückentraining. Gräfe und Unzer, München.

Fusco C, Zaina F, Atanasio S, Romano M, Negrini A, Negrini S (2011). Physical exercises in the treatment of adolescent idiopathic scoliosis: an updated systematic review. Physiotherapy theory and practice, 27(1), 80–114.

Gagnet P, Kern K, Andrews K, Elgafy H, Ebraheim N (2018). Spondylolysis and spondylolisthesis: a review of the literature. Journal of orthopaedics, 15(2), 404–407.

Hadjipavlou AG, Tzermiadianos MN, Bogduk N, Zindrick MR (2008). The pathophysiology of disc degeneration: a critical review. The Journal of bone and joint surgery. British volume, 90(10), 1261–1270.

Han BI, Song HS, Kim JS (2011). Vestibular rehabilitation therapy: review of indications, mechanisms, and key exercises. Journal of Clinical Neurology, 7(4), 184–196.

Hasenbring M, Pfingsten M (2004). Psychologische Mechanismen der Chronifizierung – Konsequenzen für die Prävention. In Psychologische Schmerztherapie (pp. 99–118). Springer, Berlin, Heidelberg.

Hendrich E (2003). Motorisches Lernen und kontralateraler Transfer (Doctoral dissertation, lmu).

Hodges PW, Moseley GL (2003). Pain and motor control of the lumbopelvic region: effect and possible mechanisms. Journal of electromyography and kinesiology, 13(4), 361–37.

Hodges PW, Smeets RJ (2015). Interaction between pain, movement, and physical activity: short-term benefits, long-term consequences, and targets for treatment. The Clinical journal of pain, 31(2), 97–107.
ISICO (2007). The evidence based ISICO approach to spinal deformities
Józsa L, Kannus P, Thöring J, Reffy A, Järvinen M, Kvist MJ (1990). The effect of tenotomy and immobilisation on intramuscular connective tissue. A morphometric and microscopic study in rat calf muscles. The Journal of bone and joint surgery. British volume. 72. 293–7. doi: https://doi.org/10.1302/0301-620X.72B2.2312572.
Kalichman L, Hunter DJ (2008). Diagnosis and conservative management of degenerative lumbar spondylolisthesis. European Spine Journal, 17(3), 327–335.
Katscher S, Verheyden AP (2003). Standards bei der Behandlung von Frakturen und Instabilitäten der HWS zwischen C3 und C7. Trauma und Berufskrankheit, 5(2), 225–230.
Kiltz U, Braun J (2013). Evidenzbasierte Leitlinie der Deutschen Gesellschaft für Rheumatologie (DGRh) und der beteiligten medizinisch-wissenschaftlichen Fachgesellschaften und weiterer Organisationen. Long version, S3 Guideline on axial spondyloarthritis including ankylosing spondylitis and early forms. AWMF Guidelines Register, (060/003).
Kiltz, U., Braun, J., DGRh, Becker, A., DEGAM, Chenot, J. F., Dreimann, M., DWG, Hammel, L., DVMB, Heiligenhaus, A., DOG, Hermann, K. G., DRG, Klett, R., DGMM, Krause, D., Kreitner, K. F., Lange, U., DGPMR/DGRW, … DGNC (2019). Langfassung zur S3-Leitlinie Axiale Spondyloarthritis inklusive Morbus Bechterew und Frühformen, Update 2019 : Evidenzbasierte Leitlinie der Deutschen Gesellschaft für Rheumatologie (DGRh) und der beteiligten medizinisch-wissenschaftlichen Fachgesellschaften und weiterer Organisationen [Long version on the S3 guidelines for axial spondyloarthritis including Bechterew's disease and early forms, Update 2019 : Evidence-based guidelines of the German Society for Rheumatology (DGRh) and participating medical scientific specialist societies and other organizations]. Zeitschrift fur Rheumatologie, 78(Suppl 1), 3–64. https://doi.org/doi.org/10.1007/s00393-019-0670-3.
Kirschneck M, Gläßel A, Wilke S, Stucki G (2007). Umsetzung der ICF und der ICF-Core-Sets für lumbale Rückenschmerzen in der Rehabilitation. Manuelle Therapie, 11(03), 101–109.
Kirschneck M, Rauch A, Stucki G, Cieza A (2011). Rehabilitationsmanagement in der Praxis unter Anwendung der Internationalen Klassifikation der Funktionsfähigkeit, Behinderung und Gesundheit (ICF). Physikalische Medizin, Rehabilitationsmedizin, Kurortmedizin, 21(01), 11–21.
Klee A (1995). Haltung, muskuläre Balance und Training. Die metrische Erfassung der Haltung und des Funktionsstandes der posturalen Muskulatur-Möglichkeiten der Haltungsbeeinflussung durch funktionelle Dehn-und Kräftigungsübungen, 2.
Klee A, Wiemann K (2012). Dehnen: Training der Beweglichkeit. Hofmann.
Knecht S, Ringelstein EB (1999). Neuronale Plastizität am Beispiel des somatosensorischen Systems. Der Nervenarzt, 70(10), 889–898.
Le Huec JC, Tsoupras A, Leglise A, Heraudet P, Celarier G, Sturresson B (2019). The sacro-iliac joint: A potentially painful enigma. Update on the diagnosis and treatment of pain from micro-trauma. Orthopaedics & Traumatology: Surgery & Research, 105(1), S31-S42.
Nejati P, Safarcherati A, Karimi F (2019a). Effectiveness of exercise therapy and manipulation on sacroiliac joint dysfunction: a randomized controlled trial. Pain physician, 22(1), 53–61.
Matz PG, Meagher RJ, Lamer T, Tontz WL Jr, Annaswamy TM, Cassidy RC, …, Gunnoe BA (2016). Guideline summary review: an evidence-based clinical guideline for the diagnosis and treatment of degenerative lumbar spondylolisthesis. The Spine Journal, 16(3), 439–448.
Mayer HM, Heider FC (2016). Der lumbale Bandscheibenvorfall. Orthopädie und Unfallchirurgie up2date, 11(06), 427–447.
Millner JR, Barron JS, Beinke KM, Butterworth RH, Chasle BE, Dutton LJ, …, Pickering KA (2016, February). Exercise for ankylosing spondylitis: An evidence-based consensus statement. In Seminars in arthritis and rheumatism (Vol. 45, No. 4, pp. 411–427). WB Saunders.
Mitchell UH, Helgeson K, Mintken P (2017). Physiological effects of physical therapy interventions on lumbar intervertebral discs: A systematic review. Physiotherapy theory and practice, 33(9), 695–705.
Mohanty PP, Pattnaik M (2016). Mobilisation of the thoracic spine in the management of spondylolisthesis. Journal of bodywork and movement therapies, 20(3), 598–603.
Murphy DR, Hurwitz EL, Gregory AA, Clary R (2006). A non-surgical approach to the management of lumbar spinal stenosis: a prospective observational cohort study. BMC Musculoskeletal Disorders, 7(1), 16.
Nava-Bringas TI, Hernández-López M, Ramírez-Mora I, Coronado-Zarco R, Israel Macias-Hernandez S, Cruz-Medina E, …, León-Hernández SR (2014). Effects of a stabilization exercise program in functionality and pain in patients with degenerative spondylolisthesis. Journal of back and musculoskeletal rehabilitation, 27(1), 41–46.
Negrini S, Negrini A, Romano M, Verzini N, Negrini A, Parzini S (2006). A controlled prospective study on the efficacy of SEAS. 02 exercises in preventing progression and bracing in mild idiopathic scoliosis. Studies in health technology and informatics, 123, 523.
Negrini S, Atanasio S, Negrini A, Negrini A, Negrini, A (2007). The evidence-based ISICO approach to spinal deformities.
Negrini S, Zaina F, Romano M, Negrini A, Parzini S (2008). Specific exercises reduce brace prescription in adolescent idiopathic scoliosis: a prospective controlled cohort study with worst-case analysis. Journal of rehabilitation medicine, 40(6), 451–455.
Negrini A, Parzini S, Negrini MG, Romano M, Atanasio S, Zaina F, Negrini S (2008). Adult scoliosis can be reduced through specific SEAS exercises: a case report. Scoliosis, 3(1), 20.
Negrini S, Aulisa AG, Aulisa L, Circo AB, de Mauroy JC, Durmala J, …, Minozzi S (2012). 2011 SOSORT guidelines: orthopaedic and rehabilitation treatment of idiopathic scoliosis during growth. Scoliosis, 7(1), 3.
Nejati P, Safarcherati A, Karimi F (2019b). Effectiveness of Exercise Therapy and Manipulation on Sacroiliac Joint Dysfunction: A Randomized Controlled Trial. *Pain physician, 22*(1), 53–61.
Newell N, Little JP, Christou A, Adams MA, Adam CJ, Masouros SD (2017). Biomechanics of the human intervertebral disc: A review of testing techniques and results. Journal of the mechanical behavior of biomedical materials, 69, 420–434.
Niethard FU, Pfeil J (1992). Orthopädie. Stuttgart: Hippokrates Verlag.
North American Spine Society (NASS)(2020). Evidence-Based Clinical Guidelines for Multidisciplinary Spine Care: Diagnosis & Treatment of Low Back Pain. doi: https://doi.org/10.1016/j.spinee.2020.04.006.
Nothwang J, Ulrich C (2005). Operative Versorgung von HWS-Verletzungen. Trauma und Berufskrankheit, 7(2), S263-S270.
Oberst M, Wittner B, Holz U (2001). Frakturen und Luxationen der unteren HWS. OP-JOURNAL, 17(02), 142–149.
Paravlic AH, Pisot R, Marusic U (2019). Specific and general adaptations following motor imagery practice focused on muscle strength in total knee arthroplasty rehabilitation: A randomized controlled trial. PloS one, 14(8).
Pécourneau, V., Degboé, Y., Barnetche, T., Cantagrel, A., Constantin, A., & Ruyssen-Witrand, A. (2018). Effectiveness of Exercise Programs in Ankylosing Spondylitis: A Meta-Analysis of Randomized Controlled Trials. *Archives of physical medicine and rehabilitation, 99*(2), 383–389.e1. https://doi.org/doi.org/10.1016/j.apmr.2017.07.015.
Pfingsten M (2003). Vermeidungsverhalten und Rückenschmerzen-Ansätze für neue therapeutische Wege? Physikalische Medizin, Rehabilitationsmedizin, Kurortmedizin, 13(05), 276–282.
Prochaska JO, DiClemente CC (1983). Stages and processes of self-change of smoking: toward an integrative model of change. Journal of consulting and clinical psychology, 51(3), 390.
Pua YH, Cai CC, Lim KC (2007). Treadmill walking with body weight support is no more effective than cycling when added to an exercise program for lumbar spinal stenosis: a randomised controlled trial. Australian journal of physiotherapy, 53(2), 83–89.

Rebbeck T (2017). The role of exercise and patient education in the noninvasive management of whiplash. journal of orthopaedic & sports physical therapy, 47(7), 481–491.

Romano M, Negrini A, Parzini S, Tavernaro M, Zaina F, Donzelli S, Negrini S (2015). SEAS (Scientific Exercises Approach to Scoliosis): a modern and effective evidence based approach to physiotherapic specific scoliosis exercises. Scoliosis, 10(1), 3.

Schimmele F (2016). Funktionelles Outcome von C2-Frakturen nach konservativer und operativer Therapie (Doctoral dissertation, Eberhard Karls Universität Tübingen).

Schulte TL, Bullmann V, Lerner T, Schneider M, Marquardt B, Liljenqvist U, …, Hackenberg L (2006). Lumbale Spinalkanalstenose. Der Orthopäde, 35(6), 675–694.

Schwerdtfeger K, Donauer E, Pitzen T, Gräber S, Steudel WI. Blutsenkungsgeschwindigkeit, B. S. G., … & nichtsteroidale Antiphlogistika, N. S. A. Leitlinie Lumbale Spinalkanalstenose.

Ulrich H (2011). Spinale Neuroplastizität im chronischen Schmerz. Neuroforum, 17(2), 59–66.

van Wilgen CP, Dijkstra PU, Versteegen GJ, Fleuren MJ, Stewart R, van Wijhe M (2009). Chronic pain and severe disuse syndrome: long-term outcome of an inpatient multidisciplinary cognitive behavioural programme. Journal of rehabilitation medicine, 41(3), 122–128.

Vergroesen PP, Kingma I, Emanuel KS, Hoogendoorn RJ, Welting TJ, van Royen BJ, …, Smit TH (2015). Mechanics and biology in intervertebral disc degeneration: a vicious circle. Osteoarthritis and cartilage, 23(7), 1057–1070.

Weinhold W, Karstens S (2009). Verknüpfung patientenzentrierter Therapieziele aus der ambulanten Physiotherapie mit der ICF. physioscience, 5(04), 151–156.

Weinstein SL, Dolan L (2009). Bracing in Adolescent Idiopathic Scoliosis Trial (BrAIST). ClinicalTrials. Gov. http://clinicaltrials.gov/show/NCT00448448 (abgerufen 03.02.2022).

Weiss HR, Negrini S, Hawes MC, Rigo M, Kotwicki T, Grivas TB, Maruyama T (2006). Physical exercises in the treatment of idiopathic scoliosis at risk of brace treatment–SOSORT consensus paper 2005. Scoliosis, 1(1), 6.

Weiss HR (2011). The method of Katharina Schroth-history, principles and current development. Scoliosis, 6(1), 17.

Wong VW, Akaishi S, Longaker MT, Gurtner GC (2011). Pushing back: wound mechanotransduction in repair and regeneration. Journal of Investigative Dermatology, 131(11), 2186–2196.

Wu T, Ren X, Cui Y, Cheng X, Peng S, Hou Z, Han Y (2018). Biomechanical study of three kinds of internal fixation for the treatment of sacroiliac joint disruption using biomechanical test and finite element analysis. Journal of orthopaedic surgery and research, 13(1), 1–8.

Zaina F, Tomkins-Lane C, Carragee E, Negrini S (2016). Surgical versus non-surgical treatment for lumbar spinal stenosis. Cochrane Database of Systematic Reviews, (1).

Zão A, Cantista P (2017). The role of land and aquatic exercise in ankylosing spondylitis: a systematic review. Rheumatology international, 37(12), 1979–1990.

Zhu W, He X, Cheng K, Zhang L, Chen D, Wang X, …, Weng X (2019). Ankylosing spondylitis: etiology, pathogenesis, and treatments. Bone Research, 7(1), 1–16.

KAPITEL

15 Erkrankungen und Verletzungen der Schulter

Dieter Welsink, Maximilian Bauer, Rüdiger Hübbers und Birgit Schulte-Frei

15.1 Therapierichtlinien bei Luxation und Instabilität des Schultergelenks

Der im Folgenden dargestellte Leitfaden umfasst die Behandlung bei:

- Traumatischer Luxation des Schultergelenks
- Rezidivierender und habitueller Schulterluxation
- Instabilität des Schultergelenks

Unter den großen Gelenken ist die Schulter, mit einem Anteil von 50 % aller Gelenkluxationen, am häufigsten betroffen. Die Erstluxation erfolgt zumeist traumatisch, wobei der Humeruskopf am häufigsten in anterior-inferiore Richtung aus der Gelenkpfanne (Glenoid) luxiert. In Abhängigkeit von den Begleitverletzungen der gelenkumgebenden Strukturen ist die Stabilität des Gelenks sehr häufig reduziert und es kommt zu rezidivierenden Luxationen. Habituelle Luxationen sind meist auf degenerative Veränderungen des Gelenks zurückzuführen und erfolgen ohne adäquates Ersttrauma. Die Inhalte der Therapie fokussieren in allen Fällen (posttraumatisch, rezidivierend oder habituell) die funktionale Gelenkstabilität.

Eine ausführliche Beschreibung der Krankheitsbilder ist der weiterführenden Literatur zu entnehmen (DGOOC 2009, DGU 2017, DGU 2019, Diemer et al. 2017, Kapitel 16.1.3, Ebelt-Paprotny et al. 2017, Kapitel 4.9.18).

Versorgung

Die Versorgung besteht aus der Reponierung des Humeruskopf sowie der operativen und konservativen Wiederherstellung der Gelenkstabilität.

Konservativ

Die konservative Versorgung stellt sich wie folgt dar:

- Reposition
  - Repositionstechnik
  - Überprüfung Durchblutung, Motorik und Sensibilität (DMS)
  - Analgesie und Muskelrelaxans
  - Röntgenaufnahme in zwei Ebenen
  - Ruhigstellung
- Medikamentöse Therapie (Analgetika, NSAR)
- Physiotherapie/Trainingstherapie
- Statisch (isometrisch → schmerzadaptiert während Ruhigstellungsphase) und dynamisch (konzentrisch/exzentrisch) stabilisierende Übungen zur Steigerung der Kraft und Koordination der folgenden Muskelgruppen:
  - Rotatorenmanschette
  - Deltoideus
  - Adduktoren
  - Skapulastabilisatoren
- Orthopädietechnik zur Ruhigstellung für 1–3 Wochen (Gilchrist-Verband, Thorax-Abduktionsschiene, Antiluxationsorthese)

Die Prinzipien der konservativen Versorgung sind im Wesentlichen identisch mit denen der postoperativen Rehabilitation. Bei nicht traumatischen und habituellen Luxationen führt eine konsequente (min. 6 Monate) konservative Therapie in 80 % der Fälle zu einem guten Behandlungserfolg (DGOOC 2009).

Operativ

Die Indikation zur Operation ist von vielen Kriterien abhängig (DGOOC 2009, DGU 2017, DGU 2019):

- Luxationspathogenese (traumatisch – atraumatisch)
- Luxationsanzahl (Erstluxation, Re-Luxation)
- Begleitverletzungen
  v. a. Kapsel-Labrum-Läsionen (z. B. Bankart-Läsion) und knöchern-ligamentäre Verletzungen
- Beschwerden (Schmerzen, Instabilitätsgefühl)
- Alter
- Compliance
- sportliches Aktivitätsniveau (Sportart, Inhalte sportlicher Betätigung)
- Beruf
- Allgemeinzustand

Bei den Operationsverfahren haben sich die offene Kapsellabrumrekonstruktion nach Bankart sowie der offene inferiore Kapselshift nach Neer (bei atraumatisch-habituellen Luxationen) etabliert. Es stehen noch weitaus mehr Operationsverfahren zur Wahl. Die Entscheidung wird anhand der Begleitverletzungen, der Prognose und nach Einschätzung des Operateurs getroffen.

Die postoperative Versorgung ist streng von dem gewählten Operationsverfahren sowie dem Ausmaß der (Begleit-)Verletzung abhängig und erfordert einen genauen Nachbehandlungsplan des Operateurs. Allgemein gilt:

- Während der Ruhigstellung erfolgt bereits die Beübung von Ellenbogen-, Hand- und Fingergelenken (➤ Kap. 16, ➤ Kap. 17)

- Nach der Ruhigstellung erfolgt die aktiv-assistive Wiederherstellung der Beweglichkeit
- Mit Erreichen der freien Elevation des Schultergürtels und Außenrotation des Schultergelenks beginnt das dynamische Training der stabilisierenden Muskelgruppen (s. o „Konservativ")

Biomechanische Voraussetzungen

Die Biomechanik des Schultergelenks ist aufgrund der fünf Teilgelenke äußerst komplex. Bewegungen des Arms finden in den folgenden Gelenken statt:
- Glenohumeralgelenk (GHG)
- Sternoklavikulargelenk (SCG)
- Akromioklavikulargelenk (ACG)
- Skapulothorakales Gleitlager (STG) (unechtes Gelenk)
- Subakromialer Raum (SAR) (unechtes Gelenk)

Von besonderem Interesse in der Therapie sind Elevationsbewegungen des Arms (v. a. Flexion und Abduktion). Zum größten Teil finden Armelevationen im GHG und STG statt. Im Allgemeinen geht man davon aus, dass die Skapula in Neutral-Null-Position ca. 35° in Innenrotation und ca. 10° in Vorneigung (Skapulaebene) steht. In der Fachwelt herrscht Konsens, dass sich die Skapula bei Armelevation nach oben und außen rotiert sowie nach hinten neigt. Ebenso ist bekannt, dass die Skapulabewegungen bei Verletzungen oder Erkrankungen des Schultergelenks eingeschränkt sind. Das Ausmaß der Bewegungen im STG sowie die Relationen der Bewegungen in GHG und STG werden jedoch viel diskutiert, da sich eine breite Varianz aus unterschiedlichen Untersuchungen ergibt (Struyf et al. 2011). Die Varianzen sind durch unterschiedliche Messverfahren sowie inter-individuelle Unterschiede der Probanden zu erklären.

Die Teilbewegungen im STG zu unterschiedlichen Zeitpunkten der Armelevation werden als Skapulothorakaler Rhythmus (ST-R) bezeichnet, die Teilbewegungen des Humeruskopf gegenüber der Gelenkpfanne werden als Skapulohumeraler Rhythmus bezeichnet (SH-R). ST-R und SH-R sowie resultierende Bewegungen der Klavikula sind funktional gekoppelt und zeigen sich verändert bei Personen mit Schulterproblematiken gegenüber Personen ohne Schulterproblematiken (Skapuladyskinesie). Bezogen auf das gesamte Bewegungsausmaß wird unter SH-R auch die Ratio der Armelevation geteilt durch die Skapularotation in der Frontalebene verstanden. Geringe Skapulabewegungen resultieren dann in einer hohen Ratio, große ROM der Skapula in einer niedrigen.

Trotz der Varianzen lässt sich aus der Literatur ableiten, dass die Aufwärtsrotation der Skapula zwischen 30–60° konzentrischer Armelevation in der Frontalebene eintritt und zwischen 80–140° am größten ist (Struyf et al. 2011, Lawrence et al. 2014a, Lefèvre-Colau et al. 2018).

Weiterlaufende Bewegungen der Klavikula entstehen infolge der Skapulabewegung und finden im SCG und ACG statt. Die Bewegungen der Klavikula sind vom Grad der Elevation sowie der Bewegungsphase (konzentrisch oder exzentrisch) abhängig. Die Bewegungen im SCG zeigen sich während der konzentrischen Armelevation v. a. in posterioren Rotationen sowie in Elevationsbewegungen im Sinne einer Translation. Wie bei den Skapulabewegungen zeigen auch die Bewegungen der Klavikula bei Personen mit Schulterproblematiken verminderte ROM bei Armelevationen. Bewegungen im ACG während der Armelevation werden als Innenrotationen, Aufwärtsrotationen und Rückneigungen bezeichnet. In diesem Gelenk wurden jedoch in Untersuchungen keine signifikanten Unterschiede zwischen Personen mit und ohne Schulterproblematik festgestellt (Lawrence et al. 2014).

Der SAR ist bei der Armelevation ebenfalls von besonderem Interesse, da Strukturen der Rotatorenmanschette (M. supraspinatus), welchen eine zentrale Bedeutung bei der Stabilisation des GHG zugesprochen wird, diesen durchlaufen. Einengungen des SAR werden als Ursache und zugleich als Folge vieler Schmerzsyndrome der Schulter assoziiert (Impingementsyndrom der Schulter) (➤ Kap. 15.2).

MERKE

Aufgrund der Komplexität des Schultergelenks (Zusammenspiel aller Gelenkanteile) liegt der Hauptfokus des Trainings in der Therapie auf der intermuskulären Koordination (v. a. der periskapulären Muskulatur) während der Armbewegungen.
Gleichzeitig lässt sich aus den biomechanischen Begebenheiten ableiten, dass der aktiven Skapulamobilität und -kontrolle eine entscheidende Rolle für das Training in der Therapie zukommt.

Funktioneller Status

Beweglichkeit/Mobilität

- Bei Verletzungen des Labrum glenoidale vermehrtes, translatorisches Gelenkspiel des GHG in anterior-inferiore Richtung
- Während Wundheilungsphase (insb. Entzündungs- und frühe Proliferationsphase, ➤ Kap. 2.3) v. a. schmerzinduzierte Einschränkungen der Beweglichkeit
- Gelenkkapsel durch traumatische Luxation überdehnt oder lädiert
- Bewegungen bis 30° Abduktion (auch Flexion) meist problemfrei möglich
- Veränderte Beweglichkeit im STG; Skapuladyskinesie
- Nach langer Ruhigstellung reduzierte Viskoelastizität der Bindegewebe
- Bei Wurf-Athleten sollte eine eventuell bestehende posteriore Schultersteife berücksichtigt werden. Diese ist definiert durch eine eingeschränkte horizontale Adduktionsfähigkeit im GHG sowie eingeschränkte Fähigkeit zur Innenrotation. Die Ursachen liegen in einer Kapselsteife sowie muskulärer Kontrakturen. Es wird vermutet, dass die Belastungen während der (exzentrischen) Abbremsphase bei Wurfbewegungen Mikrotraumata und Vernarbung verursachen (Cools et al. 2015).

Muskuläre Leistungsfähigkeit/Kraft

- Bei Verletzung des Labrums und/oder Bizepssehnenankers verminderte Kraftfähigkeit des M. biceps brachii caput longum,

bei ventraler Luxation ist häufig der M. subscapularis stärker betroffen.
- Verminderte Kraftfähigkeit der lokalen Stabilisatoren (v. a. Rotatorenmanschette)
  (→ Elevation in Skapulaebene, AR, horizontale Abduktion in AR für M. supraspinatus, infraspinatus und teres minor)
- Verminderte exzentrische Kraftfähigkeiten bei Beteiligung der Rotatorenmanschette (RM)
- Kraftfähigkeiten der periskapulären Muskulatur herabgesetzt

Ausdauerleistungsfähigkeit

- Keine Einschränkungen durch Luxation bzw. Instabilität zu erwarten

Sensomotorik/Koordination/neuromuskuläre Ausgangssituation

- Bei Läsion des Plexus brachialis:
  - Sensorische Ausfälle am seitlichen Schulterrand und motorische Ausfälle des M. deltoideus, teres minor und major
  - Ggf. Blutung/Hämatome bzw. Durchblutungsstörungen im Bereich der Axilla und des medialen Oberarms (nur bei Beteiligung der Arteria circumflexa humeri posterior)
- Zeitpunkt der Kraftgenerierung (*onset*) der RM inadäquat (Cools et al. 2015)
  (→ rhythmische Stabilisationsübungen, s. u. „Therapeutische Konsequenz“ und ➤ Kap. 15.7)
- Zerstörung von Rezeptoren (verletzungs- oder operationsbedingt) beeinträchtigt das afferente und efferente System (➤ Kap. 6.1.2, ➤ 6.1.3)
- Ggf. starke interne Fokussierung auf Schmerzen und resultierende Ängstlichkeit mit Auswirkungen auf die koordinative Leistungsfähigkeit und Bewegungspräzision

Sekundärerkrankungen

- Impingementsyndrom (➤ Kap. 15.2)
- Bursitis subacromialis
- Omarthrose (Arthrose ➤ Kap. 12.2)
- ACG-Arthrose
- Frozen Shoulder
- Bei Überkopfathleten: Depressivität

Hinweise zu Aktivität, Partizipation und Kontextfaktoren

- Gegenstände tragen, bewegen und handhaben; (Hand- und Armgebrauch)
- Sich mit Transportmitteln fortbewegen (Transportmittel benutzen, ein Fahrzeug fahren)
- Sich waschen, kleiden, essen, trinken
- Hausarbeiten erledigen
- Arbeit und Beschäftigung (Vorbereitung auf Erwerbstätigkeit)
- Erholung und Freizeit (Spiel, Sport, Hobbys)
- Depressivität, Distress (negativer Stress, vor allem berufs-/arbeitsplatzbezogen)
- Schmerzbezogene Kognitionen: z. B. Katastrophisieren, Hilf-/Hoffnungslosigkeit, Angst-Vermeidungs- Überzeugungen (Fear-Avoidance-Beliefs)
- Überaktives Schmerzverhalten: beharrliche Arbeitsamkeit (Task Persistence)
- Suppressives Schmerzverhalten
- Schmerzbezogene Kognitionen: Gedankenunterdrückung (Thought Suppression)
- Neigung zur Somatisierung
- Angst vor erneuter Schädigung am Arbeitsplatz
- Geringe berufliche Qualifikation

Kontraindikationen

Während der Ruhigstellungsphase:
- Keine Bewegungen über die schmerzfreie ROM:
- Keine Widerstandsübungen > 30 % der F_{max} für Muskeln mit direkter Wirkung im GHG
  → Keine (direkte) Aktivierung des M. biceps brachii (bei Verletzungen des Labrum glenoidale)
- Keine Katastrophisierung seitens der Behandler

Therapeutische Konsequenz

Grundsätzliche Zielsetzung der Therapie muss eine möglichst hohe Stabilisationsfähigkeit bei erhaltener Mobilität des Gelenkes sein. Das bedeutet, die Muskulatur muss entsprechend entwickelt werden, sodass sie in jeder Phase einer Bewegung eine optimale Gelenkführung sicherstellen kann.

Hierfür ist zunächst die intermuskuläre Koordination zu trainieren. Besondere Beachtung gilt dabei sowohl dem ST-R wie auch dem SH-R (s. o. „Biomechanische Voraussetzungen“).

Die Integration von Skapulaübungen in das Trainingsprogramm lässt sich bei allen Schulterproblematiken empfehlen.

BEACHTE

Nach traumatischer Schulterluxation mit (postoperativer) Immobilisation sind die Inhalte des Trainings in der Therapie zur Verbesserung der lokalen Propriozeption, Sensomotorik und muskulären Kontrolle der RM in der folgenden Weise zeitlich gegliedert (Cools et al. 2015):
1. Hubarme Belastung in mehrgelenkiger Kette (Methodische Reihe zur Erarbeitung der Stabilisation der oberen Extremitäten, ➤ Kap. 21.2.6, z. B. ÜK 79 und 81)
   (→ Armstütz-Übungen)
2. Übungen in mehrgelenkiger Kette mit zunehmender Belastung (Methodische Reihe zur Erarbeitung der Stabilisation der oberen Extremitäten, ➤ Kap. 21.2.6, z. B. ÜK 79 und 81, Steigerung der Anforderungen)

3. Übungen in eingelenkiger Kette mit progressiver Steigerung, inklusive Rotationskomponente, Krafttraining der periskapulären Muskulatur, funktionale Übungen (z. B. ÜK 51, 52, 66, Methodische Reihe zur Erarbeitung Innenrotation und Außenrotation der oberen Extremitäten, ➤ Kap. 21.2.3, z. B. ÜK 60–62, Methodische Reihe zur Erarbeitung der Adduktion und Abduktion der oberen Extremitäten, ➤ Kap. 21.2.4, z. B. ÜK 53, 54 und 64, Methodische Reihe zur Erarbeitung von Komplexbewegungen der oberen Extremitäten, ➤ Kap. 21.2.5, z. B. ÜK 63 und 65–71)

→ Die Autoren empfehlen, das Training der exzentrischen Kraftfähigkeiten einem konzentrischen Training zeitlich vorzuschalten.

BEACHTE

Die frühzeitige Ansteuerung der periskapulären Muskulatur steht in keinem Widerspruch zu den Maßnahmen der (postoperativen) Immobilisation und ist daher von Beginn an elementarer Bestandteil der Therapie.
Die Entscheidung zur Progression wird aufgrund der folgenden Faktoren getroffen:

1. Symptomfreie ROM
2. Subjektives Sicherheitsgefühl des Klienten
3. Selbstvertrauen des Klienten insb. in kritischen (Gelenk-)Positionen der Zielhandlung
4. Vorgaben des Operateurs

Phase 1 + 2 Entzündungsphase, Proliferationsphase

BEACHTE

Die Angaben beziehen sich auf die traumatische Schulterluxation (konservative wie postoperative Versorgung).
Subluxationen, habituelle Luxationen und konservativ versorgte Luxationen bedürfen keiner Immobilisation und es entfallen passive oder assistive Maßnahmen durch die Behandler.
Die postoperative Immobilisationsdauer sowie die Cut-off-Kriterien zur Progression der Belastung sind international wie auch regional äußerst unterschiedlich (Kavaja et al. 2018).
Sofern nicht anders durch den Operateur/Arzt vorgegeben, wird mit Beginn der Proliferationsphase (ca. 3. Tag postoperativ/posttraumatisch) mit der funktionalen Frühbehandlung begonnen.

- Zunächst Funktions- und Fähigkeitsstatus feststellen
- Aufklärung des Patienten, dass Schmerz, Angst, Sorge und Bewegungsvermeidung natürliche emotionale Reaktionen sind, die jedoch in keinem direkten Zusammenhang mit der Schwere der Verletzung stehen müssen (Jaggi et al. 2017)
- Identifizierung der „sicheren Zone“ (Jaggi et al. 2017):
  - Schmerzfreies ROM
  - Hohes subjektives Vertrauen in die gegebene Gelenksstabilität
  - Hohe Motivation zur Bewegung des Arms
  - Haltungsmodifikation in Abhängigkeit des subjektiven Stabilitätsgefühls
- Isometrische Co-Aktivierung der RM (z. B. Armstütz in hubarmer Ausgangsstellung) innerhalb der sicheren Zone (z. B. ÜK 79 auf stabilem Untergrund):
  Rhythmische Stabilisation zur Verbesserung der neuromuskulären Ansteuerung
- Beüben von Finger-, Hand- und Ellenbogengelenken (➤ Kap. 16, ➤ Kap. 17):
  Keine Widerstandsübungen für M. biceps brachii bei Labrumläsion (insb. SLAP-Läsion)
- Training der nicht-betroffenen Extremität
- Allgemeine Rumpfstabilisation zur besseren muskulären Fixation der Skapula (auch über Bodenreaktionskräfte in funktionalen Körperdiagonalen) (Abiko et al. 2015, Jaggi et al. 2017, Scott et al. 2018, Shiravi et al. 2019, Methodische Reihe zur Ganzkörperstabilisation, ➤ Kap. 21.2.10).
- Bewegungsvorstellungstraining
- Widerlagernde Mobilisation der Skapula und des Schultergürtels
- Passiv-assistive Mobilisation der Elevation des Schultergürtels sowie Innen- und Außenrotationsfähigkeit des GHG
- Ggf. Elektrostimulation (➤ Kap. 5.4.8) der posterioren RM-Muskulatur
- Stufenweise Progression der Belastung unter Berücksichtigung der sicheren Zone und den allgemeinen Kriterien (s. o. „Therapeutische Konsequenz“)

Phase 3 Reorganisationsphase

- Endgradige Mobilisation der Gelenkstrukturen weiter notwendig
- Die sichere Zone sollte sukzessive in die (theoretisch) physiologische Situation überführt werden
- Dynamische Bewegungsformen in eingelenkiger Kette zur
  - Steigerung der intramuskulären Koordination der periskapulären Muskulatur (Stufe 4, Fünf-Stufen-Modell, ➤ Kap. 5.3)
  - Maximalkraftsteigerung der Muskeln der RM (Stufe 4, Fünf-Stufen-Modell, ➤ Kap. 5.3, ➤ Kap. 21.2.3)
  - Maximalkraftsteigerung der Armmuskulatur
- Verlängerung der exzentrischen Bewegungsphasen v. a. bei degenerativen Veränderungen der Sehnen der RM-Muskeln und der Gelenkkapsel
- Progression zur Steigerung der Informationsanforderungen und Druckbedingungen entsprechend der Zielhandlung (häufige Alltagssituationen);
  bei Wurfathleten steht der Zeitdruck in besonderem Fokus
- Erarbeitung eines individuellen Heimübungsprogramms zur Konsolidierung bzw. weiteren Steigerung der Therapieergebnisse

BEACHTE

Zur Erweiterung der sicheren Zone empfehlen die Autoren, zunächst in kleinen Amplituden, unter Reduktion der Freiheitsgrade und geringer Belastung an den Grenzbereichen zu üben, bevor große Amplituden in komplexen Bewegungsmustern ausgeführt werden.

Prävention/Sekundärprävention

- Aufklärung und Edukation (= Steigerung der Gesundheitskompetenz) zur:
  - Wahrscheinlichkeit von Rezidiven bzw. Sekundärerkrankungen
  - Realistischen Bewertung der Beschwerden
  - Erfassung und Modifikation von Umweltbedingungen/Druckbedingungen (Verhältnisprävention)

- Identifikation eigener Ressourcen zur Kompensation in problematischen Handlungen, Bestimmung und Umsetzung von Maßnahmen zur Performancesteigerung (Verhaltensprävention)
- Überbelastungen und Rezidive vermeiden
  - Eigenübungsprogramm zur Kompensation von einseitigen Belastungen in Beruf und Alltag
- Verhaltens- und Verhältnisprävention am Arbeitsplatz zur bestmöglichen Vermeidung von (degenerativen) Folgeerkrankungen (s. o. „Sekundärerkrankungen")
- Entwicklung eines gesundheitsfördernden Aktivitätsprofils

15.2 Therapierichtlinien bei Subakromialen Syndromen

Der im Folgenden dargestellte Leitfaden umfasst die Behandlung bei:

- Impingementsyndromen
- Läsionen/Tendinopathien der RM
- Tendinosis calcarea
- Bursitis subacromialis
- Affektionen der langen Bizepssehne

Unter Subakromialen Syndromen (SAS) werden solche Erkrankungen verstanden, welche mit Schmerzen und Beeinträchtigungen der Schulter unter Beteiligung der folgenden Strukturen einhergehen (Ellenbecker et al. 2010, Diercks et al. 2014, Nazari et al. 2019, Pieters et al. 2020):

- Muskelbäuche und Sehnen der RM
- Acromion
- Processus coracoideus
- Bursa subacromialis
- Ligamentum coracoacromialis
- Kapsuläres und intra-artikuläres Gewebe
- Acromioclaviculargelenk (ACG)

Die Ursache für Strukturschädigungen wird im Wesentlichen in der persistenten oder intermittierenden Kompression der o. g. Strukturen gesehen. Im besonderen Fokus steht der Subakromiale Raum (SAR).

Unter einem Subakromialen Impingementsyndrom (SAIS) versteht man die „Funktionsbeeinträchtigung des Schultergelenks durch Irritation der RM und der Bursa subacromialis unter dem Akromion" (Pschyrembel.de).

Degenerative Veränderungen der Sehnen der RM werden mit SAIS assoziiert und können auch mit Einlagerungen von Kalkherden in die Sehne verbunden sein (Tendinosis calcarea). Ebenso können Irritationen der Bursa subacromialis zu einer Entzündung des Schleimbeutels führen und Schmerzen sowie weitere Kompression auslösen. Infolge einer veränderten Gelenkmechanik können so auch Affektionen der langen Bizepssehne auftreten, welche wiederum mit einem vermehrten Gelenkspiel des GHG (Instabilität, ➤ Kap. 15.1) beschrieben werden.

Unter Läsionen der RM versteht man die „partielle oder komplette Kontinuitätsunterbrechung von Sehnenfasern einer oder mehrerer Sehnen der Rotatorenmanschette." (DGOOC 2017, S. 4).

Eine ausführliche Beschreibung der Krankheitsbilder ist der weiterführenden Literatur zu entnehmen (Niethardt 2017, Diemer et al. 2017, Kapitel 16.5.1, Ebelt-Paprotny et al. 2017, Kapitel 4.9.6).

Versorgung

Die Versorgung von SAS erfolgt zunächst immer konservativ. Die Übungskomponente (sowohl konservativ als auch postoperativ) ist ausschlaggebend für den Therapieerfolg.

Konservativ

Die häufigsten Maßnahmen umfassen:

- Physiotherapie/Sporttherapie (funktionale Skapulafixierung und Gelenkzentrierung)
  - Basales Prinzip zur Belastung im Training in der Therapie (s. u. „Besonderheiten des Krafttrainings" und Fünf-Stufen-Modell, ➤ Kap. 5.3):
    - Niedrige Belastungsintensität
    - Geringe Wiederholungszahl (4–6)
    - Hohe Serienzahlen (6–10)
    - Hohe Belastungshäufigkeit
    - Besonderes Augenmerk auf Koordination und Optimierung der Bewegungsabläufe mit dem Ziel einer optimalen Gelenkstabilität in jeder Phase und Richtung der Bewegung sowie auf die Kräftigung der Humeruskopfdepressoren (auch M. biceps caput longum und M. latissimus).
  - Zur Schmerzlinderung stellen die klassische Massagetherapie oder die Behandlung aktivierter myofaszialer Triggerpunkte eine fakultative Leistung dar
    - Bessere Kurzzeit-Effekte bzgl. Schmerz und Beweglichkeit sind in der Kombination von manueller Therapie (MT) und Training zu erwarten. Diese Effekte finden sich im Langzeit-Follow-up nicht, sodass die Empfehlung zur Manuellen Therapie nur für die Frühphase der Rehabilitation gilt (Pieters et al. 2020).
- Subakromiale Infiltrationstherapie mit Lokalanästhetika und/oder Injektion von Glukokortikoiden (bei persistierenden oder wiederkehrenden Symptomen innerhalb von 8 Wochen)
- NSAR
- Bei Tendinosis calcarea: Hochenergetische Stoßwellentherapie
- Proliferationstherapie bei chronisch-degenerativen Tendinopathien der RM (Seven et al. 2017)

Operativ

- Nur empfohlen, wenn die intensive, konservative Therapie erfolglos ist
- Bursektomie und Akromioplastik stellen die vielversprechendsten Verfahren dar;
  offene Operationsverfahren sind mit längerer Hospitalisierung verbunden, allerdings mit besserer Langzeitprognose belegt

- Vollrupturen der RM werden bedarfsabhängig mit Refixation (Naht) oder inverser Totalendoprothese (TEP) der Schulter versorgt (DGOOC 2017)

BEACHTE

Auch nach operativem Eingriff ist eine intensive Rehabilitation erforderlich. In Übersichtsarbeiten konnten *keine Unterschiede* zwischen *Operation + Physiotherapie* und *Placebo-Operation + Physiotherapie* aufgezeigt werden (Nazari et al. 2019, Karjalainen et al. 2019).

Biomechanische Voraussetzungen

➤ Kap. 15.1 „Biomechanische Voraussetzungen"

Funktioneller Status

Beweglichkeit/Mobilität

- Aktive und passive Rotationsfähigkeit des GHG von besonderem Interesse bei Beteiligung der RM
- Vermehrtes Gelenkspiel des GHG nach ventral, ggf. in Kombination mit hinterer Kapselsteife
- Humeruskopf kranial (SAR verringert).
  Untersuchungen mit neueren Messmethoden zeigen gegenteilige Ergebnisse. Hierbei konnte sogar ein vermehrtes Kaudalgleiten des Humeruskopfes gegenüber dem Glenoid bei Patienten mit SAIS gezeigt werden (Lawrence et al. 2014)

Muskuläre Leistungsfähigkeit/Kraft

- Reduzierte und verzögerte Muskelaktivierung (EMG-Onset und -Amplitude) der folgenden Muskeln:
  - M. serratus anterior
  - M. trapezius pars transversalis
  - M. trapezius pars ascendens
- Gesteigerte Aktivität von:
  - M. trapezius pars descendens
- Schwäche und Imbalance der Innen- und Außenrotatoren des GHG
  - Als Orientierung dient die Ratio der konzentrischen Maximalkraft von Außenrotation : Innenrotation = 0,6–0,7 (Ellenbecker et al. 2010)
- Reduzierte Muskelaktivität von:
  - M. supraspinatus
  - M. infraspinatus

(De Mey et al. 2009, Ellenbecker et al. 2010, De Mey et al. 2012, Oliveira et al. 2012, Nakamura et al. 2016)

Ausdauerleistungsfähigkeit

- Keine Einschränkungen der Ausdauerleistungsfähigkeit bei SAS zu erwarten.

Sensomotorik/Koordination/neuromuskuläre Ausgangssituation

- Beeinträchtigungen in der Aktivierung (EMG-Onset und -Amplitude) von synergistischen Muskelschlingen, insb. M. serratus anterior und M. trapezius pars ascendens
- Geringere Tendenz zur Ermüdung der periskapulären Muskeln sowie der Muskulatur des Schultergürtels bei Impingement/RM-Läsion (Alizadehkhaiyat et al. 2018)
  - Begründung wird in angst- und schmerzbedingter Hemmung der Muskulatur (verringerte neuromuskuläre Rekrutierung und Aktivierung) vermutet; schmerzinduzierte Reduktion der maximalen, willkürlichen Kontraktion (MWK) wurde in EMG-Studien nachgewiesen (Ettinger et al. 2016)
- Bei Skapuladyskinesie
  - Gesteigerte Aktivität des M. trapezius (alle Anteile) und Insuffizienz des M. serratus anterior (De Mey et al. 2012)
  - Assoziiert mit verringerten Kraftfähigkeiten der RM (Merolla et al. 2010)
- Verringerte Aktivierung des M. subscapularis (beide Anteile), wobei der obere Anteil eher in Verbindung mit Schulterproblematiken gebracht wird (Decker et al. 2003)

Sekundärerkrankungen

- Omarthrose (Arthrose ➤ Kap. 12.2)
- ACG-Arthrose

Hinweise zu Aktivität, Partizipation und Kontextfaktoren

- ➤ Kap. 15.1
- Blue Flags:
  - Wiederholte Schulter- und Handbewegungen im Beruf
  - Arbeit, welche langen Krafteinsatz der Arme erfordert
  - Hand-Arm-Vibrationen am Arbeitsplatz
- Yellow Flags:
  - Hohe psychologische Anforderungen
  - Geringe Kontrolle
  - Geringe soziale Unterstützung
  - Berufliche Unzufriedenheit bzw. geringe Zufriedenheit
  - Hoher Leistungsdruck

Grundsätzlich haben physische Faktoren einen stärkeren Einfluss auf die Ätiologie als psychische (Diercks et al. 2014).

Kontraindikationen

Bei induzierter Entzündung Wundheilungsphasen der Bindegewebe beachten (➤ Kap. 2.3).

Therapeutische Konsequenz

Die medizinische Eingangsuntersuchung des Patienten sollte zum Ziel haben, die Ursachen und Begleiterscheinungen (v.a. Schulterinstabilität) präzise zu erfassen, da sie einen bedeutenden Einfluss auf die Inhalte des Trainings in der Therapie haben (Ellenbecker et al. 2010). Insbesondere die Untersuchung der aktiven, passiven und funktionalen Beweglichkeit des GHG und des STG geben Aufschluss über die zu adressierenden Strukturen und die zu erlernenden motorischen Fähigkeiten.

Einen aktuellen und evidenzbasierten Ansatz zur Untersuchung sowie Therapie liefert das Schulter-Symptom-Modifikations-Prozedere (SSMP) nach Lewis (2008) (➤ Abb. 15.1).

Die grundlegenden Ziele hinter den Übungen sind die stärkere Aktivierung der Muskeln der RM und der skapulastabilisierenden Muskelzüge sowie der humeruskaudalisierenden Muskulatur

Schulter-Symptom-Modifikations-Prozedere (SSMP)

Name: .... **Geburtsdatum:** .... **Datum:** ....

Symptomatische Bewegung, Aktivität oder Haltung: Patienten-identifiziertes Problem (PIB)

PIB 1: ....

PIB 2: ....

Veränderungen

In Betracht ziehen: Metronom/virtuelle Realität/ Rückwärtszählen/andere	Keine	Schlechter	Besser	Komplett	**Kommentar**
Gruppe 1: BWS-Haltung					
Finger auf Sternum					
Andere					
Gruppe 2: Skapulaposition					
Skapula-Elevation					
Skapula-Rückneigung					
Andere					
Gruppe 3: Skapuladyskinesie					
Skapula-Elevation + Rückneigung					
Fixierte Skapula					
Taping					
Andere					
Gruppe 4: Arthrokinematik					
Heben des Arms in Variation des Hebels					
Handschluss (Ball quetschen)					
Handöffnung					
Schritt vorwärts					
Schritt aufwärts					
Humeruskopf in Depression					
Exzentrische Elevation					
AR gegen Widerstand					
IR gegen Widerstand					
AP-Druck					
PA-Druck					
Andere					

Abkürzungen: BWS = Brustwirbelsäule; AR = Außenrotation; IR = Innenrotation; AP = Anterior-posterior; PA = Posterior-anterior

Abb. 15.1 Schulter-Symptom-Modifikations-Prozedere (SSMP) nach Lewis (2008, S. 261) [G1133/L143]

(M. latissimus, M. biceps brachii caput longum. M. trapezius), jedoch in Bewegungsmustern und Positionen, welche keinen akromialen Kontakt oder übermäßigen Stress auf die passiven Stabilisatoren erzeugen.

BEACHTE

Das klassische Ursachenmodell, dass Schmerzen und Irritationen der RM durch ein knöchernes Anstoßen (Impingement) an das Akromion verursacht sind, hält einer wissenschaftlichen Prüfung *nicht* stand.
Observationsstudien finden die degenerativen Veränderungen der Sehnen in den allermeisten Fällen in den gelenkseitigen Fasern der RM-Sehnen und nicht in den bursaseitigen, was gemäß der klassischen Ätiologie jedoch der Fall sein sollte.
Dies zeigt sich auch in der mäßigen Wirksamkeit von Akromioplastiken, welche entsprechend der Impingement-Hypothese deutlich höhere Langzeiteffekte aufzeigen sollten (Lewis 2016, DGOOC 2017). Auch die Annahme, dass die Abduktion im GHG durch den M. supraspinatus initiiert wird, lässt sich wissenschaftlich nicht belegen (Reed et al. 2013).

MERKE

- Die konservative Therapie mit Trainingsmaßnahmen als zentraler Bestandteil ist das erste Mittel der Wahl.
- Die Therapie- und Trainingsinhalte berücksichtigen zwingend:
  - Die spezifischen Ziele des Patienten
  - Das individuelle Krankheitsverständnis und subjektive Erleben
  - Die partizipative Entscheidungsfindung („Shared Decision-making")

(Nazari et al. 2019)

Phase 1 Entzündungsphase – Steigerung der willkürlichen Aktivierungsfähigkeit

BEACHTE

Die Erkrankungen, welche unter dem SAS zusammengefasst werden, sind grundsätzlich degenerativer Natur. Das bedeutet, eine Unterteilung in Wundheilungsphasen analog zu akuten Verletzungen ist grundsätzlich irreführend, da z. B. keine Immobilisation erfolgt.
Die Gründe, weshalb die Orientierung an den Wundheilungsphasen in diesem Fall beibehalten wird, sind Folgende:

- Sind die Beschwerden der Person primär auf eine akute Bursitis subacromialis zurückzuführen, welche mit einer Injektions-/Infiltrationstherapie (s. o. „Konservative Behandlung") versorgt wurde, gilt eine Phase der relativen Schonung von 1–2 Wochen (Berücksichtigung der Entzündungsphase).
  Gleiches gilt bei der Tendinosis calcarea unmittelbar nach einer Stoßwellenbehandlung.
- Degenerative Gewebszustände werden auch in der Physiotherapie initial mit Hochenergietechniken, wie z. B. Querfriktionen (➤ Kap. 10.6), behandelt, welche eine lokale Entzündungsreaktion des Gewebes nach sich ziehen.

Die kontrollierte Schädigung degenerierter Gewebe, mit anschließender lokaler Entzündungsreaktion, sind also nicht durch die Erkrankung, sondern durch die Behandler verursacht und haben zum Ziel, den Neuaufbau des Gewebes durch gesteigerte Proliferation einzuleiten und zu unterstützen.

- Empfehlungen sind analog zu denen aus ➤ Kap.15.1
- Die „sichere Zone" ist bei SAS eher die ROM oberhalb und unterhalb der „Impingementzone" (= schmerzhafter Bewegungsbereich bei Elevationsbewegungen des Armes)
- Intermuskuläres Koordinationstraining der periskapulären Muskulatur (isometrisch oder auxotonisch)
- Milde Dehnungen (NRS ≤ 4) von Kapsel und Muskeln der RM an den Grenzen der sicheren Zone
- Rhythmisch-auxotonische, eingelenkige Bewegungen in innerer Bewegungsbahn auch nahe an der Impingementzone (z. B. ÜK 53, 54)

Phase 3 Reorganisationsphase

- ➤ Kap.15.1

Prävention/Sekundärprävention

Beachten von Risikofaktoren für eine schlechte Prognose:

- Lange Dauer der Schmerzen (> 3 Monate); mit zunehmender Dauer der Symptome steigt der Einfluss psychosozialer Risikofaktoren
- Mittleres Alter (45–54 Jahre)

(Diercks et al. 2014)

15.3 Therapierichtlinien bei Akromioklavikulargelenk-Luxation

Der im Folgenden dargestellte Leitfaden umfasst die Behandlung bei:

- Akromioklavikulargelenk-Luxation/Schultereckgelenksprengung

Unter der Schultereckgelenksprengung versteht man eine Verletzung des Akromioklavikulargelenks (ACG), bei der die stabilisierenden Bänder zwischen dem Akromion, der Klavikula und dem Processus coracoideus der Skapula ganz oder teilweise reißen. In der Folge disloziert die Klavikula, und die Kongruenz des gesamten Schulterkomplexes ist nachhaltig negativ beeinträchtigt (Aschenbrenner et al. *n. d.*, Pschyrembel.de).

Der Verletzungsmechanismus ist traumatisch bedingt durch direkte Gewalteinwirkung auf die Schulter oder indirekt bei Stürzen auf den ausgestreckten Arm. Am häufigsten sind athletische Personen in Kontaktsportarten betroffen.

Die Beschreibung des Krankheitsbildes ist auch der weiterführenden Literatur zu entnehmen (Diemer et al. 2017, Kapitel 16.3.2, Ebelt-Paprotny et al. 2017, Kapitel 4.9.14).

Versorgung

ACG-Luxationen (ACGL) werden konservativ oder operativ, je nach Schweregrad der Verletzung, versorgt. Die Einteilung erfolgt anhand der Klassifikation nach Rockwood in sechs Grade und staffelt sich folgendermaßen (Gorbaty et al. 2017):

I. Distorsion der Ligamentae acromioclavicularia
II. Ruptur der Ligamentae acromioclavicularia, Distorsion der Ligamentae coracoclavicularia, Subluxation der Clavicula
III. Ruptur der Ligamentae acromio- und coracoclavicularia mit deutlichem Hochstand der Clavicula lateral (Klaviertastenphänomen)

IV. wie Rockwood III, zusätzlich dorsale Einklemmung der Clavicula
V. wie Rockwood IV, zusätzlich Ruptur des M. deltoideus und/oder M. trapezius
VI. Luxation der lateralen Clavicula unter den Processus coracoideus

Die Ziele der Versorgung belaufen sich auf die Wiederherstellung der Gelenkfunktion sowie die Minimierung des Risikos einer Folgeerkrankung.

Konservativ

Die Grade I + II nach Rockwood werden konservativ behandelt. Die konservative Versorgung einer Grad-III-ACGL wird in der Literatur kontrovers diskutiert (s. u. „Biomechanische Voraussetzungen"). Initial ist die konservative Versorgung bei Rockwood III das Mittel der Wahl und dient der Beobachtung wie auch Operationsvorbereitung.

Für die konservative und postoperative Versorgung gelten die Richtlinien in ➤ Abb. 15.2 (s. u. „Therapeutische Konsequenz").

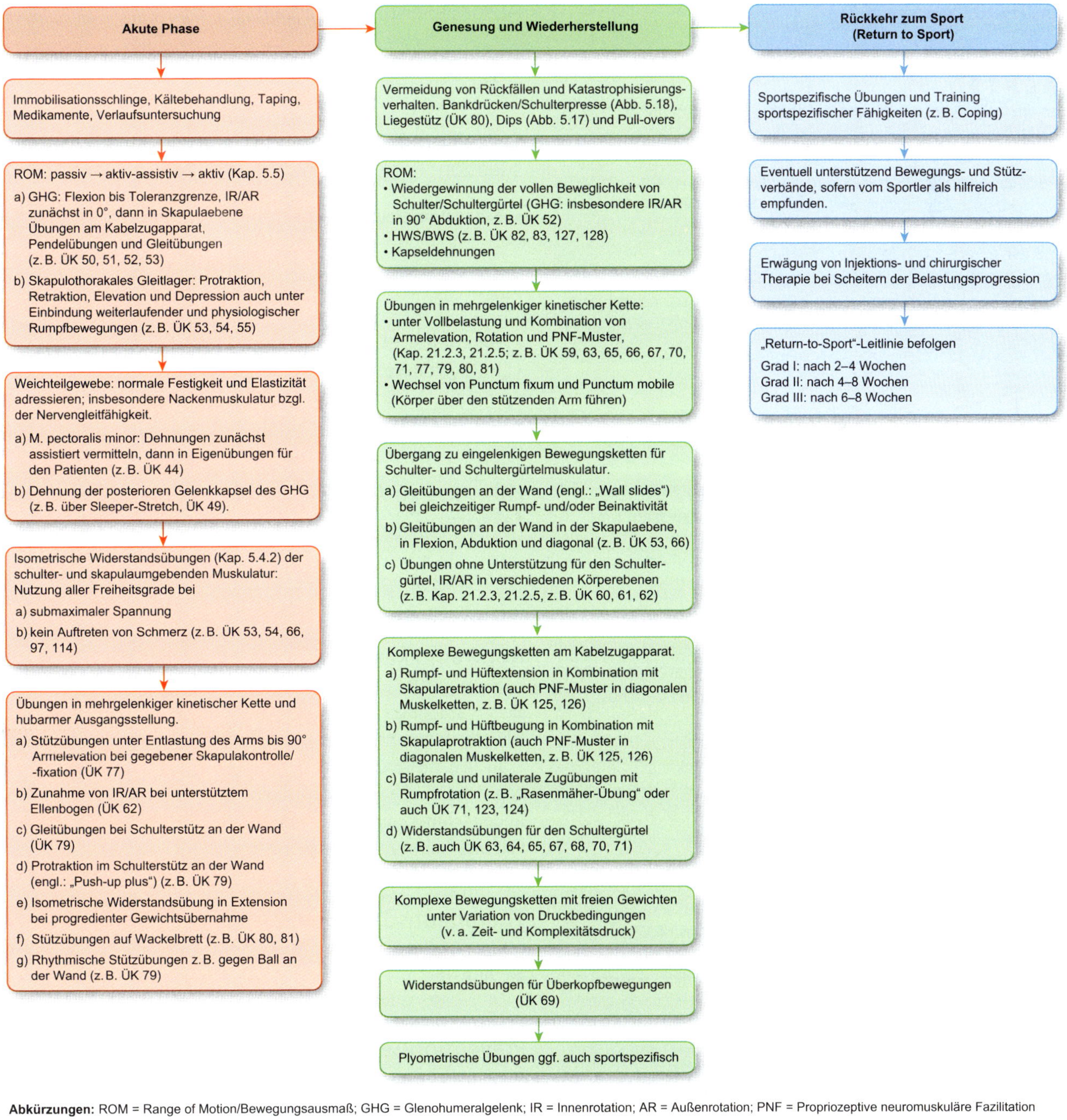

Abb. 15.2 Therapierichtlinien bei ACGL (modifiziert nach Johnson et al. 2011, zitiert nach Reid et al. 2012) [H191-002/L143]

Operativ

Die ACGL-Rockwood IV–VI werden zumeist operativ versorgt (Cote et al. 2010, Deans et al. 2019).

Offene Reposition und Retention, u. a. durch (Pschyrembel.de):
- Zuggurtungsosteosynthese
- Plattenosteosynthese
- Bandplastik
- Banding-Operation (Reposition und Retention der Gelenkverbindung mit resorbierbaren Polydioxanon-Kordeln und Bandnaht)

Die postoperative Rehabilitation folgt den gleichen Richtlinien wie die konservative Versorgung.

BEACHTE

In der Literatur werden auch arthroskopische Verfahren zur Reposition und Rekonstruktion beschrieben. Ebenso liegen auch erste Arbeiten vor, welche bei Rockwood III–V die konservative und operative Versorgung vergleichen und keine Vorteile zugunsten der operativen Therapie feststellen. In Deutschland gelten weder der arthroskopische Eingriff noch die konservative Behandlung bei Rockwood III–V als etabliert (Deans et al. 2019).

Die Arbeitsgemeinschaft der Wissenschaftlichen Medizinischen Fachgesellschaften e.V. (AWMF) plant die Herausgabe einer deutschsprachigen Leitlinie zum 13.02.2025 (Registernummer 012-044), welche diese Erkenntnisse ggf. berücksichtigt.

Biomechanische Voraussetzungen

- Zu den allgemeinen biomechanischen Begebenheiten ➤ Kap. 15.1
- Veränderungen des ST-R wie des SH-R sind zu erwarten und entsprechend zu berücksichtigen

BEACHTE

Die Diskussion zur konservativen Versorgung der Rockwood-III-ACGL findet ihre Begründung in der Beschaffenheit der Ligamentae coracoclavicularia (LCC) sowie der Insertionen der Mm. deltoideus und trapezius pars descendens.

Der LCC-Komplex besteht aus vier anatomischen Anteilen, welche funktional die Klavikula in superior-inferiore Richtung stabilisieren. Je nach Unfallmechanismus können einzelne Anteile der LCC verletzt sein, ohne dass ein Klaviertastenphänomen entsteht und umgekehrt. Über die Folgen einer konservativen Versorgung bei evtl. übersehenen (Teil-) Rupturen des LCC-Komplexes liegen nur sehr begrenzt Daten vor.

Die Insertionen von Delta- und Trapezmuskel am ACG bilden den sog. Delto-trapezialen Komplex (DTC), welcher unter biomechanischer Betrachtung bei synergistischer Aktivierung der beiden Muskeln einen stabilisierenden Effekt auf das Gelenk hat. Daher wird dem DTC in der Rehabilitation sowie bei der Entscheidung zur operativen Versorgung eine wachsende Bedeutung beigemessen. Auch hier ist die Datenlage gering.

Da das Ziel der Vermeidung von Folgeerkrankungen sehr hohe Priorität hat, ist die operative Versorgung bei Rockwood III die momentan geltende Empfehlung. Es kann jedoch durchaus nationale wie regionale Unterschiede in der Versorgung geben (Reid et al. 2012).

Funktioneller Status

Beweglichkeit/Mobilität

- Schmerzhafte Bewegungseinschränkung der horizontalen Adduktion
- Instabilität des ACG und GHG

Muskuläre Leistungsfähigkeit/Kraft

- Ggf. schmerzinduzierte Inhibition der Kraftfähigkeiten der Schultergürtelmuskulatur

Ausdauerleistungsfähigkeit

- Keine Einschränkungen der Ausdauerleistungsfähigkeit bei ACGL zu erwarten

Sensomotorik/Koordination/neuromuskuläre Ausgangssituation

- Keine unmittelbaren Schädigungen durch ACGL zu erwarten

Sekundärerkrankungen

- Omarthrose (Arthrose ➤ Kap. 12.2)
- ACG-Arthrose
- chronische Schmerzen
- Instabilitäten im ACG und/oder SCG

Hinweise zu Aktivität, Partizipation und Kontextfaktoren

➤ Kap. 15.1.

Kontraindikationen

Bei großräumiger Entzündung (posttraumatisch oder postoperativ) Wundheilungsphasen der Bindegewebe beachten (➤ Kap. 2.3):

In den meisten Fällen ist eine „relative Immobilisationsphase" von einer Woche völlig ausreichend. Das heißt, auch in dieser Phase finden schmerzadaptiert Übungen zum Erhalt von Kraft, Beweglichkeit und Sensomotorik Anwendung.

Therapeutische Konsequenz

➤ Abb. 15.2

Prävention/Sekundärprävention

Skapuladyskinesie und assoziierte Beeinträchtigungen der Funktionalität des Schultergürtels

15.4 Therapierichtlinien bei Humeruskopffrakturen

Der im Folgenden dargestellte Leitfaden umfasst die Behandlung bei:

- Humeruskopffrakturen (Oberarmkopffrakturen) (HK#)

Brüche des Humeruskopfes stellen die dritthäufigste Fraktur bei Personen über 60 Jahren dar und gelten daher als eine Indikatorfraktur für (senile und postmenopausale) Osteoporose (➤ Kap. 12.1). Die Ursachen sind meist durch Stürze oder direkte Gewalteinwirkung auf die Schulter gegeben und sind oft von einer Luxation des GHG (➤ Kap. 15.1) oder auch Verletzungen der RM (➤ Kap. 15.2) begleitet. Das vermehrte Auftreten in hohem Alter ist auf physiologische Alterungsprozesse zurückzuführen, weshalb Veränderungen der Körperstrukturen (z. B. Osteoporose, kardiovaskuläre und metabolische Erkrankungen, Sehstörungen, Inaktivität und Mangelernährung) eine Gangunsicherheit und somit erhöhte Sturzgefahr nach sich ziehen. Die nicht-medikamentösen Basismaßnahmen richten sich daher nach den Leitlinien des Dachverbandes für Osteologie (DVO) (DGU 2017, Monica et al. 2016).

Bei jüngeren Patienten ist eine HK# meist durch Unfälle im Kontaktsport verursacht.

Die Beschreibung des Krankheitsbildes ist der weiterführenden Literatur zu entnehmen (Diemer et al. 2017, Kapitel 16.7.1, Ebelt-Paprotny et al. 2017, Kapitel 4.9.17).

BEACHTE

Die Therapierichtlinien gelten nur für Personen mit abgeschlossener Knochenreife (nicht im Wachstumsalter).

Versorgung

Die Versorgung von HK# erfolgt konservativ und operativ anhand des Schweregrades der Verletzung. Die Einteilung erfolgt u. a. anhand der Klassifikation nach Neer in sechs Typen und staffelt sich folgendermaßen (DGU 2017):

I. Nicht und wenig dislozierte Frakturen
II. Dislozierte Frakturen des anatomischen Halses
III. Dislozierte Frakturen des chirurgischen Halses
IV. Dislozierte Frakturen des Tuberculum (Tub.) majus
   - Typ IV/2: Isolierte Fraktur des Tub. majus mit Dislokation
   - Typ IV/3: Tuberculum-majus-Fraktur und Fraktur des chirurgischen Halses
   - Typ IV/4: Frakturen beider Tubercula und des chirurgischen Halses
V. Frakturen des Tub. minus
   - Typ V/2: Isolierte Fraktur des Tub. minus
   - Typ V/3: Fraktur des Tub. minus und des chirurgischen Halses
   - Typ V/4: = Typ IV/4
VI. Luxationsfrakturen
   - Typ VI/2: Isolierte Luxationsfraktur eines Tuberculums oder des chirurgischen Halses
   - Typ VI/3: Luxationsfraktur eines Tuberculums und des chirurgischen Halses
   - Typ VI/4: Luxationsfraktur beider Tubercula und des chirurgischen Halses
   - Typ VI-Frakturen werden zudem nach der Luxationsrichtung (anterior/posterior) klassifiziert
   - Frakturen der Gelenkfläche
   - Impressionsfrakturen
   - Headsplit-Frakturen

Die Ziele der Versorgung belaufen sich auf die Wiederherstellung einer optimalen Funktion des Armes und der Schulter. Bei der Wahl zur Versorgung werden die folgenden Faktoren berücksichtigt:

- Frakturtyp
- Knochenqualität
- Biologisches Alter
- Funktionsanspruch
- Begleiterkrankungen und (Dauer-) Medikation

Konservativ

Die allermeisten HK# werden konservativ behandelt, da gravierende Dislokationen (> 1 cm oder > 45°) sehr selten sind, die Frakturen meist reponierbar sind, oder Kontraindikationen gegen eine Operation sprechen (DGU 2017).

Die Inhalte der konservativen (und postoperativen) Versorgung sind in der Literatur nur sehr oberflächlich beschrieben. Im Kern sind folgende Inhalte genannt:

- Kurzfristige Ruhigstellung für 1 bis maximal 3 Wochen (zumeist im Gilchrist- oder Desaultverband)
- Analgetika (bedarfsabhängig)
- Funktionelle und schmerzadaptierte Frühbehandlung
  - passiv-assistive Mobilisation des Gelenkes (ohne Verband) bis Schmerz ≤ 5 (lt. Numerischer Rating-Skala, NRS)
  - aktive Bewegungsübungen bis zur Schmerzgrenze
    - Freigabe der Vollbelastung nach Anheilen der Tubercula
    - Erhalt und Steigerung der Funktionsfähigkeit von Kraft und Beweglichkeit der HWS und der Hand
  - Schultermotorschiene, auch in der ambulanten, häuslichen Versorgung
- Edukation zu
  - Behandlungskonzept und dem zu erwartenden Verlauf
  - Aktivität und Immobilisation unter dem Grundsatz: „Aktiv bleiben"
  - Achtsamkeit vs. Ängstlichkeit
  - Alternativverfahren
  - Komplikationsmöglichkeiten, Risiken und Langzeitfolgen
    - Bleibende Beweglichkeitseinschränkungen der Schulter sind häufig
    - Schmerzen mäßigen Grades sind häufig
    - Komplikationsrate steigt, wenn der dominante Arm betroffen ist
- Begleitende Maßnahmen
  - Klärung der häuslichen Versorgung
  - Therapie der Sturzursache
  - Diagnostik und Therapie von Begleiterkrankungen

- Weiterführende Maßnahmen
  - Rehabilitation (Sporttherapie, Physiotherapie, selbsttätige Bewegungsübungen, Alltagstraining der oberen Extremität)
  - Heimübungsprogramm
- Fakultative Maßnahmen
  - Manuelle Lymphdrainage (➤ Kap. 10.6)

BEACHTE

Die nur ungenaue Beschreibung von konkreten Inhalten der konservativen Versorgung liegt zum Einen in dem Umstand, dass insgesamt nur sehr wenige Evidenzen in der wissenschaftlichen Literatur vorliegen, um explizite Cut-offs zu setzen.

Weitere Erklärungen sehen die Autoren darin, dass die Therapie von Menschen in hohem Lebensalter häufig durch multimorbide und multifaktorielle Geschehen geprägt ist und daher in höchstem Maße einer Individualisierung und genauen Verlaufskontrolle bedarf. Eine Reduzierung auf Schemata würde der Komplexität der (geriatrischen) Medizin nicht gerecht werden. Nur wenige Studien beziehen die Patientenperspektive sowie psychosoziale Aspekte in die Analyse ein. Ein steigender Trend ist jedoch feststellbar (Handoll et al. 2015). Der Einbezug der Patientenperspektive – und damit die Wahrung der Autonomität des Patienten – ist in der geriatrischen Komplexbehandlung von entscheidender Bedeutung für die Adhärenz und damit den Therapieerfolg. So kann es erklärbar sein, dass sich keine Unterschiede zwischen der ambulanten Rehabilitation unter Supervision und einem Heimübungsprogramm feststellen lassen (Bruder et al. 2017). Ebenso stellen Bruder et al. fest, dass sich kein Vorteil für strukturierte Übungsprogramme gegenüber dem selbstbestimmten Gebrauch im Alltag aufzeigt. Weiterhin diskutieren sie, dass die Angaben zur Belastungsdosierung (Intensität, Dauer, Dichte, Umfang und Häufigkeit) bezüglich eines Beweglichkeits- und Krafttrainings nicht in der Literatur benannt werden. Die Übungsprogramme könnten somit unterschwellige Reize setzen. Eine klare Empfehlung der wissenschaftlichen Literatur ist, dass die Immobilisationsdauer möglichst kurz sein soll und die Übungstherapie möglichst früh beginnen muss (Konsens aller einbezogenen Quellen dieses Kapitels). Vorsicht ist dabei jedoch bezüglich des Umfangs an Maßnahmen geboten. So konnten Carbone und Kollegen (2017) keine Vorteile feststellen, wenn die Inhalte der Therapie in gesteigertem Umfang stattfinden. Eine Erklärung dafür kann in der langsameren Stoffwechselrate für Personen in hohem Alter liegen und in der damit verbundenen längeren Regenerationsdauer.

Sofern nicht anders angegeben beruhen die Angaben zum zeit- und kriterienbasierten Vorgehen auf den Empfehlungen der Autoren (s. u. „Therapeutische Konsequenz“). Das oberste Prinzip ist hier die klientenzentrierte Vorgehensweise analog zu chronischen (Schmerz-)Syndromen (➤ Kap. 14.1).

Operativ

Die operative Therapie mittels Osteosynthesen oder einer Versorgung mittels Endoprothetik wird kontrovers diskutiert. Grund dafür ist, dass in Vergleichsstudien keine Überlegenheit der operativen Therapie aufgezeigt werden kann. Aufgrund der vielfachen Ausprägungsmöglichkeiten der HK# liegen keine einheitlichen Richtlinien über die Art des Osteosyntheseverfahrens vor, sie sind demnach durch die Begutachtung (z. B. der Knochenqualität) des Operateurs während des Eingriffs beeinflusst. Weiterer Einflussnehmer ist die Erfahrung des Operateurs mit in Frage kommenden Verfahren. Die Indikationen zur Osteosynthese sind (DGU 2017):

- Dislozierte Fraktur
- Luxationsfraktur
- Serienverletzung der Extremität
- Sekundäre Dislokation nach konservativer Therapie
- Begleitende Gefäßschäden, Risiko der Humeruskopfnekrose
- Nervenschaden
- Offene Fraktur
- Pathologische Fraktur

Biomechanische Voraussetzungen

Zu den allgemeinen biomechanischen Begebenheiten ➤ Kap. 15.1 („Biomechanische Voraussetzungen“)

Funktioneller Status

Beweglichkeit/Mobilität

- Schmerzhafte Bewegungseinschränkung des Schulterkomplexes

Muskuläre Leistungsfähigkeit/Kraft

- Ggf. schmerzinduzierte Inhibition der Kraftfähigkeiten in den Muskeln des Schulterkomplexes

Ausdauerleistungsfähigkeit

- Keine Einschränkungen der Ausdauerleistungsfähigkeit bei HK# zu erwarten (nur bei langer Immobilisationsdauer)

Sensomotorik/Koordination/neuromuskuläre Ausgangssituation

- Bei Beteiligung des N. axillaris:
  - Kraftverlust des M. deltoideus
  - Sensibilitätsverlust am lateralen Schulterrand/Oberarm

Sekundärerkrankungen

- Omarthrose (➤ Kap. 21.1)
- ACG-Arthrose
- Chronische Schmerzen
- Instabilitäten des Schulterkomplexes

Hinweise zu Aktivität, Partizipation und Kontextfaktoren

➤ Kap. 15.1

Kontraindikationen

In der Entzündungsphase (Immobilisationsphase):

- Keine Widerstandsübungen für den Ellenbogen, wegen intraartikulärer Wirkung der Mm. biceps und triceps brachii und damit Gefahr der Dislokation von Knochenfragmenten
- Keine Dehnungen von Muskeln mit intraartikulärer Wirkung/Verlauf des GHG

Therapeutische Konsequenz

Die Entscheidungen zu den Inhalten des Trainings in der Therapie (konservative und postoperative Versorgung) sowie zur Belastungsprogression berücksichtigen die (wesentlichen) Faktoren:

- Präferenzen des Patienten
  - Bedarf des Armgebrauchs im Alltag
- Zeitbasierter Verlauf
  - Wundheilungsphasen
- Kriterienbasierter Verlauf
  - Schmerzverhalten/Irritierbarkeit der Gewebe

Phase 1 Entzündungsphase – Immobilisationsphase

- Empfehlungen sind weitestgehend analog zu denen aus ➤ Kap. 15.1.
  - Die „sichere Zone" ist bei HK# als die schmerzfreie ROM zu betrachten
  - Alle Übungen nur in der sicheren Zone in aktiv-assistiver Ausführung (bzw. hubarmer Lagerung)
- Edukation (s. o. „Konservativ")
- Gangschulung zur Sturzprophylaxe (➤ Kap. 7)
  - Rumpfstabilisierung/posturale Kontrolle (➤ Kap. 6)
  - Aktivierung der segmental-stabilisierenden Muskeln der WS und des Beckens insb. bei rhythmischen Gleichgewichtsübungen im Stand (➤ Kap. 21.2.8)
  - Ausdauertraining in aeroben Stoffwechselbereich (➤ Kap. 3.1.1 und ➤ Kap. 3.3)
- Alltagstraining
  - Hilfsmittelgebrauch
  - Kompensationsstrategien zu den Aktivitäten des täglichen Lebens (ADL) (insb. bei Betroffenheit des dominanten Arms)
- Beweglichkeitserhalt der sicheren Zone

Zeitbasierte Faktoren zur Belastungsprogression:

- Abschluss der Entzündungsphase ca. 7–21 Tage postoperativ/posttraumatisch

Kriterienbasierte Faktoren zur Belastungssteigerung:

- Kein genereller Ruheschmerz mehr vorhanden
- Rückgehende Ruheschmerzen nach Belastung (Therapie)

Unerwünschte Ereignisse/Hinweise der Überlastung

- Verstärkung von Entzündungszeichen
- Gesteigerter Ruheschmerz nach Belastung (Therapie)
  - v. a. „pochender" Schmerzcharakter als Hinweis auf erneute Inflammation

Phase 2 Proliferationsphase

- Sukzessive Erweiterung der sicheren Zone in Abhängigkeit der subjektiven Toleranz (Empfehlung: NRS ≤ 5)
  - Beweglichkeitstraining von Schulter und Rumpf
  - Kraftausdauertraining der Muskeln des Schulterkomplexes (Stufe 2 des Fünf-Stufen-Modells, ➤ Kap. 5.3.1)
- Edukation (s. o. „Konservativ")
- Alltagstraining
  - Mit Erweiterung der sicheren Zone geht ein Abbau von Kompensationsstrategien zu ADLs (insb. bei Betroffenheit des dominanten Arms) einher
    - Zunehmende Komplexität über Erweiterung der Freiheitsgrade
    - Zunehmende Berücksichtigung der Informationsanforderungen und Druckbedingungen der ADLs laut Zielvereinbarung
- Weitere Therapie der Sturzursache (v. a. bei multimorbiden Klienten)

Zeitbasierte Faktoren zur Belastungsprogression:

- Abschluss der Proliferationsphase ca. 28 Tage postoperativ/posttraumatisch

Kriterienbasierte Faktoren zur Belastungssteigerung:

- Belastungsschmerz während des Trainings in der Therapie NRS ≤ 2
- Keine Ruheschmerzen nach Belastung/Training in der Therapie

Unerwünschte Ereignisse/Hinweise der Überlastung:

- Persistierender Schmerz nach Belastung
  - Insb. plötzlicher Schmerzeintritt + hohe Intensität + langsames Ausklingen der Schmerzen
- Ruheschmerz nach Belastung (Therapie)
  - Leichter Schmerz (NRS ≤ 3) mit Reduzierung bei Entlastung des Humeruskopfes (z. B. sanfte Pendelbewegungen) sind tolerabel
- Krepitationen bei Bewegungen des GHG (Hinweis auf Fragmentation)

Phase 3 – Reorganisationsphase

- Sukzessive Erweiterung der sicheren Zone in Abhängigkeit der subjektiven Toleranz (Empfehlung: NRS ≤ 5)
  - Ziel ist die Wiederherstellung der ursprünglichen (bzw. physiologischen) Funktionalität (v. a. Kraft und Beweglichkeit) des Schulterkomplexes
- Edukation (s. o. „Konservativ")
- Alltagstraining
  - Mit Erweiterung der sicheren Zone geht ein Abbau von Kompensationsstrategien zu ADLs (insb. bei Betroffenheit des dominanten Arms) einher
    - Nutzung aller Freiheitsgrade
    - Berücksichtigung der Informationsanforderungen und Druckbedingungen der ADLs laut Zielvereinbarung
- Weitere Therapie der Sturzursache (v. a. bei multimorbiden Klienten)

BEACHTE

Nach abgeschlossener Frakturheilung sollte eine erneute Erhebung des Funktions- und Fähigkeitsstatus erfolgen. Im Falle verbleibender Deformitäten und damit verbundener Beweglichkeitseinschränkungen und Schmerzen müssen Kompensationsstrategien in den betroffenen ADLs erarbeitet werden, um die Lebensqualität und Autonomie des Patienten auf höchstmöglichem Level zu halten.

Prävention/Sekundärprävention

Skapuladyskinesie und assoziierte Beeinträchtigungen der Funktionalität des Schultergürtels.

15.5 Therapierichtlinien bei Klavikulafrakturen

Der im Folgenden dargestellte Leitfaden umfasst die Behandlung bei:

- Klavikulafrakturen (Cla#)

Brüche der Klavikula stellen die häufigste Verletzung des Schultergürtels dar. In den allermeisten Fällen ist der Mittelschaft des Schlüsselbeins betroffen. Die Einteilung der Frakturen erfolgt anhand der Lokalisation der Frakturlinie (mediales, mittleres oder laterales Drittel).

Weitere Einteilungen finden statt anhand:

- Anatomische Krümmungen (abhängig von Alter, Geschlecht und Händigkeit)
- Insertionen stabilisierender Band- und Kapselstrukturen (insb. Acromio-coracoidale Bänder zur Vermeidung einer ACGL [> Kap. 15.3])

Die Beschreibung des Krankheitsbildes ist der weiterführenden Literatur zu entnehmen (Diemer et al. 2017, Kapitel 16.7.3, Ebelt-Paprotny et al. 2017, Kapitel 4.9.19; Paladini et al. 2012, Ropars et al. 2017).

Versorgung

Die Versorgung von Klavikulafrakturen erfolgt konservativ und operativ je nach Schweregrad der Verletzung. Da die meisten Frakturen den Mittelschaft betreffen und nicht disloziert sind, erfolgt die Versorgung in diesen Fällen konservativ. Mediale und laterale Frakturen unter Beteiligung stabilisierender Sehnen und Bänder haben eine stärkere Tendenz zur Dislokation und eine schlechtere Prognose. Daher wird hier die Empfehlung zur Operation ausgesprochen. Allerdings werden alle Entscheidungen zur Versorgung für jeden Fall gesondert getroffen, wodurch sich große Unterschiede (unabhängig von der Region) ergeben (Ropars et al. 2017).

Entscheidende Faktoren für die Art der Versorgung sind

- Biologisches Alter des Patienten
  - Bei jüngeren Patienten höheres Risiko einer Fehlverheilung bei konservativer Therapie
- Funktionale Ansprüche im Alltag
  - Schnellere Wiedereingliederung in Beruf und Sport bei operativer Versorgung
- Frakturtyp (v. a. Dislokation)

Die Vorteile der konservativen Versorgung liegen in der niedrigeren Komplikationsrate neurovaskulärer Kompression/Verletzungen.

Konservativ

Die Maßnahmen der konservativen Versorgung sind weitestgehend identisch zu denen der postoperativen Versorgung und orientieren sich an den Nachbehandlungsempfehlungen des Arbeitskreises Traumarehabilitation (Sektion Physikalische Therapie und Rehabilitation) der deutschen Gesellschaft für Orthopädie und Unfallchirurgie (DGOU 2021) (s. u. „Therapeutische Konsequenz"). Aufgrund der Unterschiede in der Versorgung, gelten jedoch immer die Empfehlungen des Operateurs.

- Immobilisation und funktionelle Frühbehandlung für ca. 3 Wochen mit Rucksack- oder Gilchristverband, je nach Toleranz des Patienten
  - Bewegungen der oberen Extremität innerhalb der schmerzfreien ROM; Bewegungen distal der Schulter sind frei gegeben
  - Isometrische Übungen der Schultergürtel- und Skapulamuskulatur
- Analgetika
- Edukation zu
  - Behandlungskonzept und dem zu erwartenden Verlauf
  - Aktivität und Immobilisation/Verhalten im Alltag unter dem Grundsatz: „aktiv bleiben"
  - Achtsamkeit vs. Ängstlichkeit
  - Alternativverfahren
  - Komplikationsmöglichkeiten, Risiken und Langzeitfolgen (Klavikula ist nach abgeschlossener Heilung häufig kürzer)
- Begleitende Maßnahmen
  - Klärung der häuslichen Versorgung
  - Diagnostik und Therapie von Begleiterkrankungen
- Weiterführende Maßnahmen
  - Rehabilitation (Physiotherapie, selbstständige Bewegungsübungen, Alltagstraining der oberen Extremität)
  - Heimübungsprogramm

Die vollständige knöcherne Frakturheilung ist bei konservativer Versorgung nach 10–12 Wochen zu erwarten.

Operativ

Die Indikationen zur Operation sind gegeben über die folgenden einzelnen oder kombinierten Faktoren (Ropars et al. 2017):

- Dislokationen von > 2 cm bedürfen der anatomischen Korrektur mittels Osteosynthese-Verfahren
- Offene Frakturen
- Neurovaskuläre Beteiligung (insb. Plexus cervicobrachialis)
- Weitere Frakturen
- Ipsilateral gebrochene Skapula

Bei jungen Patienten:

- Bei Verkürzungen der Klavikual > 15 mm in Frontalebene
- Komplizierte Splitterfrakturen

Der Eingriff bei jungen Patienten (Knochenreife noch nicht abgeschlossen) wird empfohlen, da die konservative Behandlung mit einer höheren Rate an Komplikationen bzgl. der Knochenheilung verbunden ist. Grundsätzliche Voraussetzung ist jedoch, dass die Patienten zuvor ausführlich aufgeklärt sind.

Die häufigsten Osteosynthese-Verfahren sind:

- Plattenosteosynthese
- Elastisch-stabile intramedulläre Nagelung (ESIN)

Biomechanische Voraussetzungen

Zu den allgemeinen biomechanischen Begebenheiten ➤ Kap. 15.1

Funktioneller Status

➤ Kap. 15.4

Beweglichkeit/Mobilität

➤ Kap. 15.4

Muskuläre Leistungsfähigkeit/Kraft

➤ Kap. 15.4

Ausdauerleistungsfähigkeit

➤ Kap. 15.4

Sensomotorik/Koordination/neuromuskuläre Ausgangssituation

- Ggf. komplexe neurovaskuläre Symptome bei Kompression des Plexus cervicobrachialis

Sekundärerkrankungen

- Thorakales Outlet-Syndrom (TOS)
- ACG-Arthrose
- Instabilitäten des Schulterkomplexes
- Omarthrose (Arthrose ➤ Kap. 21.1)

Hinweise zu Aktivität, Partizipation und Kontextfaktoren

➤ Kap. 15.1

Kontraindikationen

Die Kontraindikationen sind durch die Wundheilungsphasen (➤ Kap. 2.3) infolge des traumatischen Ereignisses bzw. des operativen Eingriffs bedingt und finden Berücksichtigung in den Nachbehandlungsempfehlungen der DGOU (2021).

Therapeutische Konsequenz

Für die Klavikulafraktur liegen explizite Empfehlungen zur kollaborativen/klientenzentrierten Vorgehensweise vor. Insbesondere die partizipative Entscheidungsfindung wird wegen der positiven Wirkung auf die Adhärenz und der besseren Langzeitprognose hervorgehoben (Woltz et al. 2017, Woltz et al. 2018).

Siehe auch die Nachbehandlungsempfehlungen der DGOU (2021).

BEACHTE

Die Autoren empfehlen *grundsätzlich* die klientenzentrierte Vorgehensweise in der Therapie, um die bestmögliche Motivation zur konsequenten Mitarbeit und Teilnahme (Adhärenz) an Maßnahmen zur Gesundheitsförderung durch die Klienten zu erzielen. Die zu erwartende Nachhaltigkeit und Konsolidierung der Therapieergebnisse ist ein gesellschaftlich übergeordnetes Ziel. Bedingt ist dies durch den Zuwachs an chronischen Erkrankungen einer alternden Gesellschaft (demografischer Wandel) und dem Bedarf nach ganzheitlicher Betrachtungsweise des Gesundheits-Krankheits-Kontinuums (salutogenetische Perspektive/ICF, ➤ Kap. 1).

Phase 1 Entzündungsphase – Immobilisationsphase

Die Darstellung in diesem Teilkapitel stellen eine Erweiterung/Konkretisierung der DGOU-Empfehlungen dar und können als Empfehlung der Autoren verstanden werden.

- Empfehlungen sind weitestgehend analog zu denen aus ➤ Kap. 15.1 bzw. ➤ Kap. 15.4.
- Die „sichere Zone" ist bei Klavikulafrakturen als das schmerzfreie ROM zu betrachten
  - Ferner die Bewegungen des GHG ohne weiterlaufende Bewegungen der Skapula
- Alle Übungen nur in der sicheren Zone in aktiv-assistiver Ausführung (bzw. hubarmer Lagerung)
- Edukation (s. o. „Konservativ")
- Mobilisation
- Rumpfstabilisierung/posturale Kontrolle
- Aktivierung der segmental-stabilisierenden Muskeln der WS und des Beckens insb. bei rhythmischen Gleichgewichtsübungen im Stand (z. B. ➤ Kap. 21.2.8)
- Ausdauertraining in aeroben Stoffwechselbereich (➤ Kap. 3)
- Kräftigung der Muskulatur der unteren Extremitäten
- Gangschule (➤ Kap. 7)
- Alltagstraining
  - Hilfsmittelgebrauch
- Beweglichkeitserhalt der sicheren Zone

Zeitbasierte Faktoren zur Belastungsprogression:

- Abschluss der Entzündungsphase ca. 7–21 Tage postoperativ/posttraumatisch

Kriterienbasierte Faktoren zur Belastungssteigerung:

- Kein genereller Ruheschmerz mehr vorhanden
- Rückgehende Ruheschmerzen nach Belastung (Therapie)

Unerwünschte Ereignisse/Hinweise der Überlastung
- Verstärkung von Entzündungszeichen
- Gesteigerter Ruheschmerz nach Belastung (Therapie)
  - v. a. „pochender" Schmerzcharakter als Hinweis auf erneute Inflammation

Phase 2 – Proliferationsphase

- Sukzessive Erweiterung der sicheren Zone in Abhängigkeit der subjektiven Toleranz (Empfehlung: NRS ≤ 5)
  - Beweglichkeitstraining von Schulter und Rumpf
  - Kraftausdauertraining der Muskeln des Schulterkomplexes (Stufe 2, Fünf-Stufen-Modell, ➤ Kap. 5.3.1)
- Edukation (s. o. „Konservativ")
- Alltagstraining
  - Mit Erweiterung der sicheren Zone geht ein Abbau von Kompensationsstrategien zu ADLs (insb. bei Betroffenheit des dominanten Arms) einher
    - Zunehmende Komplexität über Erweiterung der Freiheitsgrade
    - Zunehmende Berücksichtigung der Informationsanforderungen und Druckbedingungen der ADLs laut Zielvereinbarung
- Weitere Therapie der Sturzursache (v. a. bei multimorbiden Klienten)

Zeitbasierte Faktoren zur Belastungsprogression:
- Abschluss der Proliferationsphase ca. 28 Tage postoperativ/posttraumatisch

Kriterienbasierte Faktoren zur Belastungssteigerung:
- Belastungsschmerz während des Trainings in der Therapie NRS ≤ 2
- Keine Ruheschmerzen nach Belastung/Training in der Therapie

Unerwünschte Ereignisse/Hinweise der Überlastung:
- Persistierender Schmerz nach Belastung; insb. plötzlicher Schmerzeintritt + hohe Intensität + langsames Ausklingen der Schmerzen
- Ausstrahlende Schmerzen in die obere Extremität (Nerven- und/oder Gefäßbeteiligung im Sinne eines TOS)
  - Schnelle Ermüdbarkeit, Kälte und Blässe des Arms (insb. bei Überkopfaktivitäten) können auf eine *arterielle* Kompression hinweisen
  - Schwellung, Blaufärbung und subjektives „Schweregefühl" des Arms (insb. bei Überkopfaktivitäten) können auf eine *venöse* Kompression hinweisen
- Ruheschmerz nach Belastung (Therapie)
  - Leichter Schmerz (NRS ≤ 3) mit Reduzierung bei Entlastung der Klavikula (z. B. sanfte Pendelbewegungen aus der Neutral-Null-Stellung) sind tolerabel;
    „ziehende" oder „drückende" Schmerzen direkt im Frakturbereich mit niedriger Intensität (NRS ≤ 3) während der Bewegungsausführung können als physiologisch-bildende (proliferationsfördernde) Reize verstanden werden.
- Krepitationen bei Bewegungen im Läsionsgebiet

Phase 3 – Reorganisationsphase

- Sukzessive Erweiterung der sicheren Zone in Abhängigkeit der subjektiven Toleranz (Empfehlung: NRS ≤ 5)
  - Ziel ist die Wiederherstellung der ursprünglichen (bzw. physiologischen) Funktionalität (v. a. Kraft und Beweglichkeit) des Schulterkomplexes
- Edukation (s. o. „Konservativ")
- Alltagstraining
  - Mit Erweiterung der sicheren Zone geht ein Abbau von Kompensationsstrategien zu ADLs (insb. bei Betroffenheit des dominanten Arms) einher
    - Nutzung aller Freiheitsgrade
    - Berücksichtigung der Informationsanforderungen und Druckbedingungen der ADLs laut Zielvereinbarung

BEACHTE

Nach abgeschlossener Frakturheilung sollte eine erneute Erhebung des Funktions- und Fähigkeitsstatus erfolgen (➤ Kap. 11). Im Falle verbleibender Deformitäten und damit verbundener Beweglichkeitseinschränkungen und Schmerzen müssen Kompensationsstrategien in den betroffenen ADLs erarbeitet oder aber die Möglichkeiten einer Korrekturosteotomie in Betracht gezogen werden.

Prävention/Sekundärprävention

Skapuladyskinesie und assoziierte Beeinträchtigungen der Funktionalität des Schultergürtels

15.6 Trainingstherapie bei Erkrankungen und Verletzungen der Schulter

Das Vorgehen in der Therapieplanung und -steuerung setzt Prinzipien der klientenzentrierten Therapie um, welche u. a. sind:
- Kooperative Zielformulierung
- Shared Decision Making

Der Therapeut gibt in der Rolle des Experten eine Auswahl geeigneter Trainingselemente (anhand der Klientenziele) und liefert Informationen über zu erwartende Effekte des Trainings. Dabei sensibilisiert er die Klienten in Bezug auf ein gesundheitsförderndes Verhalten im Sinne einer Prävention und erläutert Motivationsstrategien, um das Training – oder im weiteren Sinne die Wahrung/Wiedererlangung eines körperlich aktiven Lebensstils – aufrechtzuerhalten (➤ Kap. 1.5).

Besonderheiten des Ausdauertrainings

Die Steigerung der Ausdauerfähigkeiten stellt in allen Phasen ein geeignetes Element im Training in der Therapie dar. Objektives Kriterium zur Steuerung der Belastungsintensität ist die Herzfrequenz (ca. 60 % der Vitalkapazität), welche mit dem subjektiven Anstrengungsempfinden abgeglichen wird (ca. 13/20 auf der RPE-Skala, ➤ Kap. 1.6.2, ➤ Kap. 3).

Besondere Wahlmöglichkeiten für die Klienten:
- Wahl des Ergometers/der Bewegungsform (bei Oberkörperergometern unter Berücksichtigung der sicheren Zone)

- Wahl der Belastungsintensität (insb. aerober oder anaerober Stoffwechselbereich)
- Wahl der Methode (Dauer- oder Intervallmethode, ➤ Kap. 3.3.1, ➤ 3.5)

Besonderheiten des sensomotorischen Trainings

Phase 1

- Übungen zur Steigerung der willkürlichen Aktivierungsfähigkeit stabilisierender und kontrollierender Muskelzüge des Schultergürtels
  - v. a. die periskapulären Muskeln mit schmerzlinderndem Einfluss gemäß dem SSMP (➤ Abb. 15.1)
- Übungen zur Aktivierung des Beckenbodens sowie der segmental-stabilisierenden Muskeln von LWS und ISG (z. B. ➤ Kap. 21.2.8)
  - Ggf. EMG-Biofeedback-Training (➤ Kap. 11.6.6)
  - Rhythmische Übungen zur Gewichtsverlagerung im Stand (bei gehaltener Spannung des Beckenbodens/Rumpfes, ➤ Kap. 6)
- Bewegungsvorstellungstraining zu
  - ADLs gemäß den Zielvereinbarungen
  - Selektiven Bewegungen der periskapulären Muskulatur

Phase 2

- Übungen in eingelenkiger Kette mit rhythmischer Bewegungsausführung bei sukzessiver Erweiterung der sicheren Zone (ÜK 56, 57, 60, 61, 62, 114)
  - Externer Fokus auf das Bewegungsziel
  - In physiologischen Körperdiagonalen

Phase 3

- Übungen unter Berücksichtigung der Informationsanforderungen und Druckbedingungen gemäß den ADLs der Zielvereinbarungen
  - Unter Mitsprache des Klienten bei der Bestimmung des koordinativen Anforderungsprofils sowie Variationen zur Übungsgestaltung (ÜK 63–71)
  - Variation der Informationsanforderungen und Druckbedingungen zur Förderung der Automatisierung
  - Methodischer Aufbau des sensomotorischen Trainings ➤ Kap. 6.2.3, ➤ Kap. 6.2.9 , ➤ Tab. 6.5)

Besonderheiten des Krafttrainings

Phase 1

- Übungen in isometrischer Anspannung der Muskeln des Schultergürtels sowie der RM unter Berücksichtigung der sicheren Zone (➤ Kap. 5.4.2, ➤ Kap. 21.2.3)
  - Bei ACGL besonderer Fokus auf die Ko-Aktivierung von M. deltoideus und M. trapezius pars descendens
  - Besondere Vorsicht bei HK# bzgl. der RM (gesteigerter intraartikulärer Druck des GHG)
- Dynamische Übungen der o. g. Muskelgruppen im Sinne eines extensiven Kraftausdauertrainings unter Wahrung der sicheren Zone und bestehender Kontraindikationen (➤ Kap. 5.3)
- Übungen in mehrgelenkiger Kette (obere Extremität) und hubarmer Ausgangsstellung unter Berücksichtigung der sicheren Zone (z. B. ÜK 79, stabiler Untergrund, ➤ Kap. 21.2.6)
  - Auch mit rhythmischer Gewichtsverlagerung unter Einbezug der unteren Extremitäten
- Übungen der kontralateralen Extremität (Cross-over-Effekt, ➤ Kap. 6.1.3) zur Steigerung der intramuskulären Koordination (IMK-Training, Stufe 4, Fünf-Stufen-Modell, ➤ Kap. 5.3)
  - Auch in funktionalen Körperdiagonalen der nicht-betroffenen Extremitäten bei 50 % der F_{max}
- Kräftigung der Muskulatur der unteren Extremitäten (auch unter Einbezug der Beckenbodenspannung)

Phase 2

- Dynamisches lokales Kraftausdauertraining (Stufe 2, Fünf-Stufen-Modell, ➤ Kap. 5.3) der Muskeln des Schultergürtels unter sukzessiver Erweiterung der sicheren Zone
  - Reduktion der Freiheitsgrade zur akzentuierten Beanspruchung des Zielmuskels
  - Dauer der exzentrischen Bewegungsphase länger als Konzentrik (Verhältnis Konzentrik : Exzentrik ~ 3:1)
  - Rhythmische Bewegungsausführung
  - Schmerzadaptiert auch Hypertrophietraining möglich (Stufe 3, Fünf-Stufen-Modell, ➤ Kap. 5.3)
- Lokales Kraftausdauertraining der Muskeln der RM
  - Übungen in mehrgelenkiger Kette (obere Extremität) unter Berücksichtigung der sicheren Zone mit zunehmender Wirkung der Schwerkraft (z. B. ÜK 62–71, 79, 115–119, ➤ Kap. 21.2.3, ➤ Kap. 21.2.6)
  - Dynamische Übungen in Scapula-Ebene (Scaption)
  - Dauer der exzentrischen Bewegungsphase länger als Konzentrik (Verhältnis Konzentrik : Exzentrik ~ 3 : 1)
  - Rhythmische Bewegungsausführung
- Kräftigung der Muskulatur der unteren Extremitäten
- Steigerung der Rumpfkraft (Kraftausdauer, Stufe 2, Fünf-Stufen-Modell, ➤ Kap. 5.3)

Phase 3

- Training in dreidimensionalen Bewegungsmustern der oberen Extremität am Seilzugapparat (ÜK 63, 65–71, 115, 118, 119, ➤ Kap. 21.2.5)
  - Übungsauswahl an ADLs der Zielvereinbarung orientiert (Übungsgestaltung s. „Besonderheiten des sensomotorischen Trainings" „Phase 3")
  - Einbezug der Beckenbodenspannung
- Reaktivkrafttraining (➤ Kap. 5.4.3)
  - Muskeln der RM v. a. M. subscapularis
  - Periskapuläre Muskulatur
  - Rumpfmuskulatur

15.7 Exemplarischer Rahmentherapieplan bei Verletzungen der Schulter

Der Rahmentherapieplan (➤ Tab. 15.1) beschreibt die Inhalte der unterschiedlichen multidisziplinären Therapieformen, die auf Patienten einwirken. Es werden die Aspekte Ausdauer, Sensomotorik und Kraft auf den Ebenen der ICF (Funktion, Aktivität, Partizipation) hervorgehoben und mit Übungsformen beschrieben.

Bei allen Übungsformen sollten dem Patienten im gesamten Rehabilitationsprozess zahlreiche Varianten, Alternativen und neue Bewegungsmöglichkeiten geboten werden, um das Bewegungsspektrum zu erweitern. Ziel ist die Bewegungssicherheit auf somatischer und psychischer Ebene sowie der Abbau von Belastungsängsten im Alltag und Beruf.

Tab. 15.1 Rahmentrainingsplan für Patienten mit Verletzungen und Erkrankungen der Schulter

Ziel	ICF-Orientierung Funktionen/Aktivitäten (Partizipation)	Therapeutische Methode/Maßnahme	Inhalte (Realisierung)
• Umfangssteigerung der körperlichen Aktivität im Alltag (Lebensstiländerung)	• Funktionale Gesundheit	• Aktivierende Therapie	• Methoden zur - Edukation - Motivation - Leistungssteigerung (➤ Kap. 1.1, ➤ Kap. 1.2)
1. Entzündungsphase			
Ausdauer (› Kap. 3): • Steigerung der Grundlagenausdauer (GA 1 extensiv)	Funktionen: • Funktionen des kardiovaskulären Systems • Funktionen des Atmungssystems • Funktionen des kardiovaskulären, hämatologischen, Immun- und Atmungssystems • Funktionen im Zusammenhang mit dem Stoffwechsel- und dem endokrinen System • Funktionen der Gelenke und Knochen • Funktionen der Muskeln Aktivitäten und Partizipation: • Mobilität • Auf die eigene Gesundheit achten • Arbeit und Beschäftigung • Erholung und Freizeit	• Extensives, aerobes Ausdauertraining → Vorzugsweise Dauermethode, jedoch auch in Intervallmethode oder Belastungsstufen durchzuführen (➤ Kap. 3.3)	• Crosstrainer, Fahrradergometer, Liegefahrrad Sofern innerhalb der sicheren Zone: • Kanuergometer, Ruderergometer • Oberkörperergometer → Variation in Abhängigkeit von der Belastungstoleranz und Präferenzen des Patienten Begleitende PT/ST: Edukation zu • Gesundheitswirksamkeit körperlicher Aktivität bei milder bis moderater Belastung • Haltung und Belastung im Alltag mit Bezug zur Pathologie • Wundheilungsphasen und Belastung beim Training in der Therapie
Sensomotorik (› Kap. 6, › Kap. 6.2): • Schulung der allgemeinen Körperwahrnehmung • Steigerung der willkürlichen Aktivierungsfähigkeit stabilisierender und kontrollierender Muskelzüge des Schultergürtels • Aktivierung des Beckenbodens sowie der segmentalstabilisierenden Muskeln von LWS und ISG • Steigerung der Rhythmisierungsfähigkeit	Funktionen: • Globale mentale Funktionen • Spezifische mentale Funktionen • Sinnesfunktionen und Schmerz • Neuromuskuloskeletale und bewegungsbezogene Funktionen Aktivitäten und Partizipation: • Bewusste sinnliche Wahrnehmungen • Allgemeine Aufgaben und Anforderungen • Interpersonelle Interaktionen und Beziehungen • Erziehung/Bildung	• Übungen zur Aktivierung/Bahnung der Rumpfmuskulatur, der Beckenboden- sowie periskapulären Muskulatur (Stufe 1, Fünf-Stufen-Modell, ➤ Kap. 5.3.1) • (EMG-)Biofeedbacktraining (➤ Kap. 11.6.6) • Bewegungsvorstellungstraining • Training der Rhythmisierungsfähigkeit mit externem Aufmerksamkeitsfokus (➤ Kap. 6.2)	• ÜK 53, 54, 124 Begleitende PT/ST: • Schulung der willkürlichen Aktivierungsfähigkeit der Mm. transversus abdominis u. multifidi (iliosakral u. sakrolumbal) über Abdominal Hollowing oder EMG-Biofeedback (➤ Kap. 11.6.6) • Widerlagernde Mobilisation nach Klein-Vogelbach • Edukation zur Schmerzwahrnehmung und -bewertung

Tab. 15.1 Rahmentrainingsplan für Patienten mit Verletzungen und Erkrankungen der Schulter *(Forts.)*

Ziel	ICF-Orientierung Funktionen/Aktivitäten (Partizipation)	Therapeutische Methode/Maßnahme	Inhalte (Realisierung)
Kraft (➤ Kap. 5): • Kräftigung der Rumpfmuskulatur • Kräftigung der Beinmuskulatur • Atrophieprophylaxe	Funktionen: • Funktionen der Muskeln • Neuromuskuloskeletale und bewegungsbezogene Funktionen Aktivitäten und Partizipation: • Gegenstände tragen, bewegen und handhaben • Gehen und sich fortbewegen	• Übungen zur Aktivierung/Bahnung der Rumpfmuskulatur (Stufe 1, Fünf-Stufen-Modell, ➤ Kap. 5.3.1) • Übungen zur Aktivierung/Bahnung der Beinmuskulatur (Stufe 1, Fünf-Stufen-Modell, ➤ Kap. 5.3.1) • Isometrische Anspannungsübungen der periskapulären Muskeln sowie der RM (➤ Kap. 5.4.2) – **Bei ACGL**: v. a. Ko-Aktivierung von M. deltoideus und M. trapezius pars descendens – **Bei HK**: keine Stützübungen • Lokales Kraftausdauertraining der ventralen und dorsalen Rumpfmuskeln (Kraftausdauertraining, Stufe 2, Fünf-Stufen-Modell, ➤ Kap. 5.3, ➤ Kap. 5.3.1; 50 % der Fmax, 15–20 Wdh., 2–3 Serien, ca. 1 Min. Pausenzeit) • Kraftausdauertraining der Beinmuskulatur (Kraftausdauertraining, Stufe 2, Fünf-Stufen-Modell, ➤ Kap. 5.3, ➤ Kap. 5.3.1; 50 % der Fmax, 15–20 Wdh., 2–3 Serien, ca. 1 Min. Pausenzeit) • Training der kontralateralen Extremität (Cross-Education, ➤ Kap. 6.1.3)	• s. Phase 2 → ROM und Last an Schmerz adaptiert • ÜK 55, 65, 93, 111–114, 117 • ÜK 53 • Lumbaltrainer, WS-Extension (➤ Kap. 5.6.3, ➤ Abb. 5.7, ➤ Abb. 5.8, ➤ Abb. 5.9, ➤ Abb. 5.10) • Funktionsstemme (➤ Kap. 5.6.3, ➤ Abb. 5.14) → Unter Berücksichtigung der sicheren Zone des Patienten bei Anwendung der RPE- und Schmerz-Skala (➤ Kap. 1.6.3, ➤ Tab. 1.2)
Beweglichkeit (➤ Kap. 5.5): • Beweglichkeitssteigerung angrenzender Körperabschnitte • Unterstützung zur Haltungskompetenz (Sensomotorik, ➤ Kap. 6)	Funktionen: • Funktionen der Gelenke und Knochen • Funktionen der Bewegung Aktivitäten und Partizipation: • Die Körperposition ändern und aufrechterhalten	• Beweglichkeitstraining – Anspannungs- Entspannungsdehnen des Agonisten (CR) (➤ Kap. 5.5.3) – Reziproke Hemmung (Anspannung des Antagonisten) (➤ Kap. 5.5.3) – Stretching (➤ Kap. 5.5.3) am Ende der Trainingseinheit – Automobilisationsübungen in hubarmer ASte	• ÜK 50, 51, 52 Begleitende PT/ST: • Manuelle Therapie zur Gelenksmobilisation (v. a. bei SAS, ➤ Kap. 10.5) • Erarbeitung alternativer Bewegungsstrategien zur Kompensation schmerzhafter Aktivitäten
2. Proliferationsphase			
Ausdauer (➤ Kap. 3): • Steigerung der Grundlagenausdauer (GA 1 intensiv)	s. Phase 1	• Intensives, aerobes Ausdauertraining → Vorzugsweise Dauermethode (➤ Kap. 3.3.1)	• Crosstrainer, Fahrradergometer, Liegefahrrad Sofern innerhalb der sicheren Zone: • Kanuergometer, Ruderergometer • Oberkörperergometer → Variation in Abhängigkeit von der Belastungstoleranz und Präferenzen des Patienten

Tab. 15.1 Rahmentrainingsplan für Patienten mit Verletzungen und Erkrankungen der Schulter *(Forts.)*

Ziel	ICF-Orientierung Funktionen/Aktivitäten (Partizipation)	Therapeutische Methode/Maßnahme	Inhalte (Realisierung)
Sensomotorik (➤ Kap. 6): s. Phase 1 • Verbesserung der Haltungskoordination • Verbesserung der allgemeinen sensomotorischen Kontrolle/koordinativen Fähigkeiten	s. Phase 1	• u. a. Übungsformen zur Differenzierungs-, Kopplungs-, Umstellungs-, Reaktions- und Rhythmusfähigkeit • Aufgaben unter Variation des kinästhetischen sowie des optischen Analysators • Aufgaben unter Variation des Zeitdrucks sowie des Präzisionsdrucks (➤ Kap. 6.2, ➤ Kap. 6.2.3, ➤ Kap. 6.2.4, ➤ Kap. 6.2.7)	• Üben der dynamischen Balance mit Differenzierung durch Veränderung der Bewegungsamplitude und -geschwindigkeit, Setzen von Widerständen (➤ Kap. 6.2.7, ➤ Kap. 6.2.9) • Beckenbodentraining → orientiert an den beeinträchtigten Aktivitäten Begleitende PT/ST: • Schulung der willkürlichen Aktivierungsfähigkeit segmental stabilisierender Mm. während der beeinträchtigten Aktivitäten
Kraft (➤ Kap. 5): • Kräftigung der Rumpfmuskulatur • Kräftigung der Beinmuskulatur • Kräftigung der Schultergürtel- und Armmuskulatur	s. Phase 1	• Dynamisches, lokales Kraftausdauertraining (Kraftausdauertraining, Stufe 2, Fünf-Stufen-Modell, ➤ Kap. 5.3, ➤ Kap. 5.3.1) • Kraftausdauertraining der Muskeln des Schultergürtels unter sukzessiver Erweiterung der sicheren Zone • Lokales Kraftausdauertraining der Muskeln der RM (Kraftausdauertraining, Stufe 2, Fünf-Stufen-Modell, ➤ Kap. 5.3, ➤ Kap. 5.3.1) • Hypertrophietraining (Kraftausdauertraining, Stufe 3, Fünf-Stufen-Modell, (70 % der Fmax, 8 -12 Wdh., 2 -3 Serien, ca. 2 Min. Pausenzeit, ➤ Kap. 5.3, ➤ Kap. 5.3.1) – der Beinmuskulatur (➤ Kap. 5.6.3, ➤ Abb. 5.13, ➤ Abb. 5.14, ➤ Abb. 5.15) – der paravertebralen Rückenmuskulatur	• ÜK 58, 60, 61, 77, 79, 81, 115, 118 • Elevationsübungen in der Scapula-Ebene (Scaption)
Beweglichkeit (➤ Kap. 5.5): s. o.	s. Phase 1	s. Phase 1	• **Bei neurologischer Symptomatik:** Aktive Neuroslider Begleitende PT/ST: • Sukzessive Erarbeitung physiologischer Haltung und Bewegungsabläufe → Unter Berücksichtigung der momentanen motorischen Fähigkeiten des Patienten (v. a. Kraft und Beweglichkeit)

Tab. 15.1 Rahmentrainingsplan für Patienten mit Verletzungen und Erkrankungen der Schulter *(Forts.)*

Ziel	ICF-Orientierung Funktionen/Aktivitäten (Partizipation)	Therapeutische Methode/Maßnahme	Inhalte (Realisierung)
3. Reorganisation			
Ausdauer (➤ Kap. 3): • Steigerung der Grundlagenausdauer (GA 1 intensiv)	s. Phase 1	• Ausdauertraining im aerob-anaeroben Stoffwechselbereich (➤ Kap. 3.3) → Wahlweise Dauermethode oder intensive Intervallmethode	• Crosstrainer, Fahrradergometer, Liegefahrrad Sofern innerhalb der sicheren Zone: • Kanuergometer, Rudererergometer • Oberkörperergometer • HIIT (➤ Kap. 3.3.1) → Variation in Abhängigkeit von der Belastungstoleranz und Präferenzen des Patienten
Sensomotorik (➤ Kap. 6): • Integration von Alltagsaktivitäten/Wahrnehmung • Automatisierung der segmentalen Stabilisation bei patientenrelevanten ADLs	s. Phase 1 • Mit Stress und anderen psychischen Anforderungen umgehen	• Verhaltenstraining: – Förderung der kognitiven und affektiven Bereiche im Sinne einer Sensibilisierung zum Bewegungsverhalten des Schultergürtels im Alltag • ADL-Übungen: – unter Berücksichtigung des koordinativen Anforderungsprofils	• Simulation/Modifikation von (beeinträchtigten) Alltagssituationen unter Variation der Informationsanforderungen und Druckbedingungen → orientiert an den beeinträchtigten Aktivitäten Begleitende PT/ST: • Edukation zur Ergonomie in Beruf und Alltag • Edukation zu Stress und Stressbewältigung mit Bezug zur Motorik • Autogenes Training
Kraft (➤ Kap. 5): • Aufbautraining/Ganzkörpertraining • Steigerung der Reaktivkraftfähigkeiten	s. Phase 1	• Training am Zugsystem – Hypertrophietraining der großen Muskelgruppen Kraftausdauertraining, Stufe 3, Fünf-Stufen-Modell (➤ Kap. 5.3, ➤ Kap. 5.3.1) – Training der intramuskulären Koordination (Kraftausdauertraining, Stufe 4, Fünf-Stufen-Modell, ➤ Kap.5.3, ➤ Kap. 5.3.1) – Statisches Kraftausdauertraining der stabilisierenden Mm. – Training der intermuskulären Koordination • Reaktivkrafttraining der Rumpf- und RM-Muskulatur (➤ Kap. 5.4.3) – Training im kurzen DVZ	• ÜK 63, 64, 65, 66, 67, 70/71, 77, 79, 81 • ÜK 93, 97, 98, 104, 107 • Kurzhantel Kniebeugen/im Ausfallschritt (ÜK 34, 36, 37, 39) • Übungen im kurzen DVZ der Rumpf- und RM-Muskulatur (➤ Kap. 21.2.8) → Unter Berücksichtigung der sicheren Zone des Patienten bei Anwendung der RPE- und Schmerz-Skala
Beweglichkeit (➤ Kap. 5.5): • Beweglichkeitssteigerung der Schulter, der Scapula und angrenzender Körperabschnitte • Steigerung der globalen Flexibilität	s. Phase 1	• Beweglichkeitstraining – In Orientierung an Übungen aus dem Yoga – Faszientraining	• ÜK 1–4, ÜK 82 + 83, ÜK 49 • Cobra, Skorpion, Adler • **Bei neurologischer Symptomatik:** – Aktive Neuroslider
Die Angaben unter „Inhalte (Realisierung)" stellen eine Empfehlung der Autoren dar und sind nicht in vollem Umfang anzubringen.			

15

Reflexionsfragen

- Warum ist ein biomechanischer Blickwinkel zur Übungsauswahl bei Patienten mit Schulterproblematiken nicht ausreichend?
- Wie gestaltet sich ein optimales Ineinandergreifen von passiven Maßnahmen der Therapie und dem Training in der Therapie?
- Weshalb ist die Schulung der sensomotorischen Fähigkeiten der Person – ohne Einbezug der Informationsanforderungen und Druckbedingungen einer Aufgabe – nicht ausreichend, um eine Konsolidierung der Therapieergebnisse zu erzielen?
- Warum ist die Prognose einer vollständigen Wiederherstellung der physiologischen Ursprungssituation – bei traumatischen Schulterluxationen mit Verletzung des Labrum glenoidale – unrealistisch?

LITERATUR

Abiko T, Shimamura R, Ogawa D, Abiko Y, Hirosawa M, Momose N, …, Takei H (2015). Difference in the electromyographic onset of the deep and superficial multifidus during shoulder movement while standing. Plos one, 10(4), e0122303.

Alizadehkhaiyat O, Roebuck MM, Makki AT., Frostick SP (2018). Subacromial impingement syndrome: An electromyographic study of shoulder girdle muscle fatigue. Journal of Electromyography and Kinesiology, 38, 136–142.

Aschenbrenner I, Biberthaler P (n. d.) AC-Gelenksluxation (= Schultereckgelenksprengung). DGU-online. www.dgu-online.de/patienten/haeufige-diagnosen/sportler/ac-gelenksluxation.html (abgerufen 22.10.2020)

Bruder AM, Shields N, Dodd KJ, Taylor NF (2017). Prescribed exercise programs may not be effective in reducing impairments and improving activity during upper limb fracture rehabilitation: a systematic review. Journal of physiotherapy, 63(4), 205–220.

Carbone S, Razzano C, Albino P, Mezzoprete R (2017). Immediate intensive mobilization compared with immediate conventional mobilization for the impacted osteoporotic conservatively treated proximal humeral fracture: a randomized controlled trial. Musculoskeletal Surgery, 101(2), 137–143.

Cools, AM, Johansson FR, Borms D, Maenhout A (2015). Prevention of shoulder injuries in overhead athletes: a science-based approach. *Brazilian journal of physical therapy*, *19*(5), 331–339. DOI: https://doi.org/doi.org/10.1590/bjpt-rbf.2014.0109

Cote MP, Wojcik KE, Gomlinski G, Mazzocca AD (2010). Rehabilitation of acromioclavicular joint separations: operative and nonoperative considerations. Clinics in sports medicine, 29(2), 213–228.

Deans CF, Gentile JM, Tao MA (2019). Acromioclavicular joint injuries in overhead athletes: a concise review of injury mechanisms, treatment options, and outcomes. Current reviews in musculoskeletal medicine, 12(2), 80–86.

Decker MJ, Tokish JM, Ellis HB, Torry MR, Hawkins RJ (2003). Subscapularis muscle activity during selected rehabilitation exercises. The American journal of sports medicine, 31(1), 126–134.

De Mey K, Cagnie B, Van De Velde A, Danneels L, Cools AM (2009). Trapezius muscle timing during selected shoulder rehabilitation exercises. Journal of orthopaedic & sports physical therapy, 39(10), 743–752.

De Mey K, Danneels L, Cagnie B, Cools AM (2012). Scapular muscle rehabilitation exercises in overhead athletes with impingement symptoms: effect of a 6-week training program on muscle recruitment and functional outcome. The American journal of sports medicine, 40(8), 1906–1915.

Deutsche Gesellschaft für Orthopädie und Orthopädische Unfallchirurgie (DGOOC), Arbeitsgemeinschaft der Wissenschaftlichen Medizinischen Fachgesellschaften (AWMF) (2017). S2 Leitlinie „Rotatorenmanschette". AWMF-Leitlinien-Register Nr. 033–041. AWMF online. https://www.awmf.org/uploads/tx_szleitlinien/033-041l_S2e_Rotatorenmanschette_2017-04_02.pdf (abgerufen 08.10.2020).

Deutsche Gesellschaft für Orthopädie und Orthopädische Unfallchirurgie (DGOOC), Berufsverband der Ärzte für Orthopädie (BVO), Arbeitsgemeinschaft der Wissenschaftlichen Medizinischen Fachgesellschaften (AWMF) (2009). S1 Leitlinie Schulterluxation, rezidivierend und habituell. AWMF-Leitlinien-Register Nr. 033/027. AWMF online. http://www.leitliniensekretariat.de/files/MyLayout/pdf/033-027_S1_Schulterluxation__rezidivierend_und_habituell_09-2009_09-2012.pdf (abgerufen 03.02.2022).

Deutsche Gesellschaft für Orthopädie und Unfallchirurgie e. V. (DGOU) (Hrsg.) (2021). Nachbehandlungsempfehlungen Arbeitskreis Traumarehabilitation | Sektion Physikalische Therapie und Rehabilitation der DGOU. 7. überarbeitete und ergänzte Auflage. https://dgou.de/fileadmin/dgou/dgou/Dokumente/Gremien/Sektionen/Rehabilitation/NBE_2021_web.pdf (abgerufen 03.02.2022)

Deutsche Gesellschaft für Unfallchirurgie (DGU), Arbeitsgemeinschaft der Wissenschaftlichen Medizinischen Fachgesellschaften (AWMF) (2017a). S1 Leitlinie Oberarmkopffraktur. AWMF-Leitlinien-Register Nr. 012–023. AWMF online. https://www.awmf.org/uploads/tx_szleitlinien/012-023l_S1_Oberarmkopffraktur_2017-10.pdf (abgerufen 03.02.2022).

Deutsche Gesellschaft für Unfallchirurgie (DGU), Arbeitsgemeinschaft der Wissenschaftlichen Medizinischen Fachgesellschaften (AWMF) (2017b). S1 Leitlinie Schultergelenk Erstluxation. AWMF-Leitlinien-Register Nr. 012–012. AWMF online. https://www.awmf.org/uploads/tx_szleitlinien/012-012l_S1Schultergelenk-Erstluxation_2018-07.pdf (abgerufen 03.02.2022).

Deutsche Gesellschaft für Unfallchirurgie (DGU), Deutsche Gesellschaft für Orthopädie und Unfallchirurgie (DGOU), Arbeitsgemeinschaft der Wissenschaftlichen Medizinischen Fachgesellschaften (AWMF) (2019). S1 Leitlinie Posttraumatische Schulterinstabilität. AWMF-Leitlinien-Register Nr. 012–013. AWMF online. https://www.awmf.org/uploads/tx_szleitlinien/012-013l_S1_Posttraumatische_-Schulterinstabilitaet_2019-03.pdf (abgerufen 03.02.2022).

Diemer F, Lowak H, Sutor V. Leitfaden Physiotherapie in der Orthopädie und Traumatologie. 3.A. München: Elsevier, 2017.

Diemer F, Sutor V (2007). *Praxis der medizinischen Trainingstherapie* (Vol. 1). Georg Thieme Verlag.

Diercks R, Bron C, Dorrestijn O, Meskers C, Naber R, de Ruiter T, … van der Woude HJ (2014). Guideline for diagnosis and treatment of subacromial pain syndrome: a multidisciplinary review by the Dutch Orthopaedic Association. Acta orthopaedica, 85(3), 314–322.

Ebelt-Paptrotny G, Taxhet G, Wappelhorst U (Hrsg.). Leitfaden Physiotherapie. 7.A. München: Elsevier, 2017.

Ellenbecker TS, Cools A (2010). Rehabilitation of shoulder impingement syndrome and rotator cuff injuries: an evidence-based review. British journal of sports medicine, 44(5), 319–327.

Ettinger L, Weiss J, Shapiro M, Karduna A (2016). Normalization to maximal voluntary contraction is influenced by subacromial pain. Journal of applied biomechanics, 32(5), 433–440.

Frima H, van Heijl M, Michelitsch C, van der Meijden O, Beeres FJ, Houwert RM, Sommer C (2019). Clavicle fractures in adults; current concepts. European Journal of Trauma and Emergency Surgery, 1–11.

Gladstone JN, Wilk KE, Andrews JR (1997). Nonoperative treatment ofacromioclavicular joint injuries. Operative Techniques in Sports Medicine, 5(2), 78–87.

Gorbaty JD, Hsu JE, Gee AO (2017). Classifications in brief: Rockwood classification of acromioclavicular joint separations.

Gurney AB, Mermier C, LaPlante M, Majumdar A, O'Neill K, Shewman T, Gurney JG (2016). Shoulder electromyography measurements during activities of daily living and routine rehabilitation exercises. journal of orthopaedic & sports physical therapy, 46(5), 375–383.

Handoll HH, Brorson S (2015). Interventions for treating proximal humeral fractures in adults. Cochrane Database of Systematic Reviews, (11).

Jaggi A, Alexander S (2017). Suppl-6, M13: Rehabilitation for Shoulder Instability–Current Approaches. The open orthopaedics journal, 11, 957.

Karjalainen TV, Jain NB, Page CM, Lähdeoja TA., Johnston RV., Salamh P, … Buchbinder R (2019). Subacromial decompression surgery for rotator cuff disease. Cochrane Database of Systematic Reviews, (1).

Kavaja L, Lähdeoja T, Malmivaara A, Paavola M (2018). Treatment after traumatic shoulder dislocation: a systematic review with a network meta-analysis. British journal of sports medicine, 52(23), 1498–1506.

Lawrence RL, Braman JP, LaPrade RF, Ludewig PM (2014). Comparison of 3-dimensional shoulder complex kinematics in individuals with and without shoulder pain, part 1: sternoclavicular, acromioclavicular, and scapulothoracic joints. journal of orthopaedic & sports physical therapy, 44(9), 636–645.

Lawrence RL, Braman JP, Staker JL, LaPrade RF, Ludewig PM (2014b). Comparison of 3-dimensional shoulder complex kinematics in individuals with and without shoulder pain, part 2: glenohumeral joint. journal of orthopaedic & sports physical therapy, 44(9), 646–655.

Lefèvre-Colau MM, Nguyen C, Palazzo C, Srour F, Paris G, Vuillemin V, … Roren A (2018). Kinematic patterns in normal and degenerative shoulders. Part II: Review of 3-D scapular kinematic patterns in patients with shoulder pain, and clinical implications. Annals of Physical and Rehabilitation Medicine, 61(1), 46–53.

Lewis JS (2008). Rotator cuff tendinopathy/subacromial impingement syndrome: is it time for a new method of assessment? British journal of sports medicine, 43(4), 259–264.

Lewis JS (2016). Rotator cuff related shoulder pain: assessment, management and uncertainties. Manual therapy, 23, 57–68.

Lewis J, Fernandez-de-las-Penas C (2022). The Shoulder: Theory and Practice. Pencaitland, Scotland. Handspring Publishing Ltd.

Merolla G, De Santis E, Sperling JW, Campi F, Paladini P, Porcellini G (2010). Infraspinatus strength assessment before and after scapular muscles rehabilitation in professional volleyball players with scapular dyskinesis. Journal of shoulder and elbow surgery, 19(8), 1256–1264.

Monica J, Vredenburgh Z, Korsh J, Gatt C (2016). Acute shoulder injuries in adults. American Family Physician, 94(2), 119–127.

Nakamura Y, Tsuruike M, Ellenbecker TS (2016). Electromyographic activity of scapular muscle control in free-motion exercise. Journal of athletic training, 51(3), 195–204.

Nazari G, MacDermid JC, Bryant D, Athwal GS (2019). The effectiveness of surgical vs conservative interventions on pain and function in patients with shoulder impingement syndrome. A systematic review and meta-analysis. PloS one, 14(5), e0216961.

Niethard FU, Pfeil J, Biberthaler P (2017). Duale Reihe Orthopädie und Unfallchirurgie. Georg Thieme Verlag.

Oliveira VMAD, Batista LDSP, Pirauá ALT, Pitangui ACR, Araújo RCD (2013). Electromyographic activity and scapular dyskenesia in athletes with and without shoulder impingement syndrome. Revista Brasileira de Cineantropometria & Desempenho Humano, 15(2), 193–203.

Oyama S, Myers JB, Wassinger CA, Lephart SM (2010). Three-dimensional scapular and clavicular kinematics and scapular muscle activity during retraction exercises. journal of orthopaedic & sports physical therapy, 40(3), 169–179.

Paladini P, Pellegrini A, Merolla G, Campi F, Porcellini G (2012). Treatment of clavicle fractures. Translational Medicine@ UniSa, 2, 47.

Pieters L, Lewis J, Kuppens K, Jochems J, Bruijstens T, Joossens L, Struyf F (2020). An update of systematic reviews examining the effectiveness of conservative physical therapy interventions for subacromial shoulder pain. journal of orthopaedic & sports physical therapy, 50(3), 131–141.

Pschyrembel.de: ACG-Luxation. www.pschyrembel.de/ACG-Luxation/K0DDX/doc/ (abgerufen 03.02.2022)

Pschyrembel.de: Subakromiales Impingement-Syndrom. www.pschyrembel.de/Subakromiales%20Impingement-Syndrom/K0ANA (abgerufen 03.02.2022)

Reed D, Cathers I, Halaki M, Ginn K (2013). Does supraspinatus initiate shoulder abduction? Journal of Electromyography and Kinesiology, 23(2), 425–429.

Reid D, Polson K, Johnson L (2012). Acromioclavicular Joint Separations Grades I–III. Sports medicine, 42(8), 681–696.

Ropars M, Thomazeau H, Huten D (2017). Clavicle fractures. Orthopaedics & Traumatology: Surgery & Research, 103(1), S53-S59.

Seven MM, Ersen O, Akpancar S, Ozkan H, Turkkan S, Yıldız Y, Koca K (2017). Effectiveness of prolotherapy in the treatment of chronic rotator cuff lesions. Orthopaedics & Traumatology: Surgery & Research, 103(3), 427–433.

Scott R, Yang HS, James CR, Sawyer SF, Sizer PS Jr (2018). Volitional preemptive abdominal contraction and upper extremity muscle latencies during D1 flexion and scaption shoulder exercises. Journal of athletic training, 53(12), 1181–1189.

Shiravi S, Letafatkar A, Bertozzi L, Pillastrini P, Khaleghi Tazji M (2019). Efficacy of abdominal control feedback and scapula stabilization exercises in participants with forward head, round shoulder postures and neck movement impairment. Sports health, 11(3), 272–279.

Struyf F, Nijs J, Baeyens JP, Mottram S, Meeusen R (2011). Scapular positioning and movement in unimpaired shoulders, shoulder impingement syndrome, and glenohumeral instability. Scandinavian journal of medicine & science in sports, 21(3), 352–358.

Tsuruike M, Ellenbecker TS (2015). Serratus anterior and lower trapezius muscle activities during multi-joint isotonic scapular exercises and isometric contractions. Journal of athletic training, 50(2), 199–210.

Wilk KE, Macrina LC (2013). Nonoperative and postoperative rehabilitation for glenohumeral instability. Clinics in sports medicine, 32(4), 865–914.

Woltz S, Krijnen P, Meylaerts SA, Pieterse AH, Schipper IB (2017). Shared decision making in the management of midshaft clavicular fractures: nonoperative treatment or plate fixation. Injury, 48(4), 920–924.

Woltz S, Krijnen P, Pieterse AH, Schipper IB (2018). Surgeons' perspective on shared decision making in trauma surgery. A national survey. Patient education and counseling, 101(10), 1748–1752.

KAPITEL

16

Chuck Tholl und Birgit Schulte-Frei

Erkrankungen und Verletzungen von Unterarm und Ellenbogengelenk

16.1 Therapierichtlinien bei Olekranonfraktur

Der im Folgenden dargestellte Leitfaden umfasst die Behandlung bei:

- Olekranonfraktur

Die exakte Beschreibung des Krankheitsbildes ist der weiterführenden Literatur zu entnehmen (Diemer et al. 2017, Kapitel 15.6.2, Ebelt-Paprotny et al. 2017, Kapitel 4.8.9).

Versorgung

Konservativ

- Die rein konservative Behandlung findet selten statt und nur auf Wunsch des Patienten, bei selten vorkommenden nicht dislozierten Frakturen oder bei älteren Patienten mit stark erhöhtem Operationsrisiko.
- Die Behandlung erfolgt mit einer fixierten Oberarmgipsschiene in 60–90° Flexion des Ellenbogengelenks für 4 Wochen.
- Konservative Behandlungen bergen ein erhöhtes Risiko für Pseudoarthrosen, Kraftverlust bei Extension und sekundärer Dislokationen.

BEACHTE

Sekundäre Symptome wie muskuläre Dysbalancen und Bewegungseinschränkungen bei langem Krankheitsverlauf im Ellenbogengelenk beachten.

Operativ

- Olekranonfrakturen müssen zum Großteil operativ behandelt werden, da der Zug des Mm. triceps brachii das abgesprengte Fragment disloziert. Hauptindikation sind alle Frakturen mit einer Dislokation von > 1–2 mm.
- Die operative Versorgung findet meist über eine Zuggurtosteosynthese oder bei mehrfragmentären Frakturen über eine Plattenosteosynthese statt.
- Nicht dislozierte Frakturen von jungen, aktiven Patienten sollten operiert werden und es sollte eine sofortige frühfunktionelle Behandlung im Anschluss stattfinden, um die Mobilität schnell wiederherzustellen.

Biomechanische Voraussetzungen

- Individuelle Beweglichkeit aller beteiligten Gelenke
- Bestehende Kraftverhältnisse
- Vorhandene Achsenfehlstellungen

Funktioneller Status

Beweglichkeit/Mobilität

- Bewegungseinschränkungen der Bewegungsamplitude des Ellenbogengelenks in Abhängigkeit von der gewählten Therapieform bzw. der Länge der Immobilisierung können gering bis sehr stark ausfallen.
- Bei vierwöchiger konservativer Gipsbehandlung sind Atrophien der gelenkstabilisierenden Muskeln und passiven Gewebe zu erwarten, was zu Kapselschrumpfungen und starken Einschränkungen der aktiven und passiven Beweglichkeit mit Extensionseinschränkung führt.

Muskuläre Leistungsfähigkeit/Kraft

- Bei Dislokationen von mehr als 1,5 cm ist eine Kraftminderung von 70 % des M. triceps brachii zu erwarten.
- Bedingte Inaktivitätsatrophien können die Kraft der ellenbogenumgebenden Muskulatur beeinträchtigen (v. a. M. biceps brachii, M. brachialis sowie Pro- und Supinatorengruppe des Unterarms).

Ausdauerleistungsfähigkeit

- Die allgemeine Ausdauerleistungsfähigkeit ist weiterhin gut trainierbar und ein entsprechendes Training sollte so früh wie möglich wiederaufgenommen werden.
- Die lokale Ausdauerleistungsfähigkeit ist eingeschränkt aufgrund der Immobilisation.

Sensomotorik/Koordination/neuromuskuläre Ausgangssituation

- Läsionen (postoperativ) des N. ulnaris können zu Sensibilitätsstörungen und Motorikausfällen führen. Dieser Nerv innerviert motorisch einen Großteil der Handmuskulatur sowie sensibel den ulnaren Bereich der Hand. Klassisches Symptom bei komplettem Ausfall des N. ulnaris ist die sog. „*Krallhand*“.

Sekundärerkrankungen

- Bildung von postoperativen Arthrofibrosen mit periartikulären Ossifikationen, Pseudarthrosen oder Sekundärarthrosen.
- Es kann zu Implantatversagen mit Redislokation der Fragmente kommen sowie zu einer Infektion der Operationsstelle.

Hinweise zu Aktivität, Partizipation und Kontextfaktoren

Teilhabe und Aktivität im Alltag sind voraussichtlich bis zur 2. Woche postoperativ eingeschränkt. Durch die isolierte Verletzung ist die Teilhabe i. d. R. kaum eingeschränkt, ggf. aber die berufliche Teilhabe. Einschränkungen der Aktivitäten der betroffenen oberen Extremität.

Kontraindikation

- Mechanische Belastung (Training mit zusätzlichen Lasten) des Gelenks bis zur 6. Woche.
- Stützbelastungen (unbewusst) während der ersten zwei Wochen.

Therapeutische Konsequenz (operativ)

- Belastungen, die zu Überbelastungen oder Schmerzintensivierung führen, vermeiden (vor allem Stützbelastungen während der akuten Phase).
- Individuelle Alltagsbewegungen und -belastungen durch schmerzadaptierte Therapie verbessern.
- Apparatives Training mit hohen Lasten/Drehmomenten vermeiden.

Phase 1 + 2 Entzündungsphase, Proliferationsphase

- Ggf. Ruhigstellung mit Oberarmgipsschiene oder Kompressionsstrumpf für den Arm
- Schmerzlindernde und abschwellende Maßnahmen: Kryotherapie, Lymphdrainage (➤ Kap. 10.6)
- Mobilisation der angrenzenden Gelenke (Schulter, Hand) ohne Limitierung zur globalen Durchblutungsförderung und Vermeidung von Immobilisationsfolgen (➤ Kap. 5.2.3)
- Ab 3. Tag postoperativ passive Bewegung des Ellenbogengelenks mit Motorschiene
- Sobald Patienten kreislaufstabil sind, kann ein Fahrradergometertraining durchgeführt werden, um die Durchblutung und den Metabolitentransport zu fördern (➤ Kap. 3)
- Haltungsschulung und ADL-Training vor dem Spiegel
- Ab 2. bis 3. Woche schmerzadaptive assistive und aktive Bewegung des Ellenbogens (Isokinetik, ➤ Kap. 5.8, ÜK 57) und kontinuierliche passive Bewegung
- Sensomotorisches Training zur (Wieder-)Herstellung der Propriozeption (➤ Kap. 6)
- Beginn Kraftausdauertraining (Stufe 2, Fünf-Stufen-Modell, ➤ Kap. 5.3.1) (ausgenommen: M. triceps brachii)

Phase 3 Reorganisationsphase

- Aktive und passive Mobilisation des Ellenbogengelenks im endgradigen Bereich. Dehn- und Faszienübungen speziell für den M. triceps brachii
- Vermehrt Koordinations- und Stabilisationstraining in der mehrgelenkigen Kette, danach in freier Bewegung (➤ Kap. 6.2.9, ÜK 59, 62, 63)
- Ab 6. Woche Muskelaufbautraining (Stufe 2, Fünf-Stufen-Modell, ➤ Kap. 5.3.1) intensivieren und M. triceps brachii integrieren; Intensität vorerst im unteren Bereich und über erhöhte Serien- oder Wiederholungszahl eine metabolische Ausbelastung provozieren
- Übungen sollten individueller Alltagssituation und sportmotorischen Erfahrungen angepasst sein → erlernte Übungen alltagsrelevant variieren und in ihrer Komplexität steigern
- Beanspruchung in Alltag, Beruf und Sport rücken in den Mittelpunkt → Erhebungen des Aktivitätsstatus. Situationsabhängige Beanspruchungen, z. B. konkrete berufliche Handlungen und situationsunabhängige Beanspruchungen aus unerwarteten Situationen müssen geübt werden
- Sekundär-präventive Maßnahmen als mögliche Überleitung in den Alltag, da körperliche Anpassungsprozesse die Therapiezeit überschreiten können → Heimtrainingsplan mit den wichtigsten Übungen

BEACHTE
Lange Hebel beim Hypertrophietraining (➤ Kap. 5.3) anfangs meiden!

Prävention/Sekundärprävention

- Kraft- und Stabilisationstraining an den Stand der Verletzung adjustieren
- Sturzprophylaxe und Falltraining zur Vermeidung erneuter Frakturen nach Stürzen
- Langsame Steigerung der Belastung des M. triceps brachii, um erneute Dislokation oder Abriss zu vermeiden

16.2 Therapierichtlinien bei Radiuskopffraktur

Der im Folgenden dargestellte Leitfaden umfasst die Behandlung bei:

- Radiuskopffraktur

Die Radiuskopffraktur gehört zu einer der häufigsten Frakturen des Ellenbogengelenks, da das lateral liegende Radiusköpfchen für 60 % der Kraftübertragung auf den Humerus verantwortlich ist. Nur 40 % überträgt die Ulna.

Die exakte Beschreibung des Krankheitsbildes ist der weiterführenden Literatur zu entnehmen (Diemer et al. 2017, Kapitel 15.6.4, Ebelt-Paprotny et al. 2017, Kapitel 4.8.10).

Versorgung

Ob eine konservative oder operative Versorgung durchgeführt wird, hängt vom Frakturtypus ab.

Konservativ

- Konservative Versorgung bei einfachen Frakturen (Mason Typ I, evtl. Mason Typ II)
- Ruhigstellung für maximal 14 Tage in einer Oberarmgipsschiene in 90°-Flexion im Ellenbogengelenk und supinierten Unterarm
- Frühe Mobilisation zum Wiederaufbau der Beweglichkeit

Operativ

- Indiziert bei dislozierten Mehrfragmentfrakturen oder Frakturen mit Ellenbogengelenksluxation (Mason Typ III, IV)
- Kein einheitliches Vorgehen bei den osteosynthetischen Verfahren. Abhängig von Frakturtyp und Begleitverletzungen. Schrauben- und Plattenosteosynthesen oder intramedulläre Schienung mit Elastiknagel sind möglich

Biomechanische Voraussetzungen

- Neben dem medialen Kapsel-Band-Komplex (MCL) sichert der Radiuskopf den Ellenbogen gegen Valgusstress (sekundärer Stabilisator)
- Er überträgt 60 % der axialen Krafteinwirkung auf den Humerus
- Radiuskopfresektion bei beschädigten MCL führt zu Valgusinstabilität des Ellenbogens. Wichtig für späteres Stabilisationstraining

Funktioneller Status

Beweglichkeit/Mobilität

- Beweglichster Teil des Ellenbogengelenks und dadurch besonders vulnerabel
- Abhängig vom Schweregrad und den Begleitverletzungen kann die Mobilität wenig bis stark eingeschränkt sein. I. d. R. sind Mason-Typ-I-Frakturen frühfunktionell im vollen Bewegungsumfang therapierbar
- Persistierender Schmerz und anhaltende Bewegungseinschränkungen können auf Begleitverletzungen des Knorpels hindeuten (Mason Typ I)

Muskuläre Leistungsfähigkeit/Kraft

- Inaktivitätsatrophien können am M. triceps brachii, M. biceps brachii, M. brachialis und M. brachioradialis auftreten

Ausdauerleistungsfähigkeit

- Die allgemeine Ausdauerleistungsfähigkeit befindet sich in der Regel auf einem relativ normalen Niveau
- Lokal ist die Ausdauerleistungsfähigkeit ab der 3.–4. Woche postoperativ wieder trainierbar

Sensomotorik/Koordination/neuromuskuläre Ausgangssituation

- Der N. radialis ist durch die Nähe zum Radiuskopf mitgefährdet. Er innerviert motorisch die Extensoren von Hand- und Ellenbogengelenk sowie sensible Teile der Rückseite von Hand, Unterarm und Oberarm. Klassisches Symptom beim kompletten Ausfall der Nerven ist die sog. „*Fallhand*"

Sekundärerkrankungen/-verletzungen

- Bandverletzungen sind sehr häufig, vor allem das laterale Kollateralband ist betroffen
- Humerus- oder Olekranonfrakturen, insbesondere Impressionsfrakturen des Capitulum humeri
- Verletzungen des N. radialis oder N. ulnaris und damit verbundene sensomotorische Ausfallerscheinungen

Hinweise zu Aktivität, Partizipation und Kontextfaktoren

Teilhabe und Aktivität im Alltag sind voraussichtlich bis zur 2. Woche postoperativ eingeschränkt. Durch die isolierte Verletzung ist die Teilhabe i. d. R. kaum eingeschränkt, ggf. die berufliche Teilhabe. Einschränkungen der Aktivitäten der betroffenen oberen Extremität.

Kontraindikation

- Zu frühe Belastung des Gelenks/der Fraktur
- Pro-/Supinationsübungen vor der 5. Woche postoperativ

Therapeutische Konsequenz (konservativ)

- Belastungen, die zu Überlastungen oder Schmerzintensivierung führen, vermeiden
- Frühe passive und dann aktive Mobilisation des Gelenks. Eine Ruhigstellung des Ellenbogens über 2 Wochen sollte unbedingt

vermieden werden, da sie ein hohes Risiko für posttraumatische Kontrakturen birgt
- Engmaschige Nachuntersuchungen zum Ausschluss von Begleitverletzungen

Phase 1 + 2 Entzündungsphase, Proliferationsphase

- Ruhigstellung des Ellenbogens für 4–7 Tage in Beugung und Supination
- Aktive Mobilisation der Schulter und Hand zur globalen Durchblutungsförderung und Vermeidung von Immobilisationsfolgen (➤ Kap. 5.2.3). Scapulamobilsiation und Stabilisierung. Danach schmerzadaptierte passive Bewegung
- Isometrische Übungen für die Unterarmmuskulatur (➤ Kap. 5.4.2, ÜK 72, 73)
- Ab der 2. Woche assistives und aktives Bewegen des Ellenbogens. Passive Bewegungen bis zur Schmerzgrenze
- Keine Kompressions- und Scherkräfte auf Ellenbogen → kein Krafttraining (mit hohen Drehmomenten)

Phase 3 Reorganisationsphase

- Ab 5.–6. Woche Freigabe für aktive Flexion und Extension sowie Pro- und Supination
- Wiederaufnahme von leichter körperlicher Arbeit. Statische Muskelkraft sowie Beginn des Hypertrophietrainings (➤ Kap. 5.3)
- Einbindung von sensomotorischem Training (➤ Kap. 6)
- Ab 8. Woche unlimitierte Bewegung und Belastung
- Ab 3. Monat uneingeschränkte Sportfähigkeit

Prävention/Sekundärprävention

- Risikosportarten (z. B. Klettern) vermeiden oder risikominimiert durchführen
- Gleichgewichtstraining und Falltraining zur Verminderung von Stürzen mit Frakturfolgen

16.3 Therapierichtlinien bei Ellenbogenluxation

Der im Folgenden dargestellte Leitfaden umfasst die Behandlung bei:
- Ellenbogenluxation

Die exakte Beschreibung des Krankheitsbildes ist der weiterführenden Literatur zu entnehmen (Diemer et al. 2017, Kapitel 15.2.1, Ebelt-Paprotny et al. 2017, Kapitel 4.8.12).

Versorgung

Konservativ

- Indiziert bei rein ligamentären Verletzungen und bei keiner Reluxationstendenz zwischen 130°- und 30°-Beugung
- Frühfunktionelle Nachbehandlung, da das Ellenbogengelenk höhere Tendenzen zu Arthrofibrosen aufweist als andere Gelenke
- Oberarmgipsschiene in 90°-Flexion für max. 7 Tage, danach ggf. Orthesenversorgung für 6 Wochen und funktionelle Therapie

Operativ

- Indikation bei Subluxationstellung des Gelenks, intraartikulären Pathologien (z. B. Gelenkkörpern), Reluxationstendenzen > 30°
- Primäre Rekonstruktion der Weichteile innerhalb der ersten 14 Tage nach Luxation zur Wiederherstellung der originären Anatomie, anderenfalls können andauernde Bewegungseinschränkungen folgen
- Begleitfrakturen erfordern zusätzliche osteosynthetische Versorgung

Biomechanische Voraussetzungen

Das Humeroulnargelenk stellt neben dem ulnaren Kollateralbandkomplex (MUCL) und dem radialen Kollateralband (RCL) einen primären Stabilisator des Ellenbogens dar (O'Driscoll et al. 1990).

Funktioneller Status

Beweglichkeit/Mobilität

- Einfache Luxationen weisen gute Beweglichkeit bei fast voller Flexion und eingeschränkter Extension auf. Reluxationstendenz von < 30° in Flexion (F/E 100–30–0°)
- Schwerere Luxationen gehen mit deutlichen Bewegungseinschränkungen und Reluxationstendenz von > 30° Flexion einher

Muskuläre Leistungsfähigkeit/Kraft

- Einfache Luxationen bewirken eine geringfügige Einschränkung der Kraft
- Schwere Luxationen mit Frakturen und anschließender Ruhigstellung können zu Inaktivitätsatrophien der Ellenbogenmuskulatur führen

Ausdauerleistungsfähigkeit

- Kurzfristige, geringfügige Einschränkung der lokalen Ausdauerleistungsfähigkeit bei leichten Luxationen

Sensomotorik/Koordination/neuromuskuläre Ausgangssituation

- Schwere Luxationen können zu Gefäß- und Nervenschädigungen führen und Versorgungsgebiete negativ beeinflussen (A. brachialis und N. ulnaris)

Sekundärerkrankungen/-verletzungen

Hohe Variabilität der Art und Lokalisation von Begleitverletzungen: Bandrupturen, Verletzung der Extensoren und Flexoren, Gelenkknorpelverletzungen sowie Gefäß- und Nervenschädigungen sind möglich.

Hinweise zu Aktivität, Partizipation und Kontextfaktoren

Je nach Schweregrad und Ausmaß der Weichteilverletzung kann die Teilhabe zwei bis sechs Wochen eingeschränkt sein, ebenso die Aktivitäten der betroffenen oberen Extremität.

Kontraindikation

- Überstreckung des Ellenbogens kann zur Reluxation führen
- Langfristige Ruhigstellung

Therapeutische Konsequenz (konservativ)

- Prolongierte Ruhigstellung des Ellenbogengelenks vermeiden, da eine ausgeprägte Gelenksteifigkeit folgen kann. Kurzfristige Ruhigstellung von max. 7 Tagen
- Frühzeitige aktive/aktiv-assistive Mobilisation

Phase 1 + 2 Entzündungsphase, Proliferationsphase

- Ruhigstellung in 90°-Flexion mittels Gipsschiene (max. 7 Tage), ggf. mit anschließender 6-wöchiger Orthesenversorgung
- Ab 1. Woche frühfunktionelle, aktiv-assistive Nachbehandlung unter Anleitung
- Ab 2. Woche Beginn aktiver Bewegung und isometrische Anspannungsübungen zur Gelenkzentralisierung (➤ Kap. 5.4.2). Zusätzliche Hand-/Fingerbeuger bzw. -strecker-Übungen verstärken diesen Effekt (z. B. ÜK 72, 73). Die Übungsausführung in Rückenlage und in Flexionsstellung der Schulter („Überkopfposition") komprimiert und zentriert das Gelenk zusätzlich
- Bei ausbleibender Beweglichkeitsverbesserung sollte frühzeitig ein Verfahrenswechsel geprüft werden

BEACHTE
Die Nutzung einer Extensionslimitierung ist kritisch zu sehen. Es ist ein Indiz für eine muskulär dekompensierte Instabilität mit drohender Einsteifung und/oder persistierender Instabilität.

Phase 3 Reorganisationsphase

- Nach 6 Wochen sind Alltagsaktivitäten freigegeben und Kraft-/Muskelaufbautraining sollte integriert werden (➤ Kap. 5.3)
- Ergänzendes sensomotorisches Training (➤ Kap. 6)
- Forcierung endgradiger Bewegungen

Prävention/Sekundärprävention

- Kraft- und Stabilisationstraining
- Sturzprophylaxe und Falltraining zur Vermeidung erneuter Luxationen nach Stürzen

16.4 Therapierichtlinien bei Epicondylitis humeri medialis (ulnaris) und humeri lateralis (radialis)

Der im Folgenden dargestellte Leitfaden umfasst die Behandlung bei:

- Epicondylitis humeri medialis („Golferellenbogen") und lateralis („Tennisellenbogen")

Die exakte Beschreibung des Krankheitsbildes ist der weiterführenden Literatur zu entnehmen (Diemer et al. 2017, Kapitel 15.4.1, 15.4.2, Ebelt-Paprotny et al. 2017, Kapitel 4.8.8). Therapierichtlinien für Überlastungsschäden der Sehnen sind auch ➤ Kap. 13 zu entnehmen.

Versorgung

Ob eine konservative oder operative Versorgung durchgeführt wird, hängt von der beruflichen und privaten Belastungssituation ab.

Konservativ

- Konservative Therapien sind bei > 80 % der Patienten innerhalb von 12 Monaten erfolgreich
- Selbstlimitierung durch die Erkrankung
- Basistherapie für ca. 3 Monate, bestehend aus unterschiedlichen Therapien:
  - Kurzfristige Ruhigstellung
  - Auslösende/symptomverstärkende Tätigkeiten vermeiden
  - Verbesserung von Sporttechniken oder der Ergonomie am Arbeitsplatz
  - NSAR-Medikation
  - Physikalische Anwendungen (Kryo-, Elektrotherapie, Iontophorese etc., ➤ Kap. 10.6)
  - Physio-/Manual-/Sporttherapie

Operativ

- Indikation nur bei langfristiger erfolgloser Anwendung konservativer Methoden (6–12 Monate). Zusätzliche Bestätigung der Pathologien durch bildgebende Verfahren
- Je nach Ursache unterschiedliche Verfahren:
  - Arthrolyse
  - AS-Débridement
  - Stabilisierung durch Bandplastik

16

Biomechanische Voraussetzungen

- Sportartspezifische Belastungsspitzen auf mediales Kollateralband (Baseball, Golf) bzw. den lateralen Trakt (Tennis) sowie Reizungen der Muskelansätze
- Chronische Überbelastungen insbesondere durch falsche Technik (Golf und Tennis) oder ergonomische Fehlstellungen mit repetitiven Überbelastungen (z. B. dauerhaft extendiertes Handgelenk während Büroarbeit)

Funktioneller Status

Beweglichkeit/Mobilität

- Keine Beweglichkeitseinschränkung des Ellenbogens, aber schmerzbedingte Limitation der Handgelenksextension (laterale Epikondylitis) bzw. Handgelenksflexion (mediale Epikondylitis)
- Häufig betroffen bei der lateralen Epikondylitis sind der M. extensor carpi radialis longus und der M. extensor digitorum, welche ihren Ursprung am Epicondylus lateralis haben
- Die vorwiegend betroffenen Muskeln bei der medialen Epikondylitis sind: Mm. flexor carpi radialis & ulnaris sowie M. pronator teres. Ebenfalls können die Muskeln M. palmaris longus und M. flexor digitorum superficialis betroffen sein. Der Ursprung der Muskeln ist am Epicondylus medialis

Muskuläre Leistungsfähigkeit/Kraft

- Schmerzinhibition kann zur Beschränkung der Flexion/Extension im Handgelenk führen

Ausdauerleistungsfähigkeit

- Die lokale Ausdauerleistungsfähigkeit ist schmerzbedingt eingeschränkt (voraussichtlich bis Beendigung der Basistherapie)

Sensomotorik/Koordination/neuromuskuläre Ausgangssituation

- Sensomotorische Defizite oft im Zusammenhang mit Nervenwurzelkompressionen. Deshalb differenzialdiagnostischer Ausschluss von HWS-/BWS-Erkrankungen

Sekundärerkrankungen/-verletzungen

- Differenzierung zu RSI-Syndrom (engl. „repetetive strain injury“). Sammelbezeichnung für verschiedene Schmerzzustände am Unterarm
- Ausschluss von Bandscheibenvorfällen und Erkrankungen der HWS und BWS, sowie Engpässe im Schultergelenk

Hinweise zu Aktivität, Partizipation und Kontextfaktoren

Ruhigstellungen und Überlastungen sollten während der Basistherapie strikt unterbunden werden. Eventuelles „Berufsverbot“ für Leistungssportler oder Einschränkungen bei der PC-Arbeit.

Kontraindikation

- Weitere Belastung im Akutstadium
- Fehlende Erholung/Regeneration

Therapeutische Konsequenz (konservativ)

- Heilungschancen sehr gut, auch bei Neuerkrankungen Mittel der Wahl
- Konsequente Meidung reizauslösender Tätigkeiten
- Korrektur von fehlerhaften Sporttechniken oder Optimierung der Ergonomie am Arbeitsplatz
- Kein allgemeines evidenzbasiertes Nachbehandlungsschema vorhanden → Kombination aus Einzeltherapien

Phase 1 + 2 Entzündungsphase, Proliferationsphase

- Unter Umständen Ruhigstellung für 1–2 Wochen. Längere Zeiträume vermeiden, da unerwünschte Muskelatrophien und Kontrakturen auftreten können (➤ Kap. 5.2.3)
- Schmerzauslösende Belastungen vermeiden
- Verhaltensschulung, Techniktraining, Ergonomieberatung
- Physikalische und manualtherapeutische Maßnahmen (u. a. Querfriktion, ➤ Kap. 10.6)
- Epikondylitisbandagen und Kinesio-Tape können Heilungsverlauf unterstützen (fehlende Evidenz)
- Dehnübungen und exzentrisches Muskeltraining der Flexoren (Mm. flexor carpi radialis & ulnaris, M. pronator teres) oder Extensoren (M. extensor carpi radialis longus, M. extensor digitorum) des Handgelenks (z. B. ÜK 72, 73)
- Beginn progressiver Belastung der Handgelenksmuskulatur ohne endgradige Bewegung

Phase 3 Reorganisationsphase

- Schmerzadjustierte Steigerung der Belastung
- Zusätzliche Übungen zur Schulterstabilisation und Skapulafixation (➤ Kap. 15, z. B. ÜK 79, 80, 81)

Prävention/Sekundärprävention

- Vermeidung repetitiver Überlastungen (Sport, Arbeit, Freizeit)
- Rechtzeitige Belastungsmodifikation beim Auftreten erster Symptome
- Techniktraining
- Exzentrisches Training (➤ Kap. 5.4.3)

16.5 Trainingstherapie bei Erkrankungen/Verletzungen des Unterarms und des Ellenbogengelenks

Das übergeordnete Therapieziel bei Erkrankungen/Verletzungen der oberen Extremitäten ist die Wiederherstellung der Mobilität bei kompletter Stabilität. Eine langfristige Ruhigstellung des Ellenbogens sollte vermieden werden, da Kontrakturgefahr besteht.

Besonderheiten des Ausdauertrainings

- Allgemeines aerobes Ausdauertraining führt bei allen Patienten zu anerkannten positiven Anpassungen des kardialen und pulmonalen Systems (➤ Kap. 3). Hinsichtlich der Belastungsdosierung sei auf ➤ Kap. 3.5 verwiesen
- Lokales Ausdauertraining verbessert die muskuläre Leistungsfähigkeit der Muskulatur der oberen Extremitäten (wesentlicher Bestandteil für die Partizipation)
- Keine standardisierten Empfehlungen möglich, da diese vom individuellen Zustand (Schmerzen, Umfang der Verletzung, sportliche Vorerfahrungen, Trainingszustand) abhängig sind
- Folgende Trainingsgeräte sind geeignet:
  - Fahrradergometer:
    - Kann in der Regel ab Phase 1 (Entzündungsphase) genutzt werden zur Verbesserung der allgemeinen Ausdauerleistungsfähigkeit. Keine Belastungen des betroffenen Gelenks
    - Trainingssteuerung sehr gut möglich
    - Sichere und einfache Bedienung im Vergleich zu anderen Ausdauergeräten (z. B. Crosstrainer)
  - Oberarmergometer:
    - Bei normalem Heilungsverlauf ab der 2. Phase möglich zur Verbesserung der lokalen Ausdauerleistungsfähigkeit, der Kraftausdauer sowie der Beweglichkeit
    - Achtung bei Extensionslimitierungen: nur auf Geräten trainieren, welche Anpassungen des Hebelarms zulassen
  - Aquatherapie (➤ Kap. 9):
    - Nach abgeschlossener Wundheilung möglich
    - Wesentlicher Vorteil: Motivation des Patienten durch Gruppentherapie
    - Verschiedene Techniken von Aquajogging und -gymnastik möglich; großer Alltagsbezug der Bewegungen
    - Zusätzliche Verbesserung der Kraftfähigkeit sowie der Beweglichkeit bei aktivem Armeinsatz
    - Schwimmtechniken erst in den späteren Phasen miteinbeziehen
  - Stepper und Crosstrainer/Ellipsentrainer:
    - Durch erhöhte koordinative Beanspruchung und Beweglichkeitsvoraussetzungen in den oberen Extremitäten erst ab Ende der 2. oder Beginn der 3. Phase
    - Vorteil: Schulung der dynamischen Stabilisation sowie der (lokalen) Kraftausdauerleistungsfähigkeit in den oberen und unteren Extremitäten
    - Trainingsteuerung erfolgt über Widerstand, Trittfrequenz oder Armeinsatz
  - Laufband:
    - Kann ab der Proliferationsphase zum allgemeinen Ausdauertraining eingesetzt werden
    - Aktive Mitarbeit der Arme möglich

Besonderheiten des sensomotorischen Trainings

Das sensomotorische Training und die Koordinationsschulung sind essenziell bei Verletzungen und Erkrankungen des Ellenbogengelenks, welche mit muskulären Dysbalancen (Atrophien) und nervalen Schädigungen einhergehen.

- Erste Wahrnehmungs- und Propriozeptionsübungen in gesicherter Ausgangstellung (z. B. Isokinetik) ausführen. Dabei auf achsengerechte Stellung und geringe Anspannungen in allen Bewegungsebenen achten (➤ Kap. 6, ➤ Tab. 6.5).
- Aquatraining bietet eine relativ gesicherte Ausgangsstellung für erste belastende Übungen. Statische und dynamische Stabilisationsübungen sowie erste reaktive Übungen miteinbinden.
- Zentraler therapeutischer Inhalt ist das Wiedererlenen der Stützfunktion (z. B. ÜK 79, 81). Sie spielt eine essenzielle Rolle im Alltag, ist aber kein Inhalt der frühfunktionellen Therapie.

Besonderheiten des Krafttrainings

- Das Krafttraining nach Verletzungen und Erkrankungen im Bereich des Ellenbogengelenks zielt auf:
  - Kräftigung der gelenkstabilisierenden Muskulatur (s. u. Stabilisation)
  - Ausgleich von bestehenden muskulären Atrophien infolge der Erkrankung oder Verletzung
- Beginn der Therapie sowie die Erfassung der muskulären Leistungsfähigkeit erfolgen auf der Basis der Isokinetik (➤ Kap. 5.8, ➤ 11.6.2). Möglichkeit der Kombination von Ellenbogenflexion mit Supination und Ellenbogenextension mit Pronation für funktionelle Kräftigung (ÜK 57)
- Achtung bei Stützbelastungen oder isoliertem Training des M. tricpes brachii bei Frakturen (Olekranon), erst ab Phase 2 bis 3 mit einbinden
- Fokus liegt auf der Kraftausdauerfähigkeit (Stufe 2, Fünf-Stufen-Modell, ➤ Kap. 5.3.1), da diese zur Alltagsbewältigung und Autonomität der Patienten beiträgt
- Training im Hypertrophiebereich (Stufe 3, Fünf-Stufen-Modell, ➤ Kap. 5.3.1) dient nur zum Ausgleich von muskulären Atrophien. Keine Verbesserung der Gelenkstabilität bei Muskelmassenvergrößerung zu erwarten
- Als Trainingsgeräte bieten sich an:
  - Alle Sequenztrainingsgeräte (➤ Kap. 5.6)
  - Isokinetische Trainingsgeräte (➤ Kap. 5.8)
  - Zugsysteme (➤ Kap. 5.7)
  - Kleingeräte

Stabilisation

Die Verbesserung der Stabilisationsfähigkeit ist vor allem bei ligamentären Verletzungen und Erkrankungen des Ellenbogens notwendig, da das Ellenbogengelenk vorwiegend durch Ligamente gesichert wird. Folgende Muskeln unterstützen diese Funktion:
Auf der Außenseite:

- M. biceps brachii und M. triceps brachii sorgen für Formschluss des Gelenks. M. biceps brachii wirkt zusätzlich gegen posterolaterale Rotation
- Handgelenksextensoren (speziell M. extensor carpi ulnaris) unterstützen Stabilisation gegen Varusstress
- Gegen posterolaterale Rotation des Radiuskopfes wirken unterstützend der M. anconeus und der M. supinator (aus Pronationsstellung)

Auf der Innenseite:

- Handgelenksflexoren (M. flexor carpi ulnaris und M. flexor digitorum superficialis) als wichtigste mediale dynamische Stabilisatoren
- Unterstützend wirken M. flexor carpi radialis und M. palmaris longus

Darüber hinaus ist es wichtig für die Gesamtstabilität der oberen Extremitäten, die angrenzenden Gelenke (Schulter- und Handgelenk) zu trainieren. Vor allem bei stützenden Tätigkeiten ist ein Zusammenspiel dieser Gelenke unabdingbar.

Prävention/Sekundärprävention

- Die aufgeführten Verletzungen und Erkrankungen sind hauptsächlich durch Traumata verursacht. Deshalb sind alle Maßnahmen geeignet, welche das Sturzrisiko minimieren und zur Gelenkstabilisierung beitragen. Bei Überlastungsschäden sind Entlastung und Detonisierung die wichtigsten Maßnahmen. Exzentrisches Muskeltraining gilt als effektive Präventionsmaßnahme (➤ Kap. 5.4.3)
- Sekundärprävention: Sturzprophylaxe, Falltraining, Gleichgewichtstraining, Vermeidung von Risikosportarten und repetitiven Überlastungen

16.6 Exemplarischer Rahmentherapieplan bei Verletzungen von Unterarm und Ellenbogen

Der Rahmentherapieplan (➤ Tab. 16.1) beschreibt die Inhalte der unterschiedlichen multidisziplinären Therapieformen, die auf Patienten einwirken. Es werden die Aspekte Ausdauer, Sensomotorik und Kraft auf den Ebenen der ICF (Funktion, Aktivität, Partizipation) hervorgehoben und mit Übungsformen beschrieben.

Bei allen Übungsformen sollten dem Patienten im gesamten Rehabilitationsprozess zahlreiche Varianten, Alternativen und neue Bewegungsmöglichkeiten geboten werden, um das Bewegungsspektrum zu erweitern. Ziel ist die Bewegungssicherheit auf somatischer und psychischer Ebene sowie der Abbau von Belastungsängsten im Alltag und Beruf.

Tab. 16.1 Rahmentrainingsplan bei Verletzungen und Erkrankungen des Unterarms und des Ellenbogens

Ziel	ICF-Orientierung Funktionen/Aktivitäten (Partizipation)	Therapeutische Methode/Maßnahme	Inhalte (Realisierung)
• Anamnese/Befunderhebung/Testung (➤ Kap. 11)	• Erfassung der Körperfunktionen und -strukturen	• **Physiotherapeutischer Funktions- und Fähigkeitsstatus** – Inspektion – Palpation – Bewegungsmessung – Provokation	• ➤ Kap. 11.1.2, ➤ Kap. 11.2
		• Schmerzanalyse	• Numerische/grafische Schmerzskala, Ruhe-/Belastungsschmerz, Schmerzlokalisation
	• Erhebung des Aktivitätsstatus	• **Sportmotorische Leistungsdiagnostik** • Ausdauertestung	• Submaximale Testungen wie IPN-Test oder PWC-Test für globale Ausdauerfähigkeit (➤ Kap. 11.3.3)
		• Krafttestung	• Mögliche Handkrafttestungen der betroffenen Seite oder isokinetische Testungen der kontralateralen Seite zum Re/Li-Vergleich, sobald Belastungsfreigabe erfolgt (➤ Kap. 5.8)
		• Koordinationstest/EMG-Diagnostik	• Biofeedback mit isometrischer Anbahnung der oberflächigen Armmuskulatur (Mm. triceps brachii und biceps brachii) (➤ Kap. 11.3)
1. Entzündungsphase			
• Schmerzlinderung, abschwellende Maßnahmen	• Strukturversorgung und Funktionsverbesserung	• Ggf. Ruhigstellung	• Oberarmgipsschiene (max. 7 Tage) mit anschließender Orthesenversorgung
		• Massagen	• Lymphdrainage (➤ Kap. 10.6)
		• Kälte	• Kryotherapie (➤ Kap. 10.6)
		• Elektrotherapie	• Interferenz & Galvanisation
		• Versorgung mit Kompressionsware	
• Mobilisation und Beweglichkeit	• Funktionelle Verbesserung	• Manuelle Therapie (➤ Kap.10)	• Mobilisierende Techniken der Manuellen Therapie (➤ Kap. 10.5)
		• Mobilisation angrenzender Gelenke	• Hand-/Schulterbewegungen ohne Limitation: Belastungsintensität unter 30 % der Maximalkraft, subjektives Belastungsempfinden 1–2 (modifizierte RPE Skala; ➤ Kap. 1.6.3, ➤ Tab. 1.2)
• Verhaltensschulung	• Aktivität und Partizipation fördern	• Haltungsschulung	• Keine Stützbelastung auf Ellenbogen
		• Edukation und Verhaltenstraining	• Heben, Tragen, Liegen, Aufstehen
• Aktivierung, Innervation	• Aktivitätsförderung	• Ausdauerleistungsfähigkeit • Fahrradergometer/Laufband	• Intensität unterhalb trainingsrelevanter Parameter, RPE-Skala: 1–2 (➤ Kap. 1.6.3, ➤ Tab. 1.2)
		• Oberarmergometer	• Wenn möglich, modifizierte RPE Skala 1–2

Tab. 16.1 Rahmentrainingsplan bei Verletzungen und Erkrankungen des Unterarms und des Ellenbogens *(Forts.)*

Ziel	ICF-Orientierung Funktionen/Aktivitäten (Partizipation)	Therapeutische Methode/Maßnahme	Inhalte (Realisierung)
• Anbahnung, Propriozeption, Wahrnehmung	• Funktionsverbesserung	• Isometrische Anbahnung (ggf. Biofeedback über EMG, ➤ Kap. 11.6, ➤ Kap. 5.4.2, Stufe 1, Fünf-Stufen-Modell, ➤ Kap. 5.3, ➤ Kap. 5.3.1)	• **Ansteuerung/Anbahnung der Mm. triceps brachii und biceps brachii:** – Patient liegt rücklings, Beine aufgestellt. Rückseite des Oberarms liegt auf. Wenn möglich, Ellenbogenwinkel 90°, sonst individuell anpassen. • **Für Trizepsansteuerung:** – Therapeut legt seine Hand so distal wie möglich an die Unterarmrückseite/ulnar des Patienten. Patientenhand in Neutralstellung und leicht geballte Faust. Der Patient versucht durch Extension im Ellenbogengelenk den M. triceps brachii zu aktivieren und Druck gegen die Hand des Therapeuten aufzubauen. • **Für Bizepsansteuerung:** – Therapeut legt seine Hand so distal wie möglich an die Unterarmvorderseite des Patienten. Patientenhand in Supinationsstellung und leicht geballte Faust. Der Patient versucht durch Flexion im Ellenbogengelenk den M. triceps brachii zu aktivieren und Druck gegen die Hand des Therapeuten aufzubauen.
2. Proliferationsphase			
• Mobilisation und Beweglichkeit	• Funktionelle Verbesserung	• Ergotherapie	
		• Motorbewegungsschiene (CPM)	• Passive Bewegung
		• Isokinetik im eingelenkigen System	• ÜK 57: Passive Bewegung bis zur Schmerzgrenze, assistierte > aktive Bewegung des Ellenbogens
• Ausdauerleistungsfähigkeit (➤ Kap. 3)	• Aktivität und Partizipation fördern	• Fahrradergometer/Laufband • Oberarmergometer	• Niedrige Intensität, RPE-Skala: 3–4 • Wenn möglich, RPE-Skala: 1–2 (➤ Kap. 1.6.3, ➤ Tab. 1.2)
• Kraftfähigkeit (Kraftausdauer) und Stabilisationstraining (➤ Kap. 5)	• Strukturelle und Funktionelle Verbesserung	• Beginn mit Kraftausdauertraining (Stufe 2, Fünf-Stufen-Modell, ➤ Kap. 5.3, ➤ Kap. 5.3.1) am Ende der Proliferationsphase	• Training der Muskulatur der oberen Extremität • Keine frühzeitigen Kompressions- und Scherkräfte auf Ellenbogen
		• Aquatraining bei abgeschlossener Wundheilung	• Übungen unter Ausnutzung der physikalischen Eigenschaften des Wassers (➤ Kap. 9)
		• Stabilisation des Ellenbogens im mehrgelenkigen System	• ÜK 79 (an der Wand ohne Pezziball (isometrisch), ggf. Einsatz der Brustpresse (➤ Kap. 5.6.3, ➤ Abb. 5.18)
		• Kräftigung der Flexoren und Extensoren des Ellenbogens im eingelenkigen System	• ÜK 56, 58 (isometrisch > dynamisch)
		• Kräftigung der angrenzenden Gelenke: – Handgelenk: Palmarflexion und Dorsalextension der Hand – Schulter/Scapula: Außenrotation – Abduktion & Retraktion der Scapula	• ÜK 72, 73 (alternativ mit Kurzhanteln) • ÜK 60 (beginnend statisch gegen Wand/Weichschaummatte) • ÜK 53, 54 (sitzend/stehend ohne Widerstand, Ellenbogen soweit extendiert wie möglich)
3. Organisationsphase			
• Mobilisation und Beweglichkeit	• Funktionelle Verbesserung	• Endgradige Mobilisation	• Aktive und passive Mobilisation des Ellenbogengelenks im endgradigen Bereich (z. B. an der Isokinetik im passiven Modus, ÜK 57)

Tab. 16.1 Rahmentrainingsplan bei Verletzungen und Erkrankungen des Unterarms und des Ellenbogens *(Forts.)*

Ziel	ICF-Orientierung Funktionen/Aktivitäten (Partizipation)	Therapeutische Methode/Maßnahme	Inhalte (Realisierung)
• Ausdauerleistungsfähigkeit (➤ Kap. 3)	• Aktivität und Partizipation fördern	• Fahrradergometer/Laufband	• Belastung adjustiert an individuellen Trainingszustand (Ausdauertest) und Wundheilungsstatus. 15–20 Min. Belastungszeit in errechneter Wattleistung, extensive kontinuierliche Dauermethode (allgemein-aerob-dynamisch). RPE-Skala: 4–5
		• Oberarmergometer	• Wenn möglich, RPE-Skala: 2–3 für mindestens 10–20 Min. • Belastungsempfindung über Herzfrequenz (minus 10–20 Schläge) oder RPE-Skala
		• Aquatraining, Aquajogging	• Betonung des Armeinsatzes beim Aquajogging, z. B. Übungen für die oberen Extremitäten mit und ohne Geräteeinsatz (➤ Kap. 9.3)
• Intermuskuläre Koordination	• Funktionsverbesserung	• Sensomotorisches Training der oberen Extremitäten (➤ Kap. 6.2.6, ➤ Kap. 6.2.7, ➤ Kap. 6.2.9)	• ➤ Tab. 6.5 • ÜK 79 (bi-/unilateral → wenn ohne Schmerzen ausführbar, dann Steigerung zu ÜK 81)
		• Körpergewichtsübungen	• Später Frontstütz mit Veränderung der Unterstützungsfläche (instabiler Untergrund, z. B. ÜK 104, 106). Bei Freigabe für Vollbelastung Ausführung von Liegestützen (ÜK 59, 80)
• Kraftfähigkeit (Hypertrophie) (➤ Kap. 5)	• Strukturverbesserung	• Ab 5./6. Woche Hypertrophietraining (Stufe 3, Fünf-Stufen-Modell, ➤ Kap. 5.3, ➤ Kap. 5.3.1) der oberen Extremitäten und Freigabe von Pro- und Supinationsbewegungen im Unterarm	• Intensität vorerst im unteren Bereich (40–50 % der Maximalkraft) wählen und über erhöhte Serien- oder Wiederholungszahl eine metabolische Ausbelastung provozieren. Sowohl eingelenkige als auch mehrgelenkige Übungen miteinbeziehen.
		• Mm. triceps brachii	• ÜK 59 (alternativ Brustpresse; ➤ Kap. 5.6.3, ➤ Abb. 5.18) • ÜK 58 • ÜK 115 (mit Außenrotation der Hände in der Endposition) • Wandliegestütz bis zum normalen Liegestütz • Dips an Maschine, dann frei mit eigenem Körpergewicht
		• Mm. biceps brachii, M. brachialis	• ÜK 114 (alternativ Ruderzugmaschine) • ÜK 56 (alternativ mit Kurzhanteln und Pro- und Supinationsbewegung während der Ausführung) • ÜK 123 (alternativ Latzugmaschine, ➤ Kap. 5.6.3, ➤ Abb. 5.16)
		• Pro- und Supinatoren des Unterarms (u. a. Mm. brachioradialis, supinator, biceps brachii, pronator quadratus/teres)	• ÜK 75, 76 (alternativ mit Kurzhantel, keine wirkliche Kräftigung, da nicht aktiv gegen Widerstand gearbeitet wird) • Isokinetik: Pro-/Supination
		• Palmarflexoren und Dorsalextensoren der Hand	• ÜK 74 • Isokinetik: Palmarflexion/Dorsalextension
		• M. deltoideus & RM	• ÜK 64 (alternativ Kurzhantel) • ÜK 65–67
• Flexibilität (➤ Kap. 5.5)	• Strukturelle und funktionelle Verbesserung	• Dehnung der Muskulatur der oberen Extremitäten und HWS (➤ Kap. 5.5.3)	• ÜK 44, 45, 46, 47, 127, 128
• Mobilisation des Bindegewebes, Propriozeption	• Funktionsverbesserung, Strukturoptimierung	• Faszientraining der oberen Extremitäten und des Oberkörpers • *„Fascial Release"* mit Faszientools	• Selbstmassage des Ober- und Unterarms (v. a. M. triceps brachii und Muskelansätze an den Epicondyliten) mit Rolle oder Ball. Multidirektionales „Ausrollen" des Bindegewebes in Zeitlupe (1 cm pro Atemzug). 10–15 Wdh. pro Muskelgruppe, 1–2 ×/Woche. Regenerationszeiten des Bindegewebes beachten (➤ Kap. 2.3.2) • Selbstmassage des M. pectoralis major, der RM sowie des M. trapezius mit allen Anteilen. Intensität und Häufigkeit s. o.

Reflexionsfragen

- Bei welchen Verletzungen ist eine operative Versorgung meistens indiziert?
- Wie lange sollten Ruhigstellungen des Ellenbogengelenks maximal andauern und warum?
- Welche Verletzungen sollten vorerst konservativ behandelt werden?
- Welche Art von Belastungen sollten bei Frakturen am Ellenbogengelenk vorerst vermieden werden?

LITERATUR

Arora R, Gabl M, Erhart S, Schmidle G, Dallapozza C, Lutz M (2011). Aspects of Current Management of Distal Radius Fractures in the Elderly Individuals. In: Geriatric Orthopaedic Surgery & Rehabilitation 2 (5–6), S. 187–194. DOI: https://doi.org/10.1177/2151458511426874.

Bartl C, Stengel D, Bruckner T, Gebhard F (2014). The treatment of displaced intra-articular distal radius fractures in elderly patients. In: Deutsches Arzteblatt international 111 (46), S. 779–787. DOI: https://doi.org/10.3238/arztebl.2014.0779.

Berdel P, Bücking BJ, Burger C, Casser HR, Eckhardt R, El-Zayat BF (2019). Orthopädie und Unfallchirurgie essentials. Intensivkurs zur Weiterbildung. 3., vollständig überarbeitete und erweiterte Auflage. Hg. v. Steffen Ruchholtz und Dieter Christian Wirtz. Stuttgart, New York: Georg Thieme Verlag (essentials Intensivkurs zur Weiterbildung).

British Orthopaedic Association; British Society for Surgery of the Hand (2018). Best practice for management of Distal Radial Fractures (DRFs). Online verfügbar unter www.bssh.ac.uk/_userfiles/pages/files/professionals/Radius/Blue%20Book%20DRF%20Final%20Document.pdf (abgerufen 03.02.2022).

DGOU (2021). Nachbehandlungsempfehlungen 2021. Hg. v. Arbeitskreis Nachbehandlungsempfehlungen, Sektion Physikalische Therapie und Rehabilitation der DGOU. https://dgou.de/fileadmin/dgou/dgou/Dokumente/Gremien/Sektionen/Rehabilitation/NBE_2021_web.pdf (abgerufen 03.02.2022).

Diemer F, Lowak H, Sutor V. Leitfaden Physiotherapie in der Orthopädie und Traumatologie. 3.A. München: Elsevier, 2017.

Dresing K, Stürmer M, Bonnaire F, Frosch KH, Kuderna H, Kübke R et al. (2015). S2e-Leitlinie Distale Radiusfraktur. Deutsche Gesellschaft für Unfallchirurgie e. V. (DGU). www.awmf.org/leitlinien/detail/ll/012-015.html (abgerufen 03.02.2022).

Ebelt-Paprotny G, Taxhet G, Wappelhorst U (Hrsg.). Leitfaden Physiotherapie. 7.A. München: Elsevier, 2017.

Fischer S, Bickert B, Radu CA, Ziegler B, Kremer T, Kneser U, Hirche C (2017). Aktuelle Therapie der Skaphoidfraktur. In: Trauma Berufskrankh 19 (S1), S. 1–6. DOI: https://doi.org/10.1007/s10039-016-0197-7.

Niethard FU, Biberthaler P, Pfeil J (2017). Orthopädie und Unfallchirurgie. 8., unveränderte Auflage. Stuttgart: Thieme (Duale Reihe).

O'Driscoll SW, Morrey BF, Ann KN (1990). Intraarticular pressure and capacity of the elbow. Arthroscopy: The Journal of Arthroscopic & Related Surgery 6 (2), S. 100–103. DOI: https://doi.org/10.1016/0749-8063(90)90007-Zf

Schleip R, Müller DG (2013). Training principles for fascial connective tissues: scientific foundation and suggested practical applications. In: Journal of bodywork and movement therapies 17 (1), S. 103–115. DOI: https://doi.org/10.1016/j.jbmt.2012.06.007.

Wichelhaus A, Gradl G, Mittlmeier T (2012). Die distale Radiusfraktur. In: Orthopädie und Unfallchirurgie up2date 7 (04), S. 251–271. DOI: https://doi.org/10.1055/s-0032-1315238.

Wülker N (Hg.) (2015). Taschenlehrbuch Orthopädie und Unfallchirurgie. Unter Mitarbeit von Torsten Kluba. 3., überarb. und aktualisierte Aufl. Stuttgart: Thieme (Thieme e-book library).

KAPITEL

17

Chuck Tholl und Birgit Schulte-Frei

Verletzungen der Hand

17.1 Therapierichtlinien bei distaler Radiusfraktur

Der im Folgenden dargestellte Leitfaden umfasst die Behandlung bei:

- Distaler Radiusfraktur

Die exakte Beschreibung des Krankheitsbildes ist der weiterführenden Literatur zu entnehmen (Diemer et al. 2017, Kapitel 14.4.1, Ebelt-Paprotny et al. 2017, Kapitel 4.7.21).

Versorgung

Konservativ

- Stabile, undislozierte Frakturen
- Intraartikuläre Frakturen (nicht oder gering disloziert)
- Kindliche Frakturen mit Dislokation (max. 20°) bis zum 10. Lebensjahr

Im Allgemeinen können geschlossene Frakturen durch eine 4–6-wöchige Gipsschienenversorgung behandelt werden (Berdel et al. 2019).

Operativ

- Indiziert bei offenen Frakturen, massiven Weichteilschädigungen, dislozierten Flexionsfrakturen oder dislozierten intraartikulären Frakturen sowie bei Gefäß- oder Nervenschädigungen
- Je nach Schweregrad werden unterschiedliche Verfahren angewandt: Kirschner-Draht-Osteosynthesen, Fixateur externe sowie Schraub- und Plattenosteosynthesen

Biomechanische Voraussetzungen

- Die Schwere der Einschränkung des Handgelenks (und Teile der Hand) stehen in direkter Abhängigkeit zur Versorgungsart
- Sowohl konservative als auch operative Verfahren gehen mit einer temporären Immobilisierung einher, was atrophe Effekte für die betroffenen Gewebe zur Folge hat (➤ Kap. 5.2.3)

Funktioneller Status

Beweglichkeit/Mobilität

- (Langfristige) Einschränkung der Mobilität bei Ruhigstellung
- Plattenosteosynthesen und Kirschner-Draht-Versorgungen können früh mobilisiert werden

Muskuläre Leistungsfähigkeit/Kraft

- Durch Inaktivitätsatrophien ist mit einer Kraftminderung zu rechnen

Ausdauerleistungsfähigkeit

- Die lokale Ausdauerleistungsfähigkeit wird durch Inaktivitätsatrophien negativ beeinflusst (➤ Kap. 5.2.3)
- Die globale Ausdauerleistungsfähigkeit ist bei bewegungsstabiler Versorgung weiter zu erhalten

Sensomotorik/Koordination/neuromuskuläre Ausgangssituation

- Verletzung des N. medianus oder der sensiblen Äste des N. radialis können zu Sensibilitätsstörungen und Motorikausfällen führen. Der Nerv innerviert motorisch einen Teil der Handmuskulatur sowie sensibel den radialen Bereich der Hand und des Handgelenks
- Wichtig ist die (Wieder-) Herstellung der Feinmotorik und der Auge-Hand-Koordination

Sekundärerkrankungen

- Posttraumatisches Karpaltunnelsyndrom
- Sekundäre Dislokationen, Implantatlockerungen, Heilung in Fehlstellung
- Skaphoidfrakturen
- Arthrose und Instabilität des Handgelenks

Hinweise zu Aktivität, Partizipation und Kontextfaktoren

Die Einschränkung der Teilhabe und Aktivität im Alltag ist abhängig von der gewählten Therapie und kann bis zu 6 Wochen andauern.

Kontraindikation

- Rotations- bzw. Längenabweichungen und Überkorrektur
- Zu frühe (Stütz-)Belastung des Handgelenks

Therapeutische Konsequenz (konservativ oder mit Kirschner-Draht/Fixateur externe)

- Belastungen, die zu Überbelastungen oder Schmerzintensivierung führen, vermeiden (speziell Stützbelastungen während der Akutphase)

Phase 1 + 2 Entzündungsphase, Proliferationsphase

- Unterarm-Ruhigstellung mit Gipsschiene oder Fixateur externe
- Regelmäßige Röntgenkontrolle in Ruhigstellung
- Keine aktive oder passive Bewegung des Handgelenks für 4–6 Wochen
- Aktive Übungsbehandlung der angrenzenden Gelenke (Finger, Ellenbogen, Schulter)
- Abschwellende Maßnahmen

Phase 3 Reorganisationsphase

- Ab 5.–6. Woche Alltagsaktivitäten und Freigabe für aktive und passive Mobilisation aller Gelenke der oberen Extremitäten
- Schmerzadaptiertes ADL-, Muskelaufbau- und sensomotorisches Training
- Ggf. Versorgung mit Kompressionshandschuh
- Klinische- und Röntgenbefunde entscheiden den Übergang zur Trainingsstabilität
- Bis 8. Woche Wiedereingliederung in den Alltag/Beruf durch Funktionstraining (➢ Kap. 8.4) und Belastungserprobung (➢ Kap. 11.5)
- Ab 3. Monat Freigabe von Low-Impact-Sportarten, ggf. Return-to-sport-Testungen (➢ Kap. 11.4.3)
- Ab 6. Monat Freigabe von High-Impact-Sportarten, ggf. Return-to-competition-Testungen (➢ Kap. 11.4.3)

Prävention/Sekundärprävention

- Kraft- und Stabilisationstraining, an den Stand der Verletzung adjustiert
- Sturzprophylaxe und Falltraining zur Vermeidung von (erneuten) Frakturen nach Stürzen
- Osteoporoseprophylaxe/-screening (➢ Kap. 12.1)
- Altersgerechte Wohnungseinrichtung und Gehhilfenversorgung
- Schutzbekleidung bei Risikosportarten

17.2 Therapierichtlinien bei Kahnbeinbruch (Scaphoidfraktur)

Der im Folgenden dargestellte Leitfaden umfasst die Behandlung bei:
- Scaphoidfraktur

Die exakte Beschreibung des Krankheitsbildes ist der weiterführenden Literatur zu entnehmen (Diemer et al. 2017, Kapitel 14.4.1, Ebelt-Paprotny et al. 2017, Kapitel 4.7.21).

Versorgung

Die Versorgung richtet sich nach Dislokationsgrad, Stabilität, Lokalisation und Morphologie der Fraktur.

Konservativ

- Stabile (distale) Frakturen, die nicht disloziert sind
- Initiale Ruhigstellung mit Schiene oder gespaltenem Unterarmgips. Nach Abschwellung Ersatz durch einen unterarmlangen Gips- oder Kunststoffverband
- Frühe Mobilisation der (Lang-)Finger
- Dauer der Ruhigstellung ist abhängig von der Fraktur, in der Regel 4–8 Wochen
- Gesamtdauer der Ruhigstellung sollte nicht länger als 12 Wochen andauern. Anderenfalls sollte ein Verfahrenswechsel in Betracht gezogen werden

Operativ

- Instabile, dislozierte Frakturen und auf Wunsch des Patienten, bei Ablehnung einer mehrwöchigen Gipsruhigstellung bei nicht-dislozierten Frakturen
- Operationsverfahren ist abhängig von der Lokalisation der Fraktur, dem Ausmaß und der Richtung der Dislokation sowie auftretenden Begleitverletzungen
- Ein Großteil der Frakturen (insbesondere nicht dislozierte) kann minimalinvasiv von palmar oder dorsal versorgt werden
- Dauer der postoperativen Ruhigstellung wird bestimmt durch den Frakturtypus und Osteosynthese

Biomechanische Voraussetzungen

Durch die Ruhigstellung sollte ausschließlich das Handgelenk beeinträchtigt sein. Zusätzliche Ellenbogenimmobilisation kann zu dauerhaften Bewegungseinschränkungen führen.

Funktioneller Status

Beweglichkeit/Mobilität

- Längerfristige Einschränkung der Handgelenksbeweglichkeit, vor allem bei konservativen Therapien
- Die Fingerbeweglichkeit (ausgenommen Daumen) sollte erhalten bleiben

Muskuläre Leistungsfähigkeit/Kraft

- Inaktivitätsatrophien können an den Handgelenksextensoren und -flexoren auftreten

Ausdauerleistungsfähigkeit

- Lokal ist die Ausdauerleistungsfähigkeit ab der 8.–12. Woche postoperativ wieder trainierbar
- Allgemeine Ausdauerleistungsfähigkeit kann weiterhin trainiert werden

Sensomotorik/Koordination/neuromuskuläre Ausgangssituation

- In etwa einem Viertel der Fälle treten Parästhesien im sensibel innervierten Bereich des N. medianus auf: Versorgung des palmarseitigen Daumens, Zeigefingers, Mittelfingers und des halben Ringfingers
- Wichtig ist die (Wieder-)Herstellung der Feinmotorik und der Auge-Hand-Koordination

Sekundärerkrankungen/-verletzungen

- Bei konservativen Verfahren: Druckstellen, Weichteilirritationen, Gefühlsstörungen und CRPS (engl. „Complex Regional Pain Syndrome“)
- Bei operativen Verfahren: Verzögerte Frakturheilung und Pseudarthrose, aseptische Knochenteilnekrosen, Gefäß-/Nervenverletzungen, Verletzungen der Beugesehnen, Fehllage/Überstand des Implantats
- Knöcherne Heilungsstörungen können bei konservativen und operativen Verfahren auftreten

Hinweise zu Aktivität, Partizipation und Kontextfaktoren

Verletzungen der Hand bzw. der oberen Extremitäten führen häufig zu größeren Einschränkungen im täglichen Leben. Eine adäquate Hilfsmittelversorgung sowie ADL-Training sollten wesentlicher Bestandteil der Therapie sein.

Kontraindikationen

- Handgelenksbelastungen innerhalb der Ruhigstellungsphase
- Hohe Belastungen des Handgelenks vor der 12. Woche

Therapeutische Konsequenz (konservativ)

- Gewählte therapeutische Verfahren und Nachbehandlungen hängen von Frakturtypus ab
- Regelmäßige CT-Kontrolle und ggf. Anpassung der Therapie

Phase 1 + 2 Entzündungsphase, Proliferationsphase

- Ruhigstellung des Handgelenks in Abhängigkeit vom Schweregrad (4–8 Wochen)
- Aktives Bewegen der nicht immobilisierten Gelenke (inklusive Finger)
- Versorgung mit Kompressionshandschuh
- In der 6.–8. Woche aktives Bewegen des Gelenks im schmerzarmen Bereich. Wiederaufnahme von leichter körperlicher Arbeit
- Ergotherapie, ADL, Koordinationstraining
- Beginn des Kraftausdauer- und Hypertrophietrainings an Geräten (➤ Kap. 5.3.1, ➤ Kap. 5.6)

Phase 3 Reorganisationsphase

- In Abhängigkeit von Röntgenbefunden: Übergang zum sportartspezifischen und funktionellen Training
- Wiedereingliederung in den Alltag und Beruf bei mittleren bis schweren Tätigkeiten
- Ab 4. Monat Low-Impact-Sportarten
- Ab 6. Monat High-Impact-Sportarten

Prävention/Sekundärprävention

- Risikosportarten (z. B. Klettern) vermeiden oder risikominimiert durchführen
- Gleichgewichtstraining und Falltraining zur Verminderung von Stürzen mit Frakturfolgen

17.3 Trainingstherapie bei Verletzungen der Hand

- Das übergeordnete Trainingsziel bei Verletzungen der Hand ist die Wiederherstellung der Feinmotorik sowie der Auge-Hand-Koordination
- Daneben sollte eine möglichst große Mobilität und schmerzlose Stützfähigkeit (in Dorsalextension) angestrebt werden
- Aktive und passive Bewegungen des Handgelenks erst nach abgeschlossener Initialheilung des Knochens durchführen
- Angrenzende Gelenke (Finger, Ellenbogen, Schulter) so früh wie möglich mobilisieren

Besonderheiten des Ausdauertrainings

➤ Kap. 16.5 „Besonderheiten des Ausdauertrainings bei Erkrankungen/Verletzungen des Unterarms und des Ellenbogengelenks"

Besonderheiten des sensomotorischen Trainings

Das sensomotorische Training und die Koordinationsschulung sind essenziell bei Verletzungen der Hand, da diese häufig mit nervalen Schädigungen einhergehen.

- Erste Wahrnehmungs- und Propriozeptionsübungen bereits in Phase 1 (Entzündungsphase) mit angrenzenden Gelenken durchführen. Wenn möglich, Finger beüben (➤ Kap. 6.2)
- Anschließend bietet die Isokinetik eine gesicherte Ausgangsstellung für erste Anspannungen in alle Bewegungsrichtungen (➤ Kap. 5.8)
- Aquatraining bietet eine relativ gesicherte Ausgangsstellung für erste belastende Übungen. Training der Stützfunktion kann durch Reduzierung des Körpergewichts im Wasser beginnen (➤ Kap. 9)

Besonderheiten des Krafttrainings

Erste Belastungen des Handgelenks können voraussichtlich am Ende der Proliferationsphase (4. bis 6. Woche postoperativ) durchgeführt werden. Das Krafttraining nach Verletzungen und Erkrankungen im Bereich des Handgelenks zielt ab auf:

- Kräftigung der gelenkentlastenden und/oder gelenkstabilisierenden Muskulatur
- Ausgleich von bestehenden muskulären Atrophien infolge der Erkrankung

Als Trainingsgeräte bieten sich an:

- Alle Sequenztrainingsgeräte (➤ Kap. 5.6)
- Isokinetische Trainingsgeräte (➤ Kap. 5.8)
- Zugsysteme (➤ Kap. 5.7)
- Geräte zur Kräftigung der Fingermuskulatur (weiche Bälle, Knete, Gummibänder)

Beginn der Therapie:

- Lokales Muskelkraftausdauertraining bei 30–40 % der Maximalkraft (➤ Kap. 5.3.1)
- Isokinetik im assistiven/isometrischen Modus für Dorsalextension, Palmarflexion, ulnare und radiale Abduktion, Pronation und Supination
- Mehrgelenkiges, achsengerechtes Training an Sequenzgeräten für isometrische Druckbelastungen des Handgelenks
- Aquatraining unter Ausnutzung der physikalischen Eigenschaften des Wassers und für beginnendes Stabilisationstraining (➤ Kap. 9)

Stabilisation

- Stabilisationstraining des Handgelenks im mehrgelenkigen System beginnen. Zur besseren Kontrolle und Belastungsdosierung zu Beginn Sequenzgeräte benutzen (➤ Abb. 5.17, ➤ Abb. 5.18, ab später Phase auch ÜK 59)
- Übungen mit dem eigenen Körpergewicht zunächst im Stehen gegen eine Wand, um Druck auf Handgelenk zu minimieren. Frontstütz stehend → Frontstütz auf Tischhöhe → Frontstütz auf Boden (ÜK 79, 81, zunächst auf stabilem Untergrund)
- Im weiteren Verlauf instabile Untergründe wie Pezzibälle oder Airex-Kissen benutzen. Bei gegebener Stabilität schon im Stehen möglich (ÜK 79, 81)
- Hilfreich: Übungen zuerst auf den Fäusten durchführen, wenn Dorsalextension des Handgelenks limitiert oder schmerzhaft ist

Prävention/Sekundärprävention

- Sturzprophylaxe und Falltraining zur Vermeidung von (erneuten) Frakturen nach Stürzen
- Osteoporoseprophylaxe/-screening
- Altersgerechte Wohnungseinrichtung und Gehhilfenversorgung
- Schutzbekleidung bei Risikosportarten

17.4 Exemplarischer Rahmentherapieplan bei Verletzungen der Hand

Der Rahmentherapieplan (➤ Tab. 17.1) beschreibt die Inhalte der unterschiedlichen multidisziplinären Therapieformen, die auf Patienten einwirken. Es werden die Aspekte Ausdauer, Sensomotorik und Kraft auf den Ebenen der ICF (Funktion, Aktivität, Partizipation) hervorgehoben und mit Übungsformen beschrieben.

Bei allen Übungsformen sollten dem Patienten im gesamten Rehabilitationsprozess zahlreiche Varianten, Alternativen und neue Bewegungsmöglichkeiten geboten werden, um das Bewegungsspektrum zu erweitern. Ziel ist die Bewegungssicherheit auf somatischer und psychischer Ebene sowie der Abbau von Belastungsängsten im Alltag und Beruf.

Tab. 17.1 Rahmentrainingsplan bei Verletzungen und Erkrankungen des Handgelenks

Ziel	ICF-Orientierung Funktionen/Aktivitäten (Partizipation)	Therapeutische Methode/Maßnahme	Inhalte (Realisierung)
• Anamnese/Befunderhebung/Testung (➤ Kap. 11)	• Erfassung der Körperfunktionen und -strukturen	• **Physiotherapeutischer Funktions- und Fähigkeitsstatus** – Inspektion – Palpation – Bewegungsmessung – Provokation	• ➤ Kap. 11.1.2, ➤ Kap. 11.2.3
		• Schmerzanalyse	• Numerische/grafische Schmerzskala, Ruhe-/Belastungsschmerz, Schmerzlokalisation
	• Erhebung Aktivitätsstatus	• **Sportmotorische Leistungsdiagnostik** • Ausdauertestung	• Submaximale Testungen wie IPN-Test oder PWC-Test für globale Ausdauerfähigkeit (➤ Kap. 11.3.3)
		• Krafttestung	• Mögliche Handkrafttestungen der betroffenen Seite: Grobgriff, Schlüsselgriff, Dreipunktgriff
		• Beweglichkeit/Sensomotorik	• Messung der ROM des Handgelenks, des Daumens und der dreigliedrigen Finger sowie der Pro-/Supination des Unterarms mit Goniometer (➤ Kap. 11.2.3)
1. Entzündungsphase			
• Schmerzlinderung, abschwellende Maßnahmen	• Strukturversorgung und Funktionsverbesserung	• Ruhigstellung	• Ruhigstellung des Unterarms, die Dauer ist abhängig von Frakturtyp • Osteosynthese (4–8 Wo.)
		• Kälte und Lagerung	• Kryotherapie (➤ Kap. 10.6) und Hochlagerung
		• Versorgung mit Kompressionsware	• Ggf. Kompressionshandschuh
		• Röntgenkontrolle	• Regelmäßige Kontrolle der Frakturheilung und ggf. Anpassung der Therapie
• Mobilisation und Beweglichkeit	• Funktionelle Verbesserung	• Mobilisation angrenzender Gelenke	• Ellenbogen-, Schulter- und ggf. Fingerbewegungen: Belastungsintensität unter 30 % der Maximalkraft, subjektive Belastungsempfinden 1–2 (modifizierte RPE-Skala; ➤ Kap. 1.6.2, ➤ Tab. 1.2)
• Verhaltensschulung	• Aktivität und Partizipation fördern	• Edukation und Verhaltenstraining	• Heben, Tragen, Liegen, Aufstehen
• Aktivierung, Innervation	• Aktivitätsförderung	• Ausdauerleistungsfähigkeit (➤ Kap. 3) • Fahrradergometer/Laufband	• Intensität unterhalb trainingsrelevanter Parameter, RPE-Skala: 1–2 (➤ Kap. 1.6.2, ➤ Tab. 1.2)
2. Proliferationsphase *Bemerkung:* Aktive und passive Bewegungen des Handgelenks sollten erst nach abgeschlossener Initialheilung des Knochens durchgeführt werden, um die Belastungsstabilität zu gewährleiten. Erste Belastungen voraussichtlich am Ende der Proliferationsphase (4.–6. Woche post-OP).			
• Mobilisation und Beweglichkeit	• Funktionelle Verbesserung	• Ergotherapie	• Passive Bewegung
		• Motorbewegungsschiene (CPM)	
		• Isokinetik im eingelenkigen System (➤ Kap. 5.8)	• Supination und Pronation an der Isokinetik: passive Bewegung im schmerztoleranten Bereich, assistierte > aktive Bewegung des Handgelenks
• Ausdauerleistungsfähigkeit (➤ Kap. 3)	• Aktivität und Partizipation fördern	• Fahrradergometer/Laufband • Oberarmergometer	• Niedrige Intensität, RPE-Skala: 3–4 • Wenn möglich, RPE-Skala: 1–2 (➤ Kap. 1.6.2, ➤ Tab. 1.2)

Tab. 17.1 Rahmentrainingsplan bei Verletzungen und Erkrankungen des Handgelenks (*Forts.*)

Ziel	ICF-Orientierung Funktionen/Aktivitäten (Partizipation)	Therapeutische Methode/Maßnahme	Inhalte (Realisierung)
• Kraftfähigkeit (Kraftausdauer) und Stabilisationstraining (➤ Kap. 5)	• Strukturelle und funktionelle Verbesserung	• Beginn mit Kraftausdauertraining (Stufe 2, Fünf-Stufen-Modell, ➤ Kap. 5.3, ➤ Kap. 5.3.1) am Ende der Proliferationsphase	• Schmerzadaptierte Bewegung • Intensität vorerst im Bereich des lokalen Muskelkraftausdauertrainings wählen (30–40 % der Maximalkraft, ➤ Kap. 5.3.1)
		• Aquatraining bei abgeschlossener Wundheilung	• Übungen unter Ausnutzung der physikalischen Eigenschaften des Wassers (➤ Kap. 9)
		• Stabilisation des Handgelenks im mehrgelenkigen System	• ÜK 79 (an der Wand ohne Pezziball [isometrisch], ggf. auf den Fäusten, da Dorsalextension noch eingeschränkt sein kann) • ÜK 81 (an der Wand, alternativ mit kleinem Ball)
		• Kräftigung der Flexoren und Extensoren des Handgelenks im offenen System	• ÜK 56, 58 (isometrisch > dynamisch)
		• Kräftigung der Handgelenksmuskulatur	• ÜK 72, 73 (isometrisch > dynamisch, alternativ mit Kurzhanteln) • ÜK 73, 76 (mit Kurzhantel und Unterarmstütze)
		• Kräftigung der oberen Extremitäten und des Oberkörpers bei isometrischer Arbeit des Handgelenks	• ÜK 114 (alternativ am Gerät oder vorgebeugt mit Kurzhanteln) (➤ Kap. 5.6.3, ➤ Abb. 5.18)
		• Ellenbogen: Extension, Flexion	• ÜK 56, 58, isokinetisch (➤ Kap. 5.8): ÜK 57
		• Schulter/Skapula: Außenrotation	• ÜK 60 (beginnend statisch gegen die Wand/Weichschaummatte, auch isokinetisch) • ÜK 62
		• Abduktion & Retraktion der Skapula	• ÜK 53 • ÜK 54 (sitzend/stehend ohne Widerstand)
3. Organisationsphase			
• Mobilisation und Beweglichkeit	• Funktionelle Verbesserung	• Endgradige Mobilisation	• Aktive und passive Mobilisation des Handgelenks im endgradigen Bereich.
• Ausdauerleistungsfähigkeit (➤ Kap. 3)	• Aktivität und Partizipation fördern	• Fahrradergometer/Laufband	• Belastung adjustiert an individuellen Trainingszustand (Ausdauertest) und Wundheilungsstatus. 15–20 Min. Belastungszeit in errechneter Wattleistung, extensive kontinuierliche Dauermethode (allgemein-aerob-dynamisch, ➤ Kap. 3.3). RPE-Skala: 4–5. • Wenn möglich, RPE-Skala 2–3 für mindestens 10–20 Min.
		• Oberarmergometer	• Belastungssteuerung s. o., Belastungsempfinden über Herzfrequenz (minus 10–20 Schläge) oder RPE-Skala (➤ Kap. 1.6.2, ➤ Tab. 1.2).
		• Aquatraining, Aquajogging	• Betonung des Armeinsatzes beim Aquajogging z. B. Übungen für die oberen Extremitäten mit und ohne Geräteeinsatz (➤ Kap. 9)
• Intermuskuläre Koordination und Stabilisationstraining	• Funktionsverbesserung	• Sensomotorisches Training der oberen Extremitäten	• ➤ Tab. 6.5 • ÜK 79 (bi-/unilateral) → wenn ohne Schmerzen ausführbar, dann Steigerung zu ÜK 81
		• Körpergewichtsübungen	• Später Frontstütz mit Veränderung der Unterstützungsfläche (instabiler Untergrund, ÜK 79). Bei Freigabe für Vollbelastung Ausführung von Liegestützen, ggf. zuerst auf Fäusten.

Tab. 17.1 Rahmentrainingsplan bei Verletzungen und Erkrankungen des Handgelenks *(Forts.)*

Ziel	ICF-Orientierung Funktionen/Aktivitäten (Partizipation)	Therapeutische Methode/Maßnahme	Inhalte (Realisierung)
• Kraftfähigkeit (Hypertrophie)	• Strukturverbesserung	• Ab 5./6. Woche Hypertrophietraining der oberen Extremitäten (Stufe 3 Fünf-Stufen-Modell, ➤ Kap. 5.3, ➤ Kap. 5.3.1)	• Intensität vorerst im unteren Bereich (40–50 % der Maximalkraft) wählen und über erhöhte Serien- oder Wiederholungszahl eine metabolische Ausbelastung provozieren. Sowohl eingelenkige als auch mehrgelenkige Übungen miteinbeziehen.
		• Pro- und Supinatoren des Unterarms (u. a. Mm. brachioradialis, supinator, biceps brachii, pronator quadratus/teres)	• ÜK 75, 76 (alternativ mit Kurzhantel: keine wirkliche Kräftigung, da nicht aktiv gegen Widerstand gearbeitet wird) • Isokinetik: Pro-/Supination (➤ Kap. 5.8)
		• Palmarflexoren und Dorsalextensoren des Handgelenks	• s. o. Proliferationsphase • ÜK 74 • Isokinetik: Palmarflexion/Dorsalextension (➤ Kap. 5.8)
		• Mm. triceps brachii	• ÜK 59 (alternativ Brustpresse, ➤ Kap. 5.6.3, ➤ Abb. 5.18) • ÜK 58 • ÜK 115 (mit Außenrotation der Hände in der Endposition) • Wandliegestütz bis zum normalen Liegestütz (ÜK 79, 80) • Dips an Maschine (➤ Kap. 5.6.3, ➤ Abb. 5.17), dann frei mit eigenem Körpergewicht
		• Mm. biceps brachii, brachialis	• ÜK 114 (alternativ Ruderzugmaschine) • ÜK 56 (alternativ mit Kurzhanteln und Pro- und Supinationsbewegung während der Ausführung) • ÜK 123 (alternativ Latzugmaschine, ➤ Kap. 5.6.3, ➤ Abb. 5.16)
		• M. deltoideus & Rotatorenmanschette	• ÜK 64 (alternativ Kurzhantel) • ÜK 65, 67
• Flexibilität (➤ Kap. 5.5)	• Strukturelle und funktionelle Verbesserung	• Dehnung der Muskulatur der oberen Extremitäten und HWS (➤ Kap. 5.5.3)	• ÜK 44, 45, 46, 47, 127, 128
• Mobilisation des Bindegewebes, Propriozeption	• Funktionsverbesserung, Strukturoptimierung	• Faszientraining der oberen Extremitäten und des Oberkörpers • *„Fascial Release"* mit Faszientools	• Selbstmassage des Ober- und Unterarms (v. a. Muskelansätze an den Epicondyliten) mit Rolle oder Ball. Multidirektionales „Ausrollen" des Bindegewebes in Zeitlupe (1 cm pro Atemzug). 10–15 Wdh. pro Muskelgruppe, 1–2 ×/Woche. Regenerationszeiten des Bindegewebes beachten (➤ Kap. 2.3) • Selbstmassage des M. pectoralis major, der RM sowie des M. trapezius mit allen Anteilen. Intensität und Häufigkeit s. o.

Reflexionsfragen

- Welche Nerven sind häufig bei Handgelenksverletzungen betroffen?
- Welche Art von Belastung sollte bei distalen Radiusfrakturen vermieden werden?
- Warum sind regelmäßige CT-Kontrollen für die Therapie von Handverletzungen entscheidend?

LITERATUR

Banerjee M, Doepfer A, Glanzmann M, Hackl M, Lehmann L, Lenich A et al. (2019). S2k-Leitlinie Epicondylopathia radialis humeri. Leitlinie der Deutschen Gesellschaft für Orthopädie und Orthopädische Chirugie. Online verfügbar unter www.awmf.org/leitlinien/detail/ll/012-015.html (abgerufen 06.04.2020).

Berdel P, Bücking BJ, Burger C, Casser HR, Eckhardt R, El-Zayat BF (2019). Orthopädie und Unfallchirurgie essentials. Intensivkurs zur Weiterbildung. 3., vollständig überarbeitete und erweiterte Auflage. Hg. v. Steffen Ruchholtz und Dieter Christian Wirtz. Stuttgart, New York: Georg Thieme Verlag (essentials Intensivkurs zur Weiterbildung).

Buchholz A, Siebenlist S (2019). Behandlung von Radiuskopffrakturen – Literaturübersicht. In: Obere Extremität 14 (1), S. 39–47. DOI: https://doi.org/10.1007/s11678-019-0503-7.

DGOU (2021). Nachbehandlungsempfehlungen 2021. Hg. v. Arbeitskreis Nachbehandlungsempfehlungen, Sektion Physikalische Therapie und Rehabilitation der DGOU. https://dgou.de/fileadmin/dgou/dgou/Dokumente/Gremien/Sektionen/Rehabilitation/NBE_2021_web.pdf (abgerufen 03.02.2022).

Diemer F, Lowak H, Sutor V. Leitfaden Physiotherapie in der Orthopädie und Traumatologie. 3. Aufl. München: Elsevier, 2017.

Dresing K, Spering C (2018). Frakturen des Olekranons – Diagnostik und Therapieoptionen. In: chirurgische praxis (84), S. 1–11.

Ebelt-Paprotny G, Taxhet G, Wappelhorst U. Leitfaden Physiotherapie. 7. Aufl. München: Elsevier, 2017.

Hackl M, Siebenlist S, Stürmer M, Bonnaire F, Frosch KH, Gösling T et al. (2018). S2e-Leitlinie Ellenbogen Erstluxation. Deutsche Gesellschaft für Unfallchirurgie e. V. (DGU). www.awmf.org/leitlinien/detail/ll/012-034.html (abgerufen 03.02.2022).

Hoogvliet P, Randsdorp MS, Dingemanse R, Koes BW, Huisstede BMA (2013). Does effectiveness of exercise therapy and mobilisation techniques offer guidance for the treatment of lateral and medial epicondylitis? A systematic review. In: British journal of sports medicine 47 (17), S. 1112–1119. DOI: 10.1136/bjsports-2012–091990.

Müller LP, Hollinger B, Burkhart KJ (2016). Expertise Ellenbogen. Stuttgart: Georg Thieme Verlag.

Niethard FU, Biberthaler P, Pfeil J (2017). Orthopädie und Unfallchirurgie. 8., unveränderte Auflage. Stuttgart: Thieme (Duale Reihe).

O'Driscoll SW, Morrey BF, Korinek S, An KN (1992). Elbow subluxation and dislocation. A spectrum of instability. In: Clinical orthopaedics and related research (280), S. 186–197.

Schleip R, Müller DG (2013). Training principles for fascial connective tissues: scientific foundation and suggested practical applications. In: Journal of bodywork and movement therapies 17 (1), S. 103–115. DOI: https://doi.org/10.1016/j.jbmt.2012.06.007.

Siebenlist S, Lenich A, Imhoff AB (2016). Behandlungsalgorithmus Ellenbogenluxation. Simple elbow dislocation – a systematic approach. In: Deutscher Ärzteverlag.

Wülker N (Hg.) (2015). Taschenlehrbuch Orthopädie und Unfallchirurgie. Unter Mitarbeit von Torsten Kluba. 3., überarb. und aktualisierte Aufl. Stuttgart: Thieme.

KAPITEL

18 Erkrankungen und Verletzungen von Hüfte und Oberschenkel

Heike Horst und Frank Horst

18.1 Therapierichtlinien bei Coxarthrose

Der im Folgenden dargestellte Leitfaden umfasst die Behandlung bei:

- Coxarthrose

Die exakte Beschreibung des Krankheitsbildes ist der weiterführenden Literatur zu entnehmen (Diemer et al. 2017, Kapitel 12.5.2, Ebelt-Paprotny et al. 2017, Kapitel 4.5.10).

Versorgung

Die *Diagnose* einer Arthrose (> Kap. 12.2) wird im klinischen Alltag meist erst in fortgeschrittenen Stadien festgestellt und durch Röntgenaufnahmen sowie durch Belastungsaufnahmen an den unteren Extremitäten bestätigt.

Aufgrund dessen zeichnet sich die konservative Behandlung von Patienten mit Coxarthrose einerseits durch die aktuelle Schmerzsymptomatik, andererseits durch die sekundären Bewegungseinschränkungen, Muskelinsuffizienzen und -verkürzungen aus. Bei aktivierter Arthrose müssen zusätzlich Schwellung und Gelenkerguss Berücksichtigung finden.

Konservativ

Die konservative Versorgung stellt sich wie folgt dar:

- Physiotherapie
- Physikalische Therapie
- Sporttherapie
- Sportmodifikation
- Schmerztherapie
- Akupunktur, Naturheilverfahren, Homöopathie
- Ggf. intraartikuläre Injektion, Radiosynoviorthese etc.

Operativ

Keinerlei Indikation für operative Versorgung, wenn

- keine Einschränkung der Lebensqualität besteht,
- noch kein konservativer Therapieversuch gestartet ist (eingeschränkt),
- kein Leidensdruck des Patienten besteht,
- zu viele Nebenerkrankungen vorliegen.

Daher wird in diesem Kapitel (18.1) nur die konservative Behandlung berücksichtigt. Behandlung nach endoprothetischer Versorgung siehe > Kapitel 18.2.

Biomechanische Voraussetzungen

- Individuelle Beweglichkeit
- Bestehende Kraftverhältnisse
- Bestehende Achsabweichung und Instabilität, die die Entstehung von Hinkmechanismen unterstützen

Funktioneller Status

Beweglichkeit/Mobilität

- Mobilität im Hüftgelenk kann aufgrund struktureller, myofaszialer und schmerzreflektorischer Faktoren beeinträchtigt sein
- Von besonderer Bedeutung ist das Kapselmuster. Dieses ist von mehreren Bewegungseinschränkungen gekennzeichnet, die in einem bestimmten Verhältnis zueinander stehen. Charakteristisch sind frühzeitige schmerzhafte Einschränkungen von:
  - Innenrotation
  - Flexion
  - Extension
  - Abduktion
- Als Entlastungs- und Schonhaltung nimmt der Patient häufig eine Stellung in Außenrotation/Adduktion/leichter Flexion ein, wodurch die Kapsel entspannt ist (Streeck 2017)

Muskuläre Leistungsfähigkeit

- Als myofasziale und schmerzreflektorische Komponenten der Bewegungseinschränkung können Verkürzungen folgender Muskeln auftreten:
  - Adduktoren
  - Außenrotatoren
  - Flexoren
- Durch Schonhaltung kommt es zu Inaktivitätsatrophien, insbesondere:
  - Große und kleine Glutealmuskeln
  - Gesamte Oberschenkelmuskulatur

Ausdauerleistungsfähigkeit

- Meist eingeschränkte Ausdauerleistungsfähigkeit aufgrund von Bewegungsarmut

Sensomotorik/Koordination/neuromuskuläre Ausgangssituation

- Nachteilige Effekte der schmerzreflektorischen Pathomechanismen sind:
  - Sensibilisierung von Nozizeptoren
  - Überhöhung der regionalen Sympathikusaktivität

Sekundärerkrankungen

Durch die zunehmende Bewegungsarmut, aber auch durch das Alter der Patienten sowie eine Mehrbelastung der benachbarten Gelenke spielen folgende Beeinträchtigungen eine Rolle:

- Kardiovaskuläre Dekonditionierung
- Belastung der Sakroiliakalgelenke und der LWS
- Funktionelle Beeinträchtigung der Kniegelenke

Hinweise zu Aktivität und Partizipation

- Eingeschränkte Mobilität aufgrund von Schmerzen
- Meist verminderte Teilnahme am Gemeinschaftsleben
- Einschränkungen bei Arbeit und Beschäftigung

Kontraindikation

Kontraindiziert sind jegliche Behandlungsformen und Bewegungen, die zu einer Schmerzintensivierung führen.

Therapeutische Konsequenz

Für das Behandlungsziel spielen die Ansprüche der mechanischen Belastung in Beruf und Alltag sowie die persönlichen Faktoren eine Rolle.

Da die Krankheitsursache bei Arthrose nicht verletzungsbedingt ist, ist die Zuordnung von Inhalten und Maßnahmen der Therapie anhand der Wundheilungsphasen an dieser Stelle irreführend. Daher orientieren sich die Hinweise zur Trainingsgestaltung und -steuerung zusätzlich zu den Wundheilungsphasen an den Stufen der Verhaltensänderung nach dem Transtheoretischen Modell (TTM, ➤ Kap. 1.5).

Phase 1 + 2 Entzündungsphase/Proliferationsphase, Stufe 1, 2 + 3 Absichtslosigkeit, Absichtsbildung und Vorbereitung

- Funktions- und Fähigkeitsstatus erheben (➤ Kap. 11)
- Schmerzsymptomatik und deren Bekämpfung stehen im Vordergrund der Behandlung
  - Anlauf-, Ruhe-, Belastungs- oder Dauerschmerz mit unterschiedlicher Ausprägung und abhängig von der Schwere der Arthrose (➤ Kap. 12.2)
  - Meist in der Leistengegend (Leistendruckschmerz) oder/und im LWS/Kniebereich oder im Verlauf des Tractus iliotibialis
- Lokale Wärmebehandlung, Elektrotherapie, Dauerextension im Schlingentisch und manuelle Therapie (intermittierende Traktionen), um reflektorische Muskelverspannungen zu lösen und eine Herabsenkung des Muskeltonus zu bewirken (➤ Kap. 10)
- Zur Verbesserung der aktiven und passiven Beweglichkeit manuelle Therapie (➤ Kap. 10.5), Dehnübungen und Dehnlagerungen im schmerzfreien Bereich
- Der Zeitpunkt für den Einsatz der Trainingstherapie zur Funktionsverbesserung ist abhängig von der Schmerzsymptomatik. Je nach Verlauf der Beschwerdesymptomatik kann die Trainingstherapie in der Phase 1/Stufe 1 und 2 auf den Oberkörper und Rumpf beschränkt eingesetzt werden
- In Phase 2/Stufe 3 Belastungen im Bereich des Kraftausdauertrainings (Stufe 2, Fünf-Stufen-Modell, ➤ Kap. 5.3) in sicherer Ausgangsstellung mit hoher Auflagefläche, niedriger Intensität oder Negativgewicht und kleiner Amplitude oder isometrisch (➤ Kap. 5.4.2)
- Die Zeichen der Überlastung sollten jedoch gerade bei dieser Indikation besondere Beachtung finden und als wichtige Parameter der Belastungssteuerung gelten:
  - Schmerz/Steifigkeit nach Belastung
  - Schmerz bei Beginn der Belastung
  - Belastungsschmerz während der Belastung
  - Ruheschmerz bei statischer Belastung (Gustavsen 1997)

Phase 3 Organisationsphase, Stufe 4, 5 + 6 Handlung, Aufrechterhaltung und Stabilisierung

- Fortführung und Steigerung der o. g. Therapie der Phasen 1–2. Zeitlicher Einstieg in Phase 3 ist bei der Coxarthrose individuell und abhängig von der Beschwerdesymptomatik. Als Parameter zum Übergang in die Phase 3 gilt die wesentliche Schmerzfreiheit und verminderte Nozireaktionen bei den o. g. Belastungen im noch limitierten Bewegungsausmaß
- Aktivitätsstatus erheben (➤ Kap. 11)
- Forcierte Behandlung der Bewegungseinschränkung mit manueller Therapie und Dehnübungen
- Einsatz von Stabilisations- und sensomotorischem Training (➤ Kap. 6) zur Ökonomisierung des alltäglichen Bewegungsverhaltens und damit zur muskulären und kardiovaskulären Rekonditionierung
- Im Bereich der allgemeinen Leistungsfähigkeit spielt das allgemeine aerobe Ausdauertraining auf dem Fahrradergometer eine zentrale Rolle (➤ Kap. 3)
- Komplexe Bewegungen in Form eines mehrgelenkigen Trainings, die alltags- und berufsspezifischen Bezug haben (Narcessian 2001, Hois 2006; z. B. ÜK 125, ➤ Kap. 8.4)

- Zur Schulung neuer Bewegungsmuster und -alternativen sollten in der Trainingstherapie v. a. vielfältige Übungsformen und Bewegungsmöglichkeiten angeboten werden

18.2 Therapierichtlinien nach totalendoprothetischer Versorgung des Hüftgelenks

Der im Folgenden dargestellte Leitfaden umfasst die Behandlung bei:

- Totalendoprothese des Hüftgelenks

Die häufigste Indikation zur Totalendoprothese des Hüftgelenks ist die therapieresistente fortgeschrittene Coxarthrose bei entsprechendem Leidensdruck.

Die exakte Beschreibung des Krankheitsbildes ist der weiterführenden Literatur zu entnehmen (Diemer et al. 2017, Kapitel 12.10, Ebelt-Paprotny et al. 2017, Kapitel 4.5.11).

Versorgung

Konservativ

Konservative Behandlung der Arthrose ➤ Kap. 12.2.

Keine konservative Versorgung, wenn

- keine eingeschränkte Lebensqualität besteht,
- eine schwere Hüftkopfnekrose vorliegt,
- konservative Therapie erfolglos war.

Daher ist im Folgenden nur die operative Versorgung relevant.

Operativ

Operationsbedingte Voraussetzungen für die Therapie:

- Operationszugang
  Durch den entsprechenden Operationszugang kann es zu reduzierten Aktivitäten der aktiven und passiven Strukturen kommen.
  - Minimalinvasive Operationsverfahren:
    - Muskulatur wird nicht wesentlich geschädigt. Es ergeben sich keine wesentlichen kontraindizierten Bewegungen
    - Vordere Kapsel wird meist entfernt, ggf. rekonstruiert
  - Anterolateraler transglutealer Zugang:
    - Teilweise Spaltung des Verbundes von M. gluteus medius und M. vastus lateralis
    - Ablösung von 1/4 des o.g. muskulären Verbundes vom Trochanter major nach ventral mit späterer Rekonstruktion
    - Entfernung der vorderen Kapsel. Als Schutz vor möglichen Luxationen soll in den ersten 6 Wochen die Außenrotation und Adduktion über 0 Grad vermieden werden
  - Dorsaler Zugang:
    - Spaltung des M. gluteus maximus
    - Ablösung der Außenrotatoren meist mit dem M. piriformis
    - Eröffnung der dorsalen Kapsel, daher häufig Rekonstruktion der hinteren Kapsel
- Verankerungstechnik (zementfrei, zementiert, Verschraubung, Augmente, Knochenaufbau)
- Intraoperative Komplikationen und dadurch reduzierte muskuläre Aktivität
- Berücksichtigung postoperativer Beinlängendifferenzen
- Bei Revisionseingriffen wird die Nachbehandlung befundabhängig und nach Vorgaben des Operationszentrums individuell gestaltet. Insgesamt finden sich meistens längere Nachbehandlungszeiten.

Biomechanische Voraussetzungen

Die biomechanischen Voraussetzungen liegen in der

- Individuellen postoperativen Stabilität
- Geschwindigkeit der An- und Umbaukinetik des Knochens

Entscheidender Faktor dafür ist die individuelle Güte des Knochenbettes. Andererseits sind die Relativbewegungen zwischen Knochen und Implantat bzw. Zement und Knochen zu berücksichtigen. Pillar (1986) stellte heraus, dass Bereiche mit Mikrobewegungen von mehr als 150 µm ein knöchernes Anwachsen an die Prothese verhindern. Mehrere Studien zeigen auf, dass zementfreie Endoprothesenschäfte unter Torsionsbelastungen mit maximalen Bewegungen von ca. 280 µm reagieren, während zementierte Endoprothesenschäfte unter Torsionsbelastungen Mikrobewegungen von unter 150 µm aufweisen und damit auch unmittelbar postoperativ rotationsbelastet werden können (Wirtz et al. 1998, Burke et al. 1991). Hinsichtlich Belastungen in der Frontal- und Saggitalebene bleiben die Mikrobewegungen bei zementierten und zementfreien Endoprothesenschäften unter 150 µm.

Zementierte und zementfreie Hüftendoprothesen sind je nach Knochenqualität und Schaftgeometrie (Femurschaft und Prothesenschaft) meist sofort belastungsstabil.

Die zementfreie Prothese ist, sofern keine Mikrobewegungen das Anwachsen stören, nach ca. 6–8 Wochen zu etwa 60 % fest eingewachsen (Schönle 2019).

Die postoperativen intraendoprothetischen Druckverhältnisse beeinflussen ebenfalls die knöcherne Verankerung sowie die Einwachsvorgänge und sollten bei den Überlegungen zur trainingstherapeutischen Konsequenz Berücksichtigung finden. Bergmann et al. (1992) zeigten für verschiedene Alltagsverhalten und Übungsformen die sich ergebenden Druckbelastungen im Hüftgelenk auf. Beim Heben des gestreckten Beines in Rückenlage treten beispielsweise Kräfte von mehr als 150 % des Körpergewichtes auf; der bipedale Stand erzeugt eine Druckkraft von 100 % des Körpergewichtes, der monopedale Stand auf dem operierten Bein 210 % des Körpergewichtes.

Funktioneller Status

Beweglichkeit/Mobilität

Die Bewegungseinschränkungen bei einer Coxarthrose spielt eine große Rolle (➤ Kap. 18.1):

- Meist jahrelang eingenommene Schonhaltung, die als Muster i. d. R. eine Stellung in Flexion/Adduktion/Außenrotation aufweist
- Bewegungseinschränkungen (vor allem in der Innenrotation sowie in der endgradigen Flexion/Abduktion/Extension), die postoperativ weiterhin bestehen (Fürst 1997)

Muskuläre Leistungsfähigkeit

- In engem Zusammenhang zur Gelenkbeweglichkeit steht die Muskulatur, die durch Schonhaltung Inaktivitätsatrophien aufweist, insbesondere im Bereich von
  - Großen und kleinen Glutealmuskeln
  - Gesamter Oberschenkelmuskulatur
- Als myofasziale und schmerzreflektorische Komponente der Bewegungseinschränkung sind Muskelverkürzungen zu nennen, insb.:
  - Adduktoren
  - Außenrotatoren
  - Flexoren des Hüftgelenks

Ausdauerleistungsfähigkeit

- Meist eingeschränkt durch Schmerz, Bewegungseinschränkung und darauffolgender Bewegungsarmut

Sensomotorik/Koordination/neuromuskuläre Ausgangssituation

- Entscheidend ist, dass bei den meisten Zugängen intraoperativ eine partielle Entfernung von Kapseln und Bändern erfolgt
- Für die Tiefensensibilität verantwortliche Rezeptoren zum großen Teil in der Gelenkkapsel und in den Bändern → Ausfall von Rezeptoren und dadurch fehlende Aktivierung motorischer Regelkreise. Es kommt zur verminderten Propriozeption sowie Störung des afferenten und damit auch efferenten Systems (➤ Kap. 6.1.2, ➤ 6.1.3)
- Symptomatisch sind verminderte Koordination und verminderte Stabilisation. Häufige Folgen:
  - Statische und dynamische Instabilität
  - Bewegungsstörungen in Form von Hinkmechanismen in sagittaler, frontaler und transversaler Ebene (➤ Kap. 7.6)
  - Störungen in der Schwungphase
  - Schrittverkürzung
  - Ausweichbewegungen (Hyperlordosierung der unteren LWS, Beckenverwringung, leichte Flexionsstellung des Kniegelenks, Plantarflexionsstellung des oberen Sprunggelenks der betroffenen Seite, Bronner 1997)

Sekundärerkrankungen

- Durch kompensatorische Mehrbelastung der Nachbarstrukturen bei der Coxarthrose (Fürst 1997):
  - Beschwerden im lumbosakralen Übergangsbereich
  - Sakroiliakalgelenke
  - Kontralaterales Hüftgelenk
  - Gleichseitiges Knie- und Sprunggelenk
- Altersbedingte Sekundärerkrankungen der Herz-Kreislauf-Organe
- Bewegungs- und Belastungsängste

Hinweise zu Aktivität und Partizipation

- Eingeschränkte Mobilität
- Meist verminderte Teilnahme am Gemeinschaftsleben
- Einschränkung bei Arbeit und Beschäftigung

Kontraindikation

Bei den dorsolateralen Zugängen wegen der Luxationsgefahr:
- Flexion über 90°
- Innenrotation
- Adduktion

Bei den anterolateralen transglutealen Zugängen:
- Aktive und passive Bewegungen in die Außenrotation
- Aktive und passive Bewegungen in die Adduktion über null Grad
- Aktive und passive Bewegungen in die Außenrotation, Adduktion und Extension
- Aktive Bewegungen (nicht aktiv-assistiv) in die Abduktion in der Frühphase (bis ca. 3. Woche postoperativ) oder gegen starken Widerstand aufgrund der Gefahr des Abreißens des M. gluteus medius vermeiden

Bei den minimalinvasiven Zugängen bestehen keine kontraindizierten Bewegungsrichtungen für die postoperative Bewegungstherapie.

Therapeutische Konsequenz

Für das Behandlungsziel spielen die Ansprüche der mechanischen Belastung in Beruf und Alltag sowie die persönlichen Faktoren eine Rolle.

Phasen 1–2 Entzündungsphase/Proliferationsphase

- Funktions- und Fähigkeitsstatus erheben (➤ Kap. 11)
- Behandlungsschema richtet sich vorwiegend nach dem Terminplan des Operateurs
- Modifikation des Rahmentrainingsplans unter Berücksichtigung der patientenspezifischen prä-, intra- und postoperativen Ausgangssituation
- Von besonderer Bedeutung für die Behandlung des Hüft-TEP-Patienten ist die oft jahrelang eingenommene Schonhaltung und das Kapselmuster
- Ziele und Inhalte in Phase 1 und 2 sind:
  - Verbesserung der aktiven und passiven Hüftgelenkbeweglichkeit
  - Verbesserung der Propriozeption und Sensomotorik (➤ Kap. 6)

  - Verbesserung der Kraftausdauerleistungsfähigkeit (Stufe 2, Fünf-Stufen-Modell, ➤ Kap. 5.3.1) (gesamte Oberschenkelmuskulatur, Hüftextensoren, Hüftabduktoren)
- In Phase 1 erfolgt axiale Belastung der verletzten Extremität je nach operativem Nachbehandlungsschema als Teil- oder Vollbelastung
- Physiotherapie im Normalfall schon unmittelbar postoperativ am OP-Tag
- Ab Phase 2 Eintritt in die Anschlussheilbehandlung, im Normalfall kann schon (dosiert) die Trainingstherapie einsetzen
- Methodische Reihen (➤ Kap. 21.2.1, ➤ Kap. 21.2.2) im Krafttrainingsbereich berücksichtigen:
  - Von eingelenkiger zu mehrgelenkiger Belastung
  - Von geringer zu großer Amplitude
  - Von hoher zu niedriger Auflagefläche
  - Von zweidimensionalen zu dreidimensionalen Bewegungen
  - Berücksichtigung der Kraftkurven
- Allgemeines aerobes Ausdauertraining mit Kontrolle der Herzfrequenz und Blutdruck

Phase 3 Organisationsphase

- Zeitlicher Einstieg in Phase 3 erfolgt zum Zeitpunkt der kompletten Vollbelastung bzw. der uneingeschränkten Belastungsfähigkeit
- Keine Einschränkung mehr für aktive Abduktion (bei normalem Operationsverlauf und muskulärem Heilungsverlauf)
- Phase 3 ist insbesondere gekennzeichnet durch:
  - Funktionsschulung und Belastungstraining, d. h. die Ökonomisierung des Bewegungsablaufes und der Alltags- und Sportaktivitäten ohne Gehstützen
  - Mehrgelenkiges Training
  - Koordinations- und Reaktionsverbesserungen (➤ Kap. 6.2)
  - Schulung vielfältiger Bewegungsanforderungen (➤ Kap. 6.2)
- Bei stabilisiertem und koordiniertem Gangbild ist exzentrische Stabilisationsarbeit des M. gluteus medius (Kontrolle in der Frontalebene/Abkippen, z. B. ÜK 28) und des M. gluteus maximus (Kontrolle in der Sagittalebene/Beckenkippung, ➤ Kap. 7.6) sowie der Außenrotatoren entscheidend (Kontrolle in der Transversalebene/Innenrotation)
- Wiedererlangung der exzentrischen Stabilisationsaktivität im Beckenbereich durch statische und dynamische, konzentrische und exzentrische Stabilisationsübungen in der Standbeinphase (Bizzini 2000, ➤ Kap. 7.6, ÜK 28)

18.3 Therapierichtlinien nach Umstellungsosteotomie

Der im Folgenden dargestellte Leitfaden umfasst die Behandlung bei:
- Morbus Perthes
- Hüftdysplasie
- Epiphyseolysis capitis femoris

Alle diese angeborenen Entwicklungsstörungen werden – wenn sie operativ behandelt werden – häufig mit einer Umstellungsosteotomie behandelt, wodurch sich ein im Wesentlichen gemeinsames Therapiekonzept ergibt.

Je nach Vorerkrankungen liegen spezifische muskuläre Auffälligkeiten vor:
- Morbus Perthes: Bewegungseinschränkungen in Abduktion und Rotation, Varisationsosteotomie (Diemer et al. 2017, Kapitel 12.5.3)
- Hüftdysplasie: Bewegungseinschränkung in Extension und Abduktion; Hüftbeugekontrakturen; verkürzte und hypertone Adduktoren und damit Abduktionshinderung (Trendelenburg, ➤ Kap. 7.3., ➤ 7.6), Dreifach-Beckenosteotomie und ggf. Varisationsosteotomie (Diemer et al. 2017, Kapitel 12.6.7, Ebelt-Paprotny et al. 2017, Kapitel 4.5.7)
- Epiphyseolysis capitis femoris: Abduktionshemmung; Insuffizienz des M. gluteus medius, valgisierende, flektierende Osteotomie (Imhäuser-Osteotomie) (Diemer et al. 2017, Kapitel 12.5.4)

Die exakte Beschreibung der Krankheitsbilder ist der weiterführenden Literatur zu entnehmen (Diemer et al. 2017, Ebelt-Paptrony et al. 2017).

Versorgung

Konservativ

Keine konservative Versorgung:
- Bei einer Inkongruenz von Hüftkopf und Acetabulum zueinander
- Bei drohender Hüftkopfnekrose

Operativ

Operationsbedingte Voraussetzungen für die Therapie:
- Operationsmethode
  - Bei valgisierenden Osteotomien werden die kleinen Glutealmuskeln vorgedehnt; bei varisierenden Osteotomien werden die kleinen Glutealmuskeln angenähert und neigen somit zur Insuffizienz
  - In der Ganganalyse ist ein deutliches Trendelenburg-Zeichen zu erkennen (➤ Kap. 7.3, ➤ Kap. 7.6)
- Operationszugang
  - Meist partielle Ablösung und dadurch reduzierte Aktivität des M. vastus lateralis
  - Ansonsten reduzierte muskuläre Aktivität in Abhängigkeit der Zugänge bei der Dreifach-Beckenosteotomie
- Intraoperative Komplikationen
  - Durch z. B. Über- oder Unterkorrektur kann eine wiederum ungünstige Gelenkfunktion die Folge sein
- Postoperative Beinlängendifferenzen

Biomechanische Voraussetzungen

- Individuelle postoperative Stabilität der Osteotomie
- Geschwindigkeit der An- und Umbaukinetik des Knochens. Entscheidender Faktor dafür ist die individuelle Güte des Knochenbettes
- Weiterhin entsteht durch die Umstellung eine Veränderung der kompletten Beinstatik, die durch die angrenzenden Gelenke kompensiert wird

Funktioneller Status

Beweglichkeit/Mobilität

- Bewegungseinschränkungen spielen eine große Rolle
  - Varisierende Umstellungsosteotomie: Bewegungseinschränkungen vor allem in der Abduktion
  - Valgisierende Umstellungsosteotomie: Bewegungseinschränkungen vor allem in der Adduktion
  - Derotationsosteotomien: Bewegungseinschränkung in der entsprechenden Gegenrotation
- Weiterhin ist die Mobilität zu berücksichtigen, die die jeweilige Vorerkrankung mit sich bringt

Muskuläre Leistungsfähigkeit

- Die Muskulatur kann durch die entsprechende Operationsmethode Muskelatrophien und -verkürzungen aufweisen
  - Varisierende Umstellungsosteotomie: Muskelinsuffizienzen aufgrund der relativen Überlänge im Bereich des M. gluteus medius und minimus
  - Gegebenenfalls Aktivitätsveränderung des M. rectus femoris nach Dreifach-Beckenosteotomie
- Weiterhin ist die muskuläre Ausgangssituation zu berücksichtigen, die die Vorerkrankungen mit sich bringen

Ausdauerleistungsfähigkeit

- Allgemeine Ausdauerleistungsfähigkeit ist in der Regel nicht eingeschränkt, sie entspricht dem präoperativen Status

Sensomotorik/Koordination und Neuromuskuläre Ausgangssituation

- Bei Femurosteotomie intraoperativ partielle Ablösung des M. vastus lateralis
- Es kann zu Ausfällen von Rezeptoren an der Durchtrennungsstelle kommen
- Es kann zu einer verminderten Propriozeption sowie zur Störung des afferenten und damit auch efferenten Systems kommen
- Symptomatisch für die varisierende Osteotomie können das Trendelenburg-Zeichen und das Duchenne-Hinken sein sowie die verminderte statische und dynamische Stabilisation (➤ Kap. 7.3, ➤ Kap. 7.6)

Sekundärerkrankungen

Durch eine kompensatorische Mehrbelastung der Nachbargelenke und der Wirbelsäule:

- SIG-Dysfunktionen durch Beinlängendifferenz
- Funktionelle Störungen im Bereich der Wirbelsäule
- Unspezifische Knieschmerzen

Hinweise zu Aktivität und Partizipation

- Durch lange Teilbelastung eingeschränkte Mobilität und meist verminderte Teilnahme am Gemeinschaftsleben
- Für die Dauer der Teilbelastung Einschränkung bei Arbeit und Beschäftigung

Kontraindikation

Keine Bewegungskontraindikation

Therapeutische Konsequenz

- Für das Behandlungsziel spielen die Ansprüche der mechanischen Belastung in Beruf und Alltag eine Rolle
- Die berufliche Wiedereingliederung und Belastungsanpassung ist gerade bei dieser Patientengruppe von Bedeutung, da der Großteil im berufstätigen Alter ist

Phasen 1–2 Entzündungsphase/Proliferationsphase

- Funktions- und Fähigkeitsstatus erheben (➤ Kap. 11).
- In Phase 1 (Entzündungsphase) weitgehende Entlastung der betroffenen Extremität
- In Phase 2 (Proliferationsphase) Übergang in vermehrte Teilbelastung
- Patient kann im Normalfall schon ab dem ersten postoperativen Tag physiotherapeutisch behandelt werden
- Ab der 6. Woche postoperativ und je nach Röntgenkontrolle weitere Steigerung der axialen Belastung
- Die Phasen 1 und 2 sind gekennzeichnet durch:
  - Zielsetzung der Verbesserung von aktiver und passiver Hüftgelenkbeweglichkeit
  - Von besonderer Bedeutung ist dabei die durch die Vorerkrankung sowie durch die Operation bedingte Bewegungseinschränkung
  - Verbesserung der Kraftausdauerleistungsfähigkeit (Stufe 2, Fünf-Stufen-Modell, ➤ Kap. 5.3.1) (ins. kleine Glutealmuskeln, Hüftextensoren, die für das teilentlastete Gehen benötigte Oberkörpermuskulatur)
  - Verbesserung der allgemeinen Leistungsfähigkeit durch gezieltes Training der allgemeinen aeroben Ausdauer (➤ Kap. 3.3, ➤ Kap. 3.5) (z. B. Fahrradergometertraining, Training im Wasser, ➤ Kap. 9.2.3)

- Training der statischen und dynamischen Stabilisation (als Basis für das Gangbild in der Vollbelastung)
- Je nach Verlauf und Belastbarkeit des Patienten kann die Trainingstherapie dosiert schon in Phase 2 einsetzen

Phase 3 Organisationsphase

- Fortführung und Steigerung der o. g. Therapie der Phase 2
- Übergang zur Vollbelastung nach Röntgenkontrolle
- Bei guter Konsolidierung sind alle aktiven und passiven Bewegungen erlaubt (Röntgenkontrolle)
- Phase 3 ist insbesondere gekennzeichnet durch:
  - Funktionsschulung und Belastungstraining, d. h. die Ökonomisierung des Bewegungsablaufes und der Alltags- und Sportaktivitäten ohne Gehstützen
  - Koordinations- und Reaktionsverbesserungen (➤ Kap. 6.2)
  - Schulung vielfältiger Bewegungsanforderungen (➤ Kap. 6.2)
  - Im Vordergrund steht die Kräftigung der Extensoren und Abduktoren (➤ Kap. 21.2.1, ➤ Kap. 21.2.2)
  - Zusätzliche Kräftigung der gesamten hüftumgreifenden Muskulatur
- Bei einem stabilisierten und koordinierten Gangbild ist die exzentrische Stabilisationsarbeit des M. gluteus medius (Kontrolle in der Frontalebene/Abkippen, z. B. ÜK 28) und des M. gluteus maximus (Kontrolle in der Sagittalebene/Beckenkippung) sowie der Außenrotatoren entscheidend (Kontrolle in der Transversalebene/Innenrotation)
- Zur Wiedererlangung der exzentrischen Stabilisationsaktivität im Beckenbereich sind statische und dynamische konzentrische und exzentrische Stabilisationsübungen in der Standbeinphase von Bedeutung (Bizzini 2000; ➤ Kap. 6, ➤ Kap. 7, ÜK 28)
- Therapieziel hinsichtlich Partizipation ist die Wiedereingliederung des Patienten in Alltags- und Berufsleben, daher in dieser Phase auch häufig eine Erhebung des Aktivitätsstatus (➤ Kap. 11)

18.4 Therapierichtlinien nach medialer und lateraler Oberschenkelhalsfraktur

Der im Folgenden dargestellte Leitfaden umfasst die Behandlung bei:

- medialer und lateraler Oberschenkelhalsfraktur

Die exakte Beschreibung des Krankheitsbildes ist der weiterführenden Literatur zu entnehmen (Diemer et al. 2017, Kapitel 12.6.2, Ebelt-Paprotny et al. 2017, Kapitel 4.5.19).

Versorgung

Konservativ

- Bei valgusimpaktierter lateraler Oberschenkelhalsfraktur kann eine konservative Behandlung möglich sein
- Therapeutisches Training wie bei der postoperativen Behandlung unter Entlastung, nach regelmäßigen Röntgenkontrollen Teilbelastung und nach ca. 6–12 Wochen Vollbelastung

Operativ

- Meist operative Behandlung
- Bei medialer Oberschenkelhalsfraktur wird meist die endoprothetische Versorgung gewählt, um lange Immobilisationszeiten zu vermeiden (➤ Kap. 18.2, ➤ Kap. 5.2.3)
- Bei lateraler Oberschenkelhalsfraktur und bei jüngeren Patienten wird meist versucht, mit einer Schraubenosteosynthese oder einem proximalen Femurnagel den Oberschenkelkopf zu erhalten
- Operationsbedingte Voraussetzungen für die Therapie:
  - Operationsmethode
    - Die *Schraubenosteosynthese* ist biomechanisch ungünstig, da sie im ungünstigen Winkel zur axialen Belastung steht
    - Aufgrund der hohen Scherkräfte sollten die Patienten unbedingt bis zur Konsolidierung entlasten
  - Operationszugang
    - Geringfügige Verletzung kleiner Anteile des M. vastus lateralis, damit kann es zu einer reduzierten Aktivität dieses Muskels kommen
  - Intraoperative Komplikationen
    - Es kann z. B. eine Schraubenfehllage einerseits zum Verrutschen der Fraktur und zum anderen zur Verletzung des Hüftgelenks führen
    - Verletzung von hüftkopfversorgenden Gefäßen

18

Biomechanische Voraussetzungen

- Individuelle postoperative Stabilität der Osteotomie
- Geschwindigkeit der An- und Umbaukinetik des Knochens; entscheidender Faktor dafür ist individuelle Güte des Knochenbettes
- Weiterhin kann es durch die Fraktur zu einer Verkürzung des Oberschenkelhalses und damit zu einer relativen Überlänge der Muskulatur und zu einer Beinverkürzung kommen
- Schnelles Erlernen von Bewegungsmustern möglich, sobald eine Heilung der Frakturstelle erfolgt ist

Funktioneller Status

Mobilität

- Schmerzadaptierte freie Beweglichkeit
- Bei konservativer Behandlung keine endgradigen aktiven und passiven Bewegungen

Muskuläre Leistungsfähigkeit

- Keine Einschränkungen
- Kaum Muskeldysbalancen durch Schonhaltung und schmerzreflektorische Pathomechanismen, da meist plötzlich auftretende

Verletzung ohne lange Krankheitsgeschichte (Ausnahme: Osteoporose, ➤ Kap. 12.1)

Ausdauerleistungsfähigkeit

- Keine Einschränkungen wegen des akuten Ereignisses
- Individuell einzustufen

Sensomotorik/Koordination/neuromuskuläre Ausgangssituation

- Intraoperativ Verletzung geringer Anteile des M. vastus lateralis
- Es kann zu Ausfällen von Rezeptoren kommen, die evtl. eine verminderte Propriozeption sowie Störung des afferenten und damit auch des efferenten Systems zur Folge haben (➤ Kap. 6.1.2, ➤ Kap. 6.1.3).

Sekundärerkrankungen

- Bei der Schraubenosteosynthese ergeben sich hauptsächlich durch die Frakturstelle und die Schraubenversorgung Sekundärerkrankungen, die zu einer verminderten vaskulären Versorgung und Knorpelkontusion führen
- Typisch sind:
  - Sekundäre Hüftkopfnekrose
  - Schenkelhalspseudarthrose
  - Coxarthrose (➤ Kap. 12.2, ➤ Kap. 18.1)

Hinweise zu Aktivität und Partizipation

In der Phase der Therapie und Rehabilitation verminderte Teilhabe in Beruf und Alltag

Kontraindikation

Keine Bewegungskontraindikation

Therapeutische Konsequenz

Für das Behandlungsziel spielen die Ansprüche der mechanischen Belastung in Beruf und Alltag eine große Rolle.

Phasen 1–2 Entzündungsphase/Proliferationsphase

- Funktions- und Fähigkeitsstatus erheben (➤ Kap. 11)
- Entlastung bzw. geringe Teilbelastung des Beines
- Nach 6–8 Wochen kann in Phase 2 eine Steigerung der axialen Belastung erfolgen; die zeitlichen Angaben variieren je nach Operateur und Heilungsverlauf sowie möglichen Komplikationen
- Das Gelenk kann im Normalfall, je nach Vorgabe des Operateurs, schon postoperativ ab OP-Tag in alle Bewegungsrichtungen aktiv und passiv mobilisiert werden
- Die minimale Beinverkürzung, die das Verfahren mit sich bringen kann, ist – verglichen mit anderen Komplikationen – nur von geringer Bedeutung
- Verbesserung der Kraftausdauerleistungsfähigkeit (Stufe 2, Fünf-Stufen-Modell, ➤ Kap. 5.3.1)
  - Kleine Glutealmuskeln
  - Hüftextensoren
  - Für das teilentlastete Gehen benötigte Oberkörpermuskulatur
  - Gesamte Oberschenkel- und hüftumgreifende Muskulatur
- Training der statischen und dynamischen Stabilisation (als Basis für das Gangbild in der Vollbelastung, ➤ Kap. 7, ➤ Kap. 6.2)
- Je nach Verlauf und Belastbarkeit kann die Trainingstherapie dosiert schon in Phase 2 einsetzen

Phase 3 Organisationsphase

- Fortführung und Steigerung der o. g. Therapie der Phase 2
- Übergang zur Vollbelastung nach Röntgenkontrolle und Freigabe durch den behandelnden Arzt (Konsolidierung des Knochens)
- Ökonomisierung des Bewegungsablaufes und der Alltags- und Sportaktivitäten ohne Gehstützen
- Koordinations- und Reaktionsverbesserungen (➤ Kap. 6.2)
- Schulung vielfältiger Bewegungsanforderungen (➤ Kap. 6.2)
- Mehrgelenkiges Training
- Im Vordergrund stehen die Kräftigung der Glutealmuskulatur und die exzentrische Stabilisationsaktivität im Beckenbereich
- Therapieziel der Phase 3 hinsichtlich Partizipation ist die Wiedereingliederung des Patienten in den Alltag, daher in dieser Phase auch häufig eine Erhebung des Aktivitätsstatus (➤ Kap. 11, ➤ Kap. 11.5)

18.5 Therapierichtlinien nach intertrochantären Frakturen

Der im Folgenden dargestellte Leitfaden umfasst die Behandlung bei:

- intertrochantären Frakturen

Die exaktere Beschreibung des Krankheitsbildes ist der weiterführenden Literatur zu entnehmen (Diemer et al. 2017, Kapitel 12.6.3, Ebelt-Paprotny et al. 2017, ➤ Kapitel 4.5.18).

Versorgung

Konservativ

Keine konservative Versorgung:

- Bei zu großer Dislokation,
- Wenn eine dauerhafte Schwache des M. gluteus medius droht

Operativ

Operationsbedingte Voraussetzungen für die Therapie:

- Operationsmethode

- Alle Varianten des proximalen Femurnagels
  - Dynamische Hüftschraube (DHS) (selten)
- Operationszugang
  - Bei der DHS geringfügige Verletzung des M. vastus lateralis und damit evtl. reduzierte Aktivität dieses Muskels
  - Beim proximalen Femurnagel wird der M. gluteus medius stumpf geteilt. Die Verletzung der Strukturen ist somit relativ gering
- Intraoperative Komplikationen
  - Nagelfehllage und damit Verlängerung der Teilbelastung
  - Ungenügende Reposition und damit muskuläre Konsequenzen

Biomechanische Voraussetzungen

- Individuelle postoperative Stabilität
- Evtl. auftretende Verkürzung des Oberschenkelhalses und damit relative Überlänge der Muskulatur und Beinverkürzung
- Das Erlernen von Bewegungsmustern kann wesentlich schneller und umfangreicher erfolgen, sobald eine Heilung der Frakturstelle erfolgt ist

Funktioneller Status

Mobilität

- Schmerzadaptierte freie Beweglichkeit

Muskuläre Leistungsfähigkeit

- Keine Einschränkungen
- Kaum Muskeldysbalancen durch Schonhaltung und schmerzreflektorische Pathomechanismen, da meist plötzlich auftretende Beeinträchtigung ohne lange Krankheitsgeschichte

Ausdauerleistungsfähigkeit

- Keine Einschränkungen wegen des akuten Ereignisses
- Individuell einzustufen

Sensomotorik/Koordination/neuromuskuläre Ausgangssituation

- Bei der DHS intraoperativ geringfügige Verletzung des M. vastus lateralis
- Evtl. Ausfälle von Rezeptoren, die wiederum eine verminderte Propriozeption sowie Störung des afferenten und damit auch des efferenten Systems zur Folge haben

Sekundärerkrankungen

- Sekundärerkrankungen ergeben sich hauptsächlich durch die Frakturstelle und die Schraubenversorgung
- Evtl. verminderte vaskuläre Versorgung und Knorpelkontusion
- Typisch sind:
  - Sekundäre Hüftkopfnekrose
  - Coxarthrose (➤ Kap. 12.2, ➤ Kap. 18.1)

Hinweise zu Aktivität und Partizipation

In der Phase der Therapie und Rehabilitation verminderte Teilhabe in Beruf und Alltag

Kontraindikation

Keine Bewegungskontraindikation

Therapeutische Konsequenz

Gerade bei diesem meist jungen Patientenklientel spielen die Ansprüche der mechanischen Belastung in Beruf und Alltag eine große Rolle.

Phasen 1–2 Entzündungsphase/Proliferationsphase

- Funktions- und Fähigkeitsstatus erheben (➤ Kap. 11)
- Erste Phase nach operativer Versorgung ist frakturabhängig und durch Teilbelastung (Bodenkontakt), selten Vollbelastung gekennzeichnet
- Teilbelastung für ca. 6 Wochen, danach Belastungsaufbau bis zur 8.–10. Woche (die zeitlichen Angaben können je nach Operateur und Heilungsverlauf sowie möglichen Komplikationen variieren)
- Bei komplikationslosem Verlauf kann der Patient schon ab dem ersten postoperativen Tag physiotherapeutisch behandelt werden
- Im Normalfall kann, je nach Vorgabe des Operateurs, in alle Bewegungsrichtungen aktiv und passiv mobilisiert werden
- Training der globalen Kraftausdauerleistungsfähigkeit (Stufe 2, Fünf-Stufen-Modell, ➤ Kap. 5.3.1)
- Training der statischen und dynamischen Stabilisation (➤ Kap. 6.2) in Phase 2, mit Teilbelastung, beginnen

Phase 3 Organisationsphase

- Fortführung und Steigerung der o. g. Therapie der Phase 2
- Übergang zur Vollbelastung nach Röntgenkontrolle und Freigabe der Vollbelastung durch den behandelnden Arzt (Konsolidierung des Knochens)
- Ökonomisierung des Bewegungsablaufes und der Alltags- und Sportaktivitäten ohne Gehstützen
- Koordinations- und Reaktionsverbesserungen (➤ Kap. 6.2)
- Schulung vielfältiger Bewegungsanforderungen (➤ Kap. 6.2)
- Therapieziel der Phase 3 hinsichtlich der Partizipation ist die Wiedereingliederung des Patienten in den Alltag, daher in dieser Phase auch häufig eine Erhebung des Aktivitätsstatus (➤ Kap. 11, ➤ Kap. 11.5)

18.6 Trainingstherapie bei Erkrankungen/Verletzungen der Hüfte und des Oberschenkels

Besonderheiten des Ausdauertrainings

- Ziel des Ausdauertrainings ist neben den allgemeinen Zielen (➤ Kap. 3):
  - Verbesserung der dynamischen exzentrischen Stabilisationsfähigkeit der Glutealmuskulatur und der Außenrotatoren während der gesamten Ausdauerbelastung
  - Verbesserung der lokalen Ausdauerleistungsfähigkeit (➤ Kap. 5.3)
- Für ein langfristig stabilisiertes und ökonomisiertes Bewegungsverhalten ist das Ausdauertraining für alle Indikationsgebiete von besonderer Wichtigkeit
- Speziell im Bereich der Therapie bei Coxarthrose und nach totalendoprothetischem Ersatz des Hüftgelenks liegen oft große Defizite im Bereich der allgemeinen und lokalen aeroben Leistungsfähigkeit vor.
  Grund dafür ist nach Horstmann (2002) die oft jahrelange Bewegungsarmut und Abnahme der aeroben muskulären Kapazität als die Folge der Funktionseinschränkungen und Schmerzen
- Als Sekundärproblematik treten ebenfalls Übergewicht, Hypertonie, erhöhtes Risiko für Diabetes mellitus sowie sympathische Aktivierung auf. Somit zielt das Ausdauertraining gerade bei diesem Patientenklientel ab auf:
  - Steigerung der Stoffwechselaktivität
  - Steigerung der Azidosetoleranz
  - Herz-Kreislauf-Ökonomisierung
  - allgemeine Belastungsverträglichkeit
  - Ermüdungswiderstandsfähigkeit.
  - Gleichzeitig Immunstärkung und psychische Stabilisierung
- Standardisierte Trainingspläne sind in der Rehabilitation von Hüftpatienten nicht angemessen, da subjektive Befindlichkeit und individuelle Schmerzentwicklung im Rehabilitationsverlauf sehr unterschiedlich sein können
- Richtlinien im Makro- und Mikrozyklus benötigen individuelle Anpassung durch den Therapeuten an den Rehabilitanden.
  - Makrozyklus:
    – Hinsichtlich der Intensität (je nach Vorerfahrung im Ausdauerbereich und Trainingszustand sowie aktueller muskulärer Dekonditionierung) Beginn mit der extensiven Dauermethode oder Intervallmethode (➤ Kap. 3.3).
    – Bei Schmerzen während oder lokalen Überlastungssymptomen nach der Belastung Pausen einrichten, die mit physikalischen Maßnahmen bzw. Übungen zur Senkung des Muskeltonus oder Entlastungshaltungen gefüllt werden.
    – Danach Steigerung in die intensive Dauermethode je nach Anforderung.
  - Mikrozyklus:
    – Aufgrund des häufig älteren Patientenklientels und gleichzeitig gehäuft auftretender Sekundärerkrankungen im kardiovaskulären Bereich vor jedem Training unbedingt detaillierte Anamnese durchführen und dokumentieren (Einnahme von Medikamenten, Veränderungen in der Einnahme während des Therapieverlaufes, Schmerz, subjektive Befindlichkeit)
- Darauf aufbauend erfolgen aktuelle Geräteauswahl sowie individuelle Trainingssteuerung
- Hinsichtlich der Belastungsintensität wird aus Erfahrung im Praxisbereich meist die extensive Dauermethode gewählt
- Die Belastungsdauer beträgt täglich ca. 20–40 Min.
- Steuerung durch
  - Herzfrequenzmessung
  - Blutdruckmessung
  - ggf. Laktatmessungen
  - Abfragen der subjektiven Parameter und des Belastungsempfindens (RPE-Skala, ➤ Kap. 1.6.3, ➤ Tab. 1.2)
  - Ausdauertestungen (➤ Kap. 11.3.3)
- Hinsichtlich der Geräteauswahl und -einstellung ergeben sich in der Planung des Makrozyklus folgende Richtlinien:
  - In Phase 1 und 2 (Entzündungsphase und Proliferationsphase) ist es für alle Indikationen sinnvoll, die allgemeine aerobe bzw. lokale Ausdauerleistungsfähigkeit auf dem Fahrrad- oder Oberkörperergometer zu trainieren (➤ Kap. 3.5)
  - Fahrradergometertraining:
    – Einstellung der Sattelhöhe und des Abstandes zwischen Sattel und Pedalmittelpunkt abhängig von der Funktionsfähigkeit des Gelenks und den Schmerzen
    – Bei einem hohen Streckdefizit im Hüftgelenk den Sattel so niedrig wie möglich einstellen und den Abstand zwischen Sattel und Pedalmittelpunkt erhöhen. Dabei sollte die Stabilisation in der LWS gegeben sein
    – Im Laufe der Rehabilitation und bei verbesserter Funktionsfähigkeit des Gelenkes sind die funktionelle Sattelhöhe (leicht gebeugte Kniegelenke in Streckphase) und eine Annäherung von Sattel und Pedalmittelpunkt anzustreben (Streckung im Hüftgelenk)
    – Die unterschiedliche Stellung von Pedalmittelpunkt zu Sattel ist einerseits durch verschiedene Ergometer, andererseits durch verstellbare Sättel in der Horizontalen zu erreichen
    – Bei Schmerzen, schweren Bewegungseinschränkungen im Hüftgelenk oder Begleiterkrankungen im Kniegelenk (Schmerzen, leichte Ergussbildung, eingeschränkte Beweglichkeit) ist die Belastung auf dem Fahrradergometer kontraindiziert
    – Als Alternative Oberkörperergometer
  - Ebenfalls kann auf die liegende Funktionsstemme (Leg press, ➤ Abb. 5.15) als weitere Möglichkeit zur lokalen Ausdauerbelastung zurückgegriffen werden (➤ Kap. 5.6)
    – Der Vorteil ist die Nutzung der verletzten Körperregion zur Ausdauerbelastung
    – Übungsform mit geringer Bewegungsamplitude
    – Es wird mit niedriger Intensität und leicht erhöhter Geschwindigkeit über eine Dauer von ca. 15–20 Min. trainiert
    – Auf keinen Fall sollten Schmerzen oder Überbelastung zu einem völligen Verzicht des Ausdauertrainings in dieser Phase führen

18

- In der Praxis hat sich das Laufband als Ausdauertrainingsgerät in der Phase 2 (Proliferationsphase) in der sicheren und stabilisierten Teilbelastung bewährt, da gleichzeitig ein dynamisches Stabilisationstraining für Glutealmuskulatur und Außenrotatoren durchgeführt wird
- Für Patienten, die noch in der Teilbelastung mit dem Laufbandtraining beginnen, kann der Einsatz des seitlichen Gehbarrens oder eine Sprungspinne Berücksichtigung finden
- Während des Trainings sollten besondere Beachtung finden die Stabilität (➤ Kap. 7)
  – in der Frontalebene (Vermeiden des Abkippens des Beckens)
  – in der Sagittalebene (Vermeiden der verstärkten Beckenkippung)
  – in der Transversalebene (Vermeiden der verstärkten Innenrotation des Standbeines)
- In Phase 3 (Reorganisationsphase) gewinnen das Laufband und der Stepper bzw. Crosstrainer immer mehr an Bedeutung. Ein Training der Beweglichkeit steht hierbei nicht im Vordergrund. Folgende Geräte können eingesetzt werden:
  – Fahrradergometer (Oberkörperergometer/liegende Legpress, ➤ Abb. 5.15)
  – Laufband
  – Stepper/Crosstrainer
- In der Praxis hat sich zur gleichzeitigen Selbstkontrolle und Wahrnehmung der Einsatz von Spiegeln vor und seitlich des Laufbandes bewährt
- Bei Anzeichen von Instabilitäten in Form eines „medialen Kollaps" (Bizzini 2000) der betroffenen Extremität sollte das Training auf dem Laufband abgebrochen oder verkürzt werden, dann besser Ausdauertraining auf dem Fahrradergometer oder der liegenden Leg-press.
  Als Instabilitätszeichen sind nach Bizzini (2000) zu nennen:
  – Aufgeben des inneren Längsgewölbes
  – Mediale Rotation und Abkippung der Tibia und der Femurkondylen
  – Außenrotation-Adduktion oder -Abduktion des Beckens im Hüftgelenk
  – Leichte LWS-Skoliosierung (Konkavität zur Standbeinseite)
- Stepper, unabhängig vom Krankheitsbild, erst in der Vollbelastung in Phase 3, Reorganisationsphase
- In dieser Phase nimmt der Stepper bzw. Crosstrainer eine bedeutende Rolle ein, da neben der allgemeinen Ausdauer auch die lokale Muskelkraftausdauer, die dynamische Stabilisation und komplexe Koordination geschult werden
  – Differenzierung hinsichtlich der Stabilisationsfähigkeit im Hüftgelenk erfolgt durch die Schrittamplitude
  – Trainingssteuerung bezüglich der kardiopulmonalen Belastung durch die Steiggeschwindigkeit bzw. Trittfrequenz
  – Beginnend mit einer möglichst kleinen Schrittamplitude, die eine bestmögliche Stabilisation im Becken gewährleistet, sollte das vorrangige Ziel eine Vergrößerung der Schrittamplitude sein bei gleichzeitiger Stabilität des Beckens in der Frontal-, Sagittal- und Transversalebene

Besonderheiten des sensomotorischen Trainings

Das sensomotorische Training (➤ Kap. 6.2) und die Koordinationsschulung sind neben der statischen und dynamischen Stabilisation entscheidende Ziele in der Rehabilitation von Hüftpatienten.

- Hinsichtlich der neuromuskulären Ausgangssituation spielen eine Rolle:
  – Spezifischer Operationsverlauf
  – Verletzung bestimmter Strukturen
- Bei der totalendoprothetischen Versorgung des Hüftgelenks kommt es aufgrund der meist zusätzlichen partiellen Entfernung der Kapsel zu einer Verletzung der für die Tiefensensibilität verantwortlichen Strukturen
- Bei diesen Patienten nimmt somit das sensomotorische und propriozeptive Training einen hohen Stellenwert ein, um die verminderte Propriozeption und Koordination zu kompensieren

Besonderheiten des Krafttrainings

- Das Krafttraining bei Erkrankungen/Verletzungen der Hüfte und des Oberschenkels beinhaltet im Wesentlichen:
  – Kräftigung der Extensoren und der Abduktoren mit Hilfe von Sequenztrainingsgeräten und Zugsystem (➤ Kap. 21.2.1, ➤ Kap. 21.2.2)
  – Statische und dynamische Stabilisation (➤ Kap. 6.2)
- Bei Coxarthrose und totalendoprothetischer Versorgung des Hüftgelenks ist die jahrelang eingenommene Schonhaltung sowie der Operationszugang Ursache für die Atrophie der Hüftabduktoren und -extensoren
- Bei den anterolateralen Zugängen aufgrund der perioperativen Durchtrennung des M. gluteus medius
  – Training der Abduktoren erst ab ca. der 3. postoperativen Woche
  – Uneingeschränktes Training der Abduktoren bzw. der *Glutealmuskulatur* erst mit Beginn der Vollbelastung (➤ Kap. 21.2.2)
  – Verzicht auf ein kombiniertes Abduktions-Außenrotations-Training zur Kräftigung des M. gluteus medius während der gesamten Rehabilitationsbehandlung (aufgrund der Luxationsgefahr)
  – Dadurch erfolgt eine Beschränkung des Trainings auf einachsige Bewegungen in die Abduktion in neutraler Rotationsstellung der Hüfte (ÜK 24, 25, 26, 27)
- Bei den minimalinvasiven Zugängen kann ein Training der Abduktoren und ein kombiniertes Training zur Kräftigung des M. gluteus medius von Beginn an erfolgen
- Bei den Umstellungsosteotomien und operativ versorgten Verletzungen wird der M. gluteus medius durch den Operationszugang nicht geschädigt, sodass schon frühzeitig mit dem Abduktorentraining dosiert begonnen werden kann
- Innerhalb des Mikrozyklus der Trainingstherapie sollte die Kräftigung der Extensoren und Abduktoren mit mindestens 2–3 Übungsformen (z. B. ÜK 14–20, ÜK 23–27) eingebaut werden

- Die Belastungsdosierung mit Belastungsdauer und Erholung richtet sich dabei nach den Trainingsprinzipien eines Kraftausdauertrainings (Stufe 2, Fünf-Stufen-Modell, ➤ Kap. 5.3.1)
- In der Phase 3–4 kann gleichzeitig ein Hypertrophietraining (Stufe 3, Fünf-Stufen-Modell, ➤ Kap. 5.3.1) der Extensoren und Abduktoren an der Isokinetik erfolgen (➤ Kap. 5.8)
- Eine engmaschige Verlaufskontrolle hinsichtlich Muskelfunktion und Schmerzanamnese spielt für die Auswahl und Veränderung der Übungsformen innerhalb der methodischen Reihe eine entscheidende Rolle

Unter Berücksichtigung dieser Aspekte werden im Folgenden die methodischen Reihen zur Kräftigung der Abduktoren und Extensoren im Hüftgelenk aufgeführt (➤ Kap. 21.2.1, ➤ Kap. 21.2.2)

Kräftigung der Extensoren am Zugsystem

Die Kräftigung der Extensoren ist von großer Bedeutung für die Nachbehandlung der Erkrankungen/Verletzungen der Hüfte. Durch eine gute Aktivität der Hüftgelenkstrecker kann dem häufig vorkommenden Streckdefizit entgegengewirkt, die Stabilisation in der Standbeinphase des Gangbildes gesichert und einer Sekundärsymptomatik in der Lendenwirbelsäule und den Sakroiliakalgelenken vorgebeugt werden.

Methodische Prinzipien zur Trainingssteuerung:

- Verringerung der Unterstützungsfläche
- Von stabiler zu instabiler Unterstützungsfläche
- Von eingelenkigen zu zweigelenkigen Übungen (z. B. ÜK 14 zu ÜK 14 Variation, Veränderung der Position des Widerstands)
- Von Übungsformen im mehrgelenkigen System (z. B. ÜK 15, ➤ Abb. 5.11, ➤ Abb. 5.15) zu Übungsformen im eingelenkigen System (z. B. ÜK 19)
- Von zweidimensionalen zu dreidimensionalen Übungsformen
- Von der Zugbewegung mit der Schwerkraft zur Zugbewegung gegen die Schwerkraft
- Von der inneren mittleren zur äußeren Bewegungsbahn

(➤ Kap. 21.2.1, Methodische Reihe zur Kräftigung der Hüftextensoren)

Kräftigung der Abduktoren

Für die Stabilisation des Beckens während statischer und dynamischer Belastungsformen ist eine kräftige und funktionsfähige Abduktorenmuskulatur von entscheidender Bedeutung.

- Speziell der M. gluteus medius ist bei den meisten operativ versorgten Erkrankungen und Verletzungen des Hüftgelenks durch den Operationszugang verletzt worden
- Folge ist eine reduzierte Muskelaktivität, die die statische und dynamische Stabilisation direkt beeinflusst
- Symptomatisch sind
  - Gleichgewichtsstörungen
  - Instabilitäten in der Standbeinphase, vor allem in der Frontalebene in Form von Abkippen des Beckens zur gesunden Seite
- Eine Kombination der Therapieformen Kräftigung und Stabilisation sollte somit besondere Beachtung finden
- Breites Übungsrepertoire, Flexibilität und die exakte engmaschige Schmerzanamnese durch den Therapeuten ist bei entsprechender Begleitsymptomatik (z. B. kardiovaskuläre Erkrankungen, Coxarthrose der kontralateralen Seite) für den Therapieerfolg entscheidend
- Gleichzeitig spielt intensive Fremd- und Selbstkontrolle bei der Übungsausführung eine große Rolle zur Vermeidung von belastungsabhängigen Schmerzreaktionen

Methodische Prinzipien:

- Verringerung der Unterstützungsfläche
- Von hubfreier Stabilisation zur unterstützten Belastung durch Negativgewicht und dann zur Überwindung des Eigengewichtes des Beines
- Von eingelenkiger zu zweigelenkiger Belastung
- Von der Zugbewegung mit der Schwerkraft zur Zugbewegung gegen die Schwerkraft
- Von der inneren mittleren zur äußeren Bewegungsbahn der Arbeitsweise der Extremitäten
- Steigerung der Einbindung von alltagsspezifischen Bewegungsformen

(➤ Kap. 21.2.2, Methodische Reihe zur Kräftigung der Abduktoren der unteren Extremitäten).

Im Verlauf der methodischen Reihe zur Kräftigung der Extensoren und Abduktoren sollten berufs- und alltagsspezifischen Bewegungsformen als situationsabhängige Bewegungs- und Kraftqualitäten immer mehr Berücksichtigung finden. Diese spezifischen Übungen können schon in Phase 2 mit einbezogen werden und im Verlauf der methodischen Reihe eine bedeutendere Rolle einnehmen. Mit Hilfe eines speziellen Anforderungsprofils sollten passende Übungsformen entwickelt werden, die diese individuellen und spezifischen Belastungsfähigkeiten steigern.

BEISPIEL

Aus dem Anforderungsprofil eines Postboten ergeben sich wichtige Punkte für die Funktionalität der Übungsformen zur Kräftigung der Extensoren:

- Überbrücken großer Laufstrecken
- Ziehen oder Schieben schwerer Gegenstände

Daraus ergibt sich für die Übungsformen zur Extension und Abduktion eine Ergänzung der Basisübungen:

- Übungsausführung so früh wie möglich im Stand und in der Bewegung
- bei guter Hüftstreckung und LWS-Stabilisation: Zusatzbelastung durch gleichzeitiges Tragen von Gewichten
- bei Vollbelastung verschiedene Gangformen mit Zusatzbelastung des Zuges an den Unterschenkeln und – aufbauend – gleichzeitigem Schieben eines Gegenstandes
- Kraftausdauer im Vordergrund: Steigerung der Serien/Wiederholungszahlen
- Simulation des Zeitdrucks durch Erhöhung der Bewegungsgeschwindigkeit
- Beachte: gleichzeitige Hüftstreckung und LWS-Stabilisation
- Steigerung der kinästhetischen Selbstkontrolle bezüglich des stabilisierten Gehens mit Zusatzgewicht

Kräftigung der Flexoren/Adduktoren

Die Kräftigung der Flexoren und Adduktoren erfolgt teilweise an den Sequenztrainingsgeräten, am Zugsystem sowie im Rahmen der Isokinetik.

- Am Zugsystem können die Flexoren und Adduktoren trainiert werden:
  - zweidimensional mit Zugbelastung am distalen Unterschenkel (ÜK 21, Variation)
  - eindimensional mit Zugbelastung am distalen Oberschenkel (ÜK 22, 23)
  - dreidimensional in Kombination mit den Adduktoren im PNF-Muster (ÜK 31)
- Belastungsdosierung und Bewegungsamplitude richten sich nach den individuellen Voraussetzungen der Patienten. Die Grundlage bietet hierfür das Fünf-Stufen-Modell zum Muskeltraining (➢ Kap. 5.3).
- Begleitend empfiehlt sich der Einsatz von Isokinetik aufgrund der guten kontrollierten Heranführung an die aktive Bewegung und großen Effektivität zur Verbesserung der Kraftfähigkeit (➢ Kap. 5.8):
  - Bewegungsausmaß im schmerzfreien Bereich
  - Bewegungsgeschwindigkeiten im langsamen und mittleren Bereich (60–150°/Sek.)
  - Als Belastungsformen können die assistiven, passiven, die konzentrisch-konzentrischen und die konzentrisch-exzentrischen Kontraktionen durchgeführt werden

Stabilisation

Die aktive Stabilisation spielt neben der Kräftigung und Koordination eine große Rolle in der Nachbehandlung der Erkrankungen/Verletzungen der Hüfte und des Oberschenkels.

- Durch ein Stabilisationstraining in der Standbeinphase kann die Störung komplexer stabilisierender Beckenbewegungen und damit Instabilitätszeichen wie Trendelenburg oder das Duchenne-Hinken (➢ Kap. 7.3, ➢ Kap. 7.6) beseitigt werden
- Ökonomisierung der gesamten Muskelarbeit
- Bei einem stabilisierten und koordinierten Gangbild ist die exzentrische Stabilisationsarbeit entscheidend:
  - M. gluteus medius (Kontrolle in der Frontalebene/Abkippen) (ÜK 28)
  - M. gluteus maximus (Kontrolle in der Sagittalebene/Beckenkippung)
  - Außenrotatoren (Kontrolle in der Transversalebene/Innenrotation)

  Bizzini (2000) geht davon aus, dass ausschließliche Kräftigungsübungen in der eingelenkigen Kette für die exzentrische Stabilisationsaktivität wirkungslos sind und diese nur durch spezifische Übungen in der Standbeinsituation wieder erlernt werden kann (z. B. ÜK 28, ➢ Kap. 7)
- Innerhalb des Makrozyklus der Trainingstherapie kann die Stabilisation schon in Phase 2 (Proliferationsphase), beginnend mit der statischen Stabilisation, dosiert eingesetzt werden (ÜK 28).

  Der stabilisierte Stand ist dabei gekennzeichnet durch die muskuläre Kontrolle des Beckens in der Frontal-, Sagittal- und Transversalebene, Knie- und Fußstabilisation gegen mediale Abweichung
- Darauf aufbauend Übungsformen zur konzentrischen und exzentrischen dynamischen Stabilisation
- Bei allen Übungsformen, insbesondere jedoch bei den dynamischen Stabilisationsübungen sollten die berufs- und alltagsspezifischen Bewegungsformen Berücksichtigung finden
- Innerhalb des Mikrozyklus der Trainingstherapie sollte die Stabilisation einen Umfang von 1–2 Übungsformen erhalten. Die Auswahl und Veränderung der Übungsformen sind abhängig von der aktuellen Schmerzsymptomatik, der Begleitsymptomatik (z. B. Arthrose der kontralateralen Seite) und der aktuellen Haltungskontrolle. Die Belastungsdosierung mit Belastungsdauer und Erholung richtet sich nach den Trainingsprinzipien eines isometrischen Trainings (➢ Kap. 5.4.2)
- Bei einer Abweichung aus der stabilisierten Stellung des Beckens sollte ein Übungsabbruch erfolgen, um Scherkräfte zu vermeiden
- Methodische Prinzipien:
  - Von statischen zu dynamischen Stabilisationsübungen
  - Vom Zweibeinstand zum Einbeinstand
  - Verlängerung der Belastungsdauer
  - Von stabiler zu instabiler Unterstützungsfläche
  - Von konzentrischer zu exzentrischer zu reaktiver Belastung
  - Gleichzeitiges Ausschalten von Analysatoren (z. B. visueller Analysator ➢ Kap. 6.2.7)
- Übungsformen zur statischen Stabilisation:
  - Stabilisierter Stand mit Beachtung der Fixierung der Gelenke von Sprunggelenk, Knie und Hüfte, kinästhetische und visuelle Eigen- und Fremdkontrollen, Variation durch Verschiebung des Körperschwerpunktes oder Veränderung der Ausgangsstellung (ÜK 28, ➢ Kap. 6.2)
  - Stabilisierter Stand auf instabilen Unterstützungsflächen, z. B. Matte, Kreisel, Posturomed, Haramed (ÜK 40)
  - Stabilisierter Stand mit Zusatzbelastung durch z. B. Zugsystem, Theraband oder freie Gewichte (ÜK 26)
  - Durchführung der oben genannten Übungsformen im Einbeinstand (ÜK 43)
- Übungsformen zur dynamischen Stabilisation sind:
  - Im stabilisierten Zweibeinstand: Kniebeugung und -streckung in geringer Amplitude (ÜK 34), evtl. Gewichtsabnahme durch Gehstützen, ADL-Bezug durch Aufstehen vom Sitz herstellen
  - Langsames frontales oder seitliches Aufsteigen auf eine stabile Erhöhung, Knie- und Hüftstreckung beachten; später instabile Erhöhung wie Posturomed/Haramed (ADL-Bezug: Treppaufsteigen)
  - Langsames frontales oder seitliches Absteigen auf einen stabilen Untergrund; später instabiler Untergrund wie Matte/Kreisel (ADL-Bezug: Treppe heruntersteigen)
  - Sprünge in kleiner Amplitude in den Zweibeinstand, später in den Einbeinstand

18

- Aufspringen auf eine Erhöhung; später instabile Erhöhung wie Posturomed/Mini-Trampolin (ÜK 41) (ADL-Bezug: sportartspezifische Belastung)
- Drehsprünge auf das Mini-Trampolin oder dem Posturomed (ÜK 42)
- Spontane Richtungswechsel aus der Bewegung, von stabilem zu instabilem Untergrund; später mit Zusatzbelastung, z. B. Zugsystem (ÜK 43)

Prävention/Sekundärprävention

Basierend auf einer Analyse der Bewegungsqualität Kräftigung der gesamten hüftumgreifenden Muskulatur, der Mobilität sowie der Koordination:

- Neuromuskuläres Training (Primärprävention) insbesondere mit Kräftigung der Hüftabduktoren und Hüftextensoren sowie der gesamten Oberschenkelmuskulatur.
- Sekundärprävention: BMI-Reduktion, Stoffwechseloptimierung, Behandlung der LWS-Symptomatik, allgemeine Ausdauer fördern, Kraftaufbau gegen Atrophien, Osteoporose entgegenwirken

MERKE

Bei der Therapie sind immer folgende Faktoren zu berücksichtigen:
- Individueller Status des Patienten
- Chirurgische Zugangswege und Vorgaben des Operateurs
- Methodische Reihen zur individuellen Differenzierung im Training nutzen
- Tägliche Überprüfung des Patientenstatus und Anpassung des Trainings

18.7 Exemplarischer Rahmentherapieplan nach Verletzungen und Erkrankungen der Hüfte

Der Rahmentherapieplan (➤ Tab. 18.1) beschreibt die Inhalte der unterschiedlichen multidisziplinären Therapieformen, die auf Patienten einwirken. Es werden die Aspekte Ausdauer, Sensomotorik und Kraft hervorgehoben und detailliert mit Übungsformen beschrieben.

Bei allen Übungsformen sollten dem Patienten im gesamten Rehabilitationsprozess zahlreiche Varianten, Alternativen und neue Bewegungsmöglichkeiten geboten werden, um das Bewegungsspektrum zu erweitern. Ziel ist die Bewegungssicherheit auf somatischer und psychischer Ebene sowie der Abbau von Belastungsängsten im Alltag und Beruf.

Tab. 18.1 Exemplarischer Rahmentherapieplan nach Verletzungen und Erkrankungen der Hüfte

Ziel	ICF-Orientierung Funktionen/Aktivitäten (Partizipation)	Therapeutische Methode/Maßnahme	Inhalte (Realisierung)
1. Entzündungsphase/2. Proliferationsphase			
Erhebung des Funktions- und Fähigkeitsstatus (➤ Kap. 11)	Struktur und Funktion: • Therapeutischer Befund • Schmerzanalyse • Funktionsuntersuchung	• Anamnese (➤ Kap. 11.1.2, ➤ Kap. 10.2.1)	• Unterschenkel, Oberschenkel der operierten Seite
		• Inspektion, Palpation (➤ Kap. 11.1.2) • Umfangsmessung (➤ Kap. 11.2.2)	
		• Numerische, grafische Schmerzskala	• Ruhe-, Belastungsschmerz, Schmerz bei ADL
		• Beweglichkeit	• Testung der Beweglichkeit (➤ Kap. 11.3.1)
		• Kraft	• Muskelfunktionstests, ggf. Isokinetik (➤ Kap. 11.3.2, ➤ Kap. 11.6.2)
		• Neurologische Tests bei Bedarf	• Sensibilitätstests
		• Ganganalyse	• Bewegungsbeobachtung bzgl. Gangbild (➤ Kap. 7.3, ➤ Kap. 7.4, ➤ Kap. 11.4.4)
	Aktivität: • Analyse alltagsrelevanter Haltungen und Bewegungen	• Alltags- und berufsspezifische Bewegungen (➤ Kap. 11.5, ➤ Kap. 8.4)	• z. B. Heben von Boden zu Hüfte, über Kopf, Leiter steigen (➤ Kap. 11.5)
		• sensomotorische Fähigkeiten	• u. a. Gleichgewichts-, Differenzierungs- und Umstellungsfähigkeit (➤ Kap. 11.4.1)
	Partizipation	• Anamnese (➤ Kap. 11.1.2)	• Familienstand, Versorgung • Freizeitaktivitäten • häusliche Umgebung, Infrastruktur
Therapie akuter Störungen	Struktur und Funktion: • Schmerzlinderung (meist im Bereich Tractus iliotibialis und Leiste) • Reduktion postoperativer Schwellungszustände	• Dämpfung der Schmerzafferenzen (➤ Kap. 10.6) • Wärmeanwendungen (➤ Kap. 10.6) • Hydrotherapie: Kälteanwendung (➤ Kap. 10.6)	• Heiße Rolle, Fango im Tractusbereich oder muskulär • Eisbehandlung der Hüftregion
		• Lymphdrainage (➤ Kap. 10.6) • Elektrotherapie (➤ Kap. 10.6) • Lagerung	• Entspannende Lagerung evtl. im Schlingentisch • Dynamische Anspannungsübungen zur Förderung des venösen Rückstromes
	Aktivität: • Steigerung der Alltagsaktivität	• Alltagstraining und Alltagsberatung (➤ Kap. 8.4.2)	• z. B. Hinsetzen/Aufstehen, Hilfsmittelberatung, Sturzprophylaxe
	Partizipation	• Alltagssimulation	• Einbeziehen der Familie in die Alltagsberatung

Tab. 18.1 Exemplarischer Rahmentherapieplan nach Verletzungen und Erkrankungen der Hüfte (*Forts.*)

Ziel	ICF-Orientierung Funktionen/Aktivitäten (Partizipation)	Therapeutische Methode/Maßnahme	Inhalte (Realisierung)
Wiedererlangung physiologischer Funktionen	Struktur und Funktion: • Erreichen der maximalen aktiven/passiven Beweglichkeit im Hüftgelenk • Gelenkstabilität/Stabilisation in der erweiterten Gelenkbewegung • Kräftigung der durch die Schonhaltung atrophierten Muskulatur, Verbesserung der neuromuskulären Steuerung • Physiologische Gelenkbeweglichkeit der umliegenden Gelenke: Kniegelenk, Sprunggelenk, SIG, LWS	• Assistierte Mobilisation, vorsichtige aktive und passive Dehntechniken (vorerst in Rückenlage) • Passive Wahrnehmungsübungen • Schmerzfreie Dehnlagerung • Aktive und passive Dehnungsübungen (➤ Kap. 5.5.3), insbesondere der Adduktoren, Flexoren und verkürzten Muskelgruppen nach individuellem Befund	• Mobilisation im Schlingentisch, Dekontrakturbehandlung (z. B. auch ÜK 82, 83) • Beachte: zugangsbedingte kontraindizierte Bewegungen! • Hohe Auflagefläche bei LWS-Stabilisation, geringe Amplitude im schmerzfreien Bereich • Mm. iliopsoas, adductor magnus, adductor longus, rectus femoris (ÜK 1, 2, 3, 4, 6)
		• Isometrische Spannungsübungen, insbesondere der vorderen Oberschenkelmuskulatur, der Abduktoren und Extensoren	• Isolierte Kräftigung der Muskulatur bei hoher Auflagefläche und Vermeidung von Ausweichbewegungen (ÜK 10, 13) • Isometrisches Training mit vorerst mittlerer Anspannungsintensität, dann Steigerung (➤ Kap. 5.4.2)
		• Kraftausdauertraining der gesamten Oberschenkelmuskulatur (Stufe 2, Fünf-Stufen-Modell, ➤ Kap. 5.3) • Kräftigung der Hüft-Extensoren (bei Stabilisation der LWS) • Kräftigung der Abduktoren (Ausweichbewegung Hüftflexion und Außenrotation vermeiden)	• Funktionsstemme mit stabilem, instabilem Untergrund, Knieextension im Sitz (➤ Kap. 5.6, ➤ Abb. 5.15, ÜK 33) • Zweidimensionale Übungsformen am Zugapparat (siehe meth. Reihen nach HORST, ➤ Kap. 21.2.1, ➤ Kap. 21.2.2) • Kraftausdauer (Stufe 2, Fünf-Stufen-Modell, ➤ Kap. 5.3.1) in kleiner Amplitude, eingelenkig, hohe Auflagefläche zur Minimierung der Schmerzen und Vermeidung von Ausweichbewegungen
		• Gelenk- und Weichteilbehandlungen nach individuellem Befund	• ➤ Kap. 10 • Beachte: zugangsbedingte kontraindizierte Bewegungen vermeiden!
	Aktivität/Partizipation: • Integration von Alltagsaktivitäten • Verbesserung von jahrelang eingenommenen Schonhaltungen	• Gangschule • Alltagstraining	• Standbeinphase, Treppe gehen, Ganganalyse (➤ Kap. 7) • z. B. Heben und Tragen, Hinlegen/Aufstehen (z. B. ➤ Kap. 5.7.4, ➤ Abb. 5.27)
		• Beginn der statischen und dynamischen Stabilisation • Verhaltenstraining	• Zweibein- und Einbeinstabilisation (➤ Kap. 6.2.3) (Gewichtsreduzierung durch Gehstützen, ➤ Kap. 7.5)
Wiederherstellung/Verbesserung/Stabilisierung der allgemeinen motorischen Leistungs- und Belastungsfähigkeit	Struktur und Funktion: • allgemeine Ausdauerleistungsfähigkeit (➤ Kap. 3, ➤ Kap. 3.3) Individuelle Belastungstoleranz des Patienten beachten! Ggf. Intervalltraining vorziehen. • Kräftigung und Aktivierung der Muskulatur der oberen Extremitäten • Kraftausdauerleistungsfähigkeit für die Oberschenkelmuskulatur, Hüftextensoren und Abduktoren (Stufe 2, Fünf-Stufen-Modell, ➤ Kap. 5.3) • Verbesserung der sensomotorischen Fähigkeiten, der statischen und dynamischen Balance sowie der neuromuskulären Steuerung (➤ Kap. 6.2)	• Fahrradergometer • Oberkörperergometer • Aquatherapie (➤ Kap. 9)	• Nach abgeschlossener Wundheilung • Mit individueller Trainingssteuerung durch subjektive und objektive Parameter (➤ Kap. 3.3) • Lokales Ausdauertraining, wenn die Beweglichkeit oder Belastungsfähigkeit der unteren Extremitäten ein Training mit dem Fahrradergometer nicht zulässt.
		• Sequenztraining (➤ Kap. 5.6) • Aquatherapie (➤ Kap. 9)	• Nach abgeschlossener Wundheilung • Methoden der geringen Krafteinsätze mit mittleren bis hohen Wiederholungszahlen (Stützengehen) • Dips (➤ Kap. 5.6.3 ➤ Abb. 5.17) • Pull-down (➤ Kap. 5.6.3 ➤ Abb. 5.16) • Haltungsstabilisatoren (➤ Kap. 5.6.3 ➤ Abb. 5.12)
		• Sequenztraining (➤ Kap. 5.6) Stufe 2, Fünf-Stufen-Modell (➤ Kap. 5.3.1)	• Funktionsstemme unter Beachtung der Hüftstreckung (➤ Kap. 5.6.3 ➤ Abb. 5.15), • Beinstrecker (➤ Kap. 5.6.3 ➤ Abb. 5.14) • Beinbeuger (➤ Kap. 5.6.3 ➤ Abb. 5.13)

18

Tab. 18.1 Exemplarischer Rahmentherapieplan nach Verletzungen und Erkrankungen der Hüfte (*Forts.*)

Ziel	ICF-Orientierung Funktionen/Aktivitäten (Partizipation)	Therapeutische Methode/Maßnahme	Inhalte (Realisierung)
		• Aquatherapie (➤ Kap. 9) • u. a. Übungsformen zur Differenzierungsfähigkeit, Kopplungsfähigkeit, Umstellungsfähigkeit, Reaktionsfähigkeit (➤ Kap. 9.2.4, ➤ Kap. 9.2.5, ➤ Kap. 6.2.4) • Gangschule mit bzw. ohne UAG, reziproker Einsatz von Armen und Beinen im 3-Punkte- Gang (➤ Kap. 7.5, ➤ Kap. 7.7)	• Stabilisations- und Gleichgewichtsübungen mit Differenzierung durch Veränderung der Bewegungsamplitude und -geschwindigkeit (➤ Kap. 6.2.9) • die verschiedenen Nachbehandlungsschemata der OP-Zugänge müssen beachtet werden • Übungsformen auf stabilen/instabilen Ebenen mit und ohne Widerstandsgebung von außen (➤ Kap. 6.2.9)
	Bemerkung: Kontrolle des Beckens in der Frontalebene gegen Abkippen, in der Sagittalebene gegen Beckenverkippung und in der Transversalebene gegen Innen- bzw. Außenrotation. Gleichzeitige Kniegelenkstabilisation unter Vermeidung der medialen Rotation und Abkippung der Tibia und der Femurkondylen. Gleichzeitige Sprunggelenkstabilisation unter Vermeidung des Abkippens nach mediokaudal.		
3. Organisationsphase			
Erhebung des Funktions- und Fähigkeitsstatus (➤ Kap. 11)	Struktur und Funktion: • Therapeutischer Befund	• Anamnese (➤ Kap. 11.1.2, ➤ Kap. 10.2.1)	• Wie in Entzündungs- und Proliferationsphase
		• Inspektion, Palpation (➤ Kap. 11.1.2) • Umfangsmessung (➤ Kap. 11.2.2)	• Unterschenkel, Oberschenkel der operierten Seite
		• Beweglichkeit	• Testung der Beweglichkeit (➤ Kap. 11.3.1)
		• Kraft	• Muskelfunktionstests, ggf. Isokinetik (➤ Kap. 11.3.2, ➤ Kap. 11.6.2)
		• Haltungs-/Gang-/Bewegungsanalyse	• Haltungsinspektion (➤ Kap. 11.1.2) • Bewegungsbeobachtung (➤ Kap. 7.3, ➤ Kap. 7.4, ➤ Kap. 11.4.3)
		• Ganganalyse (➤ Kap. 7.3, ➤ Kap. 7.4, ➤ Kap. 7.6, ➤ Kap. 11.6.5)	• Beachtung der Hinkmechanismen • in der Frontalebene (Duchenne-, Trendelenburghinken, ➤ Kap. 7.6, ➤ Abb. 7.4) • in der Sagittalebene (Beckenkippung, Hüftflexion), • in der Transversalebene (Innen-, Außenrotation im Hüftgelenk)
		• Isokinetischer Test (➤ Kap. 11.6.2)	• Isokinetischer Test erst in Vollbelastung möglich: Mehrgelenkiges System für die unteren Extremitäten, Geschwindigkeiten im Maximalkraftbereich ca. 60°/sec und in der Kraftausdauer ca. 150–180°/sec
Therapie akuter Störungen	Struktur und Funktion	• Weiterführung der physiotherapeutischen Behandlung aus der Entzündungs- und Proliferationsphase nach individuellem Befund und Schmerzsymptomatik	• siehe Phase 1/2
Wiedererlangung physiologischer Funktionen	Struktur und Funktion: • Erreichen der maximalen aktiven/passiven Beweglichkeit im Hüftgelenk • Physiologische Gelenkbeweglichkeit der umliegenden Gelenke: Kniegelenk, Sprunggelenk, SIG, LWS	• Gelenkmobilisation • dosierte aktive Kontrakturbehandlung • aktive und passive Dehnungsübungen (➤ Kap. 5.5.3) insbesondere Adduktoren, Flexoren und verkürzte Muskelgruppen nach individuellem Befund	• Mobilisation im Schlingentisch • Aktive/passive Dehnung der Adduktoren, Flexoren (ÜK 1, 2, 3, 4, 6) • schmerzfreie Dehnlagerung (ÜK 82, 83) • Mm. iliopsoas, adductor magnus, adductor longus, rectus femoris (ÜK 2, 3, 6)
		• Gelenk- und Weichteilbehandlungen nach individuellem Befund	• ➤ Kap. 10 • Beachte: zugangsbedingte kontraindizierte Bewegungen vermeiden!
	Aktivität/Partizipation: • Integration von Alltagsaktivitäten • Verbesserung von jahrelang eingenommenen Schonhaltungen	• Weiterführung der Gangschule in Vollbelastung (➤ Kap. 7) • Alltagstraining in Vollbelastung	• Standbeinphase, Ein-Bein-Stand, instabiler Untergrund (➤ Kap. 6.2.6, ➤ Kap. 6.2.7, ➤ Kap. 6.2.9, ➤ Kap. 7.7.2), ggf. Nordic Walking • z. B. Tragen von Gegenständen auf verschiedenen Untergründen (➤ Kap. 7.7, ➤ Kap. 7.7.3)
		• Beginn der statischen und dynamischen Stabilisation • Verhaltenstraining	• Zweibein- und Einbeinstabilisation auf stabilem und instabilem Untergrund (Vermeiden der medialen Instabilität) (➤ Kap. 6.2.6, ➤ Kap. 6.2.7, ➤ Kap. 6.2.9)

Tab. 18.1 Exemplarischer Rahmentherapieplan nach Verletzungen und Erkrankungen der Hüfte (*Forts.*)

Ziel	ICF-Orientierung Funktionen/Aktivitäten (Partizipation)	Therapeutische Methode/Maßnahme	Inhalte (Realisierung)
Wiederherstellung/ Verbesserung/Stabilisierung der allgemeinen motorischen Leistungs- und Belastungsfähigkeit	Struktur und Funktion: • Verbesserung der allgemeinen Ausdauerleistungsfähigkeit (➤ Kap. 3.3)	• Weiterführung des Ausdauertrainings aus der Proliferationsphase mit entsprechender Belastungssteigerung (Stepper bzw. Crosstrainer kann als Trainingsgerät hinzugefügt werden)	• extensive Dauermethode (20–40 min) bei entsprechend errechneter Wattbelastung (➤ Kap. 3.3.1) (Belastungssteuerung durch subjektive und objektive Kriterien, Beachten der Sekundärerkrankungen, ➤ Kap. 3.3.2)
	• Stabilisation in der maximalen Gelenkbewegung • Steigerung des Krafttrainings (Kraftausdauertraining mit Übergang zum Hyperthrophietraining, Stufe 2–3, Fünf-Stufen-Modell, ➤ Kap. 5.3) der hüftumgreifenden/-stabilisierenden Muskulatur (insbesondere Extensoren, Abduktoren)	• dynamische Widerstandsübungen in die Extension und Abduktion • Isokinetisches Training in Extension/ Flexion und Abduktion der Hüfte	• Weiterführung der Übungsformen zur Kräftigung der Abduktoren und Extensoren am Zugapparat: Veränderung der methodischen Prinzipien durch Verringerung der Unterstützungsfläche oder Erweiterung der Bewegungsamplitude oder Verlängerung des Krafthebels (zweigelenkig) (ÜK 19, 20, 29, ➤ Kap. 21.2.1, ➤ Kap. 21.2.2) • Bewegungsgeschwindigkeiten im langsamen und mittleren Bereich (60–150°/sec). Belastungsform: assistiv, passiv, konzentrisch/konzentrisch und konzentrisch/ exzentrisch (➤ Kap. 5.8)
	• Verbesserung der neuromuskulären Steuerung, Synchronisation der motorischen Einheiten der gesamten unteren Extremität	• Sequenztraining: Kraftausdauerleistungsfähigkeit mit Übergang zum Hypertrophietraining; Stufe 2–3, Fünf-Stufen-Modell (➤ Kap. 5.3.1)	• Funktionsstemme unter Beachtung der Hüftstreckung (➤ Kap. 5.6.3 ➤ Abb. 5.15) • Beinstrecker (➤ Kap. 5.6.3 ➤ Abb. 5.14) • Beinbeuger (➤ Kap. 5.6.3 ➤ Abb. 5.13)
	• Verbesserung der statischen und dynamischen Balance sowie der neuromuskulären Steuerung, Verbesserung des Stabilitätsgefühls	• Aquatherapie • Gleichgewichtsübungen im Rahmen des sensomotorischen Trainings (➤ Kap. 6)	• Stabilisations- und Gleichgewichtsübungen mit Differenzierung durch Veränderung der Bewegungsamplitude und -geschwindigkeit (➤ Kap. 6.2.3, ➤ Kap. 6.2.4) • Statische und dynamische Übungsformen auf dem Posturomed, Haramed, Weichboden, Therapiekreisel, Wackelbrett, Mini-Trampolin (➤ Kap. 6.2.3, ➤ Kap. 6.2.7, ➤ Kap. 6.2.9)
	Aktivität/Partizipation: • Integration von Alltagsaktivitäten bei gleichzeitiger Auflösung pathologischer Bewegungsmuster	• Weiterführung der Gangschule in Vollbelastung (➤ Kap. 7.7) • Alltagstraining in Vollbelastung	• Standbeinphase, Ein-Bein-Stand, instabiler Untergrund (➤ Kap. 6.2.6, ➤ Kap. 6.2.7, ➤ Kap. 6.2.9, ➤ Kap. 7.7.2), ggf. Nordic Walking • z. B. Tragen von Gegenständen auf verschiedenen Untergründen (➤ Kap. 7.7, ➤ Kap. 7.7.3)
	• Verbesserung von jahrelang eingenommenen Schonhaltungen	• Weiterführung der statischen und dynamischen Stabilisation • Verhaltenstraining	• Dynamisch konzentrische und exzentrische Einbeinstabilisation in Form von frontalem und seitlichem Auf- und Absteigen auf stabilem oder instabilem Untergrund (z. B. auch ÜK 28 und 33, ➤ Kap. 6.2.6, ➤ Tab. 6.5)

Reflexionsfragen

- Welches sind die wichtigsten chirurgischen Zugangswege bei endoprothetischer Versorgung des Hüftgelenkes und was sind die therapeutischen Konsequenzen?
- Wie sind die Inhalte der methodischen Reihen bezüglich des Krafttrainings der Hüftextensoren und Hüftabduktoren?
- Wie erfolgt die Geräteeinstellung beim Fahrradergometer hinsichtlich subjektiver und objektiver Patientenparameter?

LITERATUR

Bergmann G, Rohlmann A, Graichen F (1992). In vivo Messung der Belastung von Hüftendoprothesen – Konsequenzen für die Rehabilitation. In: Hipp, E.; Gradinger, R.; Ascherl, R. (Hrsg.): Die zementlose Hüfte. Gräfelfing.

Bizzini M. Sensomotorische Rehabilitation nach Beinverletzungen. Stuttgart: Thieme Verlag, 2000.

Bronner S, Brownstein B. Functional movement in orthopaedic and sports physical therapy: evaluation, treatment and outcomes. New York–Edingburgh–London: Churchill Livingston, 1997.

Burke D, O'Connor D, Zalenski E, Jasty M, Harris W. Micromotion of cemented and uncemented femoral components. J. Bone Joint Surg 1991; 73: 33–37.

Diemer F, Sutor V. Praxis der medizinischen Trainingstherapie (Vol. 1). Georg Thieme Verlag, 2007.

Ebelt-Paprotny G, Taxhet G, Wappelhorst U (Hrsg.). Leitfaden Physiotherapie. 7.A. München: Elsevier, 2017.

Fürst G, Tschauner Ch. Coxarthrose. In: Tschauner, Ch. (Hrsg.): Die Hüfte. Stuttgart: Enke Verlag, 1997.

Gustavsen R, Streek R. Trainingstherapie im Rahmen der Manuellen Medizin. 3. Auflage. Stuttgart: Thieme Verlag, 1997.

Hois G, Ziegner K. Grundlagen des mehrgelenkigen Trainings in Theorie und Praxis. B&G 2006a; 22: 18–25.

Hois G, Ziegner K. Sporttherapeutisches Gesamtkonzept bei Hüft-Totalendoprothese. B&G 2006b; 22: 101–108.

18

Horstmann T, Roecker K, Vornholt S, Niess AM, Heitkamp HC, Dickhuth HH. Konditionelle Defizite bei Coxarthrose- und Hüftendoprothesen-Patienten. Dt. Zeitschrift für Sportmedizin 2002; 53 (1): 17–21.

Narcessian RP. Die menschliche Bewegung ist mehrgelenkig ausgerichtet. B&G 2001; 3: 129–131.

Pillar RM, Lee JM, Maniatopoulos C (1986) Observation on the effect of movement on bone ingrowth into porous-surfaced implants. Clin Orthop 208:108–113

Ries MD, Philbin EF, Groff GD. Effect of total hip arthroplasty on cardiovascular fitness. J. Arthroplasty 1997; 12: 84–90.

Schönle C, Hess T, Rödig S. Schmerzfrei & beweglich mit dem neuen Hüftgelenk. Stuttgart: Trias Verlag, 2019.

Streeck U, Focke J, Melzer C, Streeck J. Manuelle Therapie und komplexe Rehabilitation. 2. Auflage. Heidelberg: Springer Verlag, 2017.

Streicher G, Reilmann H. Tibiaschaft-/Sprunggelenksfrakturen. Orthopädie und Unfallchirugie 2007; 2(3): 157–178.

Wirtz DC, Heller KD, Niethard FU. Biomechanische Aspekte der Belastungsfähigkeit nach totalendoprothetischem Ersatz des Hüftgelenks. Z. Orthop. Ihre Grenzgeb. 1998; 136 (4): 310–316.

KAPITEL

19

Michael Kunz und Birgit Schulte-Frei

Verletzungen und Erkrankungen des Kniegelenkes

Das Kniegelenk ist das größte Gelenk des menschlichen Körpers und verfügt über drei Freiheitsgrade. Es ist demnach sehr beweglich und muss dennoch sehr stabil sein, weil der Gesamtorganismus (bis auf Unterschenkel und Fuß) hier stabilisiert und bewegt wird. Aufgrund dieser hohen Beanspruchung sind akute traumatische Verletzungen dieses Funktionsbereiches häufig. Jüngere Menschen, die im Berufsleben stehen und sportlich aktiv sind, erleiden diese genauso wie ältere Menschen, die sich im Alltag oder Sport verletzen.

19.1 Therapierichtlinien bei Seitenbandverletzungen/Kollateralbandverletzungen am Kniegelenk

Der im Folgenden dargestellte Leitfaden umfasst die Behandlung bei:

- Seitenbandverletzungen/Kollateralbandverletzungen am Kniegelenk

Eine Seitenband- oder Kollateralbandverletzung am Kniegelenk tritt in der Regel nach einem akuten traumatischen Distorsionsereignis auf – sehr häufig nach einem sportlichen Unfall. Sie folgt auf eine äußere oder innere seitliche Krafteinwirkung, die die Beanspruchbarkeit eines Seitenbandes übersteigt. Durch eine solche Distorsion kann ein Band vollständig (Ruptur) oder teilweise (Teilruptur) reißen oder gezerrt und überdehnt werden (Bänderdehnung).

Für die Diagnosefindung einer Seitenbandruptur oder -dehnung ist die exakte Beschreibung des Verletzungsvorgangs sehr wichtig. Die klinische Untersuchung bei einer Ruptur zeigt meistens eine deutliche, schmerzhafte Schwellung des Kniegelenkes und einen Druckschmerz auf der verletzten Bandstruktur. Zusätzlich geben typische Kniefunktionstests gute Auskunft über das Ausmaß der Verletzung. Im Falle einer Ruptur imponiert immer eine „Aufklappbarkeit" des Kniegelenkes, bei einem Innenbandriss ist das Kniegelenk nach innen aufklappbar, bei einem Außenbandriss nach außen. Bei älteren Seitenbandverletzungen, die bereits längere Zeit zurückliegen, finden sich oft chronische Instabilitäten bei denen jedoch die typischen klinischen Zeichen einer Akutverletzung, wie (Druck-) Schmerzen, Schwellung oder Bluterguss, fehlen.

Die Beschreibung des Krankheitsbildes ist der weiterführenden Literatur zu entnehmen (Diemer et al. 2017, Kapitel 11.2.3, Ebelt-Paprotny et al. 2017, Kapitel 4.4.16).

Versorgung

Konservativ

Die konservative, nicht operative Versorgung bzw. Nachbehandlung aller Seitenbandverletzungen von Grad I und II ist die Therapie der Wahl. Im Einzelnen sind folgende Differenzierungen zu beachten:

Außenbandverletzungen:

- *Grad I und II:* Hier ist eine Schonung erforderlich und gegebenenfalls ist das Tragen einer Knieorthese für längstens sechs Wochen mit einer Beugelimitierung indiziert. Oft ist eine (Teil-)Entlastung nötig, sodass eine Zeit lang auf Gehhilfen zurückgegriffen werden kann (längstens ca. zwei Wochen). Bei verbleibender oder bestehender Instabilität ist der gezielte Muskelaufbau – insbesondere des M. quadriceps – unabdingbarer Therapiebestandteil.
- *Grad III:* Diese Verletzungen erfordern i. d. R. eine operative Versorgung (s. u.).

Leichte Außenbandverletzungen (Grad I und II) sind nach etwa 4 bis 6 Wochen folgenlos abgeheilt, sodass auch eine sportliche Beanspruchung wieder komplett möglich ist.

Deutlich schwerer wiegt eine komplette Außenbandruptur (Grad III). Diese Verletzung ist einerseits operativ versorgt und andererseits sehr oft mit schwerwiegenden Begleitverletzungen verbunden, sodass die Ausfallzeiten hier individuell stark schwanken können und länger sein werden.

Innenbandverletzungen:

Alle Innenbandverletzungen, also Grad I bis III, werden konservativ versorgt.

- *Grad I:* Hier reicht Schonung und Kühlung; innerhalb von einigen Tagen oder Wochen ist die Verletzung ausgeheilt.
- *Grad II:* Aufgrund starker Schmerzen, die mit dieser Verletzung einhergehen, erfolgt eine relative Ruhigstellung des Kniegelenks über einige Wochen (2–4) mittels Orthese oder Bandage. Nach Abklingen der erheblichen Schmerzsymptomatik sollte schnellstmöglich eine ganzheitliche Trainingstherapie durchgeführt werden.
- *Grad III:* Hier ist wegen der starken Instabilität eine Orthese erforderlich, die als feste Stütze externen Halt und Sicherung verleiht. Die Schiene sollte hierbei ca. sechs Wochen konsequent zum Einsatz kommen, anfangs auch nachts. Die Beugung der

Orthese ist limitiert. Ein isoliert gerissenes Innenband heilt in den allermeisten Fällen – trotz der heftigen Symptome – folgenlos aus und muss nicht operiert werden; leider sind Innenbandrupturen oft mit schwerwiegenden Begleitverletzungen verbunden („Unhappy Triad" mit zusätzlicher Schädigung von Meniskus und Kreuzband), die eine operative Vorgehensweise indizieren.

In der Frühphase (Grad I und II) der Behandlung werden physiotherapeutische Maßnahmen mit verabreicht:

- Manuelle Therapie
- Elektrotherapie
- Innervationstraining der Muskulatur der betroffenen Extremität (häufig isometrisch)

Alle Innenbandverletzungen haben sehr gute Heilungsaussichten ohne jegliche Funktionseinbußen, da das Innenband intrakapsulär verläuft. Die Heilungsprozesse („Return to Sports") sind zeitlich etwa wie folgt einzuschätzen:

- Grad I: 3–4 Wochen
- Grad II: 6–8 Wochen
- Grad III: 8–12 Wochen

Diese Zeiträume geben eine Rückkehr in den Wettkampfsport an. Ein „normales" sport- und alltagsspezifisches Training ist bereits indiziert, sobald das Gelenk schmerzfrei/-arm ist und volle Beweglichkeit hat.

Operativ

Eine operative Versorgung ist die Versorgung der Wahl bei Außenbandverletzungen Grad III. In der frühfunktionellen Nachbehandlung finden unterstützende Maßnahmen statt:

- Physiotherapie (➤ Kap. 10)
  - Lymphdrainage
  - Manuelle Therapie
  - Innervationstraining der Muskulatur der betroffenen Extremität (häufig isometrisch)
- Orthesenversorgung

Biomechanische Voraussetzungen

Innen- und Außenband sind wichtige Stabilisatoren des Kniegelenks.

- Das *innere, mediale Band* (Lig. collaterale mediale) sichert im gestreckten Zustand des Kniegelenks gegen ein Einknicken nach innen. Das Innenband ist ein sehr kräftiges, flaches breites Band mit einer Länge von oft bis zu 7 bis 8 cm und einer Breite von 4–6 cm; dabei ist es stark mit der Kapsel und - der hintere Anteil - dem Innenmeniskus verwachsen. Es bekleidet den gesamten medialen Kniegelenksspalt von der medialen Femurkondyle bis zum Tibiakopf. Das Innenband verhindert auf Grund seiner Ausrichtung, dass Ober- und Unterschenkel an der Innenseite im Kniegelenk voneinander wegdriften. Darüber hinaus „bremst" das Innenband gemeinsam mit dem Außenband die Außenrotation im Kniegelenk.
- Das *äußere (laterale) Seitenband* (Lig. collaterale laterale) ist viel „schmächtiger" als das sehr kräftige Innenband. Es zieht von der lateralen Femurkondyle zum Fibulakopf, ist rundlich und etwa bleistiftdick (Durchmesser ca. 0,5–1 cm). Das Außenband ist nicht mit anderen Kniegelenksstrukturen (Kapsel, Meniskus) verwachsen. Daher kann sich der Außenmeniskus bei Kniegelenksbewegungen, insbesondere Rotationen, viel stärker verschieben als der Innenmeniskus. Diese große Flexibilität des Außenmeniskus macht ihn deutlich weniger anfällig für Verletzungen als den Innenmeniskus (➤ Kap. 19.3). Das Außenband schützt das Kniegelenk vornehmlich im gebeugten Zustand gegen ein Wegknicken nach außen.

Funktioneller Status

Beweglichkeit/Mobilität

- Die Mobilität ergibt sich für die verschiedenen Gelenke aus der operativen Versorgung und/oder der notwendigen Immobilisation bzw. Teilimmobilisation bei konservativer Vorgehensweise. Im ärztlich vorgegebenen Bewegungsausmaß muss von der ersten Therapieeinheit an arthrokinematisch und osteokinematisch mobilisiert werden.
- Der Mobilisation in die Extension wird ein besonderer Stellenwert eingeräumt, da das Erreichen der endgradigen Extension für die vollständige Funktionsfähigkeit des Kniegelenks maßgeblich ist.
- Zur Limitierung der Beweglichkeit wird zunächst eine Orthese für einen bestimmten Zeitraum tagsüber und evtl. nachts getragen. Ausnahmen sind die Körperpflege und die Therapie.

Muskuläre Leistungsfähigkeit

- Sie ist für die gesamte untere Extremität aufgrund von immobilisationsbedingten Muskelatrophien deutlich reduziert (➤ Kap. 5.2.3).

Ausdauerleistungsfähigkeit

- Ist von der Verletzung nicht tangiert und wird daher der individuellen Ausdauerleistungsfähigkeit vom Zeitpunkt des akuten Verletzungsereignisses entsprechen.

Sensomotorik/Koordination/neuromuskuläre Ausgangssituation

- Die neuromuskuläre Ausgangssituation ist insbesondere nach Verletzungen von Bandsystemen immer beeinträchtigt.
- Durch die Verletzung erfolgt eine Zerstörung der Propriozeptoren, wodurch es zu erheblichen Beeinträchtigungen des afferenten und efferenten Systems kommt (➤ Kap. 6.1.2, ➤ Kap. 6.1.3).
- Es zeigen sich Beeinträchtigungen in der subjektiven und funktionellen Stabilität, besonders in Form eines „Giving

way“-Phänomens schon in Alltagssituationen (➤ Kap. 6.1.2, ➤ 6.1.3; Hinterwimmer et al. 2003).

Sekundärerkrankungen

Sekundärerkrankungen liegen bei zusätzlicher Beteiligung von Knochenstrukturen (Ausrisse), Menisken oder Kreuzband vor.

Hinweise zu Aktivität, Partizipation und Kontextfaktoren

Eine Verletzung der Band- und Sehnensysteme betrifft in der Regel jüngere und/oder sportlich aktive ältere Menschen. Sie sind dann in der Phase der Therapie und Rehabilitation von ihren sportlichen Freizeitaktivitäten weitestgehend ausgeschlossen.

Kontraindikationen

Ausgeprägte Schwellungen mit erheblichen Bewegungseinschränkungen und starke Schmerzen sind als relative oder absolute Kontraindikationen für trainingstherapeutische Maßnahmen individuell zu berücksichtigen. Grundsätzlich sind Bewegungsmaßnahmen jedoch indiziert.

Kniebelastende Tätigkeiten mit plötzlichen Dezelerationen oder axialer Kompression sollten vermieden werden, da minimale Scherbewegungen nicht ausgeschlossen sind.

Therapeutische Konsequenz

Da die Verletzung meist aktive Menschen ereilt, die wieder ihrer alltäglichen und sportlichen Betätigung nachgehen wollen, müssen berufliche und sportliche Anforderungen intensiv in die Therapie eingebaut werden.

Phase 1 + 2 Entzündungsphase, Proliferationsphase

Die frühfunktionelle konservative Behandlung ist „State of the Art“ (Thermann et al. 2000, Rammelt et al. 2003, Kunz et al. 2016).

Zu Therapiebeginn gilt es, zunächst die bestehenden akuten oder auch postoperativen Beschwerden wie Schmerzen und Schwellungen mit Physiotherapie und/oder physikalischer Therapie zu behandeln (von Essen et al. 2003).

- Die Trainingstherapie nach einer Bandverletzung am Kniegelenk kann direkt im Anschluss an die medizinische Behandlung beginnen. Unter günstigen organisatorischen Bedingungen kann auch schon präoperativ eine Rehabilitationsmaßnahme durchgeführt werden.
- Zu Beginn der Therapie wird zunächst der Funktions- und Fähigkeitsstatus erhoben. In der 2. Phase kann die noch notwendige Analyse der Ausdauerleistungsfähigkeit und die Erhebung der Kraftfähigkeit durchgeführt werden (➤ Kap. 11.3).
- Ab der 2. Phase kann auch isokinetisch getestet werden (➤ Kap. 11.6.2). Es bietet sich eine isometrische oder eine dynamische Testung im möglichen Bewegungsausmaß an.
- In der Regel ist eine Teilbelastung von ca. 20 kg oder sogar eine Vollbelastung ärztlich erlaubt.
- Die Wiedererlangung der Funktion hat ihren Schwerpunkt in der Verbesserung der Propriozeption und Sensorik als Grundlage für koordinative Beanspruchungen (➤ Kap. 6, ➤ Kap. 6.1.2). Die Funktionen der zerstörten Rezeptoren müssen über andere Systeme kompensiert werden. Die Fazilitation und Innervation der gesamten Bein- und Fußmuskulatur einschließlich der Verbesserung der Wahrnehmungs- und Gleichgewichtsfähigkeit sowie der Haltungskontrolle ist dabei die primäre Zielsetzung (➤ Kap. 6.2.3). Hierbei fällt der Fazilitation des M. quadriceps femoris und besonders des M. vastus medialis eine besonders wichtige Funktion zu, da dieser Muskel zur schnellen Atrophie neigt und nur durch ein ausgewogenes Training langfristig dem „Patella-pain-Syndrome“ (Diemer et al. 2017, Kapitel 11.8.1) vorzubeugen ist.
- Die Übungen zur Verbesserung der Propriozeption und Sensorik können ab Phase 2 mit zunehmender Belastung durchgeführt werden. Übungen zur Verbesserung der Gleichgewichtsfähigkeit werden zunächst noch in sicherer Ausgangsstellung durchgeführt (➤ Kap. 6.2.3, ➤ Kap. 6.2.9). Zur Schulung von ersten reaktiven Belastungen sind aufgrund der relativ großen Sicherheit vor allem Übungen im Wasser geeignet (➤ Kap. 9.2.4).
- Zur Verbesserung der Ausrichtung der Kollagenstrukturen der verletzten Bandsysteme sollten dosierte aktive Bewegungen in alle Bewegungsrichtungen durchgeführt werden.
- Zur Aufrechterhaltung und Wiedererlangung der Gelenkbeweglichkeit werden in allen Bewegungsrichtungen manualtherapeutische Mobilisationen eingesetzt (➤ Kap. 10.5). Aktive und passive osteokinematische Bewegungen sind in der 1. Phase in den ärztlich erlaubten Bewegungsbereichen möglich (in der Regel 0–0–90). In Phase 2 sollte die Gelenkmobilisation so intensiviert werden, dass innerhalb dieser Phase eine annähernd endgradige Beweglichkeit in die Extension wieder erreicht wird.
- Hier bietet sich auch die Isokinetik-Anlage zunächst im mehrgelenkigen System an (➤ Kap. 5.8) (Thomas et al. 2000).
- Endgradige Bewegungen in Extension, Innen- und Außenrotation müssen vermieden werden.
- Im Rahmen der Verbesserung der allgemeinen Leistungsfähigkeit nimmt das allgemeine aerobe Ausdauertraining (➤ Kap. 3.3) einen zentralen Stellenwert ein, da hierdurch die Festigkeit des Bandgewebes besonders positiv beeinflusst wird. Das Training kann im Wasser und am Oberarmergometer beginnen und sollte so früh wie möglich auch mit dem Fahrradergometer durchgeführt werden. Ab der 2. Phase kann das Ausdauertraining individuell gesteuert auf dem Fahrradergometer und im Wasser durchgeführt werden (➤ Kap. 3, ➤ Kap. 9.2.3).
- Zur Verbesserung der muskulären Leistungsfähigkeit der verletzten Extremität wird die Intensität insoweit gesteigert, dass

Belastungen im Kraftausdauerbereich möglich sind (Stufe 2, Fünf-Stufen-Modell, ➢ Kap. 5.3). Hierzu bietet sich das isokinetische Training aufgrund der sicheren Ausgangsstellung und der guten Trainingssteuerung besonders an (➢ Kap. 5.8). Das Krafttraining muss im ein- und mehrgelenkigen System durchgeführt werden (➢ Kap. 5.4.1). Zu achten ist auf möglichst proximale Widerstandsgebung bei eingelenkigen Belastungen, damit die einwirkenden Scherkräfte nicht zu groß sind. Hier empfiehlt sich ein Bewegungsbereich von 0–10–90. Kontraindiziert sind zunächst Bewegungen über 90° Flexion sowie konzentrische und exzentrische Kraftbelastungen in endgradiger Extension und Flexion. In einem Bewegungsbereich von 60–90° können jedoch bei normalem Heilungsverlauf bereits adäquate Belastungen durchgeführt werden (Baumeister et al. 2002, Lobenhoffer 2002).
- Übungen im Wasser bieten sich aufgrund der positiven Wirkungen (Beeinflussung des venösen Rückstromes, geringere Verletzungsgefahr) in dieser Phase besonders an, da in relativ gesicherter Ausgangsstellung die motorischen Eigenschaften Ausdauer, Koordination, Beweglichkeit und Kraft sehr gut geübt werden können (➢ Kap. 9.2). Zudem findet die Aquatherapie in Gruppenform statt, was einen günstigen Einfluss auf die psychosoziale Situation des Patienten haben kann.
- Erste berufs- und sportartspezifische Teilbewegungen werden in sicheren Ausgangsstellungen an Land und im Wasser geübt.

19

Phase 3 Reorganisationsphase

- Die Behandlung akuter Störungen ist in dieser Phase so weit abgeschlossen, dass eine weitere Steigerung der Belastungen stattfinden kann.
- Noch bestehende Bewegungseinschränkungen, besonders in die Extension, müssen gezielt manualtherapeutisch in dem jeweiligen Gelenk behandelt werden (➢ Kap. 10.5).
- Das sensomotorische Training wird entsprechend der individuellen Zielsetzung intensiviert (➢ Kap. 6.2). Zu diesem Zeitpunkt sind keine wesentlichen Sicherheitsvorkehrungen mehr zu beachten. Funktionelle, anatomische und subjektive Instabilitäten müssen berücksichtigt werden.
- Das Krafttraining wird bis zum Ausgleich bestehender muskulärer Atrophien und zur aktiven Stabilisierung im Bereich des Muskelaufbautrainings im ein- und mehrgelenkigen System durchgeführt (➢ Kap. 5.4.1).
- Da diese Verletzung meist jüngere und sportliche Menschen trifft, müssen auch Kraftbelastungen zur Verbesserung der Schnellkraft durchgeführt werden (Engelhardt et al. 2002).
- Individuelle berufs- und sportartspezifische Belastungen werden situationsbezogen in Teilbewegungen durchgeführt. Zum Üben eignen sich zum Beispiel besonders gut die Kombination von verschiedenen Zugsystemen, Kleingeräten (➢ Kap. 5.7, ➢ Kap. 6.2.7, ➢ Kap. 6.2.8, ➢ Kap. 6.2.9) und freien Bewegungen oder auch das Wasser (➢ Kap. 9.2.4, ➢ Kap. 9.2.5).
- Die Entlassung des Patienten aus der Therapie in die Beanspruchungen von Alltag, Beruf und Sport rückt in dieser Phase in den Mittelpunkt der Therapie. Daher wird hier auch häufig eine Erhebung des Aktivitätsstatus durchgeführt (➢ Kap. 11.4.2, ➢ Kap. 11.5). Situationsabhängige Beanspruchungen in Form konkreter beruflicher Haltungen und Bewegungen sowie situationsunabhängige Beanspruchungen aus unerwarteten Situationen heraus, müssen geübt werden (➢ Kap. 8.4.2). Individuelle sportliche Belastungssituationen sind nur in konkreten Trainingssituationen optimal möglich (➢ Tab. 6.5), die Rahmenbedingungen hierfür bestehen nicht überall. Eine Anbindung an Vereinsstrukturen wäre hier nützlich.
- Die jeweilige Lebenssituation des Patienten ist insgesamt therapieleitend.
- Für viele Patienten stellt eine Überleitung in eine sekundärpräventive Maßnahme zur Stabilisierung des Therapieerfolges eine Notwendigkeit dar.
- Zum Ende der Therapie sollte ein Heimtrainingsplan mit den wichtigsten Übungen ausgegeben werden.
- Ein Abschlusstest ➢ Kap. 11 gibt Aufschluss über das Therapieergebnis und zeigt die Anpassungen.

Prävention/Sekundärprävention

Ein sensomotorisches Training für die Kniegelenksstabilität sollte dauerhaft als prophylaktische Maßnahme begleitend in sport- oder alltagsspezifische Trainingsprogramme integriert werden (➢ Kap. 6.2.3 und ➢ 6.2.9).

19.2 Therapierichtlinien bei Kreuzbandverletzungen

Der im Folgenden dargestellte Leitfaden umfasst die Behandlung bei:
- Kreuzbandverletzungen

Die vordere Kreuzbandverletzung ist eine typische Sportverletzung. Die weitaus seltenere hintere Kreuzbandverletzung kann ihre Ursache in sportlichen Verletzungen haben oder häufig auch durch andere Unfälle entstehen (Aufpralltraumata auf das gebeugte Knie, Autounfälle u. a.).

Für eine „normale“, physiologische Kniegelenkkinematik ist ein intakter, sogenannter zentraler Pfeiler des Kniegelenks, der aus dem vorderen (VKB) und dem hinteren Kreuzband (HKB) besteht, unbedingt notwendig. Eine Verletzung dieses zentralen Pfeilers hat enorme Auswirkungen auf die Kniegelenksfunktion.

Klassifiziert werden Kreuzbandverletzungen einerseits nach der betroffenen Struktur (VKB oder HKB) mit entsprechender sagittaler Instabilität („Schublade“), zum anderen auch nach Kombinationsverletzungen mit einem Schubladenphänomen in Abhängigkeit der Drehstellung des Fußes nach außen oder innen. Hinsichtlich dieser Rotationsinstabilitäten werden die Verletzungen wie folgt klassifiziert:
- Anteromediale Instabilität:
  „Unhappy Triad“: vordere Kreuzbandruptur mit Innenmeniskus- und mediodorsalem Kapselriss, sowie – meist zur Mitte zeigendem – Riss des Innenbandes

- Anterolaterale Instabilität:
  Riss des hinteren Kreuzbandes, des Außenbandes und der dorsolateralen Kapsel
- Postolaterale Instabilität:
  Riss des Außenbandes und Riss des hinteren Kreuzbandes bei hinterer-mittiger bzw. hinterer-seitlicher Drehbewegungsinstabilität

Die meisten Betroffenen klagen nach einer Kreuzbandverletzung über Schmerzen im Kniegelenk und können nicht oder nur eingeschränkt auftreten. Oft wird dabei ein „Unsicherheitsgefühl" oder eine „Instabilität" beschrieben. Zudem besteht meist folgender Symptomkomplex:

- Schmerzen, oft diffuser Kniegelenksschmerz, der nicht eindeutig lokalisiert werden kann
- Schwellung/Erguss
- Gelenkerguss im Kniegelenk (Hämarthrose – sicher bei Komplettrupturen)
- Bewegungseinschränkung
- Instabilität

Die Beschreibung des Krankheitsbildes ist auch der weiterführenden Literatur zu entnehmen (Diemer et al. 2017, Kapitel 11.2.1, ➤ 11.2.2, Ebelt-Paprotny et al. 2017, Kapitel 4.4.16).

Versorgung

Konservativ

Die konservative, nicht operative Versorgung bzw. Nachbehandlung von Kreuzbandverletzungen ist die Therapie der Wahl bei allen inkompletten Rupturen (insbesondere jenen, bei denen die arterielle Versorgung des Bandes gesichert ist) sowie bei Banddehnungen bzw. -zerrungen. Ob grundsätzlich konservativ oder operativ vorgegangen wird, hängt daneben von einer Vielzahl weiterer, individueller Faktoren und von den Ansprüchen der Betroffen ab (Alter, Aktivitätslevel, Sportambitionen, Compliance).

Es gibt durchaus Menschen, die gut mit einem nicht rekonstruierten, gerissenem Kreuzband zurechtkommen (Burger et al. 2000). Insbesondere ältere Menschen mit niedrigem Aktivitätsniveau und geringem Anspruch auf die Belastbarkeit des betroffenen Kniegelenkes verzichten auf eine operative Versorgung und kommen durch konservative Maßnahmen zu einem zufriedenstellenden Ergebnis.

Im Einzelnen sind folgende Differenzierungen zu beachten:

Vorderes Kreuzband

Alle inkompletten Risse des vorderen Kreuzbands, die i. d. R. auch nur geringe Instabilitäten – also kein „Wegknick-Phänomen" („Giving Way"-Symptomatik, ➤ Kap. 6.1.3) verursachen, können gut konservativ versorgt werden.

- Das betroffene Kniegelenk wird für 4–6 Wochen, mit abnehmenden täglichen Tragezeiten, durch eine Orthese gesichert. Die Beweglichkeit des Kniegelenkes ist bei etwa 0–10–90 nach Neutral-Null-Methode (➤ Kap. 11.2.3) limitiert.
- Die Belastung und das Bewegungsausmaß werden ab der 4.–6. Woche sukzessive frei gegeben.
- Begleitend sollen/müssen während dieser ersten 4–6 Wochen trainingstherapeutische Maßnahmen absolviert werden, die zunehmend an Bedeutung gewinnen.
- Der wichtigste muskuläre Stabilisator für das vordere Kreuzband ist die Ischiokrurale Muskulatur, die hinsichtlich ihrer muskulären Aktivität bzw. Kraftentfaltung das vordere Kreuzband synergistisch sichert und unterstützt.
- Über den gesamten Zeitraum wird ein ganzheitliches therapeutisches Training (Ausdauer (➤ Kap. 3), Kraft (➤ Kap. 5), Sensomotorik (➤ Kap. 6)) absolviert.

Komplette vordere Kreuzbandrisse, die nur geringe Instabilitäten aufweisen und Menschen betreffen, die keine oder nur geringe Sportambitionen haben, oder Menschen, die eine bereits bestehende, fortgeschrittene Arthrose im betroffenen Gelenk aufweisen, sowie Menschen höheren (biologischen) Alters, können ebenfalls konservativ therapiert werden (s. o.).

Hinteres Kreuzband

- Das betroffene Kniegelenk wird mit einer Orthese immobilisiert – meist anfangs mit einer Limitierung der Beugung auf 80°–90°.
- Eine Teilbelastung mit Gehhilfen ist möglich. Sollten knöcherne Begleitverletzungen (trabekuläre Mikrofrakturen = Bone Bruise; Diemer et al. 2017) vorliegen, wird eine komplette Entlastung notwendig.
- Belastung und Bewegungsausmaß werden ab der 6.–8. Woche sukzessive frei gegeben.
- Begleitend sollen/müssen schon während dieser 6–8 Wochen trainingstherapeutische Maßnahmen absolviert werden, die zunehmend an Bedeutung gewinnen.
- Der wichtigste muskuläre Stabilisator für das hintere Kreuzband ist die Extensionsmuskulatur, also der M. quadriceps, der hinsichtlich seiner muskulären Aktivität und Kraftentfaltung das hintere Kreuzband synergistisch unterstützt.
- Über den gesamten Zeitraum wird ein ganzheitliches therapeutisches Training (Ausdauer [➤ Kap. 3], Kraft [➤ Kap. 5], Sensomotorik [➤ Kap. 6]) absolviert.

Der geschilderte Gesamtprozess wird permanent begleitet:

- Physiotherapie (➤ Kap. 10)
  - Manuelle Therapie
  - Lymphdrainage
  - Elektrotherapeutische Maßnahmen
  - Physikalische Maßnahmen
- Orthesenversorgung

Operativ

Bei körperlich und sportlich aktiven Menschen ist die operative Versorgung bei einer kompletten Ruptur indiziert. Eine operative Versorgung ist auch die Versorgung der Wahl bei komplexen Kreuzbandverletzungen (kombinierte Verletzungen mit Meniskus- und anderen Band- und Strukturverletzungen im Kniegelenk). Die Operation erfolgt arthroskopisch. Hierbei wird körpereigenes Transpantat als Ersatz (Plastik) eingesetzt. Als heute übliches autogenes Transplantat wird meist die Semitendinosus- oder die Gracilissehne sowie die Patellasehne verwendet. In der Operation werden die evtl. vorhandenen Begleitschäden mitversorgt.

Die Prognose solcher Operationen ist heute ausgezeichnet, sodass bei adäquater Mitarbeit der Betroffenen ein gleichhohes Leistungsniveau wie vor der Operation wiedererlangt werden kann.

Die Gesamtversorgung in der postoperativen Vorgehensweise beinhaltet folgende Elemente:

- Physiotherapie (➤ Kap. 10)
  - Lymphdrainage
  - Manuelle Therapie
  - Innervationstraining der Muskulatur der betroffenen Extremität (häufig isometrisch) (➤ Kap. 5.4.2)
  - Frühfunktionelle Bewegungsschulung
- Evtl. Medikamente (NSAR oder Schmerzmittel)
- Orthesenversorgung
- Trainingstherapie

Biomechanische Voraussetzungen

Für die Sicherung einer physiologischen Kniegelenkkinematik ist der sogenannte zentrale Pfeiler, also das Zusammenspiel von vorderem und hinterem Kreuzband, verantwortlich. Dabei sichert das vordere Kreuzband zwei Hauptbewegungsrichtungen: die anteriore Tibiatranslation und die Rotationsstabilität des Kniegelenkes.

19

BEACHTE

Unter dem Begriff der *Rotationsstabilität* wird in diesem Zusammenhang die Limitation der anterioren tibialen Translation unter einer Rotationskraft verstanden (Diermann et al. 2008).

Nicht gemeint ist die Rotation der Tibia im Vergleich zum Femur. Diese Bewegung wird neben der Muskulatur v. a. durch die Funktion der Kollateralbänder gewährleistet (Zantop et al. 2007). Dieses Ausmaß der Rotationsbewegungen ist bei einer isolierten VKB-Läsion nicht erhöht.

Eine Ruptur des zentralen Pfeilers führt oft zu einer erheblichen Veränderung der Kniekinematik; das klinische Resultat ist ein subjektives Instabilitätsgefühl. Diese Instabilität ist mit einem erhöhten Risiko der Entwicklung von chondralen oder meniskalen Folgeverletzungen verbunden (Vercillo et al. 2007, Zantop et al. 2007).

Bei den biomechanischen Voraussetzungen sind in jedem Falle stets die Zugrichtungen der betroffenen Bandstrukturen zu beachten.

- Das HKB fungiert als hinterer Stabilisator des Kniegelenks und verhindert die posteriore Translation der Tibia etc.. Das große anteriore laterale Bündel stabilisiert in Flexion und das kleinere posteriore mediale Bündel in Extension (von Essen et al. 2003).
- Zugbelastungen müssen auf die betroffenen Bandstrukturen dosiert angewendet werden, damit es zu keiner Behinderung des heilenden Bandgewebes kommt.
- Im Falle einer vorderen Kreuzbandruptur bedeutet dies, dass die Bewegungsrichtung der Knieextension im zunehmend endgradigen Bereich sowie die Bewegungen der Innen- und Außenrotation besonders bandbelastend sind (daher auch die Orthesenlimitierung auf Streckdefizit – s. o.).
- Die Belastungsdosierung orientiert sich an den Phasen der Wundheilung (s. u. „Therapeutische Konsequenz" und ➤ Kap. 2.3).
- Zur Steigerung der Festigkeit der betroffenen Bänder ist eine dosierte Belastung in der zu stabilisierenden Richtung notwendig. Nur so können sich die entsprechenden Fasern wieder in die zu stabilisierende Richtung einordnen.

Funktioneller Status

Für alle Bereiche ➤ Kap. 19.1

Sekundärerkrankungen

➤ Kap. 19.1

Hinweise zu Aktivität, Partizipation und Kontextfaktoren

➤ Kap. 19.1

Kontraindikationen

➤ Kap. 19.1

BEACHTE

Bei Verletzungen des vorderen Kreuzbandes ist das Training im eingelenkigen System in Phase 1 und 2 unter Beachtung der Provokation der vorderen Schublade durchzuführen (auf Ansatzpunkt des Widerstandes und Bewegungsausmaß achten, ➤ Kap. 4.4.1, ➤ Kap. 5.4.1).

Therapeutische Konsequenz

Da die Verletzung meist aktive Menschen ereilt, welche wieder ihrer sportlichen Betätigung nachgehen wollen, müssen berufliche und sportliche Anforderungen intensiv in die Therapie eingebaut werden. Hierbei muss jedoch der zeitliche Heilungsverlauf des sehnigen VKB-Implantats bekannt sein und in der (Trainings-)Therapie berücksichtigt werden. Nach Rupp und Kohn (2002) verläuft der Heilungsprozess in vier Phasen:

- Phase 1: Avaskularisierungsphase oder Nekrotisierungsphase – 1.–4(6). Woche p. o.
- Phase 2: Revaskularisierungsphase – 4/6.–12/16. Woche p. o.
- Phase 3: Repopularisierungs- oder Kollagenisierungsphase – 12/16.–26/32. Woche p. o.
- Phase 4: Remodellierungsphase – ab 26/32. Woche p. o.

Diese Besonderheiten haben Einfluss auf die Belastbarkeit des Transplantats und sind zwingend zu beachten.

Weiterführende therapeutische Konsequenzen bei Transplantatversagen, Knorpelschäden, Arthrose im Kniegelenk, chronische

Schmerzen und Instabilitäten sowie dauerhaften Bewegungseinschränkungen (Isometrie/Fixationspunkt des Transplantats!) müssen individuell beachtet werden.

MERKE

Die Einheilungsphasen des Transplantats sind für die Beanspruchung in der Nachbehandlung, also auch für die Umsetzung im Rahmentrainingsplan, zwingend zu beachten!

Phase 1 + 2 Entzündungsphase, Proliferationsphase

- In dieser Phase findet hinsichtlich der Transplantatheilungsprozesse sowohl die „Avaskularisierung bzw. Nekrotisierung" als auch die „Revaskularisierung" des Sehnenimplantats statt. Trotzdem sollte die Trainingstherapie nach einer Bandverletzung am Kniegelenk direkt im Anschluss an die medizinische Akutbehandlung beginnen.
- Die frühfunktionelle Behandlung stellt hierbei die aktuelle Therapieoption dar und ist „State of the art". Dieses therapeutische Vorgehen findet neben den hier behandelten Kreuzbandverletzungen auch bei der Nachbehandlung von komplexen, mehrere Kniegelenksstrukturen betreffende Kniegelenksverletzungen Anwendung (Thermann et al. 2000, Rammelt et al. 2003, Kunz et al. 2016).
- Unter günstigen organisatorischen Bedingungen kann auch schon präoperativ mit der Rehabilitationsmaßnahme begonnen werden.
- Zu Beginn der Therapie wird zunächst der Funktions- und Fähigkeitsstatus – soweit möglich – erhoben (➤ Kap. 11.3).
- In der 2. Phase kann die noch notwendige Analyse der Ausdauerleistungsfähigkeit und die Erhebung der Kraftfähigkeit durchgeführt werden (➤ Kap. 11.3).
- Ab der 2. Phase kann auch isokinetisch getestet werden (➤ Kap. 11.6.2). Es bietet sich eine isometrische oder eine dynamische Untersuchung im möglichen Bewegungsausmaß an. Zu bedenken ist, dass die Widerstandsgebung bei eingelenkigen Systemen so proximal wie möglich am Kniegelenk durch die Verwendung eines „Anti-shear-Pads" oder einer proximalen Hebelarmpositionierung gegeben ist. Hierdurch wird erfolgreich der Vorschub der Tibia bei der Extension verhindert – und damit eine zu große Belastung des am häufigsten betroffenen VKB (➤ Kap. 4.3.1, ➤ Kap. 5.8, ➤ Kap. 11.6.2).
- In der Regel ist eine Teilbelastung von ca. 20 kg oder sogar eine Vollbelastung ärztlich erlaubt.
- ➤ Kap. 19.1

Phase 3 Reorganisationsphase/Remodellierungsphase

➤ Kap. 19.1

Prävention/Sekundärprävention

Ein sensomotorisches Training für die Kniegelenksstabilität sollte dauerhaft als prophylaktische Maßnahme begleitend in sport- oder alltagsspezifische Trainingsprogramme integriert werden (➤ Kap. 6.2.3, ➤ Kap. 6.2.9).

19.3 Therapierichtlinien bei Meniskusverletzungen des Kniegelenks

Der im Folgenden dargestellte Leitfaden umfasst die Behandlung bei:

- Meniskusverletzungen des Kniegelenks

Bei einer Meniskusverletzung des Kniegelenks kann es sich um eine Kontusion (Quetschung/Prellung) oder einen Riss des meniskulären Faserknorpels handeln. Die Ursachen liegen oft bei akuttraumatischen oder chronischen Fehl- oder Überbelastungen im Sport oder bei degenerativen chronischen Veränderungen bzw. Einrissen des Knorpels (z. B. berufsbedingt). Die resultierenden Risse können vollständig oder unvollständig sein und sich in alle Richtungen durch das Knorpelgewebe ziehen.

Grundsätzlich ist die Meniskusverletzung i. d. R. eine typische Sportverletzung.

Da der Innenmeniskus des Kniegelenks direkt mit dem Innenband verwachsen ist, kann er bei einer abrupten Bewegung oder Richtungsänderung nur wenig nachgeben und klemmt dann förmlich ein. Der Innenmeniskus ist daher im Gegensatz zum Außenmeniskus viel anfälliger für Verletzungen/Risse und degenerativen Veränderungen; das Verletzungsverhältnis beträgt etwa 5 : 1.

Von Meniskusschäden und -verletzungen sind primär jüngere, sportlich aktive Menschen betroffen; ein Meniskusriss kann jedoch auch durch degenerative Prozesse ohne adäquates Unfallereignis entstehen. Schon Dreißig- bis Vierzigjährige weisen oft Verschleißerscheinungen im Meniskusgewebe auf, die schon bei geringer oder sogar ganz ohne äußere Krafteinwirkung zu Rissen führen können. Klassifikation von Meniskusverletzungen:

- Längsriss: Paralleler Riss zum Faserverlauf des Meniskusknorpels
- Korbhenkelriss: Sonderform des Längsrisses, bei der der Riss inkomplett ist
- Radiärriss/Querriss: Quer zur Meniskusfaser verlaufender Riss
- Lappen- oder Zungenriss: Riss von der Innenzone bis zur Außenzone des Meniskus
- Horizontalriss: Intrameniskulärer Riss (innerer Riss) mit Spaltung (Fischmaul)
- Komplexer Riss: Kombination von Rissformen

Es zeigen sich bei Meniskusverletzungen meist Schmerzen in Höhe des Kniegelenkspaltes während oder nach Belastung, sowie bei Überstreckung oder kräftiger Beugung. Dabei können sich Gelenkblockaden von – oft federnden – Streck- oder Beugehemmungen zeigen. Darüber hinaus imponieren oft auch rezidivierende Gelenkergüsse (Reizergüsse) als indirekte Zeichen für mögliche Meniskusverletzungen.

Die Beschreibung des Krankheitsbildes ist auch der weiterführenden Literatur zu entnehmen (Diemer et al. 2017, ✚ Kapitel 11.9, Ebelt-Paprotny et al. 2017, Kapitel 4.4.17).

19

Versorgung

Konservativ

Die Therapie der Wahl ist bei Meniskusverletzungen grundsätzlich davon abhängig, wie groß der Riss und die Beschwerden/Schmerzen sind.
Ziele der Behandlung:
- Beseitigung der Beschwerden
- Wiederherstellung der Gelenkfunktion

Darüber hinaus sollte das gesunde, stabile und funktionsfähige Meniskusgewebe geschont und die Randleisten der Menisken erhalten werden, um langfristig eine vorzeitige Knorpelabnutzung zu verhindern bzw. zu verzögern.
- Die konservative Versorgung ist daher den „kleinen", symptomarmen Meniskusläsionen vorbehalten
- Dabei imponiert bei der Versorgung zum einen eine vorübergehende Reduktion der Belastung (Unterarmgehhilfen) für 1–2 Wochen

Parallel findet eine physio- und trainingstherapeutische sowie eine entzündungshemmende medikamentöse Versorgung statt:
- Physiotherapie (➤ Kap. 10)
  - Manuelle Therapie
  - Elektrotherapie
  - Thermotherapie
- Medikamentation
  - NSAR
  - Schmerzmedikamentation

Spontanheilungen kleiner, stabiler und basisnaher traumatischer Risse sind möglich; bei degenerativ verursachten Läsionen sind die Chancen durch konservative Versorgung eher schlecht.

Operativ

Die operative Versorgung ist die Therapie der Wahl bei symptomatischen Meniskusläsionen. Dabei spielt die Klassifikation des Risses keine Rolle.
- Die Operation erfolgt arthroskopisch; es wird entweder eine direkte oder indirekte Meniskusnaht durchgeführt oder – sehr viel häufiger – eine Meniskusteilresektion (sehr selten eine Resektion).
- Die Art der Verletzung, der Ort und die Durchblutungssituation des Risses bestimmen darüber, ob ein Meniskus genäht werden kann oder ob das gerissene Areal entfernt werden muss (Teilresektion). In den nicht oder nur spärlich durchbluteten Meniskusarealen kann eine Naht nicht durchgeführt werden. Auch bei alten und degenerativ verursachten Rissen ist eine Naht nicht indiziert. Bei einer Meniskusnaht erfolgt eine längere Zeit der Entlastung bzw. Teilbelastung des operierten Beines (4–6 Wochen).
- Die operative Versorgung größerer Meniskusschäden ist grundsätzlich zu empfehlen, da ein eingerissener Meniskus zu Knorpelschäden im Kniegelenk führt und damit eine vorzeitige Arthrose (➤ Kap. 12.1) provoziert.
- Bei sehr großen Meniskusschäden oder vollständig entfernten Menisken kann auch ein Meniskustransplantat eingesetzt werden; hierfür gibt es unterschiedliche Vorgehensweisen.

Biomechanische Voraussetzungen

- Die ringförmig angelegten Kniegelenksmenisken gleichen die Inkongruenzen zwischen Femur und Tibia aus. Sie sorgen zum einen für eine Pufferung und eine gute Gleitfähigkeit der knöchernen Gelenkpartner und zum anderen für eine stimmige Gelenkflächenkongruenz mit einer Vergrößerung der Belastungen aufnehmenden Gelenkflächen und daraus resultierenden reduzierten Druckbeanspruchung der tibiofemoralen Gelenkknorpelflächen.
- Eine teilweise oder vollständige Entfernung eines Meniskus wirkt sich biomechanisch in hohem Maße nachteilig auf die Kraftübertragung im Kniegelenk aus. Es entsteht dauerhaft eine erhebliche Belastungserhöhung der knorpeligen Kniegelenkflächen und kann langfristig zur Gonarthrose (➤ Kap. 19.7) führen. Aus diesem Grund wird eine möglichst sparsame Meniskusresektion vorgenommen – oder, wenn möglich, eine Rekonstruktion bzw. ein Ersatz des zerstörten Meniskus.

Funktioneller Status

Der funktionelle Status ist stark davon abhängig, welche Versorgung vorgenommen wurde und ob es sich um eine akut-traumatische Meniskusläsion handelt oder um eine chronisch-degenerative Meniskusschädigung.

Beweglichkeit/Mobilität

➤ Kap. 19.1
- Bei Meniskusnähten wird zur notwendigen Limitierung der Beweglichkeit (oft 0–0–90 nach Neutral-Null-Methode, ➤ Kap. 11.2.3) zunächst eine Orthese für einen bestimmten Zeitraum getragen. Ausnahmen sind die Körperpflege und die Therapie.

Muskuläre Leistungsfähigkeit

- Die muskuläre Leistungsfähigkeit ist bei degenerativen Schäden oft deutlich reduziert, da der Patient bis zum Beginn der Rehabilitation einige Zeit eingeschränkt belasten und beanspruchen konnte (➤ Kap. 5.2.3).
- Bei akut traumatisch Betroffenen entspricht die muskuläre Leistungsfähigkeit dem prätraumatischen Zustand und es kann daher i. d. R. von einem hohen Aktivitätsniveau aus therapiert bzw. rehabilitiert werden.

Ausdauerleistungsfähigkeit

- Die allgemeine Ausdauerleistungsfähigkeit ist bei chronisch Betroffenen oft reduziert, da sich der Patient schon über einen durch die Verletzung definierten Zeitraum nicht beanspruchen konnte.
- Bei akut Betroffenen ist sie nicht oder nur unwesentlich reduziert, sie entspricht dem Status vor der Verletzung.

Sensomotorik/Koordination/neuromuskuläre Ausgangssituation

- Die neuromuskuläre Ausgangssituation ist nach Meniskusverletzungen oft beeinträchtigt. Der Meniskus besteht aus Knorpel und ist damit Teil des sensomotorischen Systems. Durch die Verletzung erfolgt eine Zerstörung bzw. Störung der Propriozeptoren, wodurch es zu Beeinträchtigungen des afferenten und efferenten Systems kommen kann (➤ Kap. 6.1.2, ➤ Kap. 6.1.3).
- Es zeigen sich häufig Reduktionen in der subjektiven und funktionellen Stabilität, besonders auch in Form eines „Giving way"-Phänomens schon in Alltagssituationen (➤ Kap. 6.1.3; Hinterwimmer et al. 2003).

Sekundärerkrankungen

- Muskuläre Dysbalancen
- Bewegungseinschränkungen im Kniegelenk
- Sensomotorische/koordinative Beeinträchtigungen
- Arthrosen (häufig bei nicht versorgten chronischen Meniskusschäden)

Hinweise zu Aktivität, Partizipation und Kontextfaktoren

Die Verletzung ereilt junge bis ältere Patienten. Aufgrund des großen Altersspektrums können sehr unterschiedliche Ausgangssituationen in Beruf und Alltag bestehen.

Kontraindikationen

Ausgeprägte Schwellungen mit erheblichen Bewegungseinschränkungen und starke Schmerzen sind als relative oder absolute Kontraindikationen für trainingstherapeutische Maßnahmen individuell zu berücksichtigen. Grundsätzlich sind Bewegungsmaßnahmen jedoch indiziert. Kleine Kniegelenkwinkel sind besonders zu Beginn der Therapie zu vermeiden. Weitere Kontraindikationen ergeben sich aus der Art der Versorgung (Meniskusnaht vs. Resektion/Teilresektion, s. u. Phase 1 + 2).

Therapeutische Konsequenz

Die frühfunktionelle Behandlung stellt bei allen Meniskusläsionen und deren Versorgung die aktuelle Therapieoption dar und ist „State of the Art". Dieses therapeutische Vorgehen findet neben den typischen konservativen Behandlungsformen auch bei der Nachbehandlung aller operativen Verfahren Anwendung (Thermann et al. 2000).

Phase 1 + 2 Entzündungsphase, Proliferationsphase

Die Trainingstherapie nach einer Meniskusläsion am Kniegelenk kann direkt im Anschluss an die medizinische Behandlung beginnen. Sie ist allerdings je nach Versorgungsart und Ausmaß des Schadens sehr differenziert auszuwählen bzw. inhaltlich belegt. Während bei akut Verletzten nach Operationen mit Teilresektionen nahezu nur die operativen Zugangswunden in der Therapie Berücksichtigung finden müssen, sieht es bei Meniskusnähten und Meniskustransplantaten vollkommen anders aus.

Bei Ersteren werden annähernd keinerlei Limitierungen ausgesprochen, bei Meniskusnähten und -transplantationen muss die Nachbehandlung dagegen sehr viel „defensiver" und vorsichtiger ausgerichtet sein. Diese sind gekennzeichnet durch längere Immobilisation bzw. Teilimmobilisationen.

Bei akut traumatisch Betroffenen besteht i. d. R. keine Limitierung der Belastungsvorgaben nach Beendigung der Wundheilung der Inzisionszugänge.

➤ Kap. 19.1 (Beachte: Bei Meniskustransplantaten können erheblich längere Phasen zu berücksichtigen sein!)

MERKE
Die Vorgehensweisen bzw. therapeutischen Konsequenzen bei Meniskusteilresektionen und Meniskusnähten oder -transplantaten sind vollkommen unterschiedlich!

Phase 3 Reorganisationsphase

➤ Kap. 19.1

Prävention/Sekundärprävention

Ein sensomotorisches Training für die Kniegelenksstabilität sollte dauerhaft als prophylaktische Maßnahme begleitend in sport- oder alltagsspezifische Trainingsprogramme integriert werden (➤ Kap. 6.2.3, ➤ Kap. 6.2.9, ➤ Kap. 19.1).

19.4 Therapierichtlinien bei Patellafrakturen

Der im Folgenden dargestellte Leitfaden umfasst die Behandlung bei:

- Patellafraktur

Patellafrakturen sind äußerst selten; die Prävalenz liegt etwa bei 1 % aller Frakturen (Pesch et al. 2019). Die Ursache ist meist ein direktes Trauma auf das gebeugte Kniegelenk (Sport, Autounfälle u. a.).

Eine Patellafraktur lässt sich exakt im Röntgenbild und Computertomogramm (CT) beurteilen. Dadurch kann eine sichere Entscheidung für das Therapieverfahren getroffen werden.
Patellafrakturen lassen sich wie folgt klassifizieren:

- Längsfrakturen
- Querfrakturen
- Polabrissfrakturen
- Stückfrakturen
- Trümmerfrakturen

Klinisch imponieren bei Patellafrakturen Schmerzen und Schwellungen im Bereich des ventralen Kniegelenkareals. Das Gelenk kann nur eingeschränkt oder gar nicht mehr aktiv bewegt werden.

Diese Symptome sind jedoch allesamt keine sicheren, da es bei klinischen Untersuchungen auch bewegliche Kniegelenke trotz Patellafraktur gibt.

- Bei einer Fraktur verschobene Fragmente können zu einer typischen, tastbaren Delle führen.
- Ab und an können auch hör- und tastbare Krepitationen bei Bewegungen des Kniegelenkes auftreten.

Die Beschreibung des Krankheitsbildes ist auch der weiterführenden Literatur zu entnehmen (Ebelt-Paprotny et al. 2017, ➢ Kapitel 4.4.20).

Versorgung

Konservativ

Die Domäne der konservativen Versorgung sind ausschließlich unverschobene Längsfrakturen, bei denen das Kniegelenk noch aktiv gestreckt werden kann.
In den ersten sechs Wochen:

- Ruhigstellung durch Orthese (Ruhigstellungsschiene ohne Gelenk) und Verwendung von zwei Unterarmgehstützen
- Entlastungs- bzw. Teilbelastungsvorgabe (Start oft mit max. 15 kg)
- Physiotherapie (➢ Kap. 10) bei begrenztem Bewegungsausmaß
  - Lymphdrainage
  - (milde) Thermoanwendungen
  - Manuelle Therapie

Nach der sechswöchigen Ruhigstellung:

- Steigerung der Belastung auf volles Körpergewicht
- Ausweitung der trainingstherapeutischen Anwendungen und Maßnahmen auf das betroffene Kniegelenk

Operativ

- Bei allen Patellafrakturen, die keine nicht verschobenen Längsfrakturen sind, ist eine Operation indiziert. Dabei wird eine anatomische Rekonstruktion angestrebt.
- Ist dies nicht möglich – wie dies etwa bei Patellatrümmerfrakturen sein kann – muss die Patella teilweise oder ganz entfernt werden. Eine solche Maßnahme führt unweigerlich zu einer dauerhaft deutlich eingeschränkten Kniegelenksfunktion.
- Die operativen Verfahren der Wahl sind bei allen Frakturen Zuggurtungen und/oder winkelstabile Plattenosteosynthesen (Pesch et al. 2019).

Prinzipiell sind die operativ versorgten Patellafrakturen übungs- und belastungsstabil, so dass sehr frühzeitig mit einer frühfunktionellen Nachbehandlung gestartet werde sollte.

- Physiotherapie (➢ Kap. 10)
  - Manuelle Therapie
  - Thermoanwendung
  - Lymphdrainage
- Medikamentation
  - Schmerzmittel
  - NSAR

Biomechanische Voraussetzungen

Die Patella ist das größte Sesambein des menschlichen Körpers und biomechanisch in den Streckapparat des Kniegelenkes integriert. Die Zugkräfte des M. quadriceps werden über die Patella und das Ligamentum patellae auf die Tuberositas tibiae übertragen. Diese Anordnung vergrößert erheblich das mögliche auf das Kniegelenk einwirkende Drehmoment. Bei einer durchzuführenden Patellaresektion – auch bei Teilresektionen – reichen daher oft die auslösbaren Drehmomente nicht mehr für eine uneingeschränkte Kniegelenksfunktion aus, sodass Funktionseinbußen verbleiben können. Die notwendige dynamische, richtige Positionierung der Patella im retropatellären Gleitlager hängt von der Geometrie der Gelenkflächen ab (anatomische Rekonstruktion bei Frakturen!) und wird durch muskuläre (Mm. vastii) und bindegewebige Stabilisatoren (Retinacula) unterstützt. Neben einer exakten anatomischen Rekonstruktion ist die Trainingstherapie extrem wichtiger Bestandteil einer erfolgreichen Versorgung von Patellafrakturen.

Funktioneller Status

Der funktionelle Status entspricht dem prätraumatischen Zustand, da es sich bei der Verletzung um ein akutes Ereignis handelt. Damit sind/waren Betroffene bis zum Verletzungsereignis aktiv.

Beweglichkeit/Mobilität

- Die Mobilität ergibt sich aus dem operativen oder konservativen Vorgehen; sie ist erheblich eingeschränkt, da das Kniegelenk anfangs (meist 1–2 Wochen) nicht oder nur teilbelastet/-mobilisiert werden kann.
- Ansonsten kann zunächst von einer freien Gelenkbeweglichkeit aller anderen umliegenden Gelenke ausgegangen werden.

- Arthrokinematisch bestehen grundsätzlich zunächst keine Bewegungseinschränkungen.
- Infolge der langen Immobilisation besteht die Gefahr der Kontrakturbildung.
- Es kann zu myofaszialen und schmerzreflektorischen Bewegungseinschränkungen kommen: Muskelverspannungen können die gesamte Beinmuskulatur, aber auch die des Rumpfes betreffen.
- Häufig entsteht eine Schonhaltung bzw. Zwangshaltung in der allgemeinen Bewegung sowie auch beim Gang. Hieraus können relativ schnell weitere Probleme im Bereich der Knie- und Hüftgelenke sowie der Wirbelsäule entstehen.

Muskuläre Leistungsfähigkeit

- Die muskuläre Leistungsfähigkeit ist eingeschränkt: Es kommt zur Entstehung von Inaktivitätsatrophien in der Unter- und Oberschenkelmuskulatur (➤ Kap. 5.2.3).
- Außer der durch Ruhigstellung des Kniegelenks betroffenen Muskulatur kann die komplette Muskulatur des Körpers trainiert werden.

Ausdauerleistungsfähigkeit

- Die allgemeine Ausdauerleistungsfähigkeit befindet sich i. d. R. auf dem prätraumatischen Niveau und kann durch geeignetes Training nahezu komplett erhalten werden.

Sensomotorik/Koordination/neuromuskuläre Ausgangssituation

- Die neuromuskuläre Situation ist durch die sehr lange Immobilisation und Entlastung bei Patellafrakturen besonders kritisch. Es können sich Beeinträchtigungen der Gleichgewichtsfähigkeit, der statischen und dynamischen Stabilität sowie der Bewegungskoordination zeigen (➤ Kap. 5.2.3, ➤ Kap. 6.1.2).

Sekundärerkrankungen

Sekundärerkrankungen können durch zusätzlich verletzte Strukturen, wie z. B. Nerven, Gefäße und Knorpel (weitere Gelenkbeteiligungen z. B. bei Tibiakopffrakturen) entstehen. In schweren Fällen kann es zur Entwicklung eines komplexen regionalen Schmerzsyndroms (= CRPS) kommen (Baron 2006, Lampl 2010). Zusätzlich bestehende systemische Grunderkrankungen gehören ebenfalls zu den Sekundärerkrankungen.

Die in der Therapie zu berücksichtigenden Sekundärerkrankungen resultieren einerseits hauptsächlich aus kompensatorischen Mehrbelastungen der Nachbarstrukturen, andererseits aus der Mitverletzung benachbarter Strukturen. Zu berücksichtigen sind v. a. Sekundärerkrankungen im Bereich der Kniegelenke und der Wirbelsäule.

Hinweise zu Aktivität, Partizipation und Kontextfaktoren

Die mit den Verletzungen einhergehenden Aktivitäts- und Partizipationseinschränkungen können individuell und in Abhängigkeit vom Ausmaß der Schädigungen sehr unterschiedlich sein:

- Allgemeine Aufgaben und Anforderungen
- Mobilität
- Selbstversorgung
- Häusliches Leben
- Bedeutende Lebensbereiche: Beruf, Familie, Freizeitsport

Die Verletzung ereilt alle Altersgruppen; es sind oft junge, sportlich aktive und berufstätige, aber auch ältere Menschen betroffen. Da diese Patienten meist wieder ihrer beruflichen und sportlichen Betätigung nachgehen wollen und sollen, müssen entsprechende Inhalte und Anforderungen in der Therapie intensive Beachtung finden.

Kontraindikationen

Scherbelastungen sind in der Trainingstherapie einige Wochen lang nahezu gar nicht möglich und daher zu unterlassen. Es handelt sich hier um eine *absolute Kontraindikation.*

Therapeutische Konsequenz

- Druck- und Zugbeanspruchungen fördern den Heilprozess bei Knochenbrüchen.
  Die Belastungsdosierung richtet sich nach den Phasen der Wundheilung (➤ Kap. 2.3). Zur Steigerung der Festigkeit der betroffenen Knochen sowie zur entsprechenden Ausrichtung der Spongiosastrukturen ist eine dosierte Belastung in der zu stabilisierenden Richtung notwendig und stellt einen Reiz zur Heilung dar: Operative Verfahren mit Zuggurtung und Osteosynthesversorgung ermöglichen bereits früh eine dosierte Druck- und Zugbelastung.
- Ein wichtiger therapeutischer Schwerpunkt liegt in der Verbesserung der Kraft und Ausdauer der gesamten Beinmuskulatur, sobald die Beanspruchungsfähigkeit dies zulässt.

Phase 1 + 2 Entzündungsphase, Proliferationsphase

- Die Therapie beginnt mit der Feststellung des Funktions- und Fähigkeitsstatus (➤ Kap. 11.3).

- Die isokinetische Kraftmessung empfiehlt sich – wenn überhaupt – in dieser Phase im assistiven oder isometrischen Modus (➤ Kap. 11.6.2).
- Zu Therapiebeginn werden zunächst die bestehenden, degenerativ bedingten Schmerzen des Patienten (Anlauf-, Ruhe-, Belastungs-, Dauerschmerz) mit Physiotherapie und/oder Physikalischer Therapie behandelt.
- Durch intermittierende manuelle Traktionen in unterschiedlichen Rhythmen werden direkte Entlastungen im Gelenk hervorgerufen. Große Vorsicht ist bei selbstständigen Traktionen geboten, z. B. mit Hilfe des Seilzuges oder Gewichtsbelastungen bei Pendelübungen z. B. mit Gewichtsmanschetten (z. B. ÜK 7). Sie müssen zuvor unter therapeutischer Anleitung erlernt werden.
- Die Verbesserung der lokalen und allgemeinen Durchblutung erfolgt in dieser Phase durch leichte Anspannungsübungen für den gesamten Körper und durch dosierte Belastung auf dem Fahrradergometer sowie im Wasser.
- Das Wasser eignet sich in dieser Phase der Therapie aufgrund seiner positiven Eigenschaften besonders gut: Die Wiedererlangung der aktiven und passiven Beweglichkeit des Kniegelenks und der umgebenden Gelenkstrukturen stellt zunächst den funktionellen Schwerpunkt der Therapie dar (➤ Kap. 9.2.2; beachte Stadium der Wundheilung!). Die passive Mobilisation muss mit manualtherapeutischen Techniken in allen Gelenken durchgeführt werden. Apparativ bietet sich im Anschluss auch die Isokinetik-Anlage im assistiven Modus an (➤ Kap. 5.8.1).
- Zur Wiedererlangung der aktiven Gelenkbeweglichkeit ist die Entwicklung der muskulären Leistungsfähigkeit entscheidend. In diesen Phasen stehen innervationsfördernde Übungen für die gesamte Bein- und Fußmuskulatur im Mittelpunkt (Stufe 1, Fünf-Stufen-Modell, ➤ Kap. 5.3, ➤ Kap. 6.2.3).
- Das allgemeine Ausdauertraining (➤ Kap. 3.3) kann in diesen Phasen zunächst nur bedingt auf dem Fahrradergometer, sehr gut allerdings im Wasser durchgeführt werden (➤ Kap. 9.2.3.). Im Verlauf der Therapie wird die Beweglichkeit des Kniegelenks so weit gesteigert, dass ein Ausdauertraining auch auf dem Fahrradergometer durchgeführt werden kann. Zur Verbesserung der lokalen Ausdauerleistungsfähigkeit kann zu Beginn auch das Oberarmergometer eingesetzt werden.
- Übungen zur Verbesserung der Propriozeption und Sensorik (➤ Kap. 6.2) werden mit zunehmender Belastung durch höhere Wiederholungszahlen oder auch in anderen Umgebungen umgesetzt, z. B. im Wasser. Hier kann in relativ gesicherten Ausgangsstellungen ein allgemeines Gleichgewichts- und Stabilisationstraining durchgeführt werden (➤ Kap. 9.2.5).
- Zur Verbesserung der muskulären Leistungsfähigkeit der verletzten Extremität wird die Intensität so weit gesteigert, dass Belastungen im Kraftausdauerbereich möglich sind (Stufe 2, Fünf-Stufen-Modell, ➤ Kap. 5.3). Hierzu bieten sich das isokinetische Training (➤ Kap. 5.8) sowie auch das Sequenztraining (➤ Kap. 5.6) aufgrund der sicheren Ausgangsstellung und der guten Trainingssteuerung an. Die Intensitäten sollten im unteren Bereich liegen, da eine Überbelastung in jedem Falle zu vermeiden ist.

Phase 3 Reorganisationsphase

- Auch in dieser Phase wird die endgradige Mobilisation der beteiligten Gelenkstrukturen nötig sein. Es muss versucht werden, die Gelenkbeweglichkeit in allen beteiligten Strukturen wiederherzustellen. Eventuell kann eine physiotherapeutische Nachbehandlung noch notwendig sein.
- Das Koordinations- und Gleichgewichtstraining wird entsprechend der individuellen Zielsetzung intensiviert (➤ Kap. 6.2). Die Übungen sollten auch die individuelle Alltagssituation und die jeweiligen sportmotorischen Erfahrungen des Patienten berücksichtigen. Es ist in diesem Zusammenhang ratsam, die erlernten Übungen alltagsrelevant zu variieren und in ihrer Komplexität zu steigern.
- Das Krafttraining wird bis zum Ausgleich von bestehenden muskulären Atrophien soweit wie möglich im Bereich des Muskelaufbautrainings durchgeführt (Übergang Stufe 2 zu 3 im Fünf-Stufen-Modell, ➤ Kap. 5.3.1). Die Intensitäten werden zunächst im unteren Bereich gewählt, z. B. bei ca. 30–40 % der Maximalkraft, es folgt eine Steigerung auf bis zu 70 %. Eine muskuläre Ausbelastung wird über die Serien- und Wiederholungszahl gewährleistet.
- Die Entlassung des Patienten aus der Therapie mit Beanspruchungen in Alltag, Beruf und Sport rückt zum Ende dieser Phase in den Mittelpunkt. Daher wird hier auch häufig eine Erhebung des Aktivitätsstatus durchgeführt (➤ Kap. 11.4.2, ➤ Kap. 11.5). Situationsabhängige Beanspruchungen in Form konkreter beruflicher Haltungen und Bewegungen sowie situationsunabhängige Beanspruchungen aus unerwarteten Situationen heraus, müssen geübt werden (➤ Kap. 8.4.2). Die jeweilige Lebenssituation des Patienten ist hier therapieleitend.
- Für viele Patienten stellt eine sekundärpräventive Maßnahme eine Überleitung in den Alltag dar, da die körperlichen Anpassungsprozesse die mögliche Therapiezeit überdauern.
- Zum Ende der Therapie sollte ein Heimtrainingsplan mit den wichtigsten Übungen ausgehändigt werden.
- Ein Abschlusstest (➤ Kap. 11) gibt Aufschluss über das Therapieergebnis und die Anpassungen.

Prävention/Sekundärprävention

Ein sensomotorisches Training für die Kniegelenksstabilität sollte dauerhaft als prophylaktische Maßnahme begleitend in sport- oder alltagsspezifische Trainingsprogramme integriert werden (➤ Kap. 6.2.3, ➤ Kap. 6.2.9, ➤ Kap. 19.1).

19.5 Therapierichtlinien bei Oberschenkelfrakturen/Femurfrakturen

Der im Folgenden dargestellte Leitfaden umfasst die Behandlung bei:

- Oberschenkelfrakturen, Femurfrakturen

Die distale Oberschenkelfraktur (Femurfraktur) ist eine seltene, aber schwerwiegende Verletzung des Oberschenkels, die jüngere Menschen meist durch ein Hochrasanztrauma und ältere Menschen durch ein direktes Anpralltrauma (Sturz) betrifft. Wie bei allen Frakturbehandlungen ist das generelle Therapieziel eine möglichst korrekte Rekonstruktion von Achse, Torsion und evtl. betroffener Gelenkfläche (Kniegelenk), um eine möglichst frühe Mobilisation und funktionelle Behandlung zu gewährleisten.

Klinisch imponieren bei allen Oberschenkelfrakturen sehr starke Schmerzen.

- Es kommt zu erheblichen Schwellungen des Oberschenkels, oft verbunden mit verstrichenen Kniegelenkskonturen (Einblutungen).
- Es liegt eine schmerzbedingte Aufhebung der Knie- und Hüftgelenksbeweglichkeit vor.
- Es kann eine abnorme Beweglichkeit des Femurs entstehen.
- Oft sind die klassischen Frakturzeichen zu beobachten: Achsfehlstellung, tast- und hörbare Krepitation und Stufenbildung.

Nähere Informationen zum Krankheitsbild sind auch der weiterführenden Literatur zu entnehmen (Diemer et al. 2017, Kapitel 11.6.2, Ebelt-Paprotny et al. 2017, Kapitel 4.5.16).

Versorgung

Konservativ

Die konservative Versorgung von Femurfrakturen ist ein sehr selten angewendetes Verfahren. Eine wichtige Grundmaxime für die konservative Frakturbehandlung lautet: Nur Brüche, bei denen die Knochenfragmente nicht oder nur leicht disloziert sind, können konservativ versorgt werden. Sie werden dann in einem zirkulären Oberschenkeltutor (Gips- oder Hartkunststoffverband) für mehrere Wochen (8–10 Wochen) ruhiggestellt.

Diese Gegebenheiten liegen aber bei Femurfrakturen nur selten vor. Eine konservative Versorgung bei Erwachsenen wird daher meist dann gewählt, wenn bei operativer Vorgehensweise eine vitale Bedrohung im Raum steht.

Bei Femurfrakturen bei Kindern sind sogenannte „Extensionsbehandlungen“ möglich.

Operativ

Die operative Versorgung ist das Verfahren der Wahl bei dislozierten Knochenbrüchen, offenen Frakturen, komplexen Frakturen und bei Frakturen mit Gefäß- und/oder Nervenverletzungen.

Dabei werden bei *Femurschaftfrakturen* belastungsstabile Osteosynthesen mit dem Ziel der Rekonstruktion der Beinsachse favorisiert. Bei *distalen Femurfrakturen* bildet die Wiederherstellung eines schmerzfreien, stabilen und beweglichen Kniegelenks in anatomischer Achse das Hauptziel. Bei dislozierten, geschlossenen Frakturen erfolgt die operative Versorgung meist mit einem Marknagel oder einer Plattenosteosynthese; offene dislozierte Frakturen werden meist mit einem Fixateur externe versorgt.

Bei den osteosynthetischen Versorgungen kann die folgende zeitliche Vorgabe als Orientierung dienen, die jedoch individuell stark schwanken kann:

1. 1. bis 6. Woche p. o. – Bewegungsstabilität
2. 7. bis 12. Woche p. o. – Belastungsstabilität
3. 13. bis 16. Woche p. o. – Trainingsstabilität

Biomechanische Voraussetzungen

Eine ständige Verbesserung der Implantatgeometrie und -metallurgie sorgen heutzutage für eine gute „Steifigkeit“ der AO-Osteosynthesenmaterialien, sodass biomechanisch eine relativ gute Belastbarkeit bei operativen Verfahren des verletzten Oberschenkels resultiert.

Funktioneller Status

Der funktionelle Status entspricht dem prätraumatischen Zustand, da es sich bei der Verletzung um ein akutes Ereignis handelt. Damit sind/waren Betroffene bis zum Verletzungsereignis aktiv. Trifft es ältere Personen, die insgesamt inaktiver sind, gilt es dieses zu berücksichtigen.

Für alle Bereiche ➤ Kap. 19.4.

Sekundärerkrankungen

➤ Kap. 19.4

Hinweise zu Aktivität, Partizipation und Kontextfaktoren

➤ Kap. 19.4

Kontraindikationen

Scherbelastungen sind in der (Trainings-)Therapie einige Wochen lang nahezu gar nicht möglich und daher zu unterlassen. Es handelt sich hier um eine *absolute Kontraindikation.*

Nach ostheosynthetisch versorgten Frakturen sind bis zur Konsolidierung der Fraktur distale Widerstände kontraindiziert. Trainingsbelastungen für die Muskulatur können in diesem Falle nur durch axiale Krafteinwirkungen, z. B. im mehrgelenkigen System, im Rahmen der ärztlich erlaubten Belastungsgrenze erfolgen.

Besondere Vorsicht ist bei der Anwendung von Physikalischer Therapie gegeben: Ultraschallbehandlungen sind kontraindiziert, Elektrotherapie darf nur in Form von interferenten Strömen angewendet werden.

Therapeutische Konsequenz

➤ Kap. 19.4

Phase 1 + 2 Entzündungsphase, Proliferationsphase

Die Trainingstherapie nach einer operativ versorgten Oberschenkelfraktur kann sich direkt an die postoperative Nachbehandlung anschließen; bei konservativer Versorgung ab Belastungsfreigabe.

- Bei geringer allgemeiner und spezieller Belastbarkeit empfiehlt es sich, die Zeit vor der Rehabilitation durch eine intensive physiotherapeutische Behandlung zu überbrücken, um den Bereich des konkreten muskulären Aufbautrainings voll ausschöpfen zu können.
- Physiotherapie (➤ Kap. 10)
  - Lymphdrainage
  - Manuelle Therapie
  - Thermoanwendungen
- Medikamentation zur Schmerzbehandlung
- Zu Beginn der Therapie wird – soweit möglich – zunächst der Funktions- und Fähigkeitsstatus erhoben (➤ Kap. 11), welcher im Verlauf der Therapie durch Bestimmung der Ausdauerleistungsfähigkeit auf dem Fahrradergometer erweitert werden kann (➤ Kap. 11.3). Diese und die isokinetische Kraftmessung können in der Regel ab der 2. Phase (Proliferationsphase) durchgeführt werden (➤ Kap. 11.6.2). Zu Beginn bietet sich eine isometrische, später auch eine dynamisch-konzentrische Messung an.
- In der Regel ist eine Teilbelastung bis 20 kg erlaubt.
- Zu Therapiebeginn gilt es, zunächst die bestehenden postoperativen Beschwerden wie Schmerzen und Schwellungen mit Physiotherapie und Physikalischer Therapie zu behandeln (s. o. Kontraindikationen).
- Ein sehr wichtiger Therapieinhalt ist das Erlernen des sicheren Umgangs mit den Unterarmgehstützen und die Entwicklung der Gangsicherheit im 4-Punkt-Gang (➤ Kap. 7.5).
- Die Verbesserung der lokalen und allgemeinen Durchblutung erfolgt in dieser Phase durch leichte Anspannungsübungen für den gesamten Körper und durch die Belastung auf dem Oberarmergometer. Die Aquatherapie darf erst nach abgeschlossener oberflächlicher Wundheilung eingesetzt werden (➤ Kap. 9.1.2).
- Postoperativ muss besonders die Innervations- und Fazilitationsfähigkeit des M. quadriceps femoris wieder erlernt werden. Übungen für die gesamte kinetische Kette sowie für einzelne Muskeln, z. B. den M. vastus medialis und den M. vastus lateralis, sind in diesem Zusammenhang besonders wichtig.
- Die Verbesserung der Wahrnehmung und Sensorik ist infolge von Umstellungsosteotomien von besonderer Bedeutung, da sich die gesamte Statik des Beines verändert hat.
- Ein erstes mehrgelenkiges Beinachsentraining kann sehr gut auch isokinetisch im mehrgelenkigen System ergänzt werden (ÜK 32).

MERKE

Übungen zur Verbesserung der Propriozeption und Sensorik (sensomotorisches Training) müssen mit zunehmender Belastung weiter gesteigert werden. Übungen zur Verbesserung der Gleichgewichtsfähigkeit werden zunächst noch in sicherer Ausgangsstellung durchgeführt – dafür eignet sich das Wasser sehr gut (➤ Kap. 6.2.3, ➤ Kap. 9.2.5).

- Die Wiedererlangung der aktiven und passiven Beweglichkeit in allen Gelenken der unteren Extremität einschließlich der muskulären Stabilität stellen Schwerpunkte der Therapie dar. Die passive Mobilisation kann dosiert auch mit manualtherapeutischen Techniken durchgeführt werden. Apparativ bietet sich hier auch die Isokinetik-Anlage zunächst zur passiven Mobilisation im mehrgelenkigen System an (➤ Kap. 5.8). Die Gelenkbeweglichkeit kann im Verlauf der Therapie weiter intensiviert werden. Es ist abzuklären, inwieweit die Osteosynthese für die noch bestehenden Bewegungseinschränkungen verantwortlich ist. Über dieses Maß hinaus darf in keinem Falle mobilisiert werden.
- Das Ausdauertraining kann in dieser Phase nur durch das Oberarmergometer eingeleitet werden.
- Nach weitestgehend abgeschlossener oberflächlicher Wundheilung können viele der allgemeinen und speziellen Fähigkeiten auch im Wasser geübt werden. Durch den hydrostatischen Druck werden noch bestehende Schwellungen positiv beeinflusst (➤ Kap. 9.1.1).
- Die Gangschulung kann zu diesem Zeitpunkt im Wasser unter Teilaufhebung des Körpergewichtes durchgeführt werden (Erler et al. 2001). Einfache Gangübungen – oder einfach nur Gehen – ist sinnvoller als komplexe Bewegungsaufgaben. Da das Training im Wasser meistens in Gruppenform stattfindet, können die dadurch möglichen positiven psychosozialen Effekte ausgenutzt werden (➤ Kap. 9.2.7).
- Die Gangschulung wird im 3-Punkt-Gang durchgeführt (➤ Kap. 7.5). Die Gangsicherheit wird weiter verstärkt. Die Bewältigung des Alltags mit den Stützen muss thematisiert werden.
- Zur Verbesserung der muskulären Leistungsfähigkeit der verletzten Extremität wird die Intensität insoweit gesteigert, dass Belastungen im Kraftausdauerbereich möglich sind (Stufe 2, Fünf-Stufen-Modell, ➤ Kap. 5.3). Hierzu bietet sich das isokinetische Training aufgrund der sicheren Ausgangsstellung und der guten Trainingssteuerung besonders an (➤ Kap. 5.8).
- Trainingsbelastungen im mehrgelenkigen System können über eine Körperwaage kontrolliert werden. Beim Training im eingelenkigen System müssen die Widerstände möglichst proximal am Gelenk gesetzt werden, um keine zu großen Scherkräfte auf die Osteosynthese auszuüben (➤ Kap. 5.4.1).

Phase 3 Reorganisationsphase

- Auch in dieser Phase wird noch die Mobilisation der beteiligten Gelenkstrukturen nötig sein. Nicht zu vergessen sind dabei die rotatorischen Komponenten des Kniegelenks in gebeugter Stellung.
- Das sensomotorische Training wird entsprechend der individuellen Zielsetzung intensiviert (➤ Kap. 6.2.3). Hierzu bietet sich

in dieser Phase der Rehabilitation besonders auch das Wasser an (➤ Kap. 9.2.4, ➤ 9.2.5).
- Das Krafttraining wird bis zum Ausgleich von bestehenden muskulären Atrophien als Muskelaufbautraining durchgeführt (➤ Kap. 5.3).
- Individuelle berufs- und sportartspezifische Belastungen werden situationsbezogen in Teilbewegungen in sicheren Ausgangsstellungen geübt (➤ Kap. 6.2.3, ➤ Kap. 9.2.5).
- Die Entlassung des Patienten aus der Therapie mit den anschließenden Beanspruchungen in Alltag, Beruf und Sport rückt in dieser Phase in den Mittelpunkt der Therapie. Daher wird hier auch häufig eine Erhebung des Aktivitätsstatus durchgeführt (➤ Kap. 11.4.2, ➤ Kap. 11.5). Situationsabhängige Beanspruchungen in Form konkreter beruflicher Haltungen und Bewegungen sowie situationsunabhängige Beanspruchungen aus unerwarteten Situationen heraus müssen geübt werden. Die jeweiligen berufs- und sportartspezifischen Belastungen werden nun auch in situationsunabhängigen Komplexbewegungen geübt. Die Kombination von Zugsystemen und freien Übungssituationen eignet sich hierzu am besten (➤ Kap. 5.7). Die jeweilige Lebenssituation des Patienten ist hier therapieleitend.
- ➤ Kap. 19.4

Prävention/Sekundärprävention

Ein sensomotorisches Training für die Hüft- und Kniegelenksstabilität sollte dauerhaft als prophylaktische Maßnahme begleitend in sport- oder alltagsspezifische Trainingsprogramme integriert werden (➤ Kap. 6.2.3, ➤ Kap. 6.2.9, ➤ Kap. 19.1).

19.6 Therapierichtlinien bei Quadrizeps- und Patellasehnenrupturen

Der im Folgenden dargestellte Leitfaden umfasst die Behandlung bei:
- Quadrizepssehnenruptur
- Patellasehnenruptur

Rupturen der Quadrizeps- und Patellasehne sind seltene, aber schwerwiegende Verletzungen. Sie führen zu einem erheblichen Funktionsdefizit der Kniegelenksstreckung, sodass schon das normale Gehen und Stehen oft unmöglich ist.

Bei einem Riss der Quadrizepssehne ist die Sehne zwischen Oberschenkelstreckmuskulatur und Patella betroffen; bei der Patellasehnenruptur die Sehne zwischen Patella und Tibia (Tuberositas tibiae).

Beide Verletzungen lassen sich sehr gut unterscheiden. Die Verletzungen sind sicher durch sonographische Untersuchungen verifizierbar; die Sonographie ist also Mittel der Wahl zur Bestätigung der klinischen Verdachtsdiagnose.

Ein kompletter *Riss der Quadrizepssehne* lässt sich oft schon ohne apparativen Aufwand klinisch diagnostizieren. Je nach Rupturausmaß liegen folgende Kennzeichen vor:
- Kraftminderung des Kniegelenkstreckers
- Gang- und Standunsicherheit
- Bei kompletten oder ausgeprägten Rissen kann die Gehfähigkeit aufgehoben sein
- Direkt nach der Verletzung ist eine suprapatellare Delle sicht- und tastbar, die allerdings aufgrund von Einblutungen nicht immer gut erkennbar ist
- Klinisch und röntgenologisch kann ein relativer Patellatiefstand mit oft ventraler Kippung nachgewiesen werden

Die *Patellasehnenruptur* ist ebenfalls schon ohne apparativen Aufwand erkennbar und oft gekennzeichnet durch:
- Ausgeprägte Aufhebung der aktiven Kniegelenksstreckung
- Vollkommene Belastungsunfähigkeit
- Eine Delle im Sehnenverlauf ist charakteristisch und oft gut tastbar
- Es zeigt sich klinisch und röntgenologisch ein Patellahochstand

Klinisch imponieren bei den Sehnenverletzungen weniger starke Schmerzen als vielmehr der sofortige Funktions- und Kraftverlust. Zusätzlich sind die Verletzungen von Schwellungen und Blutergüssen gekennzeichnet.

Die Beschreibung der Krankheitsbilder sind auch der weiterführenden Literatur zu entnehmen (Diemer et al. 2017, ✚ Kapitel 11.4.1).

Versorgung

Konservativ

Die konservative, nicht operative Versorgung bzw. Nachbehandlung aller Sehnenrisse am Kniegelenk sind nur bei geringfügigen Teileinrissen, also unvollständigen Rupturen indiziert und spielen in der eigentlichen Versorgung nach „State of the Art" keine Rolle, so dass sie vernachlässigt werden können. Die Therapie besteht dann aus einer mindestens sechswöchigen Ruhigstellung mit Entlastung und Beugelimitierung (Orthese, Hülsenapparat).

Die Entscheidung zu einem konservativen Vorgehen fällt meist bei Patienten, bei denen durch eine operative Vorgehensweise eine vitale oder andere schwerwiegende Bedrohung im Raum steht. In den Fällen einer solchen notwendigen konservativen Vorgehensweise wird auf ➤ Kap. 13.2 verwiesen.

Operativ

Die zu erzielenden Behandlungsergebnisse der operativen Verfahren sind meist sehr gut.
- Die operative Versorgung selbst geschieht in aller Regel mit einer transossären Refixation der Sehne an der Kniescheibe.
  - Für die Patellasehne wird meist eine Augmentation mit einer Rahmencerclage durchgeführt;
  - bei Quadrizepssehnenrissen wird meist eine PDS-Kordel zum Einsatz gebracht.
- In beiden Fällen wird die Sehne also knöchern refixiert (Grim et al. 2010).

19

- Das Kniegelenk wird postoperativ für sechs Wochen in einer Schiene entlastet und beugelimitiert.

Biomechanische Voraussetzungen

Bei Rekonstruktionen von chronischen Defekten kann die Defektstrecke für eine konventionelle, operative Verschlusstechnik zu lang sein. In einem solchen Fall kann der Defekt mit einer (autogenen) Sehnenplastik in Form einer Umkehrplastik versorgt werden.

Die chronischen Defekte gehen neben systemischen Vorerkrankungen (Adipositas, Gicht, rheumatische Erkrankungen u. a.) oft mit einer langjährigen systemischen Glukokortikoidtherapie und Anabolikamissbrauch im Sport einher. Letztere führt die Literatur als systemische Ursachen an (Dobbs et al. 2005).

Funktioneller Status

Der funktionelle Status ist davon abhängig, ob vor der Akutverletzung bereits chronisch-degenerativ bedingte Probleme bestanden haben. In diesem Fall war die Belastbarkeit schon vorher länger reduziert und es liegen entsprechende Kraft- und Leistungsreduktionen vor. Sollte die Verletzung ohne vorausgegangene Veränderungen, also akut stattgefunden haben, ist der funktionelle Zustand nicht reduziert.

Beweglichkeit/Mobilität

Die Gelenkbeweglichkeit im Kniegelenk ist aufgehoben bzw. erheblich reduziert; dadurch ist die Gesamtmobilität entsprechend eingeschränkt.

Muskuläre Leistungsfähigkeit

Sie ist bei chronisch degenerativ bedingten Vorerkrankungen aufgrund des bestehenden Schonverhaltens deutlich reduziert. Bei der akuten Traumatisierung kommt es zur Entstehung von Inaktivitätsatrophien das gesamten M. quadriceps femoris.

Ausdauerleistungsfähigkeit

Die allgemeine Ausdauerleistungsfähigkeit befindet sich auf dem prätraumatischen Niveau.

Sensomotorik/Koordination/neuromuskuläre Ausgangssituation

Die neuromuskuläre Situation ist durch die sehr lange Immobilisation und Entlastung bei Patellasehnen- und Quadrizepssehnenrupturen besonders kritisch. Es können sich Beeinträchtigungen der Gleichgewichtsfähigkeit, der statischen und dynamischen Stabilität sowie der Bewegungskoordination zeigen (➤ Kap. 5.2.3, ➤ Kap. 6.1.2).

Eine ständige Reizung der Nozizeptoren aufgrund der bestehenden Pathomechanismen haben häufig eine Überhöhung der Sympatikusaktivität zur Folge. Aufgrund der längeren Teilmobilisation können deutlich Probleme in der Wahrnehmung und Sensorik auftreten.

Durch die Zerstörung von Rezeptoren (verletzungs- oder operationsbedingt) kommt es zu einer Beeinträchtigung des afferenten und efferenten Systems (➤ Kap.6.1.2).

Sekundärerkrankungen

➤ Kap. 19.4

Hinweise zu Aktivität, Partizipation und Kontextfaktoren

➤ Kap. 19.4

Kontraindikationen

Eine aktive Kniegelenksstreckung ist postoperativ und bei konservativer Versorgung in den ersten Wochen kontraindiziert! Ein Muskeltraining des M. quadriceps ist nicht möglich.

Therapeutische Konsequenz

Ein wichtiger therapeutischer Schwerpunkt liegt in der Verbesserung der Kraft und Ausdauer der gesamten Beinmuskulatur, sobald die Beanspruchungsfähigkeit dies zulässt.

Die Belastungsdosierung richtet sich nach den Phasen der Wundheilung (➤ Kap. 2.3).

Phase 1 + 2 Entzündungsphase, Proliferationsphase

➤ Kap. 19.5

Phase 3 Reorganisationsphase

➤ Kap. 19.5

Prävention/Sekundärprävention

➤ Kap. 19.5
Es sollte ein dauerhafter Verzicht auf Glukokortikoide und Anabolika stattfinden.

19.7 Therapierichtlinien bei chronisch-degenerativen Kniegelenkserkrankungen und Kniegelenksarthrose

Der im Folgenden dargestellte Leitfaden umfasst die Behandlung degenerativer Kniegelenkserkrankungen.

Die Kniegelenksarthrose (Gonarthrose) ist nach der Hüftgelenksarthrose (➤ Kap 18.1) die zweithäufigste Gelenkarthrose. In der Altersklasse von 35 bis 60 Jahren ist die Kniegelenksarthrose sogar die häufigste.

Die Kniegelenksarthrose betrifft das „eigentliche" Kniegelenk, also das Art. genus oder Tibiofemoralgelenk.

Als chronisch-degenerative Kniegelenkserkrankungen werden hier insbesondere die arthrotisch-pathologischen Veränderungen des Femoropatellargelenks (Kniescheibengelenk) behandelt:

- Chondropathia patellae
- Chondromalacie patellae
- Patellatilt/-luxation

Alle diese Erkrankungen gehen einher mit arthrotischen Gelenkveränderungen, also Knorpelbeeinträchtigungen an Femur oder Tibia. Für allgemeine Ausführungen zur Arthrose ➤ Kap. 12.2.

Am Anfang der Diagnosestellung einer Kniegelenksarthrose steht immer die klinische Untersuchung. Hierbei zeigen sich in Abhängigkeit vom Stadium der Arthrose vielerlei Symptome, meist ein Symptomenkomplex (Syndrom). Im Einzelnen sind zu nennen:

- Schmerzen als Belastungs-, Ruhe- oder (typischer) Anlaufschmerz
- Bewegungseinschränkungen des Gelenkes bis hin zur Steifigkeit
- Schwellung des Gelenkes (evtl. mit Ergussbildung – Reizerguss)
- Entlastungshinken

Eine sichere Diagnose erfolgt über bildgebende Verfahren; hier zeigt das Röntgenbild und auch das MRT (Magnetresonanztomographie) das Ausmaß der Schädigung des Knorpels.

BEACHTE

Die Kniegelenksarthrose wird neben dem klinischen Befund sicher durch die bildgebenden Verfahren Röntgen oder MRT diagnostiziert und stadienspezifisch zuordnungsfähig.

Neben den Stadien sind die Lokalisationsmöglichkeiten der arthrotischen Veränderungen zu beachten. Es kann betroffen sein: Femur, Tibia oder Patella, einzeln, in Kombination oder alle.

- *Kniegelenksarthrose/Gonarthrose* (Tibiofemoralgelenk oder Art. genus): Hier sind die Knorpel- und Knochenflächen des Femurs und des distalen Gelenkpartners, die Tibia, betroffen.
  Die typischen Bewegungseinschränkungen bei Gonarthrose gehen oft mit einem „Streckdefizit" (erworbene Beinlängenverkürzung) einher; auch die Beugung ist meist schmerzhaft reduziert.
- *Chondropathia patellae* und *Chondromalacie patellae*
  Bei beiden Begriffen sind Knorpelschäden gemeint, die stadienmäßig wie Arthrosen gegliedert werden. Der Oberbegriff ist meist die „Chondropathie", also die Erkrankung des Knorpels; die Begriffe werden oft synonym verwendet. Die Chondromalazie ist eine Knorpelerweichung, die auf einer degenerativen Veränderung der Gelenkfläche beruht. Diese degenerativen Veränderungen sind begleitet von Entzündungen des betroffenen Patellafemoralgelenkes (Chondropathie). Die Ursache dieser Erkrankung ist ein Missverhältnis zwischen Belastung und Belastbarkeit des Gelenkes. Die Gründe hierfür können vielfältig sein; meist sind es jedoch sportliche oder beruflich bedingte Überlastungen.
- *Patellatilt*
  Der Patellatilt ist eine anlagebedingte Abweichung der Kniescheibe aus dem femoralen Gleitlager nach außen. Meist sind hierfür eine mangelnde muskuläre Führung (M. vastus medialis) oder frühere Verletzungen der Kniescheibe verantwortlich.
  Diese Lageabweichung wird als Lateralisierung der Patella oder auch Patella(sub)luxation bezeichnet; sie ist immer nach außen gerichtet (Lateralisierung). Die Abweichung der Kniescheibe aus der zentralen Lage des Gleitlagers bei Flexion und Extension führt zu einem vermehrten, kleinflächigeren – und damit viel höheren – Anpressdruck der Kniescheibe ins Gleitlager. Dieser vermehrte Anpressdruck ist letztendlich so hoch, dass er als Folge den Gelenkknorpel schädigt und zu einer Arthrose führt.

Die klinischen Zeichen der Chondropathia patellae, der Chondromalazia patella und des Patellatilt ähneln sich sehr und können identisch sein. Sie sind gekennzeichnet von belastungsabhängigen Schmerzen hinter der Kniescheibe (verstärkte Belastung intensiviert den Schmerz).

Oft werden sogenannte „Krepitationen" bei den Indikationen festgestellt. Es handelt sich hierbei um mehr oder weniger ausgeprägte Gelenkgeräusche hinter der Kniescheibe, die durch die retropatellären Knorpelrauigkeiten verursacht sind.

Die Beschreibung der Krankheitsbilder sind auch der weiterführenden Literatur zu entnehmen (Diemer et al. 2017, Kapitel 11.2.4, 11.5.3, Ebelt-Paprotny et al. 2017, Kapitel 4.4.7, 4.4.14, 4.4.21).

Versorgung

Konservativ

Kniegelenksarthrose

Die konservative Therapie ist die Therapieform der Wahl für alle arthrotischen Erkrankungen (AWMF 2018). Daher kommt den konservativen Vorgehensweisen die Hauptbedeutung zu (➤ Kap. 12.2).

Chondropathie, Chondromalazie und Patellatilt

- Die konservative, nicht operative Versorgung der Chondropathie bzw. Chondromalazie ist die Therapie der Wahl; beim Patellatilt kommt es auf die Klinik und den Abweichungsgrad aus der zentralen Position des Gleitlagers an. Das konservative Vorgehen ist „State of the Art" und sehr häufig erfolgreich.
- In der Akutphase erfolgt neben der Belastungsreduktion meist eine begleitende, medikamentöse Behandlung mit NSAR und physiotherapeutischen/physikalischen Maßnahmen. Diese Therapie bewirkt ein Abklingen bzw. eine Reduktion der durch die

Fehl- oder Überbelastung entwickelten unspezifischen Gelenkentzündung im Femoropatellargelenk.
- Nach Abklingen der akuten Schmerzsymptomatik (oft 1–2 Wochen) kommt der individuell dosierten Trainingstherapie die Hauptrolle zu. Durch ein gezieltes Training insbesondere des M. vastus medialis wird hierbei eine Zentralisierung der Patella im femoralen Gleitlager angestrebt. Die therapeutische Prognose durch die konservative Vorgehensweise ist sehr gut.
- Beim Patellatilt ist der Erfolg der konservativen Vorgehensweise davon abhängig, wie weit die Lateralisierung der Patella durch ein gezieltes Muskeltraining des M. vastus medialis reduziert und eine Zentralisierung der Patella im femoropatellaren Gleitlager erreicht werden kann.

Operativ

Kniegelenksarthrose

„Die Indikation zur Operation ist eine individuelle Entscheidung. Sie muss gemeinsam mit dem Patienten, unter Berücksichtigung aller patienten- und krankheitsspezifischen Faktoren und auf Basis der derzeitigen wissenschaftlichen Erkenntnisse getroffen werden. Diese müssen dem Patienten in einer für ihn verständlichen Art und Weise dargelegt werden, um ihm eine basierte Entscheidung zu ermöglichen. In Abhängigkeit vom Stadium der Erkrankung und dem Leidensdruck des Patienten sollte die Operation erst erwogen werden, wenn die konservative Therapie die Schmerzfreiheit und Beweglichkeit nicht ausreichend wiederherstellen kann“ (AWMF 2018).

Es kann bei den angewandten Operationsverfahren unterschieden werden in:
- Gelenkerhaltende Operationsverfahren
  - Arthroskopische Lavage, Debridement
  - Arthroskopische Meniskuschirurgie
  - Arthroskopische Knorpelersatzverfahren
  - Osteotomien
- Gelenkersetzende Verfahren
  - Unikondyläre Endoprothese
  - Patellofemorale Endoprothese
  - Ungekoppelte oder gekoppelte Totalendoprothese
  - Arthrodese

Im Falle des Gelenkersatzes muss die Indikation besonders kritisch gestellt werden, da die Resektion der Gelenkoberflächen unumkehrbar ist und in Abhängigkeit vom Alter des Patienten nach der Primärimplantation Wechseloperationen notwendig werden können.

Chondropathie, Chondromalazie und Patellatilt

Die operative Versorgung der Chondropathie und der Chondromalazie ist sehr selten notwendig. Sie werden fast ausschließlich bei sehr starken Fehlstellungen der Patella durchgeführt (Patellatilt). Den am häufigsten durchführbaren, operativen Verfahren ist gemeinsam, dass die Patella zentriert ins Femurgleitlager eingestellt wird. Dies kann auf unterschiedlichen operativen Wegen geschehen:
- Spaltung des Retinaculum patellae lateralis, was zu einer verminderten Druckbelastung der Patella (Medialisierung, Zentrierung) führt, oder
- Versetzung des Ansatzes des M. vastus medialis nach distal, was der Kniescheibenlateralisierung entgegenwirkt.
- Auch kann eine komplette Versetzung der Tuberositas tibiae bei ausgeprägten knöchernen Deformitäten in Betracht kommen.

Biomechanische Voraussetzungen

Kniegelenksarthrose

Die biomechanischen Verhältnisse gilt es bei allen durchzuführenden Verfahren exakt abzuklären und zu berücksichtigen. So werden präoperativ sehr detaillierte Planungen anhand bildgebender Verfahren für eine individuelle, biomechanische Versorgung durchgeführt und operativ umgesetzt.

Chondropathie, Chondromalazie und Patellatilt

Die biomechanischen Muskelkraftverhältnisse der Mm. vasti sind für den Therapieerfolg entscheidend. Der M. vastus medialis ist bei den hier in Rede stehenden Indikationen meist zu schwach, sodass der physiologisch (disponiert) mit mehr Typ-1-Fasern ausgestattete M. vastus lateralis durch den höheren Grundtonus eine nach außen (lateral) gerichtete Drehmomentdominanz entwickelt. Dies führt dauerhaft zu einer Dezentrierung der Kniescheibe im Femurgleitlager.

Ein gezieltes Training des M. vastus medialis führt daher meist zu einer dauerhaft beschwerdefreien Funktion.

Funktioneller Status

- Der funktionelle Status ist stadienabhängig
- Bei aktivierten, *akuten Arthrosen* sind alle klassischen Entzündungszeichen deutlich ausgeprägt und der funktionelle Status ist entsprechend schlecht (➤ Kap. 12.1)
- Beeinträchtigungen durch
  - Schmerzen
  - Bewegungseinschränkungen
  - Schwellungen
- Bei den *chronisch-degenerativ* Betroffenen mit stabilen Stadien können noch gute funktionelle Ausgangssituationen bestehen. Allerdings liegt nahezu immer eine reduzierte Belastbarkeit vor, da schon vorher längere Zeit erhebliche Einschränkungen der Belastungen vorliegen und entsprechende Kraft- und Leistungsreduktionen bestehen.

Beweglichkeit/Mobilität

- Die Gelenkbeweglichkeit im Kniegelenk ist in fortgeschrittenen Stadien aufgehoben bzw. erheblich reduziert.
- Die Gesamtmobilität ist entsprechend eingeschränkt.

Muskuläre Leistungsfähigkeit

- Bei chronisch-degenerativ bedingten Vorerkrankungen aufgrund des bestehenden Schonverhaltens deutlich reduziert.
- Bei der akut aktivierten Arthrose kommt es zur Entstehung von Inaktivitätsatrophien des gesamten M. quadriceps femoris sowie der Ischiokruralmuskulatur.

Ausdauerleistungsfähigkeit

- Die allgemeine Ausdauerleistungsfähigkeit befindet sich in der Regel auf sehr unterschiedlichem, individuell beeinflussbarem Niveau. Aktive Menschen wenden sich entsprechenden Sportarten bzw. Bewegungsangeboten zu, die auch mit arthrotisch betroffenen Gelenken gut durchführbar sind (Schwimmen, Oberkörperergometer, Fahrrad usw.).

Sensomotorik/Koordination/neuromuskuläre Ausgangssituation

Die neuromuskuläre Situation ist durch ein längerfristiges Schonverhalten ggf. kritisch. Es können sich Beeinträchtigungen der Gleichgewichtsfähigkeit, der statischen und dynamischen Stabilität sowie der Bewegungskoordination zeigen (➤ Kap. 5.2.3, ➤ Kap. 6.1.2). Eine ständige Reizung der Nozizeptoren aufgrund der bestehenden Pathomechanismen hat häufig eine Überhöhung der Sympatikusaktivität zur Folge. Infolge der längeren Teilimmobilisation können deutlich Probleme in der Wahrnehmung und Sensorik auftreten.

Durch die Zerstörung von Rezeptoren (verletzungs- oder operationsbedingt) kommt es zu einer Beeinträchtigung des afferenten und efferenten Systems (➤ Kap. 6.1.2).

➤ Kap. 12.2

Sekundärerkrankungen

Sekundärerkrankungen können durch muskuläre Dysbalancen zusätzliche, benachbarte Gelenke und andere Strukturen, wie z. B. Nerven, Gefäße und Knorpel (weitere Gelenkbeteiligungen z. B. bei Tibiakopffrakturen) beeinträchtigen. Zusätzlich bestehende systemische Grunderkrankungen sind/gehören zu den Sekundärerkrankungen.

Hinweise zu Aktivität, Partizipation und Kontextfaktoren

➤ Kap. 12.2

Die mit den arthrotischen Veränderungen einhergehenden Aktivitäts- und Partizipationseinschränkungen können individuell und in Abhängigkeit vom Ausmaß der Schädigungen sehr unterschiedlich sein.

Kontraindikationen

Die aktive, frühfunktionelle Behandlung spielt bei postoperativer und bei konservativer Versorgung die Hauptrolle. Ein Training ist lediglich auf kontraindikative Begleiterkrankungen anzupassen. Diese sind nach aktuellen Erkenntnissen nahezu nicht vorhanden.

Therapeutische Konsequenz

Ein wichtiger therapeutischer Schwerpunkt liegt in der Verbesserung der Kraft und Ausdauer der gesamten Beinmuskulatur, sobald die Beanspruchungsfähigkeit dies zulässt.

Die Belastungsdosierung richtet sich nach den Stadien der Arthrose und den Phasen der Wundheilung nach Operationen sowie den Trainingstherapiestadien.

Phase 1 + 2 Entzündungsphase, Proliferationsphase

➤ Kap. 12.2, 19.4

Phase 3 Reorganisationsphase

➤ Kap. 12.2, 19.4

Prävention/Sekundärprävention

Ein sensomotorisches Training für die Kniegelenksstabilität sollte dauerhaft als prophylaktische Maßnahme begleitend in sport- oder alltagsspezifische Trainingsprogramme integriert werden (➤ Kap. 6.2.3, ➤ Kap. 6.2.9). Ein allgemeines Training kann gute präventive Wirkungen zeigen.

19.8 Trainingstherapie bei Verletzungen und Erkrankungen des Kniegelenks

Grundlage eines jeden Therapieplanes ist die Verbesserung der motorischen Grundeigenschaften als Basis für die individuellen und spezifischen Belastungen in Alltag, Beruf und Sport. Abhängig von der jeweiligen Indikation und den individuellen Voraussetzungen empfiehlt es sich in den unterschiedlichen Phasen der Therapie die Inhalte individuell anzupassen, um gesetzte Ziele zu erreichen. Im folgenden Kapitel wird die Umsetzung der Therapie in Bezug auf das Training der Ausdauer, Kraft und Koordination detailliert erläutert.

Besonderheiten des Ausdauertrainings

Allgemeines aerobes Ausdauertraining führt bei allen Patienten zu positiven Anpassungen der Körpersysteme und -strukturen (➤ Kap. 3.4). Es hat auch positive Einflüsse auf das heilende Band- und Sehnengewebe.

Die mögliche trainingsparametrische Steuerung muss folgende Faktoren berücksichtigen:

- Allgemeinzustand
- Schmerzen als relative oder absolute Kontraindikation
- Umfang der Verletzung
- Sportliche Vorerfahrungen
- Trainingszustand
- ggf. weitere Besonderheiten

Zum Beginn des Ausdauertrainings bieten sich die extensiven Methoden in Form der extensiven Intervallmethode (3–8 Min.) und die extensive Dauermethode in niedrigen Intensitätsbereichen an (➤ Kap. 3.3.1). Ziele sind:

- Ökonomisierung der Herzkreislaufarbeit
- Erweiterung der aeroben Kapazität
- Fettstoffwechseltraining
- Regenerationsbeschleunigung
- Stabilisierung des Leistungsniveaus
- Ökonomisierung der Bewegungstechnik

In der therapeutischen Praxis hat es sich bewährt, so früh wie möglich die extensive Dauermethode durchzuführen (➤ Kap. 3.3.1); sie ist auch bei operativen, komplexen Versorgungen heute eigentlich immer durchführbar. Begonnen wird in der Regel mit 10–15 Min. Belastungszeit. Bei normalem Therapieverlauf kann eine rasche kontinuierliche Steigerung (innerhalb von 2 Wochen) auf 20–30 min. vorgenommen werden.

Die Intensität kann sowohl objektiv über die Herzfrequenz als auch subjektiv über die RPE-Skala gesteuert werden (➤ Kap. 1.6.3, ➤ Tab. 1.2, ➤ Kap. 3.3.2).

Bevor mit dem Training begonnen wird, sollte ein Ausdauertest zur Bestimmung der jeweiligen Leistungsfähigkeit und der nachfolgenden Trainingssteuerung durchgeführt werden (➤ Kap. 11.3.3). Als Trainingsgeräte stehen zu Verfügung:

- Oberarmergometer
  - Einsatz eher zu Therapiebeginn, wenn z. B. infolge einer Fraktur der unteren Extremitäten noch keine Belastung des betroffenen Gelenks möglich ist
  - Nachteil ist, dass vornehmlich die lokale Ausdauerkraft der oberen Extremitäten und des oberen Rumpfes trainiert werden. Aus diesem Grund sollte so schnell wie möglich auf das Fahrradergometer umgestiegen werden
- Fahrradergometer
  - Es kann ca. ab der Proliferationsphase bei normalem Heilungsverlauf eingesetzt werden
  - Vorteile:
    - Gute Möglichkeit der Trainingssteuerung
    - Reduzierte Körpergewichtsbelastung auch bei höheren Intensitäten
    - Relativ sichere Ausgangsstellung im Vergleich zu anderen Ausdauergeräten (größere koordinative Beanspruchungen)
- Aquatraining (➤ Kap. 9)
  - Sobald die oberflächliche Wundheilung abgeschlossen ist
  - Vorteile:
    - Relativ sichere Ausgangsstellungen
    - Kann in Gruppentherapie stattfinden (Motivation)
    - Gute Trainingssteuerung
  - Trainingsformen:
    - Verschiedene Techniken des Aquajoggings (großer Alltagsbezug, ➤ Kap. 9.3.2)
    - Verschiedene Schwimmtechniken: beim Kraulbeinschlag nach einer Sprunggelenksdistorsion dürfen anfänglich noch keine endgradigen Bewegungen durchgeführt werden. Beim Brustschwimmen wird ein Trainingseffekt der Evertoren durch die Technik des Beinschlages erreicht
- Stepper, Walker und Crosstrainer
  - Können aufgrund der relativ großen koordinativen Beanspruchung frühestens zum Ende der dritten Therapiephase oder sogar erst in der vierten Therapiephase eingesetzt werden
  - Vorteil:
    - Die gleichzeitige Schulung der dynamischen Stabilisation und der lokalen Kraftausdauerleistungsfähigkeit der Hüftmuskulatur
  - Trainingssteuerung: Steiggeschwindigkeit bzw. die Trittfrequenz
- Laufband:
  - Erst in den letzten Phasen (Proliferationsphase, Übergang Reorganisationsphase) einsetzbar
  - Es werden enorme Ansprüche an die dynamische Stabilisation gestellt
  - Bei allen Verletzungen und Erkrankungen der unteren Extremitäten muss auf evtl. bestehende Instabilitätszeichen geachtet werden, z. B. im Sinne des „medialen Kollaps" (Bizzini 2000). Als Instabilitätszeichen werden gesehen:
    - Aufgeben des inneren Längsgewölbes
    - Mediale Rotation und Abkippung der Tibia und der Femurkondylen
    - Außenrotation, Adduktion oder Abduktion des Beckens im Hüftgelenk
    - Leichte LWS-Skoliosierung (Konkavität zur Standbeinseite)

Besonderheiten des sensomotorischen Trainings

Die Verbesserung von Sensomotorik, Koordinations- und Propriozeptionsfähigkeit ist ein ganz zentraler Schwerpunkt in der Nachbehandlung von Patienten mit Verletzungen und Erkrankungen des Kniegelenkes und des distalen Oberschenkels, da die Stabilität des Kniegelenks entscheidend von der Qualität der über Regulierungsprozesse organisierten Haltungskontrolle und der Gleichgewichtsfähigkeit abhängt (➤ Kap. 6, Fuhrmann et al. 2012).
Umsetzung (➤ Kap. 6):

- Erste Wahrnehmungs- und Propriozeptionsübungen in gesicherter Ausgangstellung können sehr gut mit der Isokinetik-Anlage durchgeführt werden (➤ Kap. 5.8), also mit Dynamometer oder anderen apparativen Systemen, die eine exakte Bewegungskontrolle zulassen – der methodische Aufbau eines sensomotorischen Trainings für die unteren Extremitäten ist ➤ Kap. 6.2, speziell ➤ Kap. 6.2.3 und ➤ Kap. 6.2.9 zu entnehmen.

- Achsengerechte Stellungen der gesamten Extremität und geringe Anspannungen in alle Bewegungsrichtungen sollen anfangs – zum Ende der der Entzündungsphase - im assistiven Modus beispielsweise isokinetisch-konzentrisch und isokinetisch-exzentrisch eingeübt werden (➤ Kap. 5.8).
- Erste belastende Übungen können sehr gut im Wasser in relativ gesicherter Ausgangsstellung durchgeführt werden (➤ Kap. 9.2). Statische und dynamische Stabilisationsübungen sowie erste reaktive Übungen sind so sicher zu erlernen (➤ Kap. 6.2). „An Land" bietet sich zur Sicherheit die Entlastung über die Sprungspinne o. ä. an.
- Zu Beginn des Gleichgewichtstrainings auf instabilen Ebenen sollten die Kippbrettchen oder Therapiekreisel in die bandgefährdeten Bewegungsrichtungen zunächst durch Unterlagerung auf der betroffenen Seite entschärft werden, sodass keine Gefahr für das heilende Bandgewebe besteht.
- Das Trainingsprogramm wird durch vielfältige Bewegungsaufgaben und -anreize erweitert, damit Kompensationen der zerstörten Rezeptoren durch andere Systeme, z. B. die Muskulatur, geschaffen werden können (➤ Kap. 6.2.6).

Besonderheiten des Krafttrainings

Das Krafttraining nach Verletzungen im Bereich des Kniegelenks und des distalen Oberschenkels berücksichtigt folgende Aspekte:

- Ausgleich von bestehenden muskulären Atrophien infolge von Verletzung und Immobilisation
- Positive Einflüsse auf die Festigkeitszunahme des Bandgewebes

Bezüglich der muskulären Kraftqualitäten ist Folgendes zu beachten (➤ Kap. 5):

- Leistungen im Ausdauerkraftbereich (Stufe 2, Fünf-Stufen-Modell, ➤ Kap. 5.3.1) sind für die Bewältigung des täglichen Lebens notwendig und somit fester Bestandteil des rehabilitativen Trainings
- Kraftbelastungen zum Aufbau des Muskelquerschnitts (Stufe 3, Fünf-Stufen-Modell, ➤ Kap. 5.3.1) werden nur bis zum Ausgleich bestehender muskulärer Atrophien durchgeführt, da durch eine darüber hinaus vergrößerte Muskelmasse keine zunehmende Gelenkstabilität zu erwarten ist
- Wichtiger ist in diesem Zusammenhang die Verbesserung der reaktiven Fähigkeiten (➤ Kap. 5.4.3) und schließlich auch der intramuskulären Kraftqualitäten (Stufe 4, Fünf-Stufen-Modell, ➤ Kap. 5.3.1)

Als Trainingsgeräte bieten sich an:

- Alle Sequenztrainingsgeräte (➤ Kap. 5.6)
- Isokinetische (➤ Kap. 5.8), desmodromische und variable Trainingsgeräte
- Zugsysteme (➤ Kap. 5.7)
- Spezielle Sprunggelenkstrainer und Kleingeräte wie Therabänder
- Beintrainer
  - Für ein Training des M. gastrocnemius und des M. soleus kann die Leg-press in sitzender oder liegender Position eingesetzt werden (➤ Kap. 5.6, ➤ Abb. 5.15). Für ein reines Muskeltraining wird die Fußplatte fixiert.
  - Bei zusätzlichem Stabilisationstraining können mobile Konstruktionen gewählt werden, z. B. Kreisel o. ä. Die Neigung der Fußplatte ist der Sprunggelenksbeweglichkeit anzupassen (z. B. ÜK 33).
- Zugsystem/Seilzug (➤ Kap. 5.7)
  - Therapiegerät der Wahl, wenn gleichzeitig sensomotorische und koordinative Beanspruchungen mit geschult werden sollen.
  - Zugsysteme eignen sich zum Training der Sprunggelenksstabilisation bei gleichzeitigem Training mit der kontralateralen Extremität, bei Rumpfübungen oder Übungen der oberen Extremität (z. B. ÜK 43, 27, ➤ Abb. 5.25).
- Isokinetische, desmodromische und/oder variable (apparative) Systeme
  - Analyse der muskulären Leistungsfähigkeit zu Beginn der Therapie (➤ Kap. 11.3.2, ➤ Kap. 11.6.2)
  - Zu beachten sind evtl. nach dem Training auftretende Reaktionen in Form von Schmerz oder Schwellung, was auf eine Überbelastung hinweisen würde
  - Dokumentation jeder Trainingseinheit, um Informationen über den Verlauf der Therapie zu bekommen, hier insbesondere über die Adaptation an Kraftbeanspruchungen
  - Das apparative Training kann in den Phasen 2 (Proliferationsphase) und 3 (Reorganisationsphase) zunehmend bis hin zum Kraftausdauer- (Stufe 2, Fünf-Stufen-Modell) und Hypertrophietraining (Stufe 3, Fünf-Stufen-Modell, ➤ Kap. 5.3) gesteigert werden
  - Besondere Bedeutung kommt bei einer Knieverletzung dem Training der gesamten Oberschenkel- und Unterschenkelmuskulatur zu
  - Beim Training der dorsalen Muskelgruppe ist zu unterscheiden, ob der Trainingsschwerpunkt mehr auf das Training des M. gastrocnemius oder eher auf die ischiokrurale Muskulatur gelegt werden soll

BEACHTE

Für das Training reaktiver Kraftbelastungen empfiehlt sich zu Beginn oft das Wasser aufgrund seiner natürlichen Reduzierung des Köpergewichtes. Alternativ kann auch das Körpergewicht durch eine Sprungspinne oder durch eine Entlastung über einen Klettergurt im Seilzug entlastet werden. In der letzten Phase der Therapie sollte im Rahmen der spezifischen Alltagsschulung auf derartige „Hilfsmittel" verzichtet werden.

19.9 Exemplarischer Rahmentherapieplan nach Verletzungen des Kniegelenkes

Hinsichtlich eines generellen Vorgehens bei Verletzungen des Kniegelenks und des distalen Oberschenkels kann folgender Rahmentherapieplan (➤ Tab. 19.1) zur Anwendung kommen. Die einzelnen Planungen sind individuell auf die jeweiligen Indikationen und die operativen oder konservativen Versorgungsspezifitäten abzustimmen. Die gewählte Vorgehensweise ist eine Gesamtentscheidung unter Abwägung vorliegender „externer Evidenzen“ (möglichst hochwertige Studien und daraus resultierendem Training und Therapievorgehen), dem Vorliegen „interner Evidenzen“ (praktische Erfahrungen) und der Beachtung der Patientenziele (individuelle Wünsche/Zielsetzung).

Tab. 19.1 Rahmentherapieplan bei Verletzungen des Kniegelenks

Ziel	ICF-Orientierung Funktionen/Aktivitäten (Partizipation)	Therapeutische Methode/ Maßnahme	Inhalte (Realisierung)
1. Entzündungsphase			
• Informationen über die Wundverhältnisse sowie Funktions- und Fähigkeitsstatus erfassen	• Strukturschäden und Funktionen/Aktivitäten (pathophysiologischer Ansatz)	• Inspektion	• Wunde, Schwellung u. a. • ➤ Kap. 10.2.1, ➤ Kap. 11.1.2
		• Palpation	• Wärme, Druckschmerz u. a. • ➤ Kap. 10.2.1, ➤ Kap. 11.1.2
		• Flexibilitätserfassung/Gelenkbeweglichkeit • Funktions- und Fähigkeitsuntersuchungen (➤ Kap. 11.3.)	• Methoden der Manuellen Therapie (➤ Kap. 10.5) • Neutral-Null-Methode (➤ Kap. 11.2.3) • Seitenvergleich • (CAVE! Je nach Einzelindikationen können unterschiedliche Bewegungslimitationen gegeben sein)
		• Ganganalyse (Teilbelastung bis Vollbelastung, ➤ Kap. 7.3, ➤ Kap. 7.4, ➤ Kap. 7.5, ➤ Kap. 11.4.4), evtl. Gangschule (Vierpunktgang, Dreipunktgang, ➤ Kap. 7.5)	• Kinematische Analyse (➤ Kap. 11.6.5)/ Visuelle Kontrolle/Belastungswahrnehmung (➤ Kap. 6.2.5)
		• Motorische Leistungsdiagnostik (➤ Kap. 11)	• Ausdauer: - WHO-Test, IPN-Test, PWC-Test o. a. (➤ Kap. 11.3.3) (für untere Extremitäten noch nicht immer durchführbar; Oberkörperergometrie kann stattfinden)
			• Kraft: - Isokinetisches Testverfahren (➤ Kap. 11.6.2), statische Krafttests (➤ Kap. 11.6.1), manuelle Techniken (➤ Kap. 11.3.2, Kraftgrad nach Janda 1–5)
			• Koordination/Sensomotorik: Gleichgewichtstest (➤ Kap. 11.4)
Maßnahmen bei traumatischen/postoperativen Störungen			
• Schmerzreduktion • Abschwellung und Stoffwechselförderung • Muskeltonusregulierung	• Strukturschadensbeseitigung (Wundheilung, Abschwellung, Narbenbildung) • Funktions- und Aktivitätssteigerung • (Pathophysiologischer und salutogenetischer Ansatz)	• Thermoanwendungen	• Wärme und Kälte: Hot Ice, Fango u. a., ➤ Kap. 10.6
		• Abschwellende Maßnahmen	• Lagerung (immer wieder hoch lagern der betroffenen Extremität) • Kompressionsstrumpfversorgung (bei Bedarf) • Lymphdrainage (bei Bedarf), ableitende (sanfte) Massage (➤ Kap. 10.6)
		• Narben-/Wundbehandlung/ Weichteilbehandlungen	• Manuelle Therapie (➤ Kap. 10.5) • Friktionen (Cyriax) (➤ Kap. 10.6)
		• Elektrotherapie	• Interferenz (mittlere bis hohe Frequenzen, ➤ Kap. 10.6), EMS zur Reduktion von Atrophie (➤ Kap. 5.4.8)
		• Gelenkmobilisation	• Manuelle Therapie zur Verbesserung der Gelenkkinematik (Ventralgleiten/Dorsalgleiten und Dorsalrollen/ Ventralrollen, je nach Bandverletzung!), dosierte Traktion mit passivem Durchbewegen (➤ Kap. 10.5)

Tab. 19.1 Rahmentherapieplan bei Verletzungen des Kniegelenks (*Forts.*)

Ziel	ICF-Orientierung Funktionen/Aktivitäten (Partizipation)	Therapeutische Methode/ Maßnahme	Inhalte (Realisierung)
• Förderung der allgemeinen und lokalen Trophik/ Durchblutung • (Metabolismus/Stoffwechsel; Wundheilung)	• Funktions- und Aktivitätsnormalisierung	• Ergometrie (Fahrrad mit höhenverstellbaren Pedalen bei Flexibilitätsdefiziten; Oberarmergometer)	• Niedrige Intensität, subjektiv niedrige Intensitätseinschätzung (➤ Kap. 1.6.3, ➤ Tab 1.2, ➤ Kap. 3.3.2)
		• Anspannungsübungen („Isometrie")	• Intensität orientiert sich an den individuellen Möglichkeiten (➤ Kap. 5.4.2)
		• Bewegungstherapie im Wasser (Aquatherapie, ➤ Kap. 9)	• Nach oberflächlich abgeschlossener Wundheilung (Narben, Klammern sind entfernt; ➤ Kap. 9) • Kompression und Auftrieb des Wassers wird genutzt (➤ Kap. 9)
Wiederherstellung physiologischer Funktionen und Aktivitäten **Bemerkung:** Je nach der jeweiligen Einzelindikation und operativen Vorgehensweise sind unterschiedliche „red flags" und „yellow flags" (absolute und relative Kontraindikationen) zu beachten. Die „Besonderheiten" sind dem jeweiligen Einzelkapitel zu entnehmen.			
• Verbesserung der motorischen Hauptbeanspruchungsformen • Vorbereitung bradytropher Strukturen (z. B. Gelenkknorpel oder einer autologen Bandplastik) auf intensivere Beanspruchungen	• Wiedererlangung einer normalen Gelenksfunktion (Arthrokinematik) • Normalisierung des Aktivitätsstatus (alle motorischen Hauptbeanspruchungsformen) • Förderung der Teilhabe an Alltag und Beruf	• Förderung der Sensomotorik, Propriozeption, Kinästhetik, Dynamik und Wahrnehmung in der betroffenen Region (➤ Kap. 6) • Förderung der muskulären Ansteuerungsfähigkeit (Stufe 1 und 2, Fünf-Stufen-Modell, ➤ Kap. 5.3.1)	• ➤ Kap. 6.2.3, labile Untergründe (z. B. Weichboden, Airexmatte, ➤ Kap. 6.2.6, ➤ Tab. 6.5) z. B. auch ÜK 33, 8, 9, 40–43 • z. B. EMG kontrolliertes Training (➤ Kap. 11.6.6., M. quadriceps, Ischiokruralmuskulatur, M. gastrocnemius u. a.) • Kurzer Fuß nach Janda (➤ Kap 6.2.3) • Aktive Anspannungsübungen/statisches Training/ Isometrie (➤ Kap. 5.4.2, z. B. ÜK 10, 13 und Variationen) • Übungen auf labilen Untergründen, Gerätetraining (z. B. ÜK 33, 40, 42, 43)
		• Verbesserung der Kraftausdauer mit metabolischen Adaptionen in der betroffenen Region bzw. beanspruchten Muskultur der betroffenen Region (z-B. Kreatinphosphate, Glykogenspeicher) • (Stufe 2, Fünf-Stufen-Modell, ➤ Kap. 5.3.1) mit und ohne Geräte	• Funktionsstemme (➤ Abb. 5.15, ➤ Kap. 5.6.3), Knieextension (➤ Abb. 5.14, ➤ Kap. 5.6.3, ÜK 15, 16) (bei vorderen Kreuzbandverletzungen evtl. mit „Antishearpad", oder aber Fixation/Widerstand im proximalen Drittel des Unterschenkels) • Knieflexion (➤ Abb. 5.13, ➤ Kap. 5.6.3); Hüft- und Sprunggelenksmuskulatur (➤ Abb. 5.11, ➤ Kap. 5.6.3, ÜK 17, 18, 19, 25–28); Trainings- und Übungsgeräte mit der Möglichkeit einer großen Bewegungskontrolle (Groß- und Kleingeräte) • Isokinetik (z. B. ÜK 32, ➤ Kap. 5.8)
		• Physiotherapie (➤ Kap. 10)	• Übungen mit Fokus auf die betroffene Extremität und das Kniegelenk, PNF, thermotherapeutische, begleitende Maßnahmen der aktiven Therapie (➤ Kap. 10.6), Biofeedbacktraining • Manuelle Therapie für Gelenk und Weichteile (➤ Kap. 10.5)
		• Wiederherstellung der Flexibilität, Verbesserung der Gelenksbeweglichkeit (➤ Kap. 5.5)	• Knieschiene im empfohlenen Bewegungssektor • Dehnübungen (ÜK 1, 2, 4, 5, 6), Isokinetik (z. B. ÜK 32 – gelenkspezifisch umgesetzt) • Mobilisation im eingelenkigen und mehrgelenkigen apparativen System (z. B. Abb. 5.14, 5.15)
		• Therapie im Wasser (➤ Kap. 9)	• Aquatherapie (➤ Kap. 9)

Tab. 19.1 Rahmentherapieplan bei Verletzungen des Kniegelenks (*Forts.*)

Ziel	ICF-Orientierung Funktionen/Aktivitäten (Partizipation)	Therapeutische Methode/ Maßnahme	Inhalte (Realisierung)
2. Proliferationsphase			
• Verbesserung/Vergrößerung des Muskelvolumens der atrophierten bzw. hypotrophen Muskulatur, morphologische Muskeladaption (Hypertrophie und Hyperplasie) • Verbesserung/Normalisierung der Kraftfähigkeit (Kraftausdauer) • Intermuskuläre Koordinationsverbesserung	• Körperfunktion: Entwicklung funktioneller, alltäglicher Kraftqualitäten, Beseitigung evtl. vorhandener Funktionsbeeinträchtigungen • Sportfähigkeit vorbereiten • Partizipation: Wiedererlangung der Selbstständigkeit in Alltag und Beruf (volle Teilhabe)	• Kraftausdauer oder/und Hypertrophie (Stufe 2 bis 3, Fünf-Stufen-Modell, ➤ Kap. 5.3.1)	• Training in mehrgelenkigen Systemen (➤ Kap. 5.4.1) für die untere Extremität (evtl. mit Flossing, ➤ Kap. 5.4.6) • Funktionsstemme, (➤ Abb. 5.15, ➤ Kap. 5.6.3, ÜK 32)
			• Training in eingelenkigen Systemen (➤ Kap. 5.4.1) zur gezielten Inanspruchnahme von minderaktiver/inaktiver Muskulatur (evtl. mit Flossing, ➤ Kap. 5.4.6) • Sequenztrainingsgeräte ➤ Kap. 5.6.3, Beinstrecker und -beuger (➤ Abb. 5.13, ➤ Abb. 5.14), Hüftstrecker (➤ Abb. 5.11) • Hüftabduktion und –adduktion (ÜK 22–28)
			• Isokinetik und/oder desmodromische Trainingsgeräte; Konzentrische und exzentrische Belastung an physiologische, gelenkspezifische Balancen anpassen (z. B. Kniegelenk Extension/Flexion, ➤ Kap. 11.6.2, ➤ Tab. 11.13)
		• Sensomotorisches Training (➤ Kap. 6)	• Schulung der statischen und dynamischen Balance, Übergang zur Schulung der Gleichgewichtsreaktionen (➤ Kap. 6.2.9, ➤ Tab. 6.5) • Kippbretter (ÜK 40), labile Untergründe (ÜK 41–43), Posturomed u. a. (➤ Kap. 6.2.9) (volles Körpergewicht, wenn schmerzfrei)
		• Intermuskuläre Koordinationsverbesserungen (Stufe 2 bis 3, Fünf-Stufen-Modell, ➤ Kap. 5.3.1)	• Funktionelles Training (➤ Kap. 6.2.6), Seilzugübungen u. a. • z. B. ÜK 19, 20, 21, 30, 31 und 43
		• Gang- und Laufschule (➤ Kap. 7)	• Laufband, Laufbahn, Terraintraining (➤ Kap. 7.7)
Wiederherstellung/Verbesserung/Stabilisierung der allgemeinen motorischen Leistungsfähigkeit und Belastbarkeit			
• Wiederherstellung/Verbesserung/Stabilisierung der allgemeinen motorischen Leistungsfähigkeit und Belastbarkeit	• Körperfunktionen: Allgemeine muskuläre Kraftleistungsfähigkeit • Volle Aktivitäts- und Funktionsfähigkeit der betroffenen Strukturen • Zum Ende der Proliferationsphase: - Volle Teilhabefähigkeit - Individuelle Berufsfähigkeit - Individuelle Sportfähigkeit - Möglichkeit zur Durchführung von situationsabhängigen und unabhängigen Alltags-, Berufs- und Sportbeanspruchungen (Alltag und Freizeit), (z. B. „return to sports")	• Allgemeines und spezielles Ausdauertraining (➤ Kap. 3)	• Ergometertraining (Ein Ausdauertraining fördert sowohl die Wundheilung als auch die Regeneration in betroffenen Strukturen) • Fahrrad, Oberkörperergometer, Rudergerät, Stepper u. a. (➤ Kap. 3.3.1, ➤ Kap. 3.3.2)

Tab. 19.1 Rahmentherapieplan bei Verletzungen des Kniegelenks (*Forts.*)

Ziel	ICF-Orientierung Funktionen/Aktivitäten (Partizipation)	Therapeutische Methode/ Maßnahme	Inhalte (Realisierung)
		• Flexibilitätstraining, Dehnübungen (➤ Kap. 5.5)	• Dehnübungen: Obere Extremitäten, untere Extremitäten und Rumpf • Aktives und passives Dehnen – statisch, dynamisch (➤ Kap. 5.5, ÜK 1 bis 6, 44, 82, 83) • Insbesondere M. quadriceps (alle Köpfe, also auch M. rectus femoris), M. semitendinosus und semimembranosus (CAVE bei Kreuzbandplastik Entnahmestelle beachten; bei Seitenbandverletzungen Spannung des verletzten Bandes unbedingt beachten)
		• Krafttraining einschließlich Kraftqualitäten (allgemeine funktionelle Kraftqualitäten, ➤ Kap. 5.3)	• Krafttraining mit/und ohne Geräte • Sequenztraining (➤ Kap. 5.6), Seilzug (➤ Kap. 5.7), Kettlebells, Lang- und Kurzhanteln, Sling Training (➤ Kap. 6.2.8), EMS (➤ Kap. 5.4.8); ÜK 34–39 u.v.m.
		• Sensomotorisches Training (auch schon alltags- und sportspezifisch, ➤ Kap. 6)	• Koordinationsfähigkeit hinsichtlich der Gesamtkörperkoordination (Gleichgewicht und Balance) und der Geschicklichkeit (Koordination von Körperteilen zueinander) trainieren (➤ Kap. 6.2, ➤ Tab. 6.5) • Stabile und instabile Untergründe/Übungssituationen (ÜK 33, 40) • visuell kontrolliert oder ohne visuelle Kontrolle (➤ Kap. 6.2)
		• Stabilisierung des Therapieerfolges	• Allgemeines und spezielles Training auf die individuelle Zielsetzung hin ausgerichtet
		• Heimtrainingsprogramm	• Alle motorischen Beanspruchungsformen mit und/oder ohne Zusatzlasten
		• Vermittlung von Wissen/Kenntnis – auch zur Prävention	• Literatur, Internetseiten u.a. zu Alltagsbewältigung, Beruf usw.
3. Organisationsphase/Remodulierung			
• Kenntnis über Funktions- und Fähigkeitsstatus	• Sport-, Alltags- und Berufsteilhabefähigkeit	• Motorische Leistungsdiagnostik (➤ Kap. 11)	• Ausdauertestverfahren (➤ Kap. 11.3.3): - Pulsgesteuert: IPN, PWC, WHO Verfahren - Metabolisch: Laktattest - Atemgasanalytisch: Spirometrie
			• Krafttestverfahren (➤ Kap. 11.3.2, ➤ Kap. 11.6.1, ➤ Kap. 11.6.2): - statische Messverfahren - isokinetische Verfahren (Maximalkraft und Kraftausdauer) - desmodromische Testverfahren - dynamische Testverfahren (1 RM-Test oder RM-Testverfahren) an Sequenztrainingsgeräten
			• Flexibilitätstests (➤ Kap. 11.2.3, ➤ Kap. 11.3.1): - Neutral-Null-Methode
			• Koordinationstests (➤ Kap. 11.4): - Gleichgewichtstests u.a., sport- und/oder alltagsspezifische, sportmotorische Testverfahren

Tab. 19.1 Rahmentherapieplan bei Verletzungen des Kniegelenks (*Forts.*)

Ziel	ICF-Orientierung Funktionen/Aktivitäten (Partizipation)	Therapeutische Methode/ Maßnahme	Inhalte (Realisierung)
Evtl. (falls vorhanden) noch Behandlung posttraumatischer/postoperativer Störungen			
• Schmerzfreiheit/Schmerzarmut • Reduktion letzter Schwellzustände • Stoffwechsel/Durchblutungsförderung	• Beseitigung/Reduktion letzter pathophysiologischer Funktionsstörungen • Salutogenetische Verbesserung aller Aktivitäts-, Funktions- und Teilhabeprozesse bis hin zur vollen Arbeits- und Sportfähigkeit • Am Ende dieser Phase ist die Aktivität, Funktion und Teilhabe nicht mehr eingeschränkt; es besteht volle Arbeits- und Sportfähigkeit	• Physikalische Maßnahmen (➤ Kap. 10.6)	• Elektrotherapie, Thermoanwendungen (Kälte oder Wärme, ➤ Kap. 10.6),
		• Physiotherapie (➤ Kap. 10)	• Lymphdrainage, ableitende Massage, Manuelle Therapie (Weichteiltechniken, Deep Friktion u. a., ➤ Kap. 10.6)
		• Sporttherapie	• Aquatherapie (➤ Kap. 9), Flossing (➤ Kap. 5.4.6)
Wiederherstellung physiologischer Funktionen			
• Verbesserung der Koordination • Verbesserung aller benötigten Kraftqualitäten und Kraftkategorien • Verbesserung der Ausdauer • Schnelligkeitsverbesserung (Reaktivkraft, Startkraft, Maximalkraft) • Flexibilitätserhalt, bzw. Verbesserung • Prävention und Verletzungsprophylaxe	• Am Ende dieser Phase steht die Wiedererlangung normaler, individueller Leistungsfähigkeit und Belastbarkeit in Beruf, Alltag und Sport	• Krafttraining aller Kraftkategorien und Kraftqualitäten, die je nach individueller Ausrichtung ausgebildet werden müssen/ sollten (➤ Kap. 5.3)	• Kraftausdauertraining, Hypertrophietraining, Intramuskuläres Koordinationstraining (Stufe 2, 3, 4, Fünf-Stufen-Modell, ➤ Kap. 5.3.1), mit – Isokinetik (➤ Kap. 5.8) – Sequenztraining (➤ Kap. 5.6) – Desmodrom – Plyometrisches Training, Training im Dehnungs-Verkürzungs-Zyklus, (➤ Kap. 5.4.3) (mit und ohne Zusatzlasten, z. B. Tiefsprünge u. a.) – Heavy Slow Resistant Training (➤ Kap. 5.4.4) • s. a. Plan Phase 2/Proliferation
		• Sensomotorisches Training (auch unter Sport- und Alltagsbezug, ➤ Kap. 6.2)	• s. Phase 2, Proliferationsphase • Training auf/mit normalen, individuell zu wählenden Untergründen oder Durchführungsvarianten (➤ Kap. 6.2.7, ➤ 6.2.9)
		• Ausdauertraining (➤ Kap. 3)	• allgemeines und spezifisches Ausdauertraining, wie individuell benötigt
		• Flexibilitätstraining (➤ Kap. 5.5)	• Dehnen (s. Proliferationsphase), alle Dehntechniken sind durchführbar
		• Schnelligkeitstraining	• Trainingsformen zur Entwicklung alltags, sport- und berufsspezifischer Schnelligkeit mit Verbesserungen der Schnellkraft, Explosivkraft, Reaktivkraft usw.
		• Verletzungsprophylaxe und Prävention	• Edukative Maßnahmen (Information), präventives Training, Ausgleichstraining, Heimtrainingsprogramm
		• Abschlussanalysen (➤ Kap. 11)	• Testverfahren zu allen motorischen Haupteigenschaften • sportmotorische Testverfahren • sportartspezifische Testverfahren
Hinsichtlich der inhaltlich-methodischen Gestaltung der Trainingseinheiten können alle spezifischen und unspezifischen Beanspruchungsformen durchgeführt werden. Für einen Wiedereinstieg in den Sport sind multi-/polispezifische Adaptionen genauso wichtig, wie die spezifischen sportbezogenen Adaptionen; daher ist die Zielsetzung eines therapeutischen/rehabilitativen Trainings sehr „breit" anzusetzen.			

Reflexionsfragen

- Welcher Bewegungsrichtung ist in der Behandlung von Seitenbandverletzungen Priorität einzuräumen?
- Warum ist ein sensomotorisches Training in der Trainingstherapie von großer Wichtigkeit?
- Welche Einheilungsphasen eines autologen Transplantates können unterschieden werden?
- Wann und warum würden Sie eingelenkige oder mehrgelenkige Trainingsformen einsetzen?
- Wie differenziert sich die Trainingstherapie bei Meniskusnähten und -transplantaten vom sonstigen Vorgehen in der Nachbehandlung von Meniskusverletzungen?
- Warum führen Patellaresektionen zu einem erheblichen Leistungsdefizit des M. quadriceps?
- Welche Femurfrakturen lassen sich konservativ behandeln?
- Welche Sehnenrupturen am Kniegelenk lassen sich konservativ behandeln?
- Wie lauten die wichtigsten Therapieziele der konservativen Kniegelenksarthrosen?
- Welche Therapieform ist die Therapie der Wahl für alle Arthrosen?

LITERATUR

Akeson WH, Woo SLY, Amiel D, Frank CB (1984). The chemical basis of tissue repair. In: Hunter LY. Funk FJ (Hrsg.). Rehabilitation of the injured knee. St. Louis, Toronto, Princeton: C. V. Mosby company, 93–148

Akeson WH, Frank CB, Amiel D, Woo SLY (1985). Ligament biology and biomechanics. In: Finerman G (Hrsg.). American academy of orthopaedic surgeons – symposium on sports medicine: the knee. St. Louis, Toronto, Princeton: C. V. Mosby company, 113–151

Akeson WH, Amiel D, Woo SLY (1996). Cartilage and ligament: Physiology and repair processes. In: Nicholas JA, Hershman EB (Hrsg.). The lower extremity and spine in sports medicine. St. Louis, Toronto, Princeton: C. V. Mosby company, 3–41

Altmann D (2006). Operativer Standard bei frischen Kreuzbandverletzungen. Trauma Berufskrankh, 8 (2), 150–154

AWMF – Arbeitsgemeinschaft der Wissenschaftlichen Medizinischen Fachgesellschaften e. V. (2018). S2 K-Leitlinie. Gonarthrose

Bandi W (1972). Chondromalacia patellae und femoropatellare Arthrose. Basel, Stuttgart: Schwabe&Co. Verlag

Bandi W (1980). Die retropatellaren Knieschäden. Bern, Stuttgart, Wien: Huber Verlag

Baron R (2006). Diagnostik und Therapie neuropathischer Schmerzen. Deutsches Ärzteblatt 103(41), S. 2720–2730

Baumeister J, Weiß M (2002). Atypische Verläufe ausgesuchter Parameter im isokinetischen Training nach vorderer Kreuzbandplastik. Diskussion neurophysiologischer Uhrsachen. Sportverl Sportschad, 16, 74–79

Bessler J, Beyerlein C (2009). Standfeste Therapie. Mobilisation des Fußes. physiopraxis, 7(6), 30–33

Bizzini M (2000). Sensomotorische Rehabilitation nach Beinverletzungen. Stuttgart: Thieme Verlag

Bös K (1987). Handbuch sportmotorischer Tests. Göttingen, Toronto, Zürich: Hogrefe Verlag

Borg G, Noble J (1974). The perception of physical exertion; in: Wilmore J (ed.). Exercise and sports science reviews. Academic press, New York

Borg G (1971). The perception of physical performance; in: Shepard R. J., Frontiers of fitness. Thomas publishers, Springfield

Brinckmann P, Frobin W, Leivseth G (2000). Orthopädische Biomechanik. Stuttgart: Thieme Verlag

Brokmeier A (1996). Manuelle Therapie, 2. Aufl. Stuttgart: Enke Verlag

Burger C, Prokop A, Andermahr J, Jubel A, Rehm KE (2000).100 Jahre Kreuzbandchirurgie: Die Beantwortung der wichtigsten Fragen in der Literatur der 90er Jahre. Akt Traumatol 30: 73–87.

Burke D, O'Connor D, Zalenski E, Jasty M, Harris W (1991). Micromotion of cemented and uncemented femoral components. J. Bone Joint Surg 73, 33–37

Buskies W (1999). Sanftes Krafttraining. Unter besonderer Berücksichtigung des subjektiven Belastungsempfindens

Ciccotti M et al. (1994). An Electromyographic analysis of the knee during functional activities. Am J Sports Med 22: 651–658

Cram JR, Kasman GS, Hotz I. Introduction to the surface electromyographie. An Aspen Publication. Gaitherburg, Maryland, USA, 1998

Crenshow AH (1992). Campbell's operative Orthopaedics (8th edition). St Louis: Mosby Year Book

Debrunner HJ (1973). Orthopädisches Diagnostikum. Stuttgart, New York: Thieme Verlag

Diemer F, Lowak H, Sutor V. Leitfaden Physiotherapie in der Orthopädie und Traumatologie. 3.A. München: Elsevier, 2017.

Diermann N, Schumacher T, Schanz S et al. (2009). Rotational instability of the knee: internal tibial rotation under a simulated pivot shift test. Arch Orthop Trauma Surg 129:353–358

Dobbs RE et al. (2005). Quadriceps tendon rupture after total knee arthroplasty. Prevalance, complications and outcomes. J. Bone Joint Surg. Am 87(1); 37–45

Ebelt-Paprotny G, Taxhet G, Wappelhorst U (Hrsg.). Leitfaden Physiotherapie. 7.A. München: Elsevier, 2017.

Engelhardt M, Freiwald J, Rittmeister M (2002). Rehabilitation nach vorderer Kreuzbandplastik, Orthopädie, 31: 791–798

Erler K, Anders C, Fehlberg G, Neumann U, Brücker L, Scholle HC (2001). Objektivierung der Ergebnisse einer speziellen Wassertherapie in der stationären Rehabilitation nach Knieendoprothesenimplantation. Z Orthop, 139, 352–358

Escamilla R et al. (1998). Biomechanics of the knee during closed kinetic and open kinetic chain exercises. Med Sci Sports Exercise: 556–569

Feiring D et al. (1996). Single versus multiple joint isokinetic testing with ACL reconstructed patients

Felder H, Deubel G, Merkel M (2000). Ambulante Rehabilitation. Stuttgart, Thieme

Fetz F (1986). Sensomotorisches Gleichgewicht – Erscheinungsformen und Test, Teil I u.II. Leibesübung-Leibeserziehung, 40(5): 107–115 und 132–139

Fick R (1911). Spezielle Gelenk- und Muskelmechanik. In: Bardeleben K (Hrsg.). Handbuch der Anatomie und Mechanik der Gelenke, Bd.2, Teil 3. Stuttgart: Gustav Fischer

Frisch H (1993a). Programmierte Untersuchung des Bewegungsapparats. Heidelberg: Springer

Frisch H (1993b). Programmierte Therapie des Bewegungsapparats. Heidelberg: Springer

Frisch H (2001). Programmierte Untersuchung des Bewegungsapparats. 8. Aufl., Heidelberg: Springer

Fuhrmann RA, Glaser C, Leumann A, Ochman S, Schueller-Weidekamm C (2012). Sprunggelenksinstabilität – Funktionelle Anatomie – Verletzungsmechanismus und Epidemiologie des Kapsel-Band-Apparats am Rückfuß, GOTS-Expertenmeeting, 3–8

Gallaspy JB (1998). Hamstring, Quadriceps and Groin Rehabilitation. In: Andrews JR, Harrelson GL, Wilk KE (Hrsg.). Physical Rehabilitation of the Injured Athlete. Philadelphia: Saunders Company

Glaesener JJ (2007). Elektro- und Ultraschalltherapie. In: Gutenbrunner C, Glaesener JJ (Hrsg.), Rehabilitation, Physikalische Medizin und Naturheilverfahren, S. 73–75, Heidelberg: Springer Medizin Verlag

Gollner E, Kreuzriegler F, Kreuzriegler K (1991). Rehabilitatives Ausdauertraining in Orthopädie und Traumatologie. München: Pflaum Verlag

Grim C, Lorbach O, Engelhardt M (2010). Quadrizeps- und Patellasehnenrupturen. Orthopädie 39; 1127–1134

Gustavsen R, Streek R (1997). Trainingstherapie im Rahmen der Manuellen Medizin. Stuttgart, Thieme, 3. überarbeitete Auflage
Haas HJ, Schmidtbleicher D (2011). Training von Kraft, Ausdauer und Schnelligkeit. In Bant, H, Haas HJ, Ophey M, Steverding M (Hrsg.), Sportphysiotherapie (S.187). Stuttgart: Georg Thieme Verlag
Hinterwimmer S, Engelschalk M, Sauerland S, Eitel F, Mutschler W (2003). Operative vs konservative Therapie der vorderen Kreuzbandruptur: eine systematische Literaturübersicht. Unfallchirurg 106(5), 374–379
Hois G, Ziegner K (2006). Grundlagen des mehrgelenkigen Trainings in Theorie und Praxis. B&G 22, 18–25
Horn HG, Steinmann HJ (1998). Medizinisches Aufbautraining. Gustav Fischer Verlag , Stuttgart
Jäger M, Wirth C (1992). Praxis der Orthopädie. Stuttgart: Thieme Verlag
Kaltenborn FM (1985). Manuelle Medizin der Extremitätengelenke. Oslo: Olaf Norlis Bokhandel
Kartus R, Magnusson L (1999). Distale Femurfraktur – State oft he Art. Trauma und Berufskrankh. 2/2019
Kapandji IA (1984). Funktionelle Anatomie der Gelenke. Obere Extremität, Bd.I. Stuttgart: Enke Verlag
Kapandji IA (1992). Funktionelle Anatomie der Gelenke. Bd. 3. Stuttgart: Enke Verlag
Köstler W, Niemeyer P, Südkamp NP (2010). Komplexe Bandläsion des Kniegelenks. Arthroskopie, 23(1), 49–55
Knechtle B (2002). Aktuelle Sportphysiologie – Leistung und Ernährung im Sport. Basel: Karger Verlag
Krämer KL, Stock M, Winter M (2002). Klinikleitfaden Orthopädie. Stuttgart: Jungjohann Verlagsgesellschaft
Kunz M, Karanikas K (2016). Medizinisches Aufbautraining. München. Urban & Fischer Verlag
Lampl C (2010). Das komplexe regionale Schmerzsyndrom- eine organische Erkrankung. Skriptum Kongressjournal, Wiener Medizinische Wochenschrift, 7(1), 18–19
Laprade J et al. (1998). Comparison of Five Isometric Exercises in the Recruitment of the Vastus Medialis Oblique in Persons With and Without Patellofemoral pain syndrome. JOSPT Vol. 27 No 3, 3
List M (2009). Frakturen im Bereich des Fußes. In: M. List (Hrsg.), Physiotherapie in der Traumatologie (S. 373–388). Heidelberg: Springer Medizin Verlag
Lobenhoffer P (2002). Komplexe vordere Knieinstabilität. Der Orthopäde 31(8), 770–777
Lohrer H, Alt W, Gollhofer A, Rappe B (2000). Verletzungen am lateralen Kapselbandapparat des Sprunggelenks – eine Übersicht. Deutsche Zeitschrift für Sportmedizin, 51(6), 196–203
Lutz GE et al. (1993). Comparison of Tibiofemoral Joint Forces during Open-Kinetic-Chain and Closed-Kinetic-Chain-Exercises
Menezes A (2000). Joseph H. Pilates' Techniques of physical conditioning. Salt Lake City: Publishers Press
Mense S (1986). Slowly conducting afferent fibers from deep tissues. Neurobiological properties and centralnervous actions. Progress in sensory physiology Vol. 6: 139–219
Mikkelsen C et al. (2000). Closed kinetic chain alone compared to combined open and closed kinetic chain exercises for quadriceps strengthening after anterior cruciate ligament reconstruction with respect to sports: a prospective matched follow-up study. Knee Surg Sports Traumatol Arthrosc; 8(6): 337–42
Mommert-Jauch P (2000). Körperwahrnehmung und Schmerzbewältigung im Alltag. Berlin: Springer Verlag
Morrissey MC et al. (2000). Effects of open versus closed kinetic chain training on knee laxity in the early period after anterior cruciate ligament reconstruction. Knee Surg Sports Traumatol Arthrosc, 8(6): 343–8
Müller W (1982). Das Knie: Form, Funktion und ligamentäre Wiederherstellungschirurgie. Berlin, Heidelberg, New York: Springer Verlag
Narcessian RP (2001). Die menschliche Bewegung ist mehrgelenkig ausgerichtet. B&G 3, 129–131
Niethard FU, Pfeil J (1992). Orthopädie. Stuttgart: Hippokrates Verlag
Nitzsche N, Schulz H (2011). Trainingsmethodik in der Sporttherapie nach VKB-Rekonstruktion. Orthopädie-Technik, 62(1), 42
Oehl M (1991). Die Beobachtungskriterien des normalen Ganges aus der Sicht der Funktionellen Bewegungslehre. Klein-Vogelbach. Krankengymnastik, 43 (10): 1098–1101
Paulsen F, Waschke J (2017). Atlas der Anatomie des Menschen. Bd. I, 24. Aufl. München: Urban und Fischer Verlag/Elsevier GmbH
Pesch S, Kirchhoff K et al. Der Unfallchirurg. Volume122, (S. 225–237)
Puranic GS, Faraj A (2006). Outcome of quadriceps tendon repair. Acta Orthop. Belg. 72(2);176–178
Radlinger L, Bachmann W, Homburg J, Leuenberger U, Thaddey G (1998). Rehabilitative Trainingslehre. Stuttgart, New York, Thieme
Rammelt S, Grass R, Biewener A, Zwipp H (2003). Bandverletzungen am oberen Sprunggelenk. Trauma Berufskrankh, 5, 170–178
Reichelt A (1989). Therapie orthopädischer Erkrankungen. Stuttgart: Enke Verlag
Richard P, Di Fabio PT (1999). Making Jargon from Kinetic and Kinematic Chains. Journal of Orthopaedic & Sports Physical Therapy; 29 (3): 142–143
Rodineau J, Babourin F. Die propriozeptive Rehabilitation des Sprunggelenks bei Sportlern. Med u Sport, 23 (1–3): 80–81, 1983
Rupp S, Kohn D (2002). Vorderes Kreuzband im Mittelpunkt des Interesses. Orthopädie 2002; 31(8); 701
Saam F, Leidlinger B, Tibesku CO (2008). Der Einfluss der Kryotherapie am Sprunggelenk auf das statische Gleichgewicht. Sportverl Sportschad, 22, 45–51
Soderberg G et al. (1987). Elektromyographic analysis of knee exercises in healthy subjects and in patients with knee pathologies. Phys Ther, Vol 67, No 11
Streeck U, Focke J, Klimpel LD, Noack DW. Manuelle Therapie und komplexe Rehabilitation 2: Untere Körperregionen. Springer Verlag Heidelberg 2007
Steindler A (1955). Kinesiology of the human body: Under normal and pathological conditions. Charles V Thomas, Springfield
Streicher G, Reilmann H (2007). Tibiaschaft-/Sprunggelenksfrakturen. Orthopädie und Unfallchirugie 2(3), 157–178
Tang SFT, Chen CK, Hsu R, Chou SWC, Lew HL (2001). Vastus medialis obliquus and vastus lateralis activity in open and closed kinetic chain exercises in patients with patellofemoral pain syndrome. Arch Phys Med Rehabil 82: 1441–1445
Thermann H, Hüfner T, Tscherne H (2000). Achillessehnenruptur. Orthopäde, 29(3), 235–250
Thomas M, Kubaile C, Busse M (2000). Isokinetische Trainingstherapie in der postoperativen Weiterbehandlung nach Eingriffen am Kniegelenk. KCS, 1(12), 1–5
Tipton CM, Matthes RD, Maynard JA, Carey RA (1975). The influence of physical activity on ligaments and tendons. Med. Sci. Sports, 7(3): 165–175
Tittel K (2003). Beschreibende und funktionelle Anatomie des Menschen. 13. Aufl. Urban & Fischer, München
Vercillo, F., Woo, S. L., Noorani, S. Y. & Dede, O. (2007). Determination of a safe range of knee flexion angles for fixation of the grafts in double-bundle anterior cruciate ligament reconstruction: a human cadaveric study. *Am J Sports Med 35(9),* 1513–1520
Von Essen H, Südkamp NP (2003). Das Komplextrauma des Kniegelenks. Diagnostik und Therapie ligamentärer Verletzungen. Unfallchirurg 106(5), 398–411
Waldeyer A, Mayer A (1980). Anatomie des Menschen, I. u. II. Teil. Berlin: De Gruyter Verlag
Weber BG. (1972). Die Verletzungen des oberen Sprunggelenks. Bern: Huber Verlag
Wilk K, Romaniello WT, Soscia SM, Andrews JR (1994). The relationship between subjective knee scores, isokinetic testing and functional testing in the ACL-reconstructed knee. J Orthop Sports Phys Ther 20 (2), 60–73

Winkel D, Vleeming A, Fischer S, Meijer OG, Vroege C (1985). Nichtoperative Orthopädie. Bd. 2. Stuttgart, New York: Gustav Fischer Verlag
Woo SLY (1993). Die Heilung des medialen Seitenbandes. Z. Sportverletzung Sportschaden, 7 (Sonderheft I): 3–16
Zacher J, Gursche A (2001). Diagnostik der Arthrose. Orthopäde 30 (11): 841–847
Zantop T, Kubo S, Petersen W et al. (2007). Current techniques in anatomic anterior cruciate ligament reconstruction. Arthroscopy 23:938–947
Zintl F (2004). Ausdauertraining. Grundlagen, Methoden, Trainingssteuerung. BLV - Verlagsgesellschaft mbH, München

KAPITEL

20

Michael Kunz und Birgit Schulte-Frei

Verletzungen des Unterschenkels und des Sprunggelenks

Akute traumatische Verletzungen an Sprunggelenk und Unterschenkel sind sehr häufig. Jüngere Menschen, die im Berufsleben stehen und sportlich aktiv sind, erleiden Sie in großer Anzahl genauso wie ältere Menschen, die sich im Alltag oder Sport verletzen.

20.1 Therapierichtlinien bei Sprunggelenksdistorsionen und Kapsel-Band-Verletzungen am Sprunggelenk

Der im Folgenden dargestellte Leitfaden umfasst die Behandlung bei:

- Sprunggelenksdistorsionen
- Kapsel-Band-Verletzungen am Sprunggelenk

Die Diagnose einer Kapsel-Band-Verletzung am Sprunggelenk wird in der Regel nach einem akuten traumatischen Distorsionsereignis – sehr häufig nach einem sportlichen Unfall – gestellt. In den meisten Fällen erfolgt eine frühfunktionelle konservative Behandlung. Dieses therapeutische Vorgehen findet auch bei der Nachbehandlung anderer Sprunggelenksverletzungen, beispielsweise von inkompletten Achillessehnenrupturen, immer größere Anwendung (Thermann et al. 2000, Rammelt et al. 2003, Kunz et al. 2016).

Die Beschreibung der Krankheitsbilder ist der weiterführenden Literatur zu entnehmen (Diemer et al. 2017, Kapitel 10.2.1, 10.2.3, Ebelt-Paprotny et al. 2017, Kapitel 4.3.16, 4.3.17).

Versorgung

Konservativ

Die **frühfunktionelle konservative Behandlung** stellt die aktuelle Therapieoption der Wahl dar. Zum Einsatz kommen:

- Physiotherapie (➤ Kap. 10)
  - Manuelle Therapie
  - Lymphdrainage
  - Thermoanwendungen
  - Elektrotherapie
- (evtl.) Medikamentation
  - NSAR
- Trainingstherapie
  - Sensomotorisches Training
  - Kraft
  - Ausdauer

Während der Therapie in der Akut- und Subakutphase, aber auch später zur Tertiärprävention, werden oft **externe Stabilisierungshilfen** verwendet. Diese können sein:

- Angepasstes Schuhwerk (Außen- oder Innenranderhöhung)
- Sprunggelenksbandagen
- Sprunggelenksorthesen
- Tape- oder Funktionsverbände

Bei der präventiven, dauerhaften Verwendung äußerer Stabilisierungshilfen besteht die Gefahr einer sensomotorischen Reduktion der Rückmeldefunktionen der betroffenen Bänder (➤ Kap. 6.1.2, ➤ 6.1.3). Je nach Schweregrad ergeben sich Konsequenzen für die Behandlungsmaßnahmen und die Dauer der (Trainings-)Therapie. Intrakapsuläre Bänder, wie die des oberen Sprunggelenks (OSG), können für gewöhnlich unter konservativen Methoden sehr gut ausheilen, sodass eine operative Versorgung nicht nötig ist.

Bei einer Deltabandruptur ergibt sich eine der sehr wenigen Indikationen für eine Immobilisation für zwei bis drei Wochen. Die Ruhigstellung muss dabei in der richtigen Funktionsstellung vorgenommen sein, die radiologisch zu kontrollieren ist. Im Anschluss an die komplette Immobilisation erfolgt eine Phase von drei bis vier Wochen mit Sprunggelenksschienenversorgung.

MERKE

Intrakapsuläre Bänder wie die des OSG heilen für gewöhnlich mit konservativen Methoden gut aus, sodass eine operative Behandlung oft nicht nötig ist (➤ Kap. 2.3.2).

Operativ

Bei der operativen Versorgung wird durch eine

- Bandnaht,
- Bandraffung oder
- Bandplastik

die ursprüngliche Bandlänge operativ rekonstruiert. Dies hat den Vorteil, dass die mechanische Stabilität sofort wiederhergestellt ist. Diesem Vorteil stehen die grundsätzlichen Risiken eines operativen Vorgehens entgegen. Allerdings erfolgt eine operative Versorgung i. d. R. nur bei chronischer Instabilität.

Die postoperative Nachbehandlung beinhaltet:

- Physiotherapie (➤ Kap. 10)
  - Lymphdrainage
  - Manuelle Therapie
  - Thermoanwendungen
- (evtl.) Medikamentation
  - NSAR

- Trainingstherapie
  - Frühfunktionelle Beanspruchungen
  - Sensomotorisches Training

Wenn die Verletzung operativ versorgt wurde, müssen unter anderem zwangsläufig noch folgende Kriterien berücksichtigt werden:
- Art der Operation, z. B. Zugänge
- Intraoperative Komplikationen

Biomechanische Voraussetzungen

Die Zugrichtungen der betroffenen Band- und Sehnenstrukturen stellen eine wichtige Grundlage für die Diagnostik und Therapie dar. Die Wundheilungsphasen und damit der Festigkeitszustand des/der betroffenen Bänder sind zu berücksichtigen. Die Art der operativen und/oder konservativen Versorgung gilt es in der Nachbehandlung zu beachten.

Funktioneller Status

Der allgemeine funktionelle Status entspricht dem vorherigen, da es sich bei der Verletzung um ein akutes Ereignis handelt, welchem keine lange Vorgeschichte vorangegangen ist.

Beweglichkeit/Mobilität

Die Mobilität der verschiedenen Gelenke des Sprunggelenks sowie des Fußes ergibt sich aus den oben erwähnten Punkten:
- Ausgangssituation
- Art und Weise der Verletzung
- Versorgung

Arthrokinematisch bestehen grundsätzlich zunächst keine Bewegungseinschränkungen, da es sich bei der Verletzung um ein spontanes Ereignis handelt. Erst infolge einer Immobilisation besteht die Gefahr der Kontrakturbildung in den Sprunggelenken und in den Metatarsalgelenken. Dies sollte in jedem Fall verhindert werden.

Muskuläre Leistungsfähigkeit

Die muskuläre Leistungsfähigkeit der gesamten Unterschenkelmuskulatur ist durch die relative oder absolute Ruhigstellung und damit verbundene Reduktion der gesamten Aktivität eingeschränkt:
- M. gastrocnemius
- M. tibialis anterior
- Mm. peronei
- M. quadriceps femoris vastus medialis

Ausdauerleistungsfähigkeit

Die allgemeine Ausdauerleistungsfähigkeit befindet sich in der Regel auf dem prätraumatischen Niveau und kann durch geeignetes Training komplett erhalten werden.

Sensomotorik/Koordination/neuromuskuläre Ausgangssituation

Die neuromuskuläre Situation ist eingeschränkt: Durch die Verletzung erfolgt in den betroffenen Bandstrukturen eine Zerstörung bzw. Veränderung der Propriozeptoren, wodurch es zu erheblichen Beeinträchtigungen des afferenten und efferenten Systems kommt, insbesondere in der subjektiven und funktionellen Stabilität (➤ Kap. 6.1).

Typische Symptome dieser Verletzungen sind daher Beeinträchtigungen
- der Gleichgewichtsfähigkeit,
- der statischen und dynamischen Stabilität sowie
- der Bewegungskoordination.

Sekundärerkrankungen

Sekundärerkrankungen liegen bei zusätzlicher Verletzung weiterer körperlicher Strukturen anderer Funktionsbereiche vor. Sie bestehen, wenn es durch das Trauma zusätzlich z. B. zu Frakturen im Bereich des Unterschenkels und Sprunggelenks gekommen ist.

In schweren Fällen kann es zur Entwicklung eines *Complex Regional Pain Syndrome* (CRPS) kommen. Sekundärerkrankungen können durch kompensatorische Mehrbelastung der Nachbarstrukturen entstehen. Zu berücksichtigen sind Sekundärerkrankungen im Bereich der Kniegelenke und der Wirbelsäule.

Hinweise zu Aktivität, Partizipation und Kontextfaktoren

Die mit den Verletzungen einhergehenden Aktivitäts- und Partizipationseinschränkungen sind individuell und in Abhängigkeit vom Ausmaß der Schädigungen sehr unterschiedlich. Betroffen können sein:
- Allgemeine Aufgaben und Anforderungen
- Mobilität
- Selbstversorgung
- Häusliches Leben
- Bedeutende Lebensbereiche: Beruf, Familie, Freizeitsport

Die Verletzung ereilt überwiegend junge, sportlich aktive und berufstätige Menschen. Da diese Patienten meist wieder ihrer beruflichen und sportlichen Betätigung nachgehen wollen, müssen entsprechende Inhalte und Anforderungen in der Therapie intensive Beachtung finden.

Kontraindikationen

Ausgeprägte Schwellungen mit erheblichen Bewegungseinschränkungen und starke Schmerzen sind als relative oder absolute Kontraindikationen für trainingstherapeutische Maßnahmen individuell zu berücksichtigen. Grundsätzlich sind Bewegungsmaßnahmen jedoch indiziert. Bei lateralen Bandverletzungen sind in der Entzündungsphase und zu Beginn der Proliferationsphase die Supination bzw. Inversion sowie die Plantarflexion über 15° kontraindiziert.

Therapeutische Konsequenz

Damit es zu keiner Behinderung des heilenden Bandgewebes kommt, sollen Zugbelastungen auf die betroffenen Bandstrukturen nur **dosiert** angewendet werden.

Die Belastungsdosierung richtet sich nach den Phasen der Wundheilung (➤ Kap. 2.3). Außerdem ist zur Steigerung der Festigkeit der betroffenen Bänder und Sehnen sowie zur entsprechenden Ausrichtung der Faserstrukturen eine dosierte Belastung in der stabilisierenden Richtung notwendig. Dies stellt einen Reiz zur Heilung der betroffenen Strukturen dar (➤ Kap.2.3).

Es muss eine intensive Mobilisation aller beteiligten gelenkigen Verbindungen – auch der nicht betroffenen, wie z. B. der Metatarsalgelenke – durchgeführt werden, damit der Entstehung von sekundären Kontrakturen vorgebeugt wird.

Passive Mobilisationen können in allen Gelenken in alle Bewegungsrichtungen uneingeschränkt durchgeführt werden.

Die wichtigste Grundlage im Therapieprozess ist die Sensomotorik inkl. Propriozeption und Koordination (➤ Kap. 6).

Heilungsprozesse von Bändern und Sehnen erfordern eine Beanspruchung in die jeweilige Zugrichtung (➤ Kap. 2.3).

Phase 1 + 2 Entzündungsphase und Proliferationsphase

Im akuten Stadium gilt es, zunächst die bestehenden akuten posttraumatischen oder auch postoperativen Beschwerden (z. B. Schmerzen und Schwellungen) therapeutisch zu behandeln (1. Zielsetzung).

Zu Beginn der Therapie wird der Funktions- und Fähigkeitsstatus (Analyse) erhoben (➤ Kap. 11.3, ➤ 11.4). Von besonderer Bedeutung sind dabei die Erhebungen

- der Gelenkbeweglichkeit sowie
- der sensomotorischen und koordinativen Fähigkeiten,

soweit dies möglich ist.

- In der 2. Phase kann die noch notwendige Analyse der Ausdauerleistungsfähigkeit und die Erhebung der Kraftfähigkeit durchgeführt werden (➤ Kap. 11.3).
- Ab der 2. Phase kann auch isokinetisch getestet werden (➤ Kap. 11.6.2). Es bietet sich eine isometrische oder eine dynamische Testung im möglichen Bewegungsausmaß an (➤ Kap. 11.6.1).
- Bei regulärem Heilungsverlauf ist zu Therapiebeginn eine Teilbelastung erlaubt.
- In den Phasen 1 + 2 kann bei konservativ versorgten Patienten eine Verbesserung der allgemeinen und lokalen Durchblutung sowie eine positive Beeinflussung bestehender Schwellungen durch aktive Übungen gut im Wasser erfolgen. Die Kompression durch den hydrostatischen Druck und die „Reduzierung" des Körpergewichts sind die entscheidenden Vorteile (➤ Kap. 9.1.1). Postoperativ kann allerdings erst mit dem Aquatraining begonnen werden, sobald die oberflächliche Wundheilung abgeschlossen ist (➤ Kap. 9.1.2)
- Das motorische Training hat im Verlauf der Therapie seinen Schwerpunkt in der Verbesserung der propriozeptiven und sensomotorischen Fähigkeiten als Grundlage für nachfolgende koordinative Beanspruchungen (➤ Kap. 6, ➤ Kap. 6.1.2). Die Funktion der zerstörten Propriozeptoren muss über andere Systeme kompensiert werden.
- Primäre Zielsetzungen sind hier:
  - Fazilitation und Innervation der gesamten Unterschenkel- und Fußmuskulatur
  - Verbesserung der Wahrnehmungs- und Gleichgewichtsfähigkeit sowie der Haltungskontrolle (➤ Kap. 6.2.3)
- Zur Aufrechterhaltung und Wiedererlangung der Gelenkbeweglichkeit können in alle Bewegungsrichtungen manualtherapeutische Mobilisationen durchgeführt werden.
- Nach einer durch manuelle Mobilisation erreichten Vergrößerung des Bewegungsausmaßes können passiv-assistiv geführte Bewegungen, z. B. mit der Isokinetik-Anlage (➤ Kap. 5.8.1, ÜK 32) oder auch mittels der Funktionsstemme (➤ Kap. 5.6.3, ➤ Abb. 5.15) durchgeführt werden. Allerdings müssen endgradige osteokinematische Bewegungen, in die von den betroffenen Bandstrukturen zu stabilisierenden Bewegungsrichtungen, in jedem Falle vermieden werden (z. B. bei der lateralen Bandruptur: Inversion, Plantarflexion, Supination).
- Zur Verbesserung der Ausrichtung der Kollagenstrukturen verletzter Bandsysteme dosierte aktive Bewegungen in die vom betroffenen Bandgewebe limitierten Bewegungsrichtungen durchführen.
- Im Rahmen der Verbesserung der allgemeinen Leistungsfähigkeit nimmt das allgemeine aerobe Ausdauertraining einen zentralen Stellenwert ein, da hierdurch die Festigkeit des Bandgewebes besonders positiv beeinflusst wird (➤ Kap. 3.3, ➤ Kap. 3.4). Das Training kann im Wasser (bei konservativer Versorgung) und am Oberarmergometer beginnen und sollte so früh wie möglich auch am Fahrradergometer erfolgen.
- Im Bereich der Aktivität sollten alle Bewegungen durchgeführt werden, welche ohne Einschränkung möglich sind. Für noch nicht mögliche Handlungen müssen sinnvolle Kompensationsmechanismen definiert werden, damit keine sekundären Probleme in anderen Körperregionen entstehen.

MERKE

Bei der Therapie sind immer folgende Faktoren zu berücksichtigen:
- Konzentration auf das sensomotorische Training
- Wichtig: allgemeines Ausdauertraining

Phase 3 Organisationsphase

Die Behandlung akuter Störungen ist in dieser Phase soweit abgeschlossen, dass eine Steigerung der Belastungen stattfinden kann.

- Endgradige Bewegungen, einhergehend mit erhöhten Zugbelastungen der betroffenen Ligamente, können in dieser Phase zunehmend durchgeführt werden.

- Das sensomotorische Training wird entsprechend der individuellen Zielsetzungen intensiviert (➤ Kap. 6.2.3). Zu diesem Zeitpunkt sind keine wesentlichen Sicherheitsvorkehrungen mehr zu leisten.
- Der Schwerpunkt des Krafttrainings liegt weiter in der Verbesserung der intermuskulären Koordination (Stufe 2, Fünf-Stufen-Modell, ➤ Kap. 5.3.1) sowie auch in der Entwicklung einer schnellen Reaktionsfähigkeit (auch von exzentrischen Fähigkeiten, ➤ Kap. 5.4.3). Das Muskelaufbautraining (Stufe 3, Fünf-Stufen-Modell, ➤ Kap. 5.3.1) wird nur bis zum Ausgleich von bestehenden muskulären Atrophien durchgeführt, da größere Muskelumfänge keine Verbesserung der Gelenksicherheit darstellen.
- Die Entlassung des Patienten aus der Therapie mit den anschließenden Beanspruchungen in Alltag, Beruf und Sport rückt in dieser Phase in den Mittelpunkt. Daher wird hier auch häufig eine Erhebung des Aktivitätsstatus durchgeführt (➤ Kap. 11.4.2, ➤ 11.5). Es müssen situationsabhängige Beanspruchungen in Form konkreter beruflicher oder sportlicher Haltungen und Bewegungen sowie situationsunabhängige Beanspruchungen erfolgen. Die jeweilige Lebenssituation des Patienten ist hier therapieleitend.
- Für viele Patienten stellt eine Überleitung in eine sekundärpräventive Maßnahme eine gute „Brücke" in den Alltag dar, da die nötigen körperlichen Anpassungsprozesse einen längeren Zeitraum in Anspruch nehmen, als für die Nachbehandlungsphase vorgesehen ist.
- Zum Ende der Therapie sollte ein Heimtrainingsplan mit den wichtigsten Übungen ausgegeben werden.
- Ein Abschlusstest gibt Aufschluss über das Therapieergebnis und dokumentiert die Adaptationen des Körpers im Vergleich zum Eingangstest.

Prävention/Sekundärprävention

Ein sensomotorisches Training für die Sprunggelenksstabilität sowie ein Training der Unterschenkelmuskulatur, insbesondere der vorderen Schienbeinmukulatur, sollte als prophylaktische Präventionsmaßnahme begleitend in sport- oder alltagsspezifische Trainingsprogramme integriert werden.

20.2 Therapierichtlinien bei sprunggelenksnahen Frakturen und Syndesmoseverletzungen

Der im Folgenden dargestellte Leitfaden umfasst die Behandlung bei:
- Sprunggelenksnahen Frakturen
- Syndesmoseverletzungen

Es werden besprochen:
- Frakturen nach Weber (A, B, C)
- bimalleoläre und trimaleoläre Sprunggelenksfrakturen

Ein Bruch des oberen Sprunggelenks betrifft den Innen- und/oder Außenknöchel; der Außenknöchel ist dabei häufiger betroffen. Kommt es zu Sprunggelenksbrüchen, so bewirken die dabei entwickelten Kraftübertragungen meist auch Verletzungen der Bänder (Kannus 2002).

Die Verletzung kann sowohl junge als auch ältere Menschen treffen. Aufgrund des großen Altersspektrums und der großen Diversität der Verletzungen können sehr unterschiedliche Ausgangssituationen für die Nachsorge bestehen.

Die Beschreibung der Krankheitsbilder ist auch der weiterführenden Literatur zu entnehmen (Diemer et al. 2017, Kapitel 7.1, 7.2, 7.3, 10.6.3, 10.2.2, Ebelt-Paprotny et al. 2017, Kapitel 4.3.18).

Versorgung

Operativ

Allgemein entscheidet die Art des Knochenbruchs und die Weber-Klassifikation über den Behandlungsweg. Bei einer dislozierten Fraktur sollte die Fehlstellung so früh wie möglich (operativ) behoben werden, um Druckschäden der Weichteile (Haut, Nerven, Gefäße) durch die Knochenfragmente zu vermeiden. Das operative Vorgehen ist daher immer bei Weber-C-Fraktur, ferner bei Weber-A- und Weber-B-Frakturen mit verschobenem Bruch und/oder Syndesmose-Verletzung (bei Weber B) und/oder offenen Brüchen und/oder Gefäß- und/oder Nervenverletzungen indiziert. Die operative Versorgung wird bei allen Brüchen mit Osteosynthese durchgeführt. Bei operativem Vorgehen sind in der Therapie zu beachten:
- Art der Operation (z. B. Feststellschraube bei Syndesmosenversorgung!)
- intraoperative Komplikationen
- operationstechnische Voraussetzungen

In der Nachbehandlung wird ein frühfunktionelles Vorgehen favorisiert. Es beinhaltet:
- Physiotherapie (➤ Kap. 10)
  - Lymphdrainage
  - Manuelle Therapie
  - Thermoanwendungen (Kälte)
  - Gangschule (Unterarmgehstützen)
- Medikamentation
  - NSAR
  - Thromboseprophylaxe
- Trainingstherapie

MERKE

Bei eingebrachter Stellschraube nach Syndesmosenverletzungen kann das Sprunggelenk nicht mobilisiert werden, weil die Malleolengabel nicht beweglich ist!

Eine Entlastung bzw. Teilbelastung für 4–6 Wochen ist erforderlich.

Konservativ

Dies ist das Verfahren der Wahl bei geschlossenen Weber-A- und Weber-B-Frakturen mit unverschobenem Bruch und ohne (ausgeprägte) Syndesmose-Verletzung. Es wird ein Geh-Gipsverband für 4–6 Wochen verabreicht. Eine Vollbelastung ist nach spätestens etwa 6 Wochen, sportliche Aktivitäten sind nach spätestens 3–4 Monaten wieder möglich. Auch hier beinhaltet die therapeutische Vorgehensweise:

- Physiotherapie (➤ Kap. 10)
- Medikamente
- Trainingstherapie

Biomechanische Voraussetzung

Biomechanische Voraussetzungen sind an die operative und/oder konservative Versorgung gebunden. Bis zur Konsolidierung der Fraktur und je nach Ausmaß/Schwere der Fraktur (5.–12. Woche) dürfen keine, im weiteren Heilungsprozess nur geringe, distale Widerstände gegeben werden. Bei den biomechanischen Voraussetzungen sind einerseits insbesondere die Bandsicherungen (➤ Kap. 20.1) zu beachten und zu berücksichtigen; andererseits sind die Syndesmosenverletzungen und deren Heilprozess das belastungs- und mobilisierungslimitierende Element.

Funktioneller Status

Der funktionelle Status entspricht dem prätraumatischen, da es sich bei der Verletzung um ein akutes Ereignis handelt.

Beweglichkeit/Mobilität

Die Mobilität der verschiedenen Gelenke des Sprunggelenks und des Fußes ergibt sich aus den operationstechnischen Voraussetzungen.

Für die Beweglichkeit ist entscheidend, ob die Fraktur mit einer direkten Gelenkbeteiligung einhergeht. Es muss abgeklärt werden, inwieweit nach operativer Versorgung das Implantat die Gelenkbeweglichkeit einschränkt. Über diese mögliche Beweglichkeit hinaus darf nicht mobilisiert werden. Es kann zunächst von einer freien Gelenkbeweglichkeit umliegender Gelenke ausgegangen werden.

Arthrokinematisch bestehen grundsätzlich zunächst keine Bewegungseinschränkungen. Erst infolge von Immobilisation besteht die Gefahr der Kontrakturbildung.

Es kann zu myofaszialen und schmerzreflektorischen Bewegungseinschränkungen kommen: Muskelverspannungen können insbesondere die Mm. peronei und den M. tibialis anterior betreffen.

Es entsteht eine Schonhaltung in der allgemeinen Bewegung sowie auch beim Gang. Hieraus entstehen relativ schnell weitere Probleme im Bereich der Kniegelenke und der Wirbelsäule.

Muskuläre Leistungsfähigkeit

Die muskuläre Leistungsfähigkeit ist eingeschränkt: Es kommt zur Entstehung von Inaktivitätsatrophien in der Unterschenkelmuskulatur, im M. quadriceps femoris und besonders auch im M. vastus medialis.

Ausdauerleistungsfähigkeit

Die allgemeine Ausdauerleistungsfähigkeit befindet sich in der Regel auf dem prätraumatischen Niveau und kann durch geeignetes Training komplett erhalten werden.

Sensomotorik/Koordination/neuromuskuläre Ausgangssituation

Die neuromuskuläre Situation ist bei einer direkten Gelenkbeteiligung besonders kritisch.

Durch Zerstörung der Rezeptoren im Gelenk und in den umgebenden Bandstrukturen kommt es zu einer erheblichen Beeinträchtigung des afferenten und efferenten Systems (➤ Kap. 6.1.3). Es zeigen sich Beeinträchtigungen

- der Gleichgewichtsfähigkeit,
- der statischen und dynamischen Stabilität sowie
- der Bewegungskoordination.

Sekundärerkrankungen

Sekundärerkrankungen können durch zusätzlich verletzte Strukturen entstehen. In schweren Fällen kann es zur Entwicklung eines komplexen regionalen Schmerzsyndroms (= CRPS) kommen (Baron 2006, Lampl 2010).

Zusätzlich bestehende systemische Grunderkrankungen sind/gehören ebenfalls zu den Sekundärerkrankungen.

Die in der Therapie zu berücksichtigenden Sekundärerkrankungen ergeben sich hauptsächlich durch eine kompensatorische Mehrbelastung der Nachbarstrukturen. Zu berücksichtigen sind Sekundärerkrankungen im Bereich der Kniegelenke und der Wirbelsäule.

Hinweise zu Aktivität, Partizipation und Kontextfaktoren

➤ Kap. 20.1

Kontraindikationen

Bei Weber-Frakturen mit Syndesmosebeteiligung wird die Malleolengabel mit einer „Stellschraube" fixiert; hier ist bis zur Entfernung der Stellschraube eine Mobilisierung des Sprunggelenks kontraindiziert, weil die Knochengabel sich nicht in der Weite verändern kann.

Therapeutische Konsequenz

Phase 1 + 2 Entzündungsphase und Proliferationsphase

Zu Beginn der Therapie wird zunächst der Funktions- und Fähigkeitsstatus (Analyse) erhoben (➤ Kap. 11.3, ➤ 11.4) Von besonderer Bedeutung sind dabei die Erhebungen

- der Gelenkbeweglichkeit (➤ Kap. 11.2.3) sowie der
- sensomotorischen und koordinativen Fähigkeiten (➤ Kap. 11.4), soweit dies möglich ist.

Entscheidende Informationen müssen zudem über die problematischen Handlungen, insbesondere im Abgleich mit den individuell bestehenden beruflichen, privaten und sportlichen Anforderungen des Patienten erhoben werden. Die Bestimmung der allgemeinen Ausdauerleistungsfähigkeit auf dem Fahrradergometer (➤ Kap. 11.3.3) und die isokinetische Kraftmessung (➤ Kap. 11.6.2) können frühestens in der zweiten Phase der Therapie durchgeführt werden. Es empfiehlt sich zu Beginn eine isometrische Testung in alle relevanten Bewegungsrichtungen (➤ Kap. 11.6.1). Bei regulärem Heilungsverlauf ist zu Therapiebeginn eine Teilbelastung erlaubt.

MERKE

Bei der Therapie sind immer folgende Faktoren zu berücksichtigen:
- Konzentration auf das sensomotorische Training
- Wichtig: allgemeines Ausdauertraining

Phase 3 Organisationsphase

➤ Kap. 20.1

Prävention und Tertiärprävention

Hinsichtlich aller Sprunggelenksverletzungen – also alle Kapsel-Band-Verletzungen und sprunggelenksnahen Frakturen, die in der Regel Bandbeteiligungen aufweisen – sollte ein sensomotorisches Training sowie ein Training der Unterschenkelmuskulatur als präventive Maßnahme gegen erneute Verletzungen durchgeführt werden.

MERKE

- Die Klassifikation von sprunggelenksnahen Frakturen von Danis/Weber (Weber A, B, C) ist eine gängige Untergliederung der Unterschenkelfrakturen.
- Die meisten Unterschenkelfrakturen gehen mit Bandverletzungen des Sprunggelenkes einher.
- Sensomotorisches Training steht im Fokus der Trainingstherapie.

20.3 Therapierichtlinien bei Achillessehnenrupturen

Der im Folgenden dargestellte Leitfaden umfasst die Behandlung bei:

- Achillessehnenrupturen

Bei einem Achillessehnenriss handelt es sich um eine plötzlich auftretende teilweise oder vollständige Durchtrennung der Achillessehne. Neben den unmittelbar einschießenden starken Schmerzen wird oft auch von einem laut hörbaren Knall („wie ein Peitschenhieb") berichtet. Da die funktionell-muskuläre Verbindung zwischen Wade und Ferse damit unterbrochen ist, ist dem Betroffenen ein Gehen plötzlich nur noch schwer möglich. Meist befinden sich die Patienten im 4. oder 5. Lebensjahrzehnt. Dies scheint im Wesentlichen durch neue Sportarten und zunehmendes Übergewicht in der Bevölkerung bedingt (Isbach 2007).

Die typische Achillessehnenruptur wird durch ein indirektes Trauma verursacht; direkte Traumata als Ursache einer Achillessehnenruptur sind extrem selten.

Die Ursachen der Achillessehnenverletzungen sind:

- I. d. R. degenerative Vorschäden der Sehne
  - Sportliche oder berufliche Über- oder Fehlbeanspruchungen führen dabei zu Mikotraumatisierungen der Sehne, die sich bei unzureichenden Regenerationsphasen nicht mehr regenerieren und die Beanspruchbarkeit der Sehne reduzieren
  - Auch kann die Sehne aufgrund altersbedingter, degenerativer Veränderungen vorgeschädigt und rissanfälliger sein. Dadurch kann es zu einem (meist inkompletten) Achillessehnenriss kommen

Im sportlichen Sektor wird auf folgende weitere Ursachen verwiesen:

- Medikamentöse Vorbehandlungen einer „entzündeten" (schmerzhaften) Achillessehne („Achillodynie") mit Kortikosteroiden oder anderen Immunsuppressiva können die Rissanfälligkeit der Sehne fördern
- Extrem hohe Zugkräfte, wie sie beispielsweise beim Ansatz zum Sprint, bei Landungsaktionen nach Sprüngen oder bei schnellen Richtungswechseln vorkommen, können Vorschädigungen verursachen

Die Rupturen selbst können sehr unterschiedlich sein; es gibt

- inkomplette und
- komplette Rupturen,
  - die quer oder
  - längs zum Querschnitt (intratendinös) verlaufen können.

Die Beschreibung des Krankheitsbildes ist auch der weiterführenden Literatur zu entnehmen (Diemer et al. 2017, Kapitel 10.4.3, Ebelt-Paprotny et al. 2017, Kapitel 4.3.15).

MERKE

Typisches klinisches Zeichen einer Achillessehnenruptur ist der positive „Thompson-Test" und ein Zehenstand ist i. d. R. nicht mehr möglich.

Versorgung

Konservativ

Inkomplette Achillessehnenrisse können sehr gut auch konservativ versorgt werden.

Bei *kompletten Rupturen* ist die konservative Vorgehensweise nicht indiziert, da hierfür die Sehnenenden unter sonographischer Kontrolle bei gestrecktem Sprunggelenk (plantarflektiert) aneinander liegen müssen. Dies ist i. d. R. im Alltag nicht ständig zu gewährleisten, da es auch bei Ruhigstellungen in entsprechenden Immobilisationsvorrichtungen (Gips-, Kunststoff-, Schuh- oder Orthesenversorgung) zu Minimalbewegungen kommen wird, die oftmals mit einer veränderten Längeneinstellung der Sehne im Heilungsprozess einhergehen. Damit sind Funktionseinbußen verbunden, sodass bei kompletten Rissen die operative Versorgung bevorzugt wird.

Bei der konservativen Versorgung wird grundsätzlich der Fuß in Spitzfußstellung ruhiggestellt. Die anfangs extreme Spitzfußstellung wird je nach Ausmaß der Verletzung innerhalb von 6–10 Wochen stetig abnehmend auf 0 Grad reduziert.

Operativ

Die operative Versorgung ist das Verfahren der Wahl bei Distanzierung der gerissenen Sehnenenden. Standardverfahren ist die Sehnennaht (Achillessehnenrekonstruktion); hierfür gibt es unterschiedliche Verfahren, die allesamt unter Beachtung individueller Faktoren zur Anwendung kommen können. Nach der Operation erfolgt eine Teilimmobilisation in Spitzfußstellung mit den gleichen Versorgungsmöglichkeiten, die konservativ zur Anwendung kommen. Je nach Ausmaß der Verletzung und individueller Vorschädigungen kann es auch zur Einarbeitung von zusätzlichem, körpereigenem Sehnenmaterial kommen (autogene Plastik). Die am häufigsten angewendeten Methoden sind aktuell sogenannte minimal-invasive Methoden.

Biomechanische Voraussetzungen

Hinsichtlich Achillessehnenverletzungen/Achillessehnenschäden bzw. deren Heilprozesse sind biomechanische Sonderfaktoren bedeutsam, die dem sogenannten „Spontanverlauf" zuzurechnen sind. Dies sind Regenerationsprozesse nach Rupturen, die unerkannt bzw. unbehandelt bleiben. Hier bildet sich innerhalb von zwei bis vier Monaten ein Sehnenregenerat (Neosehne) aus, welches nur eine kraftlose Funktion im Sprunggelenk entwickelt. Bedingt ist dieser Funktionsverlust durch eine erhebliche Verlängerung der Sehne durch das entstandene Narbenregenerat, sodass der Wadenmuskel (M. trizeps surae) bei resultierender Sehnenverlängerung von einigen Zentimetern nicht im biomechanisch optimalen Kraftbereich arbeiten kann und die möglichen Kräfte für normale Funktionen unzureichend sind. In solchen Fällen können auch durch intensives Training die ursprünglichen Spannungsverhältnisse zwischen Muskel und Sehne nicht mehr hergestellt werden. Ähnliche funktionslose Verläufe finden sich bei Misserfolgen nach konservativen Therapien oder bei fehlgeschlagenen Operationen.

Funktioneller Status

Der funktionelle Status entspricht dem prätraumatischen, da es sich bei der Verletzung entweder um ein akutes Ereignis handelt oder sie aus einer chronischen Überlastungsproblematik – aber aktiven Phase – heraus entsteht. Damit waren die Betroffenen i. d. R. bis zum Verletzungsereignis aktiv.

Beweglichkeit/Mobilität

Die Mobilität des Sprunggelenks und des Fußes ergibt sich aus dem operativen oder konservativen Vorgehen; sie ist erheblich eingeschränkt, da der Fuß ausschließlich in Spitzfußstellung positioniert sein soll. Ansonsten kann zunächst von einer freien Gelenkbeweglichkeit der umliegenden Gelenke ausgegangen werden.

Arthrokinematisch bestehen grundsätzlich zunächst keine Bewegungseinschränkungen. Erst infolge der langen Immobilisation besteht die Gefahr der Kontrakturbildung.

Es kann zu myofaszialen und schmerzreflektorischen Bewegungseinschränkungen kommen: Muskelverspannungen können insbesondere die Mm. peronei und den M. tibialis anterior betreffen.

Es entsteht eine Schon- bzw. Zwangshaltung (Spitzfußstellung) in der allgemeinen Bewegung sowie auch beim Gang. Hieraus können relativ schnell weitere Probleme im Bereich der Kniegelenke und der Wirbelsäule entstehen.

Muskuläre Leistungsfähigkeit

Die muskuläre Leistungsfähigkeit ist eingeschränkt: Es kommt zur Entstehung von Inaktivitätsatrophien in der Unterschenkelmuskulatur; der M. gastrocnemius atrophiert immens. Außer die durch Ruhigstellung immobilisierte Muskulatur können alle Muskelgruppen trainiert werden.

Ausdauerleistungsfähigkeit

Die allgemeine Ausdauerleistungsfähigkeit befindet sich in der Regel auf dem prätraumatischen Niveau und kann durch geeignetes Training erhalten werden.

Sensomotorik/Koordination/neuromuskuläre Ausgangssituation

Die neuromuskuläre Situation ist durch die sehr lange Immobilisation und Entlastung besonders kritisch. Durch die Zerstörung der Sehne und die damit verbundenen veränderten Eigenschaften der Rezeptoren kommt es zu einer erheblichen Beeinträchtigung des afferenten und efferenten Systems (➤ Kap. 6.1.3). Möglich sind Beeinträchtigungen

- der Gleichgewichtsfähigkeit,
- der statischen und dynamischen Stabilität sowie
- der Bewegungskoordination.

Sekundärerkrankungen

Sekundärerkrankungen können durch zusätzlich verletzte Strukturen, wie z. B. Knochenstrukturen bestehen. In schweren Fällen kann es zur Entwicklung eines komplexen regionalen Schmerzsyndroms (= CRPS) kommen (Baron 2006, Lampl 2010). Zusätzlich bestehende systemische Grunderkrankungen gehören ebenfalls zu den Sekundärerkrankungen.

Die in der Therapie zu berücksichtigenden Sekundärerkrankungen bei Achillessehnenverletzungen resultieren hauptsächlich aus kompensatorischen Mehrbelastungen der Nachbarstrukturen. Zu berücksichtigen sind Sekundärerkrankungen im Bereich der Kniegelenke und der Wirbelsäule.

Hinweise zu Aktivität, Partizipation und Kontextfaktoren

➤ Kap. 20.1

Kontraindikationen

In der Entzündungs- und Proliferationsphase sind Zugbelastungen auf die Sehne nur sehr „minimal dosiert" zu verabreichen; wenn möglich in den ersten vier bis sechs Wochen gar nicht. Die Entfernung der Spitzfuß-Lagerungskeile sollte hierbei als Maßstab berücksichtigt werden. D.h. für die erste und zweite Phase auch, dass die Sporttherapie mit Hilfsmittel (z.B. Stabilisationsschuh) durchgeführt wird.

Therapeutische Konsequenz

Ein wichtiger therapeutischer Schwerpunkt liegt in der Verbesserung der Kraft und Ausdauer der Plantarflexoren, sobald die Beanspruchungsfähigkeit dies zulässt.

Die Belastungsdosierung richtet sich nach den Phasen der Wundheilung (➤ Kap. 2.3). Zur Steigerung der Festigkeit von betroffenen Bändern und Sehnen sowie zur entsprechenden Ausrichtung der Faserstrukturen ist eine dosierte Belastung in der stabilisierenden Richtung notwendig und stellt einen Reiz zur Heilung dar (➤ Kap. 2.3.2).

Phase 1 + 2 Entzündungsphase/Proliferationsphase

20

Es empfiehlt sich, den Zeitraum zwischen operativer Versorgung und Rehabilitation durch intensive physikalische sport- und physiotherapeutische Behandlung zu überbrücken – vor allem bei deutlich verringerter, allgemeiner und spezieller Belastbarkeit. In der Regel ist zunächst eine Teilbelastung möglich (Streicher et al. 2007, Saam et al. 2008).

In dieser Phase wird verabreicht:

- Physiotherapie (➤ Kap. 10)
  - Manuelle Therapie
  - Thermoanwendungen (mild)
  - Lymphdrainage
- Medikamentation
  - NSAR
  - Thromboseprophylaxen
- Trainingstherapie
  - Allgemeines Ausdauertraining
  - Allgemeines Krafttraining

Um im Anschluss ein adäquates, konkretes Aufbautraining für alle funktionellen Systeme durchführen zu können, muss zu Beginn der Therapie der Funktions- und Fähigkeitsstatus erhoben werden (➤ Kap. 11.2, ➤ 11.3).

- Zu Therapiebeginn gilt es, evtl. bestehende postoperative Beschwerden mittels Physiotherapie und/oder Physikalischer Therapie zu behandeln.
- Die Verbesserung der lokalen und allgemeinen Durchblutung erfolgt in der ersten Phase durch leichte isometrische Anspannungsübungen für die Muskulatur (➤ Kap. 5.4.2) der unteren Extremität (besonders M. gastrocnemius) und durch dosierte Belastung auf dem Oberarmergometer. Die Aquatherapie darf erst nach abgeschlossener oberflächlicher Wundheilung eingesetzt werden (➤ Kap. 9.1.2, Saam et al. 2008).
- Die Wiedererlangung der aktiven und passiven Beweglichkeit in allen Gelenken der unteren Extremität (Beachte: keine Mobilisation in Dorsalextension in der ersten Phase!) einschließlich der muskulären Stabilität stellen einen weiteren Schwerpunkt der Therapie dar. Die passive Mobilisation kann dosiert auch mit manualtherapeutischen Techniken durchgeführt werden. Apparativ bieten sich hier passiv-assistive Bewegungen mit der Isokinetik-Anlage an (➤ Kap. 5.8).
- Das Ausdauertraining kann in dieser Phase nur bedingt durch das Oberarmergometer eingeleitet werden. Es muss berücksichtigt werden, dass hierdurch hauptsächlich die lokale Kraftausdauer der Arm- und Schultermuskulatur gekräftigt wird und die Wirkung auf den gesamten Körper reduziert ist.
- In der 2. Phase kann unter Berücksichtigung der noch bestehenden Beschwerden und Vorgaben die Belastung dosiert gesteigert werden: Die noch notwendigen Untersuchungen in Form der Ausdauer- und Kraftdiagnostik können durchgeführt werden (➤ Kap. 11.3.2, ➤ Kap. 11.3.3). Bei der isokinetischen Testung bietet sich eine isometrische oder eine dynamisch-assistive Untersuchung im erlaubten Bewegungsausmaß an (➤ Kap. 11.6.2, 30°/Sek., 60°/Sek.).
- Die Übungen zur Verbesserung der Propriozeption und Sensomotorik werden mit zunehmender Intensität durchgeführt (➤ Kap. 6.2.3). Übungen zur Verbesserung der Gleichgewichtsfähigkeit erfolgen zunächst noch in sicheren Ausgangsstellungen.
- Die Gangschulung wird nun im 3-Punkte-Gang durchgeführt (➤ Kap. 7.5). Die Gangsicherheit wird weiter verbessert. Die Bewältigung des Alltags mit Stützen muss eingeübt werden.
- Das Wasser eignet sich in dieser Phase besonders gut, um diverse Ziele zu erreichen: Gangschulung, Ausdauertraining, Krafttraining, Mobilisation und Sensomotorik (➤ Kap. 9.2). Außerdem werden durch den hydrostatischen Druck noch bestehende Schwellungen positiv beeinflusst (➤ Kap. 9.1.1, ➤ Kap. 9.1.2). Die Gangschulung sollte im Wasser unter Teilaufhebung des Körpergewichtes durchgeführt werden. Einfache Übungen zum Gang – oder einfach nur Gehen – sind zu diesem Zeitpunkt sinnvoller als komplexe Bewegungsaufgaben (➤ Kap. 9.2.5, ➤ Kap. 9.3.2).
- Zur Verbesserung der muskulären Leistungsfähigkeit der verletzten Extremität wird die Intensität insoweit gesteigert, dass Belastungen im Kraftausdauerbereich möglich sind (Stufe 2, Fünf-Stufen-Modell, ➤ Kap. 5.3). Hierzu bieten sich das isokinetische Training und die entsprechenden Sequenztrainingsgeräte aufgrund der sicheren Ausgangsstellung und der guten Trainingssteuerung besonders an (➤ Kap.5.6, ➤ Kap. 5.8).

Über das Training der Knieflexion kann der M. gastrocnemius aktiviert werden (➤ Kap. 5.6.3, ➤ Abb. 5.13).

- Das Ausdauertraining kann nun individuell gesteuert auf dem Fahrradergometer oder auch im Wasser durchgeführt werden.

Phase 3 Organisationsphase

- Mobilisationen aller beteiligten Gelenkstrukturen. Bei der Mobilisation des Sprunggelenks ist der individuelle Status zu berücksichtigen (Bessler 2009).
- Das sensomotorische Training wird hinsichtlich der individuellen Zielsetzung intensiviert (➤ Kap. 6.2). Auch in dieser Phase der Rehabilitation bietet sich hierzu besonders das Wasser an (➤ Kap. 9).
- Das Krafttraining wird bis zum Ausgleich von bestehenden muskulären Atrophien im Bereich des Muskelaufbautrainings durchgeführt (Stufe 3, Fünf-Stufen-Modell, ➤ Kap. 5.3). Exzentrisches Training und „Heavy Slow Resistance Training" scheint wirksam zu sein, um eine erfolgreiche Wiederbeanspruchung anzubahnen und weiteren degenerativen Prozessen der Sehne entgegenwirken zu können (➤ Kap. 5.4.3, ➤ Kap. 5.4.4, Ringel 2017). Die Dehnung der Wadenmuskulatur (M. trizeps surrae) wirkt sich therapeutisch und präventiv günstig für die Entwicklungen von Sehnengewebe aus siehe (➤ Kap. 5.5, ÜK 5) (Ganderton 2014).
- In dieser Phase werden erste situationsabhängige Teil- und Komplexbewegungen aus Alltag und Beruf in den Therapieplan integriert (➤ Kap. 8). Sie sollten aus sicheren Ausgangsstellungen heraus erfolgen und sowohl Koordinations- als auch Kraftaspekte beinhalten. Die Übungssituationen sollten zu diesem Zeitpunkt eher einfacher gewählt werden.
- Die Entlassung des Patienten aus der Therapie mit Beanspruchungen aus Alltag, Beruf und Sport rücken zum Ende dieser Phase in den Mittelpunkt der Therapie. Daher wird in dieser Phase auch häufig eine Erhebung des Aktivitätsstatus durchgeführt (➤ Kap. 11.5). Situationsabhängige Beanspruchungen in Form konkreter beruflicher Haltungen und Bewegungen sowie situationsunabhängige Beanspruchungen, zunehmend auch aus unerwarteten Situationen heraus, müssen geübt werden. Die jeweilige Lebenssituation des Patienten ist in diesem Zusammenhang therapieleitend.
- Für viele Patienten stellt eine Ausweitung in sekundär-präventive Maßnahmen eine gute Überleitung in den Alltag dar, da die körperlichen Anpassungsprozesse die gewährte Therapiezeit überdauern.
- Zum Ende der Therapie sollte ein Heimtrainingsplan mit den wichtigsten Übungen ausgehändigt werden.
- Ein Abschlusstest gibt Aufschluss über das Therapieergebnis und stellt die Anpassungen gegenüber dem Therapiebeginn dar (➤ Kap. 20.1, ➤ Kap. 11).

Prävention/Sekundärprävention

Exzentrisches Training und „Heavy Slow Resistance Training" sind präventiv wirksam, um degenerativen Prozessen der Sehne entgegen zu wirken (➤ Kap. 5.4.3, ➤ Kap. 5.4.4, Ringel 2017). Für die Achillessehne ist hier der M. triceps surae von Bedeutung, denn die Dehnung der Wadenmuskulatur (M. triceps surae) wirkt sich präventiv günstig gegen die Entwicklungen von degenerativen Sehnenveränderungen aus (➤ Kap. 5.5, ÜK 5) (Ganderton 2014, siehe auch oben).

20.4 Therapierichtlinien bei Unterschenkelfrakturen

Der im Folgenden dargestellte Leitfaden umfasst die Behandlung bei:

- Unterschenkelfrakturen

Bei den Frakturen des Unterschenkels werden hier von proximal nach distal die

- Tibiakopffrakturen,
- Unterschenkelschaftfraktur (Tibia oder Fibula) und
- die Pilon-tibiale Fraktur

dargestellt.

Bei der Tibiakopffraktur wird die unikondyläre von der bikondylären Fraktur unterschieden. Besondere, erschwerende Bedingungen können bei diesen Frakturen darin bestehen, dass die Kniegelenksflächen mit betroffen sind und damit Knorpelverletzungen des Tibiaplateaus vorliegen.

Die Unterschenkelschaftfrakturen kommen relativ häufig als sogenannte „offene Frakturen" vor und bergen damit immer die Gefahr der Entwicklung eines Kompartmentsyndroms (Diemer et al. 2017, Kapitel 10.3.3, Ebelt-Paprotny et al. 2017, Kapitel 4.20.1) oder einer Infektion.

Die Pilon-tibiale-Fraktur entsteht häufig bei großer axialer Krafteinwirkung auf die Tibia und ist oft einhergehend mit einem großen Weichteilschaden des Unterschenkels.

Die Klassifikation der Arbeitsgemeinschaft für Osteosynthesefragen (AO-Klassifikation) unterteilt die Schienbeinbrüche nach Lokalisation und Art des Bruches. Es werden folgende Bruchtypen unterschieden (AO-Foundation):

- Einfache Fraktur – es gibt eine Knochenbruchlinie und somit zwei Knochenfragmente
- Keilfraktur – keilförmige Knochenbruchlinie mit drei Fragmenten
- Komplexe Fraktur – Trümmerbruch mit mehr als drei Fragmenten

Die Beschreibung der Krankheitsbilder ist der weiterführenden Literatur zu entnehmen (Diemer et al. 2017, Kapitel 7.1, 7.2, 7.3, 11.6.2, Ebelt-Paprotny et al. 2017, Kapitel 4.5.16, 4.4.19).

Versorgung

Konservativ

Bei den hier in Rede stehenden Knochenbrüchen des Unterschenkels gilt – wie bei fast allen Frakturen: Sind die Brüche, also die Knochenfragmente, nicht oder nur leicht disloziert, so können sie

20

konservativ versorgt werden. Sie werden dann in einem zirkulären Gips- oder Hartkunststoffverband für vier bis sechs Wochen ruhiggestellt.

Begleitend erfolgen:

- Physiotherapie (➤ Kap. 10)
- Medikamentation (Schmerzen und Thromboseprophylaxe)
- Trainingstherapie der nicht betroffenen Körperabschnitte

Operativ

Die operativen Versorgungen sind die Verfahren der Wahl bei:

- (Größeren) dislozierten Knochenbrüchen
- Offenen Frakturen
- Komplexen Frakturen
- Frakturen mit Gefäß- und/oder Nervenverletzungen
- Drohendem oder vorhandenem Kompartmentsyndrom

(Diemer et al. 2017, Kapitel 10.3.3, Ebelt-Paprotny et al. 2017, Kapitel 4.20.1)

Bei dislozierten, geschlossenen Frakturen erfolgt die operative Versorgung meist mit einem Marknagel oder einer Plattenosteosynthese; offene dislozierte Frakturen werden meist mit einem Fixateur externe versorgt (Diemer et al. 2017, Kapitel 7.1, 7.2, 7.3).

Alle operativen Versorgungen werden mit folgenden Maßnahmen postoperativ begleitet:

- Physiotherapie (➤ Kap. 10)
  - Gangschule (Unterarmgehstützen, ➤ Kap. 7)
  - Thromboseprophylaxe (Mobilisation)
  - Lymphdrainage
  - Manuelle Therapie
  - (milde) Thermoanwendungen
- Medikamentation
  - Thromboseprophylaxe
  - NSAR
- Trainingstherapie
  - Kraft, Ausdauer, Flexibilität, Sensomotorik

Biomechanische Voraussetzungen

Knochen ist druck- und zugspannungsfest. Die Druckfestigkeit beträgt zwischen 120 und 190 N/mm^2, während die Zugfestigkeit mit 90–150 N/mm^2 etwas niedriger ist (Kunz/Karanikas 2016, S. 100). Bei Scherbelastungen hingegen sind die Belastungsgrenzen deutlich tiefer; sie liegen etwa bei 50–80 N/mm^2. Um den Heilprozess bei Knochenbrüchen nicht zu gefährden, sollten folglich Knochen nur gering auf Biegung und Scherbelastung beansprucht werden.

Funktioneller Status

Der funktionelle Status entspricht dem prätraumatischen Zustand, da es sich bei der Verletzung um ein akutes Ereignis handelt. Damit sind/waren Betroffene bis zum Verletzungsereignis aktiv.

Mobilität

- Die Mobilität ergibt sich aus dem operativen oder konservativen Vorgehen; sie ist erheblich eingeschränkt, da der Fuß des betroffenen Unterschenkels anfangs nur teilbelastet werden darf (meist 1–2 Wochen). Ansonsten kann zunächst von einer freien Gelenkbeweglichkeit aller umliegenden Gelenke ausgegangen werden. Arthrokinematisch bestehen grundsätzlich zunächst keine Bewegungseinschränkungen. Erst infolge der langen Immobilisation besteht die Gefahr der Kontrakturbildung (➤ Kap. 5.2.3).
- Teilweise wird zu myofaszialen und schmerzreflektorischen Bewegungseinschränkungen kommen: Muskelverspannungen können die gesamte Beinmuskulatur, aber auch die des Rumpfes betreffen.
- Teilweise wird eine Schonhaltung bzw. Zwangshaltung in der allgemeinen Bewegung sowie auch beim Gang entwickelt. Hieraus können relativ schnell weitere Probleme im Bereich der Knie- und Hüftgelenke und der Wirbelsäule entstehen.

Muskuläre Leistungsfähigkeit

Die muskuläre Leistungsfähigkeit ist eingeschränkt: Es kommt zur Entstehung von Inaktivitätsatrophien in der Unter- und Oberschenkelmuskulatur. Außer die durch Ruhigstellung immobile Muskulatur kann jedoch die komplette, weitere Muskulatur des Körpers trainiert werden.

Ausdauerleistungsfähigkeit

Die allgemeine Ausdauerleistungsfähigkeit befindet sich auf dem prätraumatischen Niveau und kann durch geeignetes Training komplett erhalten werden.

Sensomotorik/Koordination/neuromuskuläre Ausgangssituation

Die neuromuskuläre Situation ist durch die sehr lange Immobilisation und Entlastung bei Unterschenkelfrakturen besonders kritisch. Es können sich Beeinträchtigungen der Gleichgewichtsfähigkeit, der statischen und dynamischen Stabilität sowie der Bewegungskoordination zeigen (➤ Kap. 6.1.3).

Sekundärerkrankungen

Sekundärerkrankungen können durch zusätzlich verletzte Strukturen, wie z. B. Nerven, Gefäße und Knorpel (Gelenkbeteiligungen z. B. bei Tibiakopffrakturen) bestehen. In schweren Fällen kann es zur Entwicklung eines komplexen regionalen Schmerzsyndroms (= CRPS) kommen (Baron 2006, Lampl 2010). Zusätzlich bestehende systemische Grunderkrankungen sind/gehören zu den Sekundärerkrankungen.

20

Die in der Therapie zu berücksichtigenden Sekundärerkrankungen bei Unterschenkelfrakturen resultieren einerseits hauptsächlich aus kompensatorischen Mehrbelastungen der Nachbarstrukturen, andererseits aus der Mitverletzung benachbarter Strukturen (Bänder, Syndesmose u. a.). Zu berücksichtigen sind Sekundärerkrankungen im Bereich der Kniegelenke und der Wirbelsäule.

Hinweise zu Aktivität, und Partizipation und Kontextfaktoren

➤ Kap. 20.1

Kontraindikationen

Scherbelastungen sind in der Trainingstherapie einige Wochen lang nahezu gar nicht möglich und daher zu unterlassen. Es handelt sich hier um eine absolute Kontraindikation.

Therapeutische Konsequenz

Druck- und Zugbeanspruchungen hingegen fördern den Heilprozess bei Knochenbrüchen.

Ein wichtiger therapeutischer Schwerpunkt liegt in der Verbesserung der Kraft und Ausdauer der gesamten Beinmuskulatur, sobald die Beanspruchungsfähigkeit dies zulässt.

Die Belastungsdosierung richtet sich nach den Phasen der Wundheilung (➤ Kap. 2.3). Zur Steigerung der Festigkeit der betroffenen Knochen sowie zur entsprechenden Ausrichtung der Spongiosastrukturen ist eine dosierte Belastung in der zu stabilisierenden Richtung notwendig und stellt einen Reiz zur Heilung dar.

Phase 1 + 2 Entzündungsphase/Proliferationsphase

➤ Kap. 20.3

Phase 3 Organisationsphase

➤ Kap. 20.3

Prävention/Sekundärprävention

Ein spezifisches präventives Training für die Vermeidung von Frakturen des Unterschenkels gibt es nicht. Ein durch Krafttraining beanspruchter Knochen adaptiert hinsichtlich seiner Festigkeit grundsätzlich zu mehr Stabilität als ein nicht beanspruchter Knochen. Insofern ist für eine gute knöcherne Stabilität und Beanspruchbarkeit ein hoher axialer Druck auf die Knochen grundsätzlich förderlich. Eine erhöhte körperliche Aktivität bewirkt eine Zunahme des Knochenminerals, die gleichzeitig verbunden ist mit einer Zunahme der Knochenmineraldichte (Jämsä et al. 2006; Guadalupe-Grau et al. 2009). Zudem ist über die bessere Koordinations- und Gleichgewichtsfähigkeit ein vermindertes Sturzrisiko zu erreichen.

MERKE

- Knochenmaterial ist druckspannungsfest und weniger zugspannungsfest.
- Kortikalis und Spongiosa werden mit zunehmendem Alter „weicher" und „spröder".
- Der Mineralgehalt und damit die Festigkeit der Knochen werden durch ihre Belastung reguliert. Eine erhöhte körperliche Aktivität ist mit einer Zunahme des Knochenminerals verbunden. Muskelkräfte können hier eine Schlüsselfunktion für den Knochenumbau haben.
- Sind die Brüche, also die Knochenfragmente, nicht oder nur leicht disloziert, so können sie konservativ versorgt werden.
- Um den Heilprozess bei Knochenbrüchen nicht zu gefährden, sollten Knochen nur gering auf Biegung und Scherbelastung beansprucht werden.

20.5 Trainingstherapie bei Verletzungen und Erkrankungen des Sprunggelenks

Im Folgenden wird eine allgemeine Übersicht über die Trainingstherapie bei Verletzungen und Erkrankungen des Sprunggelenks gegeben.

Grundlage eines jeden Therapieplanes ist die Verbesserung der motorischen Grundeigenschaften als Basis für die individuellen und spezifischen Belastungen in Alltag, Beruf und Sport. Abhängig von der jeweiligen Indikation und den individuellen Voraussetzungen empfiehlt es sich in den unterschiedlichen Phasen der Therapie mit individuell angepassten Inhalten zu arbeiten, um gesetzte Ziele zu erreichen. Im folgenden Kapitel wird die Umsetzung der Therapie in Bezug auf das Training von Ausdauer, Kraft und Koordination detailliert erläutert.

Besonderheiten des Ausdauertrainings

Allgemeines aerobes Ausdauertraining führt bei allen Patienten zu positiven Anpassungen der Körpersysteme und -strukturen (➤ Kap. 3.4). Es hat auch positive Einflüsse auf das heilende Band- und Sehnengewebe (➤ Kap. 19.8).

Besonderheiten des sensomotorischen Trainings

➤ Kap. 19.8

Besonderheiten des Krafttrainings

Das Krafttraining nach Verletzungen im Bereich des Sprunggelenks und des Unterschenkels berücksichtigt folgende Aspekte:

- Ausgleich von bestehenden muskulären Atrophien infolge von Verletzung und Immobilisation

- Positive Einflüsse auf die Festigkeitszunahme des Bandgewebes

Nach ostheosynthetisch versorgten Frakturen sind bis zur Konsolidierung der Fraktur distale Widerstände kontraindiziert. Trainingsbelastungen für die Muskulatur können in diesem Falle nur durch axiale Krafteinwirkungen, z. B. im „mehrgelenkigen" System, im Rahmen der ärztlich erlaubten Belastungsgrenze erfolgen.

Bezüglich der muskulären Kraftqualitäten ist Folgendes zu beachten (➤ Kap. 5):

- Leistungen im Kraftausdauerbereich (Stufe 2, Fünf-Stufen-Modell, ➤ Kap. 5.3.1) sind für die Bewältigung des täglichen Lebens notwendig und somit fester Bestandteil des rehabilitativen Trainings.
- Kraftbelastungen zum Aufbau des Muskelquerschnitts (Stufe 3, Fünf-Stufen-Modell, ➤ Kap. 5.3.1) werden nur bis zum Ausgleich bestehender muskulärer Atrophien durchgeführt, da durch eine darüber hinaus vergrößerte Muskelmasse keine zunehmende Gelenkstabilität zu erwarten ist.
- Wichtiger ist in diesem Zusammenhang die Verbesserung der reaktiven Fähigkeiten (➤ Kap. 5.4.3) und schließlich auch der intramuskulären Kraftqualitäten (Stufe 4, Fünf-Stufen-Modell, ➤ Kap. 5.3.1).

Als Trainingsgeräte bieten sich an:

- Alle Sequenztrainingsgeräte (➤ Kap. 5.6)
- Isokinetische (➤ Kap. 5.8), desmodromische und variable Trainingsgeräte
- Zugsysteme (➤ Kap. 5.7,)
- Spezielle Sprunggelenkstrainer und Kleingeräte wie Therabänder
- Sprunggelenkstrainer
  - Ermöglichen ein gezieltes und isoliertes Krafttraining für die Unterschenkelmuskulatur
  - Für ein Training des M. gastrocnemius und des M. soleus kann die Leg-press in sitzender oder liegender Position eingesetzt werden (➤ Kap. 5.6.3, ➤ Abb. 5.15). Für ein reines Muskeltraining wird die Fußplatte fixiert. Bei zusätzlichem Stabilisationstraining können mobile Konstruktionen gewählt werden, z. B. Kreisel o. ä. Die Neigung der Fußplatte ist der Sprunggelenksbeweglichkeit anzupassen (z. B. ÜK 33)
- Zugsystem/Seilzug (➤ Kap. 5.7)
  - Therapiegerät der Wahl, wenn gleichzeitig sensomotorische und koordinative Beanspruchungen mit geschult werden sollen
  - Zugsysteme eignen sich zum Training der Sprunggelenksstabilisation bei gleichzeitigem Training mit der kontralateralen Extremität, bei Rumpfübungen oder Übungen der oberen Extremität (z. B. ÜK 43, 27, ➤ Abb. 5.25)
- Isokinetische Systeme
  - Analyse der muskulären Leistungsfähigkeit zu Beginn der Therapie (➤ Kap. 11.3.2, ➤ Kap. 11.6.2)
  - Training zu Beginn: assistiver oder isometrischer Modus
  - Zu beachten sind evtl. nach dem Training auftretende Reaktionen in Form von Schmerz oder Schwellung, was auf eine Überbelastung hinweisen würde
  - Möglichkeit zur Dokumentation jeder Trainingseinheit, um Informationen über den Verlauf der Therapie zu bekommen, insbesondere über die Adaptation an Kraftbeanspruchungen
  - Das isokinetische Training kann in den Phasen 2 und 3 zunehmend bis hin zum Kraftausdauer (Stufe 2, Fünf-Stufen-Modell) - und Hypertrophietraining (Stufe 3, Fünf-Stufen-Modell, ➤ Kap. 5.3) gesteigert werden
- Ausgangsstellungen, in denen eine optische Kontrolle möglich ist, haben sich als besonders günstig erwiesen (z. B. Sitz)
- Das Training wird für alle Muskeln und Muskelgruppen der unteren Extremität durchgeführt. Besondere Bedeutung kommt bei einer lateralen Bandruptur dem Training der Mm. peronei als Eversoren zu.
- Beim Training der dorsalen Muskelgruppe ist zu unterscheiden, ob der Trainingsschwerpunkt mehr auf das Training des M. gastrocnemius oder auf das Training des M. soleus gelegt werden soll
  - M. gastrocnemius: Kniegelenk möglichst gestreckt
  - M. soleus: Kniegelenk möglichst weit flektiert
- In mittleren Gelenkstellungen werden dementsprechend beide Muskeln trainiert

BEACHTE

Für das Training reaktiver Kraftbelastungen empfiehlt sich zu Beginn das Wasser aufgrund seiner natürlichen Reduzierung des Körpergewichtes (➤ Kap. 9). Alternativ kann das Körpergewicht durch eine Sprungspinne oder durch eine Entlastung über einen Klettergurt im Seilzug reduziert werden. In der letzten Phase der Therapie sollte im Rahmen der spezifischen Alltagsschulung auf derartige „Hilfsmittel" verzichtet werden.

20.6 Exemplarischer Rahmentherapieplan nach Frakturen des Sprunggelenks

Hinsichtlich eines generellen Vorgehens bei Verletzungen des Unterschenkels und des Sprunggelenkes kann der folgende Rahmentherapieplan zu Anwendung kommen (➢ Tab. 20.1). Die einzelnen Planungen sind individuell auf die jeweiligen Indikationen und die operativen oder konservativen Versorgungsspezifitäten abzustimmen. Die gewählte Vorgehensweise ist eine Gesamtentscheidung unter Abwägung vorliegender „externer Evidenzen" (möglichst hochwertige Studien), dem Vorliegen „interner Evidenzen" (praktische Erfahrungen) und der Beachtung der Patientenziele (individuelle Wünsche/Zielsetzung ➢ Kap. 1).

Tab. 20.1 Exemplarischer Rahmentherapieplan nach Frakturen des Sprunggelenks

Ziel	ICF-Orientierung Funktionen/Aktivitäten (Partizipation)	Therapeutische Methode/Maßnahme	Inhalte (Realisierung)
1. Entzündungsphase			
• Informationen über die Wundverhältnisse sowie Funktions- und Fähigkeitsstatus erfassen	• Strukturschäden und Funktionen/Aktivitäten (pathophysiologischer Ansatz)	• Inspektion	• Wunde, Schwellung u. a. (➢ Kap. 10.2.1, ➢ Kap. 11.1.2)
		• Palpation	• Wärme, Druckschmerz u. a. (➢ Kap. 10.2.1, ➢ Kap. 11.1.2)
		• Flexibilitätserfassung/Gelenkbeweglichkeit; • Funktions- und Fähigkeitsuntersuchungen • (➢ Kap. 11.3.1)	• Methoden der Manuellen Therapie (➢ Kap. 10.5) • Neutral-Null-Methode (➢ Kap. 11.2.3) • Seitenvergleich (CAVE bei Weberfrakturen mit Stellschraube!)
		• Ganganalyse (Teilbelastung bis Vollbelastung, ➢ Kap. 7.3, ➢ Kap. 7.4, ➢ Kap. 7.5, ➢ Kap. 11.4.4)	• Kinematische Analyse (➢ Kap. 11.6.5)/Visuelle Kontrolle/Belastungswahrnehmung (➢ Kap. 6.2.)
		• Motorische Leistungsdiagnostik (➢ Kap. 11)	• Ausdauer: WHO-Test, IPN-Test, PWC-Test o. a. (➢ Kap. 11.3.3)
			• Kraft: Isokinetisches Testverfahren (➢ Kap. 11.6.2), statische Krafttests (➢ Kap. 11.6.1), manuelle Techniken (➢ Kap. 11.3.2, Kraftgrad nach Janda 1–5)
			• Koordination/Sensomotorik: Gleichgewichtstest (➢ Kap. 11.4)
Maßnahmen bei traumatischen/postoperativen Störungen			
• Schmerzreduktion • Abschwellung und Stoffwechselförderung • Muskeltonusregulierung	• Strukturschadensbeseitigung (Wundheilung, Abschwellung, Narbenbildung) • Funktions- und Aktivitätssteigerung • (Pathophysiologischer und salutogenetischer Ansatz)	• Thermoanwendungen	• Wärme und Kälte: Hot Ice, Fango u. a., ➢ Kap. 10.6
		• Abschwellende Maßnahmen	• Lagerung (immer wieder hoch lagern der betroffenen Extremität) • Kompressionsstrumpfversorgung (bei Bedarf) • Lymphdrainage (bei Bedarf), ableitende (sanfte) Massage (➢ Kap. 10.6)
		• Narben-/Wundbehandlung/Weichteilbehandlungen	• Manuelle Therapie (➢ Kap. 10.5) • Friktionen (Cyriax) (➢ Kap. 10.6)
		• Elektrotherapie	• Interferenz (mittlere bis hohe Frequenzen, ➢ Kap. 10.6), keine Gleichstromanwendung (Galvanisation!)
		• Gelenkmobilisation	• Manuelle Therapie (dosierte Traktion, ➢ Kap. 10.5)

20

Tab. 20.1 Exemplarischer Rahmentherapieplan nach Frakturen des Sprunggelenks (*Forts.*)

Ziel	ICF-Orientierung Funktionen/Aktivitäten (Partizipation)	Therapeutische Methode/Maßnahme	Inhalte (Realisierung)
• Förderung der allgemeinen und lokalen Trophik/Durchblutung (Metabolismus/Stoffwechsel; Wundheilung)	• Funktions- und Aktivitätsnormalisierung	• Ergometrie (Fahrrad, Oberarmergometer)	• Niedrige Intensität, subjektiv niedrige Intensitätseinschätzung (➤ Kap. 1.6.3, ➤ Tab 1.2, ➤ Kap. 3.3.2)
		• Anspannungsübungen („Isometrie")	• Intensität orientiert sich an den individuellen Möglichkeiten (➤ Kap. 5.4.2)
		• Bewegungstherapie im Wasser (Aquatherapie) (➤ Kap. 9)	• Nach oberflächlich abgeschlossener Wundheilung (Narben, Klammern sind entfernt; ➤ Kap. 9) • Kompression des Wassers wird genutzt (➤ Kap. 9)
Wiederherstellung physiologischer Funktionen und Aktivitäten			
• Verbesserung der motorischen Hauptbeanspruchungsformen (Sensomotorik und Propriozeption, Kraftausdauer, Flexibilitätswiederherstellung, Verbesserung der Gelenksbeweglichkeit)	• Wiedererlangung einer normalen Gelenksfunktion (Arthrokinematik) • Normalisierung des Aktivitätsstatus (alle motorischen Hauptbeanspruchungsformen) • Förderung der Teilhabe an Alltag und Beruf	• Förderung der Sensomotorik, Propriozeption, Kinästhetik, Dynamik und Wahrnehmung in der betroffenen Region (➤ Kap. 6) • Förderung der muskulären Ansteuerungsfähigkeit im betroffenen Unterschenkelbereich (Stufe 1 und 2, Fünf-Stufen-Modell, ➤ Kap. 5.3.1)	• Aktive Anspannungsübungen/statisches Training/Isometrie (z. B. ÜK 10, 13 und Variationen), Übungen auf labilen Untergründen, Gerätetraining (z. B. ÜK 33, 40) • Kippbretter und andere labile Untergründe (➤ Kap. 6.2.7, ➤ Kap. 6.2.6. ➤ Tab 6.5, z. B. ÜK 33, 8, 9, 40, 41, 42, 43) • EMG-kontrolliertes Training (➤ Kap. 11.6.6, M. peronei, M. gastrocnemius, M. tibialis anterior und posterior), ÜK 10, Kurzer Fuß nach Janda (➤ Kap. 6.2.3)
		• Verbesserung der Kraftausdauer mit metabolischen Adaptionen in der betroffenen Region bzw. der beanspruchten Muskultur der betroffenen Region (z. B. Kreatinphosphate, Glykogenspeicher); (Stufe 2, Fünf-Stufen-Modell, ➤ Kap. 5.3.1) mit und ohne Geräte	• Funktionsstemme (➤ Kap. 5.6.3, ➤ Abb. 5.15, ÜK 14) • Sprunggelenkstrainer (Dorsalextension und Plantarflexion, sowie Inversion und Eversion) • Trainings- und Übungsgeräte mit der Möglichkeit einer großen Bewegungskontrolle (Groß und Kleingeräte) • Isokinetik (z. B. ÜK 32)
		• Physiotherapie (➤ Kap. 10)	• Manuelle Therapie für Gelenk und Weichteile (➤ Kap. 10.5) • Übungen mit Fokus auf dem betroffenen Gelenk • PNF, thermotherapeutische, begleitende Maßnahmen der aktiven Therapie (➤ Kap. 10.6), Biofeedbacktraining
		• Flexibilitätswiederherstellung, Verbesserung der Gelenksbeweglichkeit (➤ Kap. 5.5)	• Dehnübungen (ÜK 1, 2, 3, 4, 5, 6), Isokinetik (z. B. ÜK 32 – gelenkspezifisch umgesetzt!)
		• Therapie im Wasser (➤ Kap. 9)	• Aquatherapie (➤ Kap. 9)

Tab. 20.1 Exemplarischer Rahmentherapieplan nach Frakturen des Sprunggelenks (*Forts.*)

Ziel	ICF-Orientierung Funktionen/Aktivitäten (Partizipation)	Therapeutische Methode/Maßnahme	Inhalte (Realisierung)
2. Proliferationsphase			
• Verbesserung/Vergrößerung des Muskelvolumens der atrophierten bzw. hypotrophen Muskulatur, morphologische Muskeladaption (Hypertrophie und Hyperplasie) • Verbesserung/Normalisierung der Kraftfähigkeit (Kraftausdauer) • Intermuskuläre Koordinationsverbesserung	• Körperfunktion: Entwicklung funktioneller, alltäglicher Kraftqualitäten, Beseitigung evtl. vorhandener Funktionsbeeinträchtigungen • Sportfähigkeit vorbereiten • Partizipation: Wiedererlangung der Selbstständigkeit in Alltag und Beruf (volle Teilhabe)	• Kraftausdauer oder/und Hypertrophie (Stufe 2 bis 3, Fünf-Stufen-Modell, ➤ Kap. 5.3.1)	• Training in mehrgelenkigen Systemen (➤ Kap. 5.4.1) für die untere Extremität (evtl. mit Flossing, ➤ Kap. 5.4.6), • Funktionsstemme (➤ Kap. 5.6.3, ➤ Abb. 5.15, ÜK 32) Sequenztrainingsgeräte (➤ Kap. 5.6)
			• Training in eingelenkigen Systemen (➤ Kap. 5.4.1) zur gezielten Inanspruchnahme von minderaktiver/inaktiver Muskulatur (evtl. mit Flossing, ➤ Kap. 5.4.6) • Sequenztrainingsgeräte (➤ Kap. 5.6.3), Beinstrecker und –beuger (➤ Abb. 5.13, ➤ Abb. 5.14), Hüftstrecker (➤ Abb. 5.11) • Inversion und Eversionsgerät, Dorsalextension und Plantarflexion der betroffenen Region im Kraftausdauer- und Hypertrophiebereich (Stufe 2 bis 3, Fünf-Stufen-Modell, ➤ Kap. 5.3.1)
			• Isokinetik und/oder desmodromische Trainingsgeräte; Konzentrische und exzentrische Belastung an physiologische, gelenkspezifische Balancen anpassen (z. B. Dorsalextension/Plantarflexion im Verhältnis 1:3 beanspruchen, ➤ Kap. 11.6.2, ➤ Tab. 11.13)
		• Sensomotorisches Training (➤ Kap. 6)	• Schulung der statischen und dynamischen Balance, Übergang zur Schulung der Gleichgewichtsreaktionen (➤ Kap. 6.3.6, ➤ Tab. 6.5) • Kippbretter (ÜK 40), labile Untergründe (ÜK 41, 42, 43), Posturomed u. a. (➤ Kap. 6.2.7) (volles Körpergewicht, wenn schmerzfrei)
		• Intermuskuläre Koordinationsverbesserungen (Stufe 2, Fünf-Stufen-Modell, ➤ Kap. 5.3.1)	• Funktionelles Training (➤ Kap. 6.2.6), Seilzugübungen u. a. (z. B. ÜK 19, 20, 21, 30, 31, 43)
		• Gang- und Laufschule (➤ Kap. 7)	• Laufband, Laufbahn, Terraintraining (➤ Kap. 7.7)

Tab. 20.1 Exemplarischer Rahmentherapieplan nach Frakturen des Sprunggelenks (*Forts.*)

Ziel	ICF-Orientierung Funktionen/Aktivitäten (Partizipation)	Therapeutische Methode/Maßnahme	Inhalte (Realisierung)
Wiederherstellung/Verbesserung/Stabilisierung der allgemeinen motorischen Leistungsfähigkeit und Belastbarkeit			
• Wiederherstellung/Verbesserung/Stabilisierung der allgemeinen motorischen Leistungsfähigkeit und Belastbarkeit • (Verbesserung der Ausdauer, Flexibilität, Kraft, Sensomotorik)	• Körperfunktionen: Allgemeine muskuläre Kraftleistungsfähigkeit, • Volle Aktivitäts- und Funktionsfähigkeit der betroffenen Strukturen; • Zum Ende der Proliferationsphase: – volle Teilhabefähigkeit, – Individuelle Berufsfähigkeit, – individuelle Sportfähigkeit; – Möglichkeit zur Durchführung situationsabhängigen und unabhängigen Alltags-, Berufs- und Sportbeanspruchungen (Alltag und Freizeit), (z. B. „Return to sports")	• allgemeines und spezielles Ausdauertraining (➤ Kap. 3) • (Alle Ausdauerbereiche sollen komplett aufgebaut sein)	• Ergometertraining (Ein Ausdauertraining fördert sowohl die Wundheilung als auch die Regeneration in betroffenen Strukturen), • Fahrrad, Oberkörperergometer, Rudergerät, Stepper u. a. (➤ Kap. 3.3.1, ➤ Kap. 3.3.2)
		• Flexibilitätstraining, Dehnübungen (➤ Kap. 5.5)	• Dehnübungen: Obere Extremitäten, untere Extremitäten und Rumpf • Aktives und passives Dehnen – statisch, dynamisch (➤ Kap. 5.5) • ÜK 1–6, 44, 82, 83
		• Krafttraining einschließlich Kraftqualitäten (allgemeine funktionelle Kraftqualitäten, ➤ Kap. 5.3)	• Krafttraining mit/und ohne Geräte • Sequenztraining (➤ Kap. 5.6), Seilzug (➤ Kap. 5.7), Kettlebells, Lang- und Kurzhanteln, Sling Training (➤ Kap. 6.2.8), EMS (➤ Kap. 5.4.8), (ÜK 34, 35, 36, 37, 38, 39 u. v. m.)
		• Sensomotorisches Training (auch schon alltags- und sportspezifisch (➤ Kap. 6)	• Koordinationsfähigkeit hinsichtlich der Gesamtkörperkoordination (Gleichgewicht und Balance) und der Geschicklichkeit (Koordination von Körperteilen zueinander) trainieren • Stabile und instabile Untergründe/Übungssituationen (ÜK 33, 40) • visuell kontrolliert oder ohne visuelle Kontrolle (➤ Kap. 6.2)
		• Stabilisierung des Therapieerfolges	• Allgemeines und spezielles Training auf die individuelle Zielsetzung hin ausgerichtet
		• Heimtrainingsprogramm	• Alle motorischen Beanspruchungsformen mit und/oder ohne Zusatzlasten
		• Vermittlung von Wissen/Kenntnis – auch zur Prophylaxe und Prävention	• Literatur, Internetseiten u. a. zu Alltagsbewältigung, Beruf usw.
3. Organisationsphase/Remodulierung			
• Kenntnis über Funktions- und Fähigkeitsstatus	• Sport-, Alltags- und Berufsteilhabefähigkeit	• Motorische Leistungsdiagnostik (➤ Kap. 11)	• Ausdauertestverfahren (➤ Kap. 11.3.3): – Pulsgesteuert: IPN, PWC, WHO Verfahren – Metabolisch: Laktattest – Atemgasanalytisch: Spirometrie
			• Krafttestverfahren (➤ Kap. 11.3.2, ➤ Kap. 11.6.1, ➤ Kap. 11.6.2): – statische Messverfahren – isokinetische Verfahren (Maximalkraft und Kraftausdauer) – desmodromische Testverfahren – dynamische Testverfahren (1 RM-Test oder RM-Testverfahren) an Sequenztrainingsgeräten
			• Flexibilitätstests (➤ Kap. 11.2.3, ➤ Kap. 11.3.1): – Neutral-Null-Methode, sport- und/oder alltagsspezifische, sportmotorische Testverfahren
			• Koordinationstests (➤ Kap. 11.4): – Gleichgewichtstests u. a., sport- und/oder alltagsspezifische, sportmotorische Testverfahren

Tab. 20.1 Exemplarischer Rahmentherapieplan nach Frakturen des Sprunggelenks (*Forts.*)

Ziel	ICF-Orientierung Funktionen/Aktivitäten (Partizipation)	Therapeutische Methode/Maßnahme	Inhalte (Realisierung)
Evtl. (falls vorhanden) noch Behandlung posttraumatischer/postoperativer Störungen			
• Schmerzfreiheit/Schmerzarmut • Reduktion letzter Schwellzustände • Stoffwechsel/Durchblutungsförderung	• Beseitigung/Reduktion letzter pathophysiologischer Funktionsstörungen • Salutogenetische Verbesserung aller Aktivitäts-, Funktions- und Teilhabeprozesse bis hin zur vollen Arbeits- und Sportfähigkeit • Am Ende dieser Phase ist die Aktivität, Funktion und Teilhabe nicht mehr eingeschränkt, es besteht volle Arbeitsfähigkeit und Sportfähigkeit	• Physikalische Maßnahmen (➤ Kap. 10.6)	• Elektrotherapie, Thermoanwendungen (Kälte oder Wärme) ➤ Kap. 10.6
		• Physiotherapie (➤ Kap. 10)	• Lymphdrainage, ableitende Massage, Manuelle Therapie (Weichteiltechniken, Deep Friktion u.a, ➤ Kap. 10.6)
		• Sporttherapie	• Aquatherapie (➤ Kap. 9), Flossing (➤ Kap. 5.4.6)
Wiederherstellung physiologischer Funktionen			
• Verbesserung der Sensomotorik/Koordination • Verbesserung aller benötigten Kraftqualitäten und Kraftkategorien • Verbesserung der Ausdauer • Schnelligkeitsverbesserung (Reaktivkraft, Startkraft, Maximalkraft) • Flexibilitätserhalt, bzw. Verbesserung • Prävention und Verletzungsprophylaxe	• Am Ende dieser Phase steht die Wiedererlangung normaler, individueller Leistungsfähigkeit und Belastbarkeit in Beruf, Alltag und Sport	• Krafttraining aller Kraftkategorien und Kraftqualitäten, die je nach individueller Ausrichtung ausgebildet werden müssen/sollten (➤ Kap. 5.3)	• Kraftausdauertraining, Hypertrophietraining, Intramuskuläres Koordinationstraining (Stufe 2, 3, 4, Fünf-Stufen-Modell, ➤ Kap. 5.3.1), mit – Isokinetik (➤ Kap. 5.8) – Sequenztraining (➤ Kap. 5.6) – Heavy Slow Resistant Training (➤ Kap. 5.4.4) – Desmodrom – Plyometrisches Training (Training im Dehnungs- Verkürzungszyklus, ➤ Kap. 5.4.3) (mit und ohne Zusatzlasten, z. B. Tiefsprünge u. a.) – (s. a. Plan Phase 2/Proliferation)
		• Sensomotorisches Training (auch unter Sport- und Alltagsbezug, ➤ Kap. 6.2)	• s. Phase 2, • Training auf individuell zu wählenden Untergründen, unterschiedliche Durchführungsvarianten
		• Ausdauertraining (➤ Kap. 3)	• allgemeines und spezifisches Ausdauertraining, wie individuell benötigt (➤ Kap. 3.3)
		• Flexibilitätstraining (➤ Kap. 5.5)	• Dehnen (s. Proliferationsphase), • alle Dehntechniken sind durchführbar
		• Schnelligkeitstraining	• Trainingsformen zur Entwicklung alltags, sport- und berufsspezifischer Schnelligkeit mit Verbesserungen der Schnellkraft, Explosivkraft, Reaktivkraft usw.
		• Verletzungsprophylaxe und Prävention	• Edukative Maßnahmen (Information), präventives Training, Ausgleichstraining, Heimtrainingsprogramm
		• Abschlussanalysen (➤ Kap. 11)	• Testverfahren zu allen motorischen Haupteigenschaften, • sportmotorische Testverfahren, • sportartspezifische Testverfahren
Hinsichtlich der inhaltlich-methodischen Gestaltung der Trainingseinheiten können alle spezifischen und unspezifischen Beanspruchungsformen durchgeführt werden. Für einen Wiedereinstieg in den Sport sind multi-/polispezifische Adaptionen dabei genauso wichtig wie die spezifischen sportbezogenen Adaptionen; daher ist die Zielsetzung eines therapeutischen/rehabilitativen Trainings sehr „breit" anzusetzen.			

Reflexionsfragen

- Welche Bandverletzungen des Sprunggelenkes können gut konservativ versorgt werden?
- Warum steht die Verbesserung der Sensomotorik im Fokus der Trainingstherapie?
- Welche Muskelgruppe arbeitet synergistisch im Sinne des lateralen Kapsel-Bandapparates?
- Welcher Strukturschaden entscheidet bei sprunggelenksnahen Frakturen darüber, ob die konservative oder operative Verfahrensweise besser ist?
- Welche Besonderheit ist bei den Sprunggelenksverletzungen mit Syndesmosenversorgung zu beachten?
- In welcher Position erfolgt die Ruhigstellung des Sprunggelenkes nach einer Achillessehnenverletzung?
- Welche Trainingsform scheint sehr wirksam bei Achillessehnenverletzungen zu sein?
- Was sind adäquate Reize für ein forciertes Knochenwachstum?

LITERATUR

Akeson WH, Woo SLY, Amiel D, Frank CB (1984). The chemical basis of tissue repair. In: Hunter LY, Funk FJ (Hrsg.). Rehabilitation of the injured knee. St. Louis, Toronto, Princeton: C. V. Mosby company, 93–148

Akeson WH, Frank CB, Amiel D, Woo SLY (1985). Ligament biology and biomechanics. In: Finerman, G. (Hrsg.). American academy of orthopaedic surgeons – symposium on sports medicine: the knee. St. Louis, Toronto, Princeton: C. V. Mosby company, 113–151

Akeson WH, Amiel D, Woo SLY (1996). Cartilage and ligament: Physiology and repair processes. In: Nicholas JA, Hershman EB (Hrsg.). The lower extremity and spine in sports medicine. St. Louis, Toronto, Princeton: C. V. Mosby company, 3–41

Alpert SW, Pink MM, Jobe FW, McMahon PJ, Mathiyakom W (2000). Electromyographic analysis of the deltoid and rotator cuff function under varying loads and speeds. J Shoulder Elbow Surg. 9, 2000: 47–58

Althoff I, Brinckmann P, Frobin W, Sandover J, Burton K (1992). An improved method of stature measurements for quantitative determination of spinal loading. Spine, 17: 682–693

Altmann D (2006). Operativer Standard bei frischen Kreuzbandverletzungen. Trauma Berufskrankh, 8 (2), 150–154

Appell HJ, Menke W (2001). Sportverletzungen: Knöchelregion/Sprunggelenk. In: Appel u. a.: Lehrbuch der Sportmedizin, S. 314–319

Bandi W (1972). Chondromalacia patellae und femoropatellare Arthrose. Basel, Stuttgart: Schwabe & Co. Verlag

Bandi W (1980). Die retropatellaren Knieschäden. Bern, Stuttgart, Wien: Huber Verlag

Bankart ASB (1938). The pathology and treatment of recurrent dislocation of the shoulder joint. Brit. J. Surg., 26: 23–29

Baron R (2006). Diagnostik und Therapie neuropathischer Schmerzen. Deutsches Ärzteblatt 103(41), S. 2720–2730

Baumeister J, Weiß M (2002). Atypische Verläufe ausgesuchter Parameter im isokinetischen Training nach vorderer Kreuzbandplastik. Diskussion neurophysiologischer Uhrsachen. Sportverl Sportschad, 16, 74–79

Becker G (2003). Der Stellenwert der kleinen Wirbelgelenke beim chronisch benignen Rückenschmerzsyndrom und deren Behandlung. Die Säule 13, 127–129

Bergmann G, Rohlmann A, Graichen F (1992). In vivo Messung der Belastung von Hüftendoprothesen – Konsequenzen für die Rehabilitation. In: Hipp E, Gradinger R, Ascherl R (Hrsg.). Die zementlose Hüfte. Gräfelfing

Bessler J, Beyerlein C (2009). Standfeste Therapie. Mobilisation des Fußes. physiopraxis, 7(6), 30–33

Bizzini M (2000). Sensomotorische Rehabilitation nach Beinverletzungen. Stuttgart: Thieme Verlag

Bös K (1987). Handbuch sportmotorischer Tests. Göttingen, Toronto, Zürich: Hogrefe Verlag

Borg G, Noble J (1974). The perception of physical exertion. In: Wilmore J (ed.). Exercise and sports science reviews. Academic press, New York

Borg G (1971). The perception of physical performance. In: Shepard RJ. Frontiers of fitness. Thomas publishers, Springfield

Brinckmann P, Frobin W, Leivseth G (2000). Orthopädische Biomechanik. Stuttgart: Thieme Verlag

Brokmeier A (1996). Manuelle Therapie, 2. Aufl. Stuttgart: Enke Verlag

Burke D, O'Connor D, Zalenski E, Jasty M, Harris W (1991). Micromotion of cemented and uncemented femoral components. J. Bone Joint Surg 73, 33–37

Buskies W (1999). Sanftes Krafttraining. Unter besonderer Berücksichtigung des subjektiven Belastungsempfindens

Ciccotti M et al. (1994a). An Electromyographic analysis of the knee during functional activities. The normal profile. Am J Sports Med 22: 645–650

Ciccotti M et al. (1994b). An Electromyographic analysis of the knee during functional activities. Am J Sports Med 22: 651–658

Cram JR, Kasman GS, Hotz I (1998). Introduction to the surface electromyographie. An Aspen Publication. Gaitherburg, Maryland, USA, 1998

Crenshow AH (1992). Campbell's operative Orthopaedics (8th edition). St Louis: Mosby Year Book

Dahmen G (1994). Tiefsitzender Rückenschmerz. Wehr: Ciba-Geigy Verlag

Delank HW (1985). Neurologie. Stuttgart: Enke Verlag

Debrunner HJ (1973). Orthopädisches Diagnostikum. Stuttgart, New York: Thieme Verlag

Debrunner HU (1985). Biomechanik des Fußes. Bücherei des Orthopäden, Bd.49. Stuttgart: Enke Verlag

Diemer F, Lowak H, Sutor V (2017). Leitfaden Physiotherapie in der Orthopädie und Traumatologie. 3.A. München: Elsevier, 2017.

Ebelt-Paprotny G, Taxhet G, Wappelhorst U (Hrsg.) (2017). Leitfaden Physiotherapie. 7. A. München: Elsevier, 2017.

Engelhardt M, Freiwald J, Rittmeister M (2002). Rehabilitation nach vorderer Kreuzbandplastik, Orthopädie, 31: 791–798

Erler K, Anders C, Fehlberg G, Neumann U Brücker, L, Scholle HC (2001). Objektivierung der Ergebnisse einer speziellen Wassertherapie in der stationären Rehabilitation nach Knieendoprothesenimplantation. Z Orthop, 139, 352–358

Escamilla R et al. (1998). Biomechanics of the knee during closed kinetic and open kinetic chain exercises. Med Sci Sports Exercise: 556–569

Feiring D et al. (1996). Single versus multiple joint isokinetic testing with ACL reconstructed patients

Felder H, Deubel G, Merkel M (2000). Ambulante Rehabilitation. Stuttgart, Thieme

Fetz F (1986). Sensomotorisches Gleichgewicht – Erscheinungsformen und Test, Teil I u.II. Leibesübung-Leibeserziehung, 40(5). 107–115 und 132–139

Fick R (1911). Spezielle Gelenk- und Muskelmechanik. In: Bardeleben K (Hrsg.). Handbuch der Anatomie und Mechanik der Gelenke, Bd.2, Teil 3. Stuttgart: Gustav Fischer Verlag

Frisch H (1993a). Programmierte Untersuchung des Bewegungsapparats. Heidelberg: Springer-Verlag

Frisch H (1993b). Programmierte Therapie des Bewegungsapparats. Heidelberg: Springer-Verlag

Frisch H (2001). Programmierte Untersuchung des Bewegungsapparats. 8. Aufl., Springer-Verlag Berlin, Heidelberg, New York

Froböse I (2006). Das neue Rückentraining. München, Gräfe und Unzer

Fürst G, Tschauner Ch (1997). Coxarthrose. In: Tschauner Ch (Hrsg.). Die Hüfte. Stuttgart: Enke Verlag

Fuhrmann RA, Glaser C, Leumann A, Ochman S, Schueller-Weidekamm C (2012). Sprunggelenksinstabilität - Funktionelle Anatomie - Verletzungsmechanismus und Epidemiologie des Kapsel-Band-Apparats am Rückfuß, GOTS-Expertenmeeting, 3–8

Fukuda HC, Neer S (1984). Archer's shoulder – recurrent posterior subluxation and dislocation of the shoulder in two archers. J. Bone Joint Surg., 8: 29–90
Gallaspy JB (1998). Hamstring, Quadriceps and Groin Rehabilitation. In: Andrews JR, Harrelson GL, Wilk KE (Hrsg.). Physical Rehabilitation of the Injured Athlete. Philadelphia: Saunders Company
Ganderton Ch (2014). Therapeutische Schüsselkonzepte für Patienten mit Achillessehnentendinopathie. Stuttgart: Georg Thieme Verlag KG
Glaesener JJ (2007). Elektro- und Ultraschalltherapie. In: Gutenbrunner C, Glaesener JJ (Hrsg.). Rehabilitation, Physikalische Medizin und Naturheilverfahren, Heidelberg: Springer Medizin Verlag
Gokeler A, Lehmann M, Knopf E, Freiwald J (2003). Überlegungen zur Diagnostik und Rehabilitation des Schultergelenkes bei Überkopfsportlern. Sportverl Sportschad, 17, 15–20
Gollner E, Kreuzriegler F, Kreuzriegler K (1991). Rehabilitatives Ausdauertraining in Orthopädie und Traumatologie. München: Pflaum Verlag
Guadalupe-Grau A et al. (2009). Exercise and bone mass in adults (2009). Sports Med 39(6):439–468
Gustavsen R, Streek R (1997). Trainingstherapie im Rahmen der Manuellen Medizin. Stuttgart, Thieme, 3. überarbeitete Auflage
Haas HJ, Schmidtbleicher D (2011). Training von Kraft, Ausdauer und Schnelligkeit. In: Bant H, Haas HJ, Ophey M, Steverding M (Hrsg.), Sportphysiotherapie (S. 187). Stuttgart: Georg Thieme Verlag
Habermeyer P, Lichtenberg S (2003). Diagnostik und Therapie der vorderen und hinteren Schulterluxation. Teil II: Therapie. Chirug, 74, 1178–1194
Harke G, Graf M, Moll H (2009). Die Schulter in der Manuellen Medizin. Manuelle Medizin, 3, 174–178
Hawkins RJ, Kennedy JC (1980). Impingementsyndromes in athletes. Maer. J. Sports Med., 8: 151–158
Hinterwimmer S, Engelschalk M, Sauerland S, Eitel F, Mutschler W (2003). Operative vs konservative Therapie der vorderen Kreuzbandruptur: eine systematische Literaturübersicht. Unfallchirurg 106(5), 374–379
Hois G, Ziegner K (2006a). Grundlagen des mehrgelenkigen Trainings in Theorie und Praxis. B&G 22, 18–25
Hois G, Ziegner K (2006b). Sporttherapeutisches Gesamtkonzept bei Hüft-Totalendoprothese. B&G 22, 101–108
Holbrook T (1998). Low Back Rehabilitation. In: Andrews JR, Harrelson GL, Wilk KE (Hrsg.). Physical Rehabilitation of the Injured Athlete. Philadelphia: Saunders Company
Horn HG, Steinmann HJ (1998). Medizinisches Aufbautraining. Gustav Fischer Verlag, Stuttgart
Horstmann T, Roecker K, Vornholt S, Niess AM, Heitkamp HC, Dickhuth HH (2002). Konditionelle Defizite bei Coxarthrose- und Hüftendoprothesen-Patienten. Dt. Zeitschrift für Sportmedizin 53 (1): 17–21
Isbach, J. (2007). Die operative versorgung der Achillessehnenruptur unter der Berücksichtigung der Behandlungsergebnisse aus den Jahren 1992 bis 1997. Dissertation. Westfälische Wilhelms-Universität Münster
Jäger M, Wirth C (1992). Praxis der Orthopädie. Stuttgart: Thieme Verlag
Jämsä T, Vainionpää A, Korpelainen R, Vihriälä E, Leppäluoto J (2006). Effect of daily physical activity on proximal femur. Clin Biomech 21:1–7
Jobe FW, Jobe CM (1938). Painful athletic injuries of the shoulder. Clin. Orthop., 173: 117–124
Kaltenborn FM (1985). Manuelle Medizin der Extremitätengelenke. Oslo: Olaf Norlis Bokhandel
Kannus P, Palvanen M, Niemi S, Parkkari J, Jarvinen M (2002). Increasing number and incidence of low-trauma ankle fractures in elderly people: Finnish statistics during 1970–2000 and projections for the future. Bone 2002; 31(3):430–433
Kapandji IA (1984). Funktionelle Anatomie der Gelenke. Obere Extremität, Bd. 1. Stuttgart: Enke Verlag
Kapandji IA. (1992). Funktionelle Anatomie der Gelenke. Bd. 3. Stuttgart: Enke Verlag
Knechtle, B. (2002). Aktuelle Sportphysiologie – Leistung und Ernährung im Sport. Basel: Karger Verlag
Köstler W, Niemeyer P, Südkamp NP (2010). Komplexe Bandläsion des Kniegelenks. Arthroskopie, 23(1), 49–55
Krämer KL, Stock M, Winter M (2002). Klinikleitfaden Orthopädie. Stuttgart: Jungjohann Verlagsgesellschaft
Kunz M, Karanikas K (2016). Medizinisches Aufbautraining. München: Urban & Fischer
Lampl C (2010). Das komplexe regionale Schmerzsyndrom- eine organische Erkrankung. Skriptum Kongressjournal, Wiener Medizinische Wochenschrift, 7(1), 18–19
Laprade J et al. (1998). Comparison of Five Isometric Exercises in the Recruitment of the Vastus Medialis Oblique in Persons with and without Patellofemoral pain syndrome. JOSPT Vol. 27 No 3, 3
Laser T (1997). Der lumbale Bandscheibenvorfall. Krankengymnastik, 49 (1): 53–70
List M (2009a). Frakturen im Bereich des Fußes. In: List M (Hrsg.), Physiotherapie in der Traumatologie (S. 373–388). Heidelberg: Springer Medizin Verlag
List M (2009b). Humerusschaftfrakturen. In: List M (Hrsg.). Physiotherapie in der Traumatologie (S.141–149). Heidelberg: Springer Medizin Verlag
Lobenhoffer P (2002). Komplexe vordere Knieinstabilität. Der Orthopäde 31(8), 770–777
Lohrer H, Alt W, Gollhofer A, Rappe B (2000). Verletzungen am lateralen Kapselbandapparat des Sprunggelenks-eine Übersicht. Deutsche Zeitschrift für Sportmedizin, 51(6), 196–203
Lutz GE. et al. (1993). Comparison of Tibiofemoral Joint Forces during Open-Kinetic-Chain and Closed-Kinetic-Chain-Exercises
Menezes A (2000). Joseph H. Pilates' Techniques of physical conditioning. Salt Lake City: Publishers Press
Menke W (2001). Einführung in die Sportorthopädie und -traumatologie. 2. Auflage. Wiebelsheim: Limpert Verlag GmbH
Mense S (1986). Slowly conducting afferent fibers from deep tissues. Neurobiological properties and centralnervous actions. Progress in sensory physiology Vol. 6: 139–219
Mikkelsen C et al. (2000). Closed kinetic chain alone compared to combined open and closed kinetic chain exercises for quadriceps strengthening after anterior cruciate ligament reconstruction with respect to sports: a prospective matched follow-up study. Knee Surg Sports Traumatol Arthrosc; 8(6): 337–42
Mommert-Jauch P (2000). Körperwahrnehmung und Schmerzbewältigung im Alltag. Berlin: Springer Verlag
Morrissey Mc et al. (2000). Effects of open versus closed kinetic chain training on knee laxity in the early period after anterior cruciate ligament reconstruction. Knee Surg Sports Traumatol Arthrosc, 8(6): 343–8
Müller W (1982). Das Knie: Form, Funktion und ligamentäre Wiederherstellungschirurgie. Berlin, Heidelberg, New York: Springer Verlag
Narcessian RP (2001). Die menschliche Bewegung ist mehrgelenkig ausgerichtet. B&G 3, 129–131
Neer CS (1970). Displacement proximal humeral fractures. J. Classification and exaluation. J. Bone Joint Surg., 52A : 1070–1071
Neer CS (1983). Impingement lesions. Clin. Orthop., 173 : 70–77
Neer CS (1990). Shoulder Reconstruction. Philadelphia: Saunders
Niethard FU, Pfeil, J. (1992). Orthopädie. Stuttgart: Hippokrates Verlag
Nitzsche N, Schulz H (2011). Trainingsmethodik in der Sporttherapie nach VKB-Rekonstruktion. Orthopädie-Technik, 62(1), 42
Oehl M (1991). Die Beobachtungskriterien des normalen Ganges aus der Sicht der Funktionellen Bewegungslehre. Klein-Vogelbach. Krankengymnastik, 43 (10): 1098–1101
Paternostro-Sluga T, Zöch C (2004). Konservative Therapie und Rehabilitation von Schulterbeschwerden. Radiologe, 44(6), 597–603
Paulsen, F. Waschke, J. (2017). Atlas der Anatomie des Menschen. Bd. I, 24. Aufl. München: Urban und Fischer Verlag/Elsevier GmbH
Radlinger L, Bachmann W, Homburg J, Leuenberger U, Thaddey G (1998). Rehabilitative Trainingslehre. Stuttgart, New York, Thieme
Rammelt S, Grass R, Biewener A, Zwipp H (2003). Bandverletzungen am oberen Sprunggelenk. Trauma Berufskrankh, 5, 170–178

Reiber-Gamp U (2001). Ergonomische Beratung zur Prophylaxe von HWS-Beschwerden durch Büroarbeitsplätze. Die Säule, 11 (4): 21–26
Reichelt A (1989). Therapie orthopädischer Erkrankungen. Stuttgart: Enke Verlag
Richard P, Di Fabio PhD PT (1999). Making Jargon from Kinetic and Kinematic Chains. Journal of Orthopaedic & Sports Physical Therapy; 29 (3): 142–143
Ries MD, Philbin EF, Groff GD (1997). Effect of total hip arthroplasty on cardiovascular fitness. J. Arthroplasty 12: 84–90
Ringel S, Kraus J (2017). Physiotherapie bei Tendinopathien der unteren Extremität. pt Zeitschrift für Physiotherapeuten, 6/2017, S. 77–84
Rodineau J, Babourin F (1983). Die propriozeptive Rehabilitation des Sprunggelenks bei Sportlern. Med u Sport, 23 (1–3): 80–81
Rohlmann A, Klöckner C, Bergmann G (2001). Biomechanik der Kyphose. Der Orthopäde, 30 (12): 915–918
Rowe CR (1988). The Shoulder. New York: Churchill Livingstone.
Saam F, Leidlinger B, Tibesku CO (2008). Der Einfluss der Kryotherapie am Sprunggelenk auf das statische Gleichgewicht. Sportverl Sportschad, 22, 45–51
Schneider W, Seidenspinner D, Stoniczek B (1997). Medizinische Trainingstherapie bei Erkrankungen der Lendenwirbelsäule. Krankengymnastik, 49 (1): 36–52
Schönle Ch, Hess T, Rödig S: Schmerzfrei und beweglich mit dem neuen Hüftgelenk. Trias Verlag Stuttgart 2008
Soderberg G et al. (1987). Elektromyographic analysis of knee exercises in healthy subjects and in patients with knee pathologies. Phys Ther, Vol 67, No 11
Souza TA (1994). Sport injuries of the shoulder. Conservative Management. Churchill Livingstone, New York
Steindler A (1955). Kinesiology of the human body: Under normal and pathological conditions. Charles V Thomas, Springfield
Streeck U, Focke J, Klimpel LD, Noack DW (2007). Manuelle Therapie und komplexe Rehabilitation 2: Untere Körperregionen. Springer Verlag, Heidelberg
Streicher G, Reilmann H (2007). Tibiaschaft-/Sprunggelenksfrakturen. Orthopädie und Unfallchirugie 2(3), 157–178
Tang SFT, Chen CK, Hsu R, Chou SWC, Lew HL (2001). Vastus medialis obliquus and vastus lateralis activity in open and closed kinetic chain exercises in patients with patellofemoral pain syndrome. Arch Phys Med Rehabil 82: 1441–1445
Tittel K (2003). Beschreibende und funktionelle Anatomie des Menschen. 13. Aufl. Urban & Fischer, München
Thermann H, Hüfner T, Tscherne H (2000). Achillessehnenruptur. Orthopäde, 29(3), 235–250
Thomas M, Kubaile C, Busse M (2000). Isokinetische Trainingstherapie in der postoperativen Weiterbehandlung nach Eingriffen am Kniegelenk. KCS, 1(12), 1–5
Tipton ChM, Matthes RD, Maynard JA, Carey RA. (1975). The influence of physical activity on ligaments and tendons. Med. Sci. Sports, 7(3): 165–175
Von Essen H, Südkamp NP (2003). Das Komplextrauma des Kniegelenks. Diagnostik und Therapie ligamentärer Verletzungen. Unfallchirurg 106(5), 398–411
Waldeyer A, Mayer A (1980). Anatomie des Menschen, I. u. II. Teil. Berlin: De Gruyter Verlag
Weber BG (1972). Die Verletzungen des oberen Sprunggelenks. Bern: Huber Verlag
Weber U (2001). Kyphosen – eine Frage der Balance. Der Orthopäde, 30 (12): 901–902
Wilk KE, Romaniello WT, Soscia SM, Andrews JR (1994). The relationship between subjective knee scores, isokinetic testing and functional testing in the ACL-reconstructed knee. J Orthop Sports Phys Ther 20 (2), 60–73
Winkel D, Vleeming A, Fischer S, Meijer OG., Vroege C (1985). Nichtoperative Orthopädie. Bd. 2. Stuttgart, New York: Gustav Fischer Verlag
Wirtz DC, Heller KD, Niethard FU (1998). Biomechanische Aspekte der Belastungsfähigkeit nach totalendoprothetischem Ersatz des Hüftgelenks. Z. Orthop. Ihre Grenzgeb. 136 (4): 310–316
Woo SLY (1993). Die Heilung des medialen Seitenbandes. Z. Sportverletzung Sportschaden, 7 (Sonderheft I): 3–16
Zacher J, Gursche A (2001). Diagnostik der Arthrose. Orthopäde 30 (11): 841–847
Zintl F (2004). Ausdauertraining. Grundlagen, Methoden, Trainingssteuerung. BLV Verlagsgesellschaft mbH, München

III Der Übungskatalog

KAPITEL

21

Christiane Wilke, Ingo Froböse, Rebecca Abel und Leonie Giese

Therapieinhalte und Therapieleitfäden

Im folgenden Kapitel wird zunächst mit jeweils differenzierten Erläuterungen eine Auswahl von speziellen *Übungen* gegeben (➤ Kap. 21.1), auf welche in den vorangegangenen Kapiteln verwiesen wurde. Es werden Übungen für die obere bzw. untere Extremität und für die Wirbelsäule präsentiert, die im Wesentlichen nach dem Zeitpunkt ihrer Anwendung in der Therapie und nach deren Zielsetzung geordnet sind. So finden sich zu Beginn primär Dehnungs-, Mobilisations- und Wahrnehmungsübungen; daran anschließend eingelenkige sowie später mehrgelenkige Kräftigungsübungen mit/ohne Unterstützungsflächen und mit/ohne Autostabilisation. Zuletzt finden sich vorwiegend Ganzkörperübungen mit zunehmendem Schwierigkeitsgrad. Damit orientiert sich die Darstellung der einzelnen Übungen insgesamt an den in den vorangegangenen Kapiteln dargestellten Rahmentrainingsplänen und lässt somit eine zeitlich hierarchische Anordnung erkennen. Unterstützt und ergänzt wird dies durch spezifische und differenzierte Erläuterungen sowie Anwendungshinweise zu Ausgangspositionen, Übungsbeschreibungen und Variationsmöglichkeiten.

Die Übungen können im Sinne eines Ganzkörpertrainings bei unterschiedlichen Indikationen eingesetzt werden, jedoch ergibt sich durch die unmittelbare Zuordnung auch ein konkreter Anwendungsbereich.

Die jeweilige Belastungsdosierung (Anzahl der Wiederholungen, Belastungsintensität etc.) und die Bewegungsamplitude müssen sich an den individuellen Voraussetzungen der Patienten orientieren. Die Grundlagen hierfür bilden je nach Zielsetzung der Übung das im ➤ Kap. 5.3 beschriebene „Fünf-Stufen-Modell" zum Muskeltraining oder die Belastungshinweise zum sensomotorischen Training (➤ Kap. 6.2.5).

Im zweiten Teil des Kapitels (➤ Kap. 21.2) werden spezielle *methodische Reihen* für unterschiedliche Anwendungsgebiete präsentiert. Diese methodischen Reihen beschreiben einen sukzessiven Ablauf der Therapie und stellen somit einen konkreten Handlungsleitfaden dar, der den Therapieverlauf entsprechend den theoretischen und praktischen Grundlagen berücksichtigt.

21.1 Therapieinhalte – Übungskatalog

21.1.1 Untere Extremität

ÜK 1 Dehnung der dorsalen Oberschenkelmuskulatur

Ziel

Dehnung der dorsalen Oberschenkelmuskulatur: M. biceps femoris, M. semitendinosus, M. semimembranosus.

Ausgangsstellung

Rückenlage, zu dehnendes Bein wird im Hüftgelenk gebeugt und im Kniegelenk leicht gestreckt, Hände umgreifen den Oberschenkel (➤ Abb. 21.1).

Übungsbeschreibung

Durch leichten Zug wird das Bein mit den Händen in Richtung Oberkörper gezogen, bis ein leichtes Ziehen in der zu dehnenden dorsalen Oberschenkelmuskulatur spürbar ist. Anhalten der Dehnposition ca. 15–20 Sek.

Variationen

- Veränderung der Kniegelenksstellung: Max. Knieextension führt zur Dehnung der distalen Anteile der Muskulatur; zunehmende Knieflexion führt zur Dehnung der mittleren Muskelanteile.
- Veränderung der Hüftgelenksstellung: Dehnung in Adduktion führt zur Dehnung des M. biceps femoris; Dehnung in Abduktion zur Dehnung des M. semitendinosus und des M. semimembranosus.
- Veränderung der Ausgangsstellung:
  - Stand: zu dehnendes Bein auf einen Stuhl stellen

  - Sitz: zu dehnendes Bein nach vorne ausstrecken, Dehnung über das Vorneigen des Oberkörpers mit möglicher zusätzlicher Dehnung über das Hüftgelenk
- Ist eine Dehnung aufgrund einer eingeschränkten Hüftgelenksbeweglichkeit nur schlecht möglich, kann mit einem Seil oder einem Handtuch die Dehnung vorgenommen werden.
- Ist keine selbständige Dehnung möglich, kann die Dehnung passiv durch den Therapeuten erfolgen.

Bemerkungen

- Das Sprunggelenk bleibt locker, damit es zu keiner Dehnung der Wadenmuskulatur kommt.

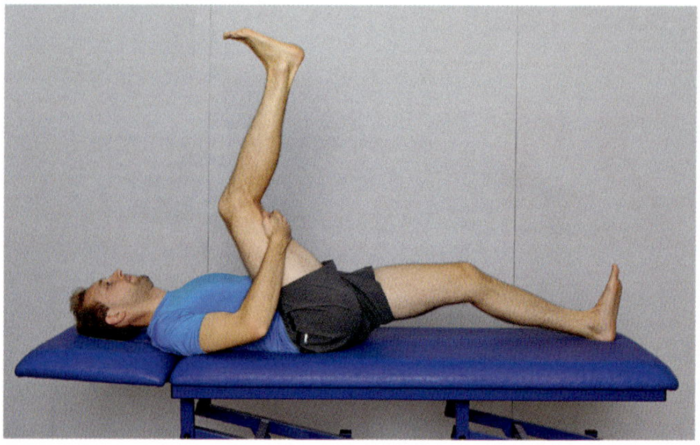

Abb. 21.1 Dehnung der dorsalen Oberschenkelmuskulatur

21

ÜK 2 Dehnung der ventralen Oberschenkelmuskulatur

Ziel

Dehnung der ventralen Oberschenkelmuskulatur: M. rectus femoris, M. vastus medialis, M. vastus lateralis, M. intermedius.

Ausgangsstellung

Bauchlage, zu dehnendes Bein wird im Kniegelenk gebeugt, eine Hand umgreift das Sprunggelenk (> Abb. 21.2).

Übungsbeschreibung

Durch leichten Zug wird das Bein mit der Ferse in Richtung Gesäß gezogen, bis ein leichtes Ziehen in der Muskulatur spürbar ist. Anhalten der Dehnposition für ca. 15–20 Sek.

Variationen

- Veränderung der Ausgangsstellung: Stand mit möglicher zusätzlicher Dehnung über die Hüftgelenksextension (Betonung M. rectus femoris).
- Ist eine Dehnung aufgrund einer eingeschränkten Hüftgelenksbeweglichkeit nur schlecht möglich, kann mit einem Seil oder einem Handtuch die Dehnung vorgenommen werden.
- Ist keine selbständige Dehnung möglich, kann die Dehnung passiv durch den Therapeuten erfolgen.

Bemerkungen

- Ausweichbewegungen im Hüftgelenk müssen vermieden werden.
- Im Stand ist eine sehr gute Stabilisation des Körpers Voraussetzung.

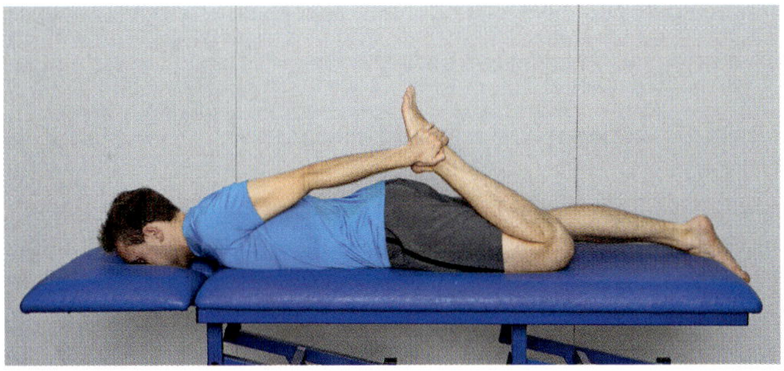

Abb. 21.2 Dehnung der ventralen Oberschenkelmuskulatur

ÜK 3 Dehnung der inneren Hüftmuskulatur

Ziel

Dehnung der inneren Hüftmuskulatur: M. iliopsoas (M. iliacus, M. psoas major) und M. psoas minor.

Ausgangsstellung

Kniestand (Ausfallschritt mit einem Knie auf dem Boden, 90° Flexion in beiden Kniegelenken, vorderer Fuß aufgestellt);
innere Hüftmuskulatur soll auf der Seite gedehnt werden, auf der sich das Knie auf dem Boden befindet;
Hände in die Hüfte gestützt oder mit einer Hand an der Wand abgestützt, um das Gleichgewicht zu halten (➤ Abb. 21.3).

Übungsbeschreibung

Rumpfspannung wird gehalten (Bauchnabel nach innen ziehen, nicht ins „Hohlkreuz" ausweichen), Hüfte leicht nach vorne schieben, bis ein leichtes Ziehen in der hüftbeugenden Muskulatur (hinteres Bein) spürbar ist. Anhalten der Dehnposition für ca. 15–20 Sek.

Variationen

- Oberkörper in der Frontalebene zur Seite des vorne aufgestellten Beines neigen, um die Dehnung zu verstärken.

Bemerkungen

- Ausweichbewegungen im Hüftgelenk müssen vermieden werden.
- Sehr gute Stabilisation des Rumpfes ist Voraussetzung, um ein Ausweichen „ins Hohlkreuz" zu vermeiden.

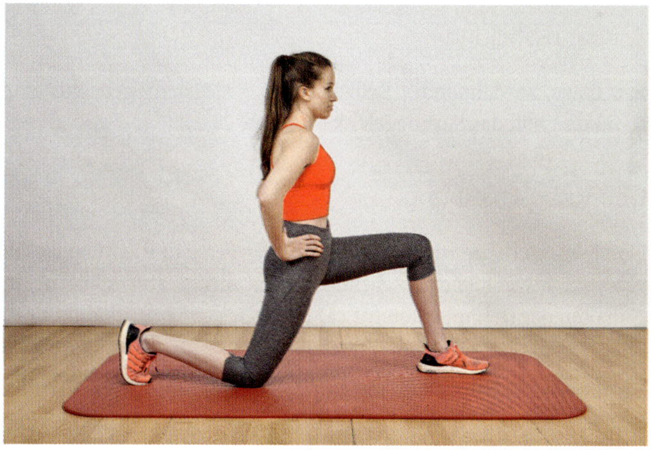

Abb. 21.3 Dehnung der inneren Hüftmuskulatur

ÜK 4 Dehnung der dorsalen Hüftmuskulatur

Ziel

Dehnung der dorsalen Hüftmuskulatur: M. gluteus maximus, medius und minimus.

Ausgangsstellung

Rückenlage, zu dehnendes Bein wird im Hüft- und Kniegelenk gebeugt, Hände umgreifen den Unterschenkel (➤ Abb. 21.4).

Übungsbeschreibung

Durch leichten Zug wird das Bein mit den Händen in Richtung Oberkörper gezogen, bis ein leichtes Ziehen in der Muskulatur spürbar ist. Anhalten der Dehnposition ca. 15–20 Sek.

Variationen

- Veränderung der Hüftgelenksstellung: Dehnung in Abduktion führt zur Dehnung der Adduktoren; Dehnung in Adduktion führt zur verstärkten Dehnung der kleinen Glutealmuskeln (M. gluteus medius und minimus), dabei erfolgt ein Ablegen des Beins auf der kontralateralen Seite.

Bemerkungen

- Stabilisation des Rumpfes notwendig.

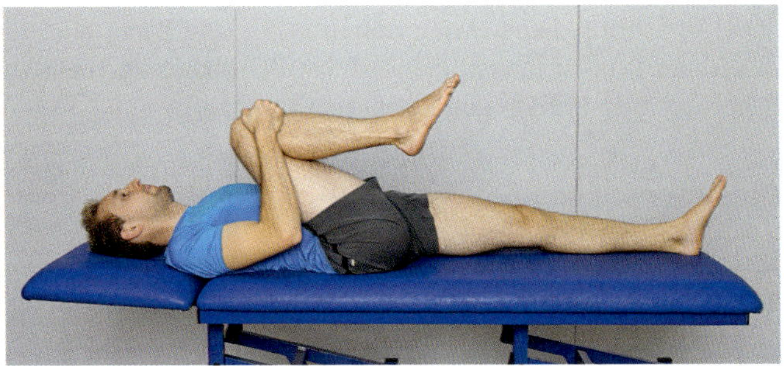

Abb. 21.4 Dehnung der dorsalen Hüftmuskulatur

ÜK 5 Dehnung der dorsalen Unterschenkelmuskulatur

Ziel

Dehnung der dorsalen Unterschenkelmuskulatur: M. gastrocnemius.

Ausgangsstellung

Stand in Schrittstellung, Arme stützen gegen eine Wand o. ä., zu dehnendes Bein ist hinten, die Ferse hat Bodenkontakt. Nicht zu dehnendes Bein in Hüft- und Knieflexion (➤ Abb. 21.5).

Übungsbeschreibung

Verlagerung des Körpergewichtes nach vorne, bis ein leichtes Ziehen in der Muskulatur spürbar ist. Anhalten der Dehnposition für ca. 15–20 Sek.

Variationen

- Veränderung der Hüftgelenksstellung: Leichte Außenrotation führt zur Dehnung der äußeren Muskelanteile; leichte Innenrotation führt zur Dehnung der inneren Muskelanteile.
- Flexion des hinteren Beines im Kniegelenk führt zur Dehnung der Achillessehne und des M. soleus.

Bemerkungen

- Die Ferse muss Bodenkontakt behalten.

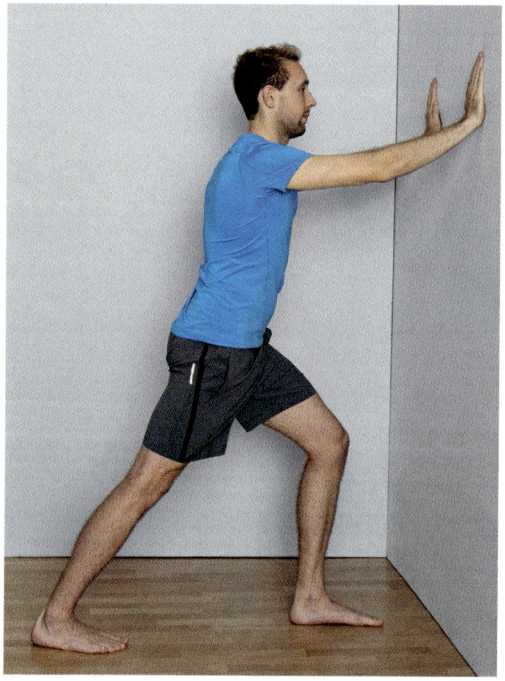

Abb. 21.5 Dehnung der dorsalen Unterschenkelmuskulatur

ÜK 6 Dehnung der Adduktoren

Ziel

Dehnung der Adduktoren: M. pectineus, M. adductor longus, adductor brevis und magnus, M. gracilis.

Ausgangsstellung

Stand, zu dehnendes Bein wird abduziert auf einer Bank o. Ä. abgelegt (➤ Abb. 21.6).

Übungsbeschreibung

Verlagerung des Körpers über das zu dehnende Bein hinweg, bis ein leichtes Ziehen in der Muskulatur spürbar ist. Anhalten der Dehnposition für ca. 15–20 Sek.

Variationen

- Auslösen der Dehnung durch eine Kaudalbewegung der übenden Beckenseite.
- Dehnung aus der Rückenlage: Hüftflexion und Abduktion mit extendiertem oder flektiertem Kniegelenk.

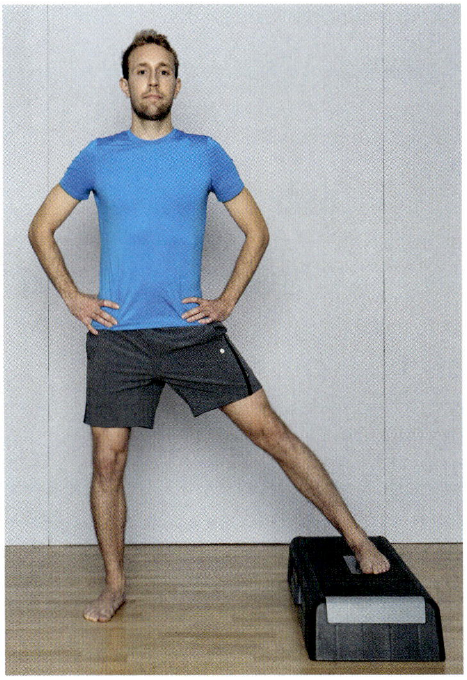

Abb. 21.6 Dehnung der Adduktoren

ÜK 7 Traktion des Kniegelenks

Ziel

Autotraktion des Kniegelenks, Schmerzlinderung, Mobilisation des Kniegelenks.

Ausgangsstellung

Aufrechter Sitz auf Bank oder Stuhl, Kniegelenk ca. 90° flektiert, Gewichtsmanschette (nicht zu viel Gewicht) am Unterschenkel fixiert (➤ Abb. 21.7).

Übungsbeschreibung

Pendelbewegung des Unterschenkels in Flexion und Extension über einige Sekunden, dann Unterbrechung durch kurze Pause, das Ganze über ca. 10 Min. fortsetzen.

Variationen

- Veränderung des Gewichts.
- Veränderung des Bewegungsbereiches.

Bemerkungen

- Kein zu langes, kontinuierliches Üben; zuvor müssen manuelle Traktionen gut vertragen werden.
- Die Übung ist bei Patienten mit künstlichem Gelenkersatz kontraindiziert.
- Zu Hause kann diese Übung auch mit einem schweren Schuh durchgeführt werden.
- Einsatz insbesondere bei Gonarthrose (Phasen 1–4).

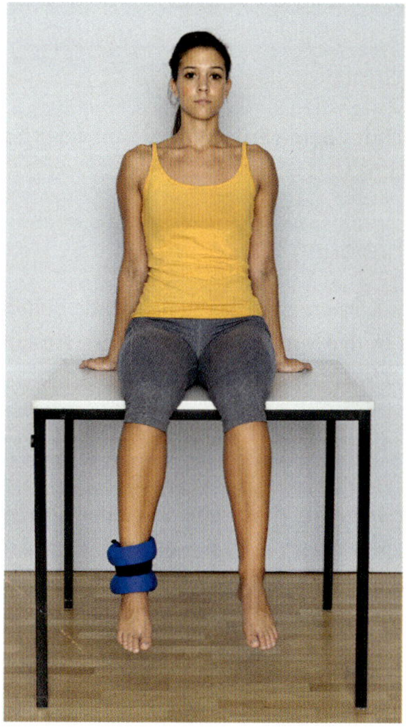

Abb. 21.7 Traktion des Kniegelenks

ÜK 8 Plantarflexion/Dorsalextension

Ziel

Verbesserung der propriozeptiven Fähigkeiten im Sprunggelenk, Mobilisation der Dorsalextension und Plantarflexion im oberen Sprunggelenk.

Ausgangsstellung

Sitz auf Bank oder Stuhl, das Kniegelenk ist ca. 90° flektiert. Der Fuß befindet sich auf einem Kippbrett (➤ Abb. 21.8).

Übungsbeschreibung

Durchführen der Plantarflexion und Dorsalextension im oberen Sprunggelenk.

Variationen

- Veränderung der Kniegelenksstellung: Bei zunehmender Kniegelenksflexion erfolgt eine Intensivierung der Dorsalextension; bei zunehmender Kniegelenksextension eine Intensivierung der Plantarflexion.

Bemerkungen

- Das Kniegelenk muss fixiert bleiben.
- Einsatz ist bei allen Verletzungen und Erkrankungen des Sprunggelenks möglich (insbesondere Phase 1 und 2).

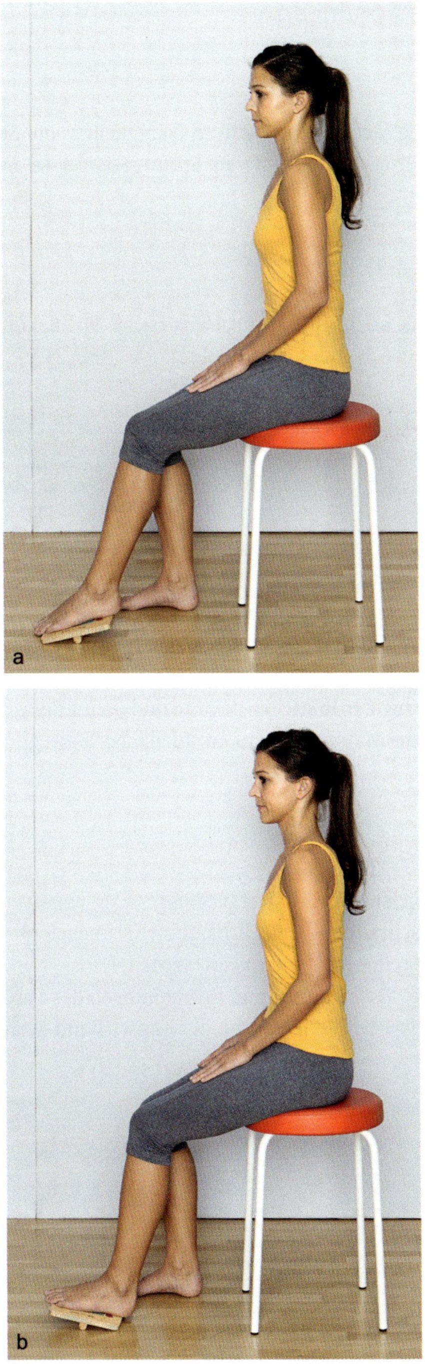

Abb. 21.8 a) Plantarflexion b) Dorsalextension

ÜK 9 Eversion/Inversion

Ziel

Verbesserung der propriozeptiven Fähigkeiten im Sprunggelenk sowie Mobilisation des unteren Sprunggelenks in Eversion und Inversion.

Ausgangsstellung

Sitz auf Bank oder Stuhl, Kniegelenk ist ca. 90° flektiert. Übendes Bein befindet sich auf einem Kippbrett (➢ Abb. 21.9).

Übungsbeschreibung

Durchführen der geführten Eversions- und Inversionsbewegung.

Variationen

- Verringerung des Bewegungsausmaßes durch Unterlagerung in die bewegungseingeschränkte oder bewegungsgefährdete Richtung.
- Veränderung der Brettchenstellung und damit Bewegungsausführung zur Mobilisation unterschiedlicher Bewegungsrichtungen.

Bemerkungen

- Das Kniegelenk muss fixiert bleiben.
- Bei eingeschränkter Beweglichkeit im Sprunggelenk sollte das Brettchen (einseitig) unterlagert werden.
- Einsatz bei Verletzungen und Erkrankungen des Sprunggelenks, insbesondere bei Verletzungen des Kapsel-Band-Systems (Phase 1–2).

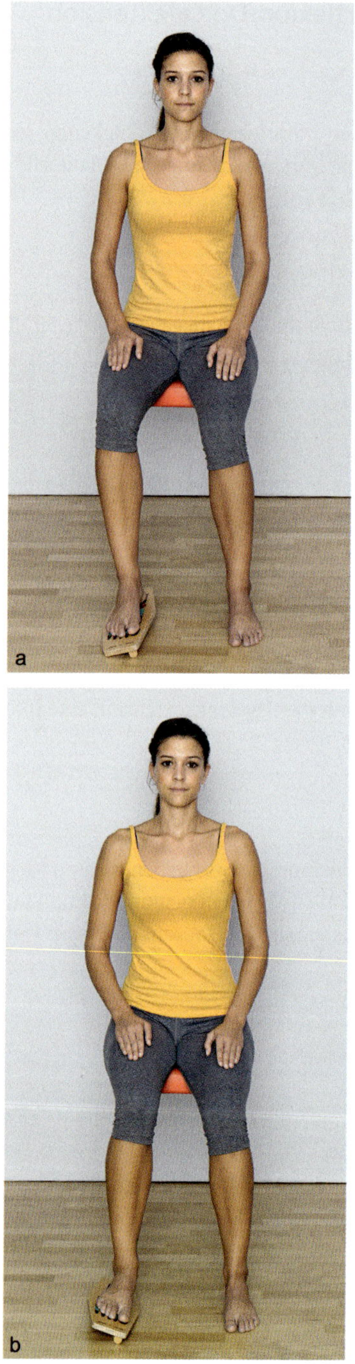

Abb. 21.9 a) Eversion b) Inversion

ÜK 10 Innervationsübung für die untere Extremität

Ziel

Innervation verschiedener Muskeln und Muskelketten der unteren Extremität, Durchblutungsförderung und Wahrnehmungsschulung.

Ausgangsstellung

Sitz auf Bank oder Stuhl, Kniegelenk ist ca. 90° flektiert (➤ Abb. 21.10).

Übungsbeschreibung

Isometrisches Anspannen der gesamten *Flexorenkette* entsprechend der Vorstellung, das Bein nach hinten ziehen zu wollen bzw. isometrisches Anspannen der gesamten *Extensorenkette* entsprechend der Vorstellung, das Kniegelenk strecken zu wollen. Auf einen kurzen Fuß nach Janda achten (➤ Kap. 6.2.3). Die Übungszeit beträgt ca. 10 Sek.

Variationen

- Konzentration der Übung auf isolierte oder kombinierte unterschiedliche Zielbewegungen, z. B. Dorsalextension, Plantarflexion, Eversion, Inversion, Knieextension, Knieflexion, Hüftextension oder Hüftflexion.
- Konzentration auf spezifische Muskeln oder Muskelgruppen.
- Veränderung der Ausgangsstellung, z. B. Rückenlage/Stand oder auch in Verbindung mit Sequenztrainingsgeräten wie der Legpress etc.

Bemerkungen

- Keine zu lange Belastung.
- Die Übungsausführung erfolgt ohne Bewegung.
- Die Übung kann erleichtert werden, indem sie zunächst in der Bewegung aktiv durchgeführt wird.
- Entlastung der nicht angesprochenen Muskelgruppen wie der Rumpfmuskulatur und der Muskulatur der oberen Extremitäten (Phasen 1–2).

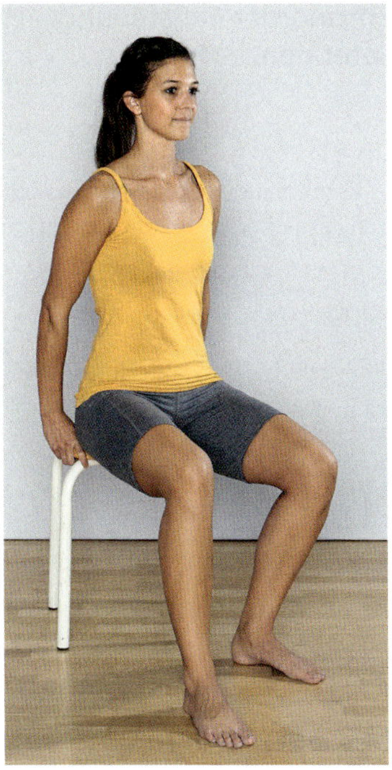

Abb. 21.10 Innervationsübung für die untere Extremität

ÜK 11 Ausrichtung der Fußstellung – Heben/ Senken des lateralen Fußrandes

Ziel

Propriozeptions-, Koordinations- und Gleichgewichtsübung, Kräftigung der Evertoren des Fußes, Korrektur der Fußstellung.

Ausgangsstellung

Stand, übender Fuß steht bis zur Hälfte auf einem Brett. Der andere Fuß steht auf dem Boden (➤ Abb. 21.11).

Übungsbeschreibung

Eversion des Fußes bis zum Ausgleich.

Variationen

- Inversion.

Bemerkungen

- Keine zu große Belastung bei Bandverletzungen durch zu starke Dehnungen.
- Vollbelastung muss gegeben sein.
- Ist noch keine Vollbelastung möglich, kann die Übung auch im Wasser durchgeführt werden.
- Koordinations- und Gleichgewichtsaspekt sollte im Vordergrund stehen.
- Einsatz insbesondere bei Verletzungen des lateralen Kapsel-Bandsystems des Sprunggelenks (Phasen 2 und 3) und lateralen Kniegelenkinstabilitäten (Phasen 2 und 3).

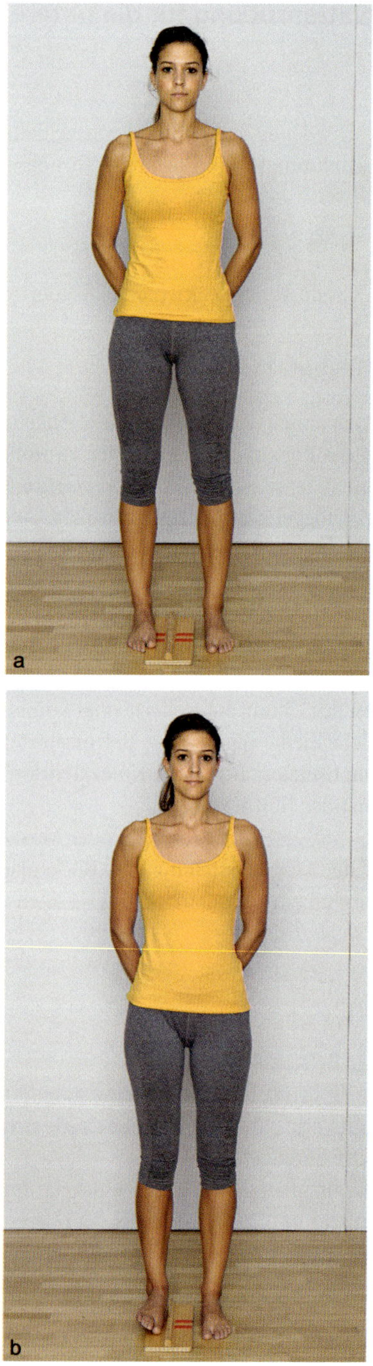

Abb. 21.11 a) Ausgangsstellung b) Endstellung

ÜK 12 Inversion/Eversion

Ziel

Kräftigung der Inversions- und Eversionsmuskulatur mit Latexband.

Ausgangsstellung

Rückenlage oder Langsitz, Positionierung des Latexbandes am Fuß, das Bein liegt in Neutralstellung (> Abb. 21.12).

Übungsbeschreibung

Bewegung in Eversion und Inversion im unteren Sprunggelenk.

Variationen

- Veränderung der Stärke des Latexbandes.
- Übung ist ebenfalls mit dem Zugsystem durchführbar.
- Veränderung des Bewegungsbereiches, z. B. zielgerichtetes Training in der Endstellung.

Bemerkungen

- Isolierte Bewegungsausführung beachten.
- Vorsicht mit distalem Widerstand bei Frakturen!
- Die Ausgangsstellung kann von älteren oder beeinträchtigten Personen evtl. nicht oder nur schwer eingenommen werden.
- Einsatz insbesondere bei Verletzungen der Bandsysteme im Sprunggelenk (Phasen 1 und 2), Bandverletzungen des Kniegelenks (Phasen 1 und 2) und Frakturen (Phasen 2 und 3)

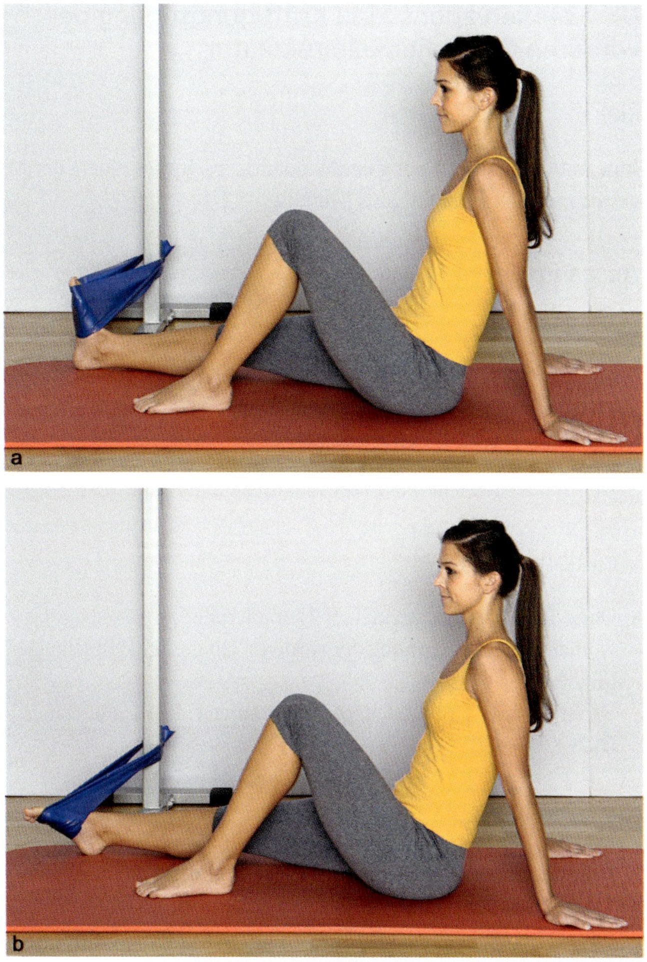

Abb. 21.12 a) Ausgangsstellung b) Endstellung

ÜK 13 Innervations- und Kräftigungsübung der vorderen Oberschenkelmuskulatur

Ziel

Innervation und Kräftigung des M. quadriceps, insbesondere des M. vastus medialis und M. vastus lateralis.

Ausgangsstellung

Aufrechter Langsitz, Kniegelenke mit einer Rolle unterlagert (➤ Abb. 21.13).

Übungsbeschreibung

Bewegen des Kniegelenkes in die maximale Extension.

Variationen

- Ohne Therapierolle/mit kleiner Therapierolle.
- Isometrische Anspannung der vorderen Oberschenkelmuskulatur.
- Variation der trainingssteuernden Parameter: Intensität, Dauer, Dichte, Wiederholung, Pause.

Bemerkungen

- Retropatellaren Druck beachten. Pressatmung vermeiden.
- Vorsicht bei Streckdefizit!
- Einsatz bei Verletzungen/Erkrankungen der unteren Extremitäten, insbesondere des Kniegelenks (Phasen 1 und 2).

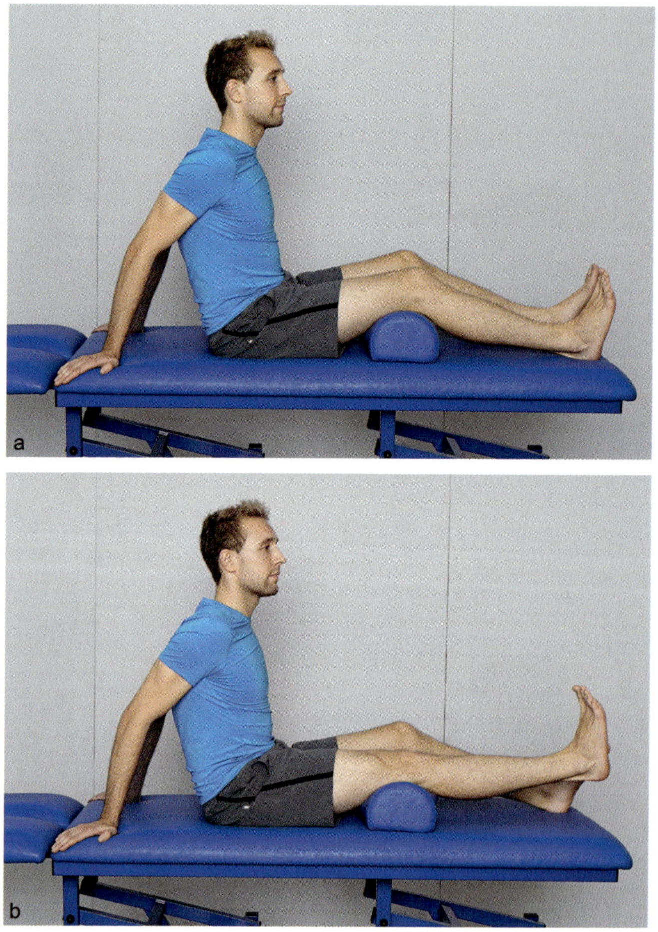

Abb. 21.13 a) Ausgangsstellung b) Endstellung

ÜK 14 Extensionsbewegung im Hüftgelenk

Ziel

Kräftigung der Extensoren im Hüftgelenk mit dem Zugsystem.

Ausgangsstellung

Rückenlage auf einer Bank frontal oder seitlich zum Zugsystem, Positionierung des Seilzuges bei hoher Seileinstellung mit Zug von oben/vorne, Positionierung der Schlaufe erfolgt am distalen Oberschenkel von dorsal nach ventral (➤ Abb. 21.14).

Übungsbeschreibung

Ausführung der Hüftextension.

Variationen

- Veränderung der Seilführung und damit der Krafteinwirkung.
- Veränderung des Bewegungsbereiches.
- Veränderung der Position der Schlaufe nach plantar am Fuß.
- Gleichzeitige Streckung im Kniegelenk.
- Übung kann auch als Mobilisationsübung zur Fazilitation der Hüftflexion durchgeführt werden, ÜK 23 mit gleicher prinzipieller Umsetzung; Zug würde in diesem Falle von oben hinten kommen.

Bemerkungen

- Korrekte Seilpositionierung und Seilführung nach biomechanischen Voraussetzungen zur Kräftigung in der inneren, äußeren oder mittleren Bewegungsbahn.
- Vermeiden von Ausweichbewegungen in der Wirbelsäule.
- Die Ausgangsstellung kann von älteren oder beeinträchtigten Personen evtl. nicht oder nur schwer eingenommen werden.
- Bei Sprunggelenksverletzungen aktiver Sprunggelenkseinsatz in Dorsalextension und Plantarflexion.
- Siehe auch methodische Reihe zur Kräftigung der Hüftextensoren (➤ Kap. 21.2.1).
- Einsatz bei allen Verletzungen und Erkrankungen des Hüft-, Knie- und Sprunggelenks (Phasen 1–3).

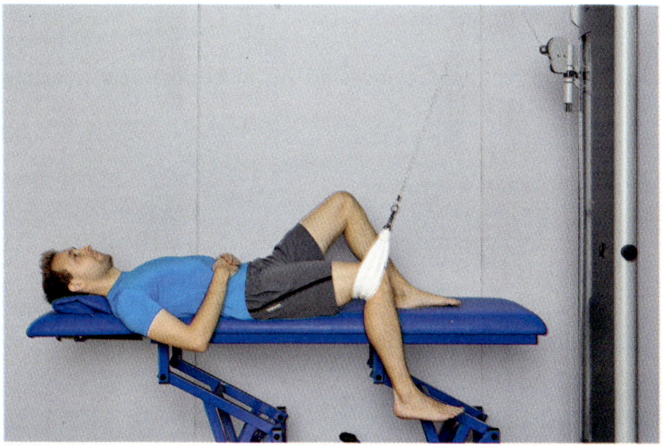

Abb. 21.14 Kräftigung der Extensoren mit dem Seilzug

ÜK 15 Extensionsbewegung der unteren Extremität im mehrgelenkigen System in Rückenlage

Ziel

Kräftigung der Streckerkette der unteren Extremität im Liegen mit dem Zugsystem.

Ausgangsstellung

Rückenlage auf Behandlungsbank, die Füße sind aufgestellt, der Kopf zeigt zum Zugsystem. Fixation des Zuges am Fuß: die Zugbelastung (Schlaufe) am Fuß von der Fußsohle zum Fußrücken anlegen. Optimale Seilführung (➤ Abb. 21.15).

Übungsbeschreibung

Der Fuß wird auf der Unterlage bis zur möglichen Beinstreckung geschoben.

Variationen

- Fixation des Zuges am proximalen Oberschenkel (Einstiegsübung).
- Übung erfolgt mit Anheben des Spielbeins, was zur zusätzlichen Beanspruchung des M. iliopsoas und M. quadriceps führt.

Bemerkungen

- Ein typischer Fehler ist das Ausweichen in eine Lendenlordose, deshalb ist eine Rumpfstabilisation wichtig.
- Siehe auch methodische Reihe zur Kräftigung der Hüftextensoren (➤ Kap. 21.2.1).
- Einsatz bei allen Verletzungen und Erkrankungen der unteren Extremitäten (Phasen 2–4).

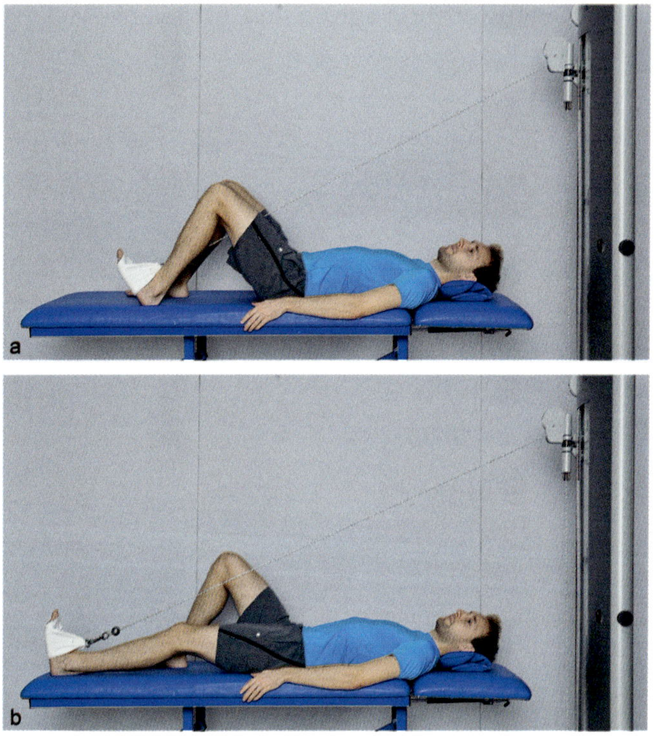

Abb. 21.15 a) Ausgangsstellung b) Endstellung

ÜK 16 Extensionsbewegung der unteren Extremität im mehrgelenkigen System im Stand

Ziel

Kräftigung der Streckerkette der unteren Extremität mit dem Zugsystem.

Ausgangsstellung

Stand mit Blick zum Zugsystem, das zu trainierende Bein steht in leichter Flexion auf dem Boden mit Zug von ventral am distalen Ende des Oberschenkels. Das andere Bein wird leicht erhöht abgestellt (➤ Abb. 21.16).

Übungsbeschreibung

Extension des zu trainierenden Beines im Hüft- und Kniegelenk.

Variationen

- Beginnend im Halbsitz mit Blick zum Seilzug, das übende Bein wird seitlich gehalten.
- Im Halbsitz erfolgt das Schieben des Fußes (z. B. auf Tuch) nach dorsal bis zur maximal möglichen Hüft- und Kniestreckung.

Bemerkungen

- Ausweichbewegungen des Rumpfes beachten.
- Siehe auch methodische Reihe zur Kräftigung der Hüftextensoren (➤ Kap. 21.2.1).
- Einsatz bei allen Verletzungen/Erkrankungen der unteren Extremitäten (Phasen 2–4).

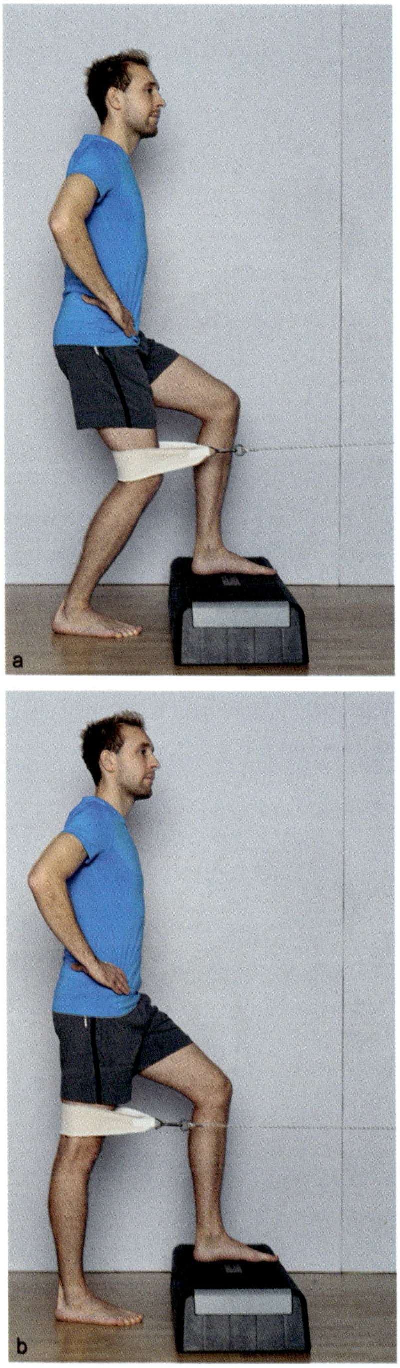

Abb. 21.16 a) Ausgangsstellung b) Endstellung

ÜK 17 Extensionsbewegung im Hüftgelenk mit Negativgewicht in Bauchlage

Ziel

Kräftigung der Hüftextensoren in Bauchlage mit dem Zugsystem.

Ausgangsstellung

Bauchlage auf Winkeltisch mit gebeugter Hüfte seitlich zum Zugsystem, Negativgewicht senkrecht von oben herunterkommen lassen und mit einem breiten Gurt am distalen Teil des Oberschenkels fixieren (➤ Abb. 21.17).

Übungsbeschreibung

Unter Abnahme bzw. Verringerung des Eigengewichtes des Beines erfolgt das Anheben bis zur max. möglichen Hüftstreckung.

Bemerkungen

- Ausweichen in die verstärkte Lendenlordose vermeiden.
- Siehe auch methodische Reihe zur Kräftigung der Hüftextensoren (➤ Kap. 21.2.1).
- Einsatz bei allen Verletzungen und Erkrankungen der unteren Extremitäten insbesondere des Hüftgelenks (Phasen 1–3).

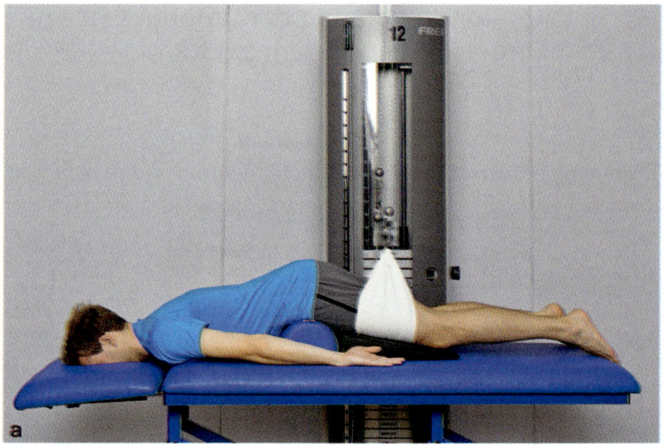

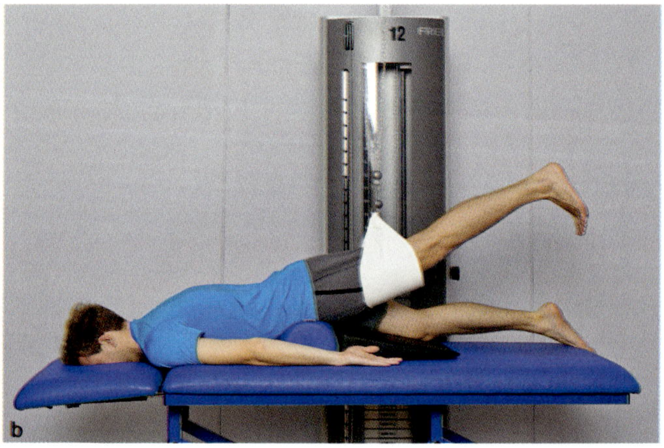

Abb. 21.17 a) Ausgangsstellung b) Endstellung

ÜK 18 Extensionsbewegung im Hüftgelenk in Bauchlage

Ziel

Kräftigung der dorsalen Muskelkette, insbesondere der Hüft- und Knieflexoren: M. gluteus maximus, ischiokrurale Muskulatur.

Ausgangsstellung

Bauchlage auf einem Extensionstrainer o. Ä., nicht zu trainierendes Bein wird auf dem Boden abgestellt. Trainierendes Bein wird in ca. 80° Hüftflexion und 90° Knieflexion gehalten (➤ Abb. 21.18).

Übungsbeschreibung

Extension des Hüft- und Kniegelenks, Dorsalextension im Sprunggelenk.

Variationen

- Aus gleicher Ausgangsstellung Hüftextension bei gleichbleibender Knieflexion.
- Veränderung der Fußstellung in die Plantarflexion.
- Erhöhung der Gewichtsbelastung durch Gewichtsmanschetten.
- Durchführen der Übung in einem speziellen „Hüftgelenkstrainer" bei entsprechender Gewichtseinstellung.

Bemerkungen

- Ausweichbewegungen des Beckens vermeiden.
- Zum Training der Glutealmuskulatur ist auf eine ausreichende Hüftextension zu achten.
- Jüngere Patienten können auch auf einem speziellen Trainingsgerät trainieren.
- Bei älteren Patienten bzw. Sekundärerkrankungen ÜK 15 als Alternative.
- Siehe auch methodische Reihe zur Kräftigung der Hüftextensoren (➤ Kap. 21.2.1).
- Einsatz bei allen Verletzungen und Erkrankungen des Knie- und Hüftgelenks (Phasen 2–4).

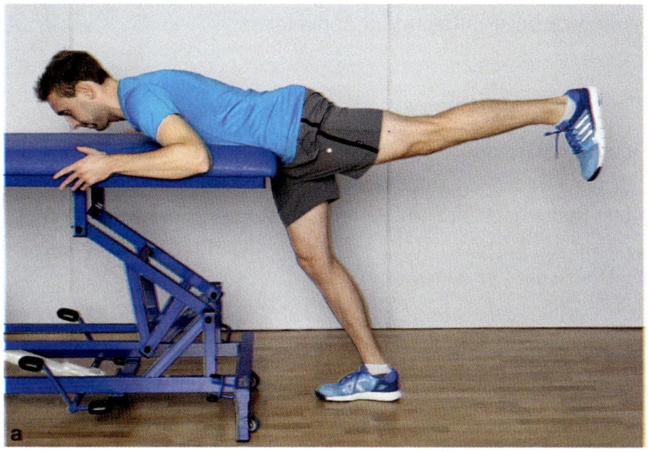

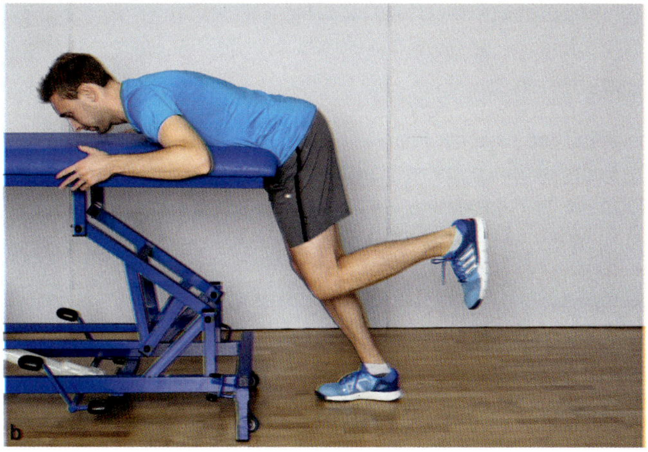

Abb. 21.18 a) Ausgangsstellung b) Endstellung

ÜK 19 Extensionsbewegung im Hüftgelenk im Stand am Seilzug

Ziel

Gleichgewichts- und Koordinationsschulung mit dem Zugsystem, dynamisches Muskeltraining für die Extensorenkette, isometrisch stabilisierende Kräftigung der Abduktoren.

Ausgangsstellung

Stand frontal zum Zugsystem, nicht übendes Bein steht leicht erhöht auf dem Boden im stabilen Stand. Übendes Bein in Nullstellung ohne Bodenkontakt, Arme seitlich am Körper, Einstellung des Zugsystems auf korrekter Höhe (tief), die Schlaufe wird am Sprunggelenk befestigt (> Abb. 21.19).

Übungsbeschreibung

Stabilisierung des Gleichgewichtes auf der stabilen Ebene und Bewegung des Beines von der Nullstellung in die Extension bis ca. 20°, im Sprunggelenk erfolgt eine Dorsalextension.

Variationen

- Stand auf instabiler Ebene.
- Kombinationen mit zusätzlichen Bewegungen der oberen Extremität am Zugsystem.
- Unterschiedliche Untergründe oder Ausgleich durch die Arme.
- Bewegungsbeginn aus vermehrter Hüftflexion heraus.
- Andere Ausgangsstellung: z. B. Seitlage.

Bemerkungen

- Das Gleichgewicht muss immer gehalten werden können.
- Die Belastung auf der Standbeinseite kann muskulär höher sein als die auf der übenden Seite, abhängig von der Gewichtsbelastung.
- Siehe auch methodische Reihe zur Kräftigung der Hüftextensoren (> Kap. 21.2.1).
- Einsatz bei allen Verletzungen und Erkrankungen der unteren Extremität (Phasen 3 und 4).

21

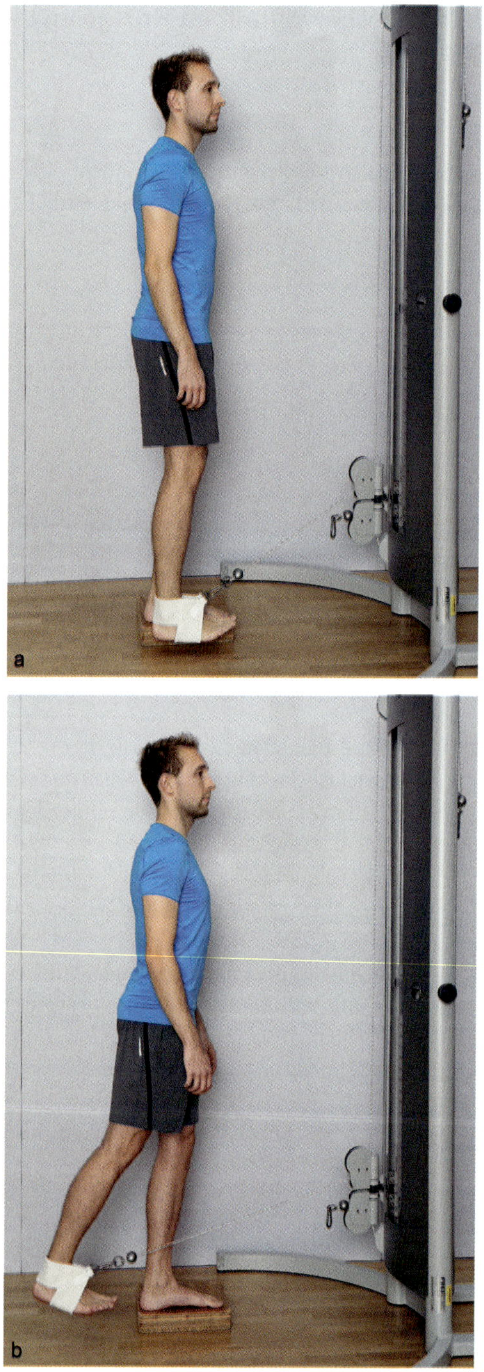

Abb. 21.19 a) Ausgangsstellung b) Endstellung

ÜK 20 Extensionsbewegung im Hüft- und Kniegelenk im Stand am Seilzug

Ziel

Gleichgewichts- und Koordinationsschulung mit dem Zugsystem, isometrisch-stabilisierende Kräftigung der Abduktoren im Hüftgelenk des Standbeines, mehrdimensionales Muskeltraining in Extension in Anlehnung an PNF-Pattern, Kräftigung der Extensorenkette der unteren Extremität im mehrgelenkigen System.

Ausgangsstellung

Stand, nicht zu übendes Bein steht auf dem Boden im stabilen Stand. Übendes Bein in Hüft- und Knieflexion/Außenrotation/leichter Adduktion, die Arme seitlich am Körper, das Zugsystem wird auf korrekter Höhe (hoch) eingestellt (➤ Abb. 21.20).

Übungsbeschreibung

Halten des Gleichgewichtes auf der stabilen Ebene. Bewegung des Beines in Extension/Abduktion/Innenrotation.

Variationen

- Stand auf instabiler Ebene.
- Bewegungsvariationen mit dem übenden Bein: z. B. Betonung einer Bewegungskomponente, zweidimensionale Bewegung.
- Kombinationen mit zusätzlichen Bewegungen der oberen Extremität am Zugsystem.
- Arme am Oberkörper fixieren (z. B. vor der Brust kreuzen).

Bemerkungen

- Das Gleichgewicht muss gehalten werden können.
- Der Koordinationsaspekt sollte im Vordergrund stehen. Bei Verletzungen des Sprunggelenks auf dessen aktiven Einsatz achten.
- Siehe auch methodische Reihe zur Kräftigung der Hüftextensoren (➤ Kap. 21.2.1).
- Einsatz bei allen Verletzungen und Erkrankungen der unteren Extremität (Phasen 3 und 4).

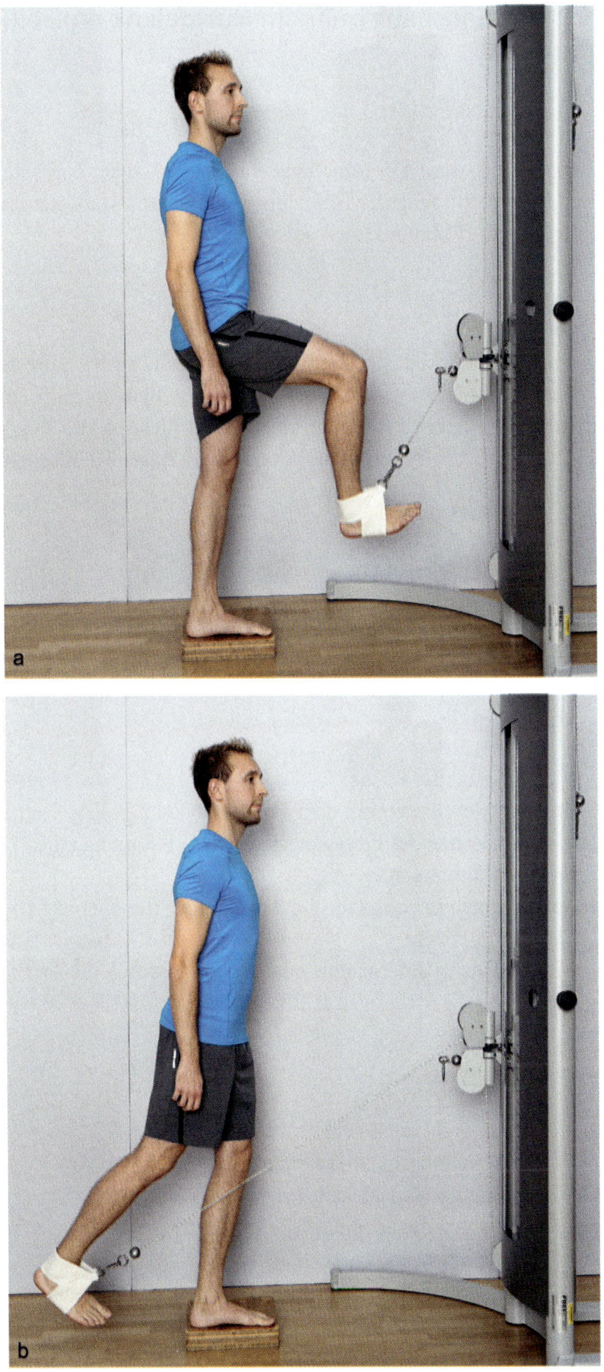

Abb. 21.20 a) Ausgangsstellung b) Endstellung

ÜK 21 Flexionsbewegung im Hüftgelenk am Seilzug

Ziel

Gleichgewichts- und Koordinationsschulung mit dem Zugsystem, dynamische Kräftigung der Hüftbeuger, isometrisch-stabilisierende Kräftigung der Hüftabduktoren des Standbeines.

Ausgangsstellung

Stand mit dem Rücken zum Zugsystem, nicht zu übendes Bein steht leicht erhöht stabil auf dem Boden. Übendes Bein in Hüft- und Knieextension, Arme seitlich des Körpers, Einstellung des Zugsystems auf korrekter Höhe (tief), Sprunggelenk liegt in Fußschlaufe (➤ Abb. 21.21).

Übungsbeschreibung

Halten des Gleichgewichtes auf der stabilen Ebene. Bewegung des Beines in Flexion.

Variationen

- Stand auf instabiler Ebene.
- Bewegungsvariationen mit dem übenden Bein: z. B. Erweiterung oder Reduzierung des Bewegungsausmaßes, Betonung einer Bewegungskomponente.
- Kombinationen mit zusätzlichen Bewegungen der oberen Extremität am Zugsystem.
- Unterschiedliche Untergründe oder Ausgleich durch die Arme.
- Andere Ausgangsstellung: z. B. Rückenlage.

Bemerkungen

- Das Gleichgewicht muss gehalten werden können.
- Auf hohe Bewegungsqualität achten.
- Der Koordinationsaspekt sollte im Vordergrund stehen.
- Bei Verletzungen des Sprunggelenks auf aktiven Sprunggelenkseinsatz achten.
- Einsatz bei allen Verletzungen und Erkrankungen der unteren Extremitäten, besonders bei Bandverletzungen (Phasen 2–4).

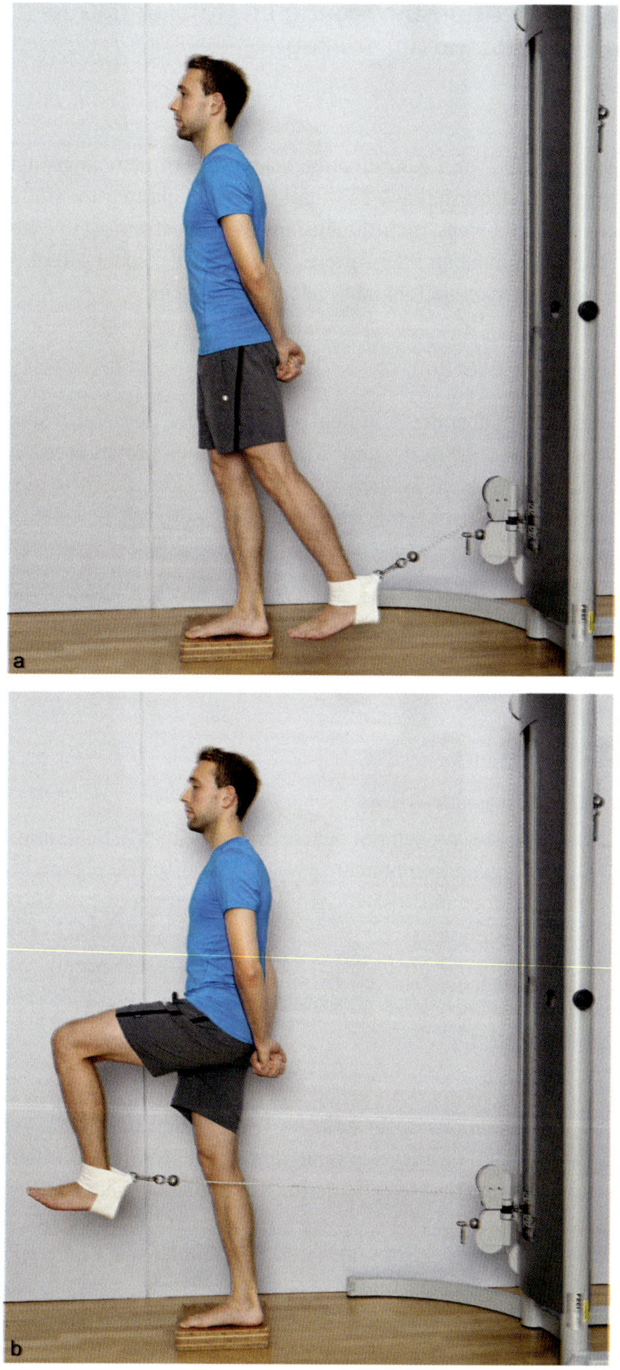

Abb. 21.21 a) Ausgangsstellung b) Endstellung

ÜK 22 Adduktionsbewegung im Hüftgelenk im Langsitz

Ziel

Kräftigung der Adduktoren im Hüftgelenk im Sitz

Ausgangsstellung

Langsitz auf einer Matte, Nullstellung des Hüftgelenks, Positionierung des Widerstandes medial am distalen Oberschenkel (➤ Abb. 21.22).

Übungsbeschreibung

Bewegung des Beines auf der Unterlage bis ca. 20–30° Adduktion.

Variationen

- Veränderung der Position: z. B. Rückenlage, Seitlage.
- Veränderung der Gelenkwinkelstellungen und des Bewegungsbereiches.
- Veränderung des Ansatzpunktes: z. B. Schlaufe um Unterschenkel.
- Veränderung der Ausgangsstellung und damit des Kraftansatzpunktes: So ist z. B. zur Kräftigung in der äußeren Bewegungsbahn eine vermehrte Vorspannung des Gummizuges notwendig.

Bemerkungen

- Es empfiehlt sich rutschfähige Kleidung.
- In jedem Falle muss eine verstärkte Hüftflexion vermieden werden.
- Bei Hüft-TEP: Vermeidung der Adduktion über 0°.
- Die Ausgangsstellung kann evtl. von älteren oder beeinträchtigten Personen nicht oder nur schwer eingenommen werden.
- Die Krafteinwirkung steigert sich mit zunehmender Dehnung der Gummizüge.
- Bei Sprunggelenksverletzungen aktiver Einsatz in Inversion und Eversion.
- Einsatz bei allen Verletzungen und Erkrankungen des Knie- und Sprunggelenks, beim Kniegelenk insbesondere bei medialen Instabilitäten, auch bei Verletzungen und Erkrankungen der Hüfte (Phasen 1–3).

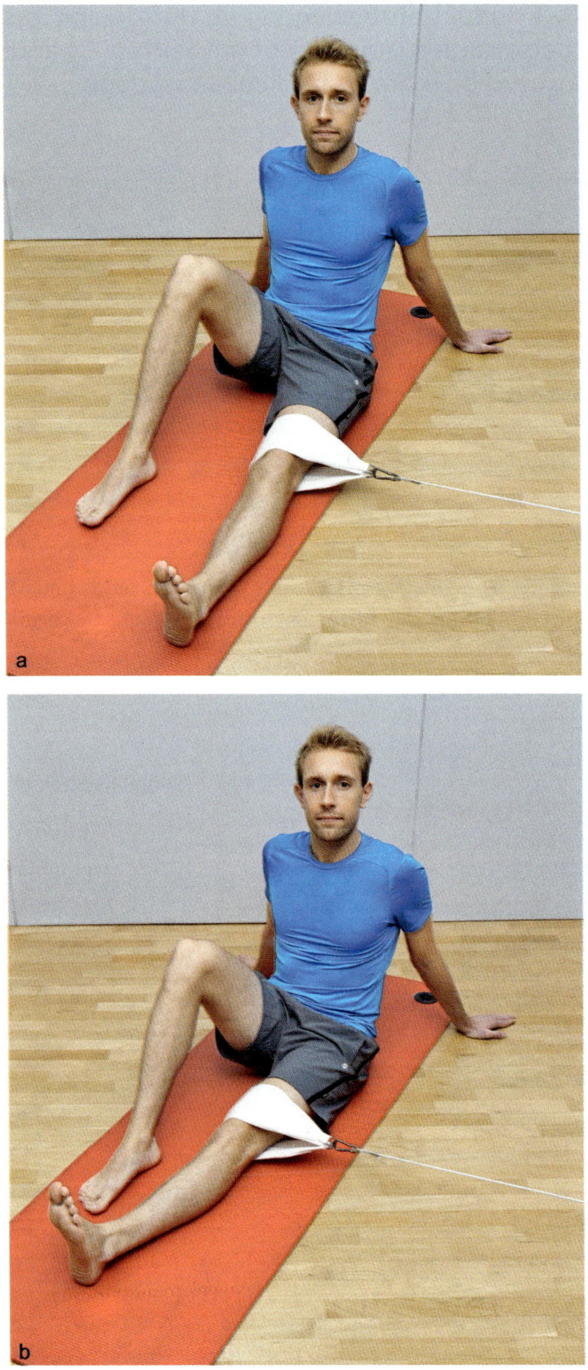

Abb. 21.22 a) Ausgangsstellung b) Endstellung

ÜK 23 Abduktionsbewegung im Hüftgelenk in Seitlage mit Negativgewicht am Seilzug – Adduktionsbewegung im Hüftgelenk in Seitlage

Ziel

Fazilitation der Abduktoren im Hüftgelenk mit dem Zugsystem, Vorbereitungsübung für ÜK 24, Kräftigung der Adduktoren.

Ausgangsstellung

Seitlage auf einer Bank, trainierendes Bein liegt oben, Hüftgelenk in 0°-Stellung, Positionierung des Seilzuges mit hoher Seileinstellung hinter dem Patienten, Zug kommt von oben/hinten, Fixierung am distalen Oberschenkel (➢ Abb. 21.23).

Übungsbeschreibung

Bewegung in Abduktion bis 20–30°, Abduktion unter Entlastung bzw. Teilentlastung durch den Zug des Seiles, dann Bewegung in Adduktion bis ca. 20°.

Variationen

- Geringere oder größere Entlastung oder Kräftigung durch die gewählte Gewichtsbelastung.
- Veränderung der Gelenkwinkelstellungen.

Bemerkungen

- Auf richtige Seilpositionierung und Seilführung achten, d. h. auf die Höhe am Zugsystem.
- Vermeiden von Ausweichbewegungen im Hüftgelenk, z. B. Außenrotation und Flexion.
- Bei Hüft-TEP: Vermeidung der Adduktion über 0° (Unterlegen von Lagerungskissen).
- Die Ausgangsstellung kann von älteren oder beeinträchtigten Personen evtl. nicht oder nur schwer eingenommen werden.
- Bei Sprunggelenksverletzungen aktiver Einsatz in Eversion bei Abduktion.
- Siehe auch methodische Reihe zur Kräftigung der Abduktoren (➢ Kap.21.2.2).
- Einsatz bei allen Verletzungen und Erkrankungen der unteren Extremitäten (Phasen 1–3).

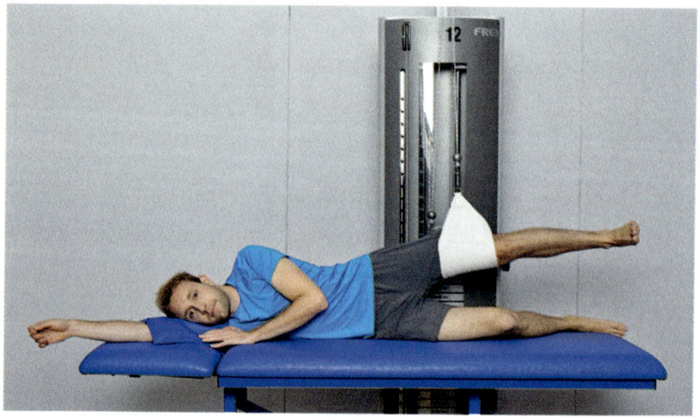

Abb. 21.23 Abduktionsbewegung im Hüftgelenk in Seitlage mit Negativgewicht am Seilzug

21

ÜK 24 Abduktionsbewegung im Hüftgelenk in Seitlage

Ziel

Kräftigung der Abduktoren des Hüftgelenks mit dem Zugsystem.

Ausgangsstellung

Seitlage auf einer Bank, zu trainierendes Bein liegt oben, Hüftgelenk in Nullstellung, Positionierung des Seilzuges bei tiefer Seileinstellung hinter dem Patienten, Zug kommt von unten/hinten, Fixierung am distalen Oberschenkel (➢ Abb. 21.24).

Übungsbeschreibung

Bewegung in Abduktion bis ca. 20–30°.

Variationen

- Variation der Seilführung ist von der Gelenkposition abhängig, in der am meisten gekräftigt werden soll (Ansatzpunkt des Widerstandes 90° zur Seilführung, ➢ Kap.5.7).
- Veränderung der Ausgangsgelenkwinkelstellung und der Bewegungsausführung.

Bemerkungen

- Vermeiden von Ausweichbewegungen im Hüftgelenk.
- Korrekte Seilpositionierung und -führung in Bezug auf die hauptsächlich zu kräftigende Gelenkstellung.
- Die Ausgangsstellung kann von älteren oder beeinträchtigten Personen nicht oder nur schwer eingenommen werden.
- Siehe auch methodische Reihe zur Kräftigung der Abduktoren (➢ Kap.21.2.2).
- Einsatz bei allen Verletzungen und Erkrankungen der unteren Extremitäten (Phasen 2 und 3), bei Verletzungen des Kniegelenks, insbesondere bei Verletzungen des lateralen Bandsystems (Phasen 2 und 3).

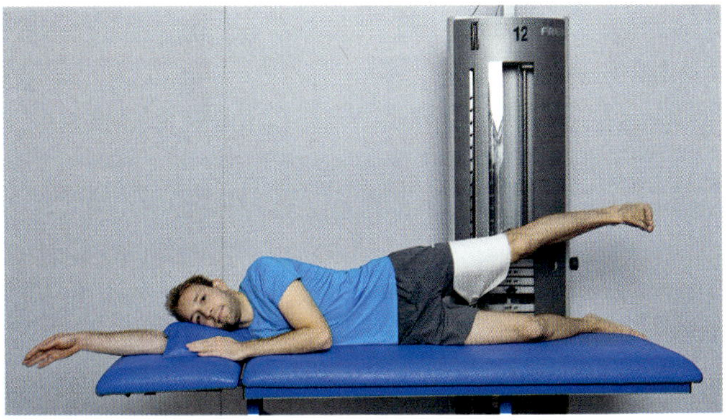

Abb. 21.24 Ausgangsstellung

ÜK 25 Abduktionsbewegung im Hüftgelenk im Langsitz

Ziel

Kräftigung der Abduktoren im Sitz.

Ausgangsstellung

Rückenlage oder Langsitz auf einer Matte, Nullstellung des Hüftgelenks, Positionierung des Widerstandes am distalen Oberschenkel (> Abb. 21.25).

Übungsbeschreibung

Bewegung auf der Unterlage bis ca. 20–30° Abduktion.

Variationen

- Veränderung der Gelenkwinkelstellungen und des Bewegungsbereiches.
- Zweigelenkige Belastung durch Veränderung des Ansatzpunktes: Schlaufe um distalen Unterschenkel.
- Veränderung der Ausgangsstellung und damit des Kraftansatzpunktes: So ist z. B. zur Kräftigung in der äußeren Bewegungsbahn eine vermehrte Vorspannung des Gummizuges notwendig.

Bemerkungen

- Es empfiehlt sich rutschfähige Kleidung (Unterlegen eines Tuches).
- In jedem Falle muss eine Hüftflexion vermieden werden.
- Die Ausgangsstellung kann von älteren oder beeinträchtigten Personen evtl. nicht oder nur schwer eingenommen werden.
- Die Krafteinwirkung steigert sich mit zunehmender Dehnung der Gummizüge.
- Bei Verletzungen des Sprunggelenks aktiven Einsatz in Inversion und Eversion fordern.
- Siehe auch methodische Reihe zur Kräftigung der Abduktoren (> Kap. 21.2.2).
- Einsatz bei allen Verletzungen und Erkrankungen der unteren Extremitäten (Phasen 1–3), bei Verletzungen des Kniegelenks insbesondere bei lateralen Instabilitäten (Phasen 1–3).

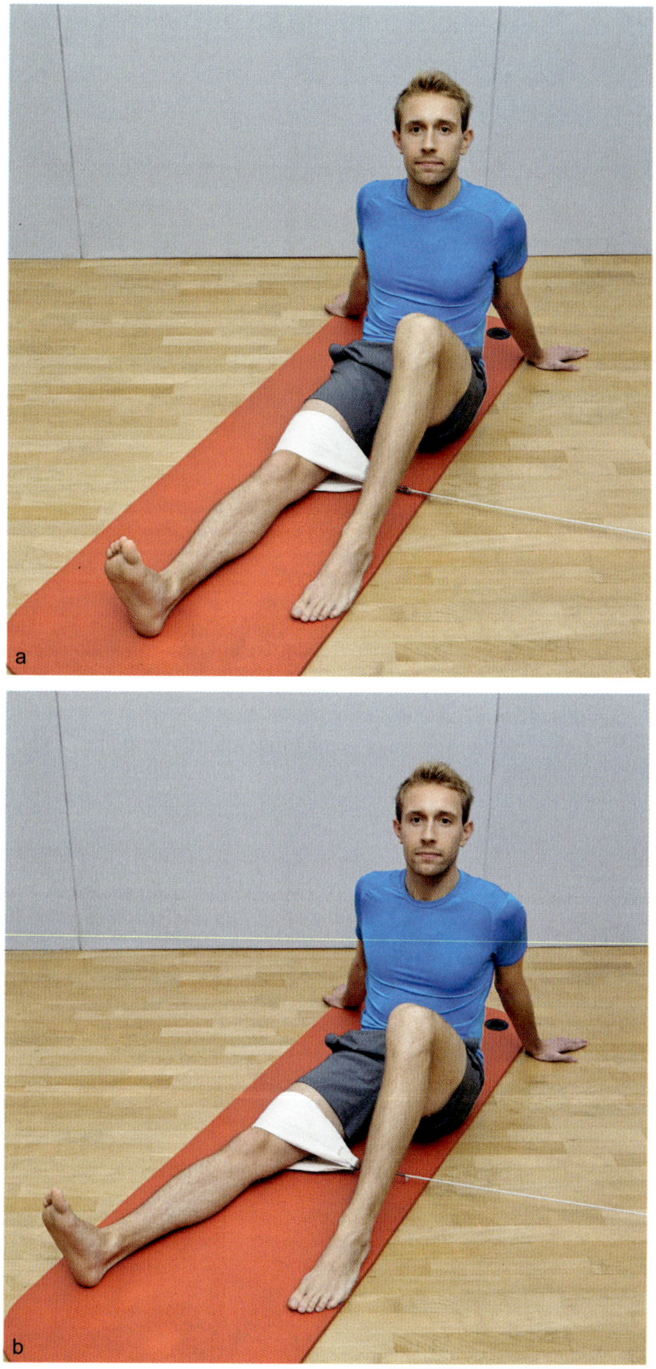

Abb. 21.25 a) Ausgangsstellung b) Endstellung

ÜK 26 Abduktionsbewegung im Hüftgelenk im Stand mit dem Latexband

Ziel

Isometrisch-stabilisierende Kräftigung der Abduktoren des Standbeines, dynamische Kräftigung der Abduktoren des Spielbeines.

Ausgangsstellung

Stabiler Stand, Latexband proximal um beide Sprunggelenke anlegen (➤ Abb. 21.26).

Übungsbeschreibung

Stand auf einem Bein, Abduktionsbewegung mit dem anderen Bein.

Variationen

- Position verändern, z. B. Sitz.
- Verschiedene Widerstandsstärken des Latexbandes.
- Verschiedene Vorspannungen des Latexbandes.
- Fixierung des Bandes weiter distal.
- Durchführung am Seilzug (ÜK 27).

Bemerkungen

- Die Scherbelastung auf das Kniegelenk beachten.
- Die Belastung auf der Standbeinseite kann muskulär höher sein als die auf der übenden Seite.
- Siehe auch methodische Reihe zur Kräftigung der Abduktoren (➤ Kap. 21.2.2).
- Einsatz bei allen Verletzungen und Erkrankungen der unteren Extremitäten (Phasen 1–3), bei Verletzungen des Kniegelenks insbesondere bei lateralen Instabilitäten (Phasen 1–3).

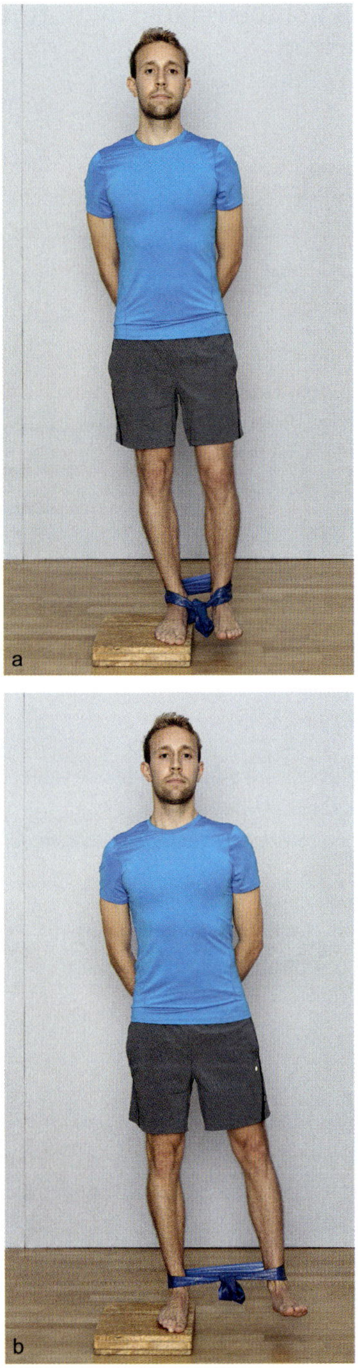

Abb. 21.26 a) Ausgangsstellung b) Endstellung

ÜK 27 Abduktionsbewegung im Hüftgelenk im Stand am Seilzug

Ziel

Gleichgewichts- und Koordinationsschulung mit dem Zugsystem, isometrisch-stabilisierende Kräftigung der Abduktoren des Standbeines, dynamische Kräftigung der Abduktoren des Spielbeines.

Ausgangsstellung

Stand seitlich zum Zugsystem, nicht zu trainierendes Bein steht leicht erhöht auf dem Boden im stabilen Stand. Trainierendes Bein in Nullstellung ohne Bodenkontakt, Einstellung des Zugsystems auf Höhe des distalen Unterschenkels, der Unterschenkel liegt in der Seilzug-Schlaufe (➤ Abb. 21.27).

Übungsbeschreibung

Halten des Gleichgewichtes und Bewegung des Beines in die Abduktion bis ca. 20°.

Variationen

- Veränderung des Ansatzpunktes: Schlaufe weiter proximal.
- Stand auf instabiler Ebene.
- Kombinationen mit zusätzlichen Bewegungen der oberen Extremität.
- Ausgleich durch die Arme.
- Andere Ausgangsstellung: z. B. Rückenlage oder Langsitz.
- Einbeziehen des Sprunggelenks in Eversion.

Bemerkungen

- Das Gleichgewicht muss gehalten werden können.
- Korrekte Ausführung: Beckengeradstand und Extension im Hüftgelenk beachten.
- Die Belastung auf der Standbeinseite kann muskulär höher sein als die auf der übenden Seite (abhängig von der Gewichtsbelastung).
- Siehe auch methodische Reihe zur Kräftigung der Abduktoren (➤ Kap. 21.2.2).
- Einsatz bei allen Verletzungen und Erkrankungen der unteren Extremität (Phasen 3 und 4), bei Verletzungen des Knie- und Sprunggelenks insbesondere laterale Bandverletzungen (Phasen 3 und 4).

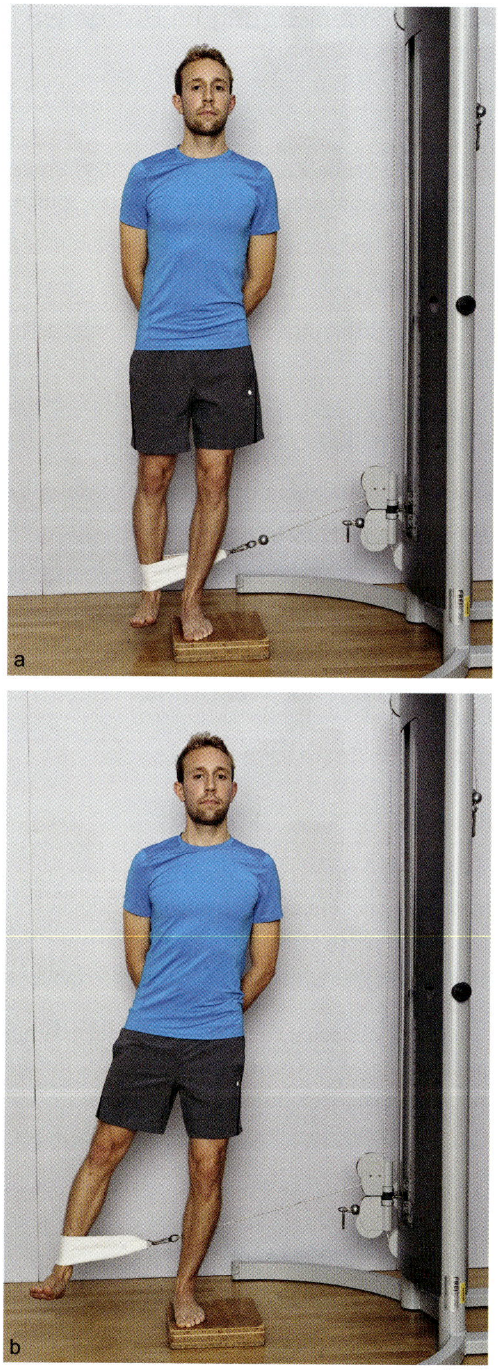

Abb. 21.27 a) Ausgangsstellung b) Endstellung

ÜK 28 Ausrichten der Beckenstellung in der Frontalebene

Ziel

Kräftigung der Hüftabduktoren und Korrektur der Beckenstellung.

Ausgangsstellung

Stand, übender Fuß steht erhöht auf einem Brett, nicht zu beübendes Bein steht auf dem Boden (➤ Abb. 21.28).

Übungsbeschreibung

Anheben des Beckens bis zum Ausgleich, dann zurück in die Ausgangsstellung gehen.

Variationen

- Wenn noch keine Vollbelastung erlaubt ist, kann die Übung auch im Wasser durchgeführt werden.
- Ggf. zunächst mit Negativgewicht üben (Seilzug von oben).

Bemerkungen

- Zur optischen Selbstkontrolle sollte die Übung mit Spiegel durchgeführt werden.
- Optische Kontrolle muss so bald wie möglich durch kinästhetische Kontrolle abgelöst werden.
- Zur Durchführung der Übung muss Vollbelastung möglich sein.
- Siehe auch methodische Reihe zur Kräftigung der Abduktoren (➤ Kap. 21.2.2).
- Einsatz bei allen Verletzungen und Erkrankungen der unteren Extremitäten, welche mit einem positiven Trendelenburg oder Duchenne einhergehen (Phasen 2 und 3) (➤ Kap. 7).

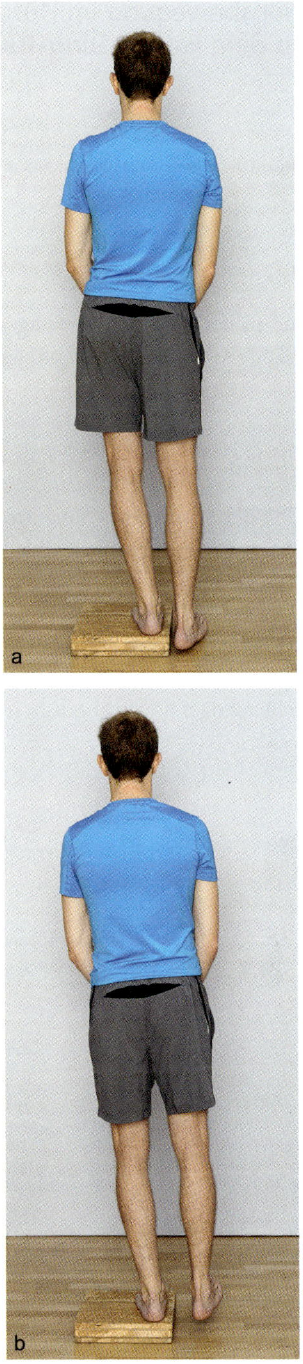

Abb. 21.28 a) Ausgangsstellung b) Endstellung

ÜK 29 Abduktionsbewegung im Hüftgelenk in Rückenlage mit dem Fuß im Sling-Trainer

Ziel

Kräftigung der Abduktoren des Hüftgelenks, Ganzkörperstabilisation.

Ausgangsstellung

Rückenlage, ein Fuß in der Schlaufe des Sling-Trainers ca. 30 cm über dem Boden. Hände neben dem Gesäß auf dem Boden abgelegt (> Abb. 21.29).

Übungsbeschreibung

Druck auf den Fuß in der Schlaufe des Sling-Trainers, Hüfte sowie freies Bein vom Boden abheben, Körper bildet eine Linie. Dann Abduktion des freien Beins in der Luft.

Variationen

- Arme werden nicht auf dem Boden abgelegt, sondern senkrecht nach oben gestreckt.

Bemerkungen

- Vermeiden von Ausweichbewegungen im Hüftgelenk.
- Körper bildet eine Linie, Hüfte ist gestreckt.

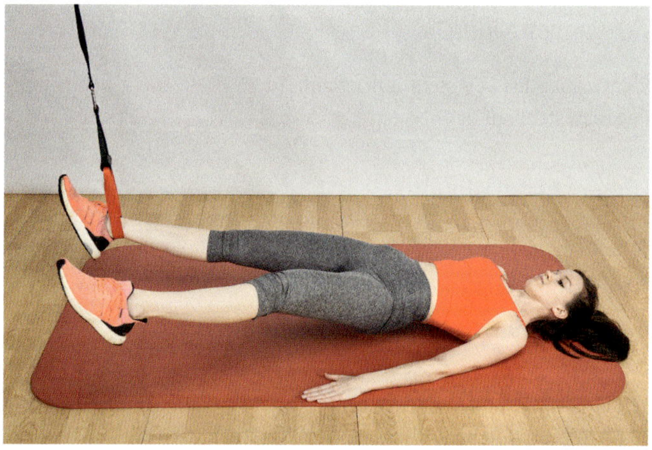

Abb. 21.29 Abduktionsbewegung im Hüftgelenk in Rückenlage mit dem Fuß im Sling-Trainer

ÜK 30 Diagonale der unteren Extremität – angelehnt an propriozeptive neuromuskuläre Fazilitations-/PNF-Pattern in Rückenlage

Ziel

Koordination der dreidimensionalen Bewegungskombination Flexion/Abduktion/Innenrotation aus Extension/Adduktion/Außenrotation in Anlehnung an das zugrundeliegende PNF-Pattern, Kräftigung der Muskulatur der unteren Extremität mit dem Seilzug.

Ausgangsstellung

Rückenlage auf einer Matte seitlich zum Seilzug, Nullstellung des Hüftgelenks, niedrige Seilführung, Positionierung des Widerstandes erfolgt am Fuß (➤ Abb. 21.30).

Übungsbeschreibung

Aus der Nullstellung Bewegung in Flexion/Abduktion/Innenrotation und Rückbewegung in die Ausgangsstellung.

Variationen

- Veränderung der Gewichtsbelastung.
- Veränderung der Ausgangsstellung: leichte Adduktion, Außenrotation.
- Veränderung der Ausgangsstellung: Stand, instabile Fläche.
- Veränderung der Bewegungsführung: z. B. nur zweidimensional.

Bemerkungen

- Vermeide Ausweichbewegung in der Wirbelsäule.
- Die Ausgangsstellung kann von älteren oder beeinträchtigten Personen evtl. nicht oder nur schwer eingenommen werden.
- Koordinationsaspekt sollte im Vordergrund stehen.
- Siehe auch methodische Reihe zur Kräftigung der Abduktoren (➤ Kap. 21.2.2).
- Einsatz bei allen Verletzungen und Erkrankungen der unteren Extremitäten (Phasen 2 und 3), insbesondere laterale Band- und Sehnenverletzungen des Kniegelenks sowie Verletzungen des lateralen Kapsel-Band-Systems des Sprunggelenks (Phasen 2 und 3).

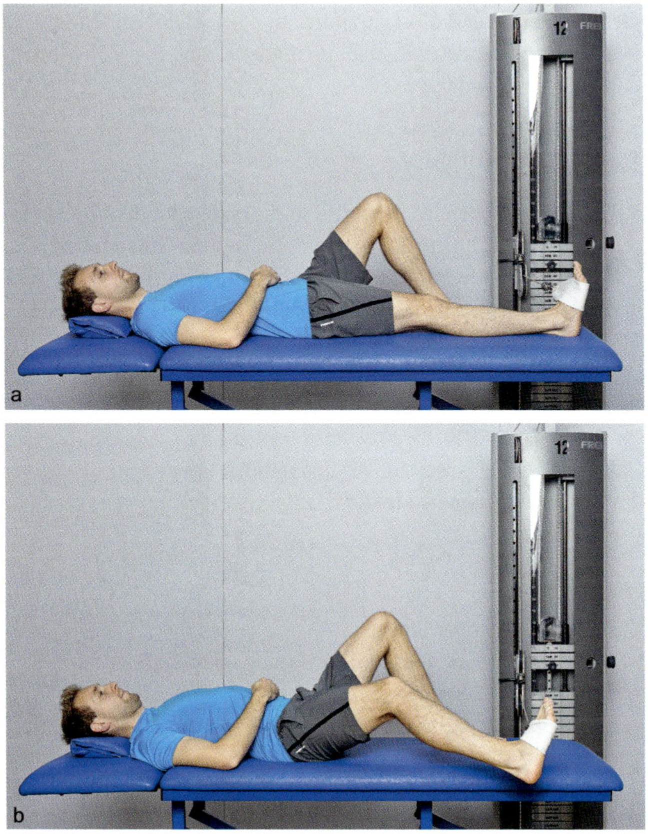

Abb. 21.30 a) Ausgangsstellung b) Endstellung

ÜK 31 Diagonale der unteren Extremität – angelehnt an propriozeptive neuromuskuläre Fazilitations-/PNF-Pattern im Stand

Ziel

Gleichgewichts- und Koordinationsschulung mit dem Zugsystem, mehrdimensionales Muskeltraining in Flexion in Anlehnung an PNF-Pattern, isometrisch-stabilisierende Kräftigung der Hüftabduktoren des Standbeines.

Ausgangsstellung

Stand, nicht zu übendes Bein steht leicht erhöht auf dem Boden im stabilen Stand mit dem Rücken zum Zugsystem. Übendes Bein in Hüft- und Knieextension/leichter Abduktion/Innenrotation, Einstellung des Zugsystems auf korrekter Höhe (tief), Sprunggelenk liegt in der Fußschlaufe (➤ Abb. 21.31).

Übungsbeschreibung

Halten des Gleichgewichtes auf der stabilen Ebene und Bewegung des Beines in Flexion/Adduktion/Außenrotation.

Variationen

- Stand auf instabiler Ebene.
- Bewegungsvariationen mit dem übenden Bein: z. B. nur zweidimensionale Bewegungen.
- Kombinationen mit zusätzlichen Bewegungen der oberen Extremität am Zugsystem.
- Unterschiedliche Untergründe oder Ausgleich durch die Arme.
- Andere Ausgangsstellung: z. B. Rückenlage.
- Angelehnt an anderes PNF-Pattern: aus Extension/Adduktion/Außenrotation in Flexion/Abduktion/Innenrotation bewegen.

Bemerkungen

- Das Gleichgewicht muss immer gehalten werden können.
- Der Koordinationsaspekt sollte im Vordergrund stehen.
- Bei Verletzungen des Sprunggelenks auf dessen aktiven Einsatz achten.
- Einsatz bei allen Verletzungen und Erkrankungen der unteren Extremitäten besonders Bandverletzungen (Phasen 3 und 4).

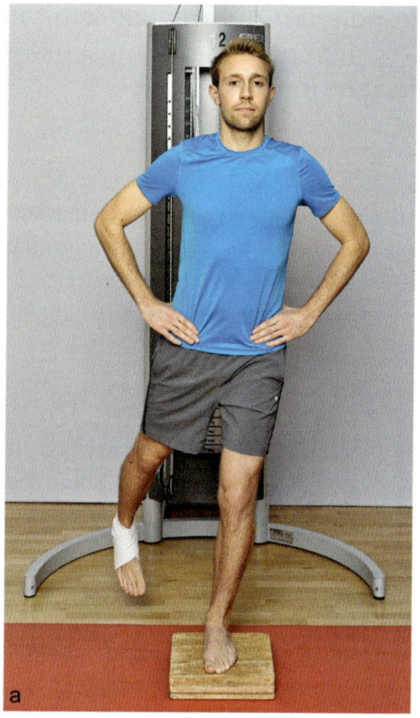

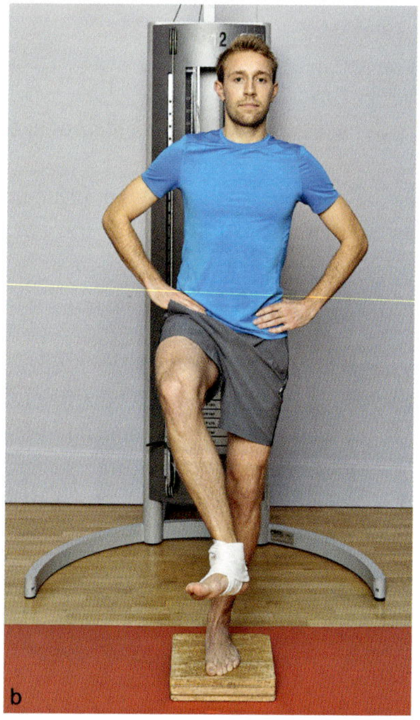

Abb. 21.31 a) Ausgangsstellung b) Endstellung

21

ÜK 32 Extension der gesamten unteren Extremität im mehrgelenkigen System an der Isokinetik

Ziel

Mobilisation des Hüft-, Knie- und Sprunggelenks, geführtes Beinachsentraining, Schulung der Propriozeptions- und Wahrnehmungsfähigkeit, Vorbereitung des Krafttrainings mit der Isokinetik-Anlage.

Ausgangsstellung

Sitz auf der Isokinetik-Anlage, Adapter des „mehrgelenkigen“ Systems, ca. hüfthohe Dynamometereinstellung, fixierte Fußstellung (➤ Abb. 21.32).

Übungsbeschreibung

Assistiv-passiv geführte Extension und Flexion.

Variationen

- Veränderung der Bewegungsgeschwindigkeit.
- Veränderung des Bewegungsumfanges.
- Freie Fußstellung.
- Durchführung der Bewegung mit geschlossenen Augen.
- Feedbacksteuerung zur Wahrnehmungsschulung (Nm-Belastung).
- Steigerung der Belastung: assistiv-aktiv-konzentrisch und assistiv-aktiv-exzentrisch in Extension unter Feedback-Kontrolle der Belastung nach Vorgabe.
- Wahl eines anderen Belastungsmodus: isokinetisch-konzentrisch.
- Einschalten von Haltephasen am jeweiligen Ende der Bewegung.
- Nach passiver Mobilisation Vergrößerung des Bewegungsausmaßes.
- Weiteres isokinetisches Training: Training im „eingelenkigen“ System, Training mit dem Sprunggelenksadapter vorwiegend in Dorsalextension und Plantarflexion, Training der Rotation im flektierten Kniegelenk.

Bemerkungen

- Bei größeren Belastungen drückt sich der Patient aktiv nach hinten in das Rückenpolster und verändert somit die Kniegelenksstellung.
- Beachtung der vorgegebenen Gelenkstellung, welche bei der Übung durch das Gerät durchgeführt wird.
- Das Kniegelenk darf bei der Extension nicht ganz gestreckt sein. In jedem Fall muss ein „Durchschlagen“ verhindert werden.
- Zur Gelenksmobilisation empfiehlt es sich, die Übung direkt im Anschluss an die physiotherapeutische Mobilisation durchzuführen, damit so die vergrößerte Beweglichkeit stabilisiert wird.
- Einsatz bei allen Verletzungen und Erkrankungen der unteren Extremitäten (Phasen 1 und 2).

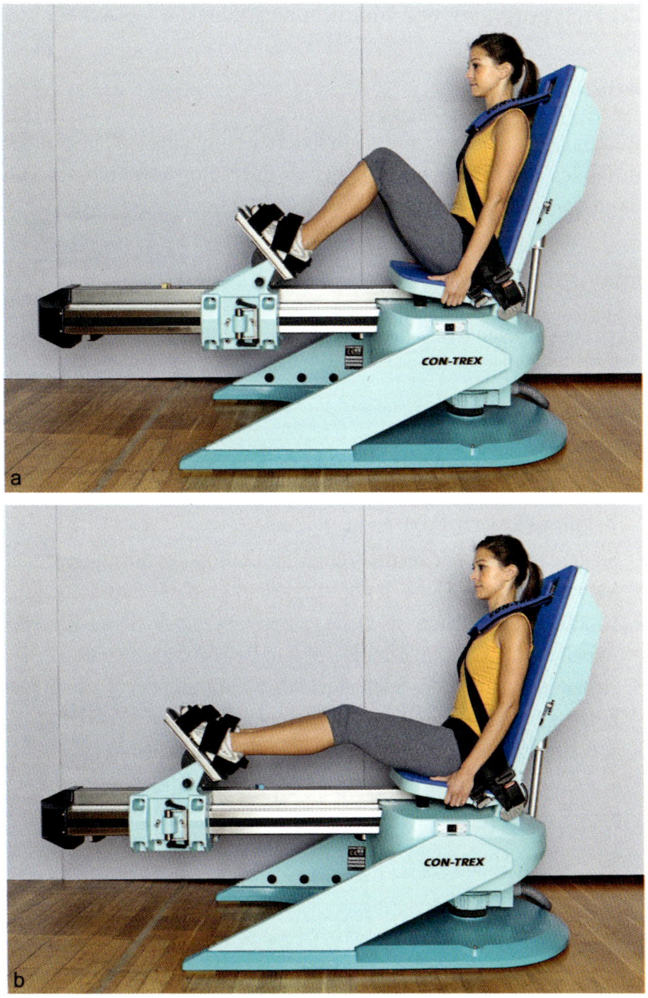

Abb. 21.32 a) Ausgangsstellung b) Endstellung

ÜK 33 Extensions-/Flexionsbewegung der unteren Extremitäten im mehrgelenkigen System an der Leg-press mit instabiler Stützfläche

Ziel

Verbesserung der muskulären Leistungsfähigkeit auf der Leg-press (M. vastus medialis und lateralis, M. rectus femoris, M. gluteus maximus, ischiokrurale Muskulatur, M. gastrocnemius, M. soleus), Mobilisation des Hüft-, Knie- und Sprunggelenks, aktives Beinachsentraining, Stabilisation des Knie- und Sprunggelenks, Schulung der Propriozeptions- und Wahrnehmungsfähigkeit.

Ausgangsstellung

Rückenlage auf der Leg-press mit fixierter Fußplatte, ein Fuß auf der instabilen Stützfläche, etwas höher als das Hüftgelenk; anderer Fuß ohne Kontakt zur Stützfläche (➤ Abb. 21.33).

Übungsbeschreibung

Aktive mehrgelenkige Extension der gesamten unteren Extremität.

Variationen

- Übung auf stabilem Untergrund (➤ Kap. 5.6.3, ➤ Abb. 5.15).
- Veränderung der Fußplatte: mehr Neigung zur Entlastung der Achillessehne.
- Steilere Stellung zur vermehrten Mobilisation des Sprunggelenks.
- Veränderung der Höhe des Sprunggelenks auf der Fußplatte.
- Instabile Stützflächen: spezielle Adapter, Pezziball, Sissel-Kissen.
- Arbeiten in größerem oder kleinerem Bewegungsausmaß.
- Arbeiten nur mit dem Sprunggelenk: Kräftigung der Wadenmuskulatur, Stabilisation des Sprunggelenks.
- Ausgangsstellung Sitz zur besseren optischen Kontrolle.

Bemerkungen

- Bei Patienten mit degenerativen Veränderungen nur bis max. 80° Knieflexion bewegen.
- Die Extension muss bei ca. 5–10° limitiert werden, damit ein „Durchschlagen" des Kniegelenks vermieden wird.
- Zum Training des M. gastrocnemius erfolgt die Übung durch aktive Sprunggelenksbewegung bei stabilem Kniegelenk aus unterschiedlicher Ausgangsstellung heraus.
- Einsatz bei allen Verletzungen und Erkrankungen der unteren Extremitäten (Phasen 2–4).

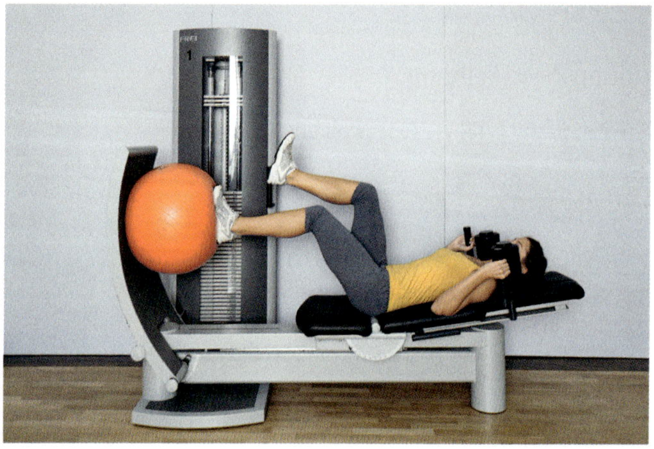

Abb. 21.33 Ausgangsstellung

ÜK 34 Kniebeuge/Squat

Ziel

Kräftigung der Beinmuskulatur (M. quadriceps, ischiokrurale Muskulatur, Adduktoren, Abduktoren), M. gluteus maximus, Rückenstrecker.

Ausgangsstellung

Schulterbreiter (oder etwas breiterer) Stand, die Zehenspitzen zeigen leicht nach außen. Die Arme sind vor dem Körper ausgestreckt (➤ Abb. 21.34).

Übungsbeschreibung

Tiefsetzen, dabei das Gesäß nach hinten schieben (auf einen unsichtbaren Stuhl setzen). Anschließend Beine strecken, zurück in den Stand bis zur maximalen Hüftstreckung.

Variationen

- Kniebeuge mit Gewicht.
- Die Arme während der Kniebeuge hinter dem Kopf (statt vor dem Körper) ausstrecken.
- Gesprungene Kniebeuge.
- Einbeinige Kniebeuge.
- Kniebeugen im Ausfallschritt statt im schulterbreiten Stand.
- Kniebeuge mit Miniband.
- Kniebeugen (beidbeinig und einbeinig) mit Festhalten am Sling-Trainer (mediale Aufhängung) (vgl. ÜK 35).

Bemerkungen

- Beachte: Der Rücken bleibt gerade, nicht zu weit nach vorne neigen. Das Gewicht bleibt auf den Fersen. Die Knie in der gesamten Bewegung leicht nach außen drücken.
- Vorübungen: Halbe Kniebeuge z. B. auf einer Erhöhung, Kniestabilisation im Stand.
- Ziel ist es, die Bewegung bis in die tiefe Hocke auszuführen (tiefer als 90°). Eine Ausnahme gilt für Personen mit Kniebeschwerden und -verletzungen (dann Übung nur bis < 90° bzw. im schmerzfreien Bereich ausführen).
- Siehe auch ➤ Tab. 6.4.

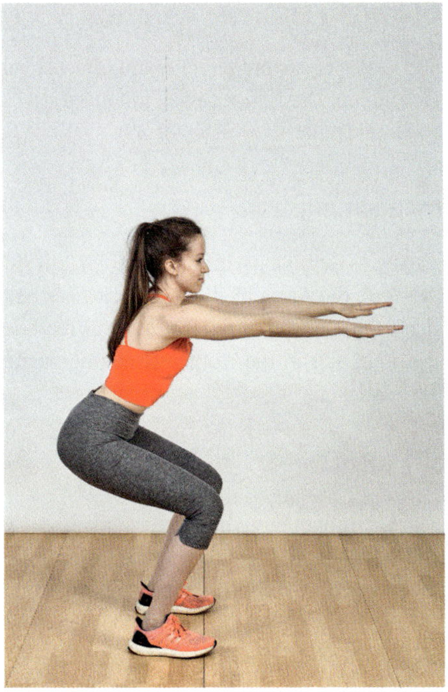

Abb. 21.34 Kniebeuge/Squat

ÜK 35 Kniebeuge mit Festhalten der Hände am Sling-Trainer

Ziel

Kräftigung der Beinmuskulatur, Verbesserung der Propriozeption im Stehen.

Ausgangsstellung

Schulterbreiter (oder etwas breiterer) Stand, die Zehenspitzen zeigen leicht nach außen. Die Hände fassen mit ausgestreckten Armen die Griffe des Sling-Trainers (➤ Abb. 21.35).

Übungsbeschreibung

Tiefsetzen, dabei das Gesäß nach hinten schieben (auf einen unsichtbaren Stuhl setzen), die Arme bleiben gestreckt. Festhalten mit den Händen in den Schlaufen des Sling-Trainers während der gesamten Übungsausführung. Um in die Ausgangsstellung zurückzukehren, Knie und Hüfte strecken.

Variationen

- Kniebeuge mit Miniband um die Oberschenkel.
- Single Leg Pistole Squat: Einbeinige Kniebeuge mit Festhalten am Sling-Trainer, dabei ein Bein nach vorne strecken.

Bemerkungen

- Beachte: Der Rücken bleibt gerade.
- Oberkörper leicht nach hinten neigen, das Gewicht bleibt auf den Fersen bzw. ein Teil des Gewichts wird im Sling-Trainer gehalten.
- Die Knie in der gesamten Bewegung leicht nach außen drücken.
- Ziel ist es, die Bewegung bis in die tiefe Hocke auszuführen (tiefer als 90°). Eine Ausnahme gilt für Personen mit Kniebeschwerden und -verletzungen (dann Übung nur bis < 90° bzw. im schmerzfreien Bereich ausführen).

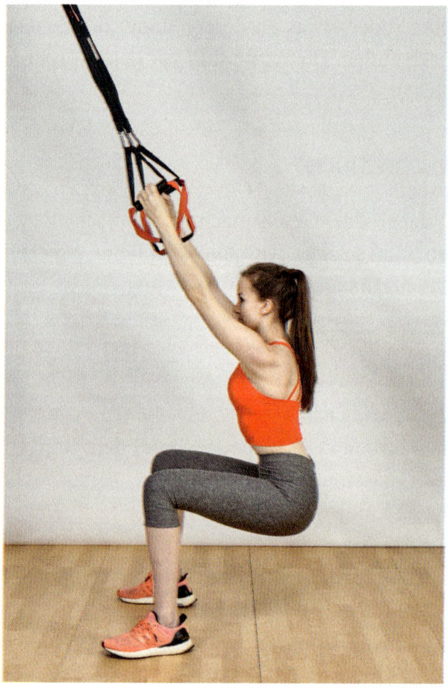

Abb. 21.35 Kniebeuge mit Festhalten der Hände am Sling-Trainer

ÜK 36 Einbeinige Kniebeuge „hinten aufgestellt"

Ziel

Kräftigung der Oberschenkel-, Unterschenkel- und Rumpfmuskulatur – Extensionskette: z. B. M. quadriceps, M. gluteus, M. erector spinae, M. triceps brachii u. a.
Koordinationsverbesserung – Gleichgewicht, Orientierungsfähigkeit u. a.

Ausgangsstellung

Einbeinstand gerade, das andere Bein gebeugt nach hinten auf einem Podest abgestellt – Knie- und Hüftgelenk des Standbeins gestreckt, Rumpf gerade, Arme seitlich neben dem Körper hängend, Hände fixieren (ggf.) mit Kettlebells (Anfänger arbeiten ohne Last) (➤ Abb. 21.36).

Übungsbeschreibung

Standbein wird so weit gebeugt, dass Knie- und Hüftgelenk jeweils ca. 90° gebeugt sind; Rumpf bleibt gerade und aufrecht. Gewicht der Kettlebells je nach Übungsintensität auswählen; danach Wiederaufrichtung in die Ausgangsstellung.

Variationen

- Veränderung der Reihenfolge
  - Mehrmals hintereinander die gleiche Seite trainieren
  - Seiten im Wechsel beanspruchen.
- Zur Intensivierung der koordinativen Komponente mit geschlossenen Augen trainieren.
- Bewegungstempo variieren.
- Ein Kettlebell wird jeweils in der Ausfallschrittphase senkrecht über den Kopf geführt.
- Das nach hinten auf einem Podest abgestellte Bein mal enger und mal weiter vom Fuß des Standbeines abduzieren.

Bemerkungen

- Der Oberkörper bleibt senkrecht hinter dem Knie des Ausfallbeins.

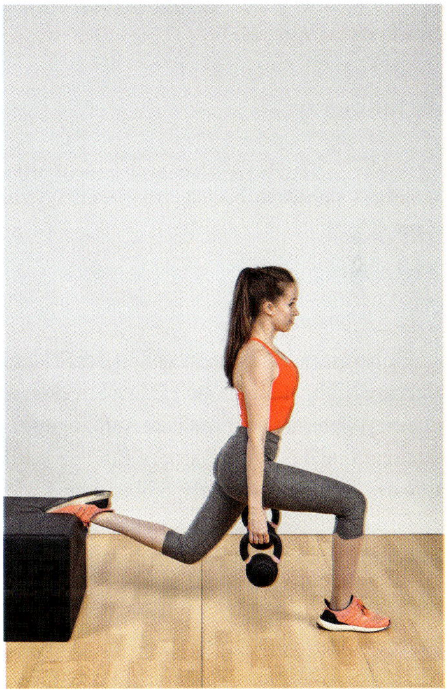

Abb. 21.36 Einbeinige Kniebeuge „hinten aufgestellt"

ÜK 37: Kniebeuge im Ausfallschritt mit dem Fuß im Sling-Trainer

Ziel

Kräftigung der gesamten Beinmuskulatur, Gleichgewicht halten während der dynamischen Übung.

Ausgangsstellung

Stand auf einem Bein, hinterer Fuß in der Schlaufe des Sling-Trainers ca. 30 cm über dem Boden, Aufhängung des Sling-Trainers hinter dem Rücken (> Abb. 21.37).

Übungsbeschreibung

Beugen des vorderen Beines, dabei das Gleichgewicht halten. Das hintere Knie nähert sich dem Boden. Anschließend zurück in die Ausgangsposition.

Variationen

- Vorübung: Einbeinstand mit einem Fuß in der Schlaufe des Sling-Trainers, Gleichgewicht halten (ohne Strecken und Beugen des Standbeines) (laterale oder mediale Aufhängung).
- Mediale Aufhängung des Sling-Trainers: Ein Fuß seitlich in der Schlaufe des Sling-Trainers knapp über dem Boden. Das Standbein wird gebeugt, während das Bein in der Schlaufe des Sling-Trainers zur Seite abgespreizt wird. Anschließend zurück in die Ausgangsposition.

Bemerkungen

- Beachte: Oberkörper bleibt aufrecht, die Hüfte bleibt gerade (nicht zur Seite drehen).
- Vorderes Knie bleibt über dem Sprunggelenk.

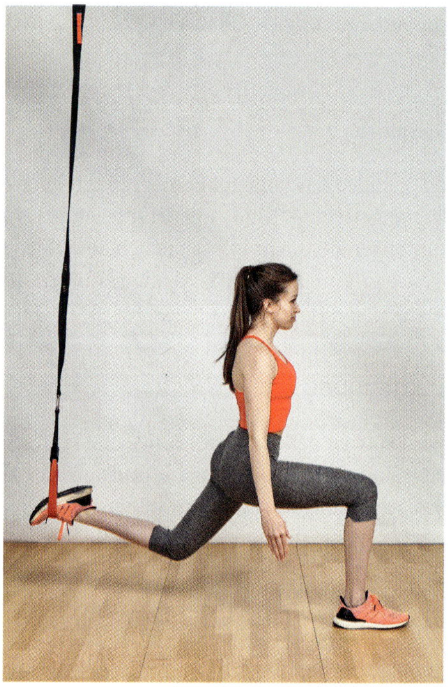

Abb. 21.37 Kniebeuge im Ausfallschritt mit dem Fuß im Sling-Trainer

ÜK 38 Ausfallschritt nach hinten

Ziel

Kräftigung der gesamten Beinmuskulatur, Gleichgewicht halten während einer dynamischen Übung.

Ausgangsstellung

Hüftbreiter Stand, die Zehenspitzen zeigen nach vorne (> Abb. 21.38).

Übungsbeschreibung

Großer Schritt nach hinten und das hintere Knie kurz auf den Boden tippen. Anschließend über den vorderen Fuß zurück in die Ausgangsposition drücken.

Variationen

- Gesprungene Ausfallschritte.
- Ausfallschritt nach vorne/zur Seite/diagonal.
- Ausfallschritt mit Gewicht/Kettlebell in den Händen.

Bemerkungen

- Beachte: Oberkörper bleibt aufrecht, vorderes Knie bleibt über dem Sprunggelenk.
- Der Ausfallschritt sollte zunächst nach hinten ausgeführt werden, denn so bleibt das vordere Bein stehen und die Achse des vorderen Beins kann besser kontrolliert werden.
- Vorübung: Einbeinstand, statischer Ausfallschritt.
- Siehe auch > Tab. 6.4.

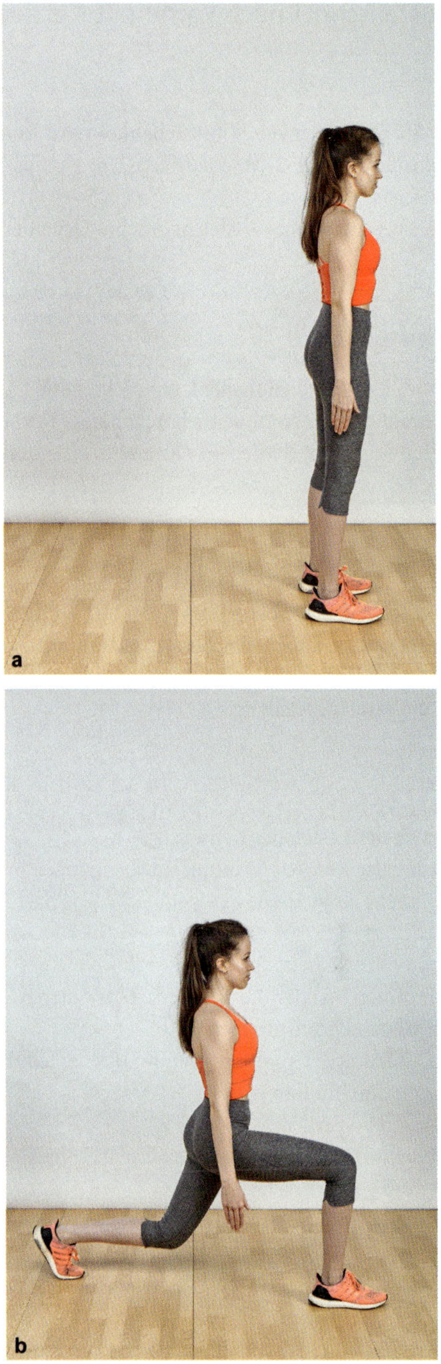

Abb. 21.38 a) Ausgangsstellung b) Endstellung

ÜK 39 Ausfallschritt nach vorne mit Kettlebells

Ziel

Kräftigung der Oberschenkel-, Unterschenkel- und Rumpfmuskulatur – Extensionskette: z. B. M. quadriceps, M. gluteus, M. erector spinae, M. triceps brachii u. a.
Koordinationsverbesserung – Gleichgewicht, Orientierungsfähigkeit, u. a.

Ausgangsstellung

Gerader Stand, Knie- und Hüftgelenk gestreckt, Füße hüftbreit auseinander, Rumpf gerade. Arme seitlich neben dem Körper hängend Hände fixieren (ggf.) mit Kettlebells (Anfänger arbeiten ohne Last) (➤ Abb. 21.39).

Übungsbeschreibung

Ausfallschritt so weit nach vorne, dass Knie- und Hüftgelenk jeweils ca. 90° gebeugt sind; Rumpf bleibt gerade und aufrecht. Gewicht der Kettlebells je nach Übungsintensität auswählen; danach Wiederaufrichtung in die Ausgangsstellung.

Variationen

- Veränderung der Lasten der Kettlebells.
- Veränderung der Knie- und Hüftgelenksbeugungen in der Endposition – mehr als 90° oder weniger als 90° – je nach Trainingszustand.
- Veränderung der Reihenfolge.
- Mehrmals hintereinander die gleiche Seite trainieren.
- Seiten im Wechsel beanspruchen.
- Zur Intensivierung der koordinativen Komponente mit geschlossenen Augen durchführen.
- Bewegungstempo variieren.
- Ein Kettlebell wird jeweils in der Ausfallschrittphase senkrecht über den Kopf geführt.
- Evtl. Störungen/Impulse von außen einbauen („Schubser“).

Bemerkungen

- Das Sprunggelenk im Ausfallbein bleibt fest (gesamte Fußsohle behält Bodenkontakt – 0°-Position), damit die Gleichgewichtsfähigkeit mit verbessert wird.

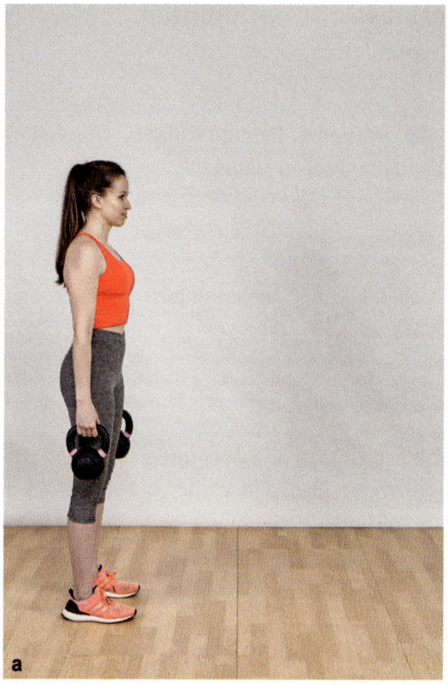
a

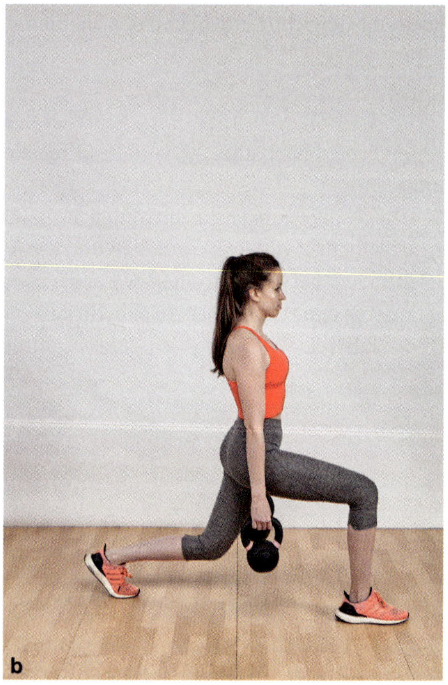
b

Abb. 21.39 a) Ausgangsstellung b) Endstellung

ÜK 40 Gleichgewichts- und Stabilisationsübung im Einbeinstand

Ziel

Gleichgewichtsfähigkeit und Stabilisationsfähigkeit der unteren Extremitäten.

Ausgangsstellung

Stand, übender Fuß steht auf einem Wackelbrett, je nach Zielsetzung Knie- und Sprunggelenk gestreckt (Gleichgewicht) oder gebeugt (Stabilisation), Arme seitlich des Körpers, nicht zu übendes Bein wird in der Luft gehalten (➤ Abb. 21.40).

Übungsbeschreibung

Halten des Gleichgewichtes/Stabilisieren auf der instabilen Ebene.

Variationen

- Extensions-/Flexionsbrett.
- Inversions-/Eversionsbrett.
- Kombinationsbrett.
- Einseitige Unterlagerung des Bretts bei Bandverletzungen in den Phasen 1 und 2 zur Vermeidung einer zu großen Belastung auf das heilende Bandgewebe.
- Kombinationen mit zusätzlichen Geräten, z. B. Zugsystem.
- Veränderung der Armhaltung.
- Augen schließen.

Bemerkungen

- Beachte: Keine zu große Belastung bei Bandverletzungen durch zu große Dehnungen.
- Einsatz bei allen Verletzungen und Erkrankungen der unteren Extremitäten (Phasen 2–4).

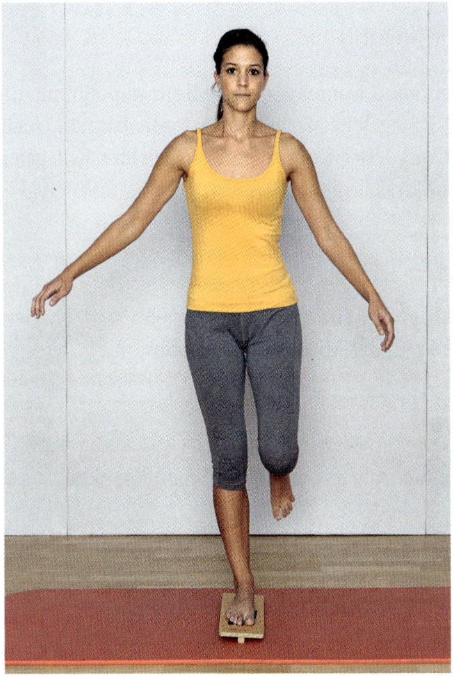

Abb. 21.40 Gleichgewichts- und Stabilisationsübung im Einbeinstand

ÜK 41 Dynamische Stabilisationsübung auf dem Minitrampolin

Ziel

Reaktive Belastungsschulung, Gleichgewichts- und Koordinationsschulung mit dem Minitrampolin, Stabilisationsfähigkeit der unteren Extremitäten.

Ausgangsstellung

Einbeiniger Stand frontal vor dem Minitrampolin, übendes Bein in Hüft- und Kniegelenksflexion ohne Bodenkontakt, nicht übendes Bein steht vor dem Minitrampolin in leichter Kniegelenksflexion, Arme befinden sich seitlich des Körpers (➤ Abb. 21.41).

Übungsbeschreibung

Leichter Absprung auf das Minitrampolin und Landen mit dem übenden Bein in der Mitte des Trampolins.

Variationen

- Übungsdurchführung auf der Weichbodenmatte, auf dem Balance-Pad oder im Wasser.
- Andere Bewegungsausführung/Sprungvariante.
- Kombinationen mit Bewegungen der oberen Extremität.

Bemerkungen

- Gleichgewicht muss gehalten werden können.
- Hohe Bewegungsqualität und Einhaltung der Beinachse sind entscheidend.
- Einsatz bei allen Verletzungen und Erkrankungen der unteren Extremitäten (Phasen 3 und 4).

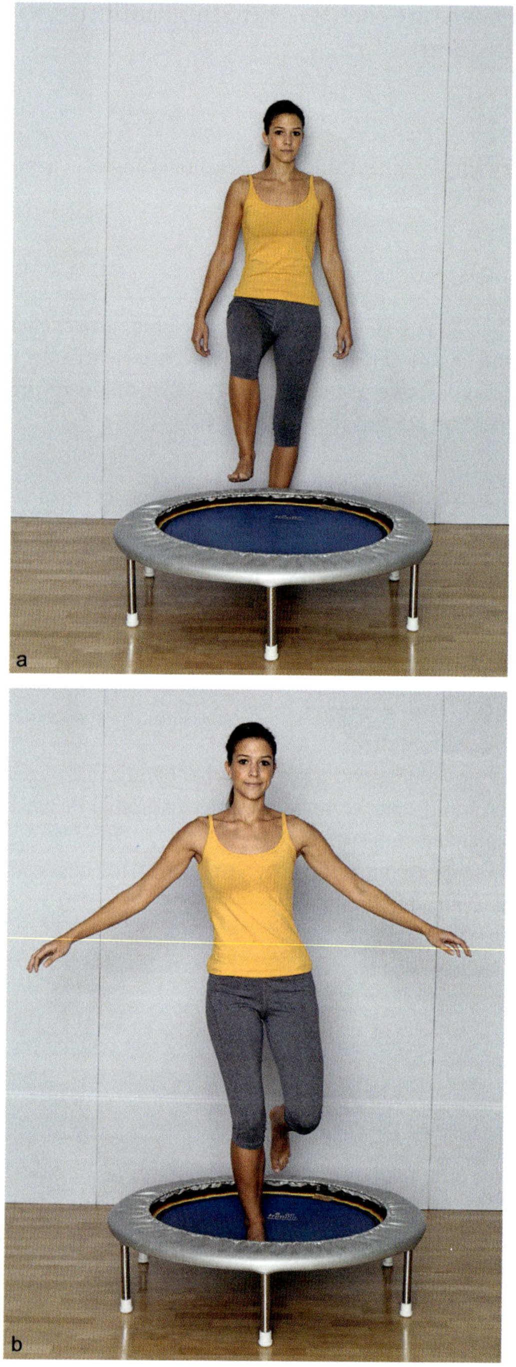

Abb. 21.41 a) Ausgangsstellung b) Endstellung

ÜK 42 Drehsprünge auf dem Minitrampolin

Ziel

Reaktive Belastungsschulung, Gleichgewichts- und Koordinationsschulung mit dem Minitrampolin, Stabilisationsfähigkeit der unteren Extremitäten, situationsabhängige oder -unabhängige Bewegungs- und Belastungsschulung.

Ausgangsstellung

Übendes Bein im einbeinigen Stand auf dem Minitrampolin mit leichter Kniegelenksflexion, nicht übendes Bein ohne Kontakt, Arme befinden sich seitlich des Körpers (➤ Abb. 21.42).

Übungsbeschreibung

Drehsprünge (1/4-Drehung) auf dem Minitrampolin.

Variationen

- Übungsdurchführung auf der Weichbodenmatte, auf dem Balance-Pad oder im Wasser.
- Andere Bewegungsausführung/Sprungvariante.
- Kombinationen mit Bewegungen der oberen Extremität.

Bemerkungen

- Gleichgewicht muss gehalten werden können.
- Hohe Bewegungsqualität und Einhaltung der Beinachse sind entscheidend.
- Einsatz bei allen Verletzungen und Erkrankungen der unteren Extremitäten (Phasen 3 und 4).

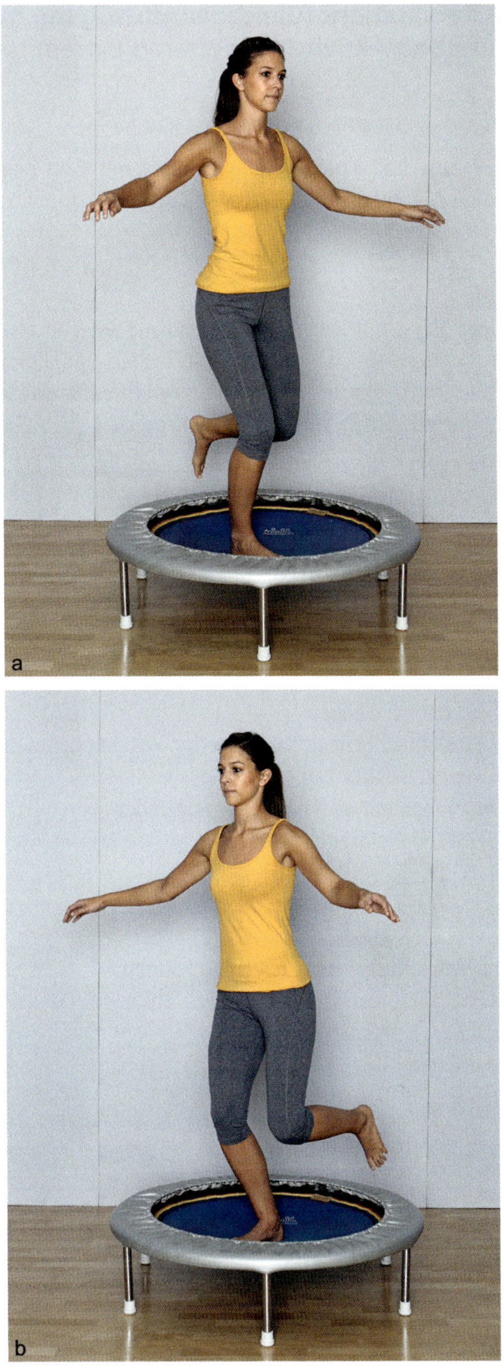

Abb. 21.42 a) Ausgangsstellung b) Endstellung

ÜK 43 Stabilisations-/Gleichgewichtsübung mit Zugbelastung/Aktivität der oberen Extremitäten

Ziel

Gleichgewichts- und Koordinationsschulung mit dem Zugsystem, Stabilisation des Standbeines, Kräftigung der Abduktoren.

Ausgangsstellung

Einbeiniger Stand mit leicht flektiertem Knie auf Therapiekreisel, frontal zum Zugsystem, das Spielbein ist flektiert und ohne Geräte- und Bodenkontakt, Einstellung des Zugsystems auf korrekter Höhe (hoch), Arme greifen die Schlaufen in Anteversion (➤ Abb. 21.43).

Übungsbeschreibung

Stabilisation auf instabiler Ebene und Bewegung beider Arme in Extension.

Variationen

- Stand auf stabiler Ebene.
- Andere instabile Ebenen: Wackelbretter, Weichbodenmatte, Sissel-Kissen, Balance Pad.
- Kombinationen mit anderen Bewegungen der oberen Extremität: z. B. 3D oder einseitig.

Bemerkungen

- Gleichgewicht muss gehalten werden können.
- Einsatz bei allen Verletzungen und Erkrankungen der unteren Extremitäten (Phasen 3 und 4).

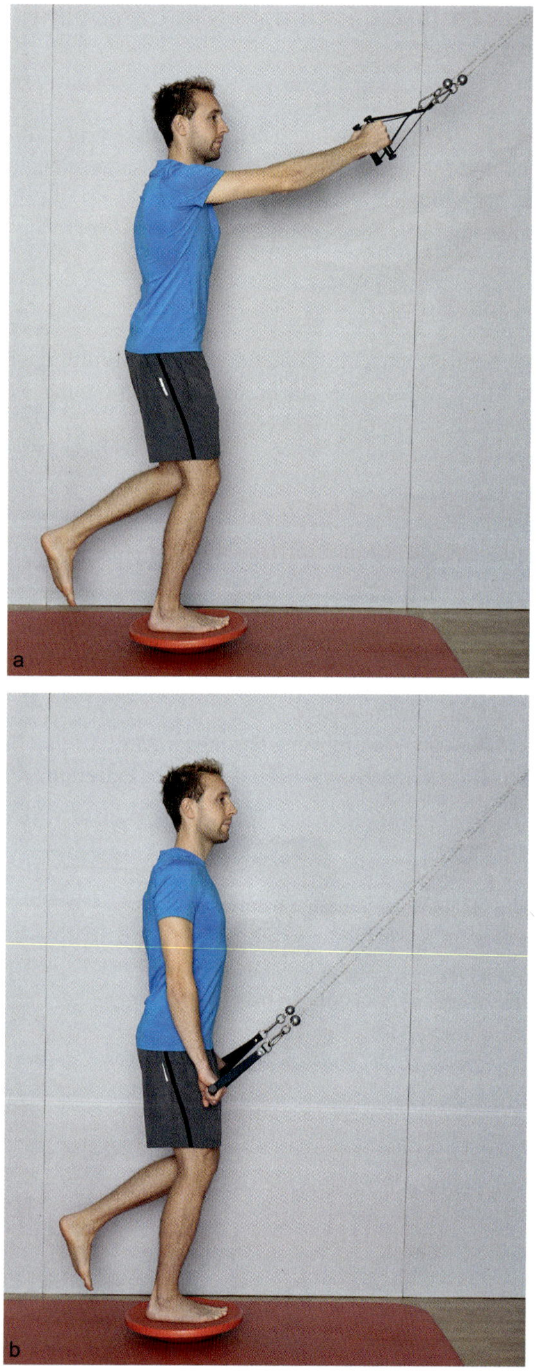

Abb. 21.43 a) Ausgangsstellung b) Endstellung

21.1.2 Obere Extremität

ÜK 44 Dehnung der ventralen Brustmuskulatur

Ziel

Dehnung der ventralen Brustmuskulatur: M. pectoralis major et minor.

Ausgangsstellung

Stand, zu dehnender Arm hat fixierenden Kontakt zu einer Wand oder einem Gerät in mindestens 90° Schulterflexion, Rumpf ist aufgerichtet (➤ Abb. 21.44).

Übungsbeschreibung

Bewegung der Schulter nach vorne bis ein leichtes Ziehen in der Muskulatur spürbar ist. Anhalten der Dehnposition ca. 15–20 Sek.

Variationen

- Veränderung der Schultergelenksstellung im Winkel von 90–160°. Abduktion führt zur Dehnung der unterschiedlichen Anteile des Muskels.

Bemerkungen

- Das Schultergelenk muss stabilisiert werden.
- Kein Ausweichen des Rumpfes in die verstärkte LWS-Lordose.

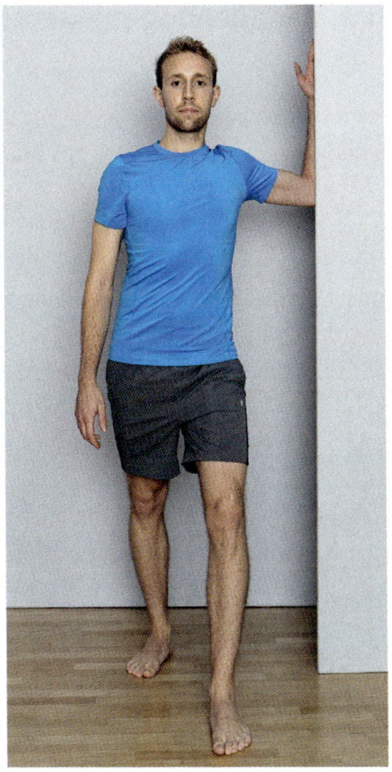

Abb. 21.44 Dehnung der ventralen Brustmuskulatur

ÜK 45 Dehnung der Ellenbogenextensoren

Ziel

Dehnung der Ellenbogenextensoren: M. triceps brachii.

Ausgangsstellung

Stand, zu dehnender Arm ist in maximaler Ellenbogen- und Schulterflexion, Hand wird zwischen die Schulterblätter geführt. Kontralateraler Arm greift Ellenbogen von kranial (➤ Abb. 21.45).

Übungsbeschreibung

Kontralateraler Arm zieht nach dorsal bis ein leichtes Ziehen in der Muskulatur spürbar ist. Anhalten der Dehnposition ca. 15–20 Sek.

Variationen

- Veränderung von Zug zu Druck bei eingeschränkter Mobilität. Kontralateraler Arm drückt von ventral nach kranial gegen Ellenbogen.

Bemerkungen

- Kein Ausweichen des Rumpfes in die verstärkte LWS-Lordose oder HWS-Flexion.
- Keine Lateralflexion des Rumpfes.

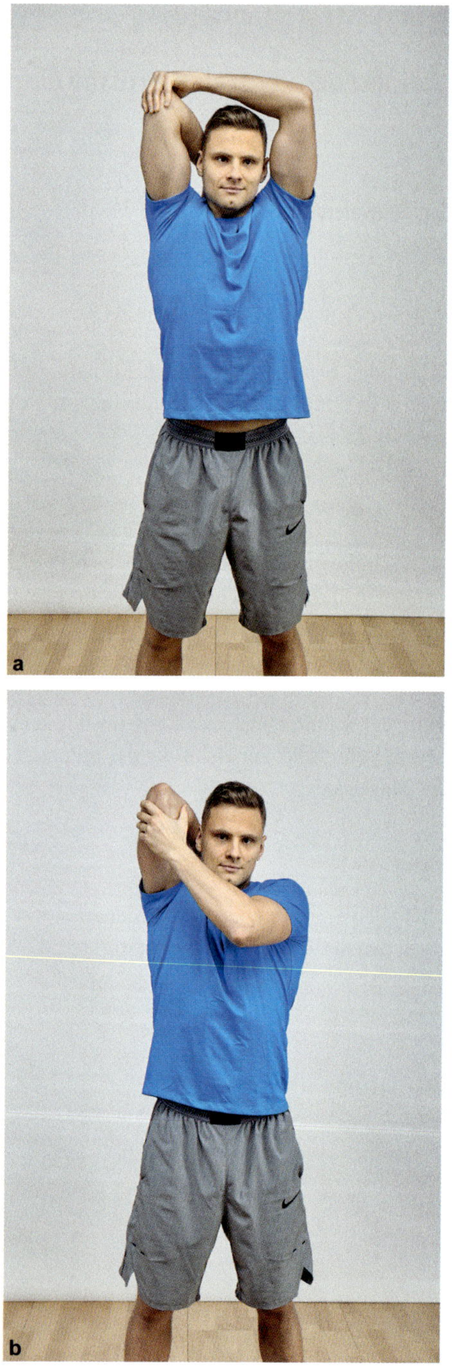

Abb. 21.45 a) Dehnung der Ellenbogenextensoren b) Variation: Veränderung von Zug zu Druck bei eingeschränkter Mobilität - Druck von ventral nach kranial mit kontralateralem Arm

ÜK 46 Dehnung der Ellenbogenflexoren

Ziel

Dehnung der Ellenbogenflexoren: M. biceps brachii, M. brachialis.

Ausgangsstellung

Stand, zu dehnender Arm in Ellenbogenextension und Retroversion, Hand greift mindestens hüfthoch Befestigung hinter dem Körper in Pronationsstellung des Unterarms (> Abb. 21.46).

Übungsbeschreibung

M. triceps brachii kontrahieren, Arm in Außenrotation bringen und einen kleinen Schritt nach vorne, bis ein Ziehen zu spüren ist. Anhalten der Dehnposition ca. 15–20 Sek.

Variationen

- Veränderung der Schrittweite oder der Griffhöhe.

Bemerkungen

- Keine starke Rotation des Rumpfes, diese führt zu Dehnung des M. pectoralis.

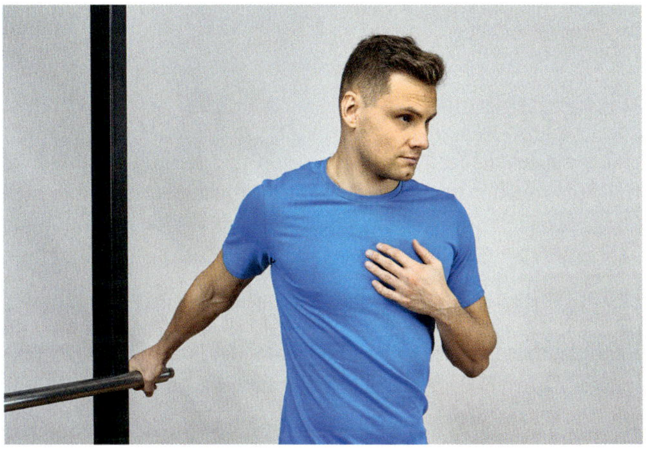

Abb. 21.46 Dehnung der Ellenbogenflexoren

ÜK 47 Dehnung der Dorsalextensoren der Hand

Ziel

Dehnung der Dorsalextensoren: M. extensor digitorum, M. extensor digiti minimi, M. extensor carpi ulnaris, M. extensor pollicis longus, M. extensor indicis.

Ausgangsstellung

Stand, zu dehnender Arm in Extension und leichter Anteversion, Hand in Pronation und Palmarflexion. Kontralaterale Hand umgreift Handrücken (➤ Abb. 21.47).

Übungsbeschreibung

Kontralaterale Hand zieht Handrücken weiter in die Flexion, bis ein leichtes Ziehen in der Muskulatur zu spüren ist. Anhalten der Dehnposition ca. 15–20 Sek.

Variationen

- Veränderung durch Umgreifen und Zug an den Fingern.

Bemerkungen

- Keine Anteversion/Elevation des Arms über Schulterhöhe.

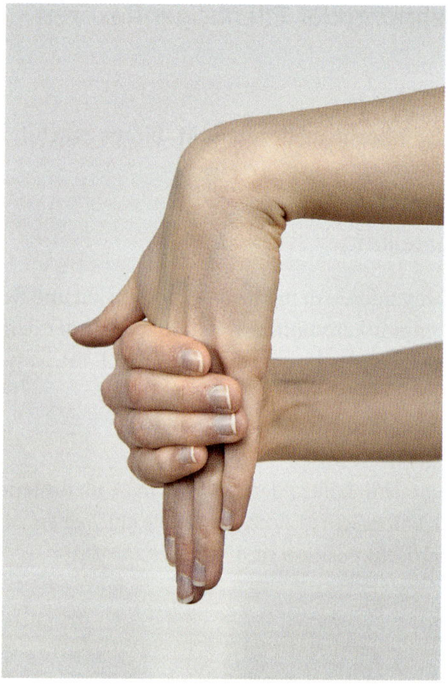

Abb. 21.47 Dehnung der Dorsalextensoren der Hand

ÜK 48 Dehnung der Palmarflexoren der Hand

Ziel

Dehnung der Palmarflexoren: M. flexor carpi radialis/ulnaris, M. flexor digitorum profundus, M. palmaris longus.

Ausgangsstellung

Stand, zu dehnender Arm in Extension und leichter Anteversion, Hand in Supinationsstellung und Dorsalextension. Kontralaterale Hand umgreift distale Handinnenfläche (➤ Abb. 21.48).

Übungsbeschreibung

Kontralaterale Hand zieht Handinnenfläche nach dorsal, bis ein leichtes Ziehen in der Muskulatur zu spüren ist. Anhalten der Dehnposition ca. 15–20 Sek.

Variationen

- Durch Rotation der Hand werden vermehrt mediale oder laterale Muskeln gedehnt.
- Veränderung durch Umgreifen und Zug an Fingern.

Bemerkungen

- Keine Anteversion/Elevation des Arms über Schulterhöhe.

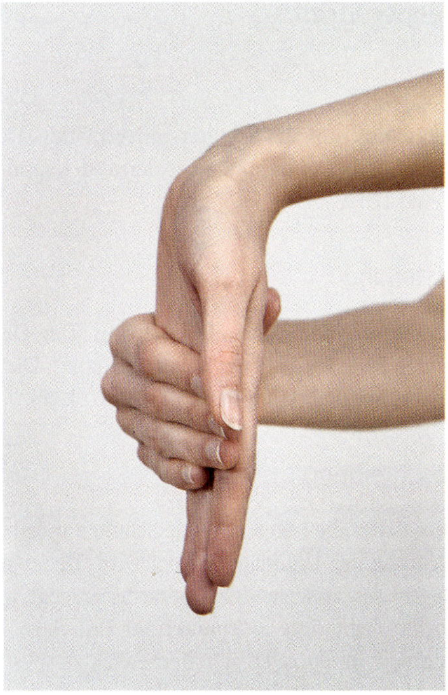

Abb. 21.48 Dehnung der Palmarflexoren der Hand

ÜK 49 Sleeper Stretch

Ziel

Beweglichkeitssteigerung der Schulter-Innenrotation, Dehnung der Schulter-Außenrotatoren, Dehnung der dorsalen Kapsel des Glenohumeralgelenks (GHG).

Ausgangsstellung

Seitlage auf der zu mobilisierenden Schulter. Der Oberarm der unten liegenden Seite wird auf der Unterlage fixiert. Die freie Hand umfasst das gegenseitige Handgelenk (➤ Abb. 21.49).

Übungsbeschreibung

Der freie Arm dehnt die unten liegende Schulter, indem die andere Hand in Richtung der Unterlage bewegt wird. Dabei sollen keine Verschiebungen des aufliegenden Oberarms erzeugt werden und der Ellenbogen bleibt stets in Kontakt zur Unterlage. Sobald ein Dehnungsschmerz im dorsalen Schulterbereich zu spüren ist, markiert dies die Halteposition der Dehnstellung. Die Position wird beibehalten, bis der Dehnungsschmerz leicht abnimmt und/oder eine Beweglichkeitserweiterung eintritt.

Variationen

- Variation der Oberarm- und Schultergürtelstellung (z. B. in Protraktion) in Anlehnung und zur Erweiterung der sicheren Zone.

Bemerkungen

- Die Übung adressiert vorrangig die elastischen Bindegewebe der Kapsel des GHG bzw. das intra- und perimuskuläre Bindegewebe der Schulter-Außenrotatoren. Hierbei ist die Haltedauer von besonderer Bedeutung, um die Relaxation des Bindegewebes zu erreichen. Die Autoren empfehlen 60–120 Sek. Haltedauer, bei einem subjektiven Dehnschmerz von NRS ≤ 3.
- Zur Konsolidierung der Ergebnisse muss die gewonnene Beweglichkeit zeitnah und in hohem Umfang in dynamische (alltägliche) Bewegungsmuster integriert werden.
- Alle Modifikationen sollten in Absprache mit dem Klienten getroffen werden und an den problematischen ADLs orientiert sein, um die Autonomie des Klienten zu wahren und die intrinsische Motivation hochzuhalten.

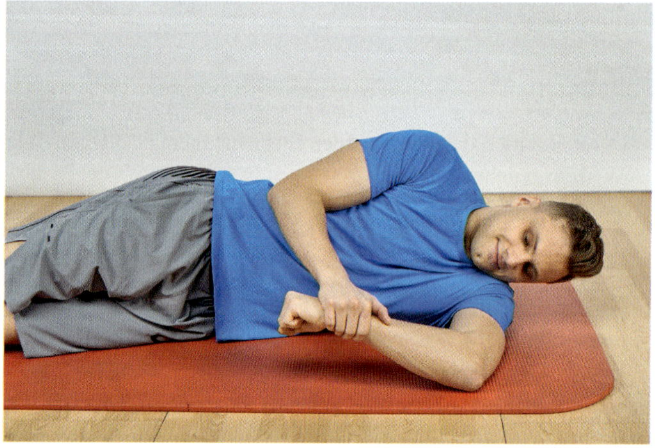

Abb. 21.49 Sleeper Stretch

ÜK 50 Mobilisation in Abduktion/Adduktion – Autotraktion mit Gewichtsmanschetten im Schultergelenk

Ziel

Mobilisation des Schultergelenks in horizontaler Ab- und Adduktion, Traktion.

Ausgangsstellung

Vorgeneigter Stand, übender Arm befindet sich vor dem Körper. Gewichtsmanschette wird am Unterarm befestigt (➤ Abb. 21.50).

Übungsbeschreibung

Lockere Pendelbewegung in horizontaler Ab- und Adduktion.

Variationen

- Statt Gewichtsmanschette am Unterarm zu befestigen, eine Hantel in der Hand halten.
- Veränderung des Bewegungsausmaßes.
- Veränderung der Bewegungsrichtung: Extension, Flexion.

Bemerkungen

- Keine aktiv-geführte Bewegung.
- Einsatz insbesondere bei Frakturen des Humerusschaftes (Phasen 1 und 2).

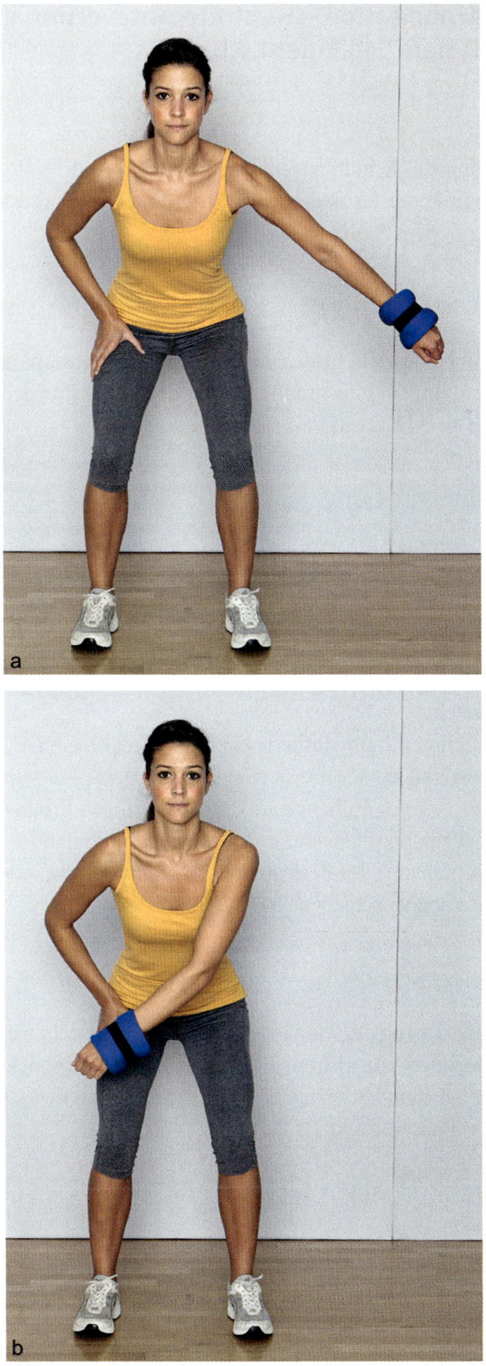

Abb. 21.50 a) Ausgangsstellung b) Endstellung

ÜK 51 Mobilisation – Hubfreie Anteversion in Seitlage mit dem Schlingentisch

Ziel

Mobilisation des Schultergelenks in Extension und Flexion, leichte Aktivierung der Muskulatur des Schultergürtels und des oberen Rumpfes mit dem Schlingentisch.

Ausgangsstellung

Seitlage, übender Arm liegt oben in Nullstellung, Rumpf ist fixiert, Aufhängung im Schlingentisch, Ansatzpunkt (AP) im Glenohumeralgelenk (> Abb. 21.51).

Übungsbeschreibung

Aktive Bewegung der Schulter in Flexion und Extension.

Variationen

- Veränderung des Bewegungsausmaßes: z. B. Bewegen nur im Endbereich.
- Kombination mit physiotherapeutischen Techniken: z. B. Manuelle Mobilisation.
- Veränderung des Aufhängepunktes: zur geringen Erschwerung der Bewegung nach kaudal/dorsal oder in Kombination und zur Erleichterung der Bewegung nach kranial/ventral oder in Kombination verschieben.

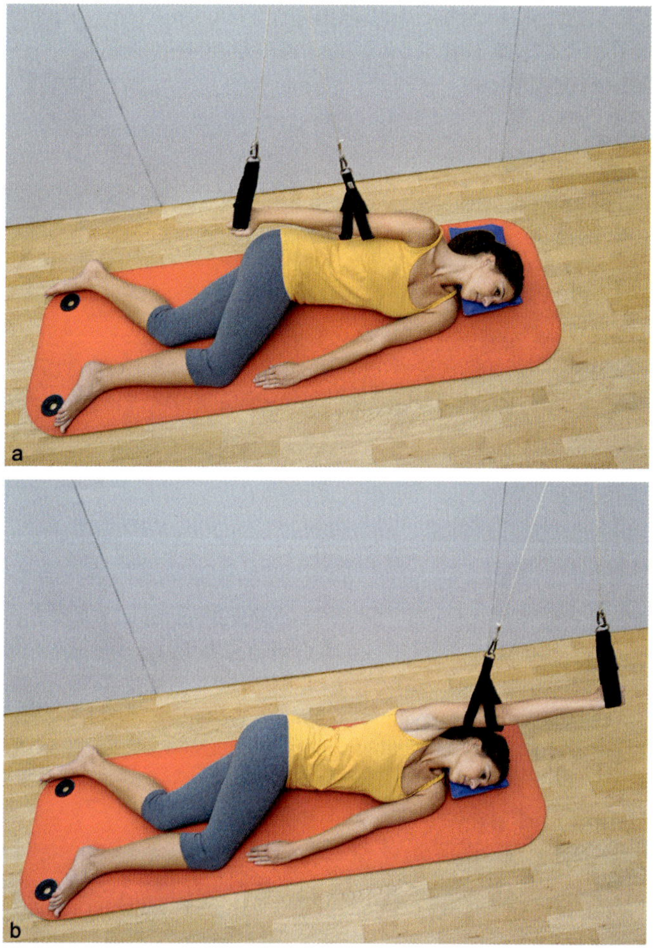

Abb. 21.51 a) Ausgangsstellung b) Endstellung

Bemerkungen

- Bei Veränderung des Aufhängepunktes muss bedacht werden, dass die Bewegung nicht mehr in einer Ebene stattfindet.
- Einsatz bei allen Verletzungen und Erkrankungen des Schultergelenks (Phasen 1 und 2).

ÜK 52 Mobilisation – Horizontale Schulterabduktion/-adduktion im Sitz mit dem Schlingentisch

Ziel

Mobilisation des Schultergelenks in horizontaler Ab- und Adduktion, leichte Aktivierung der Muskulatur des Schultergürtels und des oberen Rumpfes mit dem Schlingentisch.

Ausgangsstellung

Sitz, übender Arm liegt auf der Höhe der Schulter in einer Schlingenaufhängung, AP im Glenohumeralgelenk, Rumpf ist aktiv fixiert (➤ Abb. 21.52).

Übungsbeschreibung

Aktive Bewegung in horizontaler Ab- und Adduktion.

Variationen

- Veränderung des Bewegungsausmaßes: z. B. Bewegen nur im Endbereich.
- Kombination mit physiotherapeutischen Techniken: z. B. Manuelle Mobilisation.
- Veränderung des Aufhängepunktes: zur geringfügigen Erschwerung oder Erleichterung der Bewegung Verschiebung nach dorsal, ventral, medial, lateral oder in Kombination.
- Bewegung in Kombination mit Ellenbogenextension.

Bemerkungen

- Auf Rumpfstabilisation achten.
- Einsatz bei allen Verletzungen und Erkrankungen des Schultergelenks (Phasen 1 und 2).

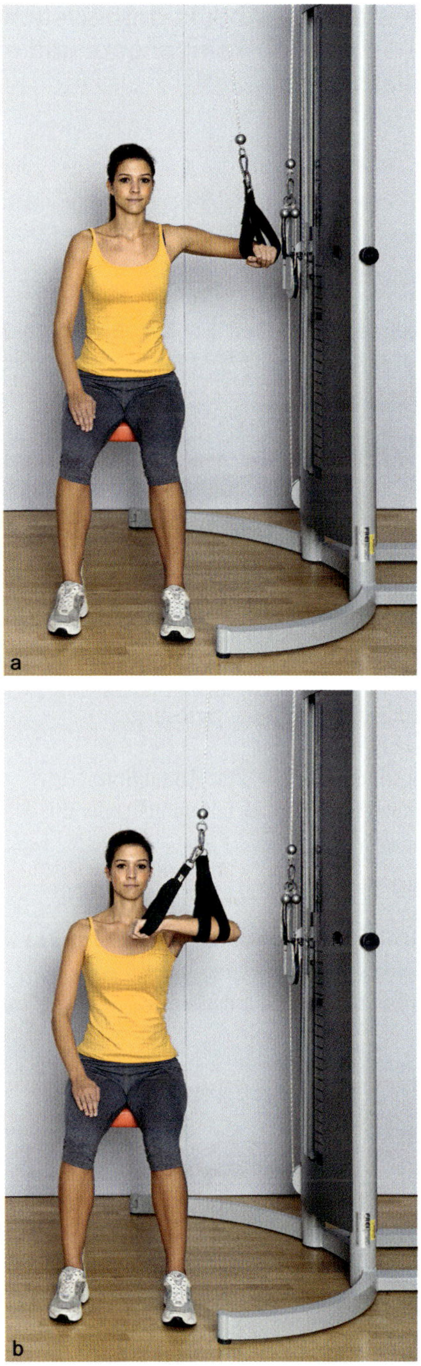

Abb. 21.52 a) Ausgangsstellung b) Endstellung

ÜK 53 Innervation – Abduktionsbewegung der Arme ohne Elevationskomponente und mit Schulterblattfixation

Ziel

Innervation der schulterblattstabilisierenden Muskulatur.

Ausgangsstellung

Sitz, Arme befinden sich neben dem Körper (> Abb. 21.53).

Übungsbeschreibung

Muskuläre Aktivierung der verschiedenen, skapulafixierenden Muskeln (M. trapezius pars ascendens, Mm. rhomboidei) durch aktiv-konzentrische Anspannung, dann erfolgt die Abduktion der Arme bis ca. 30° bei Ellenbogenflexion.

Variationen

- Veränderung der Armstellung: z. B. Abduktion, Anteversion.
- Veränderung der Anspannungsrichtung.
- Isometrische Anspannung.
- Bewegungsdurchführung ohne Abduktion.
- Gerätegestützt arbeiten, z. B. mit Hanteln oder mit dem Zugsystem.

Bemerkungen

- Der skapulohumerale Rhythmus muss eingehalten werden, keine „unphysiologischen" Bewegungen zulassen.
- Einsatz insbesondere beim Impingementsyndrom (Phasen 1 und 2).

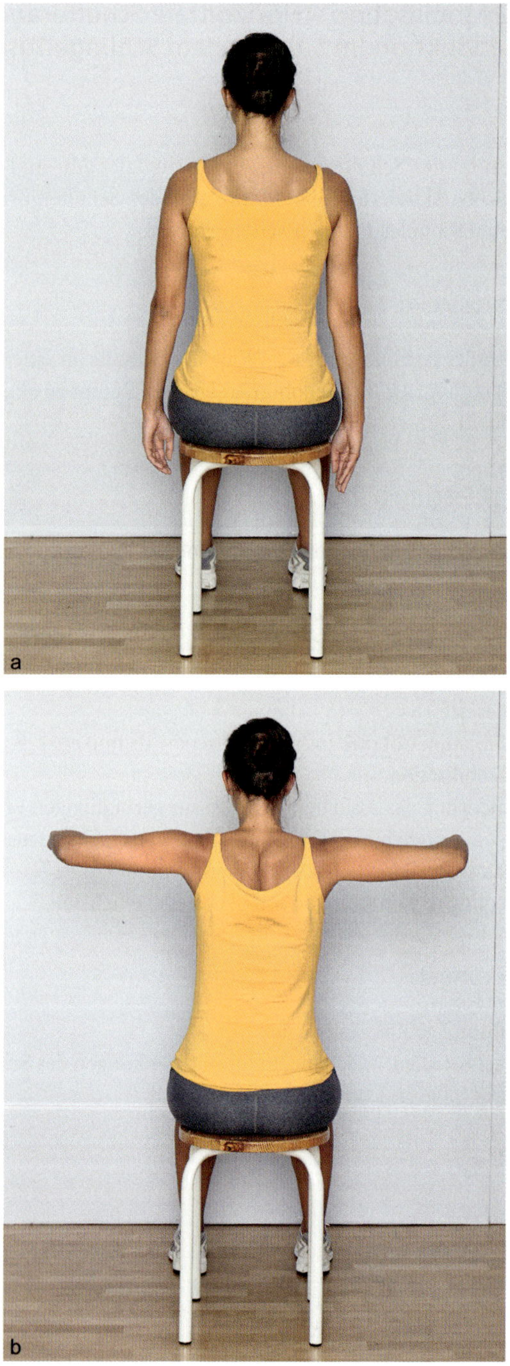

Abb. 21.53 a) Ausgangsstellung b) Endstellung

ÜK 54 Schulterblattfixation mit Zusatzbelastung in Bauchlage

Ziel

Aktive Fixation der Skapula unter zusätzlicher Gewichtsbelastung, Aktivierung der Schultergürtel- und oberen Rumpfmuskulatur.

Ausgangsstellung

Bauchlage, Arme in Abduktion neben dem Körper, Hände greifen Kurzhanteln (> Abb. 21.54).

Übungsbeschreibung

Abduktion der Arme mit Fixation der Skapula.

Variationen

- Veränderung der Bewegungsausführung: z. B. Anteversion.
- Veränderung der Anspannungsrichtung.
- Veränderung der Ausgangsstellung: z. B. Sitz/Stand ohne Widerstand.
- Veränderung des Geräteeinsatzes: z. B. Seilzug.

Bemerkungen

- Der skapulohumerale Rhythmus muss eingehalten werden; „unphysiologische" Bewegungen müssen vermieden werden.
- Vermeiden von Ausweichbewegungen.
- Einsatz insbesondere bei Impingementsyndromen (Phasen 1 und 2).

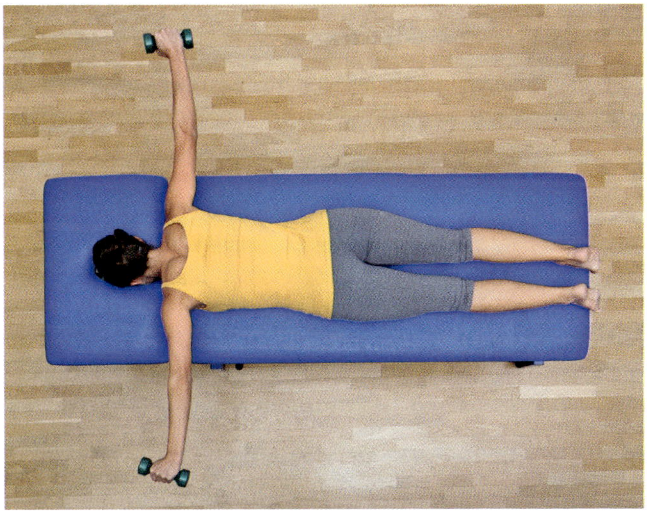

Abb. 21.54 Schulterblattfixation mit Zusatzbelastung in Bauchlage

ÜK 55 Aktivierung der Rotatorenmanschette unter Reduktion der Freiheitsgrade

Ziel

Verbesserung der Körperwahrnehmung, Kraftsteigerung der RM, Zentrierung/Stabilisierung des Humeruskopfes bei Armelevation.

Ausgangsstellung

Vierfüßlerstand, abduziert-außenrotierter Arm an gebeugtem Ellenbogen unterlagert, WS und Kopf in Neutralstellung (> Abb. 21.55).

Übungsbeschreibung

Aufbau der Beckenbodenspannung. Die Schulter wird in Innen- und Außenrotation bewegt, indem die Hand auf- und ab bewegt wird. Der Ellenbogen bleibt dabei stets in Kontakt zur Unterlage. Unter Berücksichtigung der sicheren Zone lernt der Übende gekoppelte (weiterlaufende) Bewegungen von Arm und Schulter wahrzunehmen und zu kontrollieren (widerlagernde Mobilisation).

Variationen

- Variation der Lagermaterialien (OPTIMAL-Theorie).
- Variation der Armstellung in Orientierung an der sicheren Zone.
- Erweiterung der Freiheitsgrade (auch Beinbewegungen).
- Rhythmische Bewegungsausführung/Variation der Bewegungsgeschwindigkeit.
- Kombination mit Ballprellen (z. B. Tennisball) v. a. für Wurfathleten.
- In Kombination mit einem Bewegungsvorstellungstraining/mentalem Training.
- Fokussierung auf externe Bewegungsziele, z. B. mit Laserpointern (Pointer auf Handrücken, dann Bahnen an der Wand markieren).
- Variierende Untergründe für die stützende Hand.

Bemerkungen

- Die Übung adressiert vorrangig die Muskeln der Rotatorenmanschette. Um der Komplexität des Schulter-Nacken-Bereichs gerecht zu werden, sollten über Modifikationen alle Bewegungsrichtungen und Freiheitsgrade genutzt werden. Immer entsprechend den Fähigkeiten und Ressourcen der Person.
- Alle Modifikationen sollten in Absprache mit den Klienten getroffen werden und an den problematischen ADLs orientiert sein, um die Autonomie des Klienten zu wahren und die intrinsische Motivation hochzuhalten.

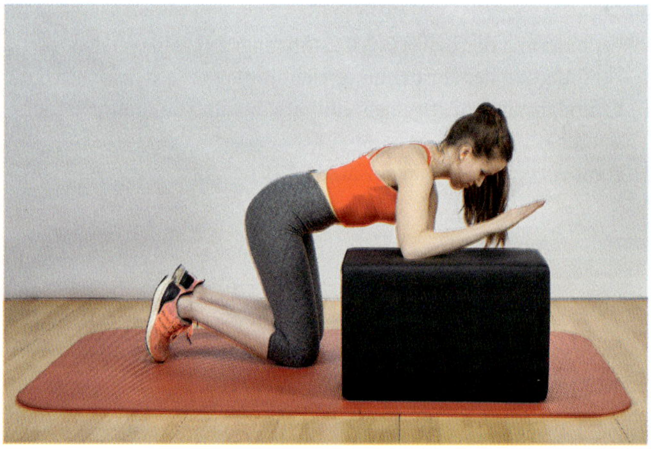

Abb. 21.55 Aktivierung der Rotatorenmanschette unter Reduktion der Freiheitsgrade

ÜK 56 Flexion im Ellenbogengelenk

Ziel

Verbesserung der muskulären Leistungsfähigkeit der Armmuskulatur mit dem Zugsystem.

Ausgangsstellung

Aktiv-stabilisierter Stand frontal zum Zugsystem, tiefe Seileinstellung, Hände greifen Seilzug (> Abb. 21.56).

Übungsbeschreibung

Aus der Ellenbogenextension in die Ellenbogenflexion bewegen.

Variationen

- Veränderung der Gewichtsbelastung.
- Veränderung der Seilführung (Veränderung der Krafteinwirkung).
- Andere Gerätewahl: Theraband, Kurzhantel.
- Pro- und Supinationsbewegung während der Ausführung.
- Veränderung der Ausgangsstellung: z. B. Sitz, Übungsbank.

Bemerkungen

- Korrekte Krafteinwirkung durch richtige Positionierung und Seilführung beachten.
- Einsatz bei allen Erkrankungen und Verletzungen des Ellenbogengelenks (Phasen 2 und 3).

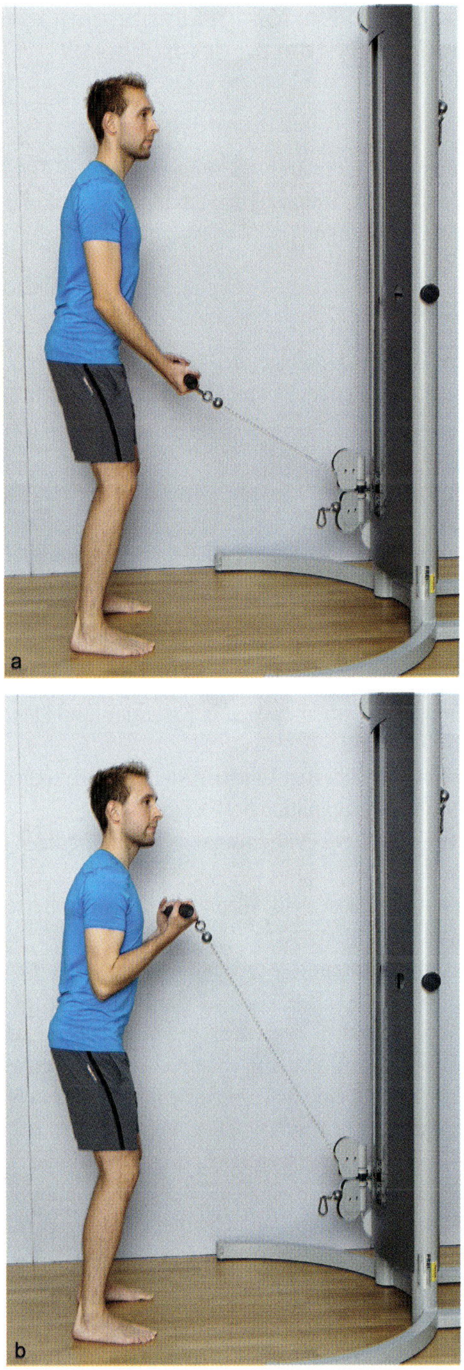

Abb. 21.56 a) Ausgangsstellung b) Endstellung

ÜK 57 Extension/Flexion im Ellenbogengelenk im eingelenkigen System an der Isokinetik

Ziel

Verbesserung der muskulären Leistungsfähigkeit in Extension und Flexion, Mobilisation, Wahrnehmungsschulung, muskuläre Aktivierung und Muskelkräftigung.

Ausgangsstellung

Sitz auf der Isokinetik-Anlage, der Oberarm ist fixiert. Dynamometer ist leicht nach außen gedreht, der Unterarm ist in Supination (➢ Abb. 21.57).

Übungsbeschreibung

Ellenbogenextension und -flexion im assistiven Modus bei fixiertem Unterarm.

Methodische Reihe

- Assistiv-passives Durchbewegen in Extension und Flexion mit Pronation/Supination.
- Veränderung der fixierten Unterarmstellung z. B. zu Pronation bei Extension, zu Supination bei Flexion.
- Erweiterung des Bewegungsausmaßes im endgradigen Bewegungsbereich.
- Einschalten von Pausen zur Adaptation des vergrößerten Bewegungsausmaßes.
- Isoliertes mobilisierendes Arbeiten im endgradigen Bewegungsbereich.
- Assistiv-isokinetisches-konzentrisches Mitarbeiten in der ganzen Bewegungsbahn und später in entsprechenden Gelenkendstellungen zunächst in eine Bewegungsrichtung, dann in beide Bewegungsrichtungen.
- Assistiv-isokinetisches-exzentrisches Arbeiten zunächst in eine Bewegungsrichtung, dann in beide Bewegungsrichtungen.
- Aktiv-isokinetisches Arbeiten in beide Bewegungsrichtungen in unterschiedlichen Bewegungsgeschwindigkeiten.

Bemerkungen

- Es ist auf eine ausreichende Fixierung des Oberarmes zu achten.
- Übungsdurchführung mit und ohne Supinations- und Pronationsbewegung.
- Einsatz bei allen Erkrankungen und Verletzungen des Ellenbogen- und Schultergelenks zur Kräftigung der Bizeps- und Trizepsmuskulatur (Phasen 1–4).

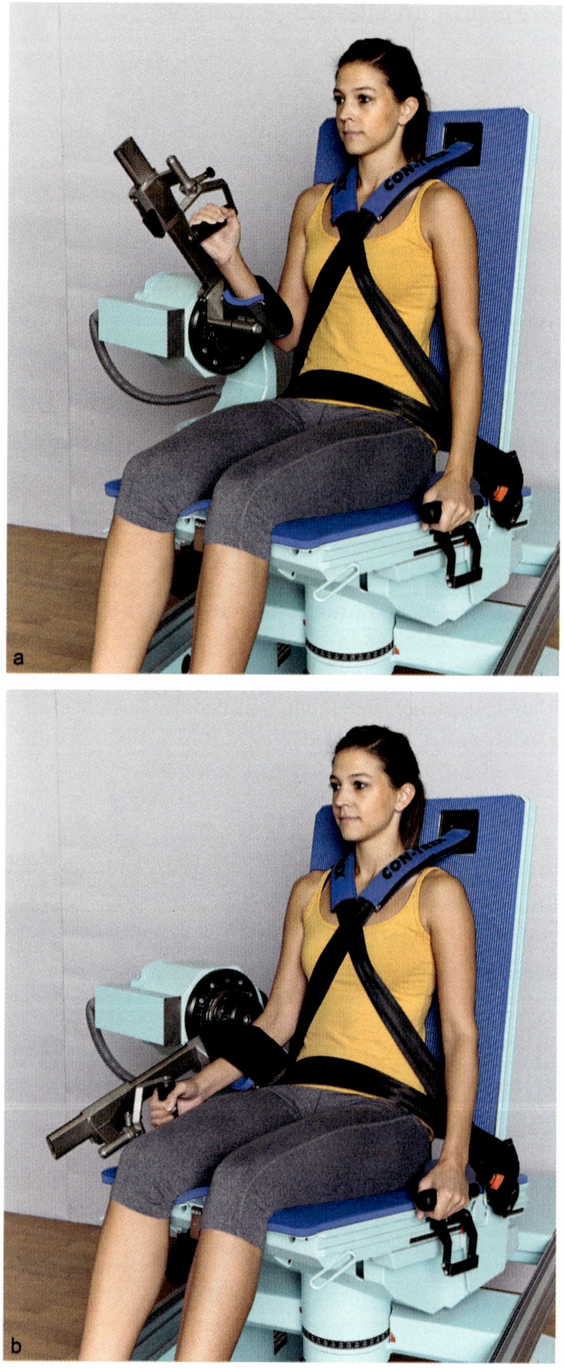

Abb. 21.57 a) Ausgangsstellung b) Endstellung

ÜK 58 Extension im Ellenbogen am Seilzug

Ziel

Kräftigung der Ellenbogenextensoren: M. triceps brachii.

Ausgangsstellung

Aktiv-stabilisierter Stand evtl. in Schrittstellung frontal zum Zugsystem, hohe Seileinstellung, Hand greift Seilzug in Ellenbogenflexion/leichter Anteversion/Supination (➤ Abb. 21.58).

Übungsbeschreibung

Bewegung in Extension und Supination.

Variationen

- Veränderung der Ausgangsstellung von Körper und Arm.
- Veränderung der Gewichtsbelastung.
- Veränderung der Seilführung (Veränderung der Krafteinwirkung).
- Bilaterale Ausführung.
- Stand auf instabiler Ebene.
- Bewegungskombination mit Pronation.

Bemerkungen

- Korrekte Krafteinwirkung durch richtige Positionierung und Seilführung beachten.
- Einsatz bei allen Erkrankungen und Verletzungen des Ellenbogen- und Schultergelenks (Phasen 2 und 3).

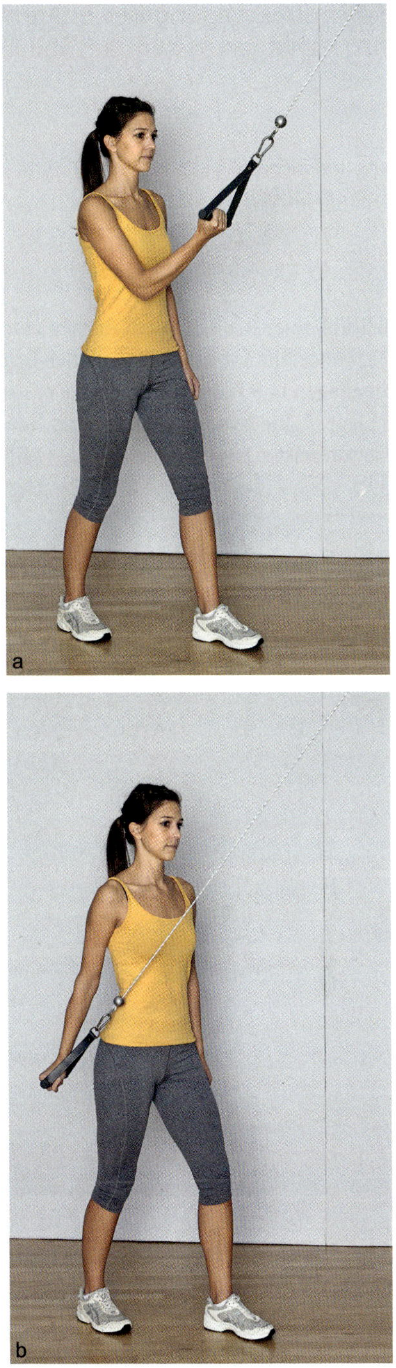

Abb. 21.58 a) Ausgangsstellung b) Endstellung

ÜK 59 Zug-/Schubbewegung der oberen Extremität im mehrgelenkigen System am Seilzug

Ziel

Schubbewegung im mehrgelenkigen System, Mobilisation, Wahrnehmungsschulung, Muskuläre Aktivierung.

Ausgangsstellung

Sitz auf einem Stuhl/einer Bank mit dem Rücken zum Seilzug. Seilzug befindet sich ungefähr auf Höhe der Schulter. Schulter in Neutralstellung, Ellenbogen in 90° Beugung, Unterarm seitlich abgelegt, z. B. auf einer Liege (Höhe ist so eingestellt, dass Neutralstellung in der Schulter gewährleistet ist). Hand fasst den Griff des Seilzuges (> Abb. 21.59).

Übungsbeschreibung

Mehrgelenkige Schubbewegung in Schulter- und Ellenbogengelenk nach anterior Schubbewegung mit dauerhaftem Kontakt zur Liege. Dabei wird eine Flexion in der Schulter und gleichzeitige Extension im Ellenbogengelenk durchgeführt. Anschließend Bewegung zurück in die Ausgangsposition.

Variationen

- Schubbewegung ohne Kontakt zur Liege
- Veränderung der Bewegungsrichtung: z. B. nach lateral.
- Veränderung der Ausgangsstellung: Stand.

Bemerkungen

- Zu achten ist auf eine aktive Fixation des Schultergürtels.
- Einsatz bei allen Erkrankungen und Verletzungen des Hand-, Ellenbogen- und Schultergelenks (Phasen 1–3).

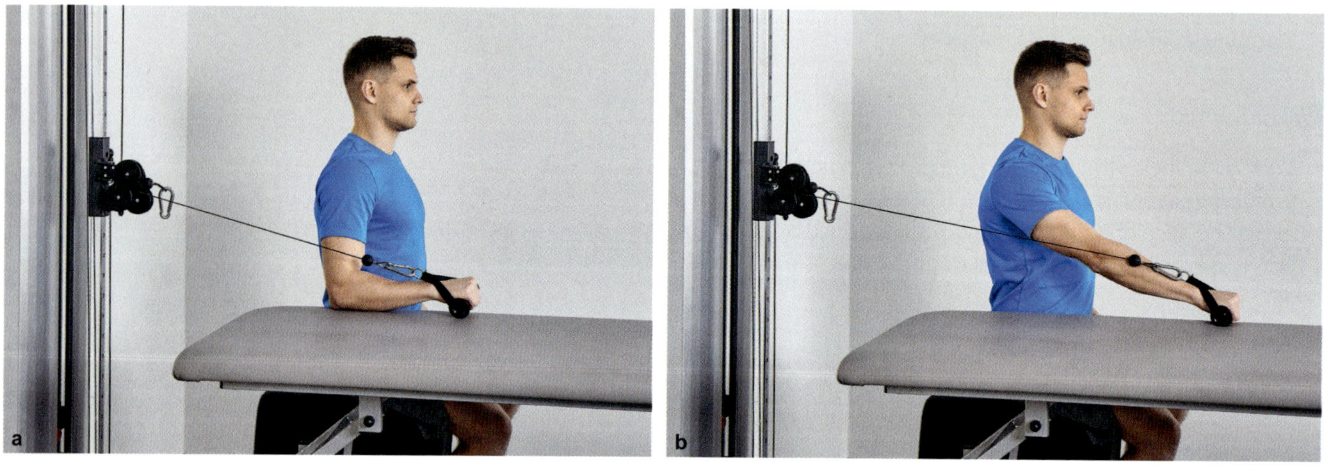

Abb. 21.59 a) Ausgangsstellung b) Endstellung

ÜK 60 Außenrotation im Schultergelenk am Seilzug

Ziel

Verbesserung der muskulären Leistungsfähigkeit (Rotatorenmanschette) im Schultergelenk mit dem Seilzug.

Ausgangsstellung

Sitz, übender Arm zum Zugsystem gerichtet, Seilführung auf Höhe des Ellenbogengelenks (➤ Abb. 21.60).

Übungsbeschreibung

Aktive Bewegung in Außenrotation (konzentrisch) und Innenrotation (exzentrisch).

Variationen

- Veränderung der Ausgangsstellung und dementsprechende Beeinflussung des Kraftansatzpunktes: Drehung mehr frontal zum Zugsystem führt zur zunehmenden Kräftigung der äußeren Bewegungsbahn.

Bemerkungen

- Aktive Fixation des Ellenbogengelenks am Rumpf.
- Siehe auch methodische Reihe zur Kräftigung der Innenrotation und der Außenrotation der oberen Extremitäten (➤ Kap. 21.2.3).
- Einsatz bei allen Verletzungen und Erkrankungen des Schultergelenks (Phasen 2–4).

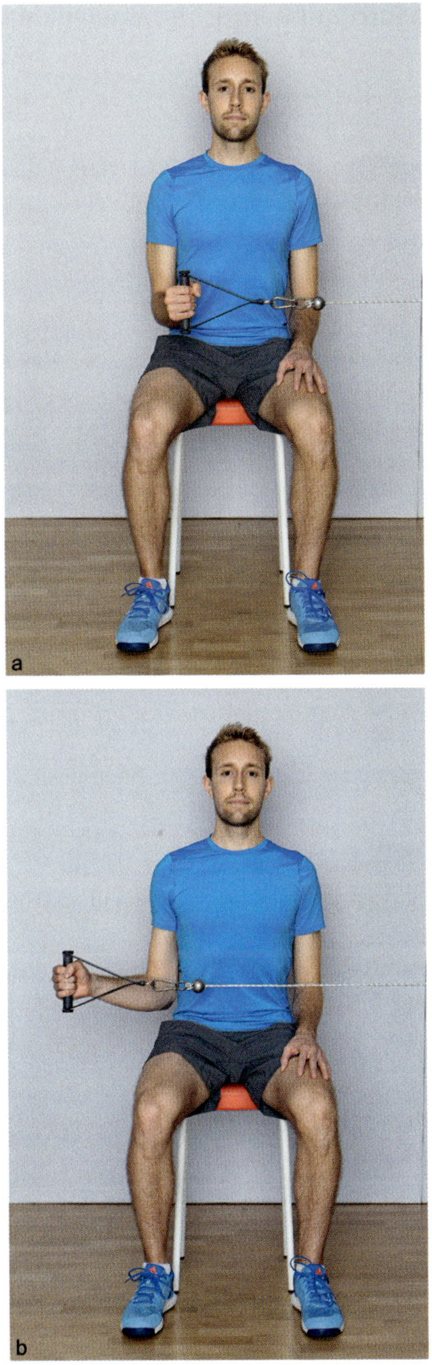

Abb. 21.60 a) Ausgangsstellung b) Endstellung

ÜK 61 Innenrotation im Schultergelenk mit dem Seilzug

Ziel

Verbesserung der muskulären Leistungsfähigkeit im Schultergelenk (Rotatorenmanschette, Innenrotatoren) mit dem Seilzug.

Ausgangsstellung

Sitz seitlich zum Seilzug, übender Arm zum Zugsystem gerichtet, Seilführung auf Höhe des Ellenbogengelenks (➤ Abb. 21.61).

Übungsbeschreibung

Aktive Bewegung in Innenrotation (konzentrisch) und Außenrotation (exzentrisch).

Variationen

- Veränderung der Ausgangsstellung und dementsprechende Beeinflussung des Kraftansatzpunktes: Drehung mehr frontal zum Zugsystem führt zur zunehmenden Kräftigung der inneren Bewegungsbahn.
- Ausgangsposition verändern: z. B. Durchführung im Stand.

Bemerkungen

- Aktive Fixation des Ellenbogengelenks am Rumpf.
- Stabilisation des Rumpfes.
- Siehe auch methodische Reihe zur Kräftigung der Innenrotation und der Außenrotation der oberen Extremitäten (➤ Kap. 21.2.3).
- Einsatz bei allen Verletzungen und Erkrankungen des Schultergelenks (Phasen 2–4).

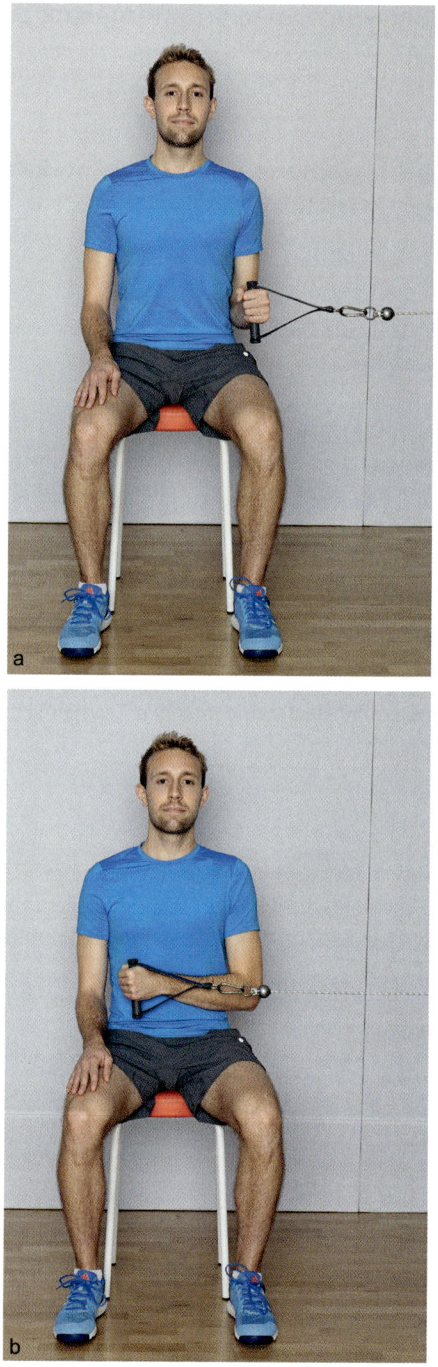

Abb. 21.61 a) Ausgangsstellung b) Endstellung

ÜK 62 Außen-/Innenrotation im Schultergelenk im eingelenkigen System an der Isokinetik

Ziel

Mobilisation, Wahrnehmungsschulung, muskuläre Aktivierung und Muskelkräftigung für die Innen- und Außenrotation im Schultergelenk.

Ausgangsstellung

Sitz auf der Isokinetik-Anlage, Dynamometer ist leicht geneigt, leichte Abduktion im Schultergelenk (➤ Abb. 21.62).

Übungsbeschreibung

Schulterinnenrotation und -außenrotation im definierten Bewegungsbereich.

Variationen

- Veränderung der Dynamometerstellung (Veränderung der Rotationsrichtung).
- Veränderung der Ausgangsstellung: Stand.

Methodische Reihe

- Assistiv-passives Durchbewegen in Innenrotation und Außenrotation.
- Erweiterung des Bewegungsausmaßes im endgradigen Bewegungsbereich.
- Einschalten von Pausen zur Adaptation des vergrößerten Bewegungsausmaßes.
- Isoliertes mobilisierendes Arbeiten im endgradigen Bewegungsbereich.
- Assistiv-isokinetisches-konzentrisches Mitarbeiten in der ganzen Bewegungsbahn und später in entsprechenden Gelenkendstellungen zunächst in eine Bewegungsrichtung, dann in beide Bewegungsrichtungen.
- Assistiv-isokinetisches-exzentrisches Arbeiten zunächst in eine Bewegungsrichtung, dann in beide Bewegungsrichtungen.
- Aktiv-isokinetisches Arbeiten in beide Bewegungsrichtungen in unterschiedlichen Bewegungsgeschwindigkeiten.
- Isometrische Anspannungen.

Bemerkungen

- Zu achten ist auf eine aktive Fixation des Schultergürtels, da keine passive Fixation vorgenommen werden kann.
- Siehe auch methodische Reihe zur Kräftigung der Innenrotation und der Außenrotation der oberen Extremitäten (➤ Kap. 21.2.3).
- Einsatz bei allen Erkrankungen und Verletzungen des Schultergelenks (Phasen 1–4).

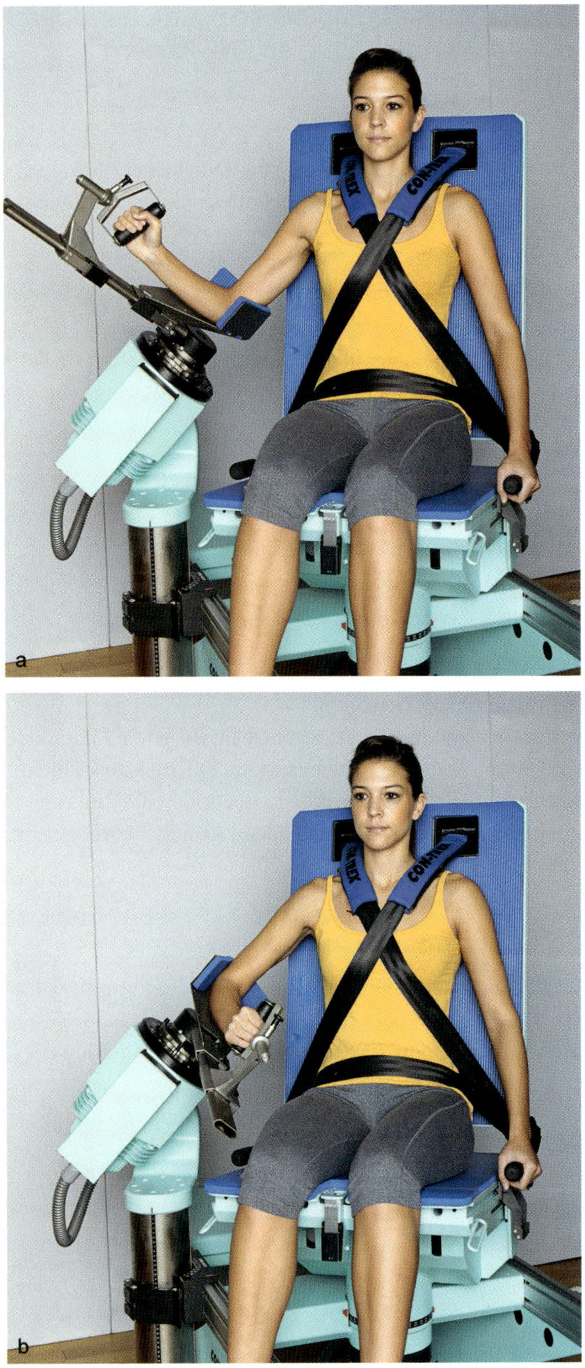

Abb. 21.62 a) Ausgangsstellung b) Endstellung

ÜK 63 Diagonale/Komplexbewegung der oberen Extremität in Anlehnung an PNF-Pattern

Ziel

Verbesserung der muskulären Leistungsfähigkeit der Schulter- und oberen Rumpfmuskulatur, Koordinationsschulung in Anlehnung an PNF-Pattern.

Ausgangsstellung

Sitz seitlich zum Seilzug, übender Arm ist seilzugfern in Flexion/Adduktion/leichter Außenrotation, Arm greift Seilzug, Zug erfolgt von oben (➤ Abb. 21.63).

Übungsbeschreibung

Bewegung in Extension/Abduktion/Innenrotation.

Variationen

- Verändern der Ausgangsposition: Stand, instabiler Stand.
- Zweidimensionale Bewegung.
- Angelehnt an andere PNF-Diagonale für die obere Extremität von Flexion/Abduktion/Außenrotation in Extension/Adduktion/Innenrotation bewegen. In diesem Fall erfolgt der Zug von unten; bei Zug von oben den übenden Arm in Richtung Seilzug drehen (auch ÜK 65, ÜK 67, ÜK 70).

Bemerkungen

- Auf Einhaltung des stabilen Standes sowie auf Rumpfstabilisation achten.
- Siehe auch methodische Reihe zur Haltungsstabilisation der LWS nach Horst (➤ Kap. 21.2.7).
- Siehe auch methodische Reihe zur Erarbeitung von Komplexbewegungen der oberen Extremitäten (➤ Kap. 21.2.5).
- Einsatz bei allen Erkrankungen und Verletzungen des Ellenbogen- und Schultergelenks (Phasen 2–3) sowie der Wirbelsäule (Phasen 2–3).

21

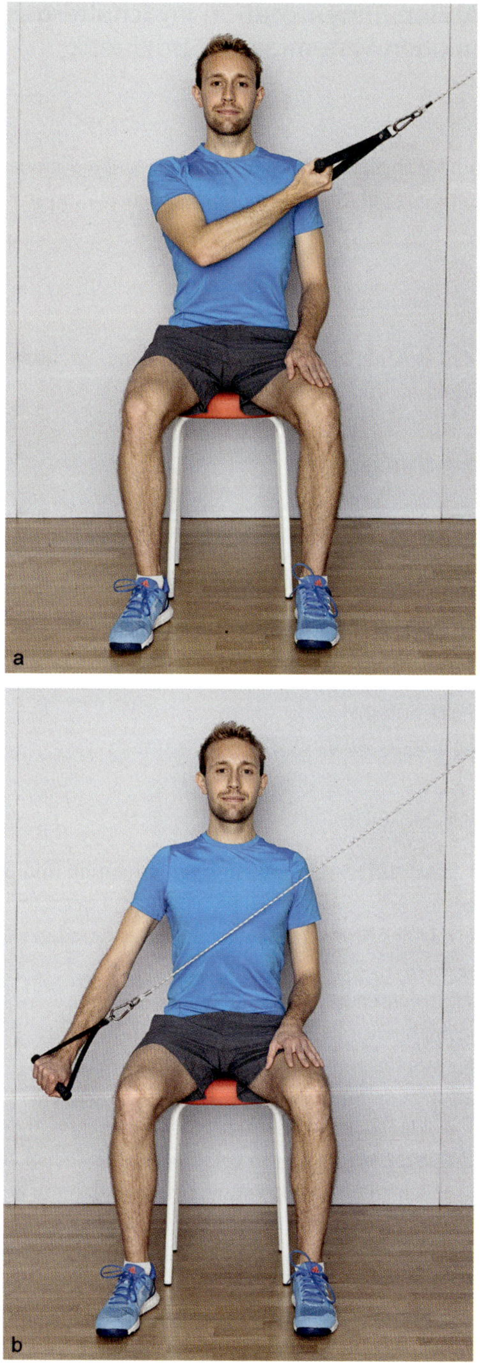

Abb. 21.63 a) Ausgangsstellung b) Endstellung

ÜK 64 Abduktions-/Adduktionsbewegung im Schultergelenk mit Zug in Abduktion

Ziel

Verbesserung der muskulären Leistungsfähigkeit der Schulter- und oberen Rumpfmuskulatur in Abduktion mit dem Zugsystem.

Ausgangsstellung

Aktiv-stabilisierter Stand seitlich zum Zugsystem, tiefe Seileinstellung, übender Arm greift Seilzug in Extension/Adduktion (➤ Abb. 21.64).

Übungsbeschreibung

Bewegung in Abduktion.

Variationen

- Veränderung der Gewichtsbelastung.
- Veränderung der Seilführung (Veränderung der Krafteinwirkung).
- Veränderung der Bewegungsausführung: von Abduktion in Adduktion, Zug aus der anderen Richtung, dreidimensionale Bewegung durchführen.
- Bilaterale Ausführung.
- Stand auf instabiler Ebene.
- Veränderung der Position: Sitz.
- Ausführung mit der Kurzhantel.

Bemerkungen

- Korrekte Krafteinwirkung durch richtige Positionierung und Seilführung beachten.
- Siehe auch methodische Reihe zur Erarbeitung der Adduktion und Abduktion der oberen Extremitäten (➤ Kap. 21.2.4).
- Einsatz bei allen Erkrankungen und Verletzungen des Schultergelenks (Phasen 2–4).

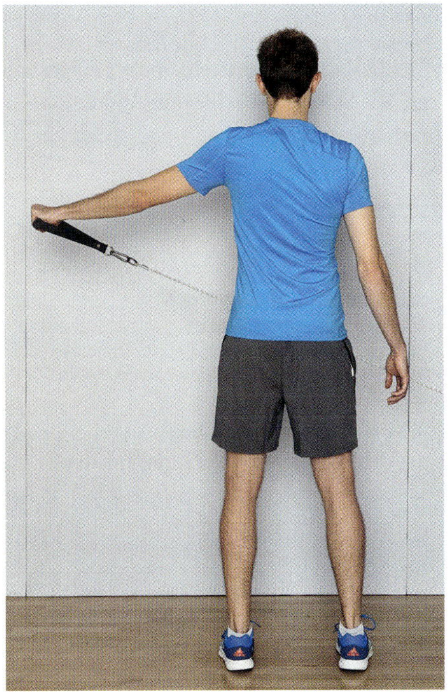

Abb. 21.64 Abduktions-/Adduktionsbewegung im Schultergelenk mit Zug in Abduktion

ÜK 65 Diagonale/Komplexbewegung der oberen Extremität im Sitz in Anlehnung an PNF-Pattern

Ziel

Verbesserung der muskulären Leistungsfähigkeit der Schulter- und oberen Rumpfmuskulatur, Koordinationsschulung in Anlehnung an PNF-Pattern.

Ausgangsstellung

Stabiler Sitz seitlich zum Zugsystem, tiefe Seileinstellung, übender Arm greift Seilzug in Flexion/Adduktion/Innenrotation (➤ Abb. 21.65).

Übungsbeschreibung

Bewegung in Extension/Abduktion/Außenrotation, der übende Arm bewegt sich nah am Körper vorbei.

Variationen

- Veränderung der Gewichtsbelastung.
- Veränderung der Seilführung (Veränderung der Krafteinwirkung).
- Veränderung der Bewegungsausführung: z. B. nur zweidimensionale Bewegung ausführen.
- Übender Arm bewegt sich gestreckt am Körper vorbei.
- Bilaterale Bewegungsausführung.
- Angelehnt an anderes PNF-Pattern üben (ÜK 63, ÜK 67, ÜK 70).

Bemerkungen

- Korrekte Krafteinwirkung durch richtige Positionierung und Seilführung beachten.
- Siehe auch methodische Reihe zur Erarbeitung von Komplexbewegungen der oberen Extremitäten (➤ Kap. 21.2.5).
- Siehe auch methodische Reihe zur Haltungsstabilisation der LWS (➤ Kap. 21.2.7).
- Einsatz bei allen Erkrankungen und Verletzungen des Schultergelenks (Phasen 2 und 3) sowie der Wirbelsäule (Phasen 2 und 3).

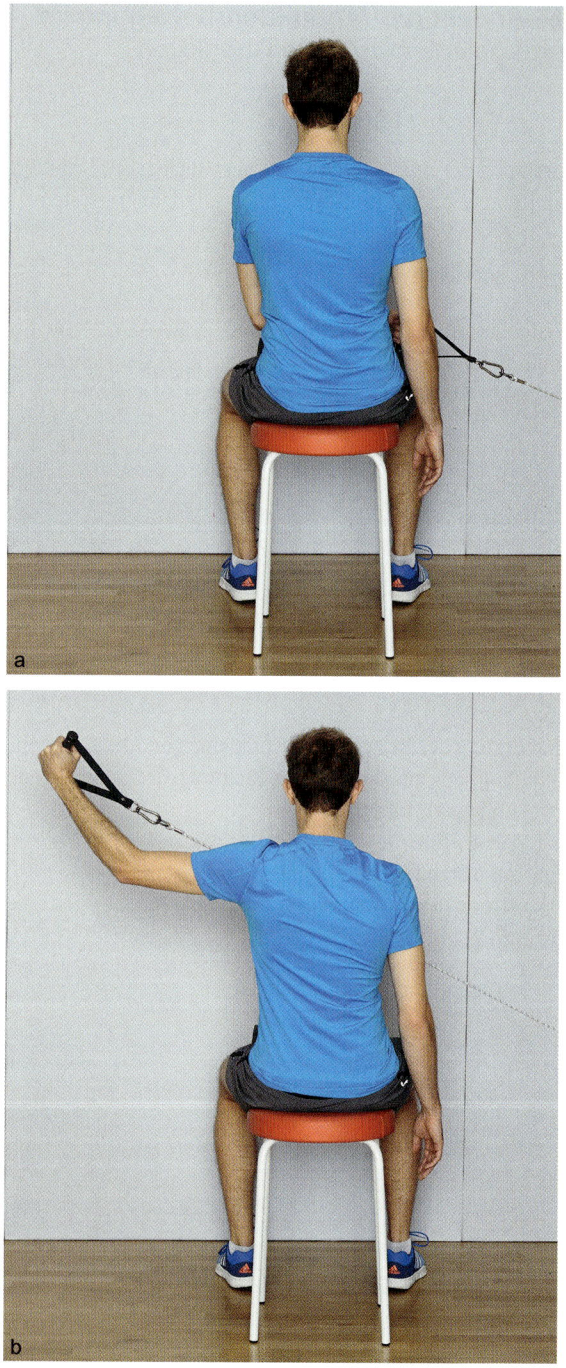

Abb. 21.65 a) Ausgangsstellung b) Endstellung

ÜK 66 Armelevation unter Einbezug funktionaler Muskelzüge

Ziel

Verbesserung des Onsets der periskapulären Muskulatur, Integration von zentralen Bewegungsprogrammen (engl. „motor command").

Ausgangsstellung

Stand mit einem Bein im Höhenversatz (hier im Beispiel durch Stufentrainer) (> Abb. 21.66).

Übungsbeschreibung

Beckenbodenspannung aufbauen. Der zu trainierende Arm (ipsilateral des erhöhten Beines) startet mit der Hand vom Knie des kontralateralen Beins (Flexion/Adduktion/Innenrotation) und wird nach oben-außen geführt, bis der Ellenbogen auf Schulterhöhe und der Handrücken nach hinten gerichtet ist (Flexion/Abduktion/Außenrotation). Während dieser Bewegung wird das erhöhte Bein gestreckt und der Oberkörper aufgerichtet. Das kontralaterale Bein wird mitgeführt, sodass die Ferse vom Boden abhebt und die Zehenspitzen gerade noch in Bodenkontakt sind.

Variationen

- Ein Spiegel kann vor der Person platziert werden zur visuellen Selbstkontrolle der Körperhaltung.
- Variation der Armstellung in Orientierung an der sicheren Zone.
- Erweiterung der Freiheitsgrade.
- Rhythmische Bewegungsausführung/Variation der Bewegungsgeschwindigkeit.
- Kombination mit Ball-prellen (z. B. Tennisball) v. a. für Wurfathleten.
- In Kombination mit einem Bewegungsvorstellungstraining/mentalem Training.
- Sukzessive Anpassung der Bewegungsausführung in Orientierung an die (sportmotorische) Zielhandlung (Beinstellung, Schrittweite, Ratio aus Konzentrik/Exzentrik, etc.)
- Variierende Untergründe für das Standbein.
- Üben in kleinen Amplituden in Teilbereichen der Bewegung unter aktiver Stabilisation angrenzender Bewegungssegmente (widerlagernde Mobilisation).

Bemerkungen

- Die Übung dient vorrangig der zeitlichen Ansteuerung der periskapulären Muskulatur bzw. Optimierung der intermuskulären Koordination in funktionalen Körperdiagonalen.

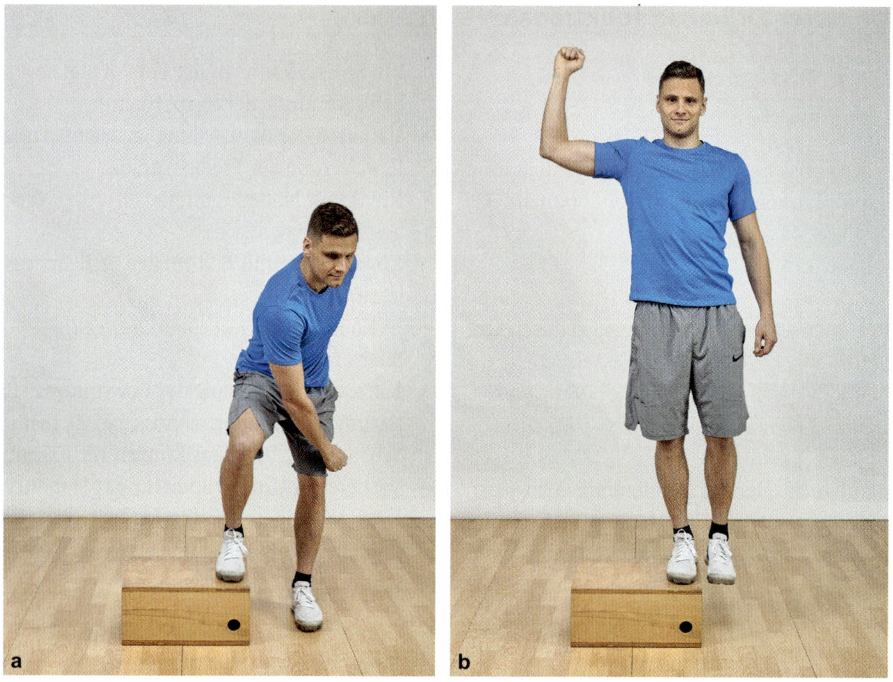

Abb. 21.66 a) Ausgangsstellung b) Endstellung

ÜK 67 Diagonale/Komplexbewegung der oberen Extremitäten im Stand in Anlehnung an PNF-Pattern

Ziel

Verbesserung der muskulären Leistungsfähigkeit der Schulter- und oberen Rumpfmuskulatur, Koordinationsschulung.

Ausgangsstellung

Stabiler Stand seitlich zum Zugsystem, tiefe Seileinstellung, übender Arm greift Seilzug in Flexion/Adduktion/Innenrotation (➢ Abb. 21.67).

Übungsbeschreibung

Bewegung in Extension/Abduktion/Außenrotation, der übende Arm bewegt sich nah am Körper vorbei.

Variationen

- Veränderung der Gewichtsbelastung.
- Veränderung der Seilführung (Veränderung der Krafteinwirkung).
- Veränderung der Bewegungsausführung: z. B. nur zweidimensionale Bewegung durchführen.
- Übender Arm bewegt sich gestreckt am Körper vorbei.
- Bilaterale Bewegungsausführung.
- auch ÜK 63, ÜK 65, ÜK 70.

Bemerkungen

- Korrekte Krafteinwirkung durch richtige Positionierung und Seilführung beachten.
- Siehe auch methodische Reihe zur Erarbeitung von Komplexbewegungen der oberen Extremitäten (➢ Kap. 21.2.5).
- Siehe auch methodische Reihe zur Haltungsstabilisation der LWS (➢ Kap. 21.2.7).
- Einsatz bei allen Erkrankungen und Verletzungen des Schultergelenks (Phasen 2 und 3) sowie der Wirbelsäule (Phasen 2–4).

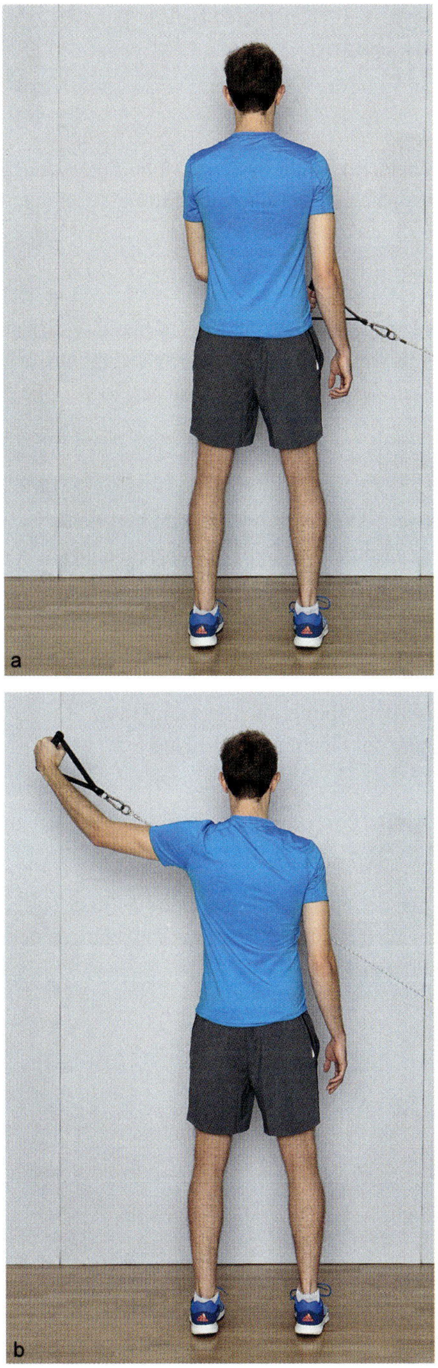

Abb. 21.67 a) Ausgangsstellung b) Endstellung

ÜK 68 Diagonale/Komplexbewegung im Schultergelenk am Seilzug

Ziel

3-D-Bewegungen im Schultergelenk, Mobilisation, muskuläre Aktivierung, sportliche und berufliche Belastungsschulung.

Ausgangsstellung

Höhe des Seilzuges: oberhalb des Kopfes. Stand seitlich zum Seilzug, etwas weiter als schulterbreit. Schulter in Abduktion/Außenrotation, Hand fasst Griff des Seilzuges auf Höhe des Kopfes (➤ Abb. 21.68).

Übungsbeschreibung

Mehrgelenkige 3-D-Bewegung im Schultergelenk in Adduktion/Innenrotation und zurück. Der Oberkörper bleibt dabei ruhig.

Variationen

- Veränderung der Bewegungsrichtungen: isolierte Extension/Flexion, isolierte Abduktion und Adduktion.
- Veränderung der Stellung zum Seilzug.

Bemerkungen

- Siehe auch methodische Reihe zur Erarbeitung von Komplexbewegungen der oberen Extremitäten (➤ Kap. 21.2.5).
- Einsatz bei allen Erkrankungen und Verletzungen des Schultergelenks (Phasen 3 und 4).

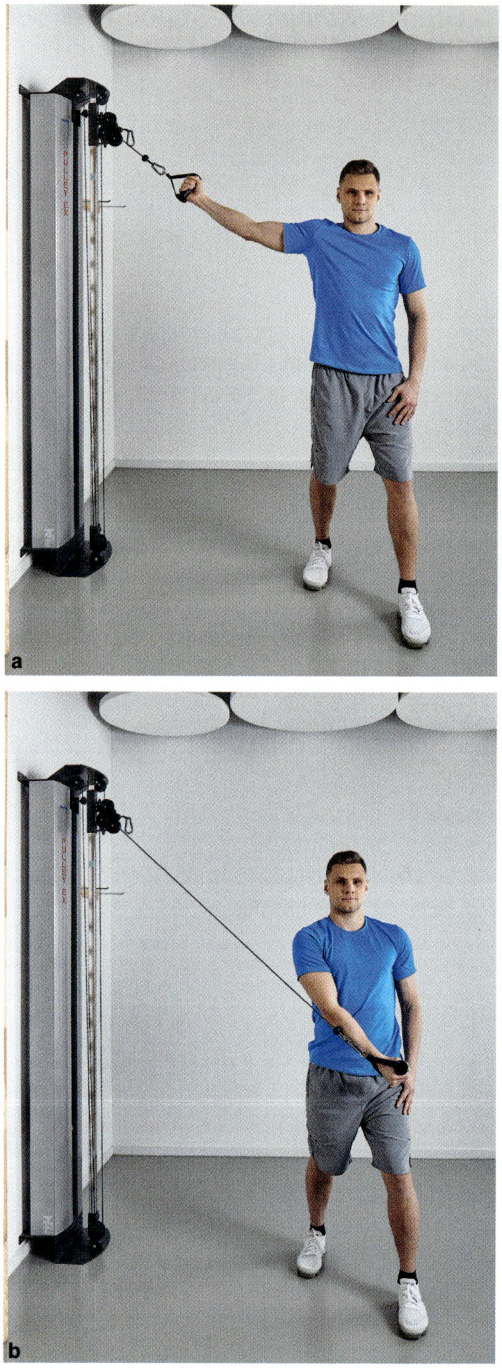

Abb. 21.68 a) Ausgangsstellung b) Endstellung

ÜK 69 Wurfbewegungen simulieren (z. B. mit Seilzug oder Theraband als Widerstand)

Ziel

Verbesserung der Stabilisationsfähigkeit und Bewegungsausführung der oberen Extremitäten.

Ausgangsstellung

Beidbeiniger Stand mit dem Rücken zum Seilzug. Ellenbogen gewinkelt und über Kopf, Hand fasst Seilzug (Einstellung des Seilzugs auf Kopfhöhe) (➤ Abb. 21.69).

Übungsbeschreibung

Wurfbewegung wird ausgeführt, d. h. Arm aus der Beugung nach vorne oben strecken. Anschließend Rückbewegung in die Ausgangsstellung.

Variationen

- Statt Seilzug Theraband verwenden, das zuvor z. B. an der Sprossenwand festgeknotet oder durch einen Partner festgehalten wird.

Bemerkungen

- Auf Beibehaltung eines stabilen Standes ist zu achten.
- Einsatz z. B. vor Wiederaufnahme von Sportarten mit Wurfbewegungen.

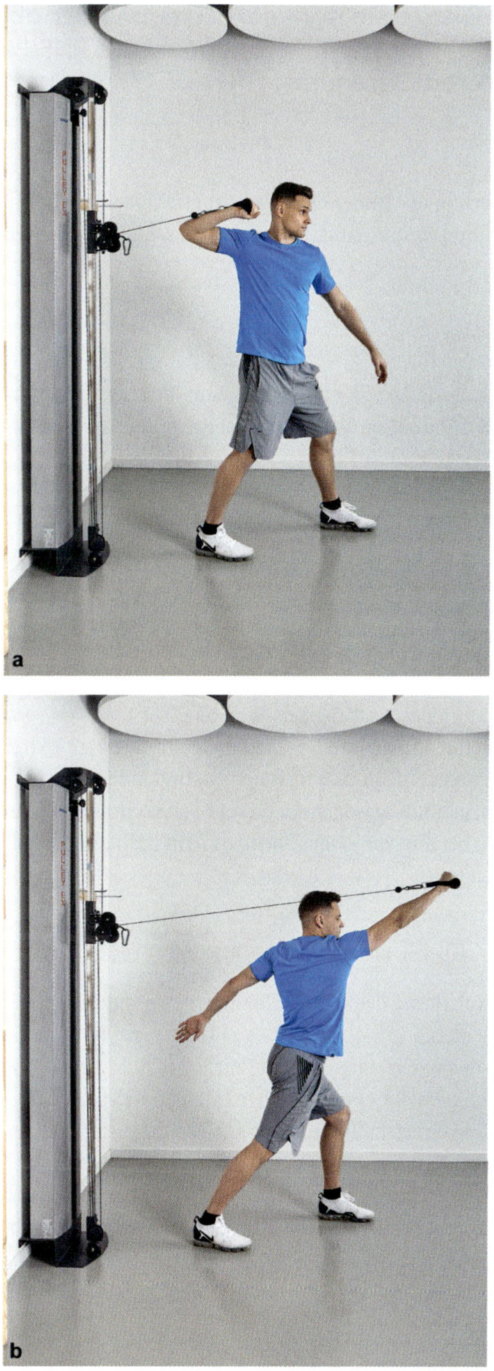

Abb. 21.69 a) Ausgangsstellung b) Endstellung

ÜK 70 Diagonale/Komplexbewegung der oberen Extremität im Stand in Anlehnung an PNF-Pattern der oberen Extremität

Ziel

Verbesserung der muskulären Leistungsfähigkeit der Schulter- und oberen Rumpfmuskulatur, Koordinationsschulung in Anlehnung an PNF.

Ausgangsstellung

Aktiv stabilisierter Stand seitlich zum Seilzug, übender Arm in Extension/Abduktion/Innenrotation greift Seilzug, Zug kommt von unten (➢ Abb. 21.70).

Übungsbeschreibung

Bewegung in Flexion/Adduktion/leichte Außenrotation.

Variationen

- Verändern der Ausgangsposition: Sitz.
- Angelehnt an andere PNF-Diagonale für die obere Extremität von Extension/Adduktion/Innenrotation in Flexion/Abduktion/Außenrotation bewegen. In diesem Fall kommt der Zug von unten, bei Zug von oben, übenden Arm in Richtung Seilzug drehen (auch ÜK 63, ÜK 65, ÜK 67).

Bemerkungen

- Auf Einhaltung des stabilen Standes sowie auf Rumpfstabilisation achten.
- Siehe auch methodische Reihe zur Erarbeitung von Komplexbewegungen der oberen Extremitäten (➢ Kap. 21.2.5).
- Siehe auch methodische Reihe zur Haltungsstabilisation der LWS (➢ Kap. 21.2.7).
- Einsatz bei allen Erkrankungen und Verletzungen des Ellenbogen- und Schultergelenks (Phasen 2–3) sowie der Wirbelsäule (Phasen 2–3).

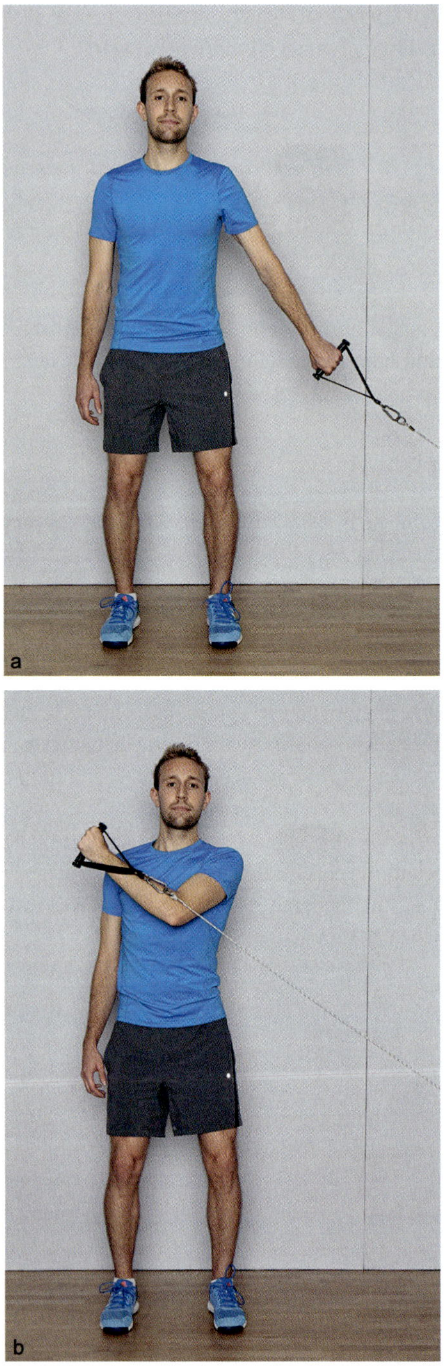

Abb. 21.70 a) Ausgangsstellung b) Endstellung

21

ÜK 71 Diagonale/Komplexbewegung der oberen Extremität in Schrittstellung in Anlehnung an PNF-Pattern der oberen Extremität

Ziel

Verbesserung der muskulären Leistungsfähigkeit der Schulter- und oberen Rumpfmuskulatur, Koordinationsschulung in Anlehnung an PNF.

Ausgangsstellung

Stand schräg halb seitlich zum Seilzug in Schrittstellung, Knie leicht gebeugt, seilzugnaher Arm greift Zug in Extension/Abduktion/Innenrotation, Zug kommt von unten (➤ Abb. 21.71).

Übungsbeschreibung

Bewegung in Flexion/Adduktion/Außenrotation des Armes mit leichter Rotation des Rumpfes.

Variationen

- ÜK 63, ÜK 65, ÜK 70.

Bemerkungen

- Auf Beibehaltung des stabilen Standes ist zu achten.
- Siehe auch methodische Reihe zur Erarbeitung von Komplexbewegungen der oberen Extremitäten (➤ Kap. 21.2.5).
- Einsatz bei allen Erkrankungen und Verletzungen des Ellenbogen- und Schultergelenks (Phasen 2 und 3).

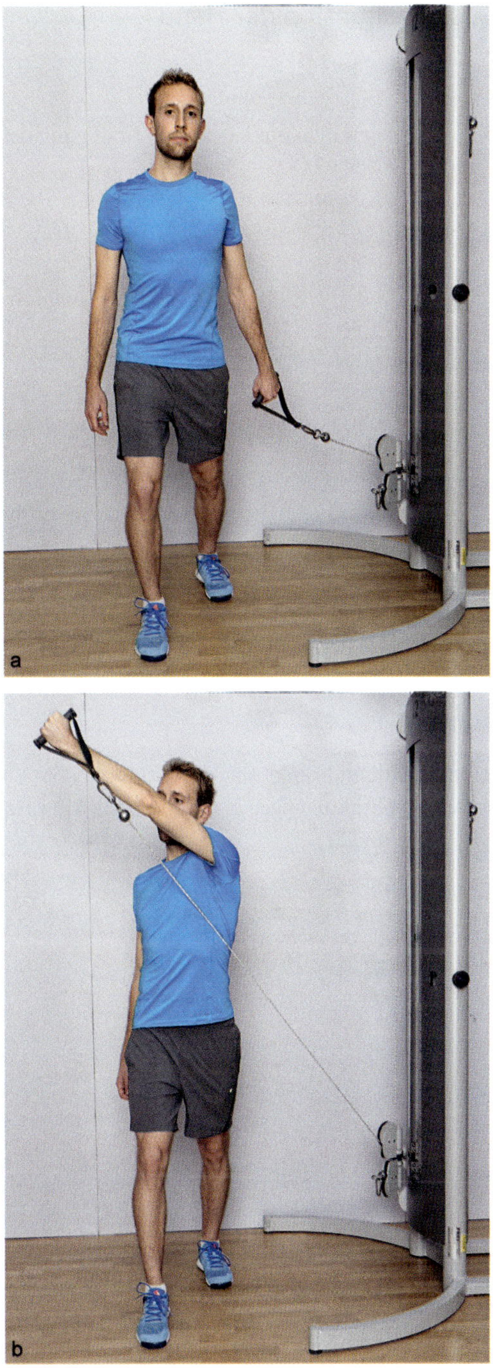

Abb. 21.71 a) Ausgangsstellung b) Endstellung

ÜK 72 Dorsalextension der Hand

Ziel

Aktive Dorsalextension mit dem Latexband, Kräftigung der dorsalextendierenden Muskulatur.

Ausgangsstellung

Sitz, Latexband befindet sich um beide Hände (➤ Abb. 21.72).

Übungsbeschreibung

Übende Hand führt Dorsalextension aus. Fixierende Hand bleibt ruhig.

Variationen

- Veränderung der Latexbandstärke.
- Durchführung mit dem Seilzug.
- Durchführung mit der Kurzhantel.
- Veränderungen des Bewegungsausmaßes.

Bemerkungen

- Schmerzfreie Durchführung.
- Einsatz bei allen Erkrankungen und Verletzungen des Handgelenks (Phasen 1 und 2).

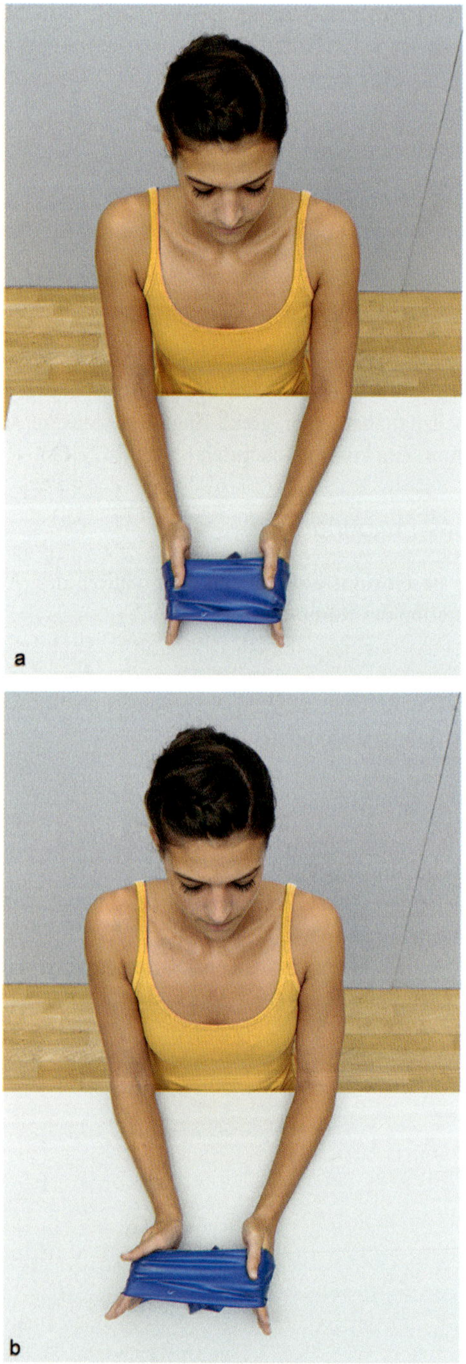

Abb. 21.72 a) Ausgangsstellung b) Endstellung

ÜK 73 Palmarflexion der Hand

Ziel

Aktive Palmarflexion mit dem Latexband.

Ausgangsstellung

Sitz, nicht übende Hand fixiert das Latexband (➢ Abb. 21.73).

Übungsbeschreibung

Übende Hand führt Palmarflexion aus.

Variationen

- Veränderung der Latexbandstärke.
- In Kombination mit Ellenbogengelenksbewegungen.
- Veränderung der Unterarmstellung: Supination, Pronation.
- Durchführung mit dem Seilzug.
- Durchführung mit der Kurzhantel.
- Veränderungen des Bewegungsausmaßes.

Bemerkungen

- Auf schmerzfreie Durchführung achten.
- Einsatz bei allen Erkrankungen und Verletzungen des Handgelenks (Phasen 1 und 2).

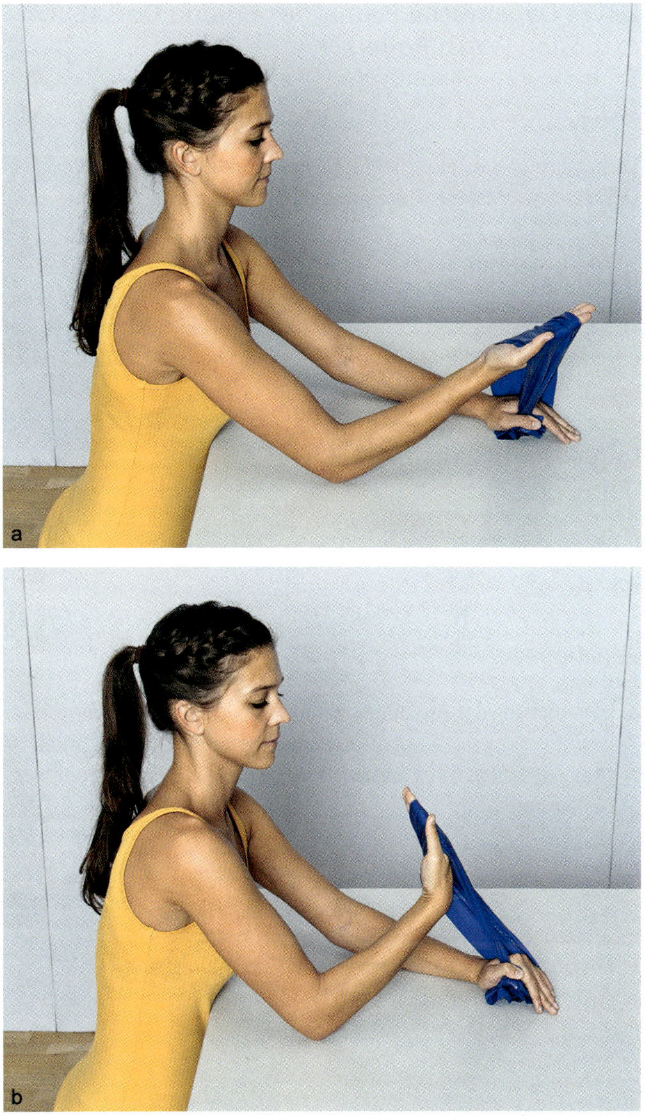

Abb. 21.73 a) Ausgangsstellung b) Endstellung

ÜK 74 Dynamische Palmarflexion und Dorsalextension (Wrist Roller)

Ziel

Verbesserung der muskulären Leistungsfähigkeit (Palmarflexoren/Dorsalextensoren) des Unterarms mit der Kurzhantel.

Ausgangsstellung

Stehend, Ellenbogen am Körper und in ca. 90° Flexion. Wrist Roller oder Kurzhantel mit Seil und Gewicht mit beiden Händen greifen (➤ Abb. 21.74).

Übungsbeschreibung

Aktiv in die Dorsalextension oder Palmarflexion arbeiten, bis das Gewicht oben ist. Danach langsam das Gewicht exzentrisch absenken.

Variationen

- Veränderung der Ausgangsstellung und dementsprechende Beeinflussung des Kraftansatzpunktes: Drehung mehr frontal zum Zugsystem führt zur zunehmenden Kräftigung der äußeren Bewegungsbahn.

Bemerkungen

- In Exzentrik das Gewicht aktiv runterlassen.
- Einsatz bei allen Verletzungen und Erkrankungen des Unterarms/der Hand (Phasen 2–4).

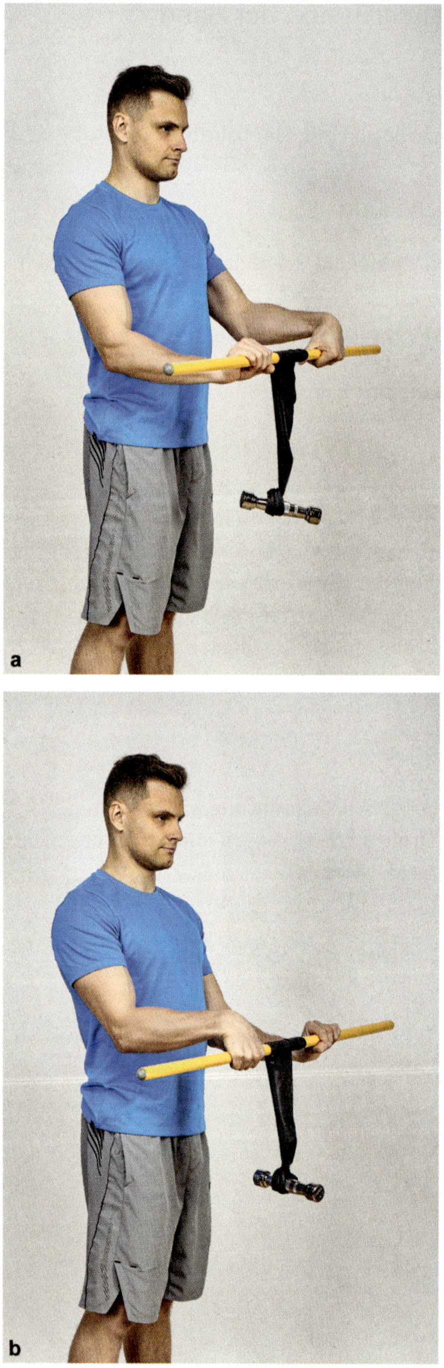

Abb. 21.74 a) Ausgangsstellung b) Endstellung

ÜK 75 Pronation des Unterarms am Seilzug

Ziel

Verbesserung der muskulären Leistungsfähigkeit (Pronatoren) des Unterarms mit dem Seilzug.

Ausgangsstellung

Stehend, mit leichter Anteversion des Oberarms und ca. 90° Flexion in Ellenbogen. Kabelzug einarmig in Supination greifen (Zug von lateral) (➤ Abb. 21.75).

Übungsbeschreibung

Aktive Bewegung in Pronation (konzentrisch) und Supination (exzentrisch).

Variationen

- Alternierende isometrische Kontraktion für je 10 Sekunden.
- Rein exzentrisches Training bei fehlender Kraft oder schmerzender Konzentrik.
- Mit Kurzhantel und Unterarmstütze.

Bemerkungen

- Aktive Fixation des Ellenbogengelenks durch kontralaterale Hand oder abstützen.
- Einsatz bei allen Verletzungen und Erkrankungen des Unterarms/der Hand (Phasen 2–4).

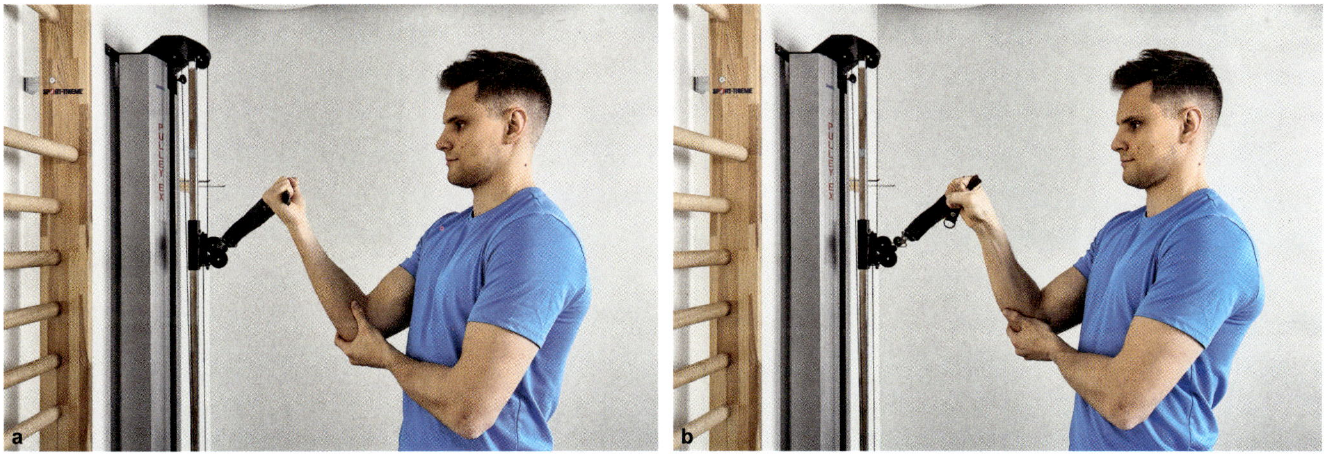

Abb. 21.75 a) Ausgangsstellung b) Endstellung

ÜK 76 Supination des Unterarms am Seilzug

Ziel

Verbesserung der muskulären Leistungsfähigkeit (Supinatoren) des Unterarms mit dem Seilzug.

Ausgangsstellung

Stehend, mit leichter Anteversion des Oberarms und ca. 90° Flexion in Ellenbogen. Kabelzug einarmig in Pronation greifen (Zug von medial) (➤ Abb. 21.76).

Übungsbeschreibung

Aktive Bewegung in Supination (konzentrisch) und Pronation (exzentrisch).

Variationen

- Veränderung der Ausgangsstellung und dementsprechende Beeinflussung des Kraftansatzpunktes: Drehung mehr frontal zum Zugsystem führt zur zunehmenden Kräftigung der inneren Bewegungsbahn.
- Mit Kurzhantel und Unterarmstütze.

Bemerkungen

- Aktive Fixation des Ellenbogengelenks durch kontralaterale Hand oder abstützen.
- Einsatz bei allen Verletzungen und Erkrankungen des Unterarms/der Hand (Phasen 2–4).

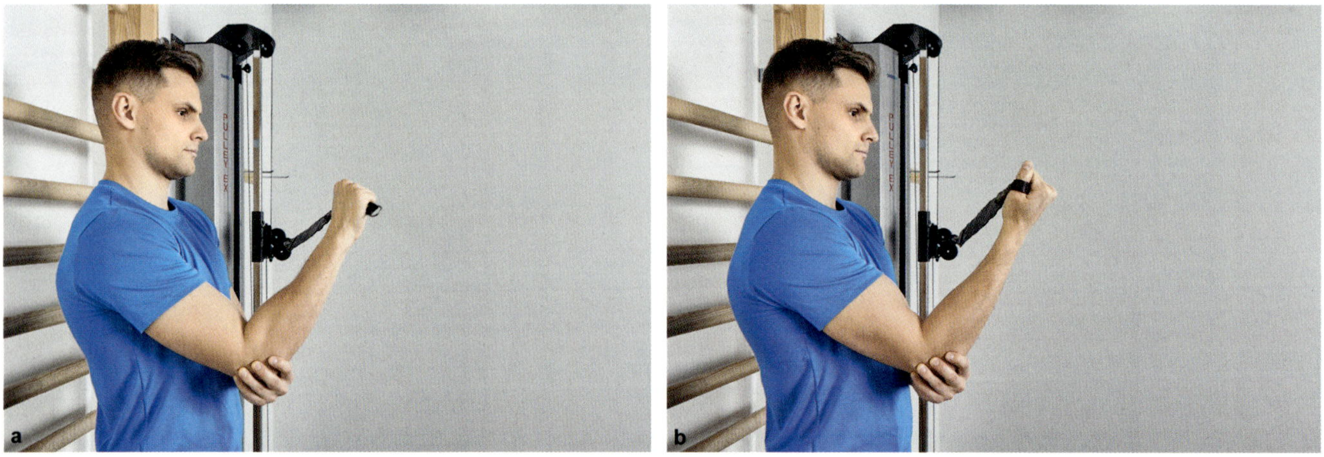

Abb. 21.76 a) Ausgangsstellung b) Endstellung

ÜK 77 Schulter-Arm-Stütz (Hubarm in mehrgelenkiger Kette)

Ziel

Verbesserung der Körperwahrnehmung, Verbesserung der Führung und Kontrolle der Skapula, Verbesserung der glenohumeralen Gelenkstabilität.

Ausgangsstellung

Vierfüßlerstand, Bauch unterlagert (reduzierte Schwerkraftwirkung), WS und Kopf in Neutralstellung (➤ Abb. 21.77).

Übungsbeschreibung

Beckenbodenspannung aufbauen. In rhythmisch-alternierender Ausführung werden die Knie vom Boden abgehoben und nach hinten ausgestreckt. Der Übende konzentriert sich zunächst auf Aspekte der Körperwahrnehmung (z. B. Druckempfinden unter den Handflächen, Skapulaposition, weiterlaufende Bewegungen der WS, u. ä.). Im weiteren Verlauf soll die willentlich-aktive Stabilisation des Beckens sowie der Skapula (ferner des Rumpfes) in variierenden Positionen der Beine und/oder Arme erlernt werden (widerlagernde Mobilisation).

Variationen

- Elevation eines Arms anstelle des Beins.
- Gleichzeitige Elevation des Arms (kontralateral zum gestreckten Bein).
- Schulter- und Armposition innerhalb bzw. am Rande der „sicheren Zone".
- In Kombination mit Bewegungsvorstellungstraining/mentalem Training.
- Fokussierung auf externe Bewegungsziele, z. B. mit Laserpointern (Pointer auf Akromion des stützenden Arms, Leuchtpunkt im zentralen Blickfeld des Übenden mit der Aufgabe, die Exkursion des Punktes beim Abheben und Strecken des Beins gering zu halten).
- Variierende Untergründe für Hände und Knie.
- Variation der Lagermaterialien (OPTIMAL-Theorie).

Bemerkungen

- Die Übung dient vorrangig der Aktivierung der skapulastabilisierenden Muskulatur
- Zur Staffelung der Progression (Erweiterung der sicheren Zone) empfehlen die Autoren die Reihenfolge:
  - Statisch
  - Dynamisch in kleinen Amplituden
  - Dynamisch in großen Amplituden
  - Dynamisch unter Steigerung der Freiheitsgrade
  - Transfer in ADLs unter Berücksichtigung der Informationsanforderungen und Druckbedingungen.

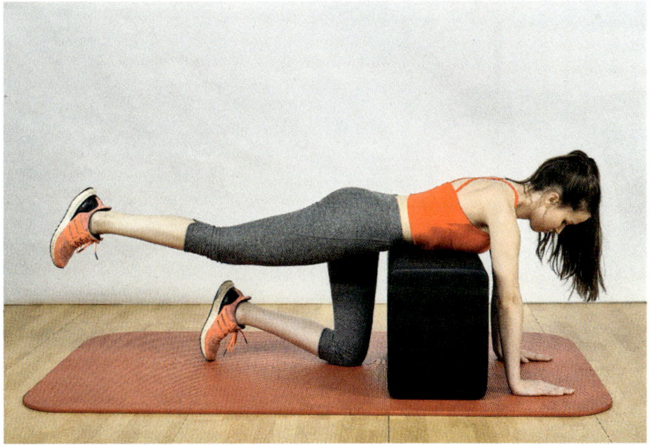

Abb. 21.77 Schulter-Arm-Stütz

ÜK 78 Dips im Sling-Trainer

Ziel

Kräftigung der Ellenbogenextensoren: M. triceps brachii, M. latissimus dorsi, M. pectoralis major, Verbesserung der Stützfähigkeit rücklings.

Ausgangsstellung

Stütz mit den Händen in jeweils einer Schlaufe des Sling-Trainers (Schlaufen des Sling-Trainers befinden sich ca. 40 cm über dem Boden). Gesäß schwebt in der Luft, Füße sind aufgestellt (➤ Abb. 21.78).

Übungsbeschreibung

Beugen der Ellenbogen und Absenken des Gesäßes in Richtung Boden, anschließend Ellenbogen strecken und zurück in die Ausgangsposition.

Variationen

- Durchführung mit gestreckten Armen, Betonung des Einsatzes der Schultermuskulatur

Bemerkungen

- Zunächst sollte die Übung geführt am Gerät ausgeführt werden (➤ Kap. 5.6.3, ➤ Abb. 5.17)
- Voraussetzung ist gute Stabilisierungsfähigkeit im Stütz der oberen Extremitäten.
- Zunächst Extension im Ellenbogengelenk am Seilzug isoliert üben, bevor Dips ausgeführt werden (ÜK 58).

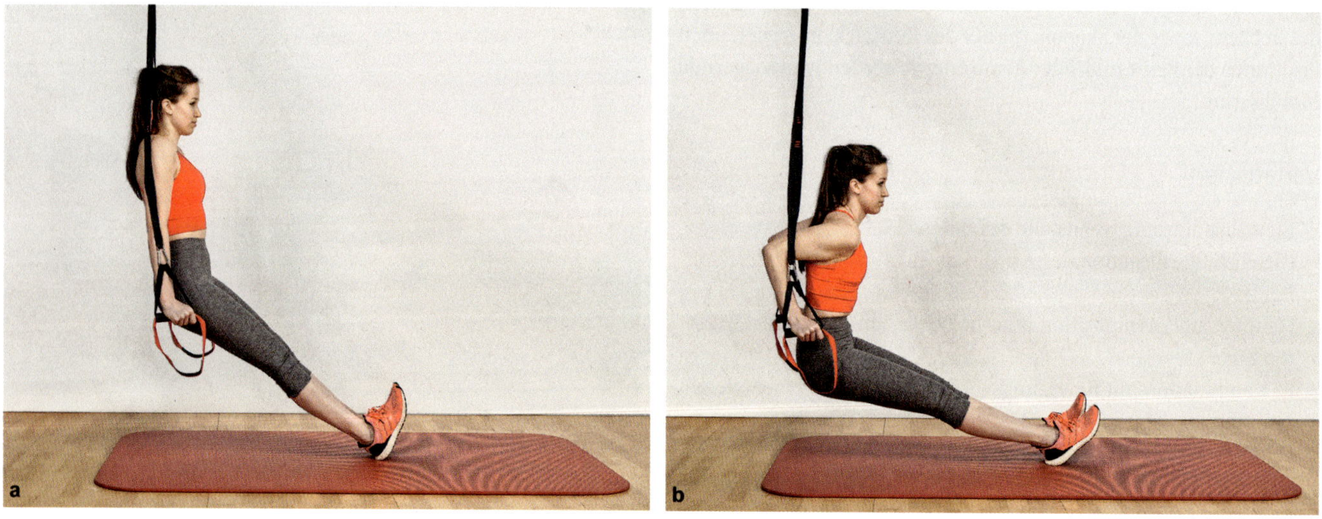

Abb. 21.78 a) Ausgangsstellung b) Endstellung

ÜK 79 Stabilisations- und Stützübung für die oberen Extremitäten im Stand

Ziel

Verbesserung der Stabilisations- und Stützfähigkeit der oberen Extremitäten.

Ausgangsstellung

Stabiler Stand frontal zur Wand. Hände stützen gegen Pezziball (➤ Abb. 21.79).

Übungsbeschreibung

Verlagerung des Körpers nach ventral und dorsal, Stabilisation des Hand-, Ellenbogen- und Schultergelenks.

Variationen

- Veränderung der Unterstützungsfläche: Ballkissen, Therapiekreisel, Balance-Pad, stabile Stützfläche.
- Unilaterale Ausführung.
- Stand auf instabiler Ebene.
- Veränderung des Stützwinkels/Abstand zur Wand.
- Durchführung im Knieliegestütz, Liegestütz (auch ÜK 81).

Bemerkungen

- Rumpfstabilisation beachten.
- Siehe auch methodische Reihe zur Erarbeitung der Stabilisation der oberen Extremitäten (➤ Kap. 21.2.6).
- Einsatz bei allen Verletzungen und Erkrankungen der oberen Extremität insbesondere bei Schulterinstabilitäten (Phasen 2–4).

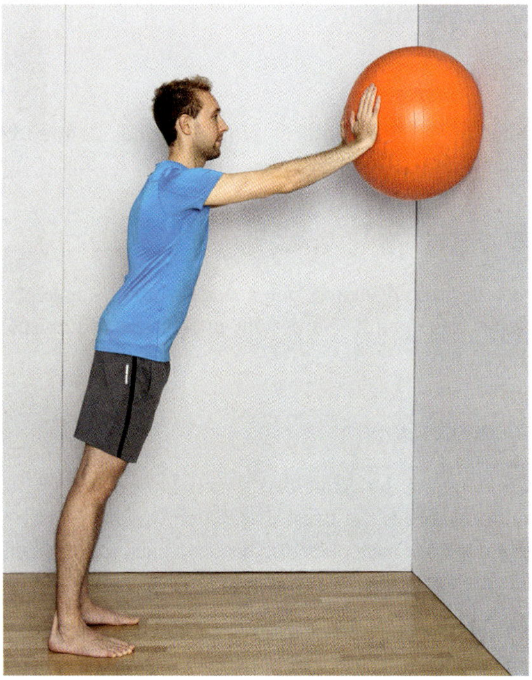

Abb. 21.79 Stabilisations- und Stützübung für die oberen Extremitäten im Stand

ÜK 80 Liegestütz

Ziel

Kraftsteigerung der ventralen Schulter- und Armmuskulatur, Rumpfstabilisation.

Ausgangsstellung

Stützposition, Handgelenke unter den Schultergelenken, Bauch und Gesäß angespannt, Körper in einer Linie, Rumpfspannung (➤ Abb. 21.80).

Übungsbeschreibung

Über die Beugung der Arme den Körper kontrolliert in Richtung Boden absenken, bis die Brust den Boden berührt. Anschließend kontrolliert zurück nach oben drücken. Die Ellenbogen gehen dabei leicht nach außen, ca. 45°-Winkel zum Körper.

Variationen

- Variation des effektiven Lastarms:
  - Leichter: Liegestütz mit Knien auf dem Boden oder Armen auf einer Erhöhung.
  - Schwerer: Liegestütz mit erhöhten Beinen.
- Variation des Untergrundes für Handflächen und Zehenspitzen.
- Variation der Bewegungsgeschwindigkeit.
- Push-up plus (Variation der Stützstelle und der Ausgangsstellung): Bauchlage, die Handflächen stehen auf Brusthöhe in Bodenkontakt, die Oberarme stehen in Retroversion, die Ellenbogen sind maximal flektiert, die Beine in Neutralstellung mit den Zehenspitzen als Auflage. Über die Streckung der Ellenbogen und Anteversion der Oberarme wird der (Ober-)Körper hochgedrückt (Liegestützposition) und der Schultergürtel in die Protraktion geschoben. Bei Rückkehr in die Ausgangsstellung werden die Schulterblätter retrahiert (Kraftsteigerung insb. M. serratus anterior und M. subscapularis, Steigerung der Außenrotation der Skapula).
- Liegestütz mit Händen im Sling-Trainer: Stütz mit den Händen in die Schlaufen des Sling-Trainers (ca. 20 cm über dem Boden) und durch Beugung der Ellenbogen den Körper absenken, anschließend durch Streckung der Ellenbogen wieder in die Ausgangsposition. Ggf. in abgesenkter Position für kurze Zeit Anheben eines Beines.

Bemerkungen

- Auf Beibehaltung der Rumpfspannung/Neutralposition der WS bei Ausführung achten. Körper bildet eine Linie. Ellenbogen nicht überstrecken.
- Siehe auch ➤ Tab. 6.4

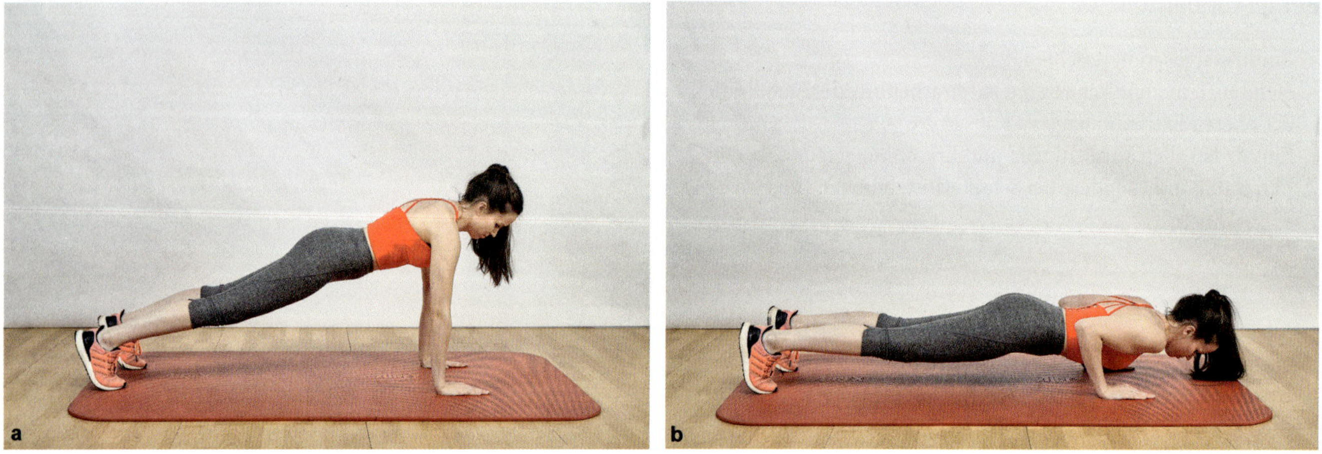

Abb. 21.80 a) Ausgangsstellung b) Endstellung

ÜK 81 Stabilisations- und Stützübung für die oberen Extremitäten im Vierfüßlerstand

Ziel

Verbesserung der Stabilisations- und Stützfähigkeit der oberen Extremitäten.

Ausgangsstellung

Vierfüßlerstand, übender Arm stützt auf einem Therapiekreisel (> Abb. 21.81).

Übungsbeschreibung

Stabilisieren der gesamten oberen Extremität auf dem Therapiekreisel.

Variationen

- Bilaterale Ausführung.
- Stütz gegen eine Wand, alternativ mit kleinem Ball.
- Stütz auf stabiler Ebene, auf anderen Untergründen wie Ballkissen oder Balance-Pad.

Bemerkungen

- Rumpfstabilisation beachten.
- Siehe auch methodische Reihe zur Erarbeitung der Stabilisation der oberen Extremitäten (> Kap. 21.2.6).
- Einsatz bei allen Verletzungen und Erkrankungen der oberen Extremität insbesondere bei Schulterinstabilitäten (Phasen 2–4).

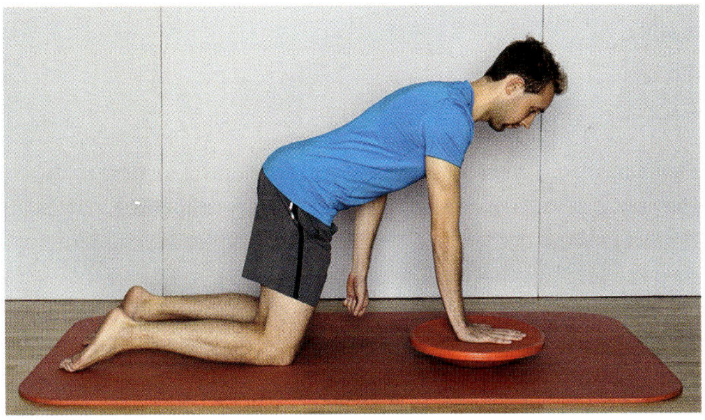

Abb. 21.81 Stabilisations- und Stützübung für die oberen Extremitäten im Vierfüßlerstand

21.1.3 Lendenwirbelsäule

ÜK 82 Rotationslage zur Entlastung der Wirbelsäule/Mobilisation der BWS/Dehnung des M. pectoralis

Ziel

Entlastung der LWS, Mobilisation der BWS, Dehnung des M. pectoralis.

Ausgangsstellung

Rückenlage, ein Bein wird in ca. 90° Hüft- und Knieflexion durch eine Rotation in der Wirbelsäule auf die gegenüberliegende Seite geführt und mit dem kontralateralen Arm gehalten, der andere Arm wird in Elevation abgelegt (➤ Abb. 21.82).

Übungsbeschreibung

Die beschriebene Position wird einige Zeit gehalten, bis ein Mobilisationseffekt eintritt, mindestens aber für 30 Sek.

Variationen

- Ggf. Kopfposition ändern/anpassen.
- Variation der Armhaltung.

Bemerkungen

- Die Übung sollte nur schmerzfrei durchgeführt werden, ggf. zu beiden Seiten.
- Einsatz bei allen Verletzungen und Erkrankungen der Wirbelsäule unter Beachtung der Kontraindikationen (Phasen 1 und 2).

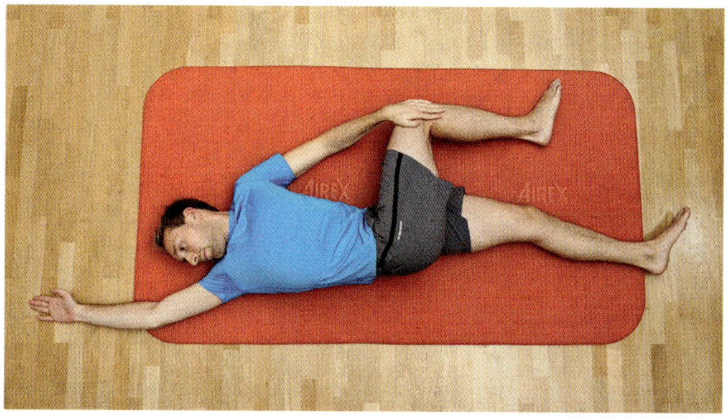

Abb. 21.82 Rotationslage zur Entlastung der Wirbelsäule/Mobilisation der BWS/Dehnung des M. pectoralis

ÜK 83 Rotationslage zur Entlastung der Wirbelsäule und Dehnung von M. latissimus dorsi/ M. quadratus lumborum

Ziel

Entlastung der LWS, Dehnung des M. latissimus und M. quadratus lumborum.

Ausgangsstellung

Seitlage, der obere Arm wird in Anteversion/Elevation geführt, das obere Bein in Hüftextension, sodass dieses mit dem Rumpf eine Gerade bildet. Das untere Bein liegt in ca. 90° Hüft- und Knieflexion, der untere Arm liegt durch eine Rotation des Rumpfes in Retroversion auf der Matte auf, der Kopf ist in Richtung des unten liegenden Armes rotiert (➤ Abb. 21.83).

Übungsbeschreibung

Die beschriebene Position wird einige Zeit gehalten, bis ein Mobilisationseffekt eintritt, mindestens aber für 30 Sek.

Bemerkungen

- Die Übung sollte nur schmerzfrei durchgeführt werden, ggf. zu beiden Seiten.
- Einsatz bei allen Verletzungen und Erkrankungen der Wirbelsäule unter Beachtung der Kontraindikationen (Phasen 1 und 2).

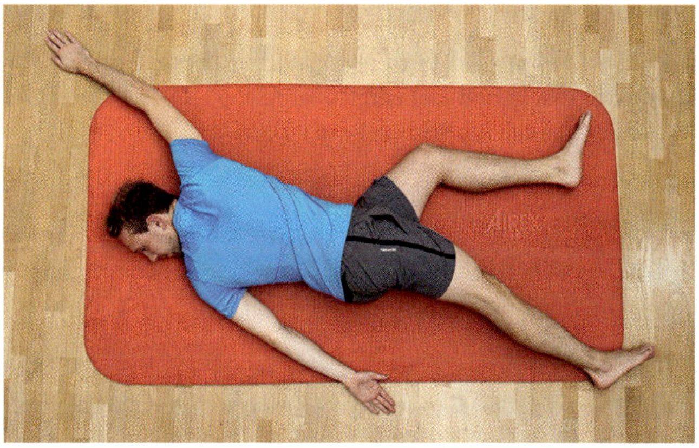

Abb. 21.83 Rotationslage zur Entlastung der Wirbelsäule und Dehnung von M. latissimus dorsi/M. quadratus lumborum

ÜK 84 Automobilisation der BWS bei stabilisierter LWS

Ziel

Automobilisation der BWS, Stabilisation der LWS.

Ausgangsstellung

Sitz auf Stuhl mit dem Rücken zum Seilzug, beide Arme in 90° Schulterabduktion und -außenrotation, Ellenbogen in 90° Flexion, Zug von dorsal/kaudal, Griffe in beiden Händen (➤ Abb. 21.84).

Übungsbeschreibung

Halten der Position bei stabilisierter LWS und aufgerichteter BWS.

Variationen

- Ggf. Extension/Flexion in der BWS mit kleinem Bewegungsausmaß.
- Statt Einsatz des Seilzuges: Mobilisation der BWS über eine leichte Extension der BWS mit der Stuhllehne als Widerstand oder mit kleiner Therapierolle, Hände in beschriebener Position an den Hinterkopf führen.
- BWS-Mobilisation in Rückenlage mit kleiner Therapierolle in Höhe der BWS, Arme ggf. in Elevation.

Bemerkungen

- Die Übung sollte schmerzfrei durchgeführt werden können, auf eine korrekte Haltung (Aufrichtung der BWS) ist zu achten.
- Einsatz insbesondere bei verstärkter Kyphose der BWS sowie bei allen Verletzungen und Erkrankungen der Wirbelsäule unter Beachtung der Kontraindikationen (Phasen 1–3).

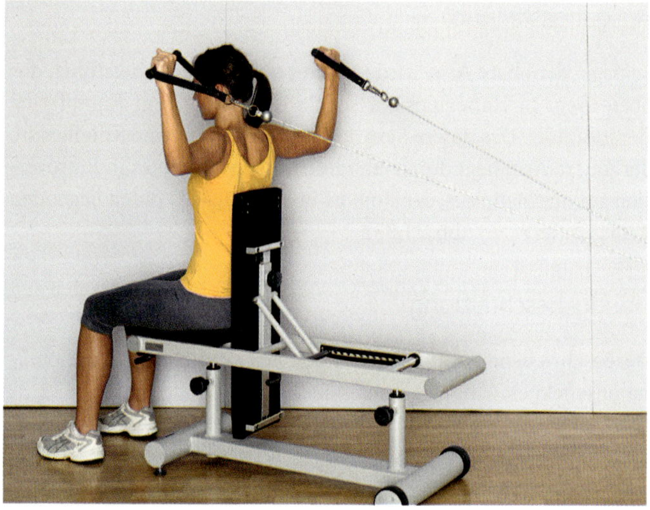

Abb. 21.84 Automobilisation der BWS bei stabilisierter LWS

ÜK 85 3D – Autokorrektur an der Sprossenwand

Ziel

Verbesserung der Körperwahrnehmung, Beweglichkeitssteigerung, Haltungskorrektur (Seitensymmetrie in der Frontalebene und Elongation der Wirbelsäule) bei Skoliose.

Ausgangsstellung

Sitz auf Hocker/Klotz o. ä., Blickrichtung frontal auf Sprossenwand und Spiegel hinter der Sprossenwand. Becken in (möglichst) neutraler Stellung (➤ Abb. 21.85).

Übungsbeschreibung

Der Arm der konvexen Seite (BWS) wird auf Schulterhöhe eleviert und die Hand leicht über Ellenbogenhöhe platziert. Diese Position wird während des gesamten Übungsablaufs gehalten. Der Arm der konkaven Seite wird so lange – unter Nutzung der Freiheitsgrade der WS als weiterlaufende Bewegung – eleviert, bis entweder eine neutrale bzw. elongierte Stellung der Wirbelsäule erreicht ist (= Endstellung) oder auftretende Schmerzen zu stark werden (NRS ≥ 4). Am Bewegungsende wird die Position unter Zunahme von Atemlenkungstechniken in die konkave Thoraxseite für ca. 10 Atemzüge gehalten.

Nach Möglichkeit sollte bei Erreichen der Endstellung Seitensymmetrie bzgl. der Schulterhöhe vorliegen.

Variationen

- Ein weiterer Spiegel kann hinter der Person platziert werden zur visuellen Selbstkontrolle der Rückenhaltung.
- Zur Reduktion der Freiheitsgrade kann die Person auch auf einem Hocker mit festen Materialien sitzen.
- Ein Bein vom Boden abheben, um ggf. Beckenstellung zu beeinflussen.
- Dynamische Ausführung mit hoher Wiederholungszahl bei geringer subjektiver Anstrengung zur Automobilisation.
- Statische Ausführung (Körperposition in Endstellung halten).
- Kombinationsformen (konvexe Seite statisch, konkave dynamisch).
- Hand der konkaven Seite greift über die Körpermitte (in Frontalebene) unter Nutzung der weiterlaufenden Wirbelsäulen-Lateralflexion und Elevation des Schultergürtels.
- Üben in kleinen Amplituden in Teilbereichen der Bewegung unter aktiver Stabilisation angrenzender Bewegungssegmente (widerlagernde Mobilisation).
- Aktivierung korrigierender und stabilisierender Muskelzüge vor und während der Bewegungsausführung. Prinzipiell wird über Muskelzüge der konkaven Seite korrigiert und über Muskelschlingen der konvexen Seite die Skapula stabilisiert.

Bemerkungen

- Die Übung dient vorrangig der Haltungskorrektur in der Frontalebene. Um der dreidimensionalen Komplexität der Skoliose gerecht zu werden, sollten über Modifikationen alle Bewegungsrichtungen und Freiheitsgrade genutzt werden. Immer entsprechend den Fähigkeiten und Ressourcen der Person.
- Zur Staffelung der Progression empfehlen die Autoren die Reihenfolge:
  - Statisch
  - Dynamisch in kleinen Amplituden
  - Dynamisch in großen Amplituden
  - Dynamisch unter Steigerung der Freiheitsgrade
  - Transfer in ADLs unter Berücksichtigung der Informationsanforderungen und Druckbedingungen.

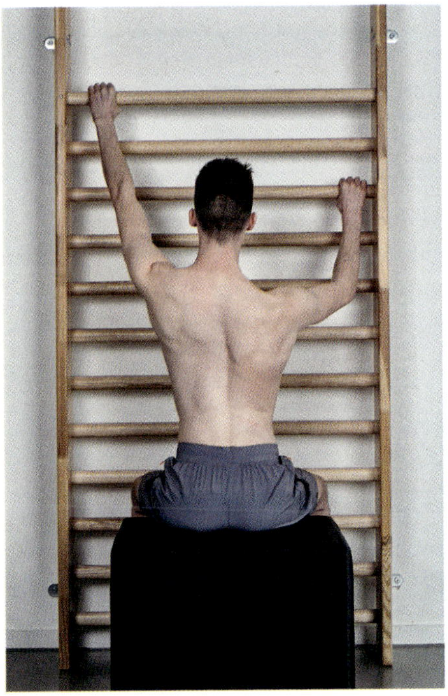

Abb. 21.85 3D-Autokorrektur an der Sprossenwand

ÜK 86 3D – Autokorrektur in Bauchlage

Ziel

Verbesserung der Körperwahrnehmung, Beweglichkeitssteigerung, Haltungskorrektur (Seitensymmetrie in der Frontalebene und Elongation der Wirbelsäule) bei Skoliose.

Ausgangsstellung

Bauchlage, Blick zum Boden. Becken in neutraler Stellung (➤ Abb. 21.86).

Übungsbeschreibung

Der Arm der konvexen Seite (BWS) wird auf Schulterhöhe eleviert. Unter Verwendung von Lagerungsmaterialien an Ellenbogen, Schulter und Stirn wird eine möglichst hohe Seitensymmetrie in der Transversalebene erreicht. Der Arm der konkaven Seite wird so lange – unter Nutzung der Freiheitsgrade der WS als weiterlaufende Bewegung – eleviert, bis entweder eine neutrale bzw. elongierte Stellung der Wirbelsäule erreicht ist (= Endstellung) oder auftretende Schmerzen zu stark werden (NRS ≥ 4). Gleichzeitig wird über die Eigentraktion des ipsilateralen Beins (konkave Seite) und die Inklination der HWS („Chin in“) die Elongation der Wirbelsäule gefördert.

Unter Zunahme korrigierender Muskelzüge (Becken, Wirbelsäule und Schultergürtel) soll die Neutralstellung bzw. Elongation erreicht werden. Am Bewegungsende wird die Position unter Zunahme von Atemlenkungstechniken in die konkave Thoraxseite für ca. 10 Atemzüge gehalten.

Nach Möglichkeit sollte bei Erreichen der Endstellung Seitensymmetrie bzgl. der Schulterhöhe vorliegen.

21

Variationen

- Variation der Lagermaterialien (OPTIMAL-Theorie).
- Hand der konkaven Seite greift über die Körpermitte (in Frontalebene) unter Nutzung der weiterlaufenden Wirbelsäulen-Lateralflexion und Elevation des Schultergürtels.
- Ausführung in Seitlage.

Bemerkungen

- Die Übung dient vorrangig der Haltungskorrektur in der Frontalebene. Um der dreidimensionalen Komplexität der Skoliose gerecht zu werden, sollten über Modifikationen alle Bewegungsrichtungen und Freiheitsgrade genutzt werden, immer entsprechend den Fähigkeiten und Ressourcen der Person.
  - Die Zahl der gewählten Freiheitsgrade und die aktive oder passive Fixation von Körperabschnitten erfolgt unter Berücksichtigung des Phenotyps (ein-, zwei-, drei- oder vierbogige Skoliose). Das elementare Ziel der Übungen bei Skoliose ist es, die Konvexitäten und Konkavitäten in der Frontalebene aktiv (über Muskelzüge) zu korrigieren.
- Die Übung erfordert ein Feedback des betreuenden Therapeuten und ist daher nur für die Phase der Grobkoordination (engl. „verbal motor stage“) gut nutzbar. Ziel sollte es daher sein, die Körperwahrnehmung und -kontrolle so weit zu schulen, dass der Transfer in eine aufrechte Körperhaltung (Möglichkeit der visuellen Selbstkontrolle) gelingt (z. B. ÜK 87).

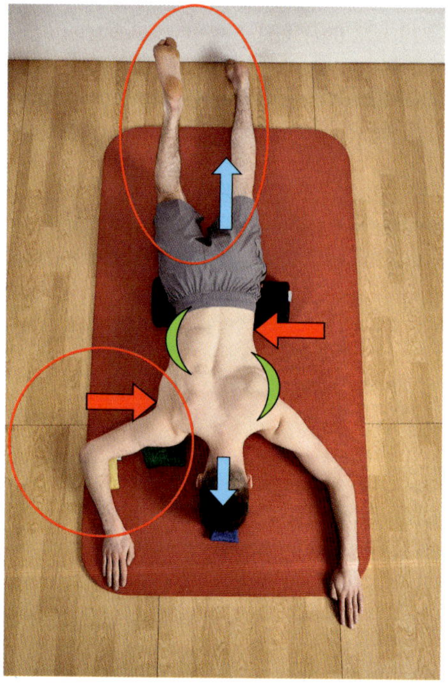

Abb. 21.86 3D – Autokorrektur in Bauchlage

ÜK 87 Segel-Übung

Ziel

Verbesserung der Körperwahrnehmung, Beweglichkeitssteigerung, Haltungskorrektur (Seitensymmetrie in der Frontalebene und Elongation der Wirbelsäule) bei Skoliose.

Ausgangsstellung

Stand, Arme in Elevation mit den Händen an vertikalen Stäben. Becken in (möglichst) neutraler Stellung (> Abb. 21.87).

Übungsbeschreibung

Der Arm der konvexen Seite (BWS) wird bis auf Schulterhöhe mit der Hand entlang des ipsilateralen Stabes eleviert und die Hand über Ellenbogenhöhe platziert. Diese Position wird während des gesamten Übungsablaufs gehalten. Der Arm der konkaven Seite wird so lange – unter Nutzung der Freiheitsgrade der WS als weiterlaufende Bewegung – eleviert, bis entweder eine neutrale bzw. elongierte Stellung der Wirbelsäule erreicht ist (= Endstellung) oder auftretende Schmerzen zu stark werden (NRS $\geq$ 4). Am Bewegungsende wird die Position unter Zunahme von Atemlenkungstechniken in die konkave Thoraxseite für ca. 10 Atemzüge gehalten.

Nach Möglichkeit sollte bei Erreichen der Endstellung Seitensymmetrie bzgl. der Schulterhöhe vorliegen.

Variationen

- Ein Spiegel kann vor der Person platziert werden zur visuellen Selbstkontrolle der Körperhaltung.
- Zur Reduktion der Freiheitsgrade kann die Person auch auf einem Hocker mit festen Materialien sitzen.
- Stand auf weichem Untergrund.
- Ein Bein vom Boden abheben, um ggf. Beckenstellung zu beeinflussen.
- Dynamische Ausführung mit hoher Wiederholungszahl bei geringer subjektiver Anstrengung zur Automobilisation.
- Statische Ausführung (Körperposition in Endstellung halten).
- Kombinationsformen (konvexe Seite statisch, konkave dynamisch).
- Üben in kleinen Amplituden in Teilbereichen der Bewegung unter aktiver Stabilisation angrenzender Bewegungssegmente (widerlagernde Mobilisation).
- Aktivierung korrigierender und stabilisierender Muskelzüge vor und während der Bewegungsausführung. Prinzipiell wird über Muskelzüge der konkaven Seite korrigiert und über Muskelschlingen der konvexen Seite die Skapula stabilisiert.

Bemerkungen

- Die Übung dient vorrangig der Haltungskorrektur in der Frontalebene. Um der dreidimensionalen Komplexität der Skoliose gerecht zu werden, sollten über Modifikationen alle Bewegungsrichtungen und Freiheitsgrade genutzt werden. Immer entsprechend den Fähigkeiten und Ressourcen der Person.
- Zur Staffelung der Progression empfehlen die Autoren die Reihenfolge:
  - Statisch
  - Dynamisch in kleinen Amplituden
  - Dynamisch in großen Amplituden
  - Dynamisch unter Steigerung der Freiheitsgrade
  - Transfer in ADLs unter Berücksichtigung der Informationsanforderungen und Druckbedingungen.

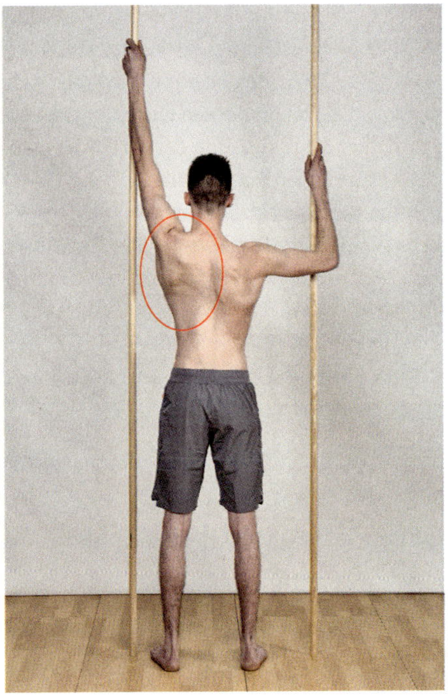

Abb. 21.87 Segel-Übung

ÜK 88 Segel-Übung liegend

Ziel

Verbesserung der Körperwahrnehmung, Beweglichkeitssteigerung, Haltungskorrektur (Seitensymmetrie in der Frontalebene und Elongation der Wirbelsäule) bei Skoliose.

Ausgangsstellung

Rückenlage, Blickrichtung frontal. Arme in ca. 90° Elevation mit den Händen an Stäben parallel zur Körperlängsachse (Longitudinalachse) neben dem Körper. Becken in (möglichst) neutraler Stellung mit Fixationsgurt. Distale Stabenden sind in Wandkontakt (➤ Abb. 21.88).

Übungsbeschreibung

Der Arm der konvexen Seite (BWS) wird auf Schulterhöhe eleviert. Unter Verwendung von Lagerungsmaterialien an Ellenbogen und Schulter wird eine möglichst hohe Seitensymmetrie in der Transversalebene erreicht. Der Arm der konkaven Seite wird so lange – unter Nutzung der Freiheitsgrade der WS als weiterlaufende Bewegung – eleviert, bis entweder eine neutrale bzw. elongierte Stellung der Wirbelsäule erreicht ist (= Endstellung) oder auftretende Schmerzen zu stark werden (NRS ≥ 4). Die Beinposition wird modifiziert, bis eine neutrale Stellung von LWS und Becken eingenommen werden kann. Gleichzeitig wird über die Inklination der HWS („Chin in") die Elongation der Wirbelsäule gefördert.

Unter Zunahme der Muskelzüge zur Skapuladepression (Druck über Stäbe in die Wand) kann eine zusätzliche Traktion auf die LWS gesetzt werden. Am Bewegungsende wird die Traktion der LWS unter Zunahme von Atemtechniken (v. a. exspirative Muskelentspannung) intensiviert (ca. 10 Atemzüge).

Nach Möglichkeit sollte bei Erreichen der Endstellung Seitensymmetrie bzgl. der Schulterhöhe vorliegen.

Variationen

- Verwendete Lagermaterialien bieten Möglichkeiten zur Wahl für die Person (OPTIMAL-Theorie).
- Ausführung in Bauchlage (siehe ÜK 86).

Bemerkungen

- Die Übung dient vorrangig der Haltungskorrektur in der LWS (Frontalebene). Um der dreidimensionalen Komplexität der Skoliose gerecht zu werden, sollten über Modifikationen alle Bewegungsrichtungen und Freiheitsgrade genutzt werden. Immer entsprechend den Fähigkeiten und Ressourcen der Person.
  - Die Zahl der gewählten Freiheitsgrade und die aktive oder passive Fixation von Körperabschnitten erfolgt unter Berücksichtigung des Phenotyps (ein-, zwei-, drei- oder vierbogige Skoliose). Das elementare Ziel der Übungen bei Skoliose ist es, die Konvexitäten und Konkavitäten in der Frontalebene aktiv (über Muskelzüge) zu korrigieren.
- Die Übung erfordert initial ein Feedback des betreuenden Therapeuten und ist daher vorrangig für die Phase der Grobkoordination (engl. „verbal motor stage") gut nutzbar. Ziel sollte es daher sein, die Körperwahrnehmung und -kontrolle so weit zu schulen, dass der Transfer in eine aufrechte Körperhaltung (Möglichkeit der visuellen Selbstkontrolle) gelingt (z. B. ÜK 87).

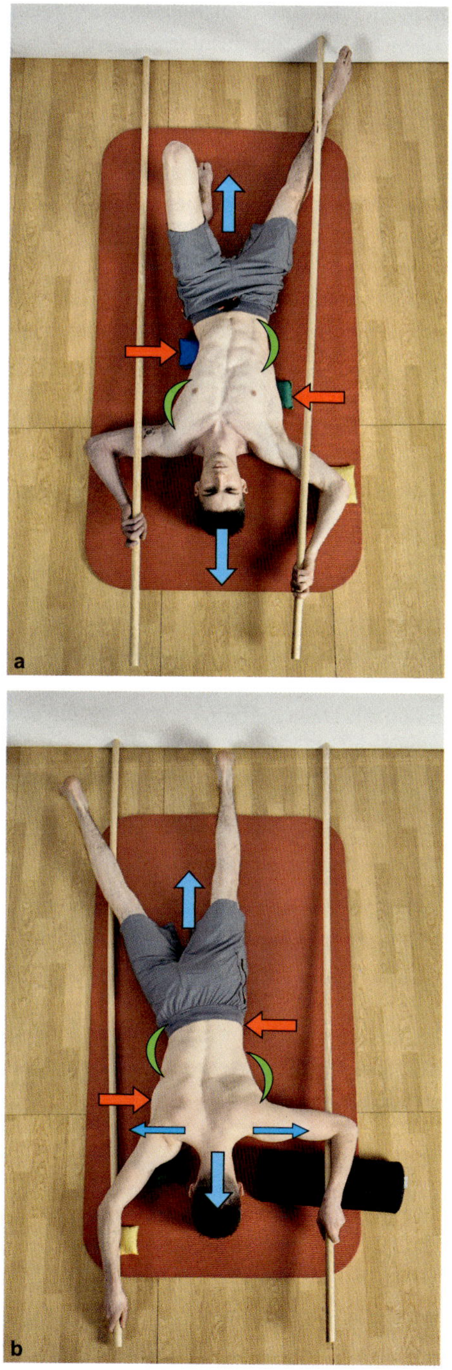

Abb. 21.88 a) Segel-Übung in Rückenlage b) Segel-Übung in Bauchlage

ÜK 89 Seitlicher Versatz (engl. „side shift")

Ziel

Verbesserung der Körperwahrnehmung, Beweglichkeitssteigerung, Haltungskorrektur (Seitensymmetrie in der Frontalebene und Elongation der Wirbelsäule) bei Skoliose.

Ausgangsstellung

Stand, Blickrichtung frontal auf Spiegel. Becken in (möglichst) neutraler Stellung (➤ Abb. 21.89).

Übungsbeschreibung

Die Hände werden jeweils angrenzend an das zu verschiebende WS-Segment angesetzt (im Bild die BWS), um die Wahrnehmung für den Übenden zu erleichtern. Anschließend wird die selektive Muskelaktivierung und das aktive Korrigieren der Körperhaltung geübt unter begleitender Eigenführung und -kontrolle der Körperhaltung. Neben der Sichtkontrolle dienen auch die Lage des Körperschwerpunktes (KSP) und die resultierenden Druckverhältnisse an den Fußsohlen als Feedbackgeber für die Person. Die Verwendung von Atemlenktechniken ist bei vorwiegend lumbaler Deformität weniger indiziert, stellt jedoch keine Kontraindikation dar.

Variationen

- Ein weiterer Spiegel kann hinter der Person platziert werden zur visuellen Selbstkontrolle der Rückenhaltung.
- Positionierung der Füße in der Ausgangsstellung (z. B. zur Derotation des Beckens).
- Dynamische Ausführung mit hoher Wiederholungszahl bei geringer subjektiver Anstrengung zur Automobilisation.
- Statische Ausführung (Körperposition in Endstellung halten).
- Vertauschen von Punctum fixum und Punctum mobile.
- Üben in kleinen Amplituden in Teilbereichen der Bewegung unter aktiver Stabilisation angrenzender Bewegungssegmente (widerlagernde Mobilisation).

Bemerkungen

- siehe ÜK 85, 86

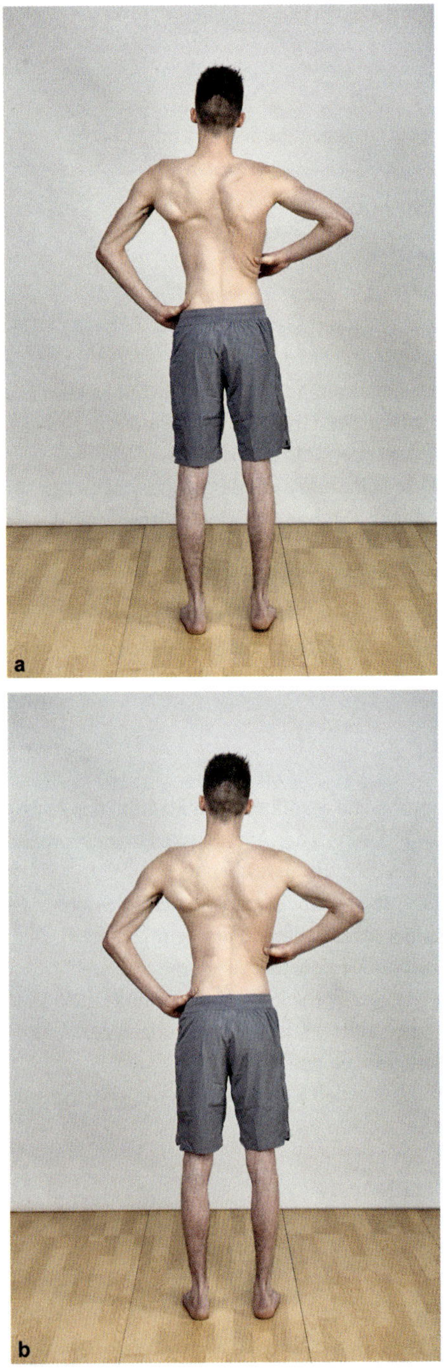

Abb. 21.89 a) Ausgangsstellung b) Endstellung

21

ÜK 90 Muskelzylinder

Ziel

Haltungskorrektur gegen die Schwerkraft.

Ausgangsstellung

Stand seitlich zu Sprossenwand (➤ Abb. 21.90).

Übungsbeschreibung

Der Arm der konvexen Seite (BWS) wird über eine Ellenbogenflexion aktiv fixiert. Die Griffhöhe wird unter Berücksichtigung der (möglichst) neutralen Position des Schultergürtels gewählt. Dabei wird über eine Hüftabduktion des ipsilateralen (zur Sprossenwand stehenden) Beins (Standbein) eine Seitneigung des Oberkörpers erzielt.

Über die Abduktion des kontralateralen Beins (Spielbein) und/oder Abduktion des kontralateralen Arms (Spielarm) wird über weiterlaufende Bewegungen des Becken- und Schultergürtels eine (weitestmögliche) Neutralstellung der WS angestrebt.

Variationen

- Positionierung von Standbein und Fixation des Arms an der Sprossenwand, um in der Ausgangsstellung eventuelle Rotationsstellungen der WS auszugleichen.
- Nutzung weiterer Freiheitsgrade der Hüftflexion und -adduktion, um über weiterlaufende Bewegungen des Beckengürtels Rotationsstellungen der WS zu adressieren.
- Nutzung weiterer Freiheitsgrade der Schulterflexion und -adduktion, um über weiterlaufende Bewegungen des Schultergürtels Rotationsstellungen der WS zu adressieren.
- Variation des distalen Hebelarms über eine Knieflexion des Spielbeins.
- Variation des proximalen Hebelarms über eine Ellenbogenflexion des Spielarms.

Bemerkungen

- In der Übung werden verschiedene Prinzipien der Skoliose-Therapie umgesetzt. Im Wesentlichen wird eine Position gewählt, in welcher korrigierende Muskelzüge gegen die Schwerkraft wirken müssen, um so eine stärkere Aktivierung und damit stärkere Reize im Sinne eines (lokalen) Kraftausdauertrainings zu setzen.
- Gleichzeitig wird die Wirkung der Schwerkraft, wenn nötig, so weit reduziert, dass eine physiologische Wirbelsäulenhaltung resultiert. Die Übungsauswahl erfolgt also anhand der Ziele und momentanen motorischen Fähigkeiten der Person.
- Der Muskelzylinder ist daher v. a. für bereits gut trainierte Personen geeignet und findet in der Praxis häufiger bei lumbalen Deformitäten Einsatz. In der frühen Phase der Therapie werden Freiheitsgrade und Schwerkraftwirkung systematisch reduziert, um eine selektive, willkürliche Muskelaktivierung zu erlernen.

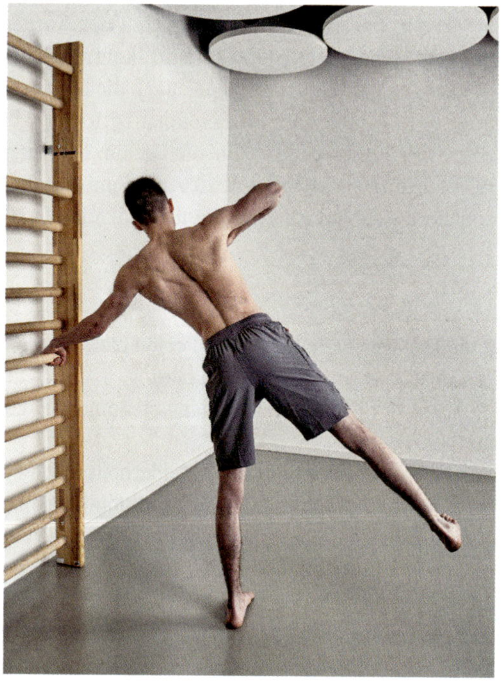

Abb. 21.90 Muskelzylinder

21

ÜK 91 Rumpfstabilisation mit seitlichem Versatz

Ziel

Haltungskorrektur (Seitensymmetrie in der Frontalebene und Elongation der Wirbelsäule), segmentale Rumpfstabilisation.

Ausgangsstellung

Vierfüßlerstand, Becken in (möglichst) neutraler Stellung (➤ Abb. 21.91).

Übungsbeschreibung

Über die Verlagerung des KSP aus dem Vierfüßlerstand wird die Bewegung initiiert und die Position der Extremitäten so angepasst, dass eine weitestgehend neutrale (und elongierte) WS-Haltung erreicht wird (engl. „Alignment"). Anschließend werden die Extremitäten von der Unterlage abgehoben und somit eine höhere Muskelaktivierung erzeugt. Kontrolle der neutralen WS-Haltung erfolgt durch den Therapeuten.

Variationen

- Dynamische Ausführung mit hoher Wiederholungszahl bei geringer subjektiver Anstrengung zur Automobilisation.
- Statische Ausführung (Körperposition in Endstellung halten).
- Vertauschen von Punctum fixum und Punctum mobile.
- Üben in kleinen Amplituden in Teilbereichen der Bewegung unter aktiver Stabilisation angrenzender Bewegungssegmente (widerlagernde Mobilisation).
- Variation der Drehmomente (z. B. im langen Unterarmstütz).

Bemerkungen

- siehe ÜK 85, 86

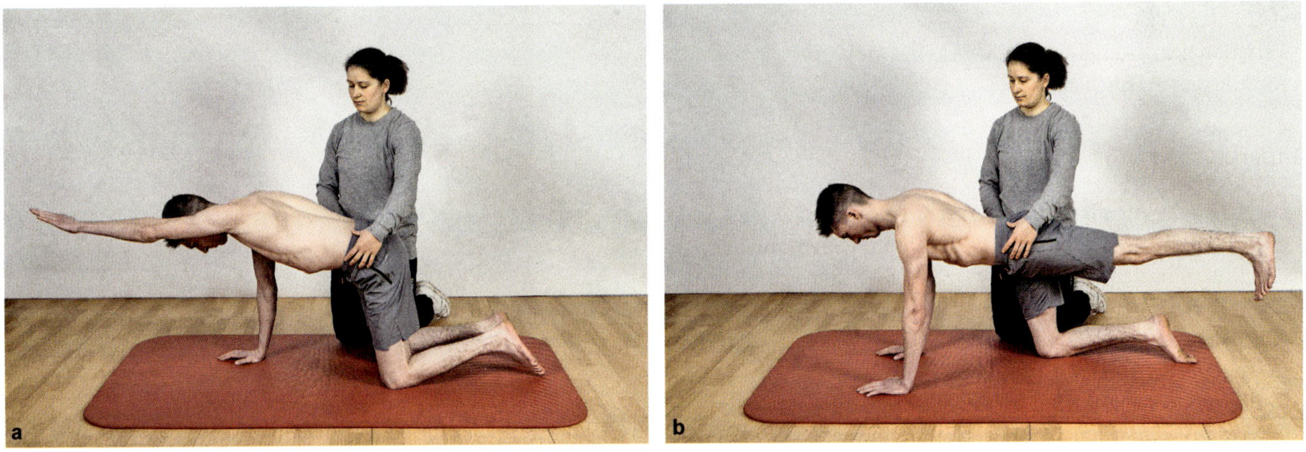

Abb. 21.91 Rumpfstabilisation mit seitlichem Versatz: a) Abheben der oberen Extremität von der Unterlage b) Abheben der unteren Extremität von der Unterlage

ÜK 92 Muskelzylinder liegend

Ziel

Haltungskorrektur (Seitensymmetrie in der Frontalebene und Elongation der Wirbelsäule), Rumpfstabilisation.

Ausgangsstellung

Rückenlage, Becken in (möglichst) neutraler Stellung (➤ Abb. 21.92).

Übungsbeschreibung

Ausgehend von der Rückenlage werden die Positionen der Extremitäten erprobt, bis sich die WS in neutraler Haltung befindet. Nun werden über das elastische Zugband die korrigierenden Muskelzüge aktiviert und die Elongation der Wirbelsäule zusätzlich fazilitiert.

Variationen

- Variation der Materialien (OPTIMAL-Theorie).
- Ausführung in Bauchlage.

Bemerkungen

- Die Anleitung zur Übung erfordert sehr gutes anatomisches und biomechanisches Verständnis des Übungsleiters, um der dreidimensionalen Komplexität gerecht zu werden. Es sollten über Modifikationen alle Bewegungsrichtungen und Freiheitsgrade genutzt werden. Immer entsprechend den Fähigkeiten und Ressourcen der Person.
  - Die Zahl der gewählten Freiheitsgrade und die aktive oder passive Fixation von Körperabschnitten erfolgt unter Berücksichtigung des Phenotyps (ein-, zwei-, drei- oder vierbogige Skoliose). Das elementare Ziel der Übungen bei Skoliose ist es, die Konvexitäten und Konkavitäten in der Frontalebene aktiv (über Muskelzüge) zu korrigieren.
- Die Übung erfordert initial ein Feedback des betreuenden Therapeuten und ist daher vorrangig für die Phase der Grobkoordination (engl. „verbal motor stage“) gut nutzbar. Ziel sollte es daher sein, die Körperwahrnehmung und -kontrolle so weit zu schulen, dass der Transfer in eine aufrechte Körperhaltung (Möglichkeit der visuellen Selbstkontrolle) gelingt.

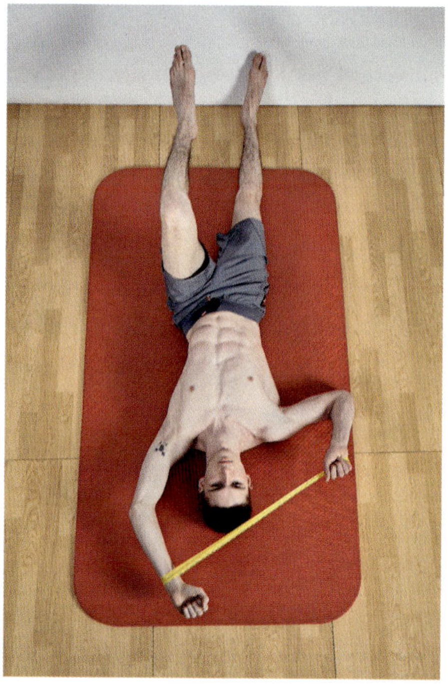

Abb. 21.92 Muskelzylinder liegend

ÜK 93 Rumpfflexion/Crunches

Ziel

Kräftigung der ventralen Rumpfmuskulatur/der geraden Bauchmuskulatur.

Ausgangsstellung

Rückenlage, Füße angestellt in ca. 90° Flexion im Kniegelenk, Arme parallel zum Rumpf, Hände in Dorsalextension, Anspannung der Bauchmuskulatur, sodass LWS auf Untergrund aufliegt (➤ Abb. 21.93).

Übungsbeschreibung

Langsames „Aufrollen" des Oberkörpers, bis die Schulterblätter sich vom Boden lösen, Hände „schieben" Richtung Füße; LWS bleibt am Boden.

Variationen

- Position der Arme verändern, z. B. Hände an den Hinterkopf, Veränderung des Hebels bedeutet Intensitätssteigerung.
- Statische oder dynamische Ausführung: Halten des Oberkörpers in der aufgerollten Position für ca. 10 Sek. Oder langsames Auf- und Abrollen des Oberkörpers.
- Anheben der Beine bei stabilisierter LWS zur Intensitätssteigerung.
- Initiale Anspannung der posturalen Mm. wie M. obliquus internus durch Aufrichtung des Beckens.

Bemerkungen

- Zu Beginn der Übung Stabilisation der Wirbelsäule/des Rumpfes und isometrische Anspannung der Bauchmuskulatur erarbeiten, was auch als Einstiegsübung genutzt werden kann.
- Einsatz bei allen Verletzungen und Erkrankungen der Wirbelsäule (Phasen 2 und 3).

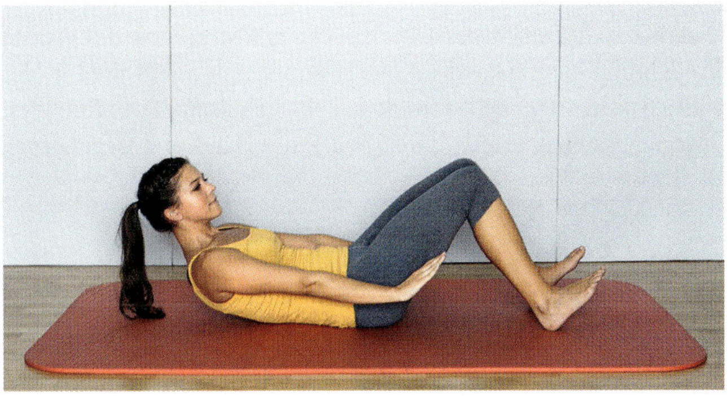

Abb. 21.93 Rumpfflexion/Crunches

ÜK 94 Diagonale Rumpfflexion/Schräge Crunches

Ziel

Kräftigung der schrägen Bauchmuskulatur.

Ausgangsstellung

Rückenlage, Füße angestellt in ca. 90° Flexion im Kniegelenk, Arme am Hinterkopf, Anspannung der Bauchmuskulatur, sodass LWS auf Untergrund aufliegt (➤ Abb. 21.94).

Übungsbeschreibung

Diagonales Aufrollen des Oberkörpers mit Streckung des Armes in Richtung kontralaterales Knie, kontralaterales Bein wird in der Hüfte flektiert, Fuß hebt vom Boden ab, Stabilisation des Rumpfes, Spannungsaufbau erfolgt durch Druck der Hand und Gegendruck des Knies.

Variationen

- Statische oder dynamische Ausführung: Spannungsaufbau durch Druck der Hand und Gegendruck des Knies für ca. 10 Sek. Oder diagonales Auf- und Abrollen des Oberkörpers.
- Anheben beider Beine bei stabilisierter LWS zur Intensitätssteigerung.
- Reduzierung der Last durch beispielsweise veränderte Armstellung.
- Initiale Anspannung der posturalen Muskeln wie M. obliquus internus durch Aufrichtung des Beckens.

Bemerkungen

- Übung beidseitig ausführen.
- Vor der Übung Stabilisation des Rumpfes erarbeiten.
- Einsatz bei allen Verletzungen und Erkrankungen der Wirbelsäule unter Beachtung der Kontraindikationen (Phasen 2–4).

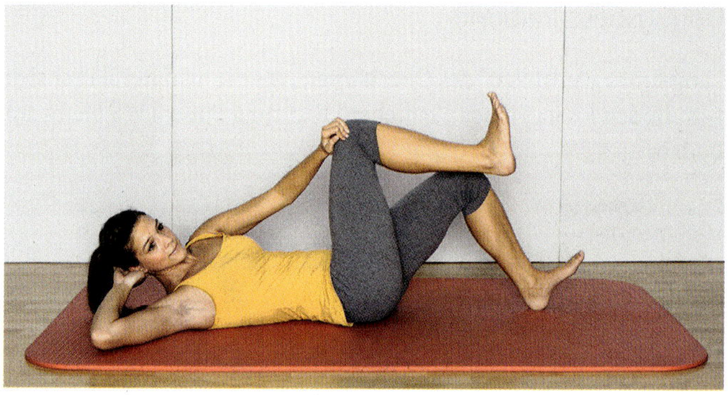

Abb. 21.94 Diagonale Rumpfflexion/Schräge Crunches

ÜK 95 „Käfer in Rückenlage"

Ziel

Kräftigung der Bauchmuskulatur, segmentale Stabilisation.

Ausgangsstellung

Rückenlage, dabei Beine stark angewinkelt (Hüft- und Knieflexion, Knie zur Brust gezogen), Füße in der Luft. Arme werden gestreckt neben dem Rumpf gehalten (berühren nicht den Boden). Anspannung der Bauchmuskulatur, sodass LWS auf dem Untergrund aufliegt, Kopf leicht vom Boden abheben (➤ Abb. 21.95).

Übungsbeschreibung

Langsam wird ein Bein gestreckt (Hüft- und Knieextension), gleichzeitig der diagonale Arm aus der Ausgangsstellung gestreckt neben das Ohr geführt, aber nicht auf dem Boden abgelegt. Anschließend zurückkehren in die Ausgangsstellung und Ausführung mit dem anderen Bein und Arm (ebenfalls diagonal, z. B. rechtes Bein, linker Arm).

Variationen

- Käfer „ohne Arme": lediglich die Beine werden im Wechsel gestreckt, die Arme werden die gesamte Zeit neben dem Rumpf gehalten.
- Variation des Hebels und der Richtung der Beinstreckung: Je größer die Knie- und Hüftextension bei der Übungsausführung und je weiter die Beine in Richtung Boden gestreckt werden, desto schwerer die Rumpfstabilisation. Geringere Extension der Knie- und Hüftgelenke und Strecken der Beine eher „zur Decke" (statt Richtung Boden) erleichtern die Rumpfstabilisation (Halten der LWS auf dem Untergrund).
- Variation der Armbewegung: Je weiter die Arme über Kopf in Richtung Boden geführt werden, desto schwerer die Stabilisation im Rumpf. Zur Erleichterung der Übung Arme nur bis in die Senkrechte führen bzw. entsprechende Abstufungen zwischen „Arme in der Senkrechten" und „Arme über Kopf dicht über dem Boden" wählen.

Bemerkungen

- Die LWS soll zu keinem Zeitpunkt der Übung den Kontakt zum Untergrund verlieren!
- Vor der Übung Stabilisation des Rumpfes erarbeiten.

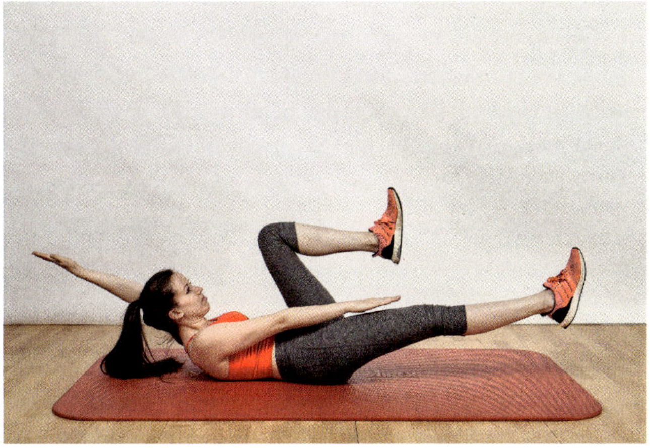

Abb. 21.95 „Käfer in Rückenlage"

ÜK 96 Rotationsübung: Russian Twist

Ziel

Kräftigung der schrägen Bauchmuskulatur.

Ausgangsstellung

Aufrechter Sitz auf dem Boden, die Beine leicht angewinkelt, Füße vom Boden gelöst (> Abb. 21.96).

Übungsbeschreibung

Mit dem Oberkörper wird rotiert, sodass die Hände im Wechsel links und rechts auf den Boden tippen.

Variationen

- Russian Twist mit Gewicht in den Händen.
- Siehe auch ÜK 124.
- Siehe auch ÜK 126.
- Siehe auch > Tab. 6.4.

Bemerkungen

- Der Oberkörper bleibt bei der Übungsausführung aufrecht („stolze Brust"), der Rücken gerade und der Bauch eingezogen.
- Als Vorübungen können die Oberkörperstabilisation und -rotation im Sitzen sowie Bauchmuskelübungen in Rückenlage durchgeführt werden.

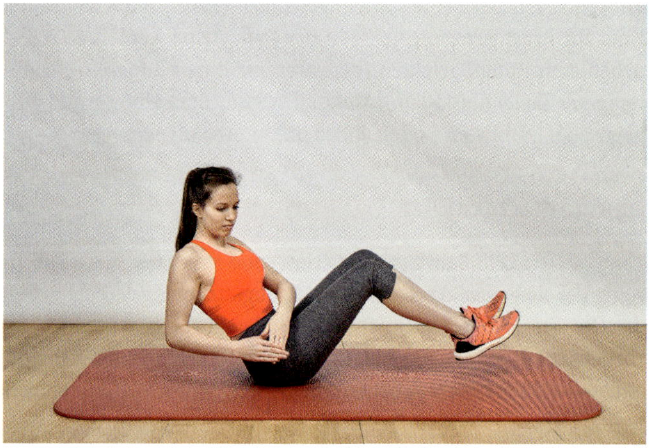

Abb. 21.96 Rotationsübung: Russian Twist

ÜK 97 BWS-Aufrichtung und Schulterblattfixation

Ziel

Aufrichtung der BWS und Fixation der Schulterblätter, Kräftigung der Rückenmuskulatur, Stabilisation der HWS.

Ausgangsstellung

Kniend vor Pezziball, Rumpf in Bauchlage entspannt auf Ball ablegen, Arme befinden sich seitlich in Innenrotation und die Hände in Pronation (➤ Abb. 21.97).

Übungsbeschreibung

Aufrichten des Oberkörpers über eine Stabilisation der LWS und Extension der BWS („Zusammenziehen der Schulterblätter"), Arme in Außenrotation, Hände in leichter Supination und für ca. 10 Sek. halten.

Variationen

- Aufrichtung der BWS in Bauchlage/im Stand/im Sitz erarbeiten.
- Position der Arme verändern: z. B. an den Kopf legen.
- Aufrichten mit gleichzeitiger Lateralflexion und Rotation.

Bemerkungen

- Keine verstärkte Lordose der LWS, die Übung sollte schmerzfrei durchführbar sein.
- Schultern bleiben distal, um deszendierende Schulter- und Rückenmuskulatur zu entlasten.
- Einsatz bei allen Verletzungen und Erkrankungen der Wirbelsäule unter Beachtung der Kontraindikationen (Phasen 2–4).

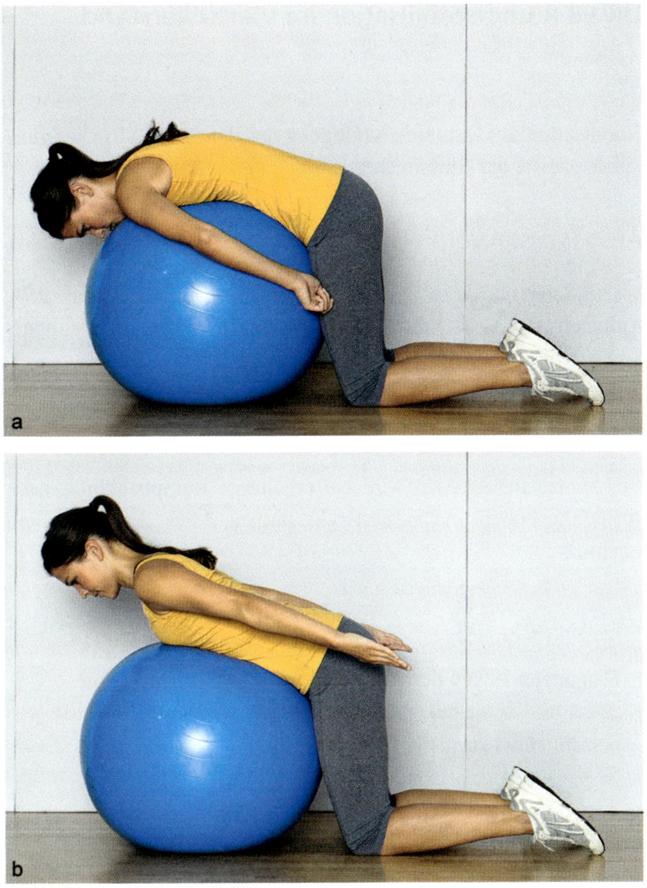

Abb. 21.97 a) Ausgangsstellung b) Endstellung

ÜK 98 Rumpfstabilisation im Vierfüßlerstand

Ziel

Stabilisation des Rumpfes, Kräftigung der Bauch- und Rückenmuskulatur sowie der Hüftstrecker.

Ausgangsstellung

Vierfüßlerstand, Arme leicht innenrotiert, Stabilisation der LWS, Anheben und Ausstrecken eines Beines nach hinten, im Sprunggelenk erfolgt eine Dorsalextension (➤ Abb. 21.98).

Übungsbeschreibung

Der kontralaterale Arm wird bei erhaltener Rumpfstabilität nach vorne angehoben und ausgestreckt, nach 2–3 Sek. Arm und Bein wechseln.

Variationen

- Diagonales Heben der Arme und Beine aus der Bauchlage.
- Arme und Beine bei erhaltener Rumpfstabilisation zunächst einzeln anheben.

Bemerkungen

- Zunächst Erarbeiten des korrekten Vierfüßlerstandes.
- Bei gehobenem und gestrecktem Bein auf Stabilisation der Lenden-Becken-Hüft-Region achten, bei angehobenem und gestrecktem Arm auf Stabilisation des Schultergürtels achten.
- Siehe auch methodische Reihe zur Kräftigung der Hüftextensoren und Ganzkörperstabilisation (➤ Kap. 21.2.1, ➤ Kap. 21.2.10).
- Einsatz bei allen Verletzungen und Erkrankungen der Wirbelsäule unter Beachtung der Kontraindikationen (Phasen 2–4) sowie bei Verletzungen und Erkrankungen der unteren Extremitäten (Phasen 3 und 4).

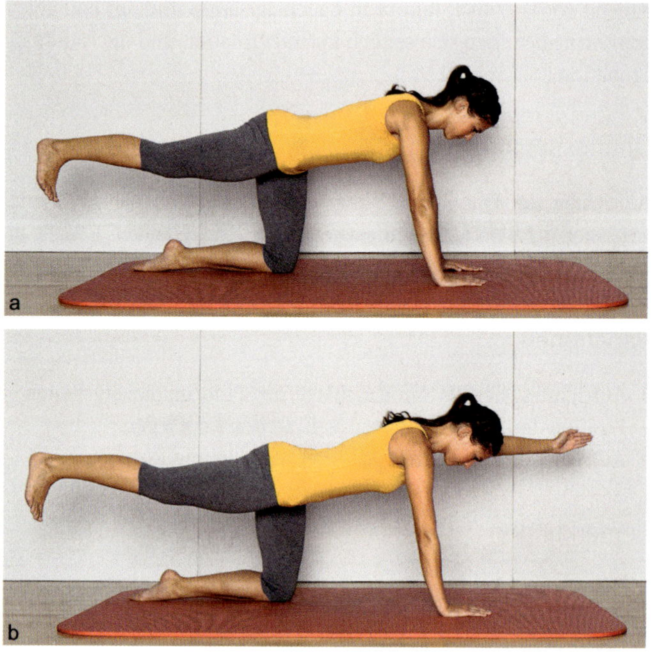

Abb. 21.98 a) Ausgangsstellung b) Endstellung

ÜK 99 „Hacker": Segmentale Stabilisation der WS

Ziel

Segmentale Stabilisation der Wirbelsäule, Kräftigung der Rückenmuskulatur, Stabilisation des Rumpfes.

Ausgangsstellung

Bauchlage, Beine gestreckt, Arme neben den Ohren in Verlängerung der WS, Blick zum Boden (➤ Abb. 21.99).

Übungsbeschreibung

Beide Arme und beide Beine werden leicht über dem Boden angehoben. Dann erfolgen schnelle, kleine, alternierende „Hackbewegungen" nach oben und unten, sowohl mit den Beinen als auch mit den Armen. Der Kopf wird dabei ebenfalls leicht vom Boden angehoben, bleibt aber in Verlängerung der WS und mit dem Blick zum Boden gerichtet.

Variationen

- Vorübung: Diagonales Heben der Arme und Beine aus der Bauchlage mit zwischenzeitlichem Ablegen (heißt: Anheben des gestreckten rechten Armes und des linken Beines, dann wieder ablegen. Anschließend Anheben des gestreckten linken Armes und des rechten Beines, ablegen.)
- „Hacker-Übung im Stand": Aufrechter, etwa hüftbreiter Stand, Kniegelenke leicht gebeugt. Ellenbogen am Körper angelegt und 90° angewinkelt. Schnelle, kleine, alternierende Hackbewegungen mit den Unterarmen.
- „Hacker-Übung im Stand" mit leichter Rumpfvorbeuge und Arme über Kopf: Halb-hohe Squat-Position, Rumpf vorgeneigt, die gesamte WS dabei aber gerade (kein Rundrücken), Kopf in Verlängerung der WS. Arme in Schrägvorhochhalte, dann schnelle, kleine, alternierende „Hackbewegungen" mit den Armen.
- „Hacker-Übung in Bauchlage auf dem Pezziball": Füße etwas breiter als hüftbreit auf dem Boden aufgestellt. Schräge Bauchlage auf dem Pezziball, Arme gestreckt in Verlängerung des Körpers, der eine Linie bildet. Schnelle, kleine, alternierende Hackbewegungen mit den Armen.

Bemerkungen

- Beim Anheben der Beine bleiben die Kniegelenke möglichst gestreckt (keine starke Beugung im Kniegelenk).
- Auf Stabilisation der Lenden-Becken-Hüft-Region achten.

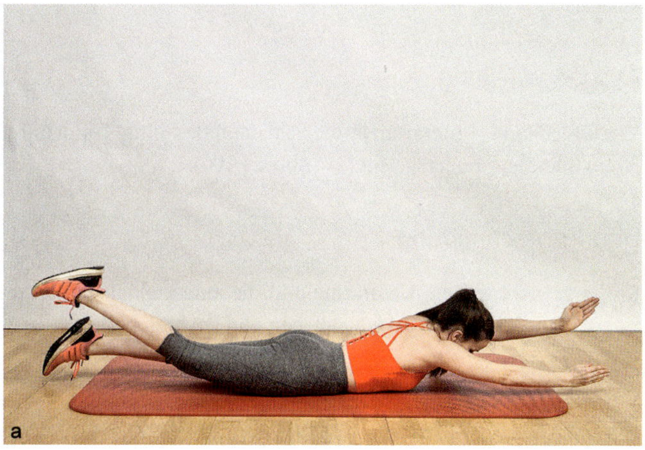

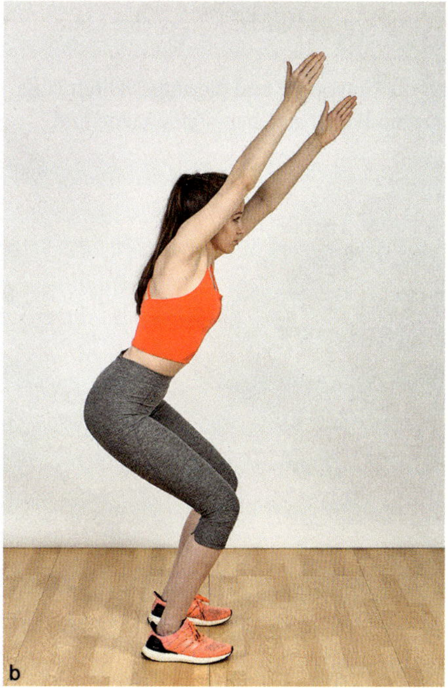

Abb. 21.99 „Hacker": Segmentale Stabilisation der WS a) in Bauchlage b) im Stand mit leichter Rumpfvorbeuge

ÜK 100 Bankstellung bzw. Bankstrecken im Sling-Trainer

Ziel

Stabilisation des Rumpfes, Kräftigung der Bauch- und Rückenmuskulatur.

Ausgangsstellung

Vierfüßlerstand, Unterarme in die Schlaufen des Sling-Trainers ca. 30 cm über dem Boden gelegt (➤ Abb. 21.100).

Übungsbeschreibung

Körpergewicht auf die Unterarme und die aufgestellten Füße verlagern, Knie leicht vom Boden anheben und Position halten.

Variationen

- Gewicht verstärkt auf die Unterarme verlagern und im Wechsel ein Bein nach hinten strecken, sodass der Körper eine Linie bildet.
- Gewicht verstärkt auf die Unterarme und die aufgestellten Füße verlagern, dann Knie vom Boden abheben. Beide Beine und Hüfte strecken, sodass sich der Körperschwerpunkt nach vorne bewegt. Danach die Beine und die Hüfte wieder beugen.

Bemerkungen

- Zunächst Erarbeiten des korrekten Vierfüßlerstandes.
- Körperspannung beibehalten, kein Rundrücken, kein Hohlkreuz.

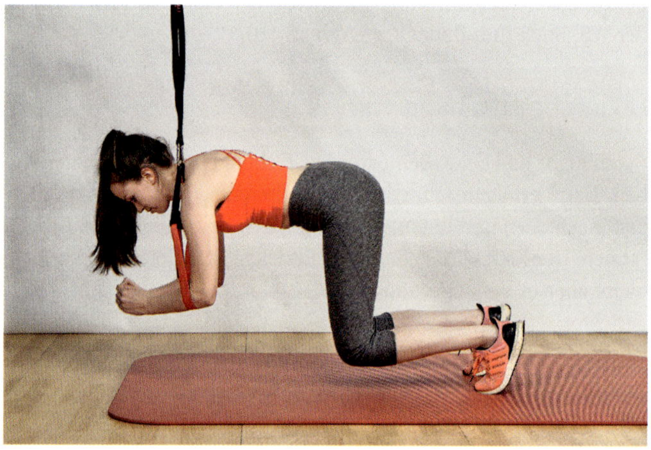

Abb. 21.100 Bankstellung bzw. Bankstrecken im Sling-Trainer

ÜK 101 Schulterbrücke: Stabilisationsübung für die dorsale Muskelkette

Ziel

Stabilisation und Kräftigung des Rumpfes und der dorsalen Muskelkette, Ganzkörperstabilisation.

Ausgangsstellung

Rückenlage, Arme liegen neben dem Körper, Füße aufgesetzt bei 90° Knieflexion, Anheben des Beckens, bis eine Linie vom Schultergürtel bis zu den Knien entsteht (➤ Abb. 21.101).

Übungsbeschreibung

Halten der Position bis max. 60 Sek.

Variationen

- Nach dem Anheben des Beckens: Strecken eines Beines unter Beibehaltung der stabilen Ausgangsposition.
- Ausgangsstellung mit nur einem Fuß aufgesetzt, einbeiniges Anheben des Beckens.
- Siehe auch ÜK 102.
- Füße aufgesetzt auf instabilem Untergrund (Wackelkissen, Gymnastikball etc.).
- Schulterbrücke als dynamische Übung (Anheben und Senken des Beckens ohne Haltephasen).

Bemerkungen

- Keine verstärkte Lordose der LWS.
- Auf Stabilität der Lenden-Becken-Hüft-Region achten, das Becken soll an der Seite des gehobenen Beines nicht absinken.
- Siehe auch methodische Reihe zur Ganzkörperstabilisation (➤ Kap. 21.2.10).
- Einsatz bei allen Verletzungen und Erkrankungen der Wirbelsäule (Phasen 2–4).

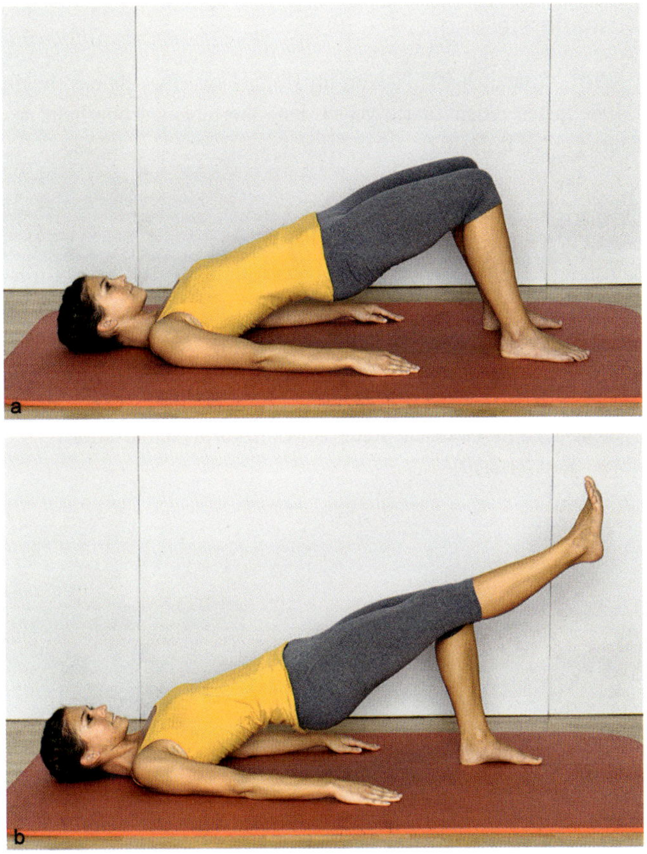

Abb. 21.101 a) Schulterbrücke b) Variation: Schulterbrücke und Strecken eines Beines unter Beibehaltung der stabilen Ausgangsposition

ÜK 102 Kräftigung der dorsalen Muskelkette und des Rumpfes mit Ganzkörperstabilisation

Ziel

➤ ÜK 101.

Ausgangsstellung

ÜK 101, zusätzlich 90° Flexion im Hüftgelenk eines Beines, beide Hände geben einen Druck gegen den Oberschenkel oberhalb des Knies (➤ Abb. 21.102).

Übungsbeschreibung

Konstanter Druck der Hände gegen das Knie, beidseitige Ausführung.

Bemerkungen

- Siehe auch methodische Reihe zur Ganzkörperstabilisation (➤ Kap. 21.2.10).

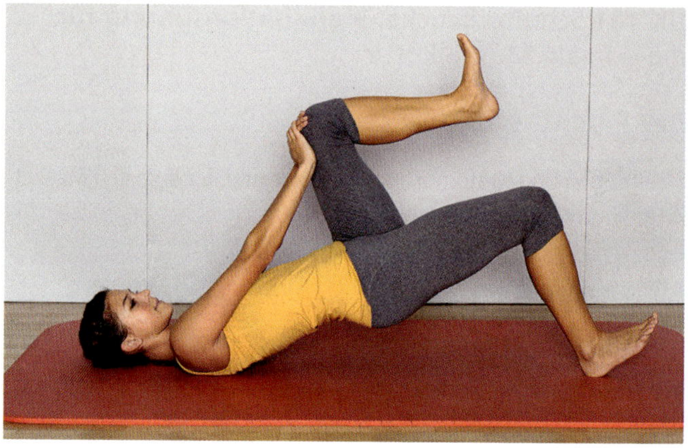

Abb. 21.102 Kräftigung der dorsalen Muskelkette und des Rumpfes mit Ganzkörperstabilisation

ÜK 103 Beinbeugen in Rückenlage mit den Füßen im Sling-Trainer

Ziel

Stabilisation und Kräftigung der dorsalen Muskelkette und des Rumpfes, Beinbeugemuskulatur, Ganzkörperstabilisation.

Ausgangsstellung

Rückenlage, Arme liegen neben dem Körper, Füße je in einer Schlaufe des Sling-Trainers ca. 30 cm über dem Boden (➤ Abb. 21.103).

Übungsbeschreibung

Anheben des Beckens, bis der Körper eine Linie (vom Schultergürtel bis zu den Füßen) bildet. In dieser Position Knie beugen und wieder strecken, dabei hebt sich das Becken weiter nach oben.

Variationen

- Arme senkrecht nach oben strecken, statt auf dem Boden ablegen.

Bemerkungen

- Gesäß oben halten, soll nicht absinken.
- Einsatz bei allen Verletzungen und Erkrankungen der Wirbelsäule (Phasen 2–4).

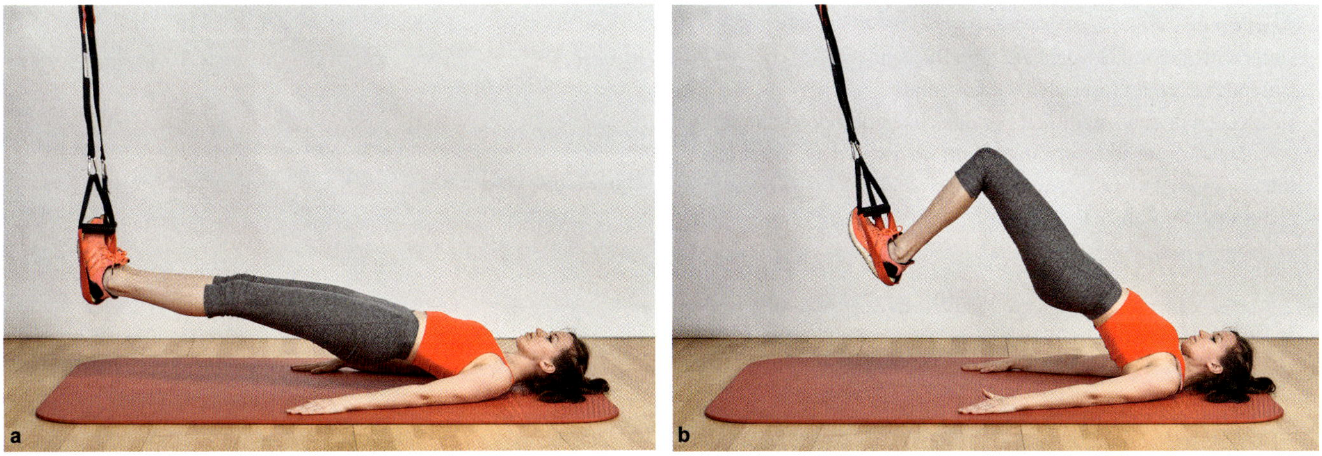

Abb. 21.103 a) Ausgangsstellung b) Endstellung

ÜK 104 Unterarmstütz: Stabilisation der ventralen Muskelkette

Ziel

Kräftigung der vorderen Rumpfmuskulatur, Ganzkörperstabilisation.

Ausgangsstellung

Bauchlage, Stütz auf Ellenbogen und auf Zehenspitzen, achsengerechtes Anheben des Rumpfes (➤ Abb. 21.104).

Übungsbeschreibung

Halten der Position über 40 bis max. 60 Sek.

Variationen

- Wechselseitiges Anheben der Arme und Beine zur Intensitätssteigerung.
- Unterarmstütz mit Gewicht auf dem Rücken.
- Unterarmstütz auf instabilem Untergrund.
- Übergehen in den Liegestütz: Handgelenke unter den Schultergelenken, Körper in einer Linie, dann wieder in den Unterarmstütz.
- Siehe auch ➤ Tab. 6.4.

Bemerkungen

- Darauf achten, dass die Position des Körpers beibehalten wird (Spannung in Bauch und Gesäß, Nacken in Verlängerung der Wirbelsäule). Häufig wird in eine verstärkte Hüftflexion ausgewichen.
- Vorübung: Stütz auf den Knien statt auf den Zehenspitzen.
- Vorübung: Unterarmstütz, Stütz auf Zehenspitzen, aber Unterarme auf Erhöhung.
- Siehe auch methodische Reihe zur Ganzkörperstabilisation (➤ Kap. 21.2.10).
- Einsatz bei allen Verletzungen und Erkrankungen der Wirbelsäule (Phasen 2–4).

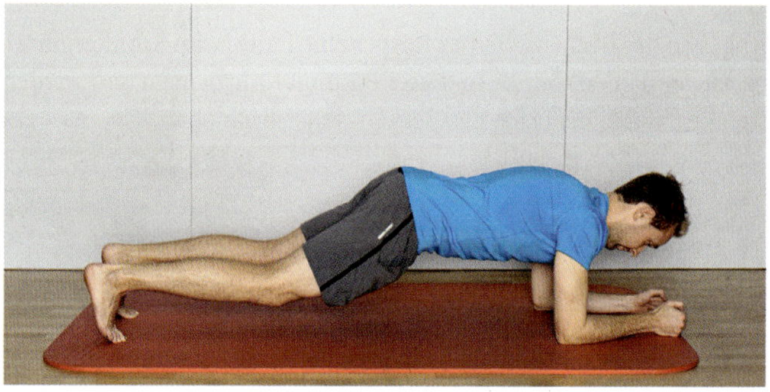

Abb. 21.104 Unterarmstütz

ÜK 105 Frontneigen im Stand (ein- und beidbeinig)

Ziel

Verbesserung der Stabilisationsfähigkeit der ventralen Kette und der oberen Extremitäten.

Ausgangsstellung

Beidbeiniger, hüftbreiter Stand, Ellenbogen ca. 90° gebeugt und die Unterarme in die Schlaufen des Sling-Trainers gelegt (Höhe des Sling-Trainers entsprechend anpassen) (> Abb. 21.105).

Übungsbeschreibung

Druck auf die Unterarme ausüben, den Körperschwerpunkt nach vorne verlagern, dabei bleibt der gesamte Körper in einer Linie. Anschließend den Körperschwerpunkt zurück in die Ausgangsstellung bewegen.

Variationen

- Nachdem der Körper nach vorne bewegt wurde, in der Endstellung ein Bein vom Boden lösen, Position stabilisieren.

Bemerkungen

- Rumpfstabilisation während der gesamten Übung. Kein „Hohlkreuz", kein „Rundrücken".
- Einsatz bei allen Verletzungen und Erkrankungen der oberen Extremität, insbesondere bei Schulterinstabilitäten.

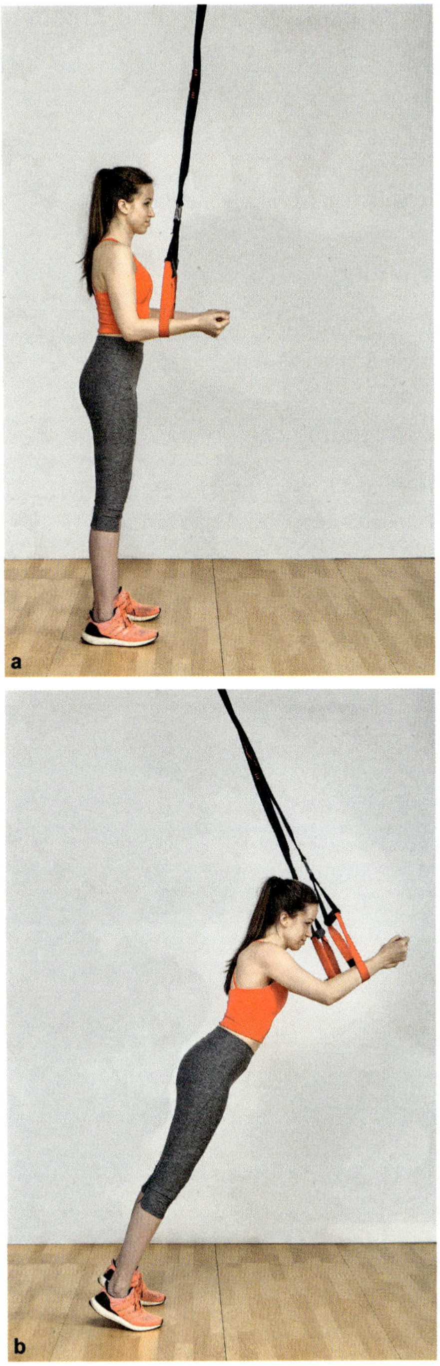

Abb. 21.105 a) Ausgangsstellung b) Endstellung

ÜK 106 Unterarmstütz: Hüft- und Kniebeugen mit den Füßen im Sling-Trainer

Ziel

Kräftigung der vorderen Rumpfmuskulatur, ventrale Kette, Hüftbeugemuskulatur, Ganzkörperstabilisation.

Ausgangsstellung

Unterarmstütz, beide Füße in der Schlaufe des Sling-Trainers, ca. 30 cm über dem Boden (➤ Abb. 21.106).

Übungsbeschreibung

Flexion in Hüft- und Kniegelenk wird durchgeführt, sodass sich die Beine deutlich unter dem Oberkörper befinden.

Variationen

- Unterarmstütz mit Füßen im Sling-Trainer statisch halten, ohne Anziehen der Beine.
- Sling-Trainer mit zwei Schlaufen für je einen Fuß: Wechselseitiges Anziehen der Beine.
- Stütz auf den Händen statt auf den Unterarmen, heißt: Liegestützposition, dann Anziehen der Beine; Handgelenke unter den Schultergelenken.

Bemerkungen

- Körperspannung beibehalten (Spannung in Bauch und Gesäß, Nacken in Verlängerung der Wirbelsäule).
- Einsatz bei allen Verletzungen und Erkrankungen der Wirbelsäule (Phasen 2–4).
- Siehe auch ➤ Tab. 6.4.

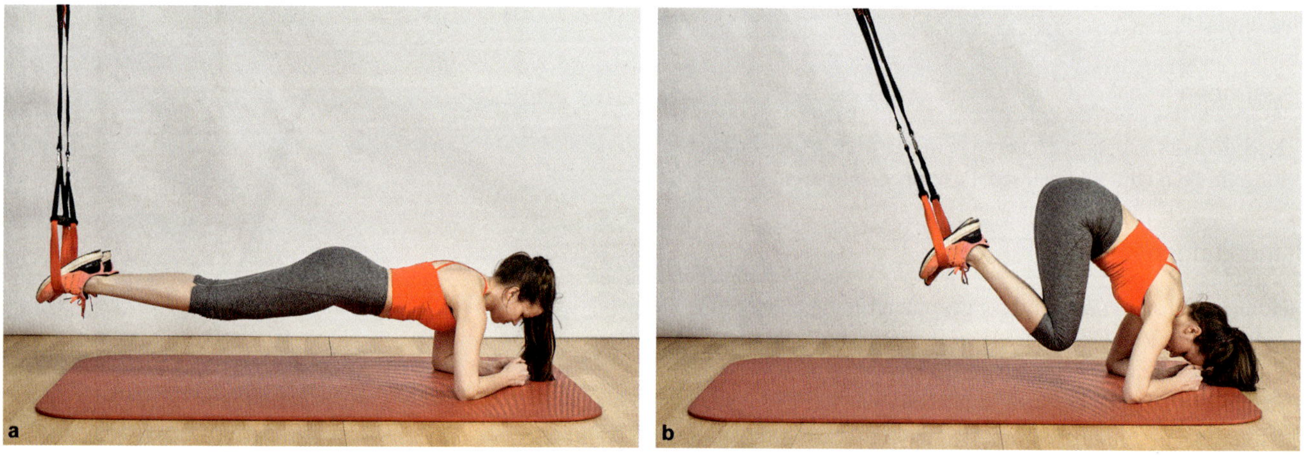

Abb. 21.106 a) Ausgangsstellung b) Endstellung

ÜK 107 Seitlicher Unterarmstütz: Stabilisation der lateralen Muskelkette

Ziel

Kräftigung der lateralen Rumpfmuskulatur, Ganzkörperstabilisation.

Ausgangsstellung

Seitlage, aufgestützter Ellenbogen, das untere Knie ist 90° nach hinten abgewinkelt, achsengerechtes Anheben des Rumpfes und des oberen Beines (➢ Abb. 21.107).

Übungsbeschreibung

Halten der Position über 40 bis max. 60 Sek.

Variationen

- Zunächst ohne Anheben des oberen Beins.
- Strecken des unteren Beines zur Intensitätssteigerung.
- Siehe auch ➢ Tab. 6.4.

Bemerkungen

- Darauf achten, dass die Position des Körpers beibehalten wird.
- Übung beidseitig ausführen.
- Siehe auch methodische Reihe zur Ganzkörperstabilisation (➢ Kap. 21.2.10).
- Einsatz bei allen Verletzungen und Erkrankungen der Wirbelsäule (Phasen 2–4).

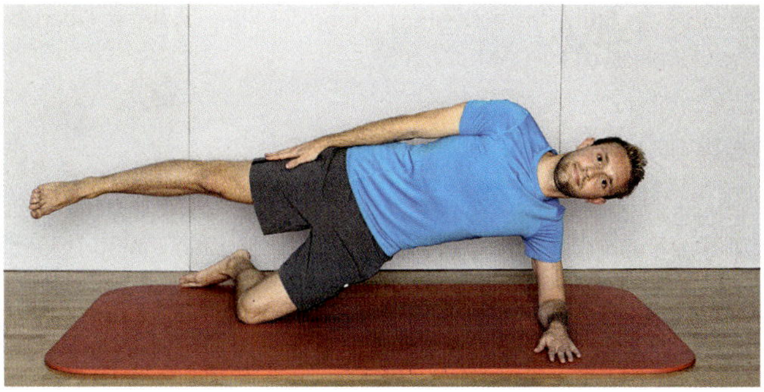

Abb. 21.107 Seitlicher Unterarmstütz: Stabilisation der lateralen Muskelkette

ÜK 108 Seitstütz im Stand im Sling-Trainer (ein- und beidbeinig)

Ziel

Kräftigung der Rumpfmuskulatur, laterale Kette.

Ausgangsstellung

Beidbeiniger Stand, Ellenbogen 90° gewinkelt, Unterarme in je eine Schlaufe des Sling-Trainers gelegt (Höhe des Sling-Trainers entsprechend anpassen) (➤ Abb. 21.108).

Übungsbeschreibung

Verlagerung des Körperschwerpunkts zu einer Seite, dabei Druck auf den entsprechenden Unterarm. Arm wird zur Seite abduziert. Nach Erreichen der Endposition Adduktion des Armes und Rückbewegung in die Ausgangsposition.

Variationen

- In der Endposition Abheben eines Fußes in den Einbeinstand.
- Schlaufe mit je einer Hand greifen, statt die Unterarme in die Schlaufen des Sling-Trainers zu legen, Abduktion des Armes und Verlagerung des Körperschwerpunkts zur Seite. Anschließend Adduktion des Armes und Rückbewegung in die Ausgangsposition.

Bemerkungen

- Auf Rumpfstabilisation, Körperspannung achten.
- Hüfte bleibt aufrecht.
- Schulter möglichst tief halten, Schulterblätter zusammenziehen.

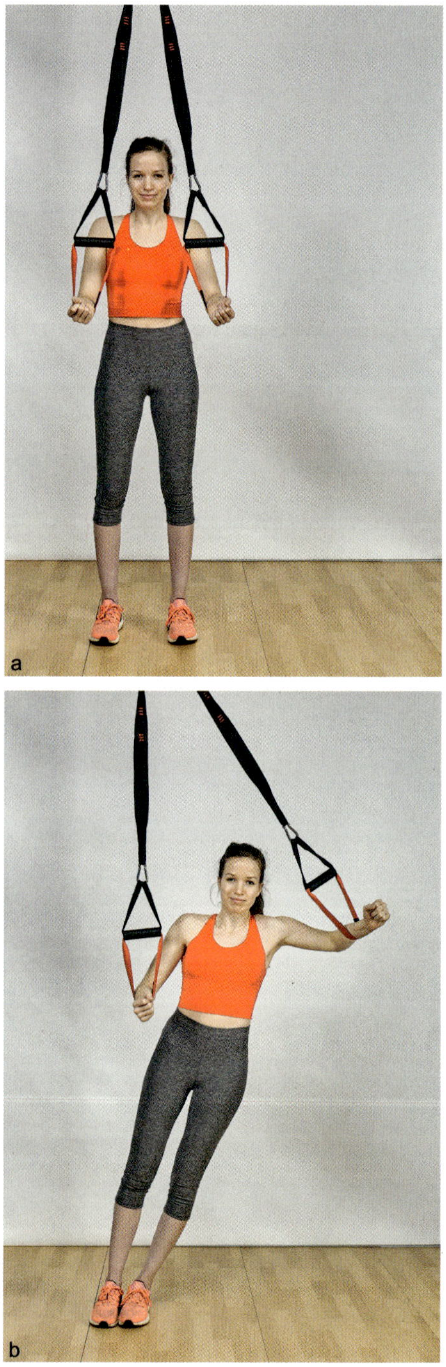

Abb. 21.108 a) Ausgangsstellung b) Endstellung

ÜK 109 Seitlicher Unterarmstütz mit den Füßen im Sling-Trainer

Ziel

Kräftigung der lateralen Rumpfmuskulatur, Ganzkörperstabilisation.

Ausgangsstellung

Seitlage, aufgestützter Ellenbogen, die Füße im Sling-Trainer (> Abb. 21.109).

Übungsbeschreibung

Hüfte anheben, das Gewicht wird auf dem Unterarm und den Füßen verteilt. Halten der Position über 40 bis max. 60 Sek. Der Körper bildet eine Linie.

Variationen

- Anheben des oberen Beines.
- Stütz auf dem Unterarm, beide Beine anziehen und wieder strecken, dabei Flexion in Hüft- und Kniegelenk.
- Rotation mit Hüftbeugen im Seitstütz: Beim Anziehen der Beine (Flexion in Hüft- und Kniegelenk) wird eine Rotation mit dem gesamten Körper in Richtung Boden ausgeführt, der Blick ist ebenfalls Richtung Boden gerichtet.
- Rotation im Seitstütz: Durch den freien, oberen Arm wird eine Rotationsbewegung eingeleitet, d. h. die freie Hand wird unter die Brust geführt, dabei rotiert der gesamte Körper Richtung Boden. Die Beine bleiben gestreckt. Anschließend zurück in die Ausgangsposition.

Bemerkungen

- Darauf achten, dass die Position des Körpers beibehalten wird, kein Verdrehen des Körpers.
- Siehe auch methodische Reihe zur Ganzkörperstabilisation (> Kap. 21.2.10).
- Einsatz bei allen Verletzungen und Erkrankungen der Wirbelsäule (Phasen 2–4).
- Siehe auch > Tab. 6.4.

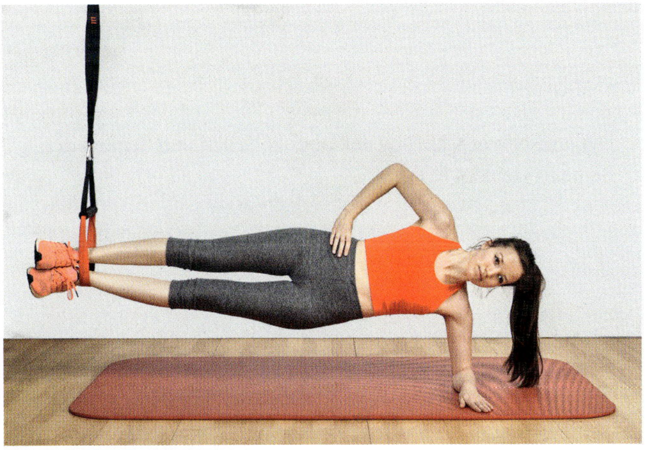

Abb. 21.109 Seitlicher Unterarmstütz mit den Füßen im Sling-Trainer

ÜK 110 Kräftigung der schrägen Bauchmuskulatur

Ziel

Kräftigung der schrägen Bauchmuskulatur.

Ausgangsstellung

Seitlage, Knie in ca. 90° Flexion, Fuß in Neutral-Null-Position, der obere Arm stützt vor dem Körper, Knie und Füße werden bis max. 45° vom Boden angehoben (➤ Abb. 21.110).

Übungsbeschreibung

Halten der Position über 40 bis max. 60 Sek.

Variationen

- Dynamische Ausführung der Übung: Heben und Senken der Beine in kleinem ROM.

Bemerkungen

- Übung beidseitig durchführen.
- Darauf achten, dass die Position des Körpers beibehalten wird.
- Einsatz bei allen Verletzungen und Erkrankungen der Wirbelsäule (Phasen 3 und 4).

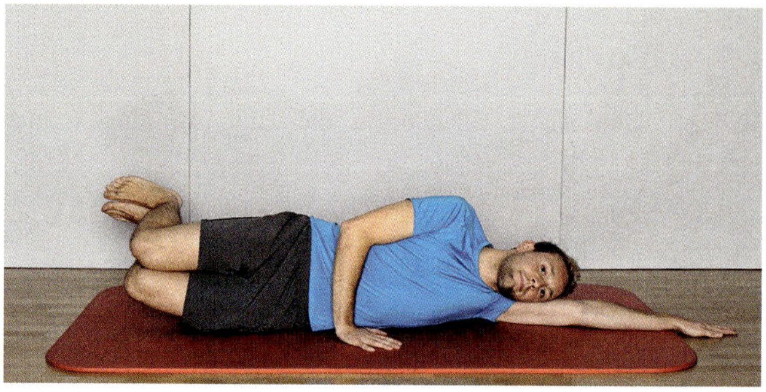

Abb. 21.110 Kräftigung der schrägen Bauchmuskulatur

ÜK 111 Stabilisation der LWS in Rückenlage am Zugsystem

Ziel

Stabilisation der Wirbelsäule, Kräftigung der Rumpfmuskulatur.

Ausgangsstellung

Rückenlage auf Behandlungsbank, Kopf Richtung Zugsystem, Füße angestellt, Arme in Elevation, Zug von oben (➤ Abb. 21.111).

Übungsbeschreibung

Körpernahe Zugbewegung der Arme in geringer Bewegungsamplitude bis zur Hüfte, Zug parallel zur Wirbelsäule.

Variationen

- Bewegungsamplitude vergrößern.
- Gewicht/Zug steigern.

Bemerkungen

- Auf Stabilisation der LWS achten.
- Siehe auch methodische Reihe zur Haltungsstabilisation der LWS (➤ Kap. 21.2.7).
- Einsatz bei allen Verletzungen und Erkrankungen der Wirbelsäule (Phasen 3–4).

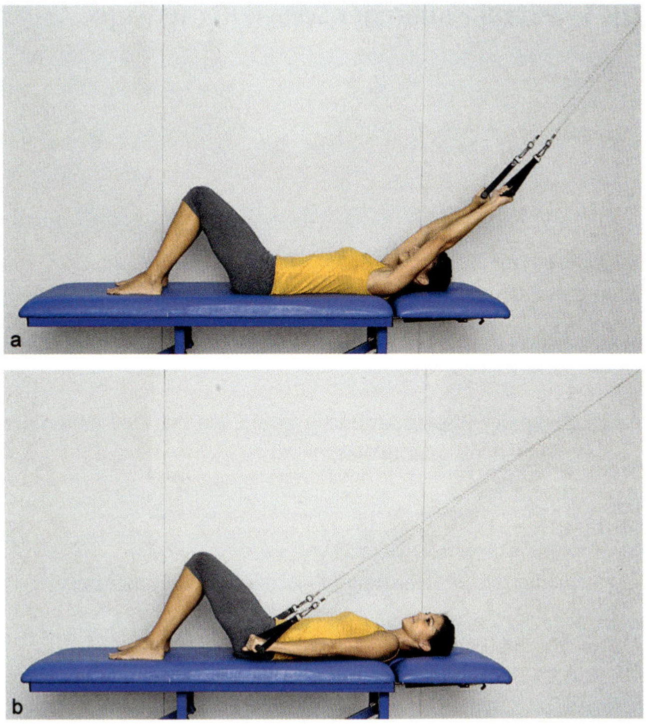

Abb. 21.111 a) Ausgangsstellung b) Endstellung

ÜK 112 Stabilisation der LWS in Rückenlage

Ziel

Stabilisation der LWS.

Ausgangsstellung

Rückenlage auf Behandlungsbank, Beine lang, Zug um LWS von oben genau senkrecht von dorsal nach ventral (> Abb. 21.112).

Übungsbeschreibung

Anspannung der Rumpfmuskulatur gegen den Zug und halten der Position über 40 bis max. 60 Sek.

Variationen

- Von isometrischer Belastung zu geringer dynamischer Belastung.
- Zur Intensitätssteigerung Widerstand erhöhen.

Bemerkungen

- Die Übung sollte schmerzfrei durchgeführt werden.
- Siehe auch methodische Reihe zur Haltungsstabilisation der LWS (> Kap. 21.2.7).
- Einsatz bei allen Verletzungen und Erkrankungen der Wirbelsäule (Phasen 2–4).

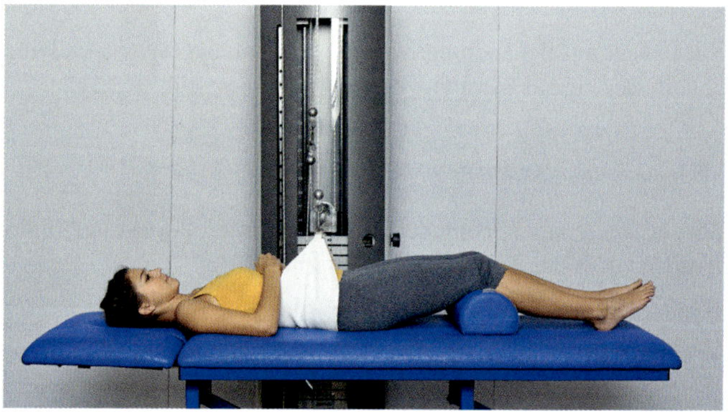

Abb. 21.112 Stabilisation der LWS in Rückenlage

ÜK 113 Stabilisation der LWS im Sitz am Zugsystem

Ziel

Stabilisation der Wirbelsäule, Kräftigung der Rumpfmuskulatur.

Ausgangsstellung

Sitz mit Blick zum Zugsystem, Zug mit Schlaufe von dorsal nach ventral um LWS (➤ Abb. 21.113).

Übungsbeschreibung

Anspannung der Rumpfmuskulatur gegen den Zug und halten der Position über 40 bis max. 60 Sek.

Variationen

- Von isometrischer Belastung zu geringer dynamischer Belastung.
- Zur Intensitätssteigerung Widerstand erhöhen.
- Im Stand.
- Mit Unterstützungsfläche am Brustkorb.

Bemerkungen

- Die Übung sollte schmerzfrei durchführbar sein.
- Siehe auch methodische Reihe zur Haltungsstabilisation der LWS (➤ Kap. 21.2.7).
- Einsatz bei allen Verletzungen und Erkrankungen der Wirbelsäule (Phasen 3 und 4).

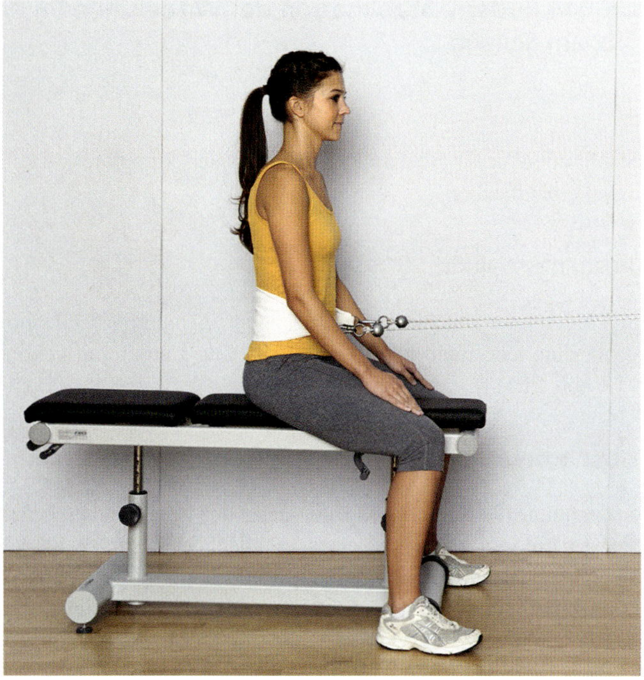

Abb. 21.113 Stabilisation der LWS im Sitz am Zugsystem

ÜK 114 Rudern: Stabilisation der Wirbelsäule im Sitz am Seilzug

Ziel

Stabilisation der Wirbelsäule, Kräftigung der Rumpfmuskulatur, Schulterblattfixation.

Ausgangsstellung

Sitz auf Hocker mit Blick zum Zugsystem, Arme in 90° Ellenbogenflexion, jede Hand greift einen Griff, Zug kommt von ventral (➤ Abb. 21.114).

Übungsbeschreibung

Anspannung der Rumpfmuskulatur gegen den Zug. Symmetrischer Zug nach dorsal bei gleichbleibender Ellenbogenflexion („ROW", Zusammenziehen der Schulterblätter) mit dem Ziel der Schulterblattfixation und Kräftigung der Rhomboideen. Anschließend wieder lösen und erneuter symmetrischer Zug (fließende Bewegung).

Variationen

- Ausgangsstellung mit gestreckten Armen, Zug in 90° Ellenbogenflexion.
- Siehe auch ➤ Tab. 6.4.
- Wechselseitiger Zug der Arme nach dorsal bei gleichbleibender Ellenbogenflexion und stabilisierter LWS mit hoher Bewegungsfrequenz/kleiner Bewegungsamplitude mit dem Ziel der segmentalen Stabilisation und Kräftigung der kurzen Rotatoren (siehe auch ÜK 122).
- Widerstand erhöhen (Intensitätssteigerung).
- Sitz auf instabilem Untergrund.
- Stand.
- Ruderbewegung mit Bändern statt Seilzug, z. B. befestigt an einer Sprossenwand.

Bemerkungen

- Auf die korrekte Sitzposition achten, Bauch ist angespannt.
- Vorübung: Ansteuerung der Schultermuskulatur üben, Zugübung im Stand mit Bändern.
- Siehe auch methodische Reihe zur Haltungsstabilisation der LWS (➤ Kap. 21.2.7).
- Einsatz bei allen Verletzungen und Erkrankungen der Wirbelsäule (Phasen 3 und 4).

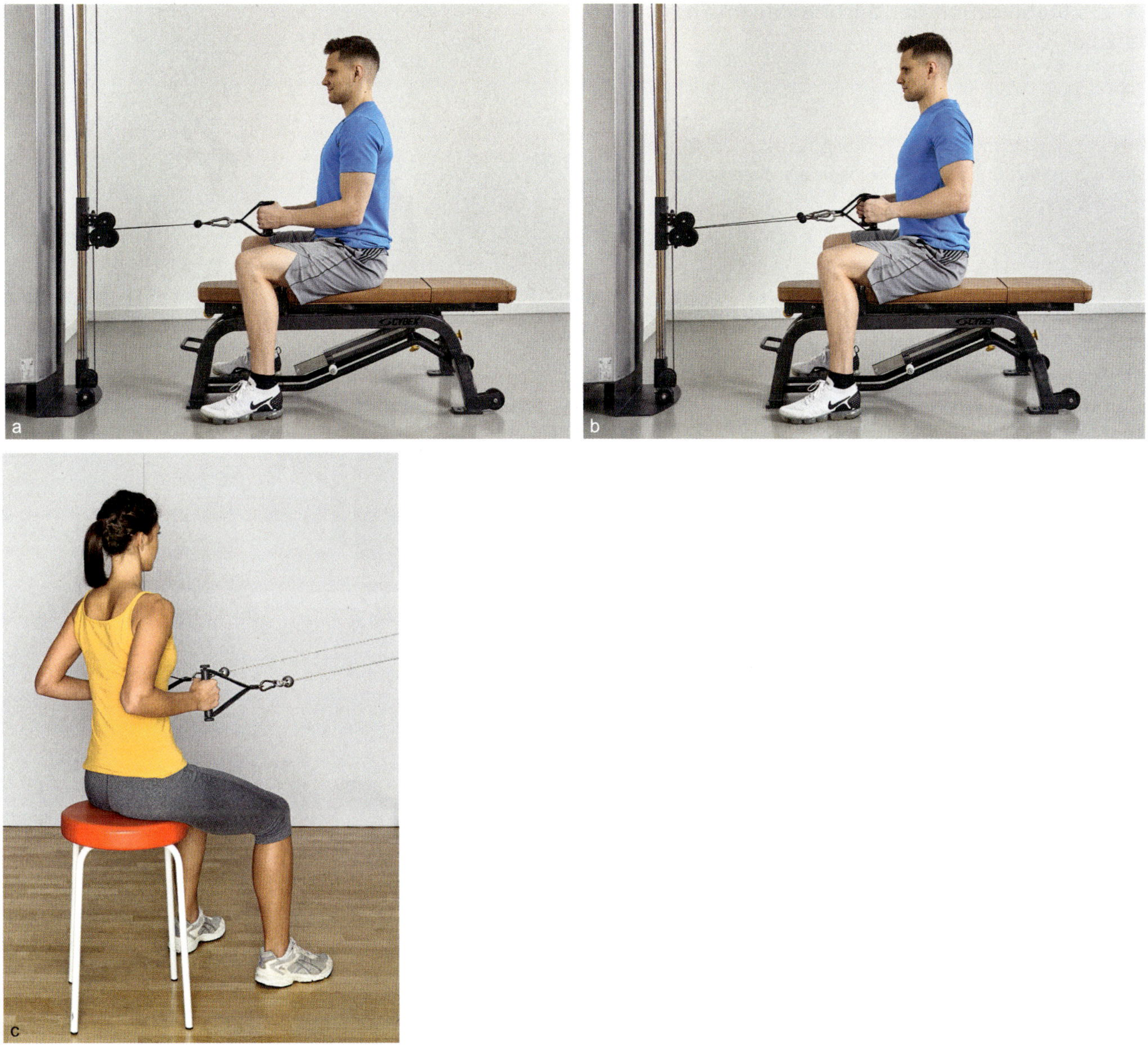

Abb. 21.114 Stabilisation der LWS im Sitz am Zugsystem a) Ausgangsstellung, b) Endstellung, c) Endstellung, „ROW"

ÜK 115 Stabilisation der Wirbelsäule im Sitz am Seilzug

Ziel

Verbesserung der muskulären Leistungsfähigkeit der Rumpf- und Schultermuskulatur, bilaterale Diagonale am Zugsystem, angelehnt an PNF-Pattern.

Ausgangsstellung

Aktiv stabilisierter Sitz frontal zum Zugsystem, hohe Seileinstellung mit Zug von oben, Arme in Flexion/Außenrotation/leichter Adduktion, Hände nehmen Griff oder Schlaufe um das Handgelenk (➤ Abb. 21.115).

Übungsbeschreibung

Bewegung in Extension/Abduktion/Innenrotation und wieder zurück.

Variationen

- Veränderung der Gewichtsbelastung.
- Veränderung der Seilführung (Veränderung der Krafteinwirkung).
- Veränderung der Bewegungsausführung: z. B. nur zweidimensionale Bewegung durchführen.
- Zug eines oder beider Arme gestreckt am Körper vorbei.
- Unilaterale Ausführung.
- Mit Außenrotation der Hände in der Endposition.
- Ausführung im aktiv stabilisierten Stand.

Bemerkungen

- Korrekten, stabilen Sitz bzw. Stand einhalten.
- Korrekte Krafteinwirkung durch richtige Positionierung und Seilführung beachten.
- Siehe auch methodische Reihe zur Erarbeitung der Adduktion und Abduktion und Komplexbewegungen der oberen Extremitäten (➤ Kap. 21.2.4, ➤ Kap. 21.2.5).
- Siehe auch methodische Reihe zur Haltungsstabilisation der LWS (➤ Kap. 21.2.7).
- Einsatz bei allen Erkrankungen und Verletzungen des Schultergelenks (Phasen 2 und 3) und der Wirbelsäule (Phasen 3 und 4).

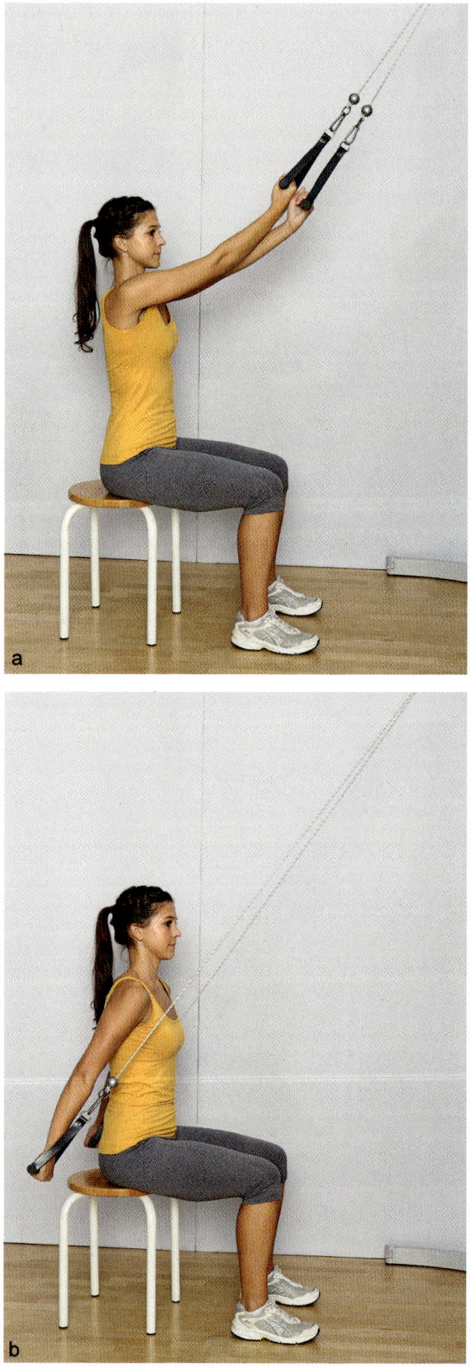

Abb. 21.115 a) Ausgangsstellung b) Endstellung

ÜK 116 Weites Rudern: Stabilisation der Wirbelsäule im Schrägstand am Sling-Trainer

Ziel

Verbesserung der muskulären Leistungsfähigkeit der Rumpf,- Schulter- und Armmuskulatur.

Ausgangsstellung

Schlaufen werden mit den Händen gegriffen, Arme sind gestreckt, Füße werden ungefähr unter der Aufhängung des Sling-Trainers platziert. Der gesamte Körper befindet sich in einer zurückgelehnten Position, der Körper bildet eine Linie (➤ Abb. 21.116).

Übungsbeschreibung

Arme werden abduziert und somit der Körper angehoben. Die Position der Füße sowie die gestreckte Körperposition werden nicht verändert.

Variationen

- Enges Rudern (Beugung statt Abduktion der Arme)
- Je schräger (Liegehang) die Startposition gestaltet wird (Füße weit nach vorne setzen), desto mehr Gewicht muss durch Beugung der Arme nach oben bewegt werden und desto mehr muss die Rumpfmuskulatur Arbeit zur Stabilisierung des Körpers leisten.
- Rotation aus dem Hang: Beugen der Arme und ziehen nach oben in die Seitlage, Hände vor die Brust (Füße drehen mit in Schrittstellung).
- Einarmige Rotation: Fassen nur einer Schlaufe mit einer Hand, seitlicher Liegehang: Beugen des Armes, sodass der Körper angehoben wird, dabei Rotation um 90° aus der Seitlage in Rücklage und Blick zur Schlaufe des Sling-Trainers.

Bemerkungen

- Korrekten, stabilen Stand einhalten.
- Rumpfspannung halten, kein Hohlkreuz, kein Rundrücken, Gesäß anspannen!
- Siehe auch ➤ Tab. 6.4.

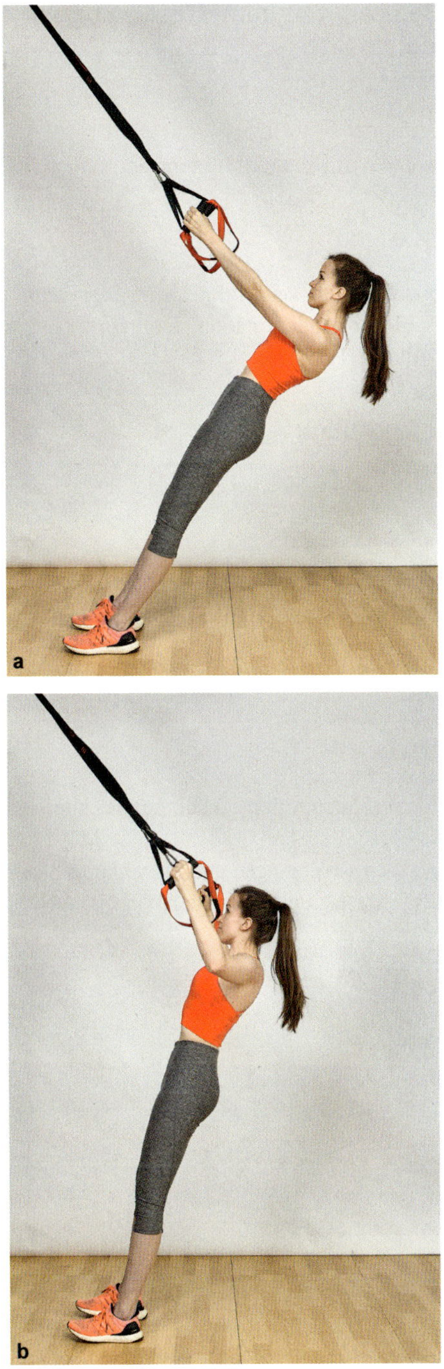

Abb. 21.116 a) Ausgangsstellung b) Endstellung

ÜK 117 Beidseitige symmetrische Zugbewegung von kaudal im Sitz

Ziel

Stabilisation der Wirbelsäule/Kräftigung der Rumpfmuskulatur.

Ausgangsstellung

Stabiler Sitz auf dem Hocker mit Blick zum Zugsystem, beide Arme in Anteversion und Außenrotation, Kammgriff, Zug kommt von kaudal (➤ Abb. 21.117).

Übungsbeschreibung

Flexion im Ellenbogengelenk bei erhaltener Rumpfstabilität.

Variationen

- Sitz auf instabilem Untergrund: z. B. Pezziball, Ballkissen etc.
- Durchführung im Stand.
- Erhöhung des Gewichts (Intensitätssteigerung).

Bemerkungen

- Auf die korrekte Sitzposition achten, Ausweichbewegungen vermeiden.
- Einsatz bei allen Verletzungen und Erkrankungen der oberen Extremität (Phasen 2 und 3) und der Wirbelsäule (Phasen 3 und 4).

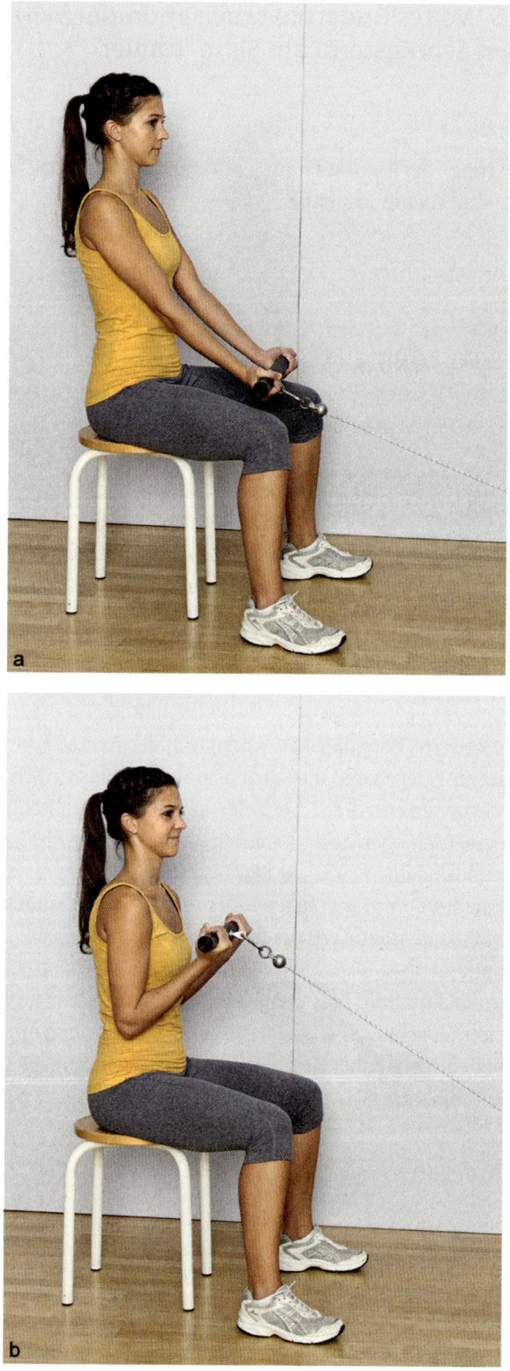

Abb. 21.117 a) Ausgangsstellung b) Endstellung

ÜK 118 Rumpfstabilisation auf instabiler Sitzfläche bei symmetrischer Armbewegung

Ziel

Stabilisation der Wirbelsäule/Kräftigung der Rumpfmuskulatur, Aktivierung der Schultermuskulatur, Aktivierung der segmental stabilisierenden Muskulatur.

Ausgangsstellung

Sitz auf Pezziball frontal zum Zugsystem, Arme in leichter Anteversion bei ca. 45° Schulterflexion/Innenrotation/Ellenbogenextension, zwei Züge kommen von kaudal (➤ Abb. 21.118).

Übungsbeschreibung

Bewegung in Elevation (Schulterflexion)/Außenrotation/leichte Abduktion in Anlehnung an PNF-Pattern.

Variationen

- Sitz auf stabilem Untergrund mit ventraler Unterstützungsfläche.
- Durchführung der Übung im Stand (ÜK 119).
- Erhöhung des Gewichts (Intensitätssteigerung).

Bemerkungen

- Siehe auch methodische Reihe zur Erarbeitung von Komplexbewegungen der oberen Extremitäten (➤ Kap. 21.2.5).
- Siehe auch methodische Reihe zur Haltungsstabilisation der LWS (➤ Kap. 21.2.7).
- Einsatz bei allen Verletzungen und Erkrankungen der oberen Extremität (Phasen 2 und 3) und der Wirbelsäule (Phasen 3 und 4).

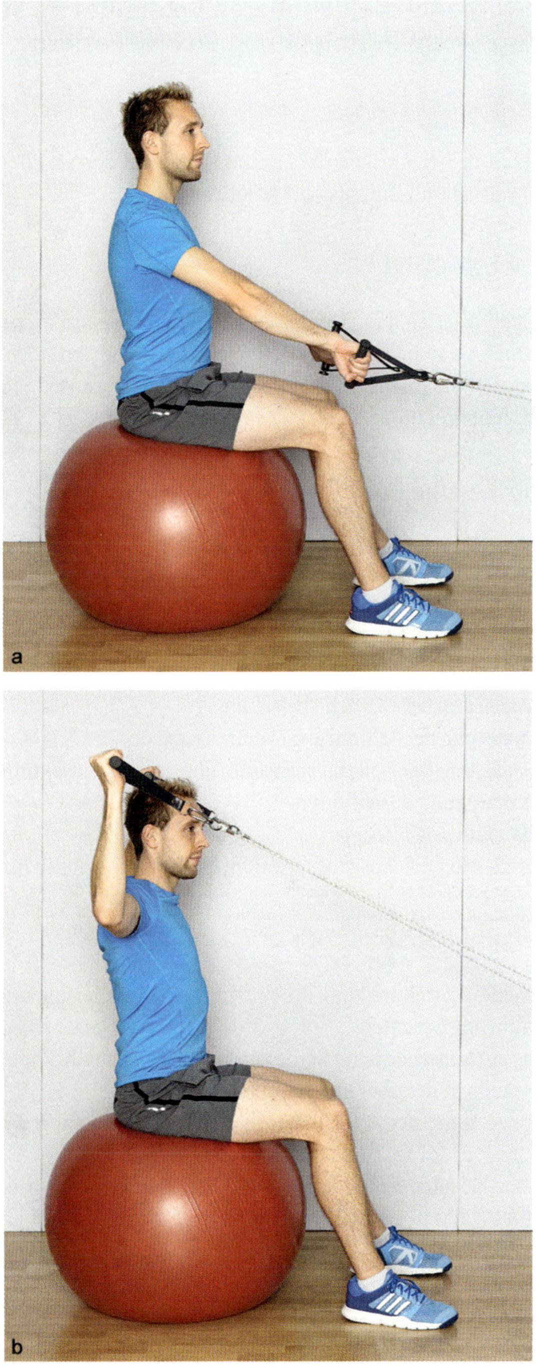

Abb. 21.118 a) Ausgangsstellung b) Endstellung

ÜK 119 Diagonale der oberen Extremität im Stand am Zugsystem in Anlehnung an PNF-Pattern

Ziel

Verbesserung der muskulären Leistungsfähigkeit der Schulter- und Rumpfmuskulatur, Rumpfstabilisation.

Ausgangsstellung

Aktiv-stabilisierter Stand frontal zum Zugsystem, leichte Vorneigung des Rumpfes durch Flexion im Hüftgelenk bei stabilisierter LWS, tiefe Seileinstellung, Arme in leichter Anteversion bei ca. 45° Schulterflexion, Innenrotation/Ellenbogenextension (➤ Abb. 21.119).

Übungsbeschreibung

Bewegung in Schulterflexion/Außenrotation/Abduktion angelehnt an PNF-Pattern.

Variationen

- Veränderung der Gewichtsbelastung.
- Veränderung der Seilführung (Veränderung der Krafteinwirkung).
- Veränderung der Bewegungsausführung: z. B. nur zweidimensionale Bewegung durchführen.
- Unilaterale Ausführung.
- Veränderung der Ausgangsposition: Stand auf instabiler Ebene.

Bemerkungen

- Korrekte Krafteinwirkung durch richtige Positionierung und Seilführung beachten.
- Siehe auch methodische Reihe zur Erarbeitung von Komplexbewegungen der oberen Extremitäten (➤ Kap. 21.2.5).
- Siehe auch methodische Reihe zur Haltungsstabilisation der LWS (➤ Kap. 21.2.7).
- Einsatz bei allen Erkrankungen und Verletzungen des Schultergelenks (Phasen 2 und 3) und der Wirbelsäule (Phasen 3 und 4).

21

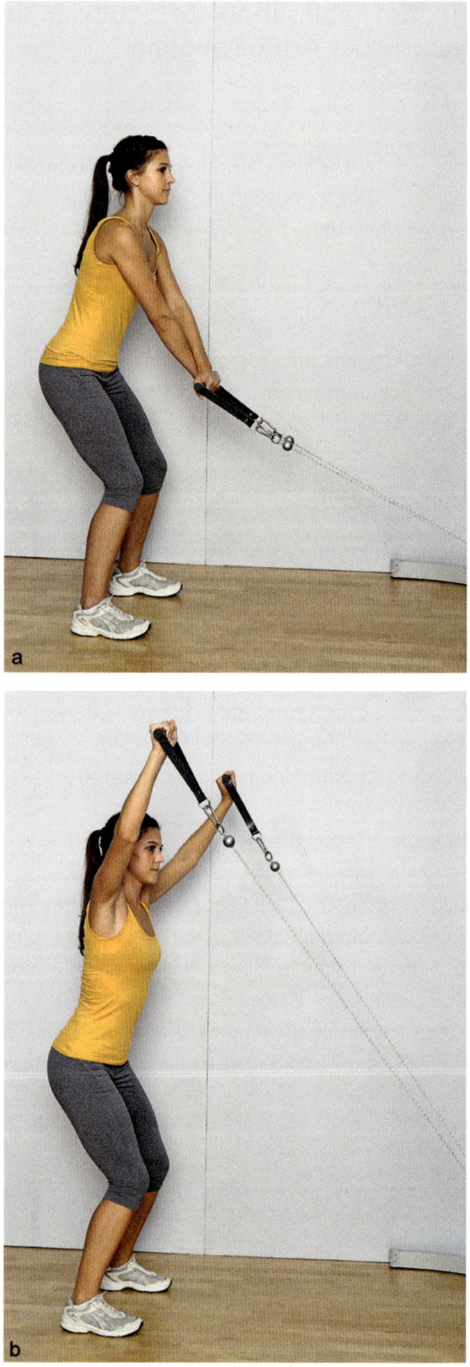

Abb. 21.119 a) Ausgangsstellung b) Endstellung

ÜK 120 Kreuzheben mit der Langhantelstange

Ziel

Kräftigung der dorsalen, körperaufrichtenden Muskulatur im Stand (Rumpf-, Bein- und Gesäßmuskulatur); Ganzkörperstabilisation.

Ausgangsstellung

Schulterbreiter Stand, die Langhantelstange liegt auf dem Boden vor den Füßen (➤ Abb. 21.120).

Übungsbeschreibung

Beine beugen, den Oberkörper nach vorne beugen, die Arme sind gestreckt. Die Stange mit den Händen umfassen, dann die Beine strecken und den Oberkörper gleichzeitig aufrichten, sodass die Stange nach oben gehoben wird. Bei Vollendung der Aufrichtung Schulterblätter nach hinten unten ziehen.

Variationen

- Kreuzheben mit leichtem Holzstab statt mit Langhantelstange.
- Kreuzheben mit zusätzlichem Gewicht an der Langhantelstange.
- Einbeiniges Kreuzheben, z. B. mit Kettlebell in einer Hand

Bemerkungen

- Bewusste Ansteuerung der unteren Rückenmuskulatur, der Rücken bleibt während der Übung gestreckt, ggf. sogar leichtes Hohlkreuz. Kein Rundrücken!
- Die Schienbeine sollten möglichst senkrecht stehen.
- Die Stange möglichst nah am Körper nach oben ziehen.
- Siehe auch ➤ Tab. 6.4.

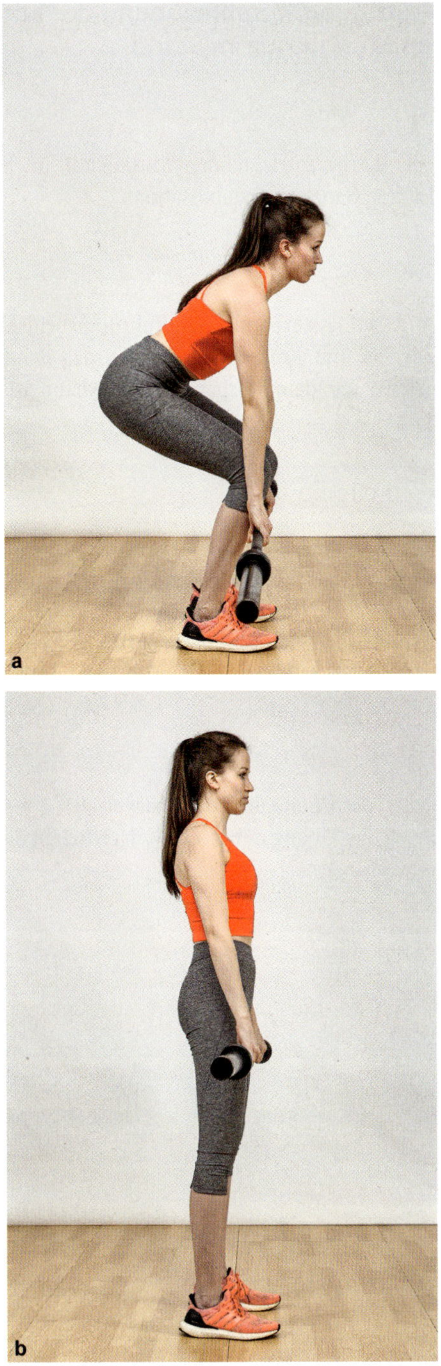

Abb. 21.120 a) Ausgangsstellung b) Endstellung

ÜK 121 Kräftigung/Komplexübung der körperaufrichtenden Muskulatur im Stand

Ziel

Kräftigung der körperaufrichtenden Muskulatur im Stand, Haltungsstabilisation, Ganzkörperstabilisation.

Ausgangsstellung

Stabiler Stand auf Latexband, Bandführung beidseitig lateral der Unterschenkel und Knie, Hände greifen das Band, die Hände sind zunächst vor dem Körper, das Latexband ist entspannt (➤ Abb. 21.121).

Übungsbeschreibung

Strecken der Arme über den Kopf in Flexion und Außenrotation, der Oberkörper geht so weit in die Vorlage wie die LWS in der Lordose stabilisiert werden kann, mit dem Ziel, einen Kontakt der Mitte des Brustbeins mit dem Kreuzungspunkt des Bandes herzustellen, für ca. 3–4 Sek. halten.

Variationen

- Durchführung der Übung im Sitz: „Brügger-Sitz“ (➤ Kap. 10.3).
- Durchführung der Übung mit einem Stab zwischen den Händen.
- Haltephase verlängern.

Bemerkungen

- Auf korrekte Haltung achten.
- Kein Ausweichen in die verstärkte LWS- und HWS-Lordose!
- Einsatz bei allen Erkrankungen und Verletzungen des Schultergelenks (Phasen 2–4) und der Wirbelsäule (Phasen 3 und 4).

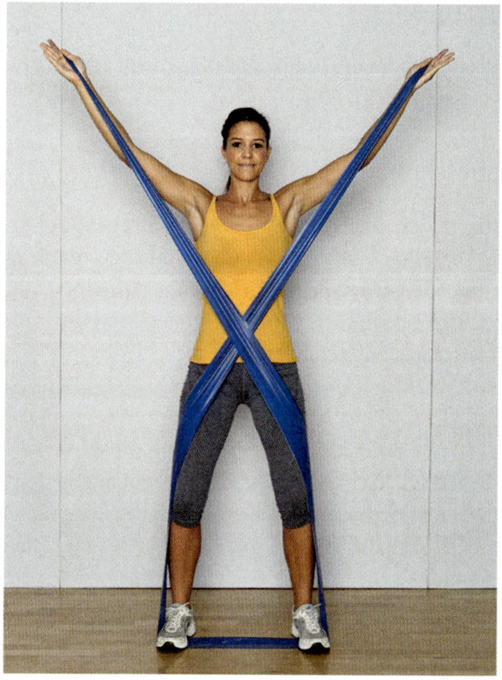

Abb. 21.121 Kräftigung/Komplexübung der körperaufrichtenden Muskulatur im Stand

ÜK 122 Rumpfstabilisation auf instabiler Sitzfläche bei asymmetrischer Armbewegung

Ziel

Stabilisation der Wirbelsäule/Kräftigung der Rumpfmuskulatur und der Muskulatur der oberen Extremitäten, Aktivierung der segmental stabilisierenden Muskulatur.

Ausgangsstellung

Sitz auf Pezziball frontal zum Seilzug, Hände greifen in Ruhestellung die Griffe des Seilzugs (➤ Abb. 21.122).

Übungsbeschreibung

Alternierende Zugbewegungen der Arme in Anteversion und Retroversion mit leichter Innenrotation.

Variationen

- Zunächst ÜK 114 als Vorübung.
- Veränderung der Ausgangsposition: Sitz auf stabilem Untergrund oder Stand.
- Geschwindigkeit der Bewegungsausführung verändern.
- Variation der Höhe des Seilzuges.

Bemerkungen

- Auf die korrekte Sitzposition und Rumpfstabilisation achten, Ausweichbewegungen vermeiden.
- Einsatz bei allen Erkrankungen und Verletzungen des Schultergelenks (Phasen 2–4) und der Wirbelsäule (Phasen 3 und 4).

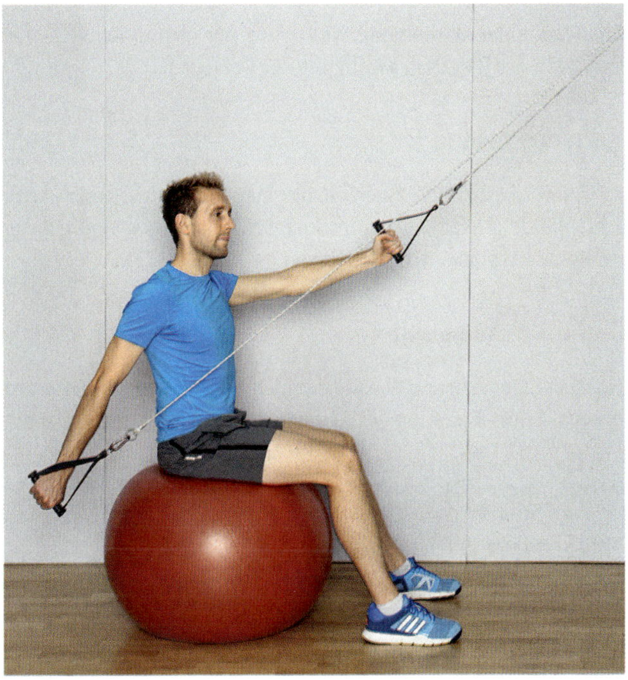

Abb. 21.122 Rumpfstabilisation auf instabiler Sitzfläche bei asymmetrischer Armbewegung

ÜK 123 Beidseitige Zugbewegung mit Zug von kranial

Ziel

Stabilisation der Wirbelsäule, Kräftigung der oberen Extremitäten, Erarbeiten der Rotation, Kräftigung der Rotatoren.

Ausgangsstellung

Sitz auf Hocker frontal zum Seilzug, Zug von kranial genau senkrecht, Hände greifen Seilzug im Ristgriff, Ellenbogen sind gebeugt und Beine in leichter Schrittstellung (➤ Abb. 21.123).

Übungsbeschreibung

Zunächst Extension und Flexion der Ellenbogen, übergehend in größere ROM über Elevation der Arme in die Extension und Flexion.

Variationen

- Mit ventraler Unterstützung üben.
- Rotationskomponenten des Rumpfes einbauen (ÜK 124).
- Sitz auf instabiler Ebene.
- Übung im Stand ausführen.

Bemerkungen

- Rotationskomponente nur bei Schmerzfreiheit im fortgeschrittenen Therapiestadium durchführen.
- Auf die korrekte Positionierung achten.
- Siehe auch methodische Reihe zur Haltungsstabilisation der LWS (➤ Kap. 21.2.7).
- Einsatz bei allen Verletzungen und Erkrankungen der Wirbelsäule unter Beachtung der Kontraindikationen (Phasen 3 und 4).

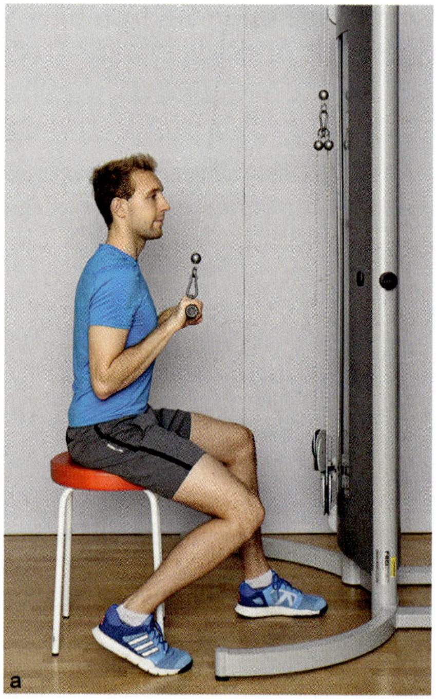

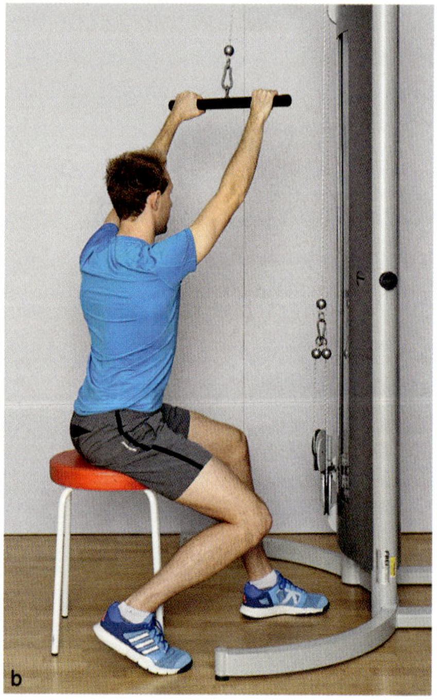

Abb. 21.123 a) Ausgangsstellung b) Endstellung

ÜK 124 Rumpfrotation am Seilzug

Ziel

Kräftigung der Rotatoren der Wirbelsäule, Stabilisation der Wirbelsäule.

Ausgangsstellung

Stabiler Stand seitlich zum Seilzug, beide Hände halten einen Zug in Brusthöhe nahe am Körper (➤ Abb. 21.124).

Übungsbeschreibung

Rotation des Rumpfes in beide Richtungen.

Variationen

- Beidseitiges Ausführen der Übung.
- Durchführung im Sitz, Halbsitz, Stand, auf instabilem Untergrund.
- Arme sukzessive strecken (Verlängerung des Hebels = Intensitätssteigerung).
- Übung statisch durchführen zur Stabilisation des Rumpfes gegen den Zug von der Seite.
- Bewegungsausmaß verändern.
- Zugbelastung verändern.
- Übung mit Bändern, die z. B. an Sprossenwand festgeknotet werden (statt Seilzug).

Bemerkungen

- Auf korrekte Haltung/Rumpfstabilisation achten.
- Auf stabile Position der Hüfte achten.
- Nur bei Schmerzfreiheit im fortgeschrittenen Therapiestadium durchführen.
- Siehe auch methodische Reihe zur Haltungsstabilisation der LWS (➤ Kap. 21.2.7).
- Einsatz bei allen Verletzungen und Erkrankungen der Wirbelsäule unter Beachtung der Kontraindikationen (Phasen 3 und 4).

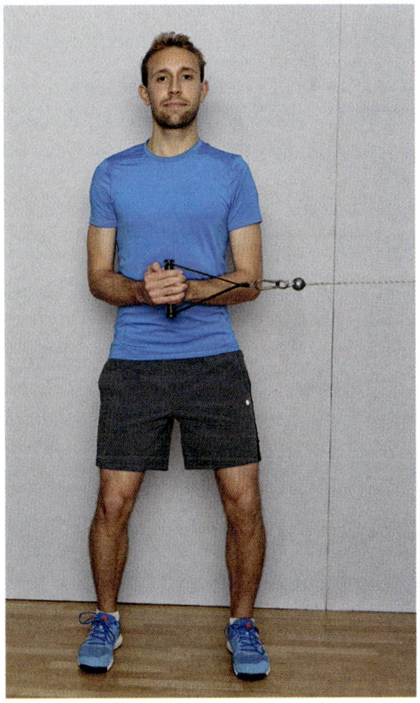

Abb. 21.124 Rumpfrotation am Seilzug

ÜK 125 Ganzkörperbewegung am Seilzug

Ziel

Verbesserung funktioneller Bewegungsqualitäten unter Einsatz des gesamten Körpers, sportartspezifisches und berufsspezifisches Bewegungsverhalten.

Ausgangsstellung

Stand seitlich zum Seilzug, Rumpf in leichter Lateralflexion und Rotation, Arme in Elevation, beide Hände an einem Zug, Zug von schräg kranial (➢ Abb. 21.125).

Übungsbeschreibung

Mehrgelenkige dreidimensionale Bewegung, von kranial körperfern über stabile Mittelposition (Zug am Körpermittelpunkt), Rumpf in Flexion und Rotation nach kontralateral kaudal und körperfern.

Variationen

- Veränderung der Beinstellung.
- Zug von schräg kaudal zur Bewegungsumkehr (ÜK 126).
- Üben von Teilbewegungen.
- Veränderung des Bewegungsausmaßes.
- Veränderungen in Haltung und Bewegungsausführung von allen beteiligten Extremitäten und Gelenken möglich, z. B. Beinstellung/Beteiligung der Arme/Rumpfeinsatz (Rumpfrotation).

Bemerkungen

- Schmerzfreie Ausübung der Komplexbewegung.
- Siehe auch methodische Reihe zur Haltungsstabilisation der LWS (➢ Kap. 21.2.7).
- Einsatz bei allen Erkrankungen und Verletzungen des Schultergelenks (Phasen 3 und 4) und der Wirbelsäule (Phasen 3 und 4).

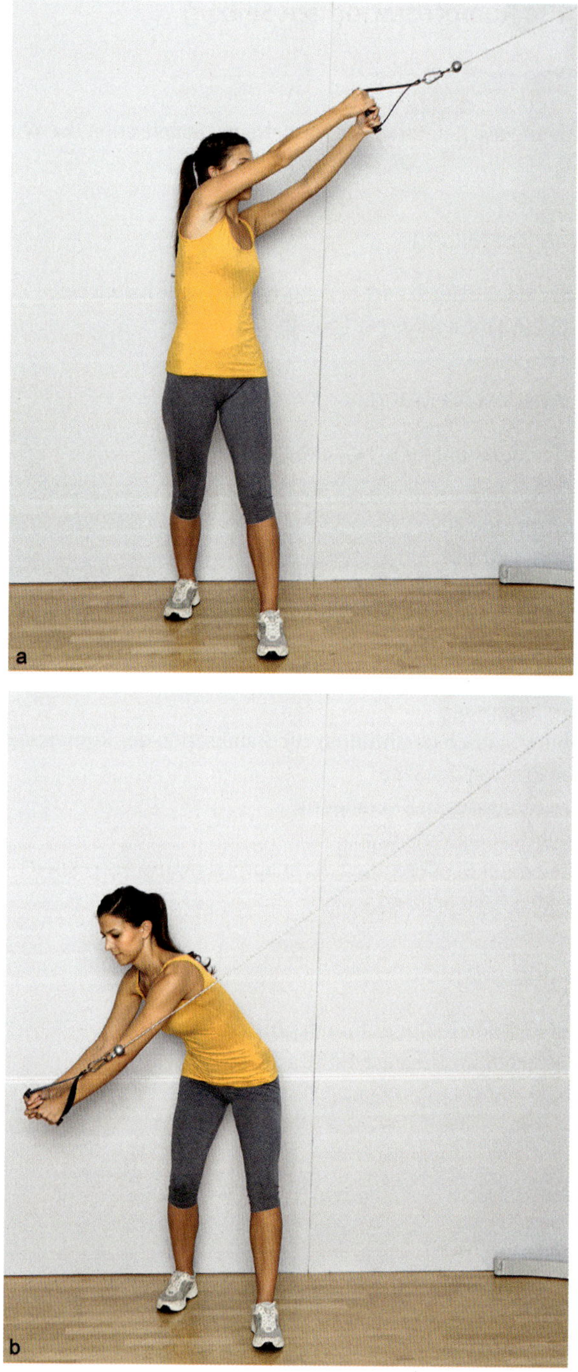

Abb. 21.125 a) Ausgangsstellung b) Endstellung

ÜK 126 Reverse Wood Chopper

Ziel

Verbesserung funktioneller Bewegungsqualitäten unter Einsatz des gesamten Körpers, sportartspezifisches und berufsspezifisches Bewegungsverhalten.

Ausgangsstellung

Seitwärts zum Seilzug. Stabiler Stand ggf. etwas breiter als gewohnt, die Füße stehen parallel. Knie und Oberkörper so weit beugen, dass durch eine zusätzliche leichte Rotation im Oberkörper der Seilzug mit beiden Händen gegriffen werden kann (Zug von schräg kaudal). Die Arme sind lang, Mikrobeugung im Ellenbogen beibehalten. Der Rücken bleibt gerade, Gesäß schiebt leicht nach hinten (➤ Abb. 21.126).

Übungsbeschreibung

Mehrgelenkige dreidimensionale Bewegung: Bauchnabel nach innen ziehen (Bauchmuskulatur anspannen), Schulterblätter nach hinten aktivieren und aus dieser Vorspannung den Seilzug aus der Rotation über einen diagonalen Zug an der Vorderseite vorbei auf die andere Seite nach oben bringen (von kaudal körperfern über stabile Mittelposition nach kontralateral kranial körperfern). Dabei werden Beine und Hüfte aus der Beugung in die Streckung gebracht, und der Blick folgt den Händen. Über den gleichen Weg den Seilzug kontrolliert wieder zurück in die Ausgangsposition bringen.

Variationen

- Durchführung mit einem kleinen Gewicht (z. B. Kurzhantel/Kettlebell, Gewichtscheibe).
- Üben von Teilbewegungen.
- Veränderung des Bewegungsausmaßes.
- Veränderungen in Haltung und Bewegungsausführung von allen beteiligten Extremitäten und Gelenken möglich, z. B. Beinstellung/Beteiligung der Arme/Rumpfeinsatz (Rumpfrotation).

Bemerkungen

- Wichtig ist, dass der Rücken gerade, die Wirbelsäule lang und der Bauchnabel nach innen gezogen (die Bauchmuskulatur angespannt) bleibt. Die Kraft soll weniger aus den Armen, sondern vielmehr aus der aktiven Körpermitte/der Bauchmuskulatur generiert werden. Während des diagonalen Zugs dürfen die Arme ggf. leicht gebeugt werden, um näher am Körper zu arbeiten.
- Schmerzfreie Ausübung der Komplexbewegung.
- Siehe auch ➤ Tab. 6.4.

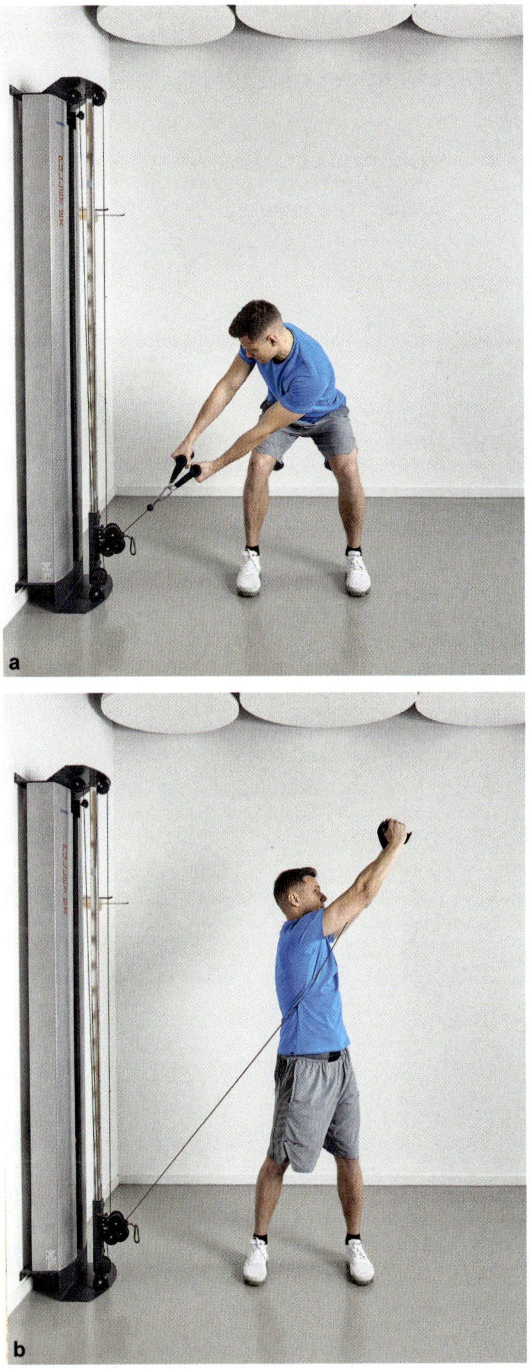

Abb. 21.126 a) Ausgangsstellung b) Endstellung

21

21.1.4 Halswirbelsäule

ÜK 127 Dehnung der dorsalen Halsmuskulatur

Ziel

Dehnung der dorsalen Halsmuskulatur.

Ausgangsstellung

Sitz, Flexion der HWS, Hände umgreifen den Hinterkopf (> Abb. 21.127).

Übungsbeschreibung

Bewegung des Kopfes durch die Arme nach vorne, bis ein leichtes Ziehen in der Muskulatur spürbar ist, dann Anhalten der Dehnposition über ca. 15–20 Sek.

Variationen

- Veränderung der Kopfstellung: zusätzliche Rotation führt zur Dehnung der kranialen Muskelanteile. Zusätzliche Lateralflexion führt zur Dehnung der kaudalen Muskelanteile.
- Veränderung der Ausgangsstellung: Rückenlage, Stand.

Bemerkungen

- Der Schultergürtel muss stabilisiert werden.

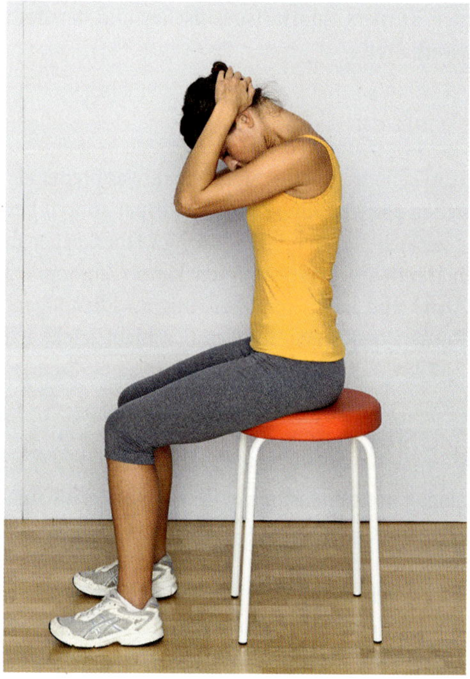

Abb. 21.127 Dehnung der dorsalen Halsmuskulatur

ÜK 128 Dehnung der lateralen Halsmuskulatur

Ziel

Dehnung der lateralen Halsmuskulatur.

Ausgangsstellung

Sitz, Lateralflexion des Kopfes, eine Hand hat Kontakt zum Kopf (➤ Abb. 21.128).

Übungsbeschreibung

Stabilisierung der Kopfstellung, Bewegung der gegenseitigen Schulter in Richtung Boden, bis ein leichtes Ziehen in der Muskulatur spürbar ist. Dann wird die Dehnposition über 20–30 Sek. gehalten.

Variationen

- Veränderung der Kopfstellung: zusätzliche Flexion führt zur Dehnung zusätzlicher dorsaler Muskelanteile. Zusätzliche gleichseitige oder entgegengesetzte Rotation/Lateralflexion führt zur Dehnung der kaudalen Muskelanteile.
- Auf Lateralflexion des Kopfes ohne Bewegung der gegenseitigen Schulter achten.
- Veränderung der Ausgangsstellung: Rückenlage, Stand.
- Veränderung der Übungsdurchführung: apparative Unterstützung durch entsprechende Geräte.

Bemerkungen

- Der Schultergürtel muss stabilisiert werden.

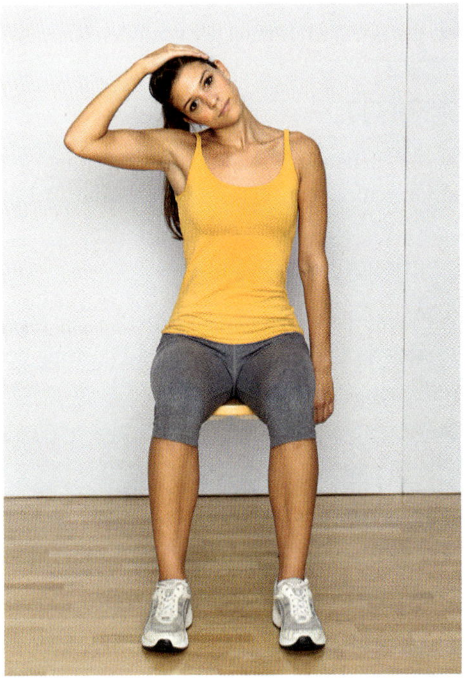

Abb. 21.128 Dehnung der lateralen Halsmuskulatur

ÜK 129 Stabilisation der HWS in der Sagittalebene mit Negativgewicht

Ziel

Stabilisation der HWS, Kräftigung der ventralen Halsmuskulatur.

Ausgangsstellung

Rückenlage auf Behandlungsbank, Kopf Richtung Seilzug, Zug breitflächig von ventral (Negativgewicht) (➤ Abb. 21.129).

Übungsbeschreibung

Aktive Stabilisation der HWS unter Reduktion des Eigengewichts des Kopfes, statisches „Halten“ des Kopfes, Fixierung der HWS in Mittelstellung.

Variationen

- Negativgewicht allmählich verringern.
- Leichte Traktion der HWS durch „Hängenlassen“ des Kopfes.

Bemerkungen

- Nur bei relativer Schmerzfreiheit und geringem Tonus der Nackenmuskulatur durchführen.
- Siehe auch methodische Reihe zur Haltungsstabilisation der HWS (➤ Kap. 21.2.9).
- Einsatz bei Verletzungen und Erkrankungen der Halswirbelsäule unter Berücksichtigung der Kontraindikationen und der aktuellen Situation (Phasen 1 und 2).

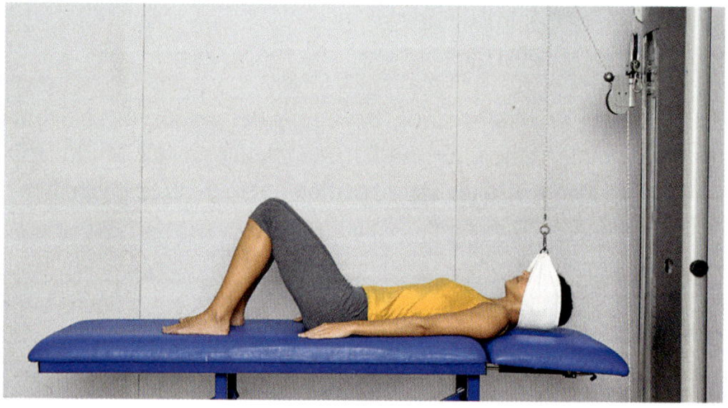

Abb. 21.129 Stabilisation der HWS in der Sagittalebene mit Negativgewicht

ÜK 130 Stabilisation der HWS in der Sagittalebene durch Zunahme der Eigenschwere des Kopfes im Schrägsitz

Ziel

Stabilisation der HWS, Kräftigung der ventralen Halsmuskulatur.

Ausgangsstellung

Schrägsitz mit Unterstützungsfläche am Rücken, Fixierung des Kopfes in aufrechter Haltung ohne Unterstützungsfläche (> Abb. 21.130).

Übungsbeschreibung

Halten des Kopfes für ca. 10 bis 15 Sek.

Variationen

- Zunächst mit Unterstützungsfläche für den Kopf.
- Anspannen der prävertebralen Halsmuskulatur.

Bemerkungen

- Nur bei relativer Schmerzfreiheit und geringem Tonus der Nackenmuskulatur durchführen.
- Siehe auch methodische Reihe zur Haltungsstabilisation der HWS (> Kap. 21.2.9).
- Einsatz bei Verletzungen und Erkrankungen der Halswirbelsäule unter Berücksichtigung der Kontraindikationen und der aktuellen Situation (Phasen 1–3).

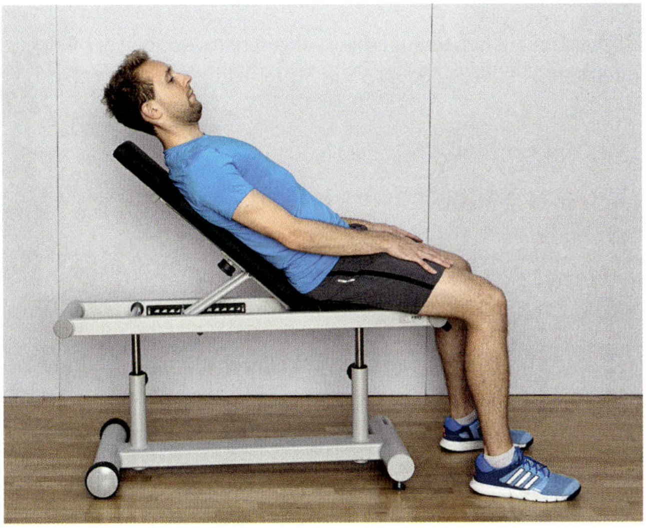

Abb. 21.130 Stabilisation der HWS in der Sagittalebene durch Zunahme der Eigenschwere des Kopfes im Schrägsitz

ÜK 131 Stabilisation der HWS in der Sagittalebene durch Eigenschwere des Kopfes in Rückenlage

Ziel

Stabilisation der HWS, Kräftigung der ventralen Halsmuskulatur.

Ausgangsstellung

Rückenlage auf Behandlungsbank, abgesenktes Kopfteil der Behandlungsbank, Fixierung der HWS in Mittelstellung (➤ Abb. 21.131).

Übungsbeschreibung

Anspannen der ventralen HWS-Muskulatur „als ob man den Kopf anheben würde".

Variationen

- Zunächst mit nicht abgesenktem Kopfteil.

Bemerkungen

- Nur bei relativer Schmerzfreiheit und geringem Tonus der Nackenmuskulatur durchführen.
- Siehe auch methodische Reihe zur Haltungsstabilisation der HWS (➤ Kap. 21.2.9).
- Einsatz bei Verletzungen und Erkrankungen der Halswirbelsäule unter Berücksichtigung der Kontraindikationen und der aktuellen Situation (Phasen 1–3).

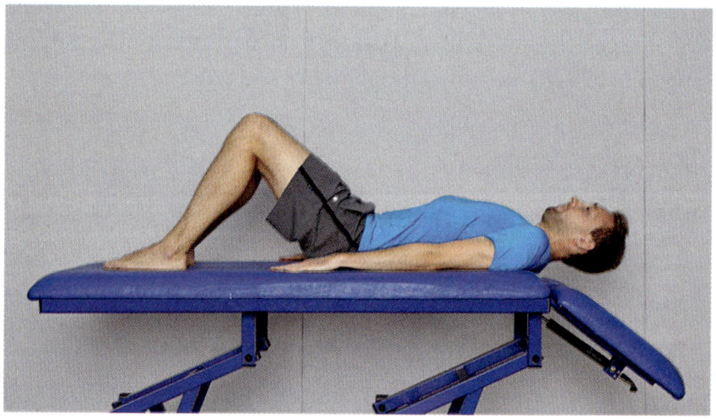

Abb. 21.131 Ausgangsstellung

ÜK 132 Stabilisation der HWS in der Sagittalebene mit gleichzeitiger Zugbewegung der Arme

Ziel

Stabilisation der HWS, Kräftigung der ventralen Halsmuskulatur, Rumpfstabilisation.

Ausgangsstellung

Rückenlage auf Behandlungsbank, Kopf zum Seilzug, Arme in Elevation (Schulterflexion), Zug von oben, ein Zug pro Hand, abgesenktes Kopfteil, Kopf liegt nicht auf (➤ Abb. 21.132).

Übungsbeschreibung

Zugbewegung der gestreckten Arme in die (Schulter-) Extension seitlich an den Körper.

Variationen

- Ohne abgesenktes Kopfteil, Liege flach.
- Erhöhung des Gewichts (Intensitätssteigerung).

Bemerkungen

- Nur bei relativer Schmerzfreiheit und geringem Tonus der Nackenmuskulatur durchführen.
- Siehe auch methodische Reihe zur Haltungsstabilisation der HWS (➤ Kap. 21.2.9).
- Einsatz bei Verletzungen und Erkrankungen der Halswirbelsäule unter Berücksichtigung der Kontraindikationen und der aktuellen Situation (Phasen 1–3).

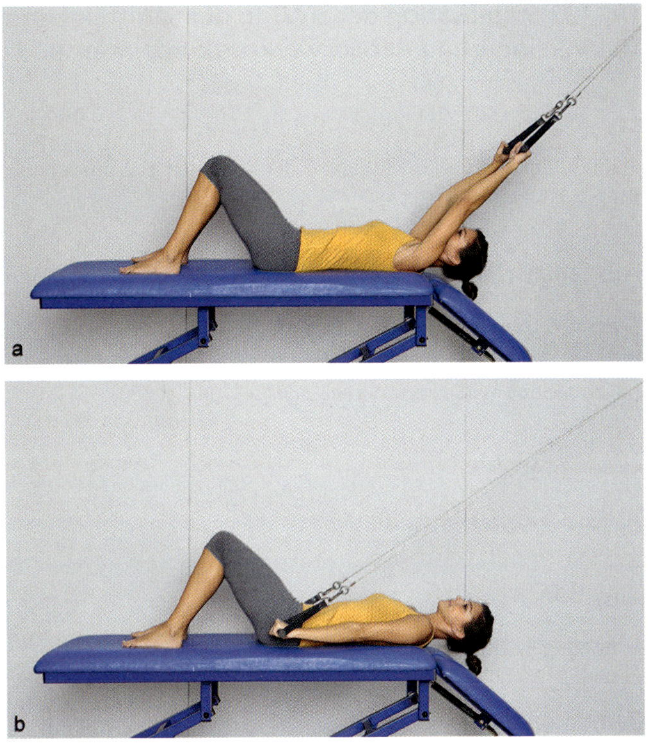

Abb. 21.132 a) Ausgangsstellung b) Endstellung

ÜK 133 Stabilisation der HWS in der Sagittalebene mit Verringerung der Schwerkraftkomponente

Ziel

Stabilisation der HWS, Kräftigung der ventralen Halsmuskulatur, Rumpfstabilisation.

Ausgangsstellung

Schrägsitz mit Blick zum Seilzug mit Unterstützungsfläche am Rücken, Zug breitflächig um den Hinterkopf von dorsal nach ventral/im rechten Winkel zur Wirbelsäule (➤ Abb. 21.133).

Übungsbeschreibung

Halten des Kopfes für ca. 10–15 Sek.

Variationen

- Kontergewicht allmählich verringern.

Bemerkungen

- Nur bei relativer Schmerzfreiheit und geringem Tonus der Nackenmuskulatur durchführen.
- Siehe auch methodische Reihe zur Haltungsstabilisation der HWS (➤ Kap. 21.2.9).
- Einsatz bei Verletzungen und Erkrankungen der Halswirbelsäule unter Berücksichtigung der Kontraindikationen und der aktuellen Situation (Phasen 1–3).

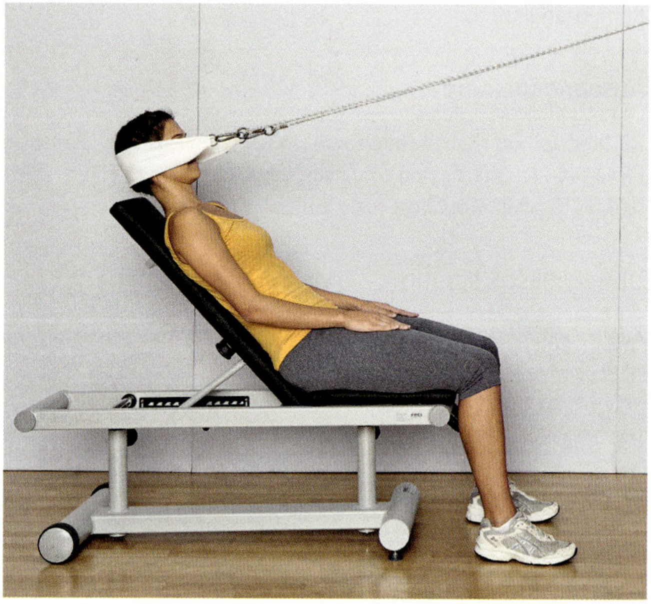

Abb. 21.133 Stabilisation der HWS in der Sagittalebene mit Verringerung der Schwerkraftkomponente

ÜK 134 Stabilisation der HWS in der Sagittalebene

Ziel

Stabilisation der HWS, Kräftigung der ventralen und dorsalen Halsmuskulatur, Rumpfstabilisation.

Ausgangsstellung

Aufrechter Sitz mit Blick zum Zugsystem, Zug breitflächig von dorsal nach ventral/im rechten Winkel zur Wirbelsäule (➤ Abb. 21.134).

Übungsbeschreibung

Stabilisation der HWS gegen den Zug für ca. 10–15 Sek.

Variationen

- Ausführung im Stand.
- Zug erhöhen zur Kräftigung der dorsalen Halsmuskulatur im fortgeschrittenen Therapiestadium.

Bemerkungen

- Nur bei relativer Schmerzfreiheit und geringem Tonus der Nackenmuskulatur im fortgeschrittenen Therapiestadium durchführen.
- Siehe auch methodische Reihe zur Haltungsstabilisation der HWS (➤ Kap. 21.2.9).
- Einsatz bei Verletzungen und Erkrankungen der Halswirbelsäule unter Berücksichtigung der Kontraindikationen und der aktuellen Situation (Phasen 1–3).

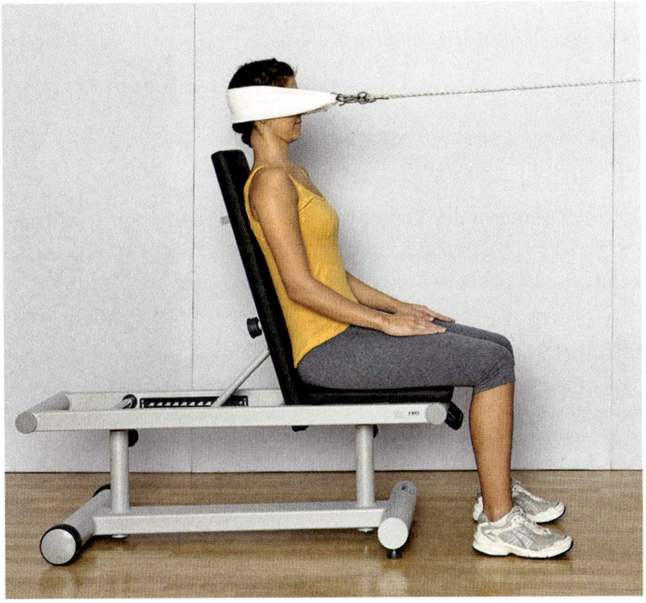

Abb. 21.134 Stabilisation der HWS in der Sagittalebene

ÜK 135 Stabilisation der HWS in der Sagittalebene durch Eigenschwere des Kopfes in Bauchlage

Ziel

Stabilisation der HWS, Kräftigung der dorsalen Halsmuskulatur.

Ausgangsstellung

Bauchlage auf schräg gestelltem Winkeltisch (➤ Abb. 21.135).

Übungsbeschreibung

Leichtes Anheben des Kopfes von der Auflagefläche mit stabilisierter/gerader HWS und gleichzeitiger Aufrichtung der BWS, die Arme befinden sich dabei in Außenrotation am Körper.

Variationen

- Neigung des Winkeltischs erhöhen (Intensitätssteigerung).
- Oberkörper mehr aufrichten (Intensitätssteigerung).

Bemerkungen

- Nur bei relativer Schmerzfreiheit und geringem Tonus der Nackenmuskulatur durchführen.
- Auf BWS-Aufrichtung und Schulterblattfixation achten.
- Siehe auch methodische Reihe zur Haltungsstabilisation der HWS (➤ Kap. 21.2.9).
- Einsatz bei Verletzungen und Erkrankungen der Halswirbelsäule unter Berücksichtigung der Kontraindikationen und der aktuellen Situation (Phasen 1–3).

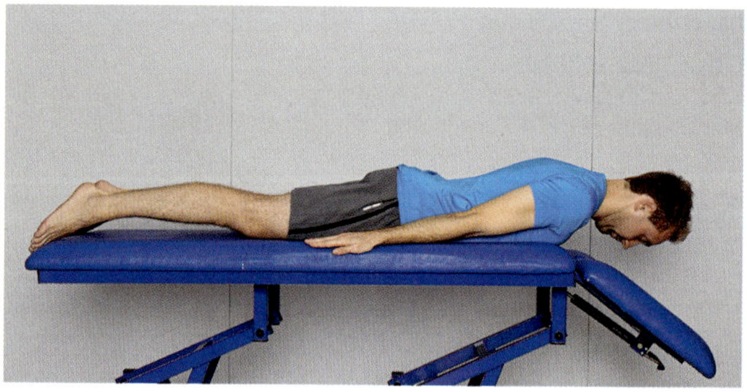

Abb. 21.135 Stabilisation der HWS in der Sagittalebene durch Eigenschwere des Kopfes in Bauchlage

ÜK 136 Stabilisation der HWS in der Frontalebene unter Verringerung der Eigenschwere des Kopfes

Ziel

Stabilisation der HWS, Kräftigung der lateralen Halsmuskulatur.

Ausgangsstellung

Seitlicher Schrägsitz mit Unterstützungsfläche des Rumpfes lateral, Fixierung der HWS in Mittelstellung (➤ Abb. 21.136).

Übungsbeschreibung

Halten für ca. 10–15 Sek.

Variationen

- Neigung des Schrägsitzes erhöhen (Intensitätssteigerung).
- Seitlage auf Behandlungsbank, leichtes Anheben des Kopfes oder Absenken des Kopfteils der Behandlungsbank.
- Beidseitig üben.

Bemerkungen

- Nur bei relativer Schmerzfreiheit und geringem Tonus der Nackenmuskulatur durchführen.
- Auf BWS-Aufrichtung und Schulterblattfixation achten.
- Siehe auch methodische Reihe zur Haltungsstabilisation der HWS (➤ Kap. 21.2.9).
- Einsatz bei Verletzungen und Erkrankungen der Halswirbelsäule unter Berücksichtigung der Kontraindikationen und der aktuellen Situation (Phasen 1–3).

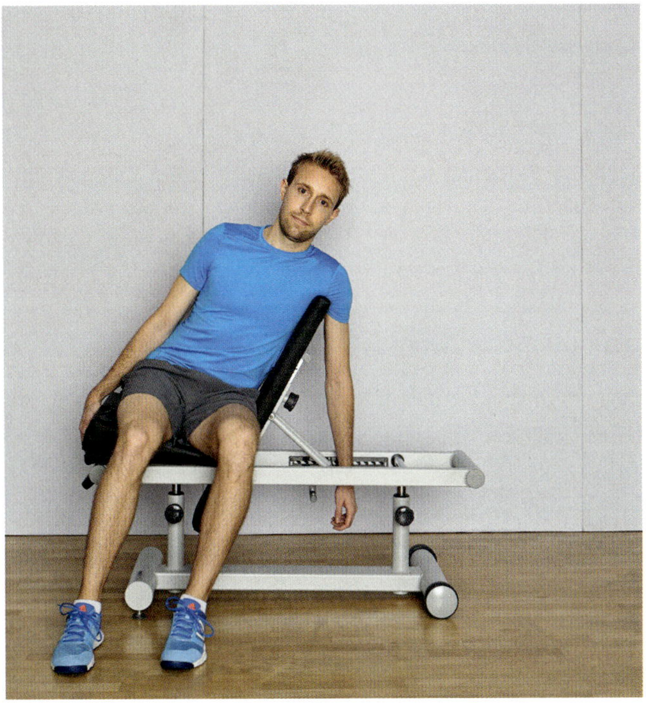

Abb. 21.136 Stabilisation der HWS in der Frontalebene unter Verringerung der Eigenschwere des Kopfes

ÜK 137 Stabilisation der HWS in der Frontalebene mit gleichzeitiger Zugbewegung

Ziel

Stabilisation der HWS, Kräftigung der lateralen Halsmuskulatur, Rumpfstabilisation.

Ausgangsstellung

Seitlicher Schrägsitz mit Unterstützungsfläche des Rumpfes lateral, Fixierung der HWS in Mittelstellung, Arm der aufgelegten Seite in Abduktion über 90°, Hand hält Zug, Zug kommt von oben (> Abb. 21.137).

Übungsbeschreibung

Zugbewegung des Armes in Adduktion bis an den Körper und Halten des Kopfes.

Variationen

- Neigung des Schrägsitzes erhöhen (Intensitätssteigerung).
- Zug erhöhen (Intensitätssteigerung).
- Beidseitiges Üben.

Bemerkungen

- Nur bei relativer Schmerzfreiheit und geringem Tonus der Nackenmuskulatur durchführen.
- Auf BWS-Aufrichtung und Schulterblattfixation achten.
- Siehe auch methodische Reihe zur Haltungsstabilisation der HWS (> Kap. 21.2.9).
- Einsatz bei Verletzungen und Erkrankungen der Halswirbelsäule unter Berücksichtigung der Kontraindikationen und der aktuellen Situation (Phasen 2–4).

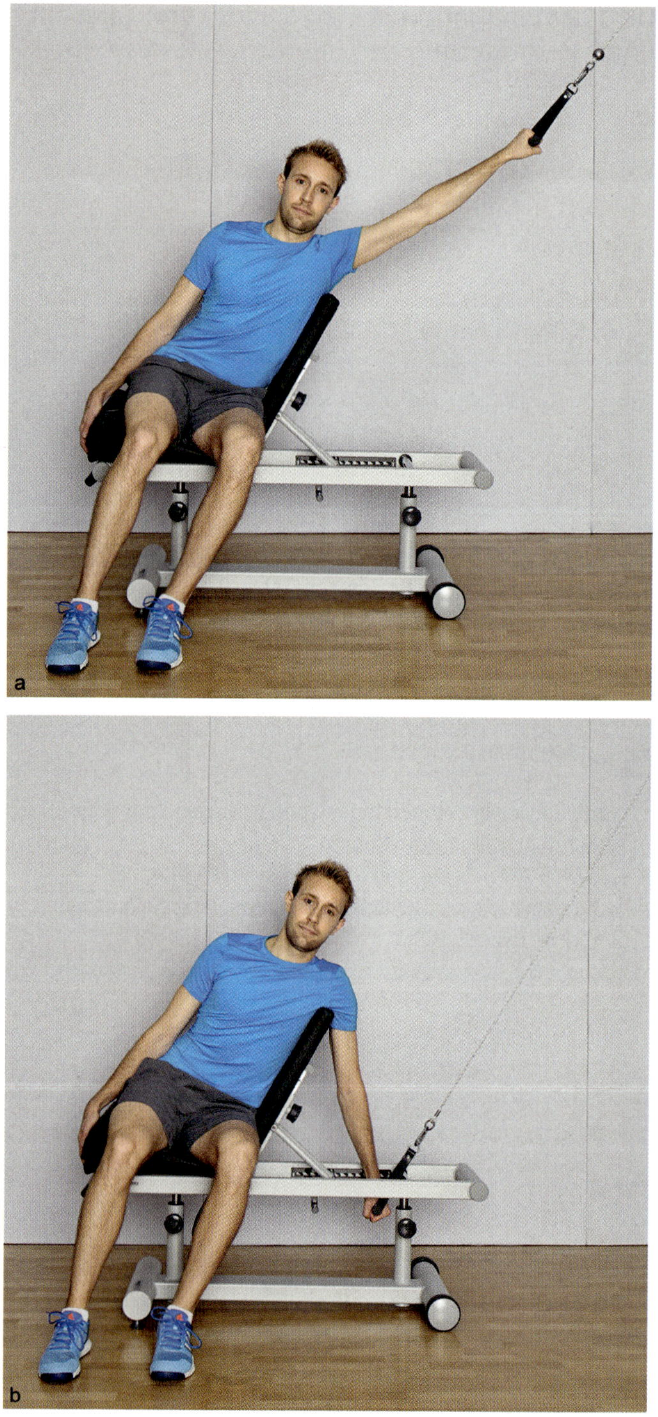

Abb. 21.137 a) Ausgangsstellung b) Endstellung

21.2 Therapieleitfäden – methodische Reihen

Im Folgenden finden sich einige ausgewählte methodische Reihen, in denen der sinnvolle Aufbau und die Abfolge therapeutischer Inhalte auf der Grundlage der in ➤ Kap. 12 bis ➤ Kap. 20 erarbeiteten Prinzipien dargestellt werden.

Methodische Prinzipien zur Trainingssteuerung:

- Arbeiten mit Negativgewicht
- Positivgewicht
- Verringerung der Auflagefläche
- Instabile Auflagefläche
- Vom eingelenkigen zum mehrgelenkigen Arbeiten
- Von symmetrischer Belastung zu asymmetrischer Belastung
- Vom Arbeiten mit der Schwerkraft zum Arbeiten gegen die Schwerkraft
- Vom segmentalen zum globalen Arbeiten
- Vom zweidimensionalen zum dreidimensionalen Arbeiten

21.2.1 Methodische Reihe zur Kräftigung der Extensoren der unteren Extremität am Zugsystem (nach Horst)

- Rückenlage mit aufgestellten Füßen und Kopf zum Zugsystem; Zugbelastung (Schlaufe) am proximalen, später distalen Oberschenkel von dorsal nach ventral; der Fuß wird auf der Unterlage bis zur möglichen Beinstreckung nach kaudal geschoben. Beachte: gleichzeitige LWS-Stabilisation, mögliches Streckdefizit berücksichtigen (ÜK 15, Variation).
- Rückenlage mit aufgestellten Füßen und mit Kopf zum Zugsystem; Zugbelastung am Fuß von plantar; der Fuß wird auf der Unterlage bis zur möglichen Beinstreckung nach kaudal geschoben (ÜK 15).
- Rückenlage auf Behandlungsbank frontal oder seitlich zum Zugsystem; Zugbelastung (Schlaufe) am proximalen, später distalen Oberschenkel von dorsal nach ventral; Zugbewegung in mittlerer Bewegungsbahn zum Boden. Beachte: Zur LWS-Stabilisation wird kontralaterale Seite aufgestellt, es erfolgt eine Erweiterung der Bewegungsamplitude mit Beweglichkeitsverbesserung in die Streckung (ÜK 14).
- Rückenlage auf der Behandlungsbank frontal oder seitlich zum Zugsystem; Zugbelastung am Fuß von plantar; Zugbewegung mit gebeugtem Kniegelenk zum Boden, später gleichzeitige kombinierte Streckung und Beugung im Kniegelenk (ÜK 14, Variation).
- Halbsitz mit Blick zum Zugsystem; das zu trainierende Bein wird seitlich bei geringer Beugung im Hüftgelenk gehalten; Beugung im Kniegelenk, abgehobene Ferse; Zugbelastung (Schlaufe) am proximalen, später am distalen Oberschenkel von dorsal nach ventral; Streckung des Standbeines im Hüftgelenk und Kniegelenk, Ferse zum Boden (ÜK 16, Variation).
- Halbsitz mit Blick zum Zugsystem; das zu beübende Bein wird seitlich gehalten bei leichter Beugung im Hüftgelenk und im Kniegelenk mit aufgesetztem Fuß; Zugbelastung (Schlaufe) am distalen Unterschenkel von dorsal nach ventral; Schieben des Fußes z. B. auf einem Tuch nach dorsal bis zur möglichen Hüft- und Kniestreckung (ÜK 16, Variation).
- Durchführung der zwei letztgenannten Übungsformen im Stand. Beachte: Bei Patienten mit Coxarthrose oder Versorgung mit Hüft-TEP ist häufig die kontralaterale Seite auch von Arthrose betroffen. Bei Schmerzen im Stand sind die Übungsformen im Stand kontraindiziert (ÜK 16).
- Stand mit Blick zum Zugsystem, Standbein auf Erhöhung; Zugbelastung (Schlaufe) am distalen Unterschenkel von dorsal nach ventral; Zugbewegung des freien gestreckten Beines nach dorsal bis zur Hüftstreckung. Beachte: LWS-Stabilisation und gebeugtes Standbein beibehalten, Bewegungsausmaß nicht über physiologische Hüftstreckung hinaus (ÜK 19). Später erfolgt Üben in der äußeren Bewegungsbahn (ÜK 20).
- Stand mit Blick zum Zugsystem; Zugbelastung (Schlaufe) jeweils an beiden distalen Unterschenkeln von dorsal nach ventral; Gehen rückwärts mit konzentrischer Belastung und vorwärts mit exzentrischer Belastung. Beachte: Schieben des Schwungbeines in die volle Streckung des Hüftgelenks bei stabilisierter LWS, Variation in Geschwindigkeit und Schrittamplitude.

Parallel zu den Übungsformen in Rückenlage können für Patienten ohne kardiovaskuläre Sekundärerkrankungen Übungsformen in der Bauchlage durchgeführt werden:

- Bauchlage auf Winkeltisch seitlich zum Zugsystem mit gebeugter Hüfte; Zugbelastung (Schlaufe) bzw. Negativgewicht am distalen Oberschenkel von ventral nach dorsal genau senkrecht; unter Abnahme der Eigenschwere des Beines Anheben bis zur möglichen Hüftstreckung. Auf LWS-Stabilisation achten. Später Erweiterung des Bewegungsausmaßes und dosierter Abbau des Negativgewichtes (ÜK 17).
- Bauchlage auf Behandlungsbank, nur Oberkörper liegt auf, Füße sind aufgestellt; Anheben des gebeugten Beines in die Hüft- und Kniestreckung; später Zusatzgewicht durch Manschette am distalen Oberschenkel (ÜK 18).
- Bankstellung; Anheben eines Beines in die Hüft- und Kniestreckung; später Zusatzgewicht, LWS-Stabilisation beachten (ÜK 98).

21.2.2 Methodische Reihe zur Kräftigung der Abduktoren der unteren Extremitäten am Zugsystem (nach Horst)

- Rückenlage mit Streckung in Hüft- und Kniegelenk; Führen des gestreckten Beines in geringe Abduktion. Beachte: Stabilisation des Beckens in der Frontalebene.
- Rückenlage; Zugbelastung (Schlaufe) am distalen Oberschenkel von lateral nach medial; Zugbewegung in die Abduktion; später Zug am Unterschenkel (ÜK 25).
- Seitlage, das untere Bein ist zur LWS-Stabilisation angewinkelt; Zugbelastung (Schlaufe) in Form von Negativgewicht am distalen Oberschenkel, später Zug am Unterschenkel; Führen des gestreckten Beines in die Abduktion. Beachte: keine Ausweichbewegungen in die Außenrotation und Hüftflexion (ÜK 23).

- Durchführung der vorherigen Übungsform mit Abbau des Negativgewichtes bis zur Überwindung des Eigengewichtes des Beines und evtl. mit Zusatzgewicht (ÜK 24).
- Stand seitlich zum Zugsystem, gesundes Bein auf Erhöhung; Zugbelastung (Schlaufe) am distalen Oberschenkel, später am distalen Unterschenkel; Bewegen des gestreckten Beines in die Abduktion. Beachte: gleichzeitiger Beckengeradstand und Streckung im Hüftgelenk beachten (ÜK 27).
- Stand oder Rückenlage seitlich zum Zugsystem; Zugbelastung (Schlaufe) am Fuß; Diagonale angelehnt an PNF-Pattern der unteren Extremität (ÜK 30). Nicht bei Hüft-TEP!
- Stand seitlich zum Zugsystem, das betroffene Bein steht auf einer Erhöhung, das Becken ist zur gesunden Seite abgekippt; evtl. erst Arbeiten mit Negativgewicht durch Zug von oben, Beckenausrichtung in der Frontalebene in die Waagerechte (ÜK 28).
- Stand seitlich zum Zugsystem; Zugbelastung (Schlaufe) am distalen Unterschenkel von lateral nach medial, seitliche Nachstellschritte in konzentrischer und exzentrischer Belastung. (Als Alternative ist eine Belastung mit dem Latexband möglich, ÜK 26).

21.2.3 Methodische Reihe zur Erarbeitung der Innenrotation und Außenrotation der oberen Extremitäten

- Stand an Wand/in Türrahmen, zu beübender Arm in 90° Ellenbogenflexion, Oberarm am Körper; gegen Widerstand isometrische Spannung in Innenrotation bzw. Außenrotation aufbauen.
- Stabile Seitlage, unterer Arm liegt in 90° Ellenbogenflexion mit dem Oberarm unmittelbar am Körper; Beüben der Innenrotation gegen die Schwerkraft, zunächst statisch, dann dynamisch, erst ohne Zusatzgewicht, später mit Hantel usw.
- Stabile Seitlage, oberer Arm liegt in 90° Ellenbogenflexion mit dem Oberarm direkt auf dem Oberkörper auf; Beüben der Außenrotation gegen die Schwerkraft, zunächst statisch, dann dynamisch, erst ohne Zusatzgewicht, später mit Hantel etc.
- Übungen für die Innenrotation am Seilzug aus stabiler Ausgangslage: zunächst im Sitz auf stabilem Untergrund, z. B. Hocker, im Halbsitz, Stand, auf instabilem Untergrund und an der Isokinetik (ÜK 60, ÜK 61, ÜK 62).
- Übergang zu Komplexübungen (➤ Kap. 21.2.5).

21.2.4 Methodische Reihe zur Erarbeitung der Adduktion und Abduktion der oberen Extremitäten

- Stand an Wand/in Türrahmen, zu beübender Arm in leichter Anteversion; gegen Widerstand isometrische Spannung in Adduktion aufbauen.
- Stand an Wand/in Türrahmen, zu beübender Arm liegt am Körper an; gegen Widerstand isometrische Spannung in Abduktion aufbauen.
- Sitz, Arme neben Körper, muskuläre Aktivierung der schulterblattfixierenden Muskulatur, Abduktion der Arme mit 90° Ellenbogenflexion gegen die Schwerkraft, später mit zusätzlichen Gewichten oder am Seilzug. Es erfolgt auch das Üben der Adduktion. Dann Übergang in den Stand, Verlängerung des Hebels durch Ellenbogenextension, Widerstand erst proximal, dann distal (ÜK 53, ÜK 64).
- Erarbeiten der Abduktion in horizontaler Ebene: Bauchlage auf Therapieliege, Arme in 90° Abduktion neben dem Körper, zunächst gegen die Schwerkraft, dann mit Zusatzgewichten üben, z. B. Hanteln (ÜK 54).
- Übergang zu Komplexübungen (➤ Kap. 21.2.5).

21.2.5 Methodische Reihe zur Erarbeitung von Komplexbewegungen der oberen Extremitäten nach Erarbeitung der Innen-/Außenrotation und der Add- und Abduktion der oberen Extremitäten

Begonnen wird mit unilateralen Übungen:

- Stand, Arm in Anteversion, leichte Abduktion und Innenrotation, ggf. mit Hanteln üben.
- Erarbeiten von Komplexbewegungen am Seilzug: Stabiler Sitz seitlich zum Seilzug; Zug von oben; seilzugferner Arm greift Zug in Flexion/Adduktion/leichter Außenrotation, Bewegung mit der Schwerkraft in Extension/Abduktion/Innenrotation; später Übergang vom Sitz zum Stand (ÜK 63).
- Stabiler Sitz seitlich zum Zugsystem; Zug von unten; Bewegung gegen die Schwerkraft aus Extension/leichter Abduktion/Innenrotation in Flexion/Adduktion/Außenrotation; später Übergang vom Sitz in den Stand, dann Schrittstellung und größeres Bewegungsausmaß in Kombination mit Rumpfrotation und leichter Elevation (ÜK 70, ÜK 71).
- Stabiler Sitz seitlich zum Zugsystem; Zug von unten; Bewegung gegen die Schwerkraft aus Extension/Adduktion/Innenrotation in Flexion/Abduktion/Außenrotation, später Übergang vom Sitz zum Stand und Durchführung an der Isokinetik (ÜK 65, ÜK 67).

Dann folgen bilaterale Übungen:

- Sitz vor Zugsystem; Zug von oben; Arme greifen in Flexion/Außenrotation/leichter Adduktion, Bewegung mit der Schwerkraft in Extension/Innenrotation/leichter Abduktion. Später Sitz auf instabiler Ebene und Übergang in den Stand (ÜK 115).
- Sitz vor Zugsystem; Zug von unten, Arme greifen in leichter Anteversion/Innenrotation/Ellenbogenextension, Bewegung gegen die Schwerkraft in Schulterflexion/Außenrotation/Abduktion. Später Sitz auf instabiler Ebene und Übergang in den Stand (ÜK 118, ÜK 119).

21.2.6 Methodische Reihe zur Erarbeitung der Stabilisation der oberen Extremitäten

- Stütz an stabiler Wand; zunächst beidarmig dann Übergang zum einarmigen Stütz; zusätzlich Veränderung des Winkels Körper – Wand; dann Übergang zum Stütz auf instabilen Flächen (ÜK 79).
- Knieliegestütz beidarmig, später einarmig; dann Übergang zu instabilen Flächen und Übergang zu Liegestütz auf stabilen und instabilen Flächen (ÜK 81).

21.2.7 Methodische Reihe zur Haltungsstabilisation der LWS am Zugsystem (nach Horst)

- Rückenlage mit je nach Schmerzsymptomatik angestellten oder ausgestreckten Beinen oder Bauchlage; Zugbewegung der Arme (Schlaufe) körpernah von kranial nach kaudal in geringer Bewegungsamplitude (ÜK 111).
- Segmentale Stabilisierung in Rückenlage mit Zugbelastung (Schlaufe) von dorsal nach ventral; Übergang von isometrischer Belastung zu geringer dynamischer Belastung (ÜK 112).
- Sitz/Halbsitz zum Zugsystem mit ventraler Unterstützungsfläche, abhängig von der aktuellen Schmerzsituation richtet sich die Ausgangsstellung von entlordosierter bis lordosierter LWS. Zugbewegung körpernah von kranial nach kaudal in geringer Bewegungsamplitude; Steigerung der Amplitude je nach Stabilisierungsfähigkeit also erst mit der Schwerkraft und dann gegen die Schwerkraft; später ohne ventrale Unterstützungsfläche arbeiten (ÜK 123).
- Segmentale Stabilisierung im Sitz mit ventraler Unterstützungsfläche; Zugbelastung (Schlaufe) von dorsal nach ventral; von isometrischer Belastung zu geringer dynamischer Belastung steigern (ÜK 113).
- Sitz/Halbsitz mit ventraler Unterstützungsfläche, später ohne Unterstützungsfläche und auf Pezziball; horizontale Zugbewegung von ventral nach dorsal; erst symmetrische und dann asymmetrische Bewegung der Arme (ÜK 114).
- Sitz/Halbsitz zum Zugsystem mit ventraler Unterstützungsfläche, später ohne Unterstützungsfläche und auf Pezziball; Zugbewegung angelehnt an PNF-Pattern oder Brügger-Muster je nach Beschwerdebild; erst mit der Schwerkraft und später gegen die Schwerkraft üben (ÜK 118).
- Durchführung der oben genannten Übungsformen im Sitz, im Stand, später auf instabilem Untergrund (ÜK 115, ÜK 118, ÜK 119).

Parallel kann eine methodische Reihe mit Krafteinwirkung in der Frontalebene aufgebaut werden:

- Sitz/Halbsitz seitlich zum Zugsystem, zu Beginn mit dorsaler Unterstützungsfläche; beidhändige horizontale Zugbewegung von links nach rechts, dann umgekehrt; Durchführung in mittlerer Bewegungsbahn mit hoher Geschwindigkeit.
- Sitz/Halbsitz seitlich zum Zugsystem, zu Beginn mit dorsaler Unterstützungsfläche; einhändige Zugbewegung angelehnt an PNF-Pattern oder Brügger-Muster; zuerst mit der Schwerkraft, dann gegen die Schwerkraft (ÜK 63, ÜK 65, ÜK 67).
- Sitz/Halbsitz seitlich zum Zugsystem, zu Beginn mit Unterstützungsfläche, später ohne und auf Pezziball; beidhändige horizontale Zugbewegung von links nach rechts, dann umgekehrt mit dynamischer Rotationsbewegung des Oberkörpers in mittlerer Bewegungsbahn.
- Durchführung der oben genannten Übungsformen im Stand und später auf instabilem Untergrund (ÜK 124).

Später kommen dreidimensionale Zugbewegungen hinzu:

- Stand seitlich zum Zugsystem; beidhändige Zugbewegung mit der Schwerkraft von schräg kranial nach kontralateral kaudal mit Rotationskomponente (ÜK 125); später an der Isokinetik üben.
- Stand seitlich zum Zugsystem; beidhändige Zugbewegung gegen die Schwerkraft von schräg kaudal nach kontralateral kranial mit Rotationskomponente (ÜK 125, Variation).

21.2.8 Methodische Reihe zur segmentalen Stabilisation der WS

- „Hacker-Übung im Stand“: Aufrechter, etwa hüftbreiter Stand, Kniegelenke leicht gebeugt. Ellenbogen am Körper angelegt und 90°angewinkelt. Schnelle, kleine, alternierende Hackbewegungen mit den Unterarmen (ÜK 99, Variation).
- „Hacker-Übung im Stand“ mit leichter Rumpfvorbeuge und Arme über Kopf: Halbhohe Squat-Position, Rumpf vorgeneigt, die gesamte Wirbelsäule dabei aber gerade (kein Rundrücken), Kopf in Verlängerung der Wirbelsäule. Arme in Schrägvorhochhalte, dann schnelle, kleine, alternierende Hackbewegungen mit den Armen (ÜK 99, Variation).
- „Hacker-Übung in Bauchlage“: Bauchlage, Beine gestreckt, Arme neben den Ohren in Verlängerung der WS, Blick zum Boden, Kopf leicht angehoben. Beide Arme und beide Beine werden leicht über dem Boden angehoben. Dann erfolgen schnelle, kleine, alternierende „Hackbewegungen“ nach oben und unten, sowohl mit den Beinen als auch mit den Armen (ÜK 99).
- „Hacker-Übung in Bauchlage auf dem Pezziball“: Füße etwas breiter als hüftbreit auf dem Boden aufgestellt. Schräge Bauchlage auf dem Pezziball, Arme gestreckt in Verlängerung des Körpers, der eine Linie bildet. Schnelle, kleine, alternierende Hackbewegungen mit den Armen (ÜK 99, Variation).
- Rumpfstabilisation im Vierfüßlerstand: Vierfüßlerstand, Stabilisation der LWS. Anheben und Ausstrecken eines Beines nach hinten und gleichzeitiges Anheben und Ausstrecken des kontralateralen Armes nach vorne. Dann Arm und Bein wechseln (ÜK 98).
- „Käfer in Rückenlage“: Rückenlage, dabei Beine stark angewinkelt (Hüft- und Knieflexion, Knie zur Brust gezogen), Füße in der Luft. Arme werden gestreckt neben dem Rumpf gehalten (berühren nicht den Boden). Anspannung der Bauchmuskulatur, sodass LWS auf dem Untergrund aufliegt, Kopf leicht vom Boden abheben. Langsam wird ein Bein gestreckt (Hüft- und Knieextension), gleichzeitig wird der diagonale Arm aus der Ausgangsstellung gestreckt neben das Ohr geführt, aber nicht auf dem

Boden abgelegt. Anschließend zurückkehren in die Ausgangsstellung und gleiche Ausführung mit dem anderen Bein und Arm (ebenfalls diagonal, z. B. rechtes Bein, linker Arm) (ÜK 95).
- Ergänzend: Alternierendes Rudern am Seilzug: Sitz auf einem festen Untergrund oder Pezziball oder Stand frontal zum Seilzug, Hände greifen die Griffe des Seilzugs. Alternierende Zugbewegungen der Arme in Anteversion und Retroversion mit leichter Innenrotation (ÜK 114 bzw. 122).

21.2.9 Methodische Reihe zur Haltungsstabilisation der HWS am Zugsystem (nach Horst)

Krafteinwirkung in der Sagittalebene von ventral nach dorsal:
- Rückenlage mit Kopf und Nacken auf Halbkissen, Druck der HWS und des Kopfes mit der Schwerkraft gegen das Kissen bei gleichzeitiger Fixierung der HWS in Mittelstellung durch „Autotraktion" der HWS. Dabei bleiben Schultern nach kaudal und dorsal fixiert, es erfolgt eine Schulterblattfixation.
- Rückenlage auf Behandlungsbank mit Kopf in Richtung Zugsystem; Zugbelastung (Schlaufe) breitflächig am Hinterkopf von ventral mit Negativgewicht! Es erfolgt eine Fixierung der HWS in Mittelstellung (ÜK 129).
- Durchführung der oben beschriebenen Übungsform mit dosierter Reduzierung des Negativgewichtes.
- Schrägsitz mit Unterstützungsfläche am Rücken (Verringerung der Schwerkraftkomponente), Fixierung des Kopfes ohne Unterstützung (ÜK 130).
- Rückenlage, Anspannung der prävertebralen Halsmuskulatur und langen Nackenmuskulatur zur Fixierung der HWS in Mittelstellung, leichtes Anheben des Kopfes vom Untergrund mit gerader/stabilisierter HWS. Oder: Absenken des Kopfteiles der Behandlungsbank, sodass Kopf frei ist (ÜK 131). Kontrolle wichtig!
- Durchführung der oben genannten Übungen mit Kopf in Richtung Zugsystem mit gleichzeitiger Zugbewegung der Arme, erst symmetrisch und dann asymmetrisch, erst zweidimensional und dann dreidimensional beispielsweise an PNF-Pattern angelehnt; Hilfsmittel sind Zugsystem oder freie Gewichte (ÜK 132).

Parallel kann eine methodische Reihe mit Krafteinwirkung in der Sagittalebene von dorsal nach ventral oder in der Frontalebene aufgebaut werden.

Krafteinwirkung in der Sagittalebene von dorsal nach ventral:
- Schrägsitz mit Unterstützungsfläche am Rücken und Hinterkopf, Blick zum Zugsystem (Verringerung der Schwerkraftkomponente); Zugbelastung (Schlaufe) breitflächig am Hinterkopf von dorsal nach ventral im rechten Winkel zur Wirbelsäule (ÜK 133).
- Aufrechter Sitz und später Stand mit Blick zum Zugsystem; Zugbelastung (Schlaufe) breitflächig am Hinterkopf von dorsal nach ventral im rechten Winkel zur Wirbelsäule (ÜK 134).
- Schrägsitz mit Unterstützungsfläche am Bauch oder Bauchlage auf dem schräggestellten Winkeltisch (verringerte Schwerkraftkomponente); Anspannung der langen Nackenmuskulatur und prävertebralen Halsmuskulatur zur Fixierung der HWS in Mittelstellung; leichtes Anheben des Kopfes vom Untergrund mit gerader/stabilisierter HWS und gleichzeitiger Extension in der BWS; Alternativen entstehen durch verschiedene Armhaltungen.
- Bauchlage auf der Behandlungsbank; Anspannung der langen Nackenmuskulatur und prävertebralen Halsmuskulatur zur Fixierung der HWS in Mittelstellung; leichtes Anheben des Kopfes vom Untergrund mit gerader/stabilisierter HWS. Oder Absenken des Kopfteiles der Behandlungsbank, sodass Kopf frei ist (ÜK 135). Kontrolle wichtig!
- Gleichzeitig aktive Extension in der BWS und Schulterblattfixation durchführen (ÜK 54).
- Durchführung der oben beschriebenen Übungen mit gleichzeitiger Zugbewegung der Arme, erst symmetrisch und dann asymmetrisch, erst in Frontalebene und dann in Sagittalebene; später dreidimensional beispielsweise an PNF-Pattern angelehnt üben.

Krafteinwirkung in der Frontalebene:
- Schrägsitz mit Unterstützungsfläche an der Rumpfseite; flacher gestellte Unterstützungsfläche zur Erhöhung der Schwerkraftkomponente, Fixierung der HWS in Mittelstellung und Halten des Kopfes gegen die Schwerkraft (ÜK 136).
- Seitlage; Anspannung der Hals- und Nackenmuskulatur zur Fixierung der HWS in Mittelstellung, leichtes Anheben des Kopfes vom Untergrund mit gerader/stabilisierter HWS. Oder: Absenken des Kopfteiles der Behandlungsbank, sodass Kopf frei ist. Kontrolle wichtig! Gleichzeitige BWS-Aufrichtung und Schulterblattfixation (ÜK 136, Variation).
- Durchführung der beiden vorherigen Übungen seitlich zum Zugsystem mit gleichzeitiger Zugbewegung eines Armes, erst zweidimensional und dann dreidimensional beispielsweise an PNF-Pattern angelehnt, gleichzeitige BWS-Aufrichtung und Schulterblattfixation (ÜK 137).

Dreidimensionale Belastungen:
- Aufrechter Sitz mit Blick zum Zugsystem; symmetrische Zugbewegung von kranial nach kaudal mit Rotationskomponente (ÜK 123).
- Bauchlage mit flektierter BWS auf dem Pezzi-Ball oder Halbkissen; aktive Extension in der BWS mit gleichzeitiger Seitneigung und Rotation in beiden Bewegungsrichtungen (ÜK 97, Variation).
- Dreidimensionale Zugbewegungen am Zugsystem: Stand seitlich zum Zugsystem; beidhändige Zugbewegung mit und gegen die Schwerkraft von schräg kaudal nach kontralateral kranial und umgekehrt mit Rotationskomponente der gesamten Wirbelsäule (ÜK 125).

21.2.10 Methodische Reihe zur Ganzkörperstabilisation (nach Horst)

Krafteinwirkung von dorsal:
- Stabiler Stand mit Beachtung der Fixierung der physiologischen Lordose, BWS aufgerichtet und HWS in der Mittelstellung; später auf instabilem Untergrund; der Therapeut setzt Wider-

stände an verschiedenen Körperbereichen, denen der Patient in stabilisierter Stellung standhält; Variation in Häufigkeit und Länge der Reizsetzung.
- Bankstellung; Anheben eines Armes und später des kontralateralen Beines, später Widerstandsetzung durch den Therapeuten (ÜK 98).
- Unterarm- bzw. Liegestütz mit leicht gebeugten Knie- und Hüftgelenken, Auflagepunkt sind erst Unterarme und dann Hände, später Widerstandsetzung miteinbeziehen (ÜK 104).
- Unterarm- bzw. Liegestütz mit leicht gebeugten Knie- und Hüftgelenken, Auflagepunkt sind erst Unterarme und dann Hände, geringfügiges Lösen eines Auflagepunktes von oberer oder unterer Extremität (ÜK 104, Variation).

Krafteinwirkung von ventral:
- Rückenlage, Füße aufgestellt und Arme parallel zum Körper, das Becken wird bis zur möglichen aktiven Extension angehoben. Beachte: keine Ausweichbewegungen in der LWS (ÜK 101).
- Ausgangsposition wie oben, Anheben des Beckens und Ausstrecken eines Beines; später Variation der Armhaltung und dynamischer Wechsel des Anhebens des Beines; geringfügige Bewegung des angehobenen Beines in die Abduktion (ÜK 101).
- Durchführung der oben genannten Übungen mit gleichzeitiger Widerstandsetzung durch den Therapeuten.

Seitliche Krafteinwirkung:
- Seitlage mit aufgestütztem Ellenbogen oder später Hand, Knie als Auflagepunkt mit abgewinkeltem Unterschenkel und später Fußaußenkante als Auflagepunkt, Anheben des Beckens bis zur Streckung. Beachte: Kopfhaltung in Verlängerung der Wirbelsäule (ÜK 107, Variation).
- Ausgangsposition wie oben, es erfolgt das Anheben des oberen Beines (ÜK 107).
- Durchführung wie oben mit gleichzeitiger Widerstandsetzung durch den Therapeuten.

Register